The Orthopaedics Volume

Interpretation
of Clinical Pathway

2022年版

临床路径释义

INTERPRETATION OF CLINICAL PATHWAY

骨科分册（下册）

主 编 田 伟 蒋协远

中国协和医科大学出版社
北 京

图书在版编目（CIP）数据

临床路径释义·骨科分册（上、下册）/ 田伟，蒋协远主编 .—北京：中国协和医科大学出版社，2022. 7

ISBN 978-7-5679-1971-6

Ⅰ. ①临… Ⅱ. ①田… ②蒋… Ⅲ. ①临床医学-技术操作规程 ②骨疾病-诊疗-技术操作规程 Ⅳ. ①R4-65

中国版本图书馆 CIP 数据核字（2022）第 064874 号

临床路径释义·骨科分册

主　　编：田　伟　蒋协远
责任编辑：许进力　王朝霞
丛书总策划：张晶晶　冯佳佳
本书策划：边林娜　张晶晶

出版发行：中国协和医科大学出版社
（北京市东城区东单三条 9 号　邮编 100730　电话 010-65260431）
网　　址：www. pumcp. com
经　　销：新华书店总店北京发行所
印　　刷：北京天恒嘉业印刷有限公司

开　　本：787mm×1092mm　1/16
印　　张：110
字　　数：2950 千字
版　　次：2022 年 7 月第 1 版
印　　次：2022 年 7 月第 1 次印刷
定　　价：652. 00 元

ISBN 978-7-5679-1971-6

目 录

上册

下册

第四十八章

寰枢关节脱位临床路径释义

【医疗质量控制指标】

指标一、寰枢关节脱位程度及脊髓功能评估及记录。

指标二、制订合理的手术方案。

指标三、实施术前的评估与术前准备。

指标四、预防性抗菌药物选择与应用时机。

指标五、预防手术后深静脉血栓形成。

指标六、输血量小于400ml。

指标七、术后神经功能评估及康复治疗。

指标八、内科原有疾病治疗。

指标九、手术后并发症治疗。

指标十、为患者提供寰枢关节脱位手术的健康教育。

指标十一、切口Ⅰ/甲愈合。

指标十二、住院20天内出院。

指标十三、患者住院天数与住院费用。

一、寰枢关节脱位编码

1. 原编码

疾病名称及编码：寰枢关节脱位（ICD-10：S13.111）

手术操作名称及编码：颈前经口松解或切骨减压、颈后路植骨内固定、前后联合入路松解、减压、植骨内固定术（ICD-9-CM-3：81.01010/81.31005/81.02-81.03）

2. 修改编码

疾病名称及编码：寰枢关节创伤性半脱位（ICD-10：S13.102）

寰枢关节创伤性脱位（ICD-10：S13.103）

复发性寰枢关节半脱位伴有脊髓病（ICD-10：M43.300）

复发性寰枢关节半脱位（ICD-10：M43.400）

手术操作名称及编码：颈后入路寰枢椎复位内固定术（ICD-9-CM-3：79.8903）

寰-枢脊柱融合术（ICD-9-CM-3：81.0100）

寰-枢椎融合术，经口（ICD-9-CM-3：81.0101）

寰-枢椎融合术，后入路（ICD-9-CM-3：81.0102）

二、临床路径检索方法

（S13.102/S13.103/M43.3/M43.4）伴（79.8903/81.01）

三、国家医疗保障疾病诊断相关分组（CHS-DRG）

MDCI　肌肉、骨骼疾病及功能障碍

IU2　颈腰背疾患

四、寰枢关节脱位临床路径标准住院流程

（一）适用对象

第一诊断为寰枢关节脱位（ICD-10：S13.111），行颈前经口松解或切骨减压、颈后路植骨内固定、前后联合入路松解、减压、植骨内固定术（ICD-9-CM-3：81.01010/81.31005/81.02-81.03）。

释义

■ 寰枢关节脱位（atlantoaxial dislocation）或称为寰枢椎脱位，是指颈椎的第1节（寰椎）、第2节（枢椎）之间的关节失去正常的对合关系。这是一种少见但严重的疾患，可以引起延髓、高位颈脊髓受压，严重者致四肢瘫痪、甚至呼吸衰竭而死亡。由于其致残、致死率高，必须及时进行诊断和处理。

■ 颈前经口松解或切骨减压、颈后路植骨内固定/前后联合入路松解或减压、植骨内固定术等是治疗寰枢关节脱位常用的手术方式，基本原则是通过前路或者后路松解手术去除阻碍寰枢关节解剖复位的相关因素，复位满意后置入内固定物使得寰枢关节固定、植骨融合，以治疗脱位及不稳定所产生的脊髓压迫和神经根刺激症状。

（二）诊断依据

1. 病史：有高位颈脊髓病和/或下位脑神经损害的临床症状。
2. 体征：出现上述脊髓病、脑神经损害的阳性体征。
3. 影像学检查发现寰枢关节不稳或脱位（ADI即寰齿间隙> 5mm，或齿突不连，或齿状突向上脱位造成继发性颅底凹陷）。

释义

■ 寰枢关节脱位患者多数呈慢性起病，症状呈间歇性，反复发作并逐渐加重。典型的临床症状包括以下几部分：①颈神经根病的症状：有颈部疼痛，颈部活动受限、僵直，尤其头颈部的旋转活动受限，头枕部疼痛等；②延脊髓交界区受压造成高位颈脊髓病症状：如四肢无力、走路不稳、手不灵活、二便异常等；还包括躯干、四肢的麻木、针刺感甚至烧灼感等；③呼吸功能障碍：一般出现在严重的或晚期的病例，由于延脊髓交界区受压，出现呼吸功能障碍是一个逐渐加重的过程，终末期的患者出现呼吸衰竭直至死亡；④其他合并症状：若合并颅底凹陷、小脑扁桃体下疝或脊髓空洞影响延髓、脑干时，还可以出现吞咽困难、构音障碍（口齿不清）、视物模糊、眩晕、耳鸣等低位脑神经症状。

■ 常见体征包括头颈部活动受限、颈枕部压痛等。合并高位脊髓病的患者出现四肢肌张力升高、腱反射亢进和病理反射阳性。合并颅底凹陷者可能出现共济失调、闭目难立、构音障碍及眼震等。

■ 影像学检查为确定寰枢关节脱位的主要依据。X线侧位平片上显示寰齿关节间隙（ADI）正常值成人应不超过3mm，儿童不超过5mm，头颈部屈伸活动时成人的此间隙多无变动，若此间隙增大为5mm或更大时，则应认为有不稳或脱位存在。CT和MRI扫描可帮助诊断脱位的类型和原因，如有无齿状突的畸形缺陷、类风湿关节炎、先天性分隔不全等。

（三）选择治疗方案的依据

1. 寰枢关节脱位造成脊髓病或低位颅神经病。
2. 影像学显示寰枢关节不稳或脱位。

释义

■ 寰枢关节脱位应尽早手术治疗！寰枢椎脱位的手术区域位于高位脊髓水平，手术治疗有一定危险性，主要是可能导致脊髓损伤的发生，可能引起呼吸肌麻痹，也可造成中枢性呼吸功能障碍而危及患者生命。另外，很多此类患者存在先天畸形，往往椎动脉也合并畸形，术中椎动脉损伤也是手术的危险因素之一。随着医疗水平和技术的不断提高和改进，接受手术的多数患者均比较安全，并发症不断减少。需要强调的是，寰枢关节不稳或脱位，一旦发现应早期手术治疗。因为早期治疗相对手术风险小，手术简单；而严重的长时间的脱位，手术风险很大；有些晚期的病例呼吸衰竭，就失去了治疗的机会。

■手术治疗原则主要为寰枢关节解剖复位、坚强内固定、植骨融合。难治性寰枢关节脱位患者常难以通过牵引等方法复位，需要行颈前路经口松解或前后路联合松解。内固定可采取 C1~C2 椎弓根钉、侧块螺钉、经关节突螺钉等置钉方式。

（四）标准住院日 10~15 天

释义

■ 如果患者条件允许，住院时间可以低于上述住院天数。

（五）进入路径标准

1. 第一诊断必须符合 ICD-10：S13. 111 寰枢关节脱位疾病编码。
2. 当患者同时具有其他疾病，但在住院期间不需要特殊处理也不影响第一诊断的临床路径流程实施时，可以进入路径。
3. 病情需手术治疗。

释义

■ 患者同时具有其他疾病影响第一诊断的临床路径流程实施时均不适合进入临床路径。

（六）术前准备 3~5 天

1. 必须的检查项目

（1）血常规、尿常规。
（2）肝功能、肾功能、电解质、血糖。
（3）凝血功能。
（4）感染性疾病筛查（乙型肝炎、丙型肝炎、梅毒、艾滋病等）。

（5）胸片、心电图。
（6）颈椎正侧伸屈位片、CT 和 MRI。
2. 根据患者病情可选择
（1）肺功能、超声心动图（老年人或既往有相关病史者）。
（2）术前可能需要肌电图、诱发电位检查。
（3）有相关疾病者必要时请相应科室会诊。

释义

■ 必查项目血常规、尿常规、肝功能、肾功能、电解质、血糖、凝血功能、X线胸片、心电图，主要是评估有无合并基础病，是确保手术治疗安全、有效开展的基础，这些检查可能会影响到住院时间、费用以及治疗预后；血型、Rh 因子、感染性疾病筛查主要是用于手术治疗前后的输血前准备；腰椎影像学检查是进一步明确诊断、选择合适手术治疗方案的必需检查。

■ 高龄患者或有心肺功能异常患者，术前根据病情增加肺功能、超声心动图、动态心电图、血气分析等检查，有合并疾病者可根据病情请相应科室会诊，以确保手术安全。

■ 椎动脉造影为预防患者存在椎动脉畸形或生理性位置变异，置钉时伤及椎动脉造成术中大量出血。

■ 为缩短患者住院等待时间，检查项目可以在患者入院前于门诊完成。

（七）选择用药

抗菌药物：按照《抗菌药物临床应用指导原则（2015 年版）》（国卫办医发〔2015〕43 号）执行。

释义

■ 颈椎前路经口入路属于Ⅱ类切口，颈椎后路减压植骨内固定手术属于Ⅰ类切口，由于术中可能用到椎弓根螺钉、钛棒、各种植骨材料，且骨科手术对手术室层流的无菌环境要求较高，一旦感染可导致严重后果。因此，可按规定适当预防性和术后应用抗菌药物，如头孢唑啉等。

（八）手术日为入院第 4~6 天

1. 麻醉方式：局部麻醉+强化或全身麻醉。
2. 手术方式：颈前路经口松解或切骨减压、颈后路植骨内固定术。颈椎前后联合入路松解、减压、植骨内固定术。
3. 手术内植物：前路钛板或后路螺钉、固定板（棒）、钛缆、钛网、各种植骨材料。
4. 输血：视术中具体情况而定。

释义

■ 本路径规定的颈椎手术均是在全身麻醉下实施。

■ 术中用药：麻醉用药、抗菌药物、激素（甲泼尼龙、地塞米松）。颈椎前、后路松解术剥离显露范围较广泛、术中易伤及血管，必要时可使用止血药。

■ 术中是否采用自体血回输，术中及术后是否输血应依照术中出血量及术后引流量、患者心率及血压等循环稳定性、血常规和血红蛋白情况而定。

■ 根据颈椎畸形情况决定是否使用术中脊髓功能监测及导航等。

（九）术后住院恢复 5~11 天

1. 必须复查的检查项目：颈椎正侧位片。

2. 术后处理

（1）抗菌药物：按照《抗菌药物临床应用指导原则（2015 年版）》（国卫办医发〔2015〕43 号）执行。

（2）术后镇痛：参照《骨科常见疼痛的处理专家建议》。

（3）激素、脱水药物和神经营养药物。

（4）部分患者可根据病情给予抗凝治疗。

（5）术后康复：支具保护下逐渐进行功能锻炼。

释义

■ 术后需复查颈椎正侧位 X 线片，了解术后寰枢关节的对位、对线关系及内植物的位置及稳定情况。必要时复查的项目：颈椎 CT 或 MRI、肝功能、肾功能、电解质。

■ 在术后处理上：可按《抗菌药物临床应用指导原则（2015 年版）》适当应用抗菌药物，如头孢唑啉等；对于术后疼痛，可按照《骨科常见疼痛的处理专家建议》进行术后镇痛；在神经减压后常需要给予激素、脱水药物和神经营养药物治疗以利患者神经功能恢复；对于存在易栓症危险因素的患者，可根据病情给予抗凝治疗，以避免深静脉血栓形成；对术后功能恢复，可在支具保护下逐渐进行功能锻炼。

（十）出院标准

1. 体温正常，常规化验指标无明显异常。

2. 伤口情况良好：引流管拔除，伤口无感染征象（或可在门诊处理的伤口情况），无皮瓣坏死。

3. 术后复查内植物位置满意。

4. 没有需要住院处理的并发症和/或合并症。

释义

■ 主治医师应在出院前，通过复查的上述各项检查并结合患者恢复情况决定是否能出院。如果出现术后伤口感染等并发症和/或合并症需要继续留院治疗的情况，应先处理并发症和/或合并症并符合出院条件后再准许患者出院。

（十一）变异及原因分析

1. 围手术期并发症：内植物松动、伤口感染、脊髓等神经损伤、血管损伤、食管损伤、硬膜外血肿和伤口血肿等造成住院日延长和费用增加。
2. 内科合并症：老年患者常合并基础疾病，如脑血管或心血管病、糖尿病、血栓等，手术可能导致这些疾病加重而需要进一步治疗，从而延长治疗时间，并增加住院费用。
3. 有下颈椎病变同时累及者，可能同期手术。
4. 内植物的选择：由于病情不同，使用不同的内植物，可能导致住院费用存在差异。

释义

■ 出现变异的原因很多，除了包括路径中所描述的各种术后并发症，还包括医疗、护理、患者、环境等多方面的变异原因，对于这些变异医师需在表单中明确说明，具体变异情况如下：

（1）按路径流程完成治疗，但出现了上述围手术期并发症，导致治疗时间延长甚至再次手术，从而造成住院日延长和费用增加。

（2）按路径流程完成治疗，但手术后患者合并的基础疾病加重，如术后患者血糖、血压持续增高，需要进一步治疗，从而延长治疗时间，并增加住院费用。

（3）患者同时存在腰椎或胸椎病变，需同时处理，导致治疗费用不同。

（4）由于患者病情不同，手术采取不同手术入路或联合入路、是否需要矫正畸形、自体骨与异体骨、一期手术与分期手术、使用内植物的不同，可能导致住院费用存在差异。

（5）患者入选路径后，医师在检查及治疗过程中发现患者合并存在一些事前未预知的对本路径治疗可能产生影响的情况，需要终止执行路径或者是延长治疗时间、增加治疗费用。

（6）因患者方面的主观原因导致执行路径出现变异。

五、寰枢关节脱位临床路径给药方案

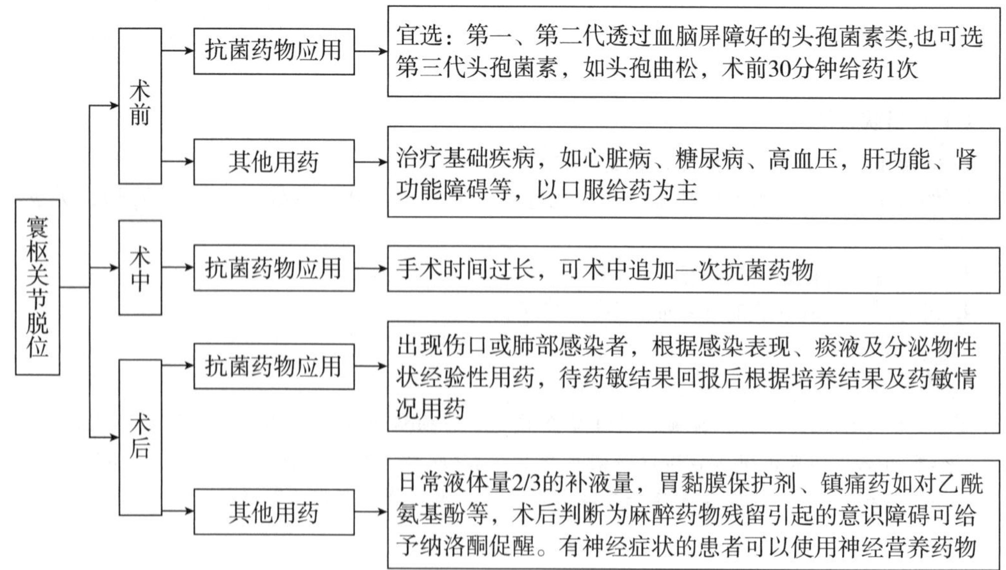

【用药选择】

1. 颈椎前路经口入路属于Ⅱ类切口，颈椎后路减压植骨内固定手术属于Ⅰ类切口，由于术中可能用到各种内固定及植骨材料，应适当预防性应用抗菌药物。在术前0.5~2小时给药或麻醉开始时给药。如果手术时间超过3小时，或失血量大（>1500ml），可手术中给予第2剂。总的预防用药时间不超过24小时，个别情况可延长至48小时。应选用针对包括金葡菌在内的广谱抗菌药物，如第一代或第二代头孢菌素类。而对β酰胺过敏的病例则可选用克林霉素或万古霉素。

2. 寰枢关节脱位患者术后应及早开始镇痛、个体化镇痛、多模式镇痛。术后即可进食者可采用口服药物镇痛；术后禁食者可选择静脉点滴等其他给药方式。根据患者症状轻中度的疼痛首选非甾体抗炎药，也可以弱阿片类药物与非甾体类抗炎药（NSAIDs）等联合使用。

3. 术中可根据神经受累情况给予激素，目的是通过抗炎及抗自由基来阻止继发性脊髓损伤的发生和发展。首选甲泼尼龙，剂量为第1小时用药30mg/kg，随后每小时5.4mg/kg，治疗24小时。

【药学提示】

1. 如果选用万古霉素，则应使用尽可能小的剂量以防止导致细菌产生耐药性。肾功能减退患者应避免使用万古霉素。第一、第二代头孢菌素类多数主要经肾脏排泄，中度以上肾功能不全患者应根据肾功能适当调整剂量。

2. 选用NSAIDs时需参阅药物说明书并评估NSAIDs的危险因素。如患者发生胃肠道不良反应的危险性较高，使用非选择性NSAIDs时加用H_2受体阻断剂、质子泵抑制剂和胃黏膜保护剂米索前列醇等胃肠道保护剂，或使用选择性COX-2抑制剂。应用NSAIDs时，对于心血管疾病高危患者，应权衡疗效和安全性因素。阿片类镇痛药最常见不良反应包括恶心、呕吐、便秘、嗜睡及过度镇静、呼吸抑制等。

3. 大剂量应用甲泼尼龙容易出现较多并发症，如呼吸道感染、胃溃疡等，需严密监护，并给予相应药物预防。

【注意事项】

神经损伤患者应用激素治疗在学界目前存在较大争议。

六、寰枢关节脱位患者护理规范

1. 术前护理

（1）患者卧硬板床，必要时行颅骨牵引。

（2）严密观察四肢疼痛、感觉、运动情况。

（3）鼓励患者下地活动，如患者卧床，需要定时轴向翻身，预防肺炎、压疮等并发症。

术前备皮：上至颅顶，下至C7棘突，左右两侧至耳部颈部中线。必要时剃光头。

2. 术后护理

（1）全身麻醉手术患者返回病房意识清醒后，无恶心呕吐的症状，可少量饮用温水，4小时后进流质饮食，逐渐过渡到正常饮食。

（2）严密观察生命体征变化。

（3）术后患者取平卧位，协助患者每2小时轴向翻身1次。

（4）密切观察切口敷料的渗血情况，固定好引流管。

（5）必要时遵医嘱使用镇痛药。

（6）密切观察四肢感觉、运动情况。应检查肢体运动与反射、皮肤感觉、肛门括约肌及膀胱功能，发现异常立即报告医师，排除血肿形成或内固定松动植骨块脱落的可能。

（7）并发症的预防与护理

1）预防肺部感染的护理：指导患者进行深呼吸或有效咳嗽、咳痰，胸部叩击，必要时予以雾化吸入，促进肺膨胀和痰液的排出。

2）预防压疮的护理：做好基础护理，保持床单清洁、平整、无褶皱，定时翻身并将水胶体敷料贴于骨突处，用于预防压疮、压红的发生。

3）预防腹胀、便秘：鼓励患者多食高蛋白质、粗纤维的食物，少食多餐，少吃甜食及易产气食物，每日腹部按摩2~3次，以促进肠蠕动，减轻腹胀及便秘，必要时可服用缓泻药物或使用润滑剂促进排便。

4）预防泌尿系统感染的护理：对能自行排尿的患者应术后24小时拔除尿管并鼓励其术后尽早排尿。

5）预防经口入路切口感染的护理：术后早期以鼻饲为主，定时口腔清洁，防止呕吐发生。

（8）术后24小时，根据患者恢复情况，可遵医嘱给予佩戴头颈胸支具或颈托下床活动，活动时注意保护患者安全。

七、寰枢关节脱位患者营养治疗规范

1. 基本原则是高热量、高蛋白、高维生素饮食。
2. 以自主进食为主，从流质饮食开始，逐步改为半流质食物，软食或普通饮食，最好采用少量多餐的供给方式增加营养摄入。
3. 对于糖尿病患者，应注意监测血糖，避免高升糖指数食物摄入。

八、寰枢关节脱位患者健康宣教

1. 出院后佩戴头颈胸支具或颈托3个月。
2. 遵医嘱使用药物，如有内科合并症应专科就诊。
3. 出院后每3天换1次药，术后2周拆线。
4. 术后3个月复查。
5. 术后早期功能锻炼的原则："安全而不加重疼痛""主动运动为主被动为辅""适应性起步逐渐增量"。
6. 生活指导：采取合理的生活方式及饮食习惯，运动适宜，保证摄入充足的蛋白质、维生素及含钙食物。戒烟酒，避免咖啡因的摄入，少饮碳酸饮料。
7. 预防跌倒指导：在家中或公共场所注意防滑、防绊、防碰撞。改变姿势时动作应缓慢，必要时使用手杖或助行器。穿衣、穿鞋大小合适，有利于活动。

九、推荐表单

（一）医师表单

寰枢关节脱位临床路径医师表单

适用对象：第一诊断为寰枢关节创伤性半脱位（ICD-10：S13.102），寰枢关节创伤性脱位（ICD-10：S13.103），复发性寰枢关节半脱位伴有脊髓病（ICD-10：M43.300），复发性寰枢关节半脱位（ICD-10：M43.400）
行颈后入路寰枢椎复位内固定术（ICD-9-CM-3：79.8903），寰-枢脊柱融合术（ICD-9-CM-3：81.0100），寰-枢椎融合术，经口（ICD-9-CM-3：81.0101），寰-枢椎融合术，后入路（ICD-9-CM-3：81.0102）

患者姓名：	性别：　　年龄：　　住院号：	门诊号：
住院日期：　　年　月　日	出院日期：　　年　月　日	标准住院日：≤12 天

时间	住院第 1 天	住院第 2 天	住院第 3~5 天 （术前日）
主要诊疗工作	□ 询问病史及体格检查 □ 医师查房 □ 初步的诊断和治疗方案 □ 完成住院志、首次病程、上级医师查房等病历书写 □ 开检查检验单	□ 上级医师查房与术前评估 □ 确定诊断和手术方案 □ 完成上级医师查房记录 □ 实施所有需要检查的项目 □ 收集检查检验结果并评估病情 □ 请相关科室会诊	□ 上级医师查房，术前评估和决定手术方案 □ 完成上级医师查房记录等 □ 向患者和/或家属交代围手术期注意事项，并签署手术知情同意书、输血同意书、委托书（患者本人不能签字时）、自费用品协议书 □ 麻醉医师查房并与患者和/或家属交代麻醉注意事项并签署麻醉知情同意书 □ 完成各项术前准备
重点医嘱	**长期医嘱：** □ 骨科护理常规 □ 二级护理 □ 饮食 □ 患者既往内科基础疾病用药 **临时医嘱：** □ 血常规、血型、尿常规 □ 凝血功能 □ 电解质、肝功能、肾功能 □ 感染性疾病筛查 □ 胸部 X 线平片、心电图 □ 卧位或站立位颈椎正侧位、前屈后伸动力像，颈椎 CT 及 MRI 检查 □ 根据病情：下肢血管超声、血气分析、肌电图 □ 必要时行椎动脉造影、脊髓造影、造影后颈椎 CTM、肺功能、超声心动图、动态心电图等	**临时医嘱：** □ 骨科护理常规 □ 二级护理 □ 饮食 □ 患者既往内科基础疾病用药 **临时医嘱：** □ 根据会诊科室要求安排检查检验 □ 神经营养治疗，对症治疗	**长期医嘱：** 同前日 **临时医嘱：** □ 术前医嘱 □ 明日在静吸复合式全身麻醉下行 □ 经口松解、切骨减压术 □ 颈后路内固定、植骨术 □ 前路经口+颈后路手术术前禁食、禁水 □ 术前用抗菌药物皮试 □ 手术抗菌药物带药 □ 一次性导尿包术中用 □ 术区备皮 □ 药物灌肠 □ 配血 □ 其他特殊医嘱

续 表

时间	住院第 1 天	住院第 2 天	住院第 3~5 天 （术前日）
病情变异记录	□ 无 □ 有，原因： 1. 2.	□ 无 □ 有，原因： 1. 2.	□ 无 □ 有，原因： 1. 2.
医师签名			

时间	住院第 2~5 天 （手术日）	住院第 6 天 （术后第 1 天）	住院第 7 天 （术后第 2 天）
主要诊疗工作	□ 手术 □ 向患者和/或家属交代手术过程概况及术后注意事项 □ 术者完成手术记录 □ 完成术后病程记录 □ 上级医师查房 □ 麻醉医师查房 □ 观察有无术后并发症并作相应处理，观察下肢运动、感觉	□ 上级医师查房 □ 完成常规病程记录 □ 观察伤口、引流量、生命体征情况等并作出相应处理 □ 观察下肢运动、感觉	□ 上级医师查房 □ 完成病程记录 □ 根据情况可拔除引流管，伤口换药 □ 指导患者功能锻炼 □ 指导患者坐起（根据病情）
重点医嘱	**长期医嘱：** □ 骨科术后护理常规 □ 一级护理 □ 饮食 □ 轴线翻身 □ 留置引流管并记引流量 □ 抗菌药物 □ 其他特殊医嘱 □ 必要时术后激素预防脊髓水肿 **临时医嘱：** □ 今日在静吸复合式全身麻醉下行前后路寰枢椎松解复位、内固定、植骨融合术 □ 心电监测、吸氧（根据病情需要） □ 补液 □ 胃黏膜保护剂（酌情） □ 止吐、镇痛等对症处理（酌情） □ 急查血常规 □ 输血（根据病情需要）	**长期医嘱：** □ 骨科术后护理常规 □ 一级护理 □ 饮食 □ 轴线翻身 □ 留置引流管并记引流量 □ 抗菌药物 □ 其他特殊医嘱 □ 必要时术后激素预防脊髓水肿 □ 必要时神经营养药物 **临时医嘱：** □ 复查血常规 □ 输血和/或补晶体、胶体液（根据病情需要） □ 镇痛等对症处理（酌情）	**长期医嘱：** □ 骨科术后护理常规 □ 一级护理 □ 饮食 □ 轴线翻身 □ 抗菌药物 □ 其他特殊医嘱 □ 必要时术后激素预防脊髓水肿 □ 必要时神经营养药物 **临时医嘱：** □ 复查血常规（必要时） □ 输血及或补晶体、胶体液（必要时） □ 换药，拔引流管 □ 拔尿管（根据病情） □ 镇痛等对症处理（酌情）
病情变异记录	□ 无　□ 有，原因： 1. 2.	□ 无　□ 有，原因： 1. 2.	□ 无　□ 有，原因： 1. 2.
医师签名			

时间	住院第8天 （术后第3天）	住院第9天 （术后第4天）	住院第10~12天 （术后第5~7天）
主要诊疗工作	□ 上级医师查房 □ 住院医师完成病程记录 □ 伤口换药（必要时） □ 指导患者功能锻炼 □ 复查术后颈椎正侧位（根据患者情况） □ 定做术后支具（必要时）	□ 上级医师查房 □ 住院医师完成病程记录 □ 伤口换药（必要时） □ 指导患者功能锻炼 □ 指导正确使用支具	□ 上级医师查房，进行手术及伤口评估，确定有无手术并发症和切口愈合不良情况，确定畸形矫正情况，明确能否出院 □ 完成出院志、病案首页、出院诊断证明书等病历 □ 向患者交代出院后的康复锻炼及注意事项，如复诊的时间、地点，发生紧急情况时的处理等
重点医嘱	**长期医嘱：** □ 骨科术后护理常规 □ 二级护理 □ 饮食 □ 抗菌药物：如体温正常、伤口情况良好、无明显红肿时可以停止抗菌药物治疗 □ 其他特殊医嘱 □ 必要时给予神经营养药物 **临时医嘱：** □ 复查血常规、尿常规、生化（必要时） □ 补液（必要时） □ 换药（必要时） □ 镇痛等对症处理（酌情）	**长期医嘱：** □ 骨科术后护理常规 □ 二级护理 □ 饮食 □ 抗菌药物：如体温正常、伤口情况良好、无明显红肿时可以停止抗菌药物治疗 □ 其他特殊医嘱 □ 必要时给予神经营养药物 **临时医嘱：** □ 复查血常规、尿常规、生化（必要时） □ 补液（必要时） □ 换药（必要时） □ 镇痛等对症处理（酌情）	**出院医嘱：** □ 出院带药 □ 嘱___日后拆线换药（根据伤口愈合情况预约伤口换药及必要时拆线时间） □ 3个月后门诊复查 □ 不适随诊
病情变异记录	□ 无 □ 有，原因： 1. 2.	□ 无 □ 有，原因： 1. 2.	□ 无 □ 有，原因： 1. 2.
医师签名			

（二）护士表单

寰枢关节脱位临床路径护士表单

适用对象：第一诊断为寰枢关节创伤性半脱位（ICD-10：S13.102），寰枢关节创伤性脱位（ICD-10：S13.103），复发性寰枢关节半脱位伴有脊髓病（ICD-10：M43.300），复发性寰枢关节半脱位（ICD-10：M43.400）
行颈后入路寰枢椎复位内固定术（ICD-9-CM-3：79.8903），寰-枢脊柱融合术（ICD-9-CM-3：81.0100），寰-枢椎融合术，经口（ICD-9-CM-3：81.0101），寰-枢椎融合术，后入路（ICD-9-CM-3：81.0102）

患者姓名：	性别：　　年龄：　　住院号：	门诊号：
住院日期：　　年　月　日	出院日期：　　年　月　日	标准住院日：≤12 天

时间	住院第 1 天	住院第 2~5 天 （术前日）	住院第 3~5 天 （手术日）
健康宣教	入院宣教： □ 介绍主管医师、护士 □ 介绍环境、设施 □ 介绍住院注意事项	术前宣教： □ 宣教疾病知识、术前准备及手术过程 □ 告知准备物品、沐浴 □ 告知术后饮食、活动及探视注意事项 □ 告知术后可能出现的情况及应对方式 □ 主管护士与患者沟通，了解并指导心理应对 □ 告知家属等候区位置	术后当日宣教： □ 告知监护设备、管路功能及注意事项 □ 告知饮食、体位要求 □ 告知疼痛注意事项 □ 告知术后可能出现情况及应对方式 □ 告知用药情况 □ 给予患者及家属心理支持 □ 再次明确探视陪伴须知
护理处置	□ 核对患者，佩戴腕带 □ 建立入院护理病历 □ 卫生处置：剪指（趾）甲、沐浴、更换病号服	□ 协助医师完成术前检查化验 术前准备： □ 配血、抗菌药物皮试 □ 备皮、药物灌肠 □ 禁食、禁水	送手术： □ 摘除患者各种活动物品 □ 核对患者资料及带药 □ 填写手术交接单，签字确认 接手术： □ 核对患者及资料，签字确认
基础护理	二级护理： □ 晨晚间护理 □ 患者安全管理	二级护理： □ 晨晚间护理 □ 患者安全管理	一级护理： □ 卧位护理：协助翻身、床上移动、预防压疮 □ 排泄护理 □ 患者安全管理
专科护理	□ 护理查体 □ 入院护理评估 □ 观察心肺功能、劳动耐力	□ 观察患者病情变化 □ 防止皮肤压疮护理 □ 心理和生活护理 □ 协助医师完成术前检查化验 □ 术前禁食、禁水、备皮	□ 病情观察，写一级护理记录 □ 每 2 小时评估生命体征、意识、肢体活动、皮肤情况、伤口敷料、各种引流管情况、出入量，重点记录四肢神经功能情况 □ 遵医嘱予脱水、抗感染、止血、抑酸、激素、控制血糖等治疗

续 表

时间	住院第 1 天	住院第 2~5 天 （术前日）	住院第 3~5 天 （手术日）
重点医嘱	□ 详见医嘱执行单	□ 详见医嘱执行单	□ 详见医嘱执行单
病情变异记录	□ 无 □ 有，原因： 1. 2.	□ 无 □ 有，原因： 1. 2.	□ 无 □ 有，原因： 1. 2.
护士签名			

时间	住院第 6～10 天 （术后第 1～5 天）	住院第 11～12 天 （术后第 6～7 天）
健康宣教	**术后宣教：** □ 药物作用及频率 □ 饮食、活动指导 □ 复查患者对术前宣教内容的掌握程度 □ 疾病恢复期注意事项（重点是神经受损后的宣教） □ 拔尿管后注意事项 □ 下床活动注意事项	**出院宣教：** □ 复查时间 □ 服药方法 □ 活动休息 □ 指导饮食 □ 康复训练方法 □ 指导办理出院手续
护理处置	□ 遵医嘱完成相关检查 □ 夹闭尿管，锻炼膀胱功能	□ 办理出院手续 □ 书写出院小结
基础护理	**一级/二级护理：** □ 晨晚间护理 □ 协助进食、进水（饮水呛咳者鼻饲） □ 协助翻身、床上移动、预防压疮 □ 排泄护理 □ 床上温水擦浴 □ 协助更衣 □ 患者安全管理	**二级护理：** □ 晨晚间护理 □ 协助或指导进食、进水 □ 协助或指导床旁活动 □ 康复训练 □ 患者安全管理
专科护理	□ 病情观察，写特护记录：评估生命体征、肢体活动、皮肤情况、伤口敷料、各种引流管情况、出入量、有无神经功能障碍（必要时尽早行康复训练） □ 遵医嘱予抗感染、止血、抑酸、激素、控制血糖等治疗 □ 需要时，联系主管医师给予相关治疗及用药	□ 病情观察：评估生命体征、伤口愈合、肢体活动、神经功能障碍恢复情况
重点医嘱	□ 详见医嘱执行单	□ 详见医嘱执行单
病情变异记录	□ 无　□ 有，原因： 1. 2.	□ 无　□ 有，原因： 1. 2.
护士签名		

（三）患者表单

寰枢关节脱位临床路径患者表单

适用对象：第一诊断为寰枢关节创伤性半脱位（ICD-10：S13.102），寰枢关节创伤性脱位（ICD-10：S13.103），复发性寰枢关节半脱位伴有脊髓病（ICD-10：M43.300），复发性寰枢关节半脱位（ICD-10：M43.400）

行颈后入路寰枢椎复位内固定术（ICD-9-CM-3：79.8903），寰-枢脊柱融合术（ICD-9-CM-3：81.0100），寰-枢椎融合术，经口（ICD-9-CM-3：81.0101），寰-枢椎融合术，后入路（ICD-9-CM-3：81.0102）

患者姓名：	性别： 年龄： 住院号：	门诊号：
住院日期： 年 月 日	出院日期： 年 月 日	标准住院日：≤12 天

时间	住院第 1 天	住院第 2~5 天 （术前日）	住院第 3~5 天 （手术日）
医患配合	□ 医师询问病史、既往病史、用药情况，收集资料 □ 进行体格检查 □ 既往基础用药	□ 配合完善术前相关化验、检查 □ 脊柱疾病知识、临床表现、治疗方法 □ 术前用物准备：吸管、湿巾等 □ 手术室接患者，配合核对 □ 医师与患者及家属介绍病 □ 情及手术谈话 □ 手术时家属在等候区等候	□ 用药：抗菌药物、止血药、抑酸、激素、补液药物的应用 □ 疼痛的注意事项及处理 □ 告知医护不适及异常感受 □ 配合评估手术效果
护患配合	□ 监测生命体征、体重 □ 护士行入院护理评估（简单询问病史等） □ 接受入院宣教 □ 二级护理	□ 每日监测生命体征，询问排便次数，手术前一天晚监测生命体征 □ 术前宣教 □ 术前准备： 备皮 配血 药物灌肠 □ 探视及陪伴制度	□ 手术清晨监测生命体征、血压 1 次 □ 术后宣教 □ 术后体位：麻醉未醒时平卧，清醒后，4~6 小时无不适反应可垫枕或根据医嘱予监护设备、吸氧 □ 配合护士定时监测生命体征、瞳孔、肢体活动、伤口敷料等 □ 不要随意动引流管 □ 特级护理 □ 注意留置管路安全与通畅 □ 护士协助记录出入量
饮食	□ 正常饮食	□ 术前 12 小时禁食、禁水	□ 根据病情给予半流质饮食或鼻饲
活动	□ 正常活动	□ 正常活动	□ 卧床休息，自主体位

时间	住院第 6~10 天 （术后第 1~5 天）	住院第 11~12 天 （术后第 6~7 天）
医患配合	□ 医师巡视，了解病情 □ 配合意识、肢体活动、神经功能的观 □ 察及必要的检查 □ 膀胱功能锻炼，成功后可将尿管拔除 □ 配合功能恢复训练（必要时） □ 静脉用药逐渐过渡至口服药 □ 医师定时予伤口换药	□ 医师拆线 □ 伤口注意事项 □ 配合功能恢复训练（必要时） □ 出院宣教 □ 接受出院前康复宣教 □ 学习出院注意事项 □ 了解复查程序 □ 办理出院手续，取出院带药
护患配合	□ 定时监测生命体征，每日询问排便次数 □ 一级/二级护理 □护士行晨晚间护理 □ 护士协助进食、进水、排泄等生活护理 □ 配合监测出入量 □ 注意探视及陪伴时间	□ 定时监测生命体征，每日询问排便次数 □ 护士行晨晚间护理 □ 二级护理
饮食	□ 根据病情逐渐由半流质饮食过渡至普通饮食，营养均衡，给予高蛋白、低脂肪、易消化饮食，避免产气食物（牛奶、豆浆）及油腻食物。鼓励多食汤类食物，必要时鼻饲饮食	□ 普通饮食，营养均衡 □ 勿吸烟、饮酒
活动	□ 卧床休息时可头高位，渐坐起，合理佩戴支具保护 □ 术后第 3~4 天可视体力情况渐 下床活动，循序渐进，注意安全 □ 行功能恢复锻炼（必要时）	□ 正常活动 □ 行功能恢复训练（必要时）

附：原表单（2016 年版）

寰枢关节脱位临床路径表单

适用对象：第一诊断为寰枢关节脱位（ICD-10：S13.111）

适用对象：行颈前经口松解或切骨减压、颈后路植骨内固定、前后联合入路松解、减压、植骨内固定术（ICD-9-CM-3：81.01010；81.31005；81.02-81.03）

患者姓名：	性别：　　年龄：　　住院号：	门诊号：
住院日期：　　年　月　日	出院日期：　　年　月　日	标准住院天：7~15 天

时间	住院第 1 天	住院第 2 天	住院第 3~5 天 （术前日）
主要诊疗工作	□ 询问病史及体格检查 □ 完成病历书写 □ 开化验单及相关检查单 □ 上级医师查房与术前评估 □ 上级医师查房 □ 根据化验及相关检查结果对患者的手术风险进行评估，必要者请相关科室会诊	□ 上级医师查房 □ 继续完成术前化验检查 □ 完成必要的相关科室会诊	□ 根据病史、体检、平片、CT、MRI 等，行术前讨论，确定手术方案 □ 完成必要的相关科室会诊 □ 完成术前准备与术前评估 □ 完成术前小结、上级医师查房记录等病历书写 □ 签署手术知情同意书、自费用品协议书、输血同意书 □ 向患者及家属交代病情及围手术期注意事项
重点医嘱	**长期医嘱：** □ 骨科护理常规 □ 二级护理 □ 饮食 □ 患者既往基础用药 **临时医嘱：** □ 血常规、尿常规 □ 凝血功能 □ 肝功能、肾功能、电解质、血糖 □ 感染性疾病筛查 □ 胸片、心电图 □ 颈椎平片、CT、MRI □ 心肌酶、肺功能、超声心动图（根据病情需要决定） □ 请相关科室会诊	**长期医嘱：** □ 骨科护理常规 □ 二级护理 □ 饮食 □ 患者既往基础用药 **临时医嘱：** □ 根据会诊科室要求安排检查和化验单	**临时医嘱：** **术前医嘱：** □ 常规准备明日在 □ 全身麻醉/局部麻醉+强化下行 ◎经口松解、切骨减压术 ◎颈后路内固定、植骨术 ◎前路经口+颈后路手术 □ 术前禁食、禁水 □ 抗生素皮试 □ 配血 □ 一次性导尿包
主要护理工作	□ 介绍病房环境、设施和设备 □ 入院宣教 □ 入院护理评估	□ 观察患者病情变化 □ 心理和生活护理	□ 宣教、备皮等术前准备 □ 提醒患者明晨禁水
病情变异记录	□ 无　□ 有，原因： 1. 2.	□ 无　□ 有，原因： 1. 2.	□ 无　□ 有，原因： 1. 2.
护士签名			
医师签名			

时间	住院第 4~6 天 （手术日）	住院第 5~7 天 （术后第 1 天）	住院第 6~8 天 （术后第 2 天）
主要诊疗工作	□ 手术 □ 术者完成手术记录 □ 住院医师完成术后病程 □ 上级医师查房 □ 注意神经功能变化 □ 向患者及家属交代手术过程概况及术后注意事项	□ 上级医师查房，注意病情变化 □ 完成常规病历书写 □ 注意引流量 □ 注意观察体温 □ 注意神经功能变化	□ 上级医师查房 □ 完成常规病历书写 □ 根据引流情况明确是否拔除引流管 □ 注意观察体温 □ 注意神经功能变化 □ 注意伤口情况
重点医嘱	**长期医嘱：** □ 全身麻醉/局部麻醉+强化后护理常规 □ 颈椎术后护理常规 □ 一级护理 □ 明日/普通饮食/糖尿病饮食/低盐低脂饮食 □ 伤口引流记量 □ 留置尿管 □ 抗生素 □ 激素 □ 神经营养药物 **临时医嘱：** □ 心电血压监测、吸氧 □ 补液（根据病情） □ 其他特殊医嘱	**长期医嘱：** □ 颈椎术后护理常规 □ 饮食 □ 一级护理 □ 脱水（根据情况） □ 激素 □ 神经营养药物 □ 消炎镇痛药物 □ 雾化吸入（根据情况） □ 抗凝治疗（根据情况） **临时医嘱：** □ 通便 □ 镇痛 □ 补液	**长期医嘱：** □ 颈椎术后护理常规 □ 饮食 □ 一级护理 □ 拔除尿管 □ 拔除引流（根据情况） **临时医嘱：** □ 换药（根据情况） □ 补液（根据情况）
主要护理工作	□ 观察患者病情变化 □ 术后心理与生活护理	□ 观察患者情况 □ 术后心理与生活护理 □ 指导患者术后功能锻炼	□ 观察患者情况 □ 术后心理与生活护理 □ 指导患者术后功能锻炼
病情变异记录	□ 无 □ 有，原因： 1. 2.	□ 无 □ 有，原因： 1. 2.	□ 无 □ 有，原因： 1. 2.
护士签名			
医师签名			

时间	住院第 7~9 天 （术后第 3 天）	住院第 8~10 天 （术后第 4 天）	住院第 9~15 天 （术后第 5~11 天，出院日）
主要诊疗工作	□ 上级医师查房 □ 完成常规病历书写 □ 注意观察体温 □ 注意神经功能变化 □ 注意伤口情况 □ 根据引流情况明确是否拔除引流管	□ 上级医师查房 □ 完成常规病历书写 □ 注意观察体温 □ 注意神经功能变化 □ 注意伤口情况 □ 拍摄术后颈椎平片	□ 上级医师查房，进行手术及伤口评估，确定有无手术并发症和切口愈合不良情况，明确是否出院 □ 完成出院记录、病案首页、出院证明书等，向患者交代出院后的注意事项，如返院复诊的时间、地点，发生紧急情况时的处理等 □ 患者办理出院手续，出院
重点医嘱	**长期医嘱：** □ 颈椎术后护理常规 □ 饮食 □ 一级护理 □ 停抗生素 □ 拔除引流（根据情况） **临时医嘱：** □ 换药（根据情况） □ 补液（根据情况）	**长期医嘱：** □ 全身麻醉后护理常规 □ 颈椎术后护理常规 □ 饮食 □ 二级护理 **临时医嘱：** □ 换药（根据情况）	**出院医嘱：** □ 出院带药：神经营养药物、消炎镇痛药、口服抗生素 □ 预约拆线时间
主要护理工作	□ 观察患者情况 □ 术后心理与生活护理 □ 指导患者术后功能锻炼	□ 观察患者情况 □ 术后心理与生活护理 □ 指导患者术后功能锻炼	□ 指导患者办理出院手续
病情变异记录	□ 无 □ 有，原因： 1. 2.	□ 无 □ 有，原因： 1. 2.	□ 无 □ 有，原因： 1. 2.
护士签名			
医师签名			

第四十九章

颈椎病（脊髓型）临床路径释义

【医疗质量控制指标】

指标一、神经系统功能评估及记录。

指标二、制订合理的手术方案。

指标三、实施术前的评估与术前准备。

指标四、预防性抗菌药物选择与应用时机。

指标五、预防手术后深静脉血栓形成。

指标六、激素类药物的使用。

指标七、术后神经功能评估及康复治疗。

指标八、内科原有疾病治疗。

指标九、手术后并发症治疗。

指标十、为患者提供颈椎疾病的健康教育。

指标十一、切口Ⅰ/甲愈合。

指标十二、住院 15 天内出院。

指标十三、患者住院天数与住院费用。

一、颈椎病（脊髓型）编码

颈椎病是由于颈椎间盘退变及其继发性改变刺激或压迫邻近组织，并引起各种与之相关的症状和体征，目前主要分为颈型颈椎病、神经根型颈椎病、脊髓型颈椎病、椎动脉型颈椎病及混合型颈椎病等 5 型。ICD-10 中 M47.1 和 G99.2 为脊髓型颈椎病编码（临床路径原编码：M47.1 和 G99.2）。

疾病名称及编码：颈椎病（脊髓型）（ICD-10：M47.1 和 G99.2）

手术操作名称及编码：颈前路减压植骨固定术（ICD-9-CM-3：81.0201）

颈后路减压植骨固定（ICD-9-CM-3：81.03）

颈前后联合入路减压植骨固定术（ICD-9-CM-3：81.002）

二、临床路径检索方法

M47.1↑ G99.2＊伴（81.0201/81.03/81.002）

三、国家医疗保障疾病诊断相关分组（CHS-DRG）

MDCI　肌肉、骨骼疾病及功能障碍

IU2　颈腰背疾患

四、颈椎病（脊髓型）临床路径标准住院流程

（一）适用对象

第一诊断为颈椎病（脊髓型）（ICD-10：M47.1 和 G99.2），行颈前路减压植骨固定术、颈后路减压植骨固定、颈前后联合入路减压植骨固定术（ICD-9-CM-3：81.0201/81.03/81.002）。

释义

■ 本路径适用对象为需手术治疗的脊髓型颈椎病患者，不包括急性颈椎间盘突出症、发育性颈椎管狭窄、后纵韧带骨化症患者。

■ 脊髓型颈椎病手术治疗方式包括颈前路减压植骨固定、颈后路减压植骨固定、颈后路椎管扩大成形、颈前后联合入路减压植骨固定术，本路径术式均指常规开放式手术，不包括微创术式。

（二）诊断依据

根据《临床诊疗指南·骨科分册》（中华医学会编著，人民卫生出版社，2009 年），《外科学》（多赫尔蒂主编，北京大学医学出版社，2016 年，第 14 版）。

1. 病史：有颈脊髓压迫的临床症状。
2. 体征：出现颈脊髓压迫的阳性体征。
3. 影像学检查发现颈椎间盘组织退变及其引起的继发脊髓受压改变。

释义

■ 脊髓型颈椎病的诊断主要依靠患者的临床症状，详细的神经系统检查及 X 线片的表现、CT、磁共振成像检查，排除其他疾病引起的类似症状之后，才能确诊。

■ 病史和临床症状是诊断脊髓型颈椎病的初步依据，多数患者表现为脊髓受压特征，表现上肢或下肢麻木无力、僵硬、双足踩棉花感，足尖不能离地，触觉障碍，束胸感，双手精细动作笨拙，夹东西、写字颤抖，手持物经常掉落。在后期出现尿频或排尿、排便困难等尿便功能障碍。检查时可有感觉障碍平面，肌力减退，四肢腱反射活跃或亢进，Hoffmann 征、髌阵挛、踝阵挛及 Babinski 征等阳性。X 线片可示颈椎曲度改变，生理前凸减小、消失或反常，椎间隙狭窄，椎体后缘骨赘形成，椎间孔狭窄。在过伸、过屈位摄片可示颈椎节段性不稳定。CT 可示颈椎间盘突出，颈椎管矢状径变小，黄韧带骨化，硬膜间隙脂肪消失，脊髓受压。磁共振成像（MRI）T_2加权硬膜囊间隙消失；椎间盘呈低信号，脊髓受压或脊髓内出现高信号区。

（三）治疗方案的选择及依据

根据《临床诊疗指南·骨科分册》（中华医学会编著，人民卫生出版社，2009 年），《外科学》（多赫尔蒂主编，北京大学医学出版社，2016 年，第 14 版）。

1. 脊髓型颈椎病。
2. 保守治疗无效时选择手术治疗。

释义

■ 对于脊髓型颈椎病患者，疾病自然史显示症状将逐渐发展加重，因此往往需要手术治疗。脊髓损伤较重且病程时间长者，手术疗效则差。手术依据颈椎病病理及临床情况决定行颈椎前路或后路手术。手术包括对脊髓、神经构成致压物的组织、骨赘、椎间盘和韧带切除或行椎管扩大成形，使脊髓和神经得到充分减压，同时需通过植骨或内固定行颈椎融合，以获得颈椎的稳定性。

（四）标准住院日≤15 天

释义

■ 脊髓型颈椎病患者入院后，术前常规检查、颈椎影像学检查等需要 3~4 天，术后恢复4~12 天，总住院时间≤15 天的均符合本路径要求。

（五）进入路径标准

1. 第一诊断必须符合 ICD-10：M47. 1 和 G99. 2 颈椎病（脊髓型）疾病编码。
2. 当患者同时具有其他疾病，但在住院期间不需要特殊处理也不影响第一诊断的临床路径流程实施时，可以进入路径。
3. 病情需手术治疗。

释义

■ 本路径适用于需手术治疗的脊髓型颈椎病患者，不包括急性颈椎间盘突出症、发育性颈椎管狭窄、后纵韧带骨化症患者。

■ 患者如果合并高血压、糖尿病、冠心病等其他慢性疾病：需要术前对症治疗时，如果不影响麻醉和手术，可进入本路径，但可能会增加医疗费用，延长住院时间。如果上述慢性疾病需要经治疗稳定后才能手术，术前准备过程先进入其他相应内科疾病的诊疗路径。

（六）术前准备（术前评估）≤5 天

1. 必需的检查项目
（1）血常规、尿常规。
（2）肝功能、肾功能、电解质、血糖。
（3）凝血功能。
（4）感染性疾病筛查（乙型肝炎、丙型肝炎、梅毒、艾滋病等）。
（5）X 线胸片、心电图。
（6）颈椎正侧伸屈位片、双斜位片、CT 和 MRI。
2. 根据患者病情可选择
（1）肺功能、超声心动图（老年人或既往有相关病史者）。

（2）术前可能需要肌电图、诱发电位、骨密度检查。
（3）有相关疾病者必要时请相应科室会诊。

释义

■ 必查项目包括血常规、尿常规、肝功能、肾功能、电解质、血糖、凝血功能、X线胸片、心电图，主要是评估有无合并基础病，是确保手术治疗安全、有效开展的基础，这些检查可能会影响到住院时间、费用以及治疗预后；血型、Rh因子、感染性疾病筛查主要是用于手术治疗前后的输血前准备；颈椎影像学检查是进一步明确诊断、选择合适手术治疗方案的必需检查。

■ 高龄患者或有心肺功能异常患者，术前根据病情增加肺功能、超声心动图、血气分析等检查，有合并疾病者可根据病情请相应科室会诊，以确保手术安全。

■ 肌电图、诱发电位检查可帮助明确神经损害性质与节段，并有助于与可导致类似脊髓型颈椎病表现的其他疾病相鉴别。

■ 为缩短患者住院等待时间，检查项目可以在患者入院前于门诊完成。

（七）选择用药

抗菌药物：按照《抗菌药物临床应用指导原则（2015年版）》（国卫办医发〔2015〕43号）执行。

释义

■ 颈前路减压植骨固定、颈后路减压植骨固定、颈前后联合入路减压植骨固定手术属于Ⅰ类切口，但由于术中可能用到前路钛板、螺钉、Cage或人工椎间盘，后路螺钉、固定板（棒）、钛缆、钛网，以及各种植骨材料，且骨科手术对手术室层流的无菌环境要求较高，一旦感染可导致严重后果。因此，可按规定适当预防性和术后应用抗菌药物。

（八）手术日为入院≤6天

1. 麻醉方式：全身麻醉或局部麻醉+强化（部分颈前路手术）。
2. 手术方式：颈前路减压植骨固定、颈后路减压植骨固定/椎板成形术、颈前后联合入路减压植骨固定术、颈后路椎板成形术。
3. 手术内植物：前路钛板、Cage或后路螺钉、固定板（棒）、钛缆、钛网、人工椎间盘、各种植骨材料。
4. 手术中自体血回输或输血：视术中情况而定。

释义

■ 本路径规定的颈椎手术均是在全身麻醉下实施。

■ 对于脊髓型颈椎病患者，在采用颈前路减压植骨固定、颈后路减压和/或植骨融合内固定、颈前后联合入路减压植骨固定术等手术时，在减压操作中可能会对颈椎的稳定性产生影响，因此需要使用前路钛板、螺钉Cage、人工椎间盘、后路螺钉、固定板（棒）、钛缆、钛网以及各种植骨材料等进行颈椎的稳定性重建。

■ 术中及术后是否输血依照术中出血量及术后引流量、患者心率及血压等循环系统稳定性、血常规 Hb 情况而定。

（九）术后住院恢复≤11 天

1. 必需复查的检查项目：颈椎正侧位片。
2. 术后处理
（1）抗菌药物：按照《抗菌药物临床应用指导原则（2015 年版）》（国卫办医发〔2015〕43 号）执行。
（2）术后镇痛：参照《骨科常见疼痛的处理专家建议》。
（3）激素、脱水药物和神经营养药物。
（4）部分患者可根据病情给予抗凝治疗。
（5）术后康复：支具保护下逐渐进行功能锻炼。

释义

■ 术后需复查颈椎正侧位 X 线片，了解术后颈椎的对位、对线关系及内植物的位置情况。

■ 在术后处理上：可按《抗菌药物临床应用指导原则（2015 年版）》适当应用抗菌药物；对于术后疼痛，可按照《骨科常见疼痛的处理专家建议》进行术后镇痛；对于存在易栓症危险因素的患者，可根据病情给予抗凝治疗，以避免深静脉血栓形成；对颈椎功能恢复，可在支具保护下逐渐进行功能锻炼。

（十）出院标准

1. 体温正常。
2. 伤口情况良好：引流管拔除，伤口无感染征象（或可在门诊处理的伤口情况），无皮瓣坏死。
3. 术后复查内植物位置满意。
4. 没有需要住院处理的并发症和/或合并症。

释义

■ 主治医师应在出院前，通过复查的上述各项检查并结合患者恢复情况判断是否达到出院标准。如果出现术后伤口感染等并发症和/或合并症需要继续留院治疗的情况，应先处理并发症和/或合并症并符合出院条件后再准许患者出院。

（十一）变异及原因分析

1. 围手术期并发症：内植物松动、伤口感染、脊髓等神经损伤、血管损伤、食管损伤、硬膜外血肿和伤口血肿等造成住院日延长和费用增加。
2. 内科合并症：老年患者常合并基础疾病，如脑血管或心血管病、糖尿病、血栓等，手术可能导致这些疾病加重而需要进一步治疗，从而延长治疗时间，并增加住院费用。

3. 有上胸椎同时累及者，可能同期手术。

4. 内植物的选择：由于病情不同，使用不同的内植物，可能导致住院费用存在差异。

释义

■ 出现变异的原因很多，除了包括路径中所描述的各种术后并发症，还包括医疗、护理、患者、环境等多方面的变异原因，对于这些变异，医师需在表单中明确说明，具体变异情况如下：

(1) 按路径流程完成治疗，但出现了上述围手术期并发症，导致治疗时间延长甚至再次手术，从而造成住院日延长和费用增加。

(2) 按路径流程完成治疗，但手术后患者合并的基础疾病加重，如术后患者血糖、血压持续增高，需要进一步治疗，从而延长治疗时间，并增加住院费用。

(3) 患者同时存在上胸椎或腰椎病变，需同时处理，导致延长治疗时间，并增加住院费用。

(4) 由于患者病情不同，手术治疗时单节段与多节段病变、自体骨与异体骨、前路与后路、一期手术与分期手术、使用内植物的不同，可能导致住院费用存在差异。

(5) 患者入选路径后，医师在检查及治疗过程中发现患者合并存在一些事前未预知的对本路径治疗可能产生影响的情况，需要中止执行路径或者是延长治疗时间、增加治疗费用。

(6) 因患者方面的主观原因导致执行路径出现变异。

五、颈椎病（脊髓型）临床路径给药方案

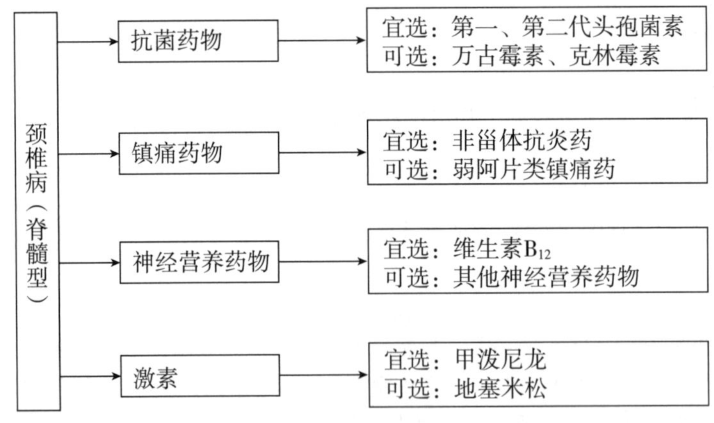

【用药选择】

1. 颈椎病（脊髓型）手术属于Ⅰ类切口，但由于术中可能用到各种内固定及植骨材料，因此可适当预防性应用抗菌药物。在术前0.5~2小时给药，或麻醉开始时给药。如果手术时间超过3小时，或失血量大（>1500ml），可手术中给予第2剂。总的预防用药时间不超过24小时，个别情况可延长至48小时。应选用针对包括金葡菌在内的广谱抗菌药物，如第一代或第二代头孢菌素。而对β酰胺过敏的病例则可选用克林霉素或万古霉素。

2. 颈椎病（脊髓型）手术后应及早开始镇痛、个体化镇痛、多模式镇痛。术后即可进食者

可采用口服药物镇痛；术后禁食者可选择静脉点滴等其他给药方式。根据患者症状轻中度的疼痛首选非甾体抗炎药，也可以弱阿片类药物与非甾体类抗炎药（NSAIDs）等联合使用。

3. 术后可给予神经营养药物维生素 B_{12}等，可口服给药，也可静脉给药。

4. 术中可根据神经受累情况给予激素，目的是通过抗炎及抗自由基来阻止继发性脊髓损伤的发生和发展。首选甲泼尼龙，剂量为第 1 小时用药 30mg/kg，随后每小时 5.4mg/kg，治疗 24 小时。

【药学提示】

1. 如果选用万古霉素，则应使用尽可能小的剂量以防止导致细菌产生耐药性。肾功能减退患者应避免使用万古霉素。第一、第二代头孢菌素类多数主要经肾脏排泄，中度以上肾功能不全患者应根据肾功能适当调整剂量。

2. 大剂量应用甲强龙容易出现较多并发症，如呼吸道感染、胃溃疡等，需严密监护，并给予相应药物预防。

【注意事项】

脊髓型颈椎病患者应用激素治疗目前仍存在争议，应谨慎用药。

六、颈椎病患者护理规范

1. 术前护理规范

（1）患者避免滑倒及外伤。

（2）严密观察四肢疼痛、感觉、运动情况。

（3）术前备皮：上至双耳上缘连线，下至肩胛骨下缘，左右两侧至腋中线。

2. 术后护理规范

（1）全身麻醉手术患者返回病房意识清醒后，无恶心呕吐的症状，可少量饮用温水，4 小时后进流质饮食，逐渐过渡到正常饮食。

（2）严密观察生命体征变化。

（3）术后患者取平卧位，协助患者每 2 小时轴向翻身 1 次。

（4）密切观察切口敷料的渗血情况，固定好引流管。

（5）必要时遵医嘱使用镇痛药。

（6）密切观察四肢感觉、运动情况。发现异常立即报告医师，排除血肿形成、减压综合征、颈 5 神经根牵拉或神经功能损伤的可能。

（7）并发症的预防与护理

1）预防气道的护理：指导患者进行深呼吸或有效咳嗽、咳痰，必要时予以雾化吸入，促进痰液的排出。

2）预防压疮的护理：做好基础护理，保持床单清洁、平整、无褶皱，定时翻身并将水胶体敷料贴于骨突处，用于预防压疮、压红的发生。

3）预防腹胀、便秘：鼓励患者多食高蛋白质、粗纤维的食物，少食多餐，少吃甜食及易产气食物，每日腹部按摩 2~3 次，以促进肠蠕动，减轻腹胀及便秘，必要时可服用缓泻药物或使用润滑剂促进排便。

4）预防泌尿系统感染的护理：对能自行排尿的患者应术后 24 小时拔除尿管并鼓励其术后尽早排尿。

（8）术后 24 小时，根据患者恢复情况，可遵医嘱给予佩戴颈托下床活动，活动时注意保护患者安全。术后佩戴颈托 1~3 个月。避免长时间伏案工作，避免摔倒。

七、颈椎病患者营养治疗规范

1. 颈椎病患者的一般饮食原则为：合理搭配，饮食要合理搭配，不可单一偏食。

2. 颈椎病患者应以富含钙、蛋白质、维生素 B 族、维生素 C 和维生素 E 的饮食为主。其中钙是骨的主要成分，以牛奶、鱼、猪尾骨、黄豆、黑豆等含量为多。

3. 视物模糊、流泪者，宜多食含钙、硒、锌类食物。如豆制品，动物肝、蛋鱼、蘑菇、芦笋、胡萝卜、颈椎病伴高血压者，多吃新鲜蔬菜和水果，如豆芽、海带、木耳、大蒜、芹菜、地瓜、冬瓜、绿豆。

4. 颈椎病患者应戒烟、酒，不要经常吃生冷和过热的食物，忌油腻厚味之品，忌辛辣刺激性食物。

八、颈椎病患者健康宣教

1. 出院后佩戴颈托 1~3 个月，每次起床前需要带好颈托再坐起。

2. 遵医嘱使用药物，如有内科合并症应专科就诊。

3. 出院后每 3 天换 1 次药，术后 2 周拆线。

4. 术后 3 个月复查。

5. 术后早期功能锻炼的原则："安全适度，无严重疼痛""主动运动为主，被动运动为辅""逐渐增量"。

6. 生活指导：采取健康的生活方式及饮食习惯，运动适宜，保证摄入充足的蛋白质、维生素及含钙食物。戒烟酒，避免高脂高盐饮食。

7. 预防外伤指导：在家中或公共场所注意防摔倒，避免头颈部受伤。改变姿势时动作应缓慢，必要时使用手杖或助行器。穿衣注意领口大小合适。

九、推荐表单

（一）医师表单

颈椎病（脊髓型）临床路径医师表单

适用对象：第一诊断为颈椎病（脊髓型）（ICD-10：M47.1 和 G99.2）

行颈前路减压植骨固定、颈后路减压植骨固定、颈前后联合入路减压植骨固定术、颈后路椎板成形术、颈后路椎板成形术（ICD-9-CM-3：81.0201/81.03/81.002）

患者姓名：	性别： 年龄： 门诊号：	住院号：
住院日期： 年 月 日	出院日期： 年 月 日	标准住院日：7~15 天

时间	住院第 1 天	住院第 2 天	住院第 3~5 天 （术前日）
主要诊疗工作	□ 询问病史及体格检查 □ 完成病历书写 □ 开化验单及相关检查单 □ 上级医师查房与术前评估 □ 根据化验及相关检查结果对患者的手术风险进行评估，必要时请相关科室会诊	□ 上级医师查房 □ 继续完成术前化验检查 □ 完成必要的相关科室会诊	□ 根据病史、体检、平片、CT、MRI 等行术前讨论，确定手术方案 □ 完成必要的相关科室会诊 □ 完成术前准备与术前评估 □ 完成术前小结、上级医师查房记录等病历书写 □ 签署手术知情同意书、自费用品协议书、输血同意书 □ 向患者及家属交代病情和围手术期注意事项
重点医嘱	**长期医嘱：** □ 骨科护理常规 □ 饮食 □ 患者既往基础用药 **临时医嘱：** □ 血常规、尿常规 □ 凝血功能 □ 肝功能、肾功能、电解质、血糖 □ 血型、感染性疾病筛查 □ X 线胸片、心电图 □ 颈椎平片、CT、MRI □ 心肌酶、肺功能、超声心动图（根据病情需要决定） □ 请相关科室会诊	**临时医嘱：** □ 骨科护理常规 □ 饮食 □ 患者既往基础用药 **临时医嘱：** □ 根据会诊科室要求安排检查和化验单	**临时医嘱：** □ 术前医嘱：常规准备明日在全身麻醉/局部麻醉+强化下行颈前路减压植骨内固定术/颈后路椎管成形术/颈前路+颈后路手术 □ 术前禁食、禁水 □ 抗菌药物皮试 □ 配血 □ 一次性导尿包
病情变异记录	□ 无 □ 有，原因： 1. 2.	□ 无 □ 有，原因： 1. 2.	□ 无 □ 有，原因： 1. 2.
医师签名			

时间	住院第 4~6 天 （手术日）	住院第 5~7 天 （术后第 1 天）	住院第 6~8 天 （术后第 2 天）
主要诊疗工作	□ 手术 □ 术者完成手术记录 □ 住院医师完成术后病程 □ 上级医师查房 □ 注意神经功能变化 □ 向患者及家属交代手术过程概况及术后注意事项	□ 上级医师查房，注意病情变化 □ 完成常规病历书写 □ 根据引流情况明确是否拔除引流 □ 注意观察体温 □ 注意神经功能变化 □ 注意伤口情况	□ 上级医师查房 □ 完成常规病历书写 □ 根据引流情况明确是否拔除引流管 □ 注意观察体温 □ 注意神经功能变化 □ 注意伤口情况
重点医嘱	**长期医嘱：** □ 全身麻醉/局部麻醉+强化后护理常规 □ 颈椎术后护理常规 □ 明日普通饮食/糖尿病饮食/低盐低脂饮食 □ 伤口引流记量 □ 留置尿管 □ 抗菌药物 □ 激素 □ 神经营养药物 □ 消炎镇痛药物 **临时医嘱：** □ 心电血压监测、吸氧 □ 补液（根据病情） □ 其他特殊医嘱	**长期医嘱：** □ 颈椎术后护理常规 □ 饮食 □ 脱水剂（根据情况） □ 激素 □ 神经营养药物 □ 消炎镇痛药物 □ 雾化吸入（根据情况） □ 抗凝治疗（根据情况） □ 拔除尿管（根据情况） □ 拔除引流（根据情况） **临时医嘱：** □ 通便 □ 镇痛 □ 补液	**长期医嘱：** □ 颈椎术后护理常规 □ 饮食 □ 拔除尿管（根据情况） □ 拔除引流（根据情况） **临时医嘱：** □ 换药（根据情况） □ 补液（根据情况）
病情变异记录	□ 无 □ 有，原因： 1. 2.	□ 无 □ 有，原因： 1. 2.	□ 无 □ 有，原因： 1. 2.
医师签名			

时间	住院第 7~9 天 （术后第 3 天）	住院第 8~10 天 （术后第 4 天）	住院第 9~15 天 （术后第 5~11 天，出院日）
主要诊疗工作	□ 上级医师查房 □ 完成常规病历书写 □ 注意观察体温 □ 注意神经功能变化 □ 注意伤口情况 □ 根据引流情况明确是否拔除引流管	□ 上级医师查房 □ 完成常规病历书写 □ 注意观察体温 □ 注意神经功能变化 □ 注意伤口情况 □ 拍摄术后颈椎 X 线平片	□ 上级医师查房，进行手术及伤口评估，确定有无手术并发症和切口愈合不良情况，明确能否出院 □ 完成出院记录、病案首页、出院证明书等，向患者交代出院后的注意事项，如返院复诊的时间、地点，发生紧急情况时的处理等 □ 患者办理出院手续，出院
重点医嘱	**长期医嘱：** □ 颈椎术后护理常规 □ 饮食 □ 停抗菌药物 □ 拔除引流（根据情况） **临时医嘱：** □ 换药（根据情况） □ 补液（根据情况）	**长期医嘱：** □ 全身麻醉后护理常规 □ 颈椎术后护理常规 □ 饮食 **临时医嘱：** □ 换药（根据情况）	**出院医嘱：** □ 出院带药：神经营养药物、消炎镇痛药、口服抗菌药物 □ 预约拆线时间 □ 1 个月后门诊复查，如有不适，随时来诊
病情变异记录	□ 无　□ 有，原因： 1. 2.	□ 无　□ 有，原因： 1. 2.	□ 无　□ 有，原因： 1. 2.
医师签名			

（二）护士表单

颈椎病（脊髓型）临床路径护士表单

适用对象：第一诊断为颈椎病（脊髓型）（ICD-10：M47.1 和 G99.2）
行颈前路减压植骨固定、颈后路减压植骨固定、颈前后联合入路减压植骨固定术、颈后路椎板成形术、颈后路椎板成形术（ICD-9-CM-3：81.0201/81.03/81.002）

患者姓名：	性别：　年龄：　门诊号：	住院号：
住院日期：　年　月　日	出院日期：　年　月　日	标准住院日：7~15 天

时间	住院第 1 天	住院第 2~5 天	住院第 4~6 天 （手术日）
健康宣教	入院宣教： □ 介绍主管医师、护士 □ 介绍环境、设施 □ 介绍住院注意事项	术前宣教： □ 宣教疾病知识、术前准备及手术过程 □ 告知准备物品、沐浴 □ 告知术后饮食、活动及探视注意事项 □ 告知术后可能出现的情况及应对方式 □ 主管护士与患者沟通，了解并指导心理应对 □ 告知家属等候区位置	术后当日宣教： □ 告知监护设备、管路功能及注意事项 □ 告知饮食、体位要求 □ 告知疼痛注意事项 □ 告知术后可能出现情况及应对方式 □ 告知用药情况 □ 给予患者及家属心理支持 □ 再次明确探视陪伴须知
护理处置	□ 核对患者，佩戴腕带 □ 建立入院护理病历 □ 卫生处置：剪指（趾）甲、沐浴、更换病号服	□ 协助医师完成术前检查化验 术前准备： □ 配血 □ 抗菌药物皮试 □ 备皮、剃头（后路） □ 药物灌肠 □ 禁食、禁水	送手术： □ 摘除患者各种活动物品 □ 核对患者资料及带药 □ 填写手术交接单，签字确认 接手术： □ 核对患者及资料，签字确认
基础护理	二级护理： □ 晨晚间护理 □ 患者安全管理	二级护理： □ 晨晚间护理 □ 患者安全管理	特级护理： □ 卧位护理：颈部制动、协助轴线翻身每 2 小时、预防压疮 □ 排泄护理 □ 患者安全管理
专科护理	□ 护理查体 □ 评估双下肢感觉活动 □ 填写跌倒预防告知书 □ 需要时填写跌倒及压疮防范表 □ 需要时请家属陪伴 □ 心理护理	□ 协助医师完成术前检查化验 □ 心理护理	□ 病情观察，写特护记录 □ 每 2 小时评估生命体征、四肢感觉活动、皮肤情况、伤口敷料、伤口引流管、尿管情况、出入量、有无神经功能障碍 □ 颈前路手术床旁备气管切开包，预防急性呼吸窘迫 □ 遵医嘱予抗菌药物、激素、营养神经等治疗 □ 心理护理

续　表

时间	住院第 1 天	住院第 2~5 天	住院第 4~6 天 （手术日）
重点医嘱	□ 详见医嘱执行单	□ 详见医嘱执行单	□ 详见医嘱执行单
病情变异记录	□ 无　□ 有，原因： 1. 2.	□ 无　□ 有，原因： 1. 2.	□ 无　□ 有，原因： 1. 2.
护士签名			

时间	住院第5~10天 （术后第1~4天）	住院第9~15天 （术后第5~11天）
健康宣教	**术后宣教：** □ 药物作用及频率 □ 饮食、活动指导 □ 复查患者对术前宣教内容的掌握程度 □ 疾病恢复期注意事项 □ 拔除伤口引流管后注意事项 □ 拔尿管后注意事项 □ 四肢功能锻炼方法 □ 正确起卧床方法 □ 佩戴支具注意事项 □ 下床活动注意事项	**出院宣教：** □ 复查时间 □ 服药方法 □ 指导饮食 □ 活动休息 □ 支具佩戴 □ 指导功能锻炼方法 □ 伤口观察 □ 指导办理出院手续
护理处置	□ 遵医嘱完成相关治疗	□ 办理出院手续 □ 书写出院小结
基础护理	**特级/一级/二级护理：** □ 根据患者病情和生活自理能力确定护理级别 □ 晨晚间护理 □ 协助进食、进水 □ 协助轴线翻身每2小时、预防压疮 □ 排泄护理 □ 床上温水擦浴 □ 协助更衣 □ 患者安全管理	**二级护理：** □ 晨晚间护理 □ 协助或指导进食、进水 □ 协助或指导床旁活动 □ 康复训练 □ 患者安全管理
专科护理	□ 病情观察，写特护记录：每2小时评估生命体征、四肢感觉活动、皮肤情况、伤口敷料、伤口引流管、尿管情况、出入量、有无神经功能障碍 □ 遵医嘱予脱水剂（根据情况）、激素、神经营养药物、消炎镇痛药物 □ 雾化吸入（根据情况）、抗凝治疗（根据情况）、补液治疗 □ 四肢功能锻炼指导 □ 需要时，联系主管医师给予相关治疗及用药 □ 心理护理	□ 病情观察：评估生命体征、四肢感觉活动、伤口敷料情况 □ 心理护理
重点医嘱	□ 详见医嘱执行单	□ 详见医嘱执行单
病情变异记录	□ 无　□ 有，原因： 1. 2.	□ 无　□ 有，原因： 1. 2.
护士签名		

（三）患者表单

颈椎病（脊髓型）临床路径患者表单

适用对象：第一诊断为颈椎病（脊髓型）（ICD-10：M47.1 和 G99.2）
行颈前路减压植骨固定、颈后路减压植骨固定、颈前后联合入路减压植骨固定术、颈后路椎板成形术、颈后路椎板成形术（ICD-9-CM-3：81.0201/81.03/81.002）

患者姓名：	性别：　　年龄：　　门诊号：	住院号：
住院日期：　　年　月　日	出院日期：　　年　月　日	标准住院日：7~15 天

时间	入院	手术前	手术日
医患配合	□ 配合询问病史、收集资料，请务必详细告知既往史、用药史、过敏史 □ 如服用抗凝剂，请明确告知 □ 配合进行体格检查 □ 有任何不适请告知医师	□ 配合完善术前相关检查、化验，如采血、留尿、心电图、X 线胸片、颈椎 X 线检查、CT、MRI □ 医师与患者及家属介绍病情及手术谈话、术前签字 □ 麻醉师与患者进行术前访视	□ 配合评估手术效果 □ 配合检查肢体感觉活动情况 □ 有任何不适请告知医师
护患配合	□ 配合测量体温、脉搏、呼吸、血压、体重 1 次 □ 配合完成入院护理评估（简单询问病史、过敏史、用药史） □ 接受入院宣教（环境介绍、病室规定、订餐制度、贵重物品保管等） □ 有任何不适请告知护士	□ 配合测量体温、脉搏、呼吸，询问排便次数，1 次/日 □ 接受术前宣教 □ 接受配血，以备术中需要时用 □ 接受剃头 □ 接受药物灌肠 □ 自行沐浴 □ 准备好必要用物，弯头吸水管、尿壶、尿垫等 □ 取下义齿、饰品等，贵重物品交家属保管	□ 清晨测量体温、脉搏、呼吸、血压 1 次 □ 送手术室前，协助完成核对，带齐影像资料，脱去衣物，上手术车 □ 返回病房后，协助完成核对，配合过病床 □ 配合检查意识、双下肢感觉活动，询问出入量 □ 配合术后吸氧、监护仪监测、输液、排尿用尿管、颈部有伤口引流管（必要时） □ 遵医嘱采取正确体位，颈部制动 □ 配合缓解疼痛 □ 有任何不适请告知护士
饮食	□ 普通饮食	□ 术前 12 小时禁食、禁水	□ 返病室后禁水 6 小时 □ 6 小时后无恶心呕吐可适量饮水 □ 禁食
排泄	□ 正常排尿便	□ 正常排尿便	□ 保留尿管
活动	□ 正常活动	□ 正常活动	□ 根据医嘱卧床、颈部沙袋制动 □ 卧床休息，保护管路 □ 四肢活动

时间	手术后	出院日
医患配合	□ 配合检查四肢感觉活动 □ 需要时，配合伤口换药 □ 配合拔除引流管、尿管 □ 配合伤口拆线 □有任何不适请告知医师	□ 接受出院前指导 □ 知道复查程序 □ 获取出院诊断书
护患配合	□ 配合定时监测生命体征，每日询问排便次数 □ 配合检查四肢感觉活动，询问出入量 □ 接受输液、服药等治疗 □ 配合夹闭尿管，锻炼膀胱功能 □ 接受进食、进水、排便等生活护理 □ 配合轴线翻身，预防皮肤压力伤 □ 注意活动安全，避免坠床或跌倒 □ 配合采取正确方法起卧床 □ 如需要，配合正确佩戴颈部支具 □ 配合执行探视及陪伴	□ 接受出院宣教 □ 办理出院手续 □ 获取出院带药 □ 知道服药方法、作用、注意事项 □ 知道护理伤口方法 □ 指导正确起卧床方法 □ 如需要，指导正确佩戴支具方法 □ 知道复印病历方法
饮食	□ 根据医嘱，排气后进流质饮食 □ 根据医嘱，由流质饮食逐渐过渡到普通饮食 □ 前路手术，进食温凉、较软食物	□ 根据医嘱，普通饮食
排泄	□ 保留尿管-正常排尿便 □ 防治便秘	□ 正常排尿便 □ 防治便秘
活动	□ 根据医嘱，床上活动 □ 注意保护管路，勿牵拉、防脱出等 □ 根据医嘱，床旁活动	□ 正常适度活动，避免疲劳

附：原表单（2019 年版）

颈椎病（脊髓型）临床路径表单

适用对象：第一诊断为颈椎病（脊髓型）（ICD-10：M47.1 和 G99.2）

行颈前路减压植骨固定、颈后路减压植骨固定、颈前后联合入路减压植骨固定术、颈后路椎板成形术、颈后路椎板成形术（ICD-9-CM-3：81.0201/81.03/81.002）

患者姓名：	性别：　　年龄：　　门诊号：	住院号：
住院日期：　　年　月　日	出院日期：　　年　月　日	标准住院日：7~15 天

时间	住院第 1 天	住院第 2~4 天 （术前准备期）	住院第 2~5 天 （术前日）
主要诊疗工作	□ 询问病史及体格检查 □ 完成病历书写 □ 开检查单 □ 上级医师查房与术前评估 □ 上级医师查房 □ 根据检查结果对患者的手术风险进行评估，必要者请相关科室会诊	□ 上级医师查房 □ 继续完成术前实验室检查 □ 完成必要的相关科室会诊	□ 根据病史、体检、X 线平片、CT、MRI 等，行术前讨论，确定手术方案 □ 完成必要的相关科室会诊 □ 完成术前准备与术前评估 □ 完成术前小结、上级医师查房记录等病历书写 □ 签署手术知情同意书、自费用品协议书、输血同意书 □ 向患者及家属交代病情及围手术期注意事项
重点医嘱	**长期医嘱：** □ 骨科护理常规 □ 二级护理 □ 饮食 □ 患者既往基础用药 **临时医嘱：** □ 血常规、尿常规 □ 凝血功能 □ 肝功能、肾功能、电解质、血糖 □ 感染性疾病筛查 □ X 线胸片、心电图 □ 颈椎 X 线平片、CT、MRI □ 心肌酶、肺功能、超声心动图（根据病情需要决定） □ 请相关科室会诊	**长期医嘱：** □ 骨科护理常规 □ 二级护理 □ 饮食 □ 患者既往基础用药 **临时医嘱：** □ 根据会诊科室要求安排检查和化验单	**临时医嘱：** **术前医嘱：** □ 常规准备明日行颈前路减压植骨内固定术/颈后路椎管成形术/颈前路+颈后路手术 □ 术前禁食、禁水 □ 抗菌药物皮试 □ 配血 □ 一次性导尿包
主要护理工作	□ 介绍病房环境、设施和设备 □ 入院宣教 □ 入院护理评估	□ 观察患者病情变化 □ 心理和生活护理	□ 宣教、备皮等术前准备 □ 提醒患者明晨禁水
病情变异记录	□ 无　□ 有，原因： 1. 2.	□ 无　□ 有，原因： 1. 2.	□ 无　□ 有，原因： 1. 2.
护士签名			
医师签名			

时间	住院第 3~6 天 （手术日）	住院第 4~7 天 （术后第 1 天）	住院第 5~8 天 （术后第 2 天）
主要诊疗工作	□ 手术 □ 术者完成手术记录 □ 住院医师完成术后病程 □ 上级医师查房 □ 注意神经功能变化 □ 向患者及家属交代手术过程概况及术后注意事项	□ 上级医师查房，注意病情变化 □ 完成常规病历书写 □ 注意引流量 □ 注意观察体温 □ 注意神经功能变化	□ 上级医师查房 □ 完成常规病历书写 □ 根据引流情况明确是否拔除引流管 □ 注意观察体温 □ 注意神经功能变化 □ 注意伤口情况
重点医嘱	**长期医嘱：** □ 全身麻醉/局部麻醉+强化后护理常规 □ 颈椎术后护理常规 □ 一级护理 □ 明日普通饮食/糖尿病饮食/低盐低脂饮食 □ 伤口引流记量 □ 留置尿管 □ 抗菌药物 □ 激素 □ 神经营养药物 **临时医嘱：** □ 心电血压监测、吸氧 □ 补液（根据病情） □ 其他特殊医嘱	**长期医嘱：** □ 颈椎术后护理常规 □ 饮食 □ 一级护理 □ 脱水（根据情况） □ 激素 □ 神经营养药物 □ 消炎镇痛药物 □ 雾化吸入（根据情况） □ 抗凝治疗（根据情况） **临时医嘱：** □ 通便 □ 镇痛 □ 补液	**长期医嘱：** □ 颈椎术后护理常规 □ 饮食 □ 一级护理 □ 拔除尿管 □ 拔除引流（根据情况） **临时医嘱：** □ 换药（根据情况） □ 补液（根据情况）
主要护理工作	□ 观察患者病情变化 □ 术后心理与生活护理	□ 观察患者情况 □ 术后心理与生活护理 □ 指导患者术后功能锻炼	□ 观察患者情况 □ 术后心理与生活护理 □ 指导患者术后功能锻炼
病情变异记录	□ 无 □ 有，原因： 1. 2.	□ 无 □ 有，原因： 1. 2.	□ 无 □ 有，原因： 1. 2.
护士签名			
医师签名			

时间	住院第 6~9 天 （术后第 3 天）	住院第 7~14 天 （术后恢复期）	住院第 8~15 天 （出院日）
主要诊疗工作	□ 上级医师查房 □ 完成常规病历书写 □ 注意观察体温 □ 注意神经功能变化 □ 注意伤口情况 □ 根据引流情况明确是否拔除引流管	□ 上级医师查房 □ 完成常规病历书写 □ 注意观察体温 □ 注意神经功能变化 □ 注意伤口情况 □ 拍摄术后颈椎平片	□ 上级医师查房，进行手术及伤口评估，确定有无手术并发症和切口愈合不良情况，明确是否出院 □ 完成出院记录、病案首页、出院证明书等，向患者交代出院后的注意事项，如返院复诊的时间、地点，发生紧急情况时的处理等 □ 患者办理出院手续，出院
重点医嘱	**长期医嘱：** □ 颈椎术后护理常规 □ 饮食 □ 一级护理 □ 停抗菌药物 □ 拔除引流（根据情况） **临时医嘱：** □ 换药（根据情况） □ 补液（根据情况）	**长期医嘱：** □ 全身麻醉后护理常规 □ 颈椎术后护理常规 □ 饮食 □ 二级护理 **临时医嘱：** □ 换药（根据情况）	**出院医嘱：** □ 出院带药：神经营养药物、消炎镇痛药、口服抗菌药物 □ 预约拆线时间 □ 1 个月后门诊复查，如有不适，随时来诊
主要护理工作	□ 观察患者情况 □ 术后心理与生活护理 □ 指导患者术后功能锻炼	□ 观察患者情况 □ 术后心理与生活护理 □ 指导患者术后功能锻炼	□ 指导患者办理出院手续
病情变异记录	□ 无　□ 有，原因： 1. 2.	□ 无　□ 有，原因： 1. 2.	□ 无　□ 有，原因： 1. 2.
护士签名			
医师签名			

第五十章

颈椎管狭窄症临床路径释义

【医疗质量控制指标】

指标一、规范诊断比率。

指标二、严格保守治疗无效率。

指标三、手术指征符合率。

指标四、完成颈椎 CT/MRI 检查率。

指标五、术前合并高血压/糖尿病/深静脉血栓的比率及术前控制情况。

指标六、完善术前评估及术前准备。

指标七、预防性抗菌药物的选择与应用时机。

指标八、术后深静脉血栓形成的预防。

指标九、术后主要症状缓解率。

指标十、手术并发症发生率。

指标十一、术后切口Ⅰ/甲愈合比率及伤口感染率。

指标十二、出院规范化药物治疗率。

指标十三、康复治疗及健康宣教比率。

指标十四、规律复查比率。

一、颈椎管狭窄症编码

1. 原编码

疾病名称及编码：颈椎管狭窄症（ICD-10：M48.002）

手术操作名称及编码：颈后路单开门椎管扩大成形术（ICD-9-CM-3：03.09003）

2. 修改编码

疾病名称及编码：颈椎管狭窄症（ICD-10：M48.002）

手术操作名称及编码：椎管扩大成形术，单开门（ICD-9-CM-3：03.0909）

椎管扩大成形术，双开门（ICD-9-CM-3：03.0910）

二、临床路径检索方法

M48.002 伴（03.0909/03.0910）

三、国家医疗保障疾病诊断相关分组（CHS-DRG）

MDCI　肌肉、骨骼疾病及功能障碍

IU2　颈腰背疾患

M48.002　颈椎椎管狭窄

MDCB　神经系统疾病及功能障碍

BD1　脊髓手术

03.0909　椎管扩大成形术，单开门

03.0910　椎管扩大成形术，双开门

四、颈椎管狭窄症临床路径标准住院流程

（一）适用对象

第一诊断为颈椎管狭窄症（ICD-10：M48.002），行颈后路单开门椎管扩大成形术（ICD-10：03.09003）。

释义

■ 适用对象编码参见第一部分。

■ 颈椎管狭窄症是由于颈椎管各个径线减小（容积减小），影响脊髓和神经的有效空间和血供，引起功能障碍的疾病。颈椎管狭窄的原因有很多，主要分为6大类：①先天性颈椎管狭窄；②发育性颈椎管狭窄；③退行性颈椎管狭窄；④医源性因素；⑤动态性椎管狭窄；⑥其他如颈椎创伤、氟骨症、强直性脊柱炎等疾病伴随的颈椎管狭窄。其中影响脊髓和神经的有效空间和血供，引起功能障碍的称为颈椎管狭窄症。

■ 本路径适用对象为需手术治疗的颈椎管狭窄症患者，不包括颈椎间盘突出、颈椎后纵韧带骨化、黄韧带骨化等一些独立临床疾病的患者。

■ 颈椎管狭窄症手术治疗方式为椎管扩大成形术，椎管扩大成形术主要包括颈后路单开门椎管扩大成形术、颈后路双开门椎管扩大成形术、SLAC（Spinous process-splitting Laminoplasty for cervical myelopathy using Coralline hydroxyapatite）等。

（二）诊断依据

根据《临床诊疗指南·骨科分册》（中华医学会编著，人民卫生出版社，2009年），《外科学（第1版）》（北京大学医学出版社）。

1. 病史：有颈脊髓压迫的临床症状。
2. 体征：出现颈脊髓压迫的阳性体征。
3. 影像学检查：发现骨性椎管管道狭小、蛛网膜下腔消失、脊髓受压变形及髓内改变。

释义

■ 病史和临床症状是诊断颈椎管狭窄症的初步依据。患者多诉手、臂甚至躯干及下肢麻木感，手部精细动作不能，继而出现行走不稳，尤如“踩棉花感”，重者可出现大小便障碍。

■ 体格检查：表现为髓节障碍和白质障碍两大部分。当脊髓灰质受压时，可出现相应髓节运动感觉障碍，表现为感觉减退、肌力下降、肌肉萎缩、腱反射障碍。因此上肢肌力、感觉、反射体检对于神经定位极有价值。当脊髓传导束受侵，白质障碍患者可出现步态异常，压迫节段以下肌张力增高，腱反射亢进，Hoffmann征（+），Waterberg征（+），Babinski征（+），手部精细动作不能、甚至大小便障碍等。

■ 辅助检查：颈部X线平片、颈部CT可测量骨性椎管的大小，测量方法一般有两种，包括颈椎管中矢径和颈椎管率。不同人种、不同节段测量中矢状径结果有差异，一般认为10mm以下为绝对狭窄，10~13mm为相对狭窄。颈椎管率为颈椎管矢状径及其相应椎体的中矢径的比率，一般认为颈椎管率<0.75为发育性颈椎管狭窄。CT还可以发现骨赘增生情况。MRI、脊髓造影及脊髓造影后CT可以判断脊髓受压情况，临床上可以用脊髓扁平率来判断脊髓受压的程度。脊髓扁平率是脊髓前后径和左右宽度的比值。扁平率45%以下容易出现脊髓压迫症状，30%以下表示预后不良。

（三）治疗方案的选择及依据

根据《临床诊疗指南・骨科分册》（中华医学会编著，人民卫生出版社，2009 年），《外科学（第 1 版）》（北京大学医学出版社）。

1. 颈椎管狭窄症。
2. 保守治疗无效时选择手术治疗。

释义

■ 颈椎管狭窄症的手术指征：确诊的以颈脊髓压迫症状为主的颈椎管狭窄症，如无手术禁忌证，原则上应及早手术治疗。但其中椎管较宽且症状较轻者，亦可先采取有效的非手术疗法，并定期随访，无效或逐渐加重时则应及时手术。颈脊髓压迫症状较轻，但伴有明显神经根压迫症状，具有下列情况之一者可采取手术治疗：经 3 个月以上正规、系统的非手术治疗无效，或非手术治疗虽然有效但反复发作而且症状严重、影响生活质量或正常工作的患者；由于神经根受压病损导致所支配的肌肉进行性萎缩者；有明显的神经根压迫症状和持续性剧烈疼痛、严重影响睡眠与正常生活者。颈脊髓压迫症状较轻，但伴有明显交感神经症状的，严格非手术治疗无效且经颈间盘造影可复制症状证实者，可采取手术治疗。

■ 手术无绝对禁忌证。年龄大和身体一般情况差是相对禁忌证。患者的身体必须能够耐受较大手术的打击以及术后制动和功能康复训练。对于中度以上贫血和高血压患者应积极治疗，好转后再手术。

■ 颈椎管狭窄症手术治疗方式为椎管扩大成形术，椎管扩大成形术主要包括颈后路单开门椎管扩大成形术、颈后路双开门椎管扩大成形术、SLAC 术等。

（四）标准住院日 10~15 天

释义

■ 颈椎管狭窄症患者入院后，术前常规检查、影像学检查等需要 3~5 天，术后恢复 5~10 天，总住院时间 10~15 天的均符合本路径要求。如果患者条件允许，住院时间可以低于上述住院天数。

（五）进入路径标准

1. 第一诊断必须符合 ICD-10：M48.002 颈椎管狭窄症疾病编码。
2. 当患者同时具有其他疾病，但在住院期间不需要特殊处理也不影响第一诊断的临床路径流程实施时，可以进入路径。
3. 病情需手术治疗。

释义

■ 患者同时具有其他疾病影响第一诊断的临床路径流程实施时均不适合进入本路径。

■ 本路径适用对象为需手术治疗的颈椎管狭窄症患者。不包括颈椎间盘突出、颈椎后纵韧带骨化、黄韧带骨化等一些独立临床疾病的患者。这些患者的手术治疗方案不同，费用也不同，因此不适用本路径。

■ 患者如果合并高血压、糖尿病、冠心病等其他慢性疾病，需要术前对症治疗时，如果不影响麻醉和手术，可进入本路径，但可能会增加医疗费用，延长住院时间。如果上述慢性疾病需要经治疗稳定后才能手术，术前准备过程先进入其他相应内科疾病的诊疗路径。

（六）术前准备 3~5 天

1. 必需的检查项目

（1）血常规、尿常规。

（2）肝功能、肾功能、电解质、血糖。

（3）凝血功能。

（4）感染性疾病筛查（乙型肝炎、丙型肝炎、梅毒、艾滋病等）。

（5）X 线胸片、心电图。

（6）颈椎正侧位、颈椎伸屈侧位片、CT 和 MRI。

2. 根据患者病情可选择

（1）肺功能、超声心动图（老年人或既往有相关病史者）。

（2）术前可能需要肌电图、诱发电位检查。

（3）有相关疾病者必要时请相应科室会诊。

释义

■ 必查项目血常规、尿常规、肝功能、肾功能、电解质、血糖、凝血功能、X 线胸片、心电图，主要用来评估有无合并基础病，是确保手术治疗安全、有效开展的基础，这些检查可能会影响到住院时间、费用以及治疗预后；感染性疾病筛查主要是用于手术治疗前后的输血前准备；颈椎正侧位、颈椎伸屈侧位片、CT 和 MRI 是进一步明确诊断、选择合适手术治疗方案的必需检查。

■ 高龄患者或有心肺功能异常患者，术前根据病情增加肺功能、超声心动图、血气分析、双下肢血管彩色超声等检查，有合并疾病者可根据病情请相应科室会诊，以确保手术安全。

■ 为缩短患者住院等待时间，检查项目可以在患者入院前于门诊完成。

（七）选择用药

抗菌药物：按照《抗菌药物临床应用指导原则（2015 年版）》（国卫办医发〔2015〕43 号）执行，术前预防应用第一代头孢菌素类、术后 24 小时停用。

释义

■ 颈椎管狭窄症颈后路单开门椎管扩大成形术属于Ⅰ类切口，但由于术中可能用到植骨材料，且骨科手术对手术室层流的无菌环境要求较高，一旦感染可导致严重后果。因此可按规定适当预防性和术后应用抗菌药物。

（八）手术日为入院第4~6天

1. 麻醉方式：全身麻醉。
2. 手术方式：颈后路单开门扩大成形术。
3. 手术内植物：视情况而定内植物种类。
4. 输血：视术中情况而定。
5. 术中脊髓监测。

释义

■ 本路径规定的手术均是在气管内插管全身麻醉下实施。

■ 颈椎管狭窄症手术治疗方式为颈椎管扩大成形术，颈椎管扩大成形术主要包括颈后路单开门椎管扩大成形术、颈后路双开门椎管扩大成形术、SLAC术等。颈后路单开门椎管扩大成形术需根据术中情况决定内植物的种类。

■ 术中及术后是否输血依照术中出血量及术后引流量、患者心率及血压等循环稳定性、血常规Hb情况而定。

■ 通过术中脊髓监测了解手术是否造成神经系统损伤，及时采取措施防止或减少术后的功能损害。

（九）术后住院恢复5~10天

1. 必需复查的检查项目：颈椎正侧位片。
2. 术后处理

（1）抗菌药物：按照《抗菌药物临床应用指导原则（2015年版）》（国卫办医发〔2015〕43号）执行，术后24小时停用抗菌药物。

（2）术后镇痛：参照《骨科常见疼痛的处理专家建议》。

（3）激素、脱水药物和神经营养药物。

（4）部分患者可根据病情给予抗凝治疗。

（5）术后康复：颈托保护下逐渐进行功能锻炼。

释义

■ 术后必需查颈椎正侧位片，了解术后内植物位置，观察术后颈椎曲度。若想了解内植物的详细位置或术后有无神经压迫，或者术后出现相关并发症，可行脊柱CT或MRI检查。

■ 在术后处理上：可按《抗菌药物临床应用指导原则》适当应用抗菌药物；对于术后疼痛，可按照《骨科常见疼痛的处理专家建议》进行术后镇痛；在脊髓、神经减压后常需要给予激素、脱水药物和神经营养药物治疗以利患者神经功能恢复；对于存在易栓症危险因素的患者，可根据病情给予抗凝治疗，以避免深静脉血栓形成；对脊柱功能恢复，可在颈托保护下下地活动，逐渐进行功能锻炼。

（十）出院标准

1. 体温正常，常规化验指标无明显异常。
2. 伤口情况良好：引流管拔除，伤口无感染征象（或可在门诊处理的伤口情况），无皮瓣坏死。
3. 术后复查内植物位置满意。
4. 没有需要住院处理的并发症和/或合并症。

释义

■ 主治医师应在出院前，通过复查的上述各项检查并结合患者恢复情况决定是否能出院。如果出现术后伤口感染等并发症和/或合并症需要继续留院治疗的情况，应先处理并发症和/或合并症并符合出院条件后再准许患者出院。

（十一）变异及原因分析

1. 围手术期并发症：内植物松动、伤口感染、脊髓等神经损伤、血管损伤、硬膜外血肿和伤口血肿等造成住院日延长和费用增加。
2. 内科合并症：老年患者常合并基础疾病，如脑血管或心血管病、糖尿病、血栓等，手术可能导致这些疾病加重而需要进一步治疗，从而延长治疗时间，并增加住院费用。
3. 有上胸椎同时累及者，可能同期手术。
4. 内植物的选择：由于病情不同，使用不同的内植物，可能导致住院费用存在差异。

释义

■ 变异及原因分析是指治疗过程不符合路径要求，病例从路径中移出的原因。一般包括治疗过程中出现手术相关并发症、全身性其他系统并发症或治疗需要导致住院时间延长、医疗费用增加。

■ 对于轻微变异，如由于某种原因，路径指示应当于某一天的操作不能如期进行而要延至第 2 天；因为医院检验项目的不及时性，不能按照要求完成检查；因为节假日不能按照要求完成检查，这种改变不会对最终结果产生重大改变，也不会更多的增加住院天数和住院费用，可不出本路径。

■ 出现重大变异的原因很多，除了包括路径中所描述的各种术后并发症，还包括医疗、护理、患者、环境等多方面的变异原因，对于这些变异，医师需在表单中明确说明。为便于总结和在工作中不断完善和修订路径，应将变异原因归纳、总结，以便重新修订路径时作为参考。具体变异情况如下：

（1）围手术期出现内植物松动、伤口感染、脊髓等神经损伤、血管损伤、硬膜外血肿和伤口血肿等并发症，可导致住院日延长和费用增加。

（2）若患者合并一些基础疾病，如脑血管或心血管病、糖尿病、血栓等内科疾病，手术可能导致这些疾病加重而需要进一步治疗，从而延长治疗时间，并增加住院费用。

（3）若患者的椎管狭窄不仅限于颈椎，还包括上胸椎，并且上胸椎的椎管狭窄同样导致脊髓压迫症状，则可能行上胸椎的同期手术，可能延长治疗时间，并增加住院费用

（4）由于患者病情不同，可能使用不同的内植物，将导致住院费用存在差异。

（5）患者入选路径后，医师在检查及治疗过程中发现患者合并存在一些事前未预知的对本路径治疗可能产生影响的情况，需要终止执行路径或者是延长治疗时间、增加治疗费用。

（6）因患者方面的主观原因导致执行路径出现变异。

五、颈椎管狭窄症临床路径给药方案

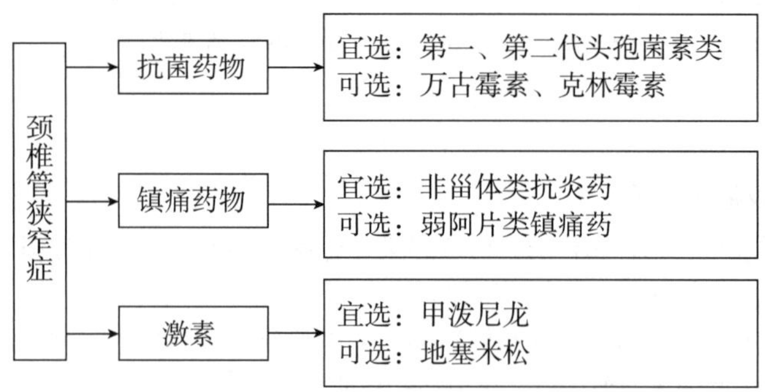

【用药选择】

1. 颈后路单开门椎管扩大成形术属于Ⅰ类切口，但由于术中可能用到各种内植物材料，因此可适当预防性应用抗菌药物。在术前0.5~2小时给药，或麻醉开始时给药。如果手术时间超过3小时，或失血量大（>1500ml），可手术中给予第2剂。总的预防用药时间不超过24小时，个别情况可延长至48小时。应选用针对包括金葡菌在内的广谱抗菌药物，如第一代头孢菌素；而对β酰胺过敏的病例则可选用克林霉素或万古霉素。
2. 颈后路单开门椎管扩大成形术术后应及早开始镇痛、个体化镇痛、多模式镇痛。术后即可进食者可采用口服药物镇痛；术后禁食者可选择静脉点滴等其他给药方式。根据患者症状轻中度的疼痛首选非甾体类抗炎药，也可以弱阿片类药物与非甾体类抗炎药（NSAIDs）等联合使用。
3. 术中可根据神经受累情况给予激素，目的是通过抗炎及抗自由基来阻止继发性脊髓损伤的发生和发展。首选甲泼尼龙，剂量为第1小时用药30 mg/kg，随后每小时5.4mg/kg，治疗24小时。

【药学提示】

1. 如果选用万古霉素，则应使用尽可能小的剂量以防止导致细菌产生耐药性。肾功能减退

患者应避免使用万古霉素。第一代头孢菌素多数主要经肾脏排泄，中度以上肾功能不全患者应根据肾功能适当调整剂量。

2. 选用 NSAIDs 时需参阅药物说明书并评估 NSAIDs 的危险因素。如患者发生胃肠道不良反应的危险性较高，使用非选择性 NSAIDs 时加用 H_2受体阻断剂、质子泵抑制剂和胃黏膜保护剂米索前列醇等胃肠道保护剂，或使用选择性 COX-2 抑制剂。应用 NSAIDs 时，对于心血管疾病高危患者应权衡疗效和安全性因素。阿片类镇痛药最常见不良反应包括恶心、呕吐、便秘、嗜睡及过度镇静、呼吸抑制等。

3. 大剂量应用甲泼尼龙容易出现较多并发症，如呼吸道感染、胃溃疡等，需严密监护，并给予相应药物预防。

【注意事项】

脊髓损伤患者应用激素冲击治疗在学界目前存在较大争议。

六、颈椎管狭窄症患者护理规范

1. 术前护理

（1）心理护理：术前责任护士要向患者及其家属讲解手术的相关注意事项，安慰鼓励患者，减少患者焦虑、紧张的情绪，根据患者的文化程度及理解能力针对性地进行心理疏导。

（2）协助患者完善各种检查：血液检查、心电图、X 线片、MRI 等。

（3）患者如合并内科疾病（如高血压病、糖尿病等），需做好相关指标的监测，督促患者控制血压、血糖情况。

（4）备皮：椎管扩大成形术术前备皮范围：双侧耳廓顶点连线至双侧肩胛骨下缘，两侧至腋中线。

（5）肠道准备：清洁肠道、告知禁食、禁水时间等。全麻手术术前一般禁食 8~12 小时，禁水 6~8 小时。

2. 术后护理

（1）常规术后护理

1）密切观察生命体征变化，观察患者神志情况。每隔 60 分钟监测呼吸、血压、心率、心律及血氧饱和度情况。严密注意患者面色改变、四肢温度情况，有异常及时通知主管医师。

2）密切观察肢体感觉、肌力及大小便情况，术后返回病房、术后 6 小时内每小时，术后 7~48 小时内每 4 小时，术后 48 小时后每 8 小时及出院时进行神经功能评估并记录。如发现肢体感觉、运动功能及大小便情况较术前减弱或出现障碍，应及时通知主管医师并行相应处理。

3）早期指导并协助、鼓励患者进行四肢肌肉和各关节的运动。促进下肢静脉血液循环，抬高下肢，促进下肢静脉血液回流。若无胸、脑外伤者，突然出现胸闷、发绀、烦躁不安、呼吸困难进行性加重、血压下降等症状，应警惕肺栓塞的发生，需要及时通知主管医师并监测心率、心律情况。

4）保持各种管道通畅：主要包括伤口引流管及尿管的护理。密切观察切口有无红肿、渗血、渗液等情况。保持负压引流通畅，防止引流管扭曲、打折及堵塞。

5）建议术后 6 小时即可轴向翻身，术后第 1 天可下床活动。患者下床行走时要佩戴支具，护士应一直在患者身旁保护，应注意长期卧床而引起的体位性低血压，观察患者是否出现头晕、面色苍白等低血压表现。

6）饮食护理：全身麻醉手术患者返回病房意识清醒后，无恶心呕吐的症状，可少量多次饮用温水，无不适反应后可进少量流质饮食，待肠鸣音恢复后可正常饮食。鼓励患者进食高蛋白、高维生素食物，防止便秘。

7）出院后，外出行走时须佩戴支具。需教会患者正确佩戴支具，告知佩戴支具注意事项以及佩戴支具的时间。

（2）常见术后并发症的护理

1）脑脊液漏：如术后合并脑脊液漏，应嘱患者卧床休息，每日遵医嘱定时夹闭、开放引流管，观察引流液的颜色、性状质和量，维持水电解质平衡，保持伤口敷料清洁干燥，并按时按需更换敷料等积极有效的综合保守治疗，有助于改善脑脊液漏。

2）脊髓和神经根损伤：术后返回病房后应及时对患者神经功能进行评估，检查患者双手是否可以触摸枕后部，并对双上肢肌力、感觉进行检查，以便及时发现脊髓或神经根损伤，并通知主管医师进行相应治疗。

七、颈椎管狭窄症患者营养治疗规范

1. 多食优质蛋白食物及高钙食物，如牛奶、奶制品、鱼类、芝麻、虾皮、鸡蛋等，多吃应季新鲜水果蔬菜，补充维生素。

2. 戒烟戒酒。

八、颈椎管狭窄症患者健康宣教

1. 术后康复指导

（1）术后第二天佩戴颈托下床活动，需佩戴颈托满 2 周；告知患者颈托佩戴的注意事项。

（2）避免强行扭转颈部，避免摔倒。

（3）1 个月内双肩避免负重。

（4）术后 3 个月复查，如出现不适，及时就诊。

2. 社区家庭康复指导

（1）合理用枕：平卧时枕头不可过高使颈部过屈，侧卧时枕头不可过低，枕高与一侧肩宽相等，防止病情发展及复发。

（2）医疗体操：术后 1 个月可进行医疗体操，既可改善颈项部肌肉的血液循环，消除淤血水肿，缓解疲劳，也可使颈背肌发达，韧带增强，改善颈椎稳定性。①颈背肌锻炼：具体做法：双手交叉抱住头枕部，头用力向后仰，与双手相互抵抗，15 秒/次，20~30 次/日。②左右旋转：可取站立式或坐位，双手叉腰，头轮流向左右各旋转 10 次。动作要缓慢，中间可休息 3~5 秒。

（3）避免不良睡姿、颈姿；防止外伤。避免强行扭转颈部，避免摔倒。

（4）避免诱发因素：落枕、受寒、过度疲劳等。

九、推荐表单

（一）医师表单

颈椎管狭窄症临床路径医师表单

适用对象：第一诊断为颈椎管狭窄症（ICD-10：M48.002）
行椎管扩大成形术，单开门（ICD-9-CM-3：03.0909），椎管扩大成形术，双开门（ICD-9-CM-3：03.0910）

患者姓名：	性别： 年龄： 门诊号：	住院号：
住院日期： 年 月 日	出院日期： 年 月 日	标准住院日：10~15 天

时间	住院第 1 天	住院第 2~4 天	住院第 3~5 天 （术前日）
主要诊疗工作	□ 询问病史及体格检查 □ 上级医师查房 □ 初步的诊断和治疗方案 □ 完成住院志、首次病程等病历书写 □ 开检查检验单 □ 完成必要的相关科室会诊	□ 上级医师查房与手术前评估 □ 确定诊断和手术方案 □ 完成上级医师查房记录 □ 完善术前检查项目 □ 收集检查检验结果并评估病情 □ 请相关科室会诊	□ 上级医师查房，术前评估和决定手术方案 □ 完成上级医师查房记录 □ 向患者和/或家属交代围手术期注意事项并签署手术知情同意书、输血同意书、委托书（患者本人不能签字时）、自费用品协议书 □ 麻醉医师查房，向患者和/或家属交代麻醉注意事项，并签署麻醉知情同意书 □ 完成各项术前准备 □ 定做术后颈托
重点医嘱	**长期医嘱：** □ 骨科护理常规 □ 一级护理 □ 饮食 □ 患者既往内科基础疾病用药 **临时医嘱：** □ 血常规、尿常规 □ 凝血功能 □ 血糖、电解质、肝功能、肾功能 □ 感染性疾病筛查 □ 胸部 X 线检查、心电图 □ 颈椎正侧位、颈椎伸屈侧位片、CT 和 MRI □ 根据病情：肺功能、超声心动图、肌电图、诱发电位检查	**临时医嘱：** □ 骨科护理常规 □ 一级护理 □ 饮食 □ 患者既往内科基础疾病用药 **临时医嘱：** □ 根据会诊科室要求安排检查和化验 □ 镇痛等对症处理 □ 呼吸功能锻炼	**长期医嘱：** 同前日 **临时医嘱：** □ 术前医嘱：明日在全身麻醉下行颈后路单开门椎管扩大成形术 □ 术前禁食、禁水 □ 术前用抗菌药物皮试，手术抗菌药物带药 □ 一次性导尿包术中用 □ 术区备皮 □ 术前灌肠 □ 其他特殊医嘱 □ 必要时术中带激素
病情变异记录	□ 无 □ 有，原因： 1. 2.	□ 无 □ 有，原因： 1. 2.	□ 无 □ 有，原因： 1. 2.
医师签名			

时间	住院第 4~6 天 （手术日）	住院第 5~7 天 （术后第 1 天）	住院第 6~8 天 （术后第 2 天）
主要诊疗工作	□ 手术 □ 向患者和/或家属交代手术过程概况及术后注意事项 □ 术者完成手术记录 □ 完成术后病程记录 □ 上级医师查房 □ 麻醉医师查房 □ 观察有无术后并发症并作出相应处理，注意神经功能变化	□ 上级医师查房 □ 完成常规病程记录 □ 观察伤口、引流量、体温、生命体征情况等，并作出相应处理 □ 注意神经功能变化 □ 指导正确使用颈托	□ 上级医师查房 □ 完成病程记录 □ 根据引流情况，拔除引流管，伤口换药 □ 指导患者功能锻炼
重点医嘱	**长期医嘱：** □ 骨科术后护理常规 □ 一级护理 □ 饮食 □ 留置引流管并记引流量 □ 抗菌药物 □ 神经营养药物 □ 其他特殊医嘱 □ 术后激素预防脊髓水肿（必要时） **临时医嘱：** □ 今日在全身麻醉下行颈后路单开门椎管扩大成形术 □ 心电监测、吸氧（根据病情需要） □ 补液 □ 止吐、镇痛等对症处理（必要时） □ 急查血常规	**长期医嘱：** □ 骨科术后护理常规 □ 一级护理 □ 饮食 □ 留置引流管并记引流量 □ 抗菌药物 □ 神经营养药物 □ 其他特殊医嘱 □ 术后激素预防脊髓水肿（必要时） **临时医嘱：** □ 复查血常规 □ 镇痛等对症处理	**长期医嘱：** □ 骨科术后护理常规 □ 一级护理 □ 饮食 □ 抗菌药物 □ 神经营养药物 □ 其他特殊医嘱 □ 术后激素预防脊髓水肿（必要时） **临时医嘱：** □ 复查血常规（必要时） □ 换药，拔引流管 □ 拔尿管（根据病情） □ 镇痛等对症处理
病情变异记录	□ 无 □ 有，原因： 1. 2.	□ 无 □ 有，原因： 1. 2.	□ 无 □ 有，原因： 1. 2.
医师签名			

时间	住院第 7~9 天 （术后第 3 天）	住院第 8~10 天 （术后第 4 天）	住院第 9~15 天 （术后第 5~10 天）
主要诊疗工作	□ 上级医师查房 □ 住院医师完成病程记录 □ 注意神经功能变化 □ 伤口换药（必要时） □ 指导患者功能锻炼 □ 复查术后颈椎正侧位片	□ 上级医师查房 □ 住院医师完成病程记录 □ 注意神经功能变化 □ 伤口换药（必要时） □ 指导患者功能锻炼	□ 上级医师查房，进行手术及伤口评估，确定有无手术并发症和切口愈合不良情况，明确能否出院 □ 完成出院志、病案首页、出院诊断证明书等病历书写 □ 向患者交代出院后的康复锻炼及注意事项，如复诊的时间、地点，发生紧急情况时的处理等
重点医嘱	**长期医嘱：** □ 骨科术后护理常规 □ 二级护理 □ 饮食 □ 抗菌药物：如体温正常，伤情况良好，无明显红肿时可以停止抗菌药物治疗 □ 其他特殊医嘱 **临时医嘱：** □ 复查血常规、尿常规、生化（必要时） □ 补液（必要时） □ 换药（必要时） □ 镇痛等对症处理	**长期医嘱：** □ 骨科术后护理常规 □ 二级护理 □ 饮食 □ 抗菌药物：如体温正常，伤情况良好，无明显红肿时可以停止抗菌药物治疗 □ 其他特殊医嘱 **临时医嘱：** □ 复查血常规、尿常规、生化（必要时） □ 补液（必要时） □ 换药（必要时） □ 镇痛等对症处理	**出院医嘱：** □ 出院带药（神经营养药物、消炎镇痛药、口服抗菌药物） □ 嘱___日后拆线换药（根据伤口愈合情况预约伤口换药及必要时拆线时间） □ 3 个月后门诊复查 □ 不适随诊
病情变异记录	□ 无　□ 有，原因： 1. 2.	□ 无　□ 有，原因： 1. 2.	□ 无　□ 有，原因： 1. 2.
医师签名			

（二）护士表单

颈椎管狭窄症临床路径护士表单

适用对象：第一诊断为颈椎管狭窄症（ICD-10：M48.002）

行椎管扩大成形术，单开门（ICD-9-CM-3：03.0909），椎管扩大成形术，双开门（ICD-9-CM-3：03.0910）

患者姓名：	性别： 年龄： 门诊号：	住院号：
住院日期： 年 月 日	出院日期： 年 月 日	标准住院日：10~15 天

时间	住院第 1 天	住院第 2 天	住院第 3~5 天 （术前日）
健康宣教	**入院宣教：** □ 介绍主管医师、护士 □ 介绍环境、设施 □ 介绍住院注意事项	**术前宣教：** □ 宣教疾病知识、术前准备及手术过程 □ 告知准备物品、沐浴 □ 告知术后饮食、活动及探视注意事项 □ 告知术后可能出现的情况及应对方式 □ 主管护士与患者沟通，了解并指导心理应对 □ 告知家属等候区位置	**术后当日宣教：** □ 告知监护设备、管路功能及注意事项 □ 告知饮食、体位要求 □ 告知疼痛注意事项 □ 告知术后可能出现情况及应对方式 □ 告知用药情况 □ 给予患者及家属心理支持 □ 再次明确探视陪伴须知
护理处置	□ 核对患者，佩戴腕带 □ 建立入院护理病历 □ 卫生处置：剪指（趾）甲、沐浴、更换病号服	□ 协助医师完成术前检查化验 **术前准备：** □ 抗菌药物皮试 □ 备皮 □ 药物灌肠 □ 禁食、禁水	**送手术：** □ 摘除患者各种活动物品 □ 核对患者资料及带药 □ 填写手术交接单，签字确认 **接手术：** □ 核对患者及资料，签字确认
基础护理	**二级护理：** □ 晨晚间护理 □ 患者安全管理	**二级护理：** □ 晨晚间护理 □ 患者安全管理	**特级护理：** □ 卧位护理 □ 排泄护理 □ 患者安全管理
专科护理	□ 护理查体 □ 观察心肺功能、劳动耐力，指导呼吸功能锻炼 □ 填写跌倒预防告知书 □ 需要时，填写跌倒及压疮防范表 □ 需要时，请家属陪伴 □ 心理护理	□ 协助医师完成术前检查化验 □ 心理护理 □ 防止皮肤压疮护理 □ 指导患者呼吸功能锻炼	□ 病情观察，写特护记录 □ 评估生命体征、皮肤情况、伤口敷料、伤口引流管、尿管情况、出入量、有无神经功能障碍 □ 遵医嘱予抗菌药物、神经营养药物、激素、脱水剂（根据情况）、消炎镇痛等治疗 □ 心理护理 □ 术前指导术中唤醒及患者相关配合事宜

续　表

时间	住院第 1 天	住院第 2 天	住院第 3~5 天 （术前日）
重点医嘱	□ 详见医嘱执行单	□ 详见医嘱执行单	□ 详见医嘱执行单
病情变异记录	□ 无　□ 有，原因： 1. 2.	□ 无　□ 有，原因： 1. 2.	□ 无　□ 有，原因： 1. 2.
护士签名			

时间	住院第 4～10 天 （术后第 1～4 天）	住院第 10～15 天 （术后第 5～10 天）
健康宣教	**术后宣教：** □ 药物作用及频率 □ 饮食、活动指导 □ 复查患者对术前宣教内容的掌握程度 □ 疾病恢复期注意事项 □ 拔除伤口引流管后注意事项 □ 拔尿管后注意事项 □ 功能锻炼方法 □ 正确起卧床方法 □ 佩戴颈托注意事项 □ 下床活动注意事项	**出院宣教：** □ 复查时间 □ 服药方法 □ 指导饮食 □ 活动休息 □ 颈托佩戴 □ 指导功能锻炼方法 □ 伤口观察 □ 指导办理出院手续
护理处置	□ 遵医嘱完成相关治疗	□ 办理出院手续 □ 书写出院小结
基础护理	**特级/一级/二级护理：** □（根据患者病情和生活自理能力确定护理级别） □ 晨晚间护理 □ 协助进食、进水 □ 排泄护理 □ 床上温水擦浴 □ 协助更衣 □ 患者安全管理	**二级护理：** □ 晨晚间护理 □ 协助或指导进食、进水 □ 协助或指导床旁活动 □ 康复训练 □ 患者安全管理
专科护理	□ 病情观察，写特护记录：评估生命体征、皮肤情况、伤口敷料、伤口引流管、出入量 □ 遵医嘱予抗菌药物（抗菌药物用药时间应小于 48 小时）、神经营养药物、激素、脱水（根据情况）、消炎镇痛、补液等治疗 □ 需要时，联系主管医师给予相关治疗及用药 □ 心理护理	□ 病情观察：评估生命体征、伤口敷料情况 □ 心理护理
重点医嘱	□ 详见医嘱执行单	□ 详见医嘱执行单
病情变异记录	□ 无　□ 有，原因： 1. 2.	□ 无　□ 有，原因： 1. 2.
护士签名		

（三）患者表单

颈椎管狭窄症临床路径患者表单

适用对象：第一诊断为颈椎管狭窄症（ICD-10：M48.002）
行椎管扩大成形术，单开门（ICD-9-CM-3：03.0909），椎管扩大成形术，双开门（ICD-9-CM-3：03.0910）

患者姓名：	性别：　　年龄：　　门诊号：	住院号：
住院日期：　　年　月　日	出院日期：　　年　月　日	标准住院日：10~15 天

时间	入院	手术前	手术日
医患配合	□ 配合询问病史、收集资料，请务必详细告知既往史、用药史、过敏史 □ 如服用抗凝剂，请明确告知 □ 配合进行体格检查 □ 有任何不适请告知医师	□ 配合完善术前相关检查、化验，如采血、留尿、心电图、X 线胸片、肺功能、超声心动图、颈椎正侧位、颈椎伸屈侧位片、CT 和 MRI □ 医师与患者及家属介绍病情及手术谈话、术前签字 □ 麻醉师与患者进行术前访视	□ 配合评估手术效果 □ 配合检查肢体感觉活动情况 □ 有任何不适请告知医师
护患配合	□ 配合测量体温、脉搏、呼吸、血压、体重 1 次 □ 配合完成入院护理评估（简单询问病史、过敏史、用药史） □ 接受入院宣教（环境介绍、病室规定、订餐制度、贵重物品保管等） □ 有任何不适请告知护士	□ 配合测量体温、脉搏、呼吸，询问排便次数，1 次/日 □ 接受术前宣教 □ 接受备皮 □ 接受药物灌肠 □ 自行沐浴 □ 准备好必要用物，如弯头吸水管、尿壶、尿垫等 □ 取下义齿、饰品等，贵重物品交家属保管	□ 清晨测量体温、脉搏、呼吸、血压 1 次 □ 送手术室前，协助完成核对，带齐影像资料，脱去衣物，上手术车 □ 返回病房后，协助完成核对，配合过病床 □ 配合检查意识，询问出入量 □ 配合术后吸氧、监护仪监测、输液、排尿用尿管、颈部有伤口引流管 □ 遵医嘱采取正确体位 □ 配合缓解疼痛 □ 有任何不适请告知护士
饮食	□ 普通饮食	□ 术前 12 小时禁食、禁水	□ 返病室后禁水 6 小时 □ 6 小时后无恶心呕吐可适量饮水 □ 禁食
排泄	□ 正常排尿便	□ 正常排尿便	□ 保留尿管
活动	□ 正常活动	□ 正常活动	□ 根据医嘱卧床 □ 卧床休息，保护管路 □ 四肢活动

时间	手术后	出院日
医患配合	□ 配合检查四肢感觉活动 □ 需要时，配合伤口换药 □ 配合拔除引流管、尿管 □ 配合伤口拆线	□ 接受出院前指导 □ 知道复查程序 □ 获取出院诊断书
护患配合	□ 配合定时监测生命体征，每日询问排便次数 □ 配合检查神经功能，询问出入量 □ 接受输液、服药等治疗 □ 配合夹闭尿管，锻炼膀胱功能 □ 接受进食、进水、排便等生活护理 □ 注意活动安全，避免坠床或跌倒 □ 配合采取正确方法起卧床 □ 配合正确佩戴颈托 □ 配合执行探视及陪伴	□ 接受出院宣教 □ 办理出院手续 □ 获取出院带药 □ 知道服药方法、作用、注意事项 □ 知道护理伤口方法 □ 知道正确起卧床方法 □ 知道正确佩戴支具方法 □ 知道复印病历方法
饮食	□ 根据医嘱，排气后进流质饮食 □ 根据医嘱，由流质饮食逐渐过渡到普通饮食	□ 根据医嘱，普通饮食
排泄	□ 保留尿管至正常排尿便 □ 防治便秘	□ 正常排尿便 □ 防治便秘
活动	□ 根据医嘱，床上活动 □ 注意保护管路，勿牵拉、脱出等 □ 根据依据，床旁活动	□ 正常适度活动，避免疲劳

附：原表单（2016 年版）

颈椎管狭窄症临床路径表单

适用对象：第一诊断为颈椎管狭窄症（ICD-10：M48.002）

行颈后路单开门椎管扩大成形术（ICD-9-CM-3：03.09003）

患者姓名：	性别：　年龄：　门诊号：	住院号：
住院日期：　年　月　日	出院日期：　年　月　日	标准住院日：10~15 天

时间	住院第 1 天	住院第 2 天	住院第 3~5 天 （术前日）
主要诊疗工作	□ 询问病史及体格检查 □ 完成病历书写 □ 开化验单及相关检查单 □ 上级医师查房与术前评估 □ 上级医师查房 □ 根据化验及相关检查结果对患者的手术风险进行评估，必要时请相关科室会诊	□ 上级医师查房 □ 继续完成术前化验检查 □ 完成必要的相关科室会诊	□ 根据病史、体检、平片、CT、MRI 等行术前讨论，确定手术方案 □ 完成必要的相关科室会诊 □ 完成术前准备与术前评估 □ 完成术前小结、上级医师查房记录等病历书写 □ 签署手术知情同意书、自费用品协议书、输血同意书 □ 向患者及家属交代病情及围手术期注意事项
重点医嘱	**长期医嘱：** □ 骨科护理常规 □ 二级护理 □ 饮食 □ 患者既往基础用药 **临时医嘱：** □ 血常规、尿常规 □ 凝血功能 □ 肝功能、肾功能、电解质、血糖 □ 感染性疾病筛查 □ X 线胸片、心电图 □ 颈椎平片、CT、MRI □ 心肌酶、肺功能、超声心动图（根据病情需要决定） □ 请相关科室会诊	**长期医嘱：** □ 骨科护理常规 □ 二级护理 □ 饮食 □ 患者既往基础用药 **临时医嘱：** □ 根据会诊科室要求安排检查和化验单	**临时医嘱：** □ 术前医嘱：常规准备明日在全身麻醉下行颈后路单开门椎管扩大成形术 □ 术前禁食、禁水 □ 抗菌药物皮试 □ 配血 □ 一次性导尿包
主要护理工作	□ 入院宣教 □ 介绍病房环境、设施和设备 □ 入院护理评估	□ 观察患者病情变化 □ 心理、基础及专科护理	□ 宣教、备皮等术前准备 □ 提醒患者明晨禁食、禁水
病情变异记录	□ 无　□ 有，原因： 1. 2.	□ 无　□ 有，原因： 1. 2.	□ 无　□ 有，原因： 1. 2.
护士签名			
医师签名			

时间	住院第 4~6 天 （手术日）	住院第 5~7 天 （术后第 1 天）	住院第 6~8 天 （术后第 2 天）
主要诊疗工作	□ 手术 □ 术者完成手术记录 □ 住院医师完成术后病程记录 □ 上级医师查房 □ 注意神经功能变化 □ 向患者及家属交代手术过程概况及术后注意事项	□ 上级医师查房，注意病情变化 □ 完成常规病历书写 □ 注意引流量 □ 注意观察体温 □ 注意神经功能变化	□ 上级医师查房 □ 完成常规病历书写 □ 根据引流情况明确是否拔除引流管 □ 注意观察体温 □ 注意神经功能变化 □ 注意伤口情况
重点医嘱	**长期医嘱：** □ 全身麻醉后护理常规 □ 颈椎术后护理常规 □ 一级护理 □ 明日普通饮食/糖尿病饮食/低盐低脂饮食 □ 伤口引流记量 □ 留置尿管 □ 抗菌药物 □ 激素 □ 神经营养药物 **临时医嘱：** □ 心电血压监测、吸氧 □ 补液（根据病情） □ 其他特殊医嘱	**长期医嘱：** □ 颈椎术后护理常规 □ 饮食 □ 二级护理 □ 停抗菌药物 □ 脱水剂（根据情况） □ 激素 □ 神经营养药物 □ 消炎镇痛药物 □ 雾化吸入（根据情况） □ 抗凝治疗（根据情况） □ 拔除引流（根据情况） **临时医嘱：** □ 通便 □ 镇痛 □ 补液 □ 换药（根据汗液、渗出液打湿敷料等情况）	**长期医嘱：** □ 颈椎术后护理常规 □ 饮食 □ 二级护理 □ 拔除尿管 □ 拔除引流（根据情况） **临时医嘱：** □ 换药（根据汗液、渗出液打湿敷料等情况） □ 补液（根据情况）
主要护理工作	□ 观察患者病情变化 □ 心理、基础及专科护理	□ 观察患者情况 □ 心理、基础及专科护理 □ 指导患者术后功能锻炼	□ 观察患者情况 □ 心理、基础及专科护理 □ 指导患者术后功能锻炼
病情变异记录	□ 无 □ 有，原因： 1. 2.	□ 无 □ 有，原因： 1. 2.	□ 无 □ 有，原因： 1. 2.
护士签名			
医师签名			

时间	住院第7~9天 （术后第3天）	住院第8~10天 （术后第4天）	住院第9~15天 （术后第5~11天，出院日）
主要诊疗工作	□ 上级医师查房 □ 完成常规病历书写 □ 注意观察体温 □ 注意神经功能变化 □ 注意伤口情况 □ 根据引流情况明确是否拔除引流管	□ 上级医师查房 □ 完成常规病历书写 □ 注意观察体温 □ 注意神经功能变化 □ 注意伤口情况 □ 拍摄术后颈椎平片	□ 上级医师查房，进行手术及伤口评估，确定有无手术并发症和切口愈合不良情况，明确能否出院 □ 完成出院记录、病案首页、出院证明书等，向患者交代出院后的注意事项，如返院复诊的时间、地点，发生紧急情况时的处理等 □ 患者办理出院手续，出院
重点医嘱	**长期医嘱：** □ 颈椎术后护理常规 □ 饮食 □ 二级护理 □ 拔除引流（根据情况） **临时医嘱：** □ 换药（根据汗液、渗出液打湿敷料等情况 □ 补液（根据情况）	**长期医嘱：** □ 全身麻醉后护理常规 □ 颈椎术后护理常规 □ 饮食 □ 二级护理 **临时医嘱：** □ 换药（根据汗液、渗出液打湿敷料等情况）	**出院医嘱：** □ 出院带药：神经营养药物、消炎镇痛药、口服抗菌药物 □ 预约拆线时间
主要护理工作	□ 观察患者情况 □ 心理、基础及专科护理 □ 指导患者术后功能锻炼	□ 观察患者情况 □ 心理、基础及专科护理 □ 指导患者术后功能锻炼	□ 指导患者办理出院手续
病情变异记录	□ 无　□ 有，原因： 1. 2.	□ 无　□ 有，原因： 1. 2.	□ 无　□ 有，原因： 1. 2.
护士签名			
医师签名			

第五十一章

颈椎间盘突出症临床路径释义

【医疗质量控制指标】

指标一、规范诊断比率。

指标二、严格保守治疗无效率。

指标三、手术指征符合率。

指标四、完成颈椎 X、CT/MRI 检查率。

指标五、术前合并高血压/糖尿病/深静脉血栓的比率及术前控制情况。

指标六、完善术前评估及术前准备。

指标七、预防性抗菌药物的选择与应用时机。

指标八、术后深静脉血栓形成的预防。

指标九、术后主要症状缓解率。

指标十、手术并发症发生率。

指标十一、术后切口Ⅰ/甲愈合比率及伤口感染率。

指标十二、出院规范化药物治疗率。

指标十三、康复治疗及健康宣教比率。

指标十四、规律复查比率。

一、颈椎间盘突出症编码

疾病名称及编码：颈椎间盘突出伴有脊髓病（ICD-10：M50.0†G99.2 *）

颈椎间盘突出伴有神经根病（ICD-10：M50.1）

手术操作名称及编码：椎间盘切除（ICD-9-CM-3：80.51）

前路颈椎融合术（ICD-9-CM-3：81.02）

后路颈椎融合术（ICD-9-CM-3：81.03）

椎管减压术（ICD-9-CM-3：03.09）

二、临床路径检索方法

（M50.0 / M50.1）伴（80.51 / 03.09/81.02/81.03）

三、国家医疗保障疾病诊断相关分组（CHS-DRG）

MDCI　肌肉、骨骼疾病及功能障碍

IU2　颈腰背疾患

四、颈椎间盘突出症临床路径标准住院流程

（一）适用对象

第一诊断为颈椎间盘突出症，行手术治疗。

释义

■ 适用对象编码参见第一部分。

■ 颈椎间盘突出症是由于颈椎间盘髓核突破后纤维环甚至后纵韧带，向后方压迫脊髓或向后外侧压迫颈神经根，引起脊髓功能障碍或神经根根性症状的疾病。颈椎间盘突出的原因有很多，主要与颈椎间盘退变、慢性劳损和外伤等因素有关。其主要病理改变是髓核和纤维环的变性改变，髓核水分逐渐减少，并被纤维组织代替，其弹性降低，体积萎缩，椎间高度减低。纤维环弥漫向周围膨隆，形成椎间盘膨出。但其受到外伤和慢性劳损时，变性纤维环局部可形成裂口，部分髓核可通过纤维环缺损处突出，形成椎间盘突出。其中造成脊髓功能障碍或神经根根性症状的称为颈椎间盘突出症。

■ 本路径适用对象为需手术治疗的颈椎间盘突出症患者，不包括颈椎管狭窄症、颈椎后纵韧带骨化症、黄韧带骨化症等一些独立临床疾病的患者。

■ 颈椎间盘突出症手术治疗方式为颈椎前路间盘摘除植骨融合内固定术或颈椎后路单开门或双开门手术等。

（二）诊断依据

根据《临床诊疗指南·骨科分册》（中华医学会编著，人民卫生出版社，2009 年），《外科学（下册）》（8 年制和 7 年制临床医学专用教材，赵玉沛、陈孝平主编，人民卫生出版社，2015 年）。

1. 病史：单侧或双侧神经根损伤的症状。
2. 体征：单侧或双侧神经根损伤的阳性体征。
3. 影像学检查：有颈间盘突出压迫神经根的表现。

释义

■ 病史和临床症状是诊断颈椎间盘突出症的初步依据。患者脊髓受压多诉手、臂甚至躯干及下肢麻木感，手部精细动作不能，继而出现行走不稳、“踩棉花感”，重者可出现大小便障碍。患者神经根受压多诉上肢放射性神经疼痛或感觉运动障碍如前臂及手部感觉减退、麻木，上肢、手部肌肉无力甚至萎缩。如间盘突出位于脊髓腹侧和脊神经根之间压迫脊髓和神经根，两者受累的症状同时出现。

■ 体格检查：当神经根受刺激时，可出现 Spurling 征（+），相应神经根支配的部位感觉下降、肌肉无力、腱反射低下。当脊髓灰质受压时，可出现相应髓节运动感觉障碍，表现为感觉减退、肌力下降、肌肉萎缩、腱反射障碍。因此上肢肌力、感觉、反射体检对于神经定位极有价值。当脊髓传导束受侵，白质功能障碍患者可出现步态异常，压迫节段以下肌张力增高，腱反射亢进，Hoffmann 征（+），Waterberg 征（+），Babinski 征（+），手部精细动作不能，甚至大小便障碍等。

■ 辅助检查：颈部 MRI 可通过 T_1 加权像进行形态观察，T_2 加权像进行病变性质判断，一般突出的髓核呈蘑菇状、半球形、腊肠形或者梭形。脊髓受压严重时可见髓内异常信号，提示脊髓水肿或变性。

（三）治疗方案的选择及依据

根据《临床诊疗指南·骨科分册》（中华医学会编著，人民卫生出版社，2009年），《外科学（下册）》（8年制和7年制临床医学专用教材，赵玉沛、陈孝平主编，人民卫生出版社，2015年）。

1. 颈椎间盘突出症诊断明确。
2. 非手术治疗无效或复发、症状较重、影响工作和生活者。
3. 神经损伤症状明显。

释义

■ 颈椎间盘突出症的手术指征：确诊的以颈脊髓压迫症状为主的颈椎间盘突出症，如无手术禁忌证，原则上应及早手术治疗。但其中神经根压迫症状为主且症状较轻者，亦可先采取有效的非手术疗法，并定期随访，无效或逐渐加重时则应及时手术。颈脊髓压迫症状较轻，但伴有明显神经根压迫症状，具有下列情况之一者可采取手术治疗：经3个月以上正规、系统的非手术治疗无效，或非手术治疗虽然有效但反复发作而且症状严重、影响生活质量或正常工作的患者；由于神经根受压病损导致所支配的肌肉进行性萎缩者；有明显的神经根压迫症状和持续性剧烈疼痛、严重影响睡眠与正常生活者。颈脊髓压迫症状较轻，但伴有明显交感神经症状的，严格非手术治疗无效者，可采取手术治疗。

■ 手术无绝对禁忌证。高龄和身体一般情况差是相对禁忌证。患者的身体必须能够耐受较大手术的打击以及术后制动和功能康复训练。对于中度以上贫血和高血压患者应积极治疗，好转后再手术。

■ 颈椎间盘突出症手术治疗方式为颈椎前路间盘摘除植骨融合内固定术或颈椎后路单开门或双开门手术等。

（四）标准住院日7~15天

释义

■ 颈椎间盘突出症患者入院后，术前常规检查、影像学检查等需要3~5天，术后恢复4~10天，总住院时间7~15天的均符合本路径要求。如果患者条件允许，住院时间可以低于上述住院天数。

（五）进入路径标准

1. 第一诊断必须符合颈椎间盘突出症疾病。
2. 如患有其他疾病，但住院期间不需要特殊处理，也不影响第一诊断的临床路径流程实施时，可以进入路径。
3. 不合并颈椎管狭窄及颈椎不稳定。

释义

■ 患者同时具有其他疾病影响第一诊断的临床路径流程实施时均不适合进入临床路径。

■ 本路径适用对象为需手术治疗的颈椎间盘突出症患者。不包括颈椎管狭窄、颈椎后纵韧带骨化、黄韧带骨化等一些独立临床疾病的患者。这些患者的手术治疗方案不同，费用也不同，因此不适用本路径。

■ 患者如果合并高血压、糖尿病、冠心病等其他慢性疾病，需要术前对症治疗时，如果不影响麻醉和手术，可进入本路径，但可能会增加医疗费用，延长住院时间。如果上述慢性疾病需要经治疗稳定后才能手术，术前准备过程先进入其他相应内科疾病的诊疗路径。

（六）术前准备 3~5 天

1. 必需的检查项目
（1）血常规、尿常规、血型。
（2）肝功能、肾功能、血电解质、血糖。
（3）凝血功能。
（4）感染性疾病筛查（乙型肝炎、丙型肝炎、梅毒、艾滋病等）。
（5）X 线胸片、心电图；全腹彩超。
（6）颈椎正侧位、双斜位及过伸过屈侧位片、CT 和 MRI。
2. 根据患者病情可选择
（1）肺功能、超声心动图（老年人或既往有相关病史者）。
（2）对于部分诊断不明确的患者，术前可能需要肌电图以确诊。
（3）有相关疾病者必要时请相应科室会诊。

释义

■ 必查项目血常规、尿常规、肝功能、肾功能、电解质、血糖、凝血功能、X 线胸片、心电图，主要用来评估有无合并基础病，是确保手术治疗安全、有效开展的基础，这些检查可能会影响到住院时间、费用以及治疗预后；感染性疾病筛查主要是用于手术治疗前后的输血前准备；颈椎正侧位、颈椎过伸过屈侧位片、CT 和 MRI 是进一步明确诊断、选择合适手术治疗方案的必需检查。

■ 高龄患者或有心肺功能异常患者，术前根据病情增加肺功能、超声心动图、血气分析、双下肢血管彩色超声等检查，有合并疾病者可根据病情请相应科室会诊，以确保手术安全。

■ 为缩短患者住院等待时间，检查项目可以在患者入院前于门诊完成。

（七）选择用药

抗菌药物：按照《抗菌药物临床应用指导原则（2015 年版）》（国卫办医发〔2015〕43 号）执行。

释义

■ 颈椎间盘突出症前路手术属于Ⅰ类切口，但由于术中可能用到内植物，且骨科手术对手术室层流的无菌环境要求较高，一旦感染可导致严重后果。因此可按规定适当预防性和术后应用抗菌药物。后路手术单纯切除髓核无内植物按规定不应使用抗菌药物。

（八）手术日为入院第3~5天

1. 麻醉方式：全身麻醉。
2. 手术方式：颈椎前路间盘摘除植骨融合内固定术或颈椎后路单开门或双开门手术。

释义

■ 本路径规定的手术均是在气管内插管全身麻醉下实施。

■ 颈椎间盘突出症手术治疗方式为颈椎前路间盘摘除植骨融合内固定术或颈椎后路单开门或双开门手术等。

（九）术后住院恢复4~11天

1. 必需复查的检查项目：血常规、电解质、颈椎正侧位。
2. 术后处理

（1）抗菌药物：按照《抗菌药物临床应用指导原则（2015年版）》（国卫办医发〔2015〕43号）执行。

（2）术后镇痛：参照《骨科常见疼痛的处理专家建议》。

（3）激素、脱水药物和神经营养药物。

（4）术后康复：颈胸支具保护下逐渐进行功能锻炼。

释义

■ 术后必须查颈椎正侧位片，了解术后内植物位置，观察术后颈椎曲度。若想了解内植物的详细位置或术后有无神经压迫，或者术后出现相关并发症，可行脊柱CT或MRI检查。

■ 在术后处理上：可按《抗菌药物临床应用指导原则（2015年版）》适当应用抗菌药物；对于术后疼痛，可按照《骨科常见疼痛的处理专家建议》进行术后镇痛；在脊髓、神经减压后常需要给予激素、脱水药物和神经营养药物治疗以利患者神经功能恢复；对于存在易栓症危险因素的患者，可根据病情给予抗凝治疗，以避免深静脉血栓形成；对脊柱功能恢复，可在颈托保护下下地活动，早期进行功能锻炼。

（十）出院标准

1. 体温正常，常规化验指标无明显异常。
2. 症状改善。

3. 没有需要住院处理的并发症和/或合并症。

释义

■ 主治医师应在出院前，通过复查的上述各项检查并结合患者恢复情况决定能否出院。如果出现术后伤口感染等并发症和/或合并症需要继续留院治疗的情况，应先处理并发症和/或合并症并符合出院条件后再准许患者出院。

（十一）变异及原因分析

1. 围手术期并发症：切口感染、神经、血管、输尿管损伤、硬膜外血肿、疗效欠佳需综合保守治疗或开放手术等造成住院日延长和费用增加。
2. 内科合并症：老年患者常合并基础疾病，如脑血管或心血管病、糖尿病、血栓等，手术可能导致这些疾病加重而需要进一步治疗，从而延长治疗时间，并增加住院费用。
3. 治疗椎间隙的选择：由于病情不同，选择责任节段位置治疗或前后路手术，可能导致住院费用存在差异。

释义

■ 变异及原因分析是指治疗过程不符合路径要求，病例从路径中移出的原因。一般包括治疗过程中出现手术相关并发症、全身性其他系统并发症或治疗需要导致住院时间延长、医疗费用增加。

■ 对于轻微变异，如由于某种原因，路径指示应当于某一天的操作不能如期进行而要延至第2天；因为医院检验项目的不及时性，不能按照要求完成检查；因为节假日不能按照要求完成检查，这种改变不会对最终结果产生重大改变，也不会更多的增加住院天数和住院费用，可不出本路径。

■ 出现重大变异的原因很多，除了包括路径中所描述的各种术后并发症，还包括医疗、护理、患者、环境等多方面的变异原因，对于这些变异，医师需在表单中明确说明。为便于总结和在工作中不断完善和修订路径，应将变异原因归纳、总结，以便重新修订路径时作为参考。具体变异情况如下：

（1）围手术期出现内植物松动、伤口感染、脊髓等神经损伤、血管损伤、硬膜外血肿和伤口血肿等并发症，可导致住院日延长和费用增加。

（2）若患者合并一些基础疾病，如脑血管或心血管病、糖尿病、血栓等内科疾病，手术可能导致这些疾病加重而需要进一步治疗，从而延长治疗时间，并增加住院费用。

（3）若患者的椎管狭窄不仅限于颈椎，还包括上胸椎，并且上胸椎的椎管狭窄同样导致脊髓压迫症状，则可能行上胸椎的同期手术，可能延长治疗时间，并增加住院费用。

（4）由于患者病情不同，可能使用不同的内植物，将导致住院费用存在差异。

（5）患者入选路径后，医师在检查及治疗过程中发现患者合并存在一些事前未预知的对本路径治疗可能产生影响的情况，需要终止执行路径或者是延长治疗时间、增加治疗费用。

（6）因患者方面的主观原因导致执行路径出现变异。

五、颈椎间盘突出症临床路径给药方案

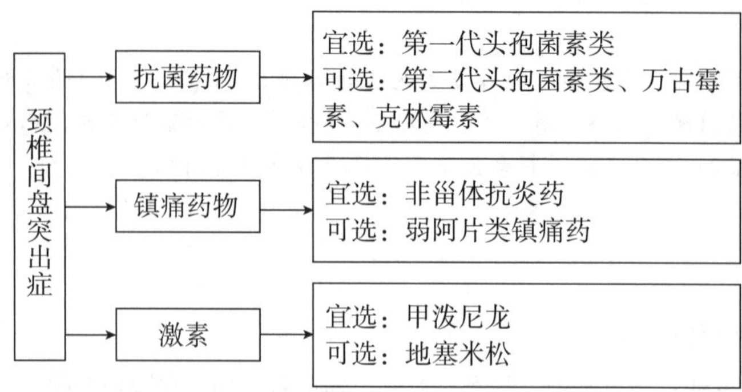

【用药选择】

1. 颈前路或后路手术属于Ⅰ类切口，但由于术中可能用到各种内植物材料，因此可适当预防性应用抗菌药物。在术前0.5~2小时给药，或麻醉开始时给药。如果手术时间超过3小时，或失血量大（>1500ml），可手术中给予第2剂。总的预防用药时间不超过24小时，个别情况可延长至48小时。应选用针对包括金葡菌在内的广谱抗菌药物，如第一代头孢菌素类；而对β酰胺过敏的病例则可选用克林霉素或万古霉素。

2. 颈椎术后应及早开始镇痛、个体化镇痛、多模式镇痛。术后即可进食者可采用口服药物镇痛；术后禁食者可选择静脉点滴等其他给药方式。根据患者症状轻中度的疼痛首选非甾体抗炎药，也可以弱阿片类药物与非甾体类抗炎药（NSAIDs）等联合使用。

3. 术中可根据神经受累情况给予激素，目的是通过抗炎及抗自由基来阻止继发性脊髓损伤的发生和发展。

【药学提示】

1. 如果选用万古霉素，则应使用尽可能小的剂量以防止导致细菌产生耐药性。肾功能减退患者应避免使用万古霉素。第一代头孢菌素类多数主要经肾脏排泄，中度以上肾功能不全患者应根据肾功能适当调整剂量。

2. 选用NSAIDs时需参阅药物说明书并评估NSAIDs的危险因素。如患者发生胃肠道不良反应的危险性较高，使用非选择性NSAIDs时加用H_2受体阻断剂、质子泵抑制剂和胃黏膜保护剂米索前列醇等胃肠道保护剂，或使用选择性COX-2抑制剂。应用NSAIDs时，对于心血管疾病高危患者应权衡疗效和安全性因素。阿片类镇痛药最常见不良反应包括恶心、呕吐、便秘、嗜睡及过度镇静、呼吸抑制等。

3. 大剂量应用甲泼尼龙容易出现较多并发症，如呼吸道感染、胃溃疡等，需严密监护，并给予相应药物预防。

【注意事项】

脊髓损伤患者应用激素冲击治疗在学界目前存在较大争议。

六、颈椎间盘突出症患者护理规范

1. 术前护理

（1）心理护理：术前责任护士要向患者及其家属讲解手术的相关注意事项，安慰鼓励患者，减少患者焦虑、紧张的情绪，根据患者的文化程度及理解能力针对性地进行心理疏导。

（2）协助患者完善各种检查：血液检查、心电图、X线片、MRI等。

（3）患者如合并内科疾病（如高血压病、糖尿病等），需做好相关指标的监测，督促患者控制血压、血糖情况。

（4）备皮：椎管扩大成形术术前备皮范围：双侧耳廓顶点连线至双侧肩胛骨下缘，两侧至腋中线。颈椎前路手术备皮范围：下颌至乳头水平，两侧至腋中线。

（5）肠道准备：清洁肠道、告知禁食水时间等。全麻手术术前一般禁食 8~12 小时，禁水6~8 小时。

2. 术后护理

（1）常规术后护理

1）密切观察生命体征变化，观察患者神志情况。每隔 60 分钟监测呼吸、血压、心率、心律及血氧饱和度情况。严密注意患者面色改变、四肢温度情况，有异常及时通知主管医师。

2）密切观察肢体感觉、肌力及大小便情况，术后返回病房、术后 6 小时内每小时，术后 7~48 小时内每 4 小时小时，术后 48 小时后每 8 小时小时及出院时进行神经功能评估并记录。如发现肢体感觉、运动功能及大小便情况较术前减弱或出现障碍，应及时通知主管医师并行相应处理。

3）早期指导并协助、鼓励患者进行四肢肌肉和各关节的运动。促进下肢静脉血液循环，抬高下肢，促进下肢静脉血液回流。若无胸、脑外伤者，突然出现胸闷、发绀、烦躁不安、呼吸困难进行性加重、血压下降等症状，应警惕肺栓塞的发生，需要及时通知主管医师并监测心率、心律情况。

4）保持各种管道通畅：主要包括伤口引流管及尿管的护理。密切观察切口有无红肿、渗血、渗液等情况。保持负压引流通畅，防止引流管扭曲、打折及堵塞。

5）建议术后 6 小时即可轴向翻身，术后第 1 天可下床活动。患者下床行走时要佩戴支具，护士应一直在患者身旁保护，应注意长期卧床而引起的体位性低血压，观察患者是否出现头晕、面色苍白等低血压表现。

6）饮食护理：全麻手术患者返回病房意识清醒后，无恶心呕吐的症状，可少量多次饮用温水，无不适反应后可进少量流质饮食，待肠鸣音恢复后可正常饮食。鼓励患者进食高蛋白、高维生素食物，防止便秘。

7）出院后，外出行走时须佩戴支具。需教会患者正确佩戴支具，告知佩戴支具注意事项以及佩戴支具的时间。

（2）常见术后并发症的护理

1）脑脊液漏：如术后合并脑脊液漏，应嘱患者卧床休息，每日遵医嘱定时夹闭、开放引流管，观察引流液的颜色、性状质和量，维持水电解质平衡，保持伤口敷料清洁干燥，并按时按需更换敷料等积极有效的综合保守治疗，有助于改善脑脊液漏。

2）脊髓和神经根损伤：术后返回病房后应及时对患者神经功能进行评估，检查患者双手是否可以触摸枕后部，并对双上肢肌力、感觉进行检查，以便及时发现脊髓或神经根损伤，并通知主管医师进行相应治疗。

七、颈椎间盘突出症患者营养治疗规范

1. 多食优质蛋白食物及高钙食物，如牛奶、奶制品、鱼类、芝麻、虾皮、鸡蛋等，多吃应季新鲜水果蔬菜，补充维生素。

2. 戒烟、戒酒。

八、颈椎间盘突出症患者健康宣教

1. 术后康复指导

（1）术后第二天佩戴颈托下床活动，原则上尽可能缩短颈托佩戴时间，尽早恢复颈椎功能康复锻炼；告知患者颈托佩戴的注意事项。

（2）避免强行扭转颈部，避免摔倒。

（3）1 个月内双肩避免负重。

（4）术后3个月复查，如出现不适，及时就诊。

2. 社区家庭康复指导

（1）合理用枕：平卧时枕头不可过高使颈部过屈，侧卧时枕头不可过低，枕高与一侧肩宽相等，防止病情发展及复发。

（2）医疗体操：术后1个月可进行医疗体操，既可改善颈项部肌肉的血液循环，消除淤血水肿，缓解疲劳，也可使颈背肌发达，韧带增强，改善颈椎稳定性。①颈背肌锻炼：具体做法：双手交叉抱住头枕部，头用力向后仰，与双手相互抵抗，15秒/次，20~30次/日。②左右旋转：可取站立式或坐位，双手叉腰，头轮流向左右各旋转10次。动作要缓慢，转间可休息3~5秒。

（3）避免不良睡姿、颈姿；防止外伤：避免强避免强行扭转颈部，避免摔倒。

（4）避免诱发因素：落枕、受寒、过度疲劳等。

九、推荐表单

（一）医师表单

颈椎间盘突出症临床路径医师表单

适用对象：第一诊断为颈椎间盘突出伴有脊髓病（ICD-10：M50.0†G99.2＊），颈椎间盘突出伴有神经根病（ICD-10：M50.1）

行椎间盘切除（ICD-9-CM-3：80.51），前路颈椎融合术（ICD-9-CM-3：81.02），后路颈椎融合术（ICD-9-CM-3：81.03），椎管减压术（ICD-9-CM-3：03.09）

患者姓名：	性别：　　年龄：　　门诊号：	住院号：
住院日期：　　年　月　日	出院日期：　　年　月　日	标准住院日：7~15天

时间	住院第1天	住院第2天	住院第2~4天 （术前日）
主要诊疗工作	□ 询问病史及体格检查 □ 上级医师查房 □ 初步的诊断和治疗方案 □ 完成住院志、首次病程等病历书写 □ 开检查检验单 □ 完成必要的相关科室会诊	□ 上级医师查房与手术前评估 □ 确定诊断和手术方案 □ 完成上级医师查房记录 □ 完善术前检查项目 □ 收集检查检验结果并评估病情 □ 请相关科室会诊	□ 上级医师查房，术前评估和决定手术方案 □ 完成上级医师查房记录 □ 向患者和/或家属交代围手术期注意事项，并签署手术知情同意书、输血同意书、委托书（患者本人不能签字时）、自费用品协议书 □ 麻醉医师查房，向患者和/或家属交代麻醉注意事项，并签署麻醉知情同意书 □ 完成各项术前准备 □ 定做术后颈托
重点医嘱	**长期医嘱：** □ 骨科护理常规 □ 一级护理 □ 饮食 □ 患者既往内科基础疾病用药 **临时医嘱：** □ 血常规、尿常规 □ 凝血功能 □ 血糖、电解质、肝功能、肾功能 □ 感染性疾病筛查 □ 胸部X线检查、心电图 □ 颈椎正侧位、颈椎伸屈侧位片、CT和MRI □ 根据病情：肺功能、超声心动图、肌电图、诱发电位检查	**临时医嘱：** □ 骨科护理常规 □ 一级护理 □ 饮食 □ 患者既往内科基础疾病用药 **临时医嘱：** □ 根据会诊科室要求安排检查和化验 □ 镇痛等对症处理 □ 呼吸功能锻炼	**长期医嘱：** 同前日 **临时医嘱：** □ 术前医嘱：明日在全身麻醉下行颈椎手术 □ 术前禁食、禁水 □ 术前用抗菌药物皮试，手术抗菌药物带药 □ 一次性导尿包术中用 □ 术区备皮 □ 术前灌肠 □ 其他特殊医嘱 □ 必要时术中带激素
病情变异记录	□ 无　□ 有，原因： 1. 2.	□ 无　□ 有，原因： 1. 2.	□ 无　□ 有，原因： 1. 2.
医师签名			

时间	住院第3~5天 （手术日）	住院第3~6天 （术后第1天）	住院第4~7天 （术后第2天）
主要诊疗工作	□ 手术 □ 向患者和/或家属交代手术过程概况及术后注意事项 □ 术者完成手术记录 □ 完成术后病程记录 □ 上级医师查房 □ 麻醉医师查房 □ 观察有无术后并发症并作出相应处理，注意神经功能变化	□ 上级医师查房 □ 完成常规病程记录 □ 观察伤口、引流量、生命体征情况等，并作出相应处理 □ 注意神经功能变化 □ 指导正确使用颈托	□ 上级医师查房 □ 完成病程记录 □ 根据引流情况拔除引流管，伤口换药 □ 指导患者功能锻炼
重点医嘱	**长期医嘱：** □ 骨科术后护理常规 □ 一级护理 □ 饮食 □ 留置引流管并记引流量 □ 抗菌药物 □ 神经营养药物 □ 其他特殊医嘱 □ 术后给予激素预防脊髓水肿（必要时） **临时医嘱：** □ 今日在全身麻醉下行颈后路单开门椎管扩大成形术 □ 心电监测、吸氧（根据病情需要） □ 补液 □ 止吐、镇痛等对症处理（必要时） □ 急查血常规	**长期医嘱：** □ 骨科术后护理常规 □ 一级护理 □ 饮食 □ 留置引流管并记引流量 □ 抗菌药物 □ 神经营养药物 □ 其他特殊医嘱 □ 术后给予激素预防脊髓水肿（必要时） **临时医嘱：** □ 复查血常规 □ 镇痛等对症处理	**长期医嘱：** □ 骨科术后护理常规 □ 一级护理 □ 饮食 □ 抗菌药物 □ 神经营养药物 □ 其他特殊医嘱 □ 术后给予激素预防脊髓水肿（必要时） **临时医嘱：** □ 复查血常规（必要时） □ 换药，拔引流管 □ 拔尿管（根据病情） □ 镇痛等对症处理
病情变异记录	□ 无 □ 有，原因： 1. 2.	□ 无 □ 有，原因： 1. 2.	□ 无 □ 有，原因： 1. 2.
医师签名			

时间	住院第 5~8 天 （术后第 3 天）	住院第 6~14 天 （出院前日）	住院第 7~15 天 （出院日）
主要诊疗工作	□ 上级医师查房 □ 住院医师完成病程记录 □ 注意神经功能变化 □ 伤口换药（必要时） □ 指导患者功能锻炼 □ 复查术后颈椎正侧位片	□ 上级医师查房 □ 住院医师完成病程记录 □ 注意神经功能变化 □ 伤口换药（必要时） □ 指导患者功能锻炼	□ 上级医师查房，进行手术及伤口评估，确定有无手术并发症和切口愈合不良情况，明确能否出院 □ 完成出院志、病案首页、出院诊断证明书等病历 □ 向患者交代出院后的康复锻炼及注意事项，如复诊的时间、地点，发生紧急情况时的处理等
重点医嘱	**长期医嘱：** □ 骨科术后护理常规 □ 二级护理 □ 饮食 □ 抗菌药物：如体温正常，伤情良好，无明显红肿时可以停止抗菌药物治疗 □ 其他特殊医嘱 **临时医嘱：** □ 复查血常规、尿常规、生化（必要时） □ 补液（必要时） □ 换药（必要时） □ 镇痛等对症处理	**长期医嘱：** □ 骨科术后护理常规 □ 二级护理 □ 饮食 □ 抗菌药物：如体温正常，伤情良好，无明显红肿时可以停止抗菌药物治疗 □ 其他特殊医嘱 **临时医嘱：** □ 复查血常规、尿常规、生化（必要时） □ 补液（必要时） □ 换药（必要时） □ 镇痛等对症处理	**出院医嘱：** □ 出院带药（神经营养药物、消炎镇痛药、口服抗菌药物） □ 嘱____日后拆线换药（根据伤口愈合情况，预约伤口换药及必要时拆线时间） □ 3 个月后门诊复查 □ 不适随诊
病情变异记录	□ 无　□ 有，原因： 1. 2.	□ 无　□ 有，原因： 1. 2.	□ 无　□ 有，原因： 1. 2.
医师签名			

（二）护士表单

颈椎间盘突出症临床路径护士表单

适用对象：第一诊断为颈椎间盘突出伴有脊髓病（ICD-10：M50.0†G99.2＊），颈椎间盘突出伴有神经根病（ICD-10：M50.1）

行椎间盘切除（ICD-9-CM-3：80.51），前路颈椎融合术（ICD-9-CM-3：81.02），后路颈椎融合术（ICD-9-CM-3：81.03），椎管减压术（ICD-9-CM-3：03.09）

患者姓名：	性别：　　年龄：　　门诊号：	住院号：
住院日期：　　年　月　日	出院日期：　　年　月　日	标准住院日：7～15 天

时间	住院第 1 天	住院第 2 天	住院第 2～4 天 （术前日）
健康宣教	**入院宣教：** □ 介绍主管医师、护士 □ 介绍环境、设施 □ 介绍住院注意事项	**术前宣教：** □ 宣教疾病知识、术前准备及手术过程 □ 告知准备物品、沐浴 □ 告知术后饮食、活动及探视注意事项 □ 告知术后可能出现的情况及应对方式 □ 主管护士与患者沟通，了解并指导心理应对 □ 告知家属等候区位置	**术后当日宣教：** □ 告知监护设备、管路功能及注意事项 □ 告知饮食、体位要求 □ 告知疼痛注意事项 □ 告知术后可能出现情况及应对方式 □ 告知用药情况 □ 给予患者及家属心理支持 □ 再次明确探视陪伴须知
护理处置	□ 核对患者，佩戴腕带 □ 建立入院护理病历 □ 卫生处置：剪指（趾）甲、沐浴，更换病号服	□ 协助医师完成术前检查化验 **术前准备：** □ 抗菌药物皮试 □ 备皮 □ 药物灌肠 □ 禁食、禁水	**送手术：** □ 摘除患者各种活动物品 □ 核对患者资料及带药 □ 填写手术交接单，签字确认 **接手术：** □ 核对患者及资料，签字确认
基础护理	**二级护理：** □ 晨晚间护理 □ 患者安全管理	**二级护理：** □ 晨晚间护理 □ 患者安全管理	**特级护理：** □ 卧位护理 □ 排泄护理 □ 患者安全管理
专科护理	□ 护理查体：观察心肺功能、劳动耐力，指导呼吸功能锻炼 □ 填写跌倒预防告知书 □ 需要时，填写跌倒及压疮防范表 □ 需要时，请家属陪伴 □ 心理护理	□ 协助医师完成术前检查化验 □ 心理护理 □ 防止皮肤压疮护理 □ 指导患者呼吸功能锻炼	□ 病情观察，写特护记录：评估生命体征、皮肤情况、伤口敷料、伤口引流管、尿管情况、出入量、有无神经功能障碍 □ 遵医嘱予抗菌药物、神经营养药物、激素、脱水剂（根据情况）、消炎镇痛等治疗 □ 心理护理 □ 术前指导术中唤醒及患者相关配合事宜

续　表

时间	住院第 1 天	住院第 2 天	住院第 2~4 天 （术前日）
重点医嘱	□ 详见医嘱执行单	□ 详见医嘱执行单	□ 详见医嘱执行单
病情变异记录	□ 无　□ 有，原因： 1. 2.	□ 无　□ 有，原因： 1. 2.	□ 无　□ 有，原因： 1. 2.
护士签名			

时间	住院第 3~9 天 （术后第 1~4 天）	住院第 7~15 天 （术后第 5~10 天）
健康宣教	**术后宣教：** □ 药物作用及频率 □ 饮食、活动指导 □ 复查患者对术前宣教内容的掌握程度 □ 疾病恢复期注意事项 □ 拔除伤口引流管后注意事项 □ 拔尿管后注意事项 □ 功能锻炼方法 □ 正确起卧床方法 □ 佩戴颈托注意事项 □ 下床活动注意事项	**出院宣教：** □ 复查时间 □ 服药方法 □ 指导饮食 □ 活动休息 □ 颈托佩戴 □ 指导功能锻炼方法 □ 伤口观察 □ 指导办理出院手续
护理处置	□ 遵医嘱完成相关治疗	□ 办理出院手续 □ 书写出院小结
基础护理	**特级/一级/二级护理：** □（根据患者病情和生活自理能力确定护理级别） □ 晨晚间护理 □ 协助进食、进水 □ 排泄护理 □ 床上温水擦浴 □ 协助更衣 □ 患者安全管理	**二级护理：** □ 晨晚间护理 □ 协助或指导进食、进水 □ 协助或指导床旁活动 □ 康复训练 □ 患者安全管理
专科护理	□ 病情观察，写特护记录：评估生命体征、皮肤情况、伤口敷料、伤口引流管、出入量 □ 遵医嘱予抗菌药物（抗菌药物用药时间应小于 48 小时）、神经营养药物、激素、脱水剂（根据情况）、消炎镇痛、补液等治疗 □ 需要时，联系主管医师给予相关治疗及用药 □ 心理护理	□ 病情观察：评估生命体征、伤口敷料情况 □ 心理护理
重点医嘱	□ 详见医嘱执行单	□ 详见医嘱执行单
病情变异记录	□ 无 □ 有，原因： 1. 2.	□ 无 □ 有，原因： 1. 2.
护士签名		

（三）患者表单

颈椎间盘突出症临床路径患者表单

适用对象：第一诊断为颈椎间盘突出伴有脊髓病（ICD-10：M50.0†G99.2*），颈椎间盘突出伴有神经根病（ICD-10：M50.1）
行椎间盘切除（ICD-9-CM-3：80.51），前路颈椎融合术（ICD-9-CM-3：81.02），后路颈椎融合术（ICD-9-CM-3：81.03），椎管减压术（ICD-9-CM-3：03.09）

患者姓名：	性别：　　年龄：　　门诊号：	住院号：
住院日期：　　年　月　日	出院日期：　　年　月　日	标准住院日：7～15天

时间	入院	手术前	手术日
医患配合	□ 配合询问病史、收集资料，请务必详细告知既往史、用药史、过敏史 □ 如服用抗凝剂，请明确告知 □ 配合进行体格检查 □ 有任何不适请告知医师	□ 配合完善术前相关检查、化验，如采血、留尿、心电图、X线胸片、肺功能、超声心动图、颈椎正侧位、颈椎伸屈侧位片、CT和MRI □ 医师与患者及家属介绍病情及手术谈话、术前签字 □ 麻醉师与患者进行术前访视	□ 配合评估手术效果 □ 配合检查肢体感觉活动情况 □ 有任何不适请告知医师
护患配合	□ 配合测量体温、脉搏、呼吸、血压、体重1次 □ 配合完成入院护理评估（简单询问病史、过敏史、用药史） □ 接受入院宣教（环境介绍、病室规定、订餐制度、贵重物品保管等） □ 有任何不适请告知护士	□ 配合测量体温、脉搏、呼吸，询问排便次数，1次/日 □ 接受术前宣教 □ 接受备皮 □ 接受药物灌肠 □ 自行沐浴 □ 准备好必要用物，如弯头吸水管、尿壶、尿垫等 □ 取下义齿、饰品等，贵重物品交家属保管	□ 清晨测量体温、脉搏、呼吸、血压1次 □ 送手术室前，协助完成核对，带齐影像资料，脱去衣物，上手术车 □ 返回病房后，协助完成核对，配合过病床 □ 配合检查意识，询问出入量 □ 配合术后吸氧、监护仪监测、输液、排尿用尿管、颈部有伤口引流管 □ 遵医嘱采取正确体位 □ 配合缓解疼痛 □ 有任何不适请告知护士
饮食	□ 正常饮食	□ 术前12小时禁食、禁水	□ 返病室后禁水6小时 □ 6小时后无恶心、呕吐可适量饮水 □ 禁食
排泄	□ 正常排尿便	□ 正常排尿便	□ 保留尿管
活动	□ 正常活动	□ 正常活动	□ 根据医嘱卧床 □ 卧床休息，保护管路 □ 四肢活动

时间	手术后	出院日
医患配合	□ 配合检查四肢感觉活动 □ 需要时，配合伤口换药 □ 配合拔除引流管、尿管 □ 配合伤口拆线	□ 接受出院前指导 □ 知道复查程序 □ 获取出院诊断书
护患配合	□ 配合定时监测生命体征，每日询问排便次数 □ 配合检查神经功能，询问出入量 □ 接受输液、服药等治疗 □ 配合夹闭尿管，锻炼膀胱功能 □ 接受进食、进水、排便等生活护理 □ 注意活动安全，避免坠床或跌倒 □ 配合采取正确方法起卧床 □ 配合正确佩戴颈托 □ 配合执行探视及陪伴	□ 接受出院宣教 □ 办理出院手续 □ 获取出院带药 □ 知道服药方法、作用、注意事项 □ 知道护理伤口方法 □ 知道正确起卧床方法 □ 知道正确佩戴支具方法 □ 知道复印病历方法
饮食	□ 根据医嘱，排气后进流质饮食 □ 根据医嘱，由流质饮食逐渐过渡到普通饮食	□ 根据医嘱，普通饮食
排泄	□ 保留尿管至正常排尿便 □ 防治便秘	□ 正常排尿便 □ 防治便秘
活动	□ 根据医嘱，床上活动 □ 注意保护管路，勿牵拉、脱出等 □ 根据依据，床旁活动	□ 正常适度活动，避免疲劳

附：原表单（2016 年版）

颈椎间盘突出症临床路径表单

适用对象：第一诊断为颈椎间盘突出症
行手术治疗

患者姓名：	性别：　年龄：　门诊号：	住院号：
住院日期：　年　月　日	出院日期：　年　月　日	标准住院日：7~15 天

时间	住院第 1 天	住院第 2 天	住院第 2~4 天
主要诊疗工作	□ 询问病史及体格检查 □ 完成病历书写 □ 开化验单及相关检查单 □ 上级医师查房与术前评估	□ 上级医师查房 □ 继续进行相关检查 □ 根据化验和相关检查结果，对患者的手术风险进行评估 □ 必要时请相关科室会诊	□ 根据病史、体检、平片、CT/MRI 等行术前讨论，确定手术方案 □ 完成术前准备与术前评估 □ 完成术前小结、上级医师查房记录等病历书写 □ 签署手术知情同意书 □ 向患者及家属交代病情及围手术期注意事项
重点医嘱	**长期医嘱：** □ 骨科护理常规 □ 二级护理 □ 饮食 □ 患者既往基础用药 **临时医嘱：** □ 血常规、尿常规，血型 □ 凝血功能 □ 感染性疾病筛查 □ 肝功能、肾功能、电解质、血糖 □ X 线胸片、心电图、腹部彩超 □ 颈椎正侧双斜过伸过屈位摄片、CT/MRI □ 肺功能、超声心动、骨密度、肌电图、TCD（根据患者情况选择）	**长期医嘱：** □ 骨科护理常规 □ 二级护理 □ 饮食 □ 患者既往基础用药 **临时医嘱：** □ 请相关科室会诊	**临时医嘱：** □ 术前医嘱：常规准备今日/明日在全身麻醉下颈椎前路或后路手术 □ 术前禁食、禁水 □ 抗菌药物皮试 □ 术前半小时临时一次静滴抗菌药物预防感染
主要护理工作	□ 入院宣教：介绍病房环境、设施和设备 □ 入院护理评估	□ 宣教 □ 观察患者病情变化 □ 心理和生活护理	□ 宣教等术前准备 □ 提醒患者术前禁水、禁食
病情变异记录	□ 无　□ 有，原因： 1. 2.	□ 无　□ 有，原因： 1. 2.	□ 无　□ 有，原因： 1. 2.
护士签名			
医师签名			

时间	住院第 3~5 天 （手术日）	住院第 3~6 天 （术后第 1 天）	住院第 4~7 天 （术后第 2 天）
主要诊疗工作	□ 手术 □ 术者完成手术记录 □ 完成术后病程记录 □ 上级医师查房 □ 注意神经功能变化 □ 向患者及家属交代病情及术后注意事项	□ 上级医师查房，注意术后病情变化 □ 完成病历书写 □ 注意观察症状体征变化 □ 注意观察体温 □ 注意神经功能变化	□ 上级医师查房 □ 完成常规病历书写 □ 注意观察症状体征变化 □ 注意观察体温 □ 注意神经功能变化 □ 注意切口情况
重点医嘱	**长期医嘱：** □ 麻醉后护理常规 □ 颈椎术后护理常规 □ 二级护理 □ 明日饮食 □ 颈托固定，卧床休息 □ 激素（根据情况） □ 神经营养药物 □ 脱水 □ 消炎镇痛药物 **临时医嘱：** □ 心电血压、血氧监测 □ 吸氧（根据情况） □ 补液（根据情况） □ 抗菌药物（术前半小时） □ 其他特殊医嘱	**长期医嘱：** □ 麻醉后护理常规 □ 颈椎术后护理常规 □ 二级护理 □ 饮食 □ 激素（根据情况） □ 神经营养药物 □ 脱水剂 □ 消炎镇痛药物 **临时医嘱：** □ 通便（根据情况） □ 镇痛（根据情况） □ 补液（根据情况）	**长期医嘱：** □ 麻醉后护理常规 □ 颈椎术后护理常规 □ 二级护理 □ 饮食 □ 神经营养药物 □ 脱水剂（根据情况） □ 消炎镇痛药物 □ 停激素（根据情况） **临时医嘱：** □ 通便（根据情况） □ 镇痛（根据情况） □ 补液（根据情况
主要护理工作	□ 时观察患者病情变化 □ 术后心理与生活护理	□ 观察患者情况 □ 术后心理与生活护理 □ 指导患者术后功能锻炼	□ 观察患者情况 □ 术后心理与生活护理 □ 指导患者术后功能锻炼
病情变异记录	□ 无 □ 有，原因： 1. 2.	□ 无 □ 有，原因： 1. 2.	□ 无 □ 有，原因： 1. 2.
护士签名			
医师签名			

时间	住院第 5~8 天 （术后第 3 天）	住院第 6~14 天 （出院前日）	住院第 7~15 天 （出院日）
主要诊疗工作	□ 上级医师查房 □ 完成常规病历书写 □ 注意观察症状体征变化 □ 注意观察体温 □ 注意神经功能变化 □ 注意伤口情况	□ 上级医师查房，进行手术及病情评估，确定有无手术并发症和疗效欠佳等情况，明确能否近期出院 □ 完成常规病历书写 □ 注意观察症状体征变化 □ 注意观察体温 □ 注意神经功能变化 □ 注意伤口情况	□ 上级医师查房，进行手术及病情评估，确定有无手术并发症和疗效欠佳等情况，明确能否今日出院 □ 完成出院记录、病案首页、出院证明书等 □ 患者办理出院手续 □ 向患者交代出院后的注意事项，如返院复诊的时间、地点，发生紧急情况时的处理等
重点医嘱	**长期医嘱：** □ 麻醉后护理常规 □ 颈椎术后护理常规 □ 二级护理 □ 饮食 □ 神经营养药物 □ 脱水剂（根据情况） □ 消炎镇痛药物	**长期医嘱：** □ 麻醉后护理常规 □ 颈椎术后护理常规 □ 二级护理 □ 饮食 □ 神经营养药物 □ 脱水剂（根据情况） □ 消炎镇痛药物	**出院医嘱：** □ 出院带药：神经营养药物、消炎镇痛药等 □ 1 周后门诊复查、随访 □ 如有不适，随时来诊
主要护理工作	□ 观察患者情况 □ 术后心理与生活护理 □ 指导患者术后功能锻炼	□ 观察患者情况 □ 术后心理与生活护理 □ 指导患者术后功能锻炼指	□ 指导患者办理出院手续
病情变异记录	□ 无　□ 有，原因： 1. 2.	□ 无　□ 有，原因： 1. 2.	□ 无　□ 有，原因： 1. 2.
护士签名			
医师签名			

第五十二章

胸腰椎骨折临床路径释义

【医疗质量控制指标】

指标一、骨折程度及神经损伤程度评估及记录。

指标二、制订合理的手术方案。

指标三、实施术前的评估与术前准备。

指标四、预防性抗菌药物选择与应用时机。

指标五、预防手术后深静脉血栓形成。

指标六、单椎体骨折手术输血量小于400ml，每增加一个骨折椎手术输血量增加小于200ml。

指标七、术后神经功能评估及康复治疗。

指标八、内科原有疾病治疗。

指标九、手术后并发症治疗。

指标十、为患者提供胸腰椎骨折手术的健康教育。

指标十一、切口Ⅰ/甲愈合。

指标十二、住院15天内出院。

指标十三、患者住院天数与住院费用。

一、胸腰椎骨折编码

疾病名称及编码：胸椎骨折（ICD-10：S22.0）
胸椎多处骨折（ICD-10：S22.1）
腰椎骨折（ICD-10：S32.0）
胸腰椎骨折（ICD-10：T02.1）

手术操作名称及编码：胸椎后路复位椎弓根钉内固定术（ICD-9-CM-3：03.5304，84.8201）
腰椎后路复位椎弓根钉内固定术（ICD-9-CM-3：03.5305，84.8201）
胸腰椎后路复位椎弓根钉内固定术（ICD-9-CM-3：03.5301，84.8201）

二、临床路径检索方法

（S22.0 / S22.1 / S32.0 / T02.1）伴（03.53+84.82）

三、国家医疗保障疾病诊断相关分组（CHS-DRG）

MDCI　肌肉、骨骼疾病及功能障碍

IU2　颈腰背疾患

四、胸腰椎骨折临床路径标准住院流程

（一）适用对象

第一诊断为胸腰椎骨折，行胸腰椎后路复位椎弓根螺钉内固定术。

释义

■ 适用对象编码参见第一部分。

■ Denis 根据胸腰段骨折的稳定性分为：①稳定性骨折：轻度和中度的压缩骨折，脊柱的后柱完整。单纯的横突、棘突和椎板骨折也属于稳定性骨折。②不稳定性骨折：三柱中有两柱骨折；爆裂骨折（中柱骨折后，椎体后部骨折块突入椎管，有神经损伤可能）；累及前、中、后三柱的骨折脱位，常伴有神经损伤。

■ 依据骨折的形态分类：①压缩骨折；②爆裂骨折；③Chance 骨折；④骨折-脱位；⑤附件骨折。

■ 本路径适用对象为需要手术的胸腰段骨折患者，不包括伴有急性脊髓损伤、严重脊柱畸形、强直性脊柱炎、严重的骨质疏松症患者。

■ 胸腰段骨折手术治疗方式包括胸腰椎后路复位椎弓根钉内固定术、后路减压复位椎弓根钉内固定植骨融合术、后路减压复位椎体间钛笼置入椎弓根钉内固定植骨融合术、皮质骨螺钉内固定术、透视下经皮微创椎弓根螺钉内固定术、导航下经皮微创椎弓根螺钉内固定术。本路径不包括前路手术。

（二）诊断依据

根据《临床诊疗指南·骨科分册》（中华医学会编著，人民卫生出版社，2009 年），《外科学（下册）》（8 年制和 7 年制临床医学专用教材，赵玉沛、陈孝平主编，人民卫生出版社，2015 年）。

1. 病史：有胸腰椎外伤史，胸、腰椎骨折疼痛、活动受限等症状。
2. 体征：胸腰椎活动受限、压痛、叩痛。
3. 影像学检查：胸、腰椎骨折表现。

释义

■ 有严重的外伤史，如交通事故、高空坠落、重物撞击腰背部。

■ 主要临床症状：①局部疼痛。②站立及翻身困难。③腹膜后血肿刺激腹腔神经节，使肠蠕动减慢，常出现腹痛、腹胀，甚至肠麻痹症状，有时需要与腹腔脏器损伤鉴别。④合并脊髓损伤时可有损伤平面以下的运动、感觉、反射及括约肌和自主神经功能受到损害。

■ 体格检查时，脊柱和四肢应充分暴露，注意保暖。①体位：能否站立行走、是否强迫体位。②压痛：从上到下逐个按压或叩击棘突，如发现位于中线部位的局部肿胀和明显局部压痛，提示后柱已有损伤。③畸形：常可看到或扪及后凸畸形。④感觉：检查躯干和四肢的痛觉、触觉、温度觉，并注明是“正常、消失、减退或过敏”。注意检查会阴部感觉。⑤肌力：详细记录 0～5 级。⑥反射：膝、踝反射，病理反射，肛门反射和球海绵体反射。

■ 影像学检查：X 线检查对早期诊断很重要。X 线检查无法明确诊断时，可行 CT、MRI 检查。MRI 检查对疑有脊髓、神经和间盘损伤的很有意义。

（三）进入路径标准

根据《临床诊疗指南·骨科分册》（中华医学会编著，人民卫生出版社，2009 年），《外科学（下册）》（8年制和7年制临床医学专用教材，赵玉沛、陈孝平主编，人民卫生出版社，2015年）。
1. 胸腰椎骨折诊断明确。
2. 包括胸10以下椎体骨折。
3. 除外瘫痪下肢肌力低于4级，椎管内侵入＞50%。
4. 除外合并其他正在治疗的疾病。
5. 需要进行后路复位椎弓根螺钉内固定术治疗。

释义

■ 治疗原状：早期治疗；复位、减压、固定，避免2次损伤；积极治疗脊髓损伤、预防及治疗并发症；注重功能恢复。

■ 不伴有神经损伤的稳定性骨折可以考虑以下保守治疗：床避免过软；腰背部垫高以使骨折复位；根据病情可佩戴胸腰段支具。非手术治疗适用于部分压缩骨折（前缘压缩＜1/3，后凸角度＜30°）、部分爆裂骨折（脊柱后凸成角较小，椎管占位＜30%）和附件骨折（横突、棘突和椎板骨折）。

■ 不稳定性骨折伴或不伴有神经损伤建议行手术治疗。合并脊髓损伤的患者，进行初步的查体后即应该开始行药物治疗，以减轻脊髓水肿，减少神经破坏。药物包括激素和脱水剂。不稳定性骨折合并不完全脊髓损伤的患者，如一般情况可耐受手术，应尽早在伤后8小时内手术治疗。超过8小时也可考虑手术治疗，以便早期解除脊髓压迫。术中应注意彻底的椎管减压、坚强的内固定、良好的植骨融合。术后应佩戴支具保护。手术治疗适用于部分压缩骨折（前缘压缩接近或超过1/2，后凸角度＞30°）、部分爆裂骨折（明显存在脊柱后凸成角、椎管占位＞30%、伴神经损伤）、Chance骨折和骨折-脱位。

（四）标准住院日10~15天

释义

■ 胸腰段骨折患者入院后，完成常规术前检查和影像学检查需要1~8天，术后恢复需要4~11天。部分患者可考虑急诊手术，在急诊条件允许的情况下术前检查可以在急诊完成，故总住院时间10~15天均符合本路径要求。

■ 存在神经功能障碍需进行康复理疗的患者，可以转入康复科或转康复医院。

（五）住院期间的检查项目

1. 必需的检查项目
（1）病房血常规+血型+红细胞沉降率（五分类）。
（2）病区尿常规+流式沉渣+比重。
（3）大便常规（含隐血）。
（4）生化全套B。
（5）凝血功能常规检查。
（6）免疫四项A［HIV免费］。
（7）X线胸片+病椎为中心正位片。

（8）椎体 CT 并三维重建。
（9）病椎为中心 MRI。
（10）心电图。
2. 根据患者病情进行的检查项目
（1）肺功能、超声心动图、动态心电图（老年人或既往有相关病史者）。
（2）轻微外伤发生骨折患者，术前需肿瘤系列、骨密度检查以除外病理性骨折。
（3）有相关疾病者必要时请相应科室会诊。

释义

■ 入院抽血化验完善常规检查、X 线胸片、心电图对保障手术的安全和排除伴随疾病是重要的。严重创伤的患者凝血功能检查有助于对血栓及出血倾向的判断。手术范围较大、减压范围广、术前失血多的患者应积极做输血准备。

■ 应常规行病椎为中心的 X 线片、CT 和 MRI 对骨性损伤、神经损伤、间盘及其他软组织损伤的判断十分重要。由此才能较为准确的制订手术方案以及判断预后情况。

■ 老年患者或存在合并症患者要完善肺功能、超声心动及动态心电图。尽管会增加住院费用，但对于围手术期安全很重要。外伤轻微的患者，要充分考虑病理骨折的可能性。必要情况下术前检查肿瘤指标、骨密度（QCT）、骨扫描等，并请肿瘤科会诊。存在相关疾病的患者应积极在术前请相关科室会诊，如影响手术安排或需要相关治疗的应排除在该路径外。

（六）治疗方案的选择

胸腰椎骨折后路复位椎弓根螺钉内固定术治疗。

释义

■ 全身麻醉下行胸腰椎骨折后路复位椎弓根螺钉内固定术是最常规的治疗方案。对于无神经损伤和无明显椎管占位的患者不需要行椎管减压，可以考虑常规开放手术或开放肌间隙入路手术。部分患者如无明显后凸，可以考虑行经皮椎弓根螺钉置入手术。尽管增加手术费用（透视下或导航下），但可以缩短住院时间（无需引流）并减少软组织的损伤。

■ 对于存在神经损伤或椎管占位明显的患者，应考虑开放减压手术，并根据损伤情况和减压范围确定椎弓根螺钉置入的数量、融合的范围和横连置入的与否。年龄较大，存在骨质疏松症的患者如不适宜行椎体成形术，可以考虑皮质骨螺钉内固定术治疗。

（七）预防性抗菌药物选择与使用时机

按照《抗菌药物临床应用指导原则（2015 年版）》（国卫办医发〔2015〕43 号）执行。

释义

■ 胸腰椎手术属于Ⅰ类切口，但由于中枢神经周围相关手术、术中内植物的使用等因素，一旦感染可能导致严重后果。因此，需按照规定使用预防性抗菌药物。如出现感染征象，则早期使用治疗性抗菌药物。

（八）手术日为入院第1~8日

1. 麻醉方式：全身麻醉。
2. 手术方式：后路复位椎弓根螺钉内固定术或前路减压固定融合术。
3. 输血：视术中情况而定。

释义

■ 胸腰段手术需在气管内插管全身麻醉下实施手术。

■ 胸腰椎骨折往往是用暴力较大的外伤引起，需要手术的大多数是不稳定性骨折。椎弓根螺钉的稳定性从后柱经中柱可达前柱，合理节段的椎弓根螺钉可以提供脊柱3柱的稳定性，而且有较强的抗拔出力。对于很多情况的胸腰段骨折，后路复位椎弓根螺钉内固定术有效而且充分稳定。可以根据具体需要考虑是否同时行椎管减压和/或融合术。爆裂骨折严重或骨折-脱位需前路减压，并行前路重建固定，根据后方复合体损伤的程度决定是否同时行椎弓根螺钉内固定术。

■ 如预计术中出血较多，可使用术中自体血回吸收。

■ 术中、术后是否需要输血依照术中出血量及术后引流量、患者心率血压等循环情况的稳定性、血红蛋白指标情况而定。

（九）术后住院恢复4~11天

1. 必需复查的检查项目：腰椎正侧位片，椎体CT并三维重建，住院血常规+血沉，超敏C反应蛋白，生化全套B。
2. 术后处理
（1）抗菌药物：按照《抗菌药物临床应用指导原则（2015年版）》（国卫办医发〔2015〕43号）执行。
（2）术后镇痛：参照《骨科常见疼痛的处理专家建议》。
（3）护胃、祛痰、补钾、雾化、通便、神经营养药物。
（4）术后康复：支具保护下逐渐进行功能锻炼。

释义

■ 术后复查X线正侧位片，可以观察椎弓根螺钉内固定位置良好与否，同时可以评价胸腰段力线和后凸畸形的改善情况。对于存在疑问或想仔细观察骨性情况的，CT能提供更为全面的资料。

■ 术后处理上，可按照《抗菌药物临床应用指导原则（2015年版）》适当应用抗菌药物；对于疼痛的处理，可按照《骨科常见疼痛的处理专家建议》进行术后镇痛；对于存在应激性溃疡的，可给护胃治疗；对于合并肺部损伤或气管插管后痰多的，可给予祛痰和雾化治疗；复合损伤严重、存在电解质紊乱，可给予补钾及平衡电解质治疗；合并腹膜后血肿，胃肠道功能紊乱的，术后应鼓励早期下地活动，并适当给予通便治疗；伴神经损伤的，可给予神经营养药物、激素和脱水药物治疗。

■ 术后在支具保护下，应鼓励并指导早期下地活动，逐渐行下肢功能练习。

（十）出院标准

1. 体温正常，常规化验指标无明显异常。
2. 伤口愈合良好：引流管拔除，伤口无感染征象（或可在门诊处理的伤口情况），无皮瓣坏死。
3. 术后复查内植物位置满意。
4. 没有需要住院处理的并发症和/或合并症。

释义

■ 出院时应有主治或以上医师查房明确伤口愈合良好、无感染征象。伤口引流应拔除后再考虑出院。体温应正常，或虽存在体温轻度增高但无感染征象（对于无引流管的微创患者，有部分存在术后吸收热），血象无明显异常。出院时不存在需要住院处理的并发症和/或合并症。

（十一）变异及原因分析

1. 围手术期并发症：伤口感染、神经血管输尿管损伤、硬膜外血肿、内植物松动等造成住院日延长和费用增加。
2. 内科合并症：老年患者常合并基础疾病，如脑血管或心血管病、糖尿病、血栓等，手术可能导致这些疾病加重而需要进一步治疗，从而延长治疗时间，并增加住院费用。
3. 内植物的选择：由于病情不同，使用不同的内植物，可能导致住院费用存在差异。

释义

■ 出现变异的原因很多，除了包括路径中所描述的各种术后并发症，还包括医疗、护理、患者、环境等多方面的变异因素。对于这些变异因素，需要在表单中明确说明，具体变异情况如下：

（1）按路径流程完成治疗，但出现了上述围手术期并发症（如伤口感染、神经血管输尿管损伤、硬膜外血肿、内植物松动等）导致治疗时间延长甚至再次手术，从而造成住院日延长和费用增加。

（2）按路径流程完成治疗，但手术后患者合并的基础疾病加重，如术后出现脑血管或心血管病意外、糖尿病血糖升高、下肢深静脉血栓，需要进一步治疗，从而延长住院时间，增加住院费用。

（3）由于患者骨折类型的不同导致选择不同的数量、种类的椎弓根螺钉，以及是否使用横连、钛笼、前路钢板都会产生不同的费用。对于微创的患者，是否使用导航或术中透视费用亦会不同。术后是否需转入 ICU 病房也会导致费用差异。

（4）患者入选路径后，医师在检查和治疗过程中发现患者合并存在事先未知但对本路径治疗可能产生影响的情况，需要中止路径或延长治疗时间增加费用。

（5）因患者主观原因导致执行路径出现变异。

五、胸腰椎骨折临床路径给药方案

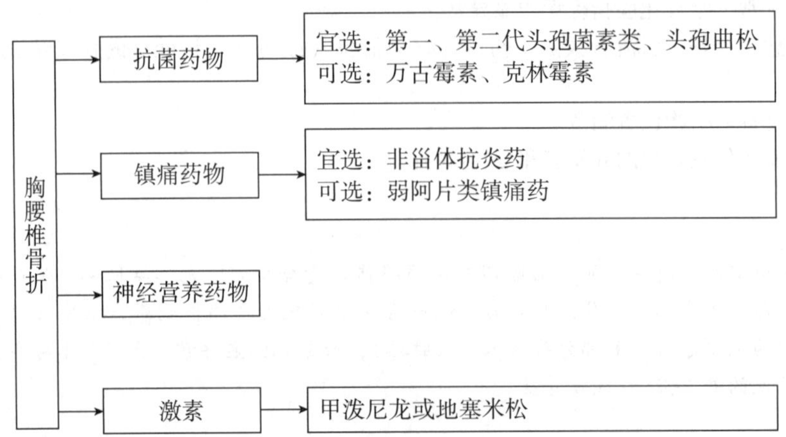

【用药选择】

1. 胸腰椎骨折手术属于 I 类切口，但由于术中可能用到各种内固定及植骨材料，因此可适当预防性应用抗菌药物。在术前 0.5~2 小时给药。如果手上时间超过 3 小时，或失血量大（>1500ml），可术中给予第 2 剂。总的预防用药时间不超过 24 小时，个别情况可延长至 48 小时。应选用针对包括金黄色葡萄球菌在内的广谱抗菌药物，如第一代或第二代头孢菌素类。头孢过敏的病例可选用克林霉素或万古霉素。

2. 胸腰椎骨折术后应及早开始镇痛、个体化镇痛、多模式镇痛。术后即可进食者可口服药物镇痛；术后禁食者可选用静脉点滴等其他给药方式。根据患者症状轻中度的疼痛首选非甾体抗炎药（NSAIDs），也可以弱阿片类药物与非甾体抗炎药等联合使用。

3. 如患者存在神经症状，围手术期可使用神经营养类药物。也可采用其他神经营养药物或不同种类联合应用（如维生素 B_{12} 衍生物甲钴胺、腺苷钴胺）等。

4. 术中可根据神经受累情况给予激素，目的是通过抗炎及抗自由基作用来阻止继发性脊髓损伤的发生和发展。首选甲泼尼龙。建议使用输液泵控制输液速度。

【药学提示】

1. 如果选用万古霉素，则应使用尽可能小的剂量以防止导致细菌产生耐药性。肾功能减退患者应避免使用万古霉素。第一、第二代头孢菌素类多数主要经肾排泄，中度以上肾功能不全患者应根据肾功能适当调整剂量。头孢曲松应避免与含有钙剂的溶液合用。

2. 选用 NSAIDs 时需参阅药物说明书并评估 NSAIDs 的危险因素。如患者发生胃肠道不良反应的危险性较高，使用非选择性 NSAIDs 时加用；受体阻断药、质子泵抑制剂和/或胃黏膜保护剂等胃肠道保护，或使用选择性 COX-2 抑制剂。应 NSAIDs 时，对于心血管疾病高危患者，应权衡疗效和安全性因素。阿片类镇痛药最常见不良反应包括恶心、呕吐、便秘、嗜睡及过度镇静、呼吸抑制等。

3. 已证实对神经节苷脂过敏、遗传性糖脂代谢异常（神经节苷脂累积病，如家族性黑矇性痴呆、视网膜变性病）等禁用该类神经营养药物。因神经节苷脂提取于猪脑，对于有特殊民族信仰的患者不建议使用此药物。

4. 大剂量应用甲泼尼龙容易出现较多并发症，如呼吸道感染、胃溃疡等，需严密监护，并给予相应药物预防，如质子泵抑制剂等。

【注意事项】

脊髓损伤患者应用激素冲击治疗及神经营养药物疗效在学术界目前存在争议。

六、胸腰椎骨折患者护理规范

1. 术前护理规范

（1）患者卧硬板床，取仰卧位或侧卧位。

（2）严密观察下肢疼痛、感觉、运动情况。

（3）定时轴向翻身，预防肺炎、压疮等并发症。

（4）术前备皮：上至肩胛骨下缘，下至臀裂顶点，左右两侧至腋中线。

2. 术后护理规范

（1）全麻手术患者返回病房意识清醒后，无恶心呕吐的症状，可少量饮用温水，4 小时后进流质饮食，逐渐过渡到正常饮食。

（2）严密观察生命体征变化。

（3）术后患者取平卧位，协助患者每 2 小时轴向翻身 1 次。

（4）密切观察切口敷料的渗血情况，固定好引流管。

（5）必要时遵医嘱使用镇痛药。

（6）密切观察双下肢感觉、运动情况。截瘫患者应检查肢体运动与反射、皮肤感觉、肛门括约肌及膀胱功能，应观察感觉平面的变化，发现异常立即报告医师，排除血肿形成或内固定松动植骨块脱落的可能。

（7）并发症的预防与护理

1）预防肺部感染的护理：指导患者进行深呼吸或有效咳嗽、咳痰，胸部叩击，必要时予以雾化吸入，促进肺膨胀和痰液的排出。

2）预防压疮的护理：做好基础护理，保持床单清洁、平整、无褶皱，定时翻身并将水胶体敷料贴于骨突处，用于预防压疮、压红的发生。

3）预防腹胀、便秘：鼓励患者多食高蛋白质、粗纤维的食物，少食多餐，少吃甜食及易产气食物，每日腹部按摩 2～3 次，以促进肠蠕动，减轻腹胀及便秘，必要时可服用缓泻药物或使用润滑剂促进排便。

4）预防泌尿系统感染的护理：对能自行排尿的患者应术后 24 小时拔除尿管并鼓励其术后尽早排尿。

（8）术后 24 小时，根据患者恢复情况，可遵医嘱给予佩戴支具下床活动，活动时注意保护患者安全。术后佩戴支具 3 个月。避免强行扭转腰部，避免摔倒。

七、胸腰椎骨折患者营养治疗规范

1. 营养风险筛查，NRS 评分＞3 分者，给予营养评估。

2. 充足的热量、蛋白质，适量脂肪。NRS 评分≤3 分者，能量供给标准以 25～30kcal/kg 为佳；营养不良者热量供给标准不低于 35kcal/kg。碳水化合物热量比不低于 50%；充足的蛋白质，不低于 1.2～1.5g/kg（标准体重），应以优质蛋白为主，不低于蛋白质总量的 1/3～1/2；脂肪热量比以 25%～30%为宜，保证充足的维生素和矿物质。

3. 围手术期，根据不同治疗时期选择饮食形态，如流质饮食、半流质饮食、软食或普通饮食等。饮食宜清淡，以温、热、软为佳，忌食生冷、肥甘、厚腻食物，限制刺激性食物、饮品及调味品。

4. 如经口进食低于所需热量的 80%及高热患者，应给予相应的肠内营养补充剂口服补充，必要时管饲肠内营养补充或肠外营养补充。

5. 如有糖代谢异常，应减少糖类的摄入量。如有糖尿病，应选择糖尿病饮食。如有高血压病，应选择低盐饮食。如有高脂血症，应选择低脂饮食。如合并其他代谢性疾病，应遵循专科医师建议调整饮食。

八、胸腰椎骨折患者健康宣教

1. 出院后佩戴支具3个月，每次起床前需要带好支具再坐起。

2. 遵医嘱使用药物，如有内科合并症应专科就诊。

3. 出院后每3天换1次药，术后2周拆线。

4. 术后3个月复查。

5. 术后早期功能锻炼的原则："安全而不加重疼痛""主动运动为主被动为辅""适应性起步逐渐增量"。

6. 生活指导：采取合理的生活方式及饮食习惯，运动适宜，保证摄入充足的蛋白质、维生素及含钙食物。戒烟酒，避免咖啡因的摄入，少饮碳酸饮料。

7. 预防跌倒指导：在家中或公共场所注意防滑、防绊、防碰撞。改变姿势时动作应缓慢，必要时使用手杖或助行器。穿衣、穿鞋大小合适，有利于活动。

九、推荐表单

（一）医师表单

胸腰椎骨折临床路径医师表单

适用对象：第一诊断为胸椎骨折（ICD-10：S22.0），胸椎多处骨折（ICD-10：S22.1），腰椎骨折（ICD-10：S32.0），胸腰椎骨折（ICD-10：T02.1）
行胸椎后路复位椎弓根钉内固定术（ICD-9-CM-3：03.5304，84.8201），腰椎后路复位椎弓根钉内固定术（ICD-9-CM-3：03.5305，84.8201），胸腰椎后路复位椎弓根钉内固定术（ICD-9-CM-3：03.5301，84.8201）

患者姓名：	性别：　　年龄：　　门诊号：	住院号：
住院日期：　　年　月　日	出院日期：　　年　月　日	标准住院日：10~15 天

时间	住院第 1 天	住院第 2 天	住院第 1~7 天 （术前日）
主要诊疗工作	□ 询问病史及体格检查 □ 完成病历书写 □ 开化验单及相关检查单 □ 上级医师查房与术前评估 □ 向患者和家属交代手术的目的，以及手术可能达到的效果和手术风险	□ 上级医师查房 □ 完善术前检查 □ 根据化验结果评估病情及手术风险 □ 请相关科室会诊 □ 确定手术方案	□ 根据病史、体检、平片、CT/MRI 等行术前讨论，确定手术方案 □ 完成术前准备与术前评估 □ 完成术前小结、上级医师查房记录等病历书写 □ 签署手术知情同意书、自费用品协议书、输血同意书 □ 向患者及家属交代病情及围手术期注意事项 □ 必要时请相关科室会诊 □ 完善各项术前准备
重点医嘱	**长期医嘱：** □ 骨科护理常规 □ 一级护理 □ 饮食 □ 患者既往基础用药 **临时医嘱：** □ 胸部正位片 □ 常规心电图检查 □ 病房血常规+血型+红细胞沉降率（五分类） □ 病区尿常规+流式沉渣+比重 □ 大便常规（含隐血） □ 生化全套 B □ 凝血功能常规检查 □ 免疫四项 A［HIV 免费］ □ 血气分析 □ 腰椎正侧位+动力位片 □ 腰椎 CT、MRI □ 肺功能、超声心动图、动态心电图（根据患者情况选择）	**长期医嘱：** □ 骨科护理常规 □ 一级护理 □ 饮食 □ 患者既往基础用药 **临时医嘱：** □ 根据会诊要求完善检查检验 □ 给予神经营养治疗，对症治疗 □ 准备支具	**长期医嘱：** □ 骨科护理常规 □ 一级护理 □ 饮食 □ 患者既往基础用药 **临时医嘱：** □ 术前医嘱：常规准备明日在全身麻醉下行胸腰椎后路复位椎弓根螺钉内固定术 □ 术前禁食、禁水 □ 抗菌药物皮试 □ 配血（根据情况） □ 术前导尿（根据情况） □ 麻醉会诊
病情变异记录	□ 无　□ 有，原因： 1. 2.	□ 无　□ 有，原因： 1. 2.	□ 无　□ 有，原因： 1. 2.
医师签名			

时间	住院第1~8天 （手术日，术后）	住院第2~9天 （术后第1天）
主要诊疗工作	□ 手术 □ 观察有无手术并发症并做相应的处理，观察下肢的运动和感觉情况 □ 术者完成手术记录 □ 完成术后病程记录 □ 上级医师查房 □ 注意神经功能变化 □ 向患者及家属交代病情及术后注意事项	□ 上级医师查房，注意术后病情变化 □ 完成病历书写 □ 注意引流量 □ 注意观察体温 □ 注意神经功能变化 □ 做出相应的处理
重点医嘱	**长期医嘱：** □ 麻醉后护理常规 □ 腰椎术后护理常规 □ 一级护理 □ 明日饮食 □ 伤口引流记量 □ 留置导尿 □ 静脉留置 □ 轴线翻身 □ 伤口引流记量 □ 抗菌药物 □ 激素（根据情况） □ 神经营养药物（根据情况） □ 护胃（根据情况） □ 祛痰（根据情况） □ 通便（根据情况） □ 镇痛（根据情况） **临时医嘱：** □ 心电血压、血氧监测 □ 吸氧 □ 补液 □ 其他特殊医嘱	**长期医嘱：** □ 麻醉后护理常规 □ 腰椎术后护理常规 □ 一级护理 □ 饮食 □ 伤口引流记量 □ 留置尿管 □ 抗菌药物 □ 激素（根据情况） □ 神经营养药物（根据情况） □ 护胃（根据情况） □ 祛痰（根据情况） □ 通便（根据情况） □ 消炎镇痛药物（根据情况） **临时医嘱：** □ 补液（根据情况） □ 住院血常规+血沉 □ 超敏C反应蛋白 □ 生化全套B
病情变异记录	□ 无 □ 有，原因： 1. 2.	□ 无 □ 有，原因： 1. 2.
医师签名		

时间	住院第 3~12 天 （术后第 2~4 天）	住院第___天 （出院前日）	住院第___天 （出院日）
主要诊疗工作	□ 上级医师查房 □ 完成常规病历书写 □ 根据引流情况，明确是否拔除引流管并同时换药观察伤口 □ 术后行 X 线正侧位片 □ 戴支具指导下地功能练习 □ 注意观察体温 □ 注意神经功能变化 □ 注意伤口情况	□ 上级医师查房，进行手术及伤口评估，确定有无手术并发症和切口愈合不良情况，明确能否出院 □ 完成出院记录、病案首页、出院证明书等 □ 向患者交代出院后的注意事项，如返院复诊的时间、地点，发生紧急情况时的处理等	□ 患者办理出院手续，出院
重点医嘱	**长期医嘱：** □ 麻醉后护理常规 □ 腰椎术后护理常规 □ 一级/二级护理 □ 饮食 □ 留置尿管（根据情况） □ 抗菌药物（根据情况） □ 神经营养药物（根据情况） □ 护胃（根据情况） □ 祛痰（根据情况） □ 通便（根据情况） □ 消炎镇痛药物（根据情况） □ 拔除引流，停引流记量（根据情况） **临时医嘱：** □ 换药 □ 腰椎正侧位片 □ 腰椎 CT+三维重建 □ 腰椎 MRI（根据情况）	**出院医嘱：** □ 明日出院 □ 出院带药：钙剂、神经营养药物、消炎镇痛药、口服抗菌药物（根据情况） □ 嘱___日后拆线换药（根据出院时间决定） □ 1 个月后门诊复查 □ 如有不适，随时来诊	
病情变异记录	□ 无　□ 有，原因： 1. 2.	□ 无　□ 有，原因： 1. 2.	□ 无　□ 有，原因： 1. 2.
医师签名			

（二）护士表单

胸腰椎骨折临床路径护士表单

适用对象：第一诊断为胸椎骨折（ICD-10：S22.0），胸椎多处骨折（ICD-10：S22.1），腰椎骨折（ICD-10：S32.0），胸腰椎骨折（ICD-10：T02.1）
行胸椎后路复位椎弓根钉内固定术（ICD-9-CM-3：03.5304，84.8201），腰椎后路复位椎弓根钉内固定术（ICD-9-CM-3：03.5305，84.8201），胸腰椎后路复位椎弓根钉内固定术（ICD-9-CM-3：03.5301，84.8201）

患者姓名：	性别：　年龄：　门诊号：	住院号：
住院日期：　年　月　日	出院日期：　年　月　日	标准住院日：10~15 天

时间	住院第 1 天	住院第 1~7 天 （术前日）
健康宣教	**入院宣教：** □ 介绍主管医师、护士 □ 介绍环境、设施 □ 介绍住院注意事项	**术前宣教：** □ 宣教疾病的知识、术前准备和手术过程 □ 告知准备物品、沐浴 □ 告知术后饮食、活动及探视注意事项 □ 告知术后可能出现的情况及对应的方式 □ 主管护士与患者及家属沟通，了解并指导心理问题 □ 告知家属等候区的位置
护理处置	□ 核对患者，佩戴腕带 □ 建立入院护理病历 □ 卫生处置，更换病号服	□ 协助医师完成术前检查化验 **术前准备：** □ 配血、备皮、抗菌药物皮试、灌肠、禁食、禁水
基础护理	**一级护理：** □ 卧位护理：协助翻身、床上移动、预防压疮 □ 排泄护理 □ 患者安全管理	**一级护理：** □ 卧位护理：协助翻身、床上移动、预防压疮 □ 排泄护理 □ 患者安全管理
专科护理	□ 护理查体 □ 入院护理评估 □ 观察心肺功能，下肢神经功能 □ 写一级护理记录	□ 观察患者病情变化 □ 心理和生活护理 □ 协助医师完成术前检查 □ 术前禁食、禁水
重点医嘱	□ 详见医师表单	□ 详见医师表单
病情变异记录	□ 无　□ 有，原因： 1. 2.	□ 无　□ 有，原因： 1. 2.
护士签名		

时间	住院第 1~8 天 （手术日，术后）	住院第 3~12 天 （术后第 2~4 天）	住院第___天 （出院前日）
健康宣教	□ 术后当日宣教 □ 告知监护设备、管路功能及注意事项 □ 告知饮食、体位的要求 □ 告知疼痛注意事项 □ 告知术后可能出现的情况及应对方式 □ 告知用药情况 □ 给予患者和家属心理支持 □ 再次明确探视陪伴须知	□ 术后宣教 □ 药物的作用和频率 □ 饮食、活动的指导 □ 复查患者对术前宣教内容的掌握程度 □ 疾病恢复的注意事项（尤其是神经损伤后的宣教） □ 拔尿管后注意事项 □ 下地活动注意事项	□ 出院宣教 □ 复查时间 □ 服药方法 □ 饮食指导 □ 康复训练指导 □ 指导办理出院手续
护理处置	□ 送手术 □ 摘除患者各种活动物品、核对患者资料及带药、填写手术交接单，签字确认 □ 接手术 □ 核对患者及资料，签字确认	□ 遵医嘱完善相关检查 □ 夹闭尿管，锻炼膀胱功能	□ 办理出院手续 □ 书写出院小结
基础护理	□ 一级护理 □ 卧位护理：协助翻身、床上移动、预防压疮 □ 排泄护理 □ 患者安全管理	□ 一级/二级护理 □ 术后心理与生活护理 □ 指导患者术后功能锻炼 □ 协助进食、进水 □ 协助翻身、床上活动、预防压疮 □ 床上温水擦浴、协助更衣 □ 患者安全管理	□ 二级护理 □ 晨晚间护理 □ 协助或指导进食、进水 □ 协助或指导床旁活动 □ 康复训练 □ 患者安全管理
专科护理	□ 观察病情 □ 每 2 小时评估生命体征、意识、肢体活动、皮肤情况、伤口敷料情况、各种引流情况、出入量、重点记录四肢功能情况 □ 遵医嘱给予脱水、抗感染、止血、镇痛、抑酸、激素、控制血糖等治疗	□ 观察病情，写特护记录 □ 评估生命体征、意识、肢体活动、皮肤情况、伤口敷料情况、各种引流情况、出入量、 □ 尽早开始康复练习 □ 遵医嘱给予脱水、抗感染、止血、镇痛、抑酸、激素、控制血糖等治疗	□ 评估生命体征、伤口愈合情况、神经功能恢复情况
重点医嘱	□ 详见医师表单	□ 详见医师表单	□ 详见医师表单
病情变异记录	□ 无　□ 有，原因： 1. 2.	□ 无　□ 有，原因： 1. 2.	□ 无　□ 有，原因： 1. 2.
护士签名			

（三）患者表单

胸腰椎骨折临床路径患者表单

适用对象：第一诊断为胸椎骨折（ICD-10：S22.0），胸椎多处骨折（ICD-10：S22.1），腰椎骨折（ICD-10：S32.0），胸腰椎骨折（ICD-10：T02.1）
行胸椎后路复位椎弓根钉内固定术（ICD-9-CM-3：03.5304，84.8201），腰椎后路复位椎弓根钉内固定术（ICD-9-CM-3：03.5305，84.8201），胸腰椎后路复位椎弓根钉内固定术（ICD-9-CM-3：03.5301，84.8201）

患者姓名：	性别： 年龄： 门诊号：	住院号：
住院日期： 年 月 日	出院日期： 年 月 日	标准住院日：10~15 天

时间	住院第 1 天	住院第 1~7 天 （术前日）
医患配合	□ 配合询问病史，详细告知既往史、用药史和过敏史，特别是抗凝药和降压药 □ 配合查体 □ 告知其他部位的外伤或不适 □ 既往基础用药 □ 镇痛及对症治疗	□ 配合完成各项术前化验和检查 □ 重要检查：抽血化验、心电图、X 线、CT、MRI，必要时检查肺功能、超声心动、动态血压动态心电监测 □ 充分理解术前谈话，并在手术同意书上签字 □ 完成麻醉师的术前访视，并签麻醉同意书
护患配合	□ 一级护理 □ 配合测量体温、呼吸、脉搏、血压、体重 □ 配合完成入院评估（简要病史、既往史、用药史、过敏史） □ 接受入院宣教（环境介绍、探视规定、订餐制度等） □ 有任何不适告知护士	□ 一级护理 □ 术前准备：备皮、配血、皮试、灌肠、术前签字 □ 配合测量体温、呼吸、脉搏、血压，询问排便情况 □ 接受术前宣教 □ 接受术前准备，配血、备皮、抗菌药物皮试、灌肠、禁食、禁水 □ 准备好必要物品（弯头吸水管、尿壶、尿垫等） □ 取下义齿、饰品，贵重物品交家属保管
饮食	□ 普通饮食或半流质饮食	□ 术前 12 小时禁食、禁水
活动	□ 卧位休息	□ 卧床休息

时间	住院第 1~8 天 （手术日）	术后住院第 3~12 天 （术后第 2~4 天）	住院第___天 （出院前日）
医患配合	□ 配合评估手术效果 □ 配合检查下肢感觉和活动功能 □ 告知术前术后的变化情况及出现的任何不适 □ 用药：抗菌、神经营养、抑酸、止血、激素、脱水、补液及其他药物	□ 配合检查下肢的感觉和活动 □ 配合伤口换药和拔除引流管 □ 配合拔除导尿管 □ 由输液逐渐过渡至口服药 □ 伤口换药，拔除引流管、尿管 □ 术后抽血化验 □ 术后行 X 线和/或 CT	□ 定期复查 □ 必要时行 X 线和/或抽血 □ 接受出院指导 □ 了解复查程序 □ 明确下一步康复训练方法 □ 带齐出院资料
护患配合	□ 清晨量体温、呼吸、脉搏、血压 □ 送手术室前协助核对患者资料、带齐影像学资料、脱去衣物、上手术车 □ 返回病房后，配合核对，配合过病床 □ 配合检查意识、双下肢感觉活动 □ 配合术后吸氧、心电监测、输液、导尿管、引流管 □ 配合缓解疼痛 □ 有任何不适告知护士	□ 配合定时监测生命体征 □ 配合检查四肢感觉活动 □ 配合记录出入量 □ 配合夹闭尿管，锻炼膀胱功能 □ 接受进食进水、排便等生活护理 □ 配合轴线翻身、预防皮肤压伤 □ 注意活动安全、避免坠床或跌倒 □ 配合佩戴支具 □ 配合探视时间安排	□ 接受出院宣教 □ 办理出院手续 □ 出院带药，并知晓服药方法、剂量及注意事项 □ 知晓伤口护理的事项 □ 知晓支具佩戴的方法、起床方法和功能练习的方法 □ 知晓复查的注意事项
饮食	□ 半流质饮食	□ 根据病情由半流质饮食过渡至普通饮食，给予营养均衡，高蛋白、低脂肪、易消化饮食，避免油腻食物	□ 普通饮食，营养均衡 □ 勿吸烟、饮酒
活动	□ 卧床休息	□ 卧位休息可头高位，渐坐起，合理佩戴支具 □ 可逐渐下地活动 □ 行下肢功能练习	□ 正常活动 □ 功能练习

附：原表单（2016年版）

胸腰椎骨折临床路径表单

适用对象：第一诊断为胸腰椎骨折
行后路复位椎弓根螺钉内固定术

患者姓名：	性别：　　年龄：　　门诊号：	住院号：
住院日期：　　年　月　日	出院日期：　　年　月　日	标准住院日：10~15天

时间	住院第1天	住院第1~7天 （术前日）
主要诊疗工作	□ 询问病史及体格检查 □ 完成病历书写 □ 开化验单及相关检查单 □ 上级医师查房与术前评估	□ 根据病史、体检、平片、CT/MRI等行术前讨论，确定手术方案 □ 完成术前准备与术前评估 □ 完成术前小结、上级医师查房记录等病历书写 □ 签署手术知情同意书、自费用品协议书、输血同意书 □ 向患者及家属交代病情及围手术期注意事项 □ 必要时请相关科室会诊
重点医嘱	**长期医嘱：** □ 骨科护理常规 □ 一级护理 □ 饮食 □ 患者既往基础用药 **临时医嘱：** □ 胸部正位片 □ 常规心电图检查 □ 病房血常规+血型+红细胞沉降率（五分类） □ 病区尿常规+流式沉渣+比重 □ 大便常规（含隐血） □ 生化全套B □ 凝血功能常规检查 □ 免疫四项A［HIV免费］ □ 血气分析 □ 腰椎正侧位+动力位片 □ 腰椎CT、MRI □ 肺功能、超声心动图、动态心电图（根据患者情况选择）	**长期医嘱：** □ 骨科护理常规 □ 一级护理 □ 饮食 □ 患者既往基础用药 **临时医嘱：** □ 术前医嘱：常规准备明日在全身麻醉下行胸腰椎后路复位椎弓根螺钉内固定术 □ 术前禁食、禁水 □ 抗菌药物皮试 □ 配血（根据情况） □ 术前导尿（根据情况） □ 麻醉会诊
主要护理工作	□ 入院宣教：介绍病房环境、设施和设备 □ 入院护理评估	□ 宣教、备皮等术前准备 □ 提醒患者明晨禁水、禁食
病情变异记录	□ 无　□ 有，原因： 1. 2.	□ 无　□ 有，原因： 1. 2.
护士签名		
医师签名		

时间	住院第 1~8 天 （手术日）	住院第 2~9 天 （术后第 1 天）
主要诊疗工作	□ 上级医师查房 □ 术者完成手术记录 □ 完成术后病程记录 □ 上级医师查房 □ 注意神经功能变化 □ 向患者及家属交代病情及术后注意事项	□ 上级医师查房，注意术后病情变化 □ 完成病历书写 □ 注意引流量 □ 注意观察体温 □ 注意神经功能变化
重点医嘱	**长期医嘱：** □ 麻醉后护理常规 □ 腰椎术后护理常规 □ 一级护理 □ 明日饮食 □ 伤口引流记量 □ 留置导尿 □ 静脉留置 □ 轴线翻身 □ 伤口引流记量 □ 抗菌药物 □ 激素（根据情况） □ 神经营养药物（根据情况） □ 护胃（根据情况） □ 祛痰（根据情况） □ 通便（根据情况） □ 镇痛（根据情况） **临时医嘱：** □ 心电血压、血氧监护 □ 吸氧 □ 补液 □ 其他特殊医嘱	**长期医嘱：** □ 麻醉后护理常规 □ 腰椎术后护理常规 □ 一级护理 □ 饮食 □ 伤口引流记量 □ 留置尿管 □ 抗菌药物 □ 激素（根据情况） □ 神经营养药物（根据情况） □ 护胃（根据情况） □ 祛痰（根据情况） □ 通便（根据情况） □ 消炎镇痛药物（根据情况） **临时医嘱：** □ 补液（根据情况） □ 住院血常规+血沉 □ 超敏 C 反应蛋白 □ 生化全套 B
主要护理工作	□ 时观察患者病情变化 □ 术后心理与生活护理	□ 观察患者情况 □ 术后心理与生活护理 □ 指导患者术后功能锻炼
病情变异记录	□ 无 □ 有，原因： 1. 2.	□ 无 □ 有，原因： 1. 2.
护士签名		
医师签名		

时间	住院第 3~12 天 （术后第 2~4 天）	住院第___天 （出院前日）	住院第___天 （出院日）
主要诊疗工作	□ 上级医师查房 □ 完成常规病历书写 □ 根据引流情况，明确是否拔除引流管 □ 注意观察体温 □ 注意神经功能变化 □ 注意伤口情况	□ 上级医师查房，进行手术及伤口评估，确定有无手术并发症和切口愈合不良情况，明确能否出院 □ 完成出院记录、病案首页、出院证明书等 □ 向患者交代出院后的注意事项，如返院复诊的时间、地点，发生紧急情况时的处理等	□ 患者办理出院手续，出院
重点医嘱	**长期医嘱：** □ 麻醉后护理常规 □ 腰椎术后护理常规 □ 一级/二级护理 □ 饮食 □ 留置尿管（根据情况） □ 抗菌药物（根据情况） □ 神经营养药物（根据情况） □ 护胃（根据情况） □ 祛痰（根据情况） □ 通便（根据情况） □ 消炎镇痛药物（根据情况） □ 拔除引流，停引流记量（根据情况） **临时医嘱：** □ 换药 □ 腰椎正侧位 □ 腰椎 CT+三维重建 □ 腰椎 MRI（根据情况）	**出院医嘱：** □ 明日出院 □ 出院带药：钙剂、神经营养药物、消炎镇痛药、口服抗菌药物（根据情况） □ 嘱___日后拆线换药（根据出院时间决定） □ 1 个月后门诊复查 □ 如有不适，随时来诊	
主要护理工作	□ 观察患者情况 □ 术后心理与生活护理 □ 指导患者术后功能锻炼	□ 指导患者办理出院手续	
病情变异记录	□ 无 □ 有，原因： 1. 2.	□ 无 □ 有，原因： 1. 2.	□ 无 □ 有，原因： 1. 2.
护士签名			
医师签名			

第五十三章

胸腰椎骨质疏松性椎体压缩骨折临床路径释义

【医疗质量控制指标】

指标一、胸腰椎骨质疏松性椎体压缩骨折规范诊断率。

指标二、胸腰椎骨质疏松性椎体压缩骨折神经功能缺损评估率。

指标三、胸腰椎骨质疏松性椎体压缩骨折患者完成胸腰椎 CT/MRI 检查率。

指标四、手术前合并高血压/糖尿病/深静脉血栓治疗率。

指标五、胸腰椎骨质疏松性椎体压缩骨折患者骨质疏松严重程度评估率。

指标六、胸腰椎骨质疏松性椎体压缩骨折手术指征符合率。

指标七、胸腰椎骨质疏松性椎体压缩骨折术后疼痛缓解率。

指标八、胸腰椎骨质疏松性椎体压缩骨折手术并发症发生率。

指标九、胸腰椎骨质疏松性椎体压缩骨折术后患者出院规范化药物治疗率。

一、胸腰椎骨质疏松性骨折编码

1. 原编码

疾病名称及编码：胸腰椎骨质疏松性椎体压缩骨折（ICD-10：M80.801/M80.803/M80.981）

手术操作名称及编码：后路椎体成形术（ICD-9-CM-3：81.6501）

椎体后凸成形术（ICD-9-CM-3：81.0013/81.6601）

2. 修改编码

疾病名称及编码：胸腰椎骨质疏松性椎体压缩骨折（ICD-10：M80）

手术操作名称及编码：经皮胸腰椎椎骨成形术（ ICD-9-CM-3：81.6501）

经皮胸腰椎椎体增强（ICD-9-CM-3：81.66 02）

二、临床路径检索方法

M80 伴（81.65 01/ 81.6602）

三、国家医疗保障疾病诊断相关分组（CHS-DRG）

MDCI　肌肉、骨骼疾病及功能障碍

IU1　骨病及其他关节病

IB3　与脊柱有关的其他手术

四、胸腰椎骨质疏松性椎体压缩骨折临床路径标准住院流程

（一）适用对象

第一诊断为胸腰椎骨质疏松性椎体压缩骨折（ICD-10：M80.801/M80.803/M80.981），无神经功能损害。行后路椎体成形术（ICD-9-CM-3：81.6501）或椎体后凸成形术（ICD-9-CM-3：81.0013/81.6601）。

（二）诊断依据

根据《临床诊疗指南·骨科分册》（中华医学会编著，人民卫生出版社，2009 年），《外科学（下册）》（8 年制和 7 年制临床医学专用教材，赵玉沛、陈孝平主编，人民卫生出版社，

2015年)。

1. 病史：一般为轻微外伤或无明显外伤史。
2. 体征：骨折部位出现疼痛、畸形、功能障碍等骨折特有的表现，身高变矮、驼背。
3. 影像学检查：有胸腰椎椎体压缩骨折表现，同时确定骨折部位、类型、移位的方向和程度。

释义

■ 骨质疏松性椎体压缩骨折诊断依靠患者年龄、性别、受伤原因，详细的临床查体，包括局部触诊及下肢神经系统检查以及影像学检查，包括X线片、CT和MRI，排除病理性骨折及不稳定骨折之后，才能够确诊。

■ 病史和临床查体是初步诊断依据。患者通常为老年患者，伴有绝经后骨质疏松、老年性骨质疏松或者内分泌等原因引起的继发性骨质疏松。损伤特点是发生在日常生活中，可自行发生或微小损伤导致，主要发生在胸腰段，以T_{12}椎体最多，其次为L_1和T_{11}椎体。常见症状为腰背部疼痛，引起脊髓压迫和下肢神经症状的非常少见。查体：局部常可扪及后凸畸形，部分患者出现骨折部位压痛、叩击痛阳性，但疼痛位置并不十分特异，也有患者出现腰背部广泛疼痛或沿肋骨放射至前方。影像学常表现为骨折椎体压缩、楔形变。X线片上骨折椎体节段需要与患者症状和查体相符合，如果骨折类型或患者病史不一致，则应该行MRI检查明确有无骨折后形成的血肿或骨髓水肿。对于迟发性创伤后椎体塌陷或多节段慢性不愈合（Kummel病）的患者，则必须行MRI，从压脂像判断哪些椎体尚存在水肿高信号，需要接受手术治疗。CT检查可明确显示骨折类型及压缩程度，有助于术前手术设计。同时CT检查可显示出转移性肿瘤引起的骨质破坏程度，排除病理性骨折等。可以通过拍摄过伸过屈侧位，站立位X线片并与仰卧位X线片进行对比，明确是否存在脊柱不稳，但拍摄过程较痛苦，大多数情况下单纯MRI可以明确诊断。

（三）治疗方案的选择及依据

根据《临床诊疗指南·骨科分册》（中华医学会编著，人民卫生出版社，2009年），《外科学（下册）》（8年制和7年制临床医学专用教材，赵玉沛、陈孝平主编，人民卫生出版社，2015年）。

1. 骨质疏松性椎体压缩骨折诊断明确，无神经功能损害。
2. 无手术禁忌证。

释义

■ 对于骨质疏松性椎体压缩骨折治疗分为两类。首先对于骨折引起的疼痛、活动障碍，首要治疗措施是卧床休息、支具保护下下地活动及口服镇痛药减轻疼痛等保守治疗。如果患者有严重心肺疾病、高凝状态，无法耐受长期卧床休息，可首先考虑手术治疗缓解疼痛。对于可以耐受保守治疗的患者，首先尝试1~3周保守治疗，如果疼痛持续不缓解，则可考虑行手术治疗早期下地活动。术前可在护士帮助下进行俯卧位训练，增加患者对手术过程的耐受性。另一方面是治疗骨质疏松症，寻找内分泌、激素服用史等相关可能病因，补充足量钙剂、维生素D，并对患者进行骨代谢标志物检查，根据患者骨质疏松类型为成骨性还是破骨性选择对应的治疗药物。

■ 手术方式主要包括椎体成形术和椎体后凸成形术，两种手术方式在治疗效果方面没有明显区别，但椎体后凸成形术更安全一些。灌注骨水泥的量尚无定论，但需要对椎体起到良好的支撑，一般认为骨水泥需要弥散至上下终板位置为佳。骨水泥渗漏若无神经压迫一般不引起症状，但对邻近椎体的长期影响需要严密观察。术前仔细评估骨折线位置，术中控制骨水泥灌注时机及速度，可在一定程度上避免骨水泥渗漏发生。

（四）标准住院日7~10天

释义

■ 骨质疏松性椎体压缩骨折患者入院后，术前常规检查、脊柱影像学检查需要3~5天，术后恢复1~5天，总住院时间在10天之内均符合要求。若无其他明显应退出本路径的变异，仅在住院日数上有小的出入，并不影响纳入路径。尽可能缩短术前检查等待时间，术后当天或隔天有保护地下床活动，可缩短住院日，确保在标准住院日内完成医疗。

（五）进入路径标准

1. 第一诊断必须符合ICD-10：M80.801/M80.803/M80.981胸腰椎骨质疏松性椎体压缩骨折疾病编码。
2. 如患有其他疾病，但住院期间不需要特殊处理，也不影响第一诊断的临床路径流程实施时，可以进入本路径。
3. 无神经功能损害者。

释义

■ 本路径使用对象是需手术治疗的骨质疏松性椎体压缩骨折患者，包括亚急性骨折和慢性不愈合的患者，不包括高能量损伤导致的非骨质疏松性椎体压缩骨折、联合中柱、后柱损伤的爆裂骨折等不稳定骨折，以及骨肿瘤、骨结核等其他原因引起的病理性压缩骨折。

■ 患者如果合并高血压病、糖尿病、冠心病等慢性疾病，需要术前对症治疗时，如果不影响麻醉和手术，可进入本路径，但需要增加手术费用，延长住院时间。如果上述慢性疾病需要经治疗稳定后才能手术，术前准备过程先进入其他相应内科疾病的诊疗路径。

（六）术前准备3~5天

1. 必需的检查项目
（1）血常规、尿常规、大便常规。
（2）血生化。

（3）血凝常规。
（4）血型。
（5）输血常规。
（6）X线胸片、心电图。
（7）以骨折部位为中心的脊柱正侧位片、CT和MRI。
2. 根据患者病情可选择
（1）肺功能、超声心动图（高龄或既往有心、肺病史者）。
（2）对于部分诊断不明确的患者，术前可能需要骨密度、ECT、骨代谢组套等检查。
（3）有相关疾病者必要时请相应科室（如呼吸科、心内科、介入科和麻醉科等）会诊。

释义

■血常规、尿常规、血生化、血凝常规、X线胸片、心电图，主要是评估有无合并基础病，是确保手术治疗安全、有效展开的基础。这些检查可能会影响到手术时间、费用及治疗预后。因为患者均为高龄患者，内科合并症较多，对于合并相关系统疾病，需要接受全身麻醉手术的患者，术前可选择行肺功能、超声心动图、动态心电图等检查，确保麻醉的安全。

■建议术前完善骨密度、骨代谢组套等检查，明确病因和诊断，确定手术方案，并能够进一步药物治疗控制骨质疏松。

■X线片上骨折椎体节段需要与患者症状和查体相符合，如果骨折类型或患者病史不一致，则应该行MRI检查明确有无骨折后形成的血肿或骨髓水肿。对于迟到性创伤后椎体塌陷或不愈合（Kummel病）的患者，则必须行MRI，从压脂像判断哪些椎体尚存在水肿高信号或T1、T2加权像存在椎体内真空裂隙征低信号，需要接受手术治疗。CT检查可明确显示骨折类型及压缩程度，有助于术前手术设计。同时CT检查可显示出转移性肿瘤引起的骨质破坏程度，排除病理性骨折等。可以通过拍摄过伸过屈侧位，站立位X线片并与仰卧位X线片进行对比，明确是否存在脊柱不稳，但拍摄过程较痛苦，大多数情况下单纯MRI可以明确诊断。

（七）选择用药

1. 抗菌药物：按照《抗菌药物临床应用指导原则（2015年版）》（国卫办医发〔2015〕43号）执行。接受清洁手术者，在术前0.5~2小时给药或麻醉开始时给药，使手术切口暴露时局部组织中已达到足以杀灭手术过程中入侵切口细菌的药物浓度。如果手术时间超过3小时，或失血量大（>1500ml），可手术中给予第2剂。抗菌药物的有效覆盖时间应包括整个手术过程和手术结束后4小时，总的预防用药时间不超过24小时，个别情况可延长至48小时。手术时间较短（<2小时）的清洁手术，术前用药1次即可。通常选用第一、第二代头孢类抗菌药物，如头孢唑啉、头孢拉定和头孢呋辛、头孢西丁等。
由于术中植入假体，需预防性给予抗菌药物。在术前0.5小时内或麻醉开始时给药，如果手术时间超过3小时，或失血量大（>1500ml），可手术中给予第2剂。通常选用第二、第三代头孢类类抗菌药物，如头孢呋辛、头孢西丁和头孢他啶、头孢哌酮、头孢噻肟钠、头孢曲松等。
2. 预防静脉血栓栓塞症处理：参照《中国骨科大手术后静脉血栓栓塞症预防指南》预防静脉血栓栓塞症。预防方法包括基本预防、物理预防和药物预防。术前常规进行静脉血栓知识宣教，鼓励患者勤翻身、做深呼吸及咳嗽动作。在行椎管内操作（如手术、穿刺等）前、后的短时间内，应避免使用抗凝药物。

3. 术前镇痛：参照《骨科常见疼痛的处理专家建议》，入院时对患者进行健康教育，以得到患者的配合，达到理想的疼痛治疗效果。对患者疼痛反复进行评估（数字评价量表或视觉模拟评分），及早开始多模式镇痛、个体化镇痛。部分患者由于原发疾病需要术前镇痛治疗，考虑到药物对出血的影响（如阿司匹林），应换用其他药物或停止使用。术前准备包括：①药物调整，避免突然撤药。②降低术前疼痛和焦虑的治疗。③作为多模式镇痛的组成部分之一，术前镇痛。④患者及家属教育（包括行为疼痛控制技巧等）。多模式镇痛：①用药多途径：硬膜外、静脉、局部麻醉、口服、外用等。②药物选择多模式：阿片类如曲马多、哌替啶、吗啡与传统非选择性 NSAIDs 如双氯芬酸、布洛芬、吲哚美辛、美洛昔康，COX-2 抑制剂如塞来昔布或对乙酰氨基酚联合应用。③个体化镇痛：治疗方案、剂量、途径及用药时间应个体化。

释义

■ 经皮穿刺椎体成形术或经皮穿刺球囊扩张椎体后凸成形术是Ⅰ类切口，但由于术中植入假体，且一旦感染可导致严重后果，因此可按照规定适当预防性和术后应用抗菌药物。

■ 骨质疏松性骨折患者多为高龄患者，骨折后长期卧床，属于下肢深静脉血栓患者的高危人群，应该在术前、术中、术后采取预防方法，包括基本预防、物理预防和药物预防。

■ 疼痛是影响骨质疏松性椎体压缩骨折患者最明显的症状，缓解疼痛也是手术的主要目标。术后大部分患者疼痛明显缓解，但对于疼痛缓解不彻底，以及对于穿刺点感到不适的患者，应当给予个体化镇痛治疗。

（八）手术日为入院第 4~5 天

1. 麻醉方式：全身麻醉或局部麻醉+监护。
2. 手术方式：椎体成形术、椎体后凸成形术。
3. 输血：由于采用微创手术，故术中一般不需输血。

释义

■ 手术可以在全身麻醉下进行，也可以在局部麻醉和监护下进行。全身麻醉下进行手术可明显减轻患者手术过程中的疼痛和不适感，但无法实时监测下肢神经功能状态。对于高龄合并内科疾病的患者，全身麻醉手术风险较高。而局部麻醉手术相应麻醉风险较小，术后恢复较快，但需要患者能够耐受术中穿刺时疼痛和不适感，保持身体姿势、配合术中体位。

■ 手术方式包括经皮穿刺椎体成形术和球囊扩张椎体后凸成形术，椎体后凸成形术理论上来讲能够更好地恢复后凸，改善局部力线，并降低骨水泥渗漏的风险。但既往研究证明两种手术方式在治疗效果方面没有明显区别，而椎体后凸成形术更安全一些。在手术方式选择上，可根据患者具体情况、医师熟悉程度选择相应的手术方式。

（九）术后住院恢复5~7天

1. 必需复查的检查项目：以骨折部位为中心的脊柱正侧位片。

2. 必要时查脊柱 CT、MRI，凝血功能、肝功能、肾功能、电解质。怀疑下肢深静脉血栓形成或肺栓塞时查 D-二聚体、双下肢深静脉彩超和 CTPA。

3. 术后处理

（1）抗菌药物：按照《抗菌药物临床应用指导原则（2015 年版）》（国卫办医发〔2015〕43 号）执行。抗菌药物的有效覆盖时间应包括整个手术过程和手术结束后 4 小时，总的预防用药时间不超过 24 小时，个别情况可延长至 48 小时。通常选用第一、第二代头孢菌素，如头孢唑啉、头孢拉定和头孢呋辛、头孢西丁等。

由于术中植入假体，需预防性给予抗菌药物。术后持续给药至 48~72 小时。通常选用第二、第三代头孢类抗菌药物，如头孢呋辛、头孢西丁和头孢他啶、头孢哌酮、头孢噻肟钠、头孢曲松等。

（2）预防静脉血栓栓塞症处理：参照《中国骨科大手术后静脉血栓栓塞症预防指南》，行椎管内操作（如手术、穿刺等）前、后的短时间内，应避免使用抗凝药物。

（3）术后镇痛：参照《骨科常见疼痛的处理专家建议》，评估风险后，可选择乙酰胺基酚或 NSAIDs，中重度疼痛可选用阿片或复方镇痛药。硬膜外或内服阿片类镇痛、患者自控镇痛或区域阻滞镇痛。再次评估疼痛、镇痛效果及不良反应，调整镇痛方案。

（4）抗骨质疏松药物治疗。

（5）术后康复：术后 3 天左右可在腰围保护下下地行走。

释义

■ 术后需复查脊柱正侧位 X 线片，明确骨水泥分布情况。如果想了解详细位置或者出现疼痛不缓解等并发症，则可行脊柱 CT 和 MRI 检查。

■ 发生骨折后即应该开始治疗骨质疏松症，寻找内分泌、激素服用史等相关可能病因，补充足量钙剂、维生素 D，并根据患者骨质疏松类型为成骨性还是破骨性选择对应的治疗药物。

■ 术后处理上，对于术后疼痛，可按照《骨科常见疼痛的处理专家建议》进行术后镇痛；对于存在血栓危险因素的患者，可根据病情给予抗凝治疗，以避免深静脉血栓形成；对于脊柱功能恢复，可在支具保护下下地活动，进行功能锻炼。

（十）出院标准

1. 体温正常，常规化验指标无明显异常。

2. 伤口愈合良好：伤口无感染征象（或可在门诊处理的伤口情况），无皮瓣坏死。

3. 术后 X 线片复查骨水泥位置满意。

4. 没有需要住院处理的并发症和/或合并症。

释义

■ 主治医师应在出院前，通过复查上述项目并结合患者恢复情况决定是否能出院。如果出现术后伤口感染等并发症或合并症需要继续留院治疗的情况，则应先处理并发症和合并症，符合出院条件后再准许患者出院。

（十一）变异及原因分析

1. 围手术期并发症：深静脉血栓形成、伤口感染、骨水泥渗漏、肺栓塞、截瘫、血管损伤等造成住院日延长和费用增加。

2. 内科合并症：老年患者常合并基础疾病，如脑血管或心血管病、糖尿病、血栓等，手术可能导致这些疾病加重而需要进一步治疗，从而延长治疗时间，并增加住院费用。

3. 内植物的选择：由于病情不同，使用不同的骨水泥及骨水泥注入器械，可能导致住院费用存在差异。

释义

■ 出现变异的原因很多，除了路径中描述的各种术后并发症，还包括医疗、护理、患者、环境等多方面的变异原因，对于这些变异，医师需在表单中明确说明，具体变异情况如下：

（1）按照路径流程完成治疗，但出现了围手术期并发症，导致治疗时间延长甚至再次手术，从而造成住院日延长和费用增加。

（2）术前合并症较多，需要进一步治疗满足手术需要，导致术前检查时间延长，治疗费用增加。若术前合并症较为严重，需要经治疗稳定后才能手术，则应退出该路径，先行相应内科疾病治疗。

（3）患者病情不同，手术治疗节段数不同，手术方式不同，导致住院费用存在差异。

（4）患者进入路径后，医师在检查及治疗过程中发现患者合并存在一些事前未预知的对本路径治疗可能产生影响的情况，需要终止执行路径或者是延长治疗时间，增加治疗费用。

（5）因患者住院原因导致执行路径发生变异。

五、胸腰椎骨质疏松性椎体压缩骨折临床路径给药方案

【用药选择】

1. 抗菌药物：按照《抗菌药物临床应用指导原则（2015 年版）》（国卫办医发〔2015〕43 号）执行。接受清洁手术者，在术前 0.5~2 小时给药或麻醉开始时给药，使手术切口暴露时局部组织中已达到足以杀灭手术过程中入侵切口细菌的药物浓度。如果手术时间超过 3 小时，或失血量大（>1500ml），可手术中给予第 2 剂。抗菌药物的有效覆盖时间应包括整个手术过程和手术结束后 4 小时，总的预防用药时间不超过 24 小时，个别情况可延长至 48 小时。通常选用第一、第二代头孢类抗菌药物：如头孢唑啉、头孢拉定和头孢呋辛、头孢西丁等。头孢过敏的患者可选用克林霉素或万古霉素。

2. 围手术期镇痛：参照《骨科常见疼痛的处理专家建议》，入院时对患者进行健康教育，以得到患者的配合，达到理想的疼痛治疗效果。对患者疼痛反复进行评估（数字评价量表或视觉模拟评分），及早开始镇痛——多模式镇痛、个体化镇痛。术后即可进食者可采用口服药物镇痛；术后禁食者可选择静脉点滴等其他给药方式。根据患者症状，轻中度疼痛首选非甾体类抗炎药，也可以弱阿片类药物与非甾体类抗炎药（NSAIDs）等联合使用。

3. 抗骨质疏松药物：根据《原发性骨质疏松症诊疗指南（2017 版）》及《骨质疏松性骨折诊疗指南（2017 年版）》，抗骨质疏松药物包括骨健康基本补充剂和抗骨质疏松症药物。基础药物钙剂和维生素 D 可与抗骨质疏松药物联合使用，并贯穿整个治疗过程。钙剂应注重元

素钙含量，推荐补充元素钙 1000mg/d；普通维生素 D 补充剂量推荐为 800IU/d。抗骨质疏松症药物可分为骨吸收抑制剂、骨形成促进剂、其他机制类药物及传统中药。通常首选使用具有较广抗骨折谱的药物，包括口服或静脉双膦酸类药物。如仅椎体骨折高风险，而髋部和非椎体骨折风险不高的患者，可考虑选用雌激素或选择性雌激素受体调节剂。新发骨折伴疼痛的患者可考虑短期使用降钙素。中药治疗骨质疏松症多以改善症状为主，药物有效成分较明确的中成药主要包括骨碎补总黄酮、淫羊藿苷和人工虎骨粉。

【药学提示】

1. 如果选用万古霉素，则应使用尽量小的剂量以防止导致细菌产生耐药性。肾功能减退者应避免使用万古霉素。第一、第二代头孢菌素类多数主要经肾排泄，中度以上肾功能不全患者应根据肾功能适当调整剂量。

2. 选用 NSAIDs 是需参阅药品说明书并评估 NSAIDs 的危险因素。如患者发生胃肠道不良反应的危险性较高，使用非选择性 NSAIDs 时加用 H_2 受体抑制剂，质子泵抑制剂和胃黏膜保护及米索前列醇等胃肠道保护剂，或使用选择性 COX-2 抑制剂。应用 NSAIDs 时，对于心血管疾病高危患者，应权衡疗效和安全性因素。阿片类镇痛药最常见不良反应包括恶心、呕吐、便秘、嗜睡及过度镇静、呼吸抑制等。

3. 不推荐同时联合应用同一作用机制的抗骨质疏松药物。口服双膦酸盐类药物，禁用于导致食管排空延迟的食管异常（狭窄或迟缓不能）、不能站立或坐直至少 30 分钟者、对产品任何成分有过敏者、低钙血症。静脉注射双膦酸盐类药物时，少数患者可能会出现一过性发热反应，建议在静脉使用双膦酸盐类药物的同时，选用非甾类抗炎药物 5~7 天。当患者肌酐清除率低于 35ml/min 时，静脉双膦酸盐禁用，口服双膦酸盐不推荐使用。服用含有补骨质成分的中药制剂有导致肝损伤的风险，故建议有肝病的骨质疏松症患者禁用该类制剂。

六、胸腰椎骨质疏松性椎体压缩骨折患者护理规范

1. 椎体成形术或后凸成形术一般在局部麻醉下进行，术前应训练患者逐步延长俯卧位时间。高龄患者常合并心肺疾患，术前应仔细评估患者俯卧位耐受时间。术前 3~5 天开始俯卧位练习，头偏向一侧，胸及两肩各垫一小枕，骨盆下垫一大枕，使腹部悬空便于呼吸，从 10 分钟增加到 30 分钟，循序渐进，每天 2 次，以增加术中适应性，保证手术顺利进行。

2. 术后需密切观察双下肢感觉、肌力及大小便情况，如发现双下肢感觉、运动功能及大小便情况较术前减弱或出现障碍，应及时处理。

3. 早期指导并协助、鼓励患者进行四肢肌肉和各关节的运动。促进下肢静脉血液循环，抬高下肢，促进下肢静脉血液回流。若无胸、脑外伤者，突然出现胸闷、发绀、烦躁不安、呼吸困难进行性加重、血压下降等症状，应警惕肺栓塞的发生，需要监测心率、心律情况。

4. 建议术后 3 小时即可轴向翻身，术后第 1 天可下床活动。患者下床行走时要佩戴支具，护士应一直在患者身旁保护，应注意长期卧床而引起的体位性低血压，观察患者是否出现头晕、面色苍白等低血压表现。

5. 出院后，外出行走时须佩戴支具。需教会患者正确佩戴支具，告知佩戴支具注意事项以及佩戴支具的时间。

七、胸腰椎骨质疏松性椎体压缩骨折患者营养治疗规范

1. 多食优质蛋白食物及高钙食物，如牛奶、奶制品、鱼类、芝麻、虾皮、鸡蛋等，多吃应季新鲜水果蔬菜，补充维生素。

2. 避免喝咖啡，碳酸饮料，浓茶，戒烟戒酒。

八、胸腰椎骨质疏松性椎体压缩骨折患者健康宣教

1. 术后康复指导

（1）麻醉清醒后可以开始进行肢体锻炼，如下肢练习股四头肌力量；踝关节跖屈、背伸练习，每日 2~3 次，每组 20~30 次，每次坚持 5 秒，避免术后神经根粘连，同时可保持关节活动度，防止肌肉萎缩等。

（2）出院后，外出行走时须佩戴支具。

2. 社区家庭康复指导

（1）术后 3 个月内不做腰背肌锻炼及重体力活动，可进行简单日常生活。3 个月后可行腰背肌锻炼，增加腰背肌肌力和耐力。

（2）3~6 个月以内避免过度冲撞、扭转、跳跃等剧烈活动及提重物，避免睡软床，避免弯腰拾物，可采取屈膝、下蹲的姿势提取重物。

（3）下床时取侧卧位，双腿垂于床下，双臂交替撑床缓慢坐起，不宜仰卧位直接起床，坐起后不可急于离床，床边坐 15~30 分钟。

（4）穿防滑鞋，避免外伤。

（5）室温控制在 26℃左右为宜，注意保暖。

（6）戒烟限酒，减轻体重，防止肥胖。

（7）注意保证室外活动时间，接受适当阳光照射。

九、推荐表单

（一）医师表单

胸腰椎骨质疏松性椎体压缩骨折临床路径医师表单

适用对象：第一诊断为胸腰椎骨质疏松性椎体压缩骨折（ICD-10：M80）
行经皮胸腰椎椎骨成形术（ICD-9-CM-3：81.6501），经皮胸腰椎椎体增强（ICD-9-CM-3：81.66 02）

患者姓名：	性别：　年龄：　门诊号：	住院号：
住院日期：　年　月　日	出院日期：　年　月　日	标准住院日：8~10天

时间	住院第1天	住院第2天	住院第3天 （术前日）
主要诊疗工作	□ 询问病史和体格检查 □ 初步诊断和治疗方案 □ 完成住院志、首次病程等病历书写 □ 开检查检验单	□ 上级医师查房 □ 继续进行相关检查 □ 根据化验和相关检查结果，对患者的手术风险进行评估 □ 必要时请相关科室会诊	□ 根据病史、体检、平片、CT或MRI等行术前讨论，确定手术方案 □ 完成术前准备与术前评估 □ 完成术前小结、上级医师查房记录等病历书写 □ 向患者和/或家属交代围手术期注意事项并签署手术知情同意书、委托书（患者本人不能签字时）、自费用品协议书、进行术前审批
重点医嘱	**长期医嘱：** □ 骨科护理常规 □ 二级护理 □ 饮食 □ 骨质疏松治疗用药 □ 患者既往基础用药 **临时医嘱：** □ 血常规、尿常规、大便常规；生化全套；血凝常规；血型；输血常规；骨代谢组套；X线胸片、心电图 □ 以骨折部位为中心的脊柱正侧位X线片、CT或MRI □ 肺功能、超声心动（根据患者情况选择） □ 镇痛等对症处理	**长期医嘱：** □ 骨科护理常规 □ 二级护理 □ 饮食 □ 骨质疏松治疗用药 □ 患者既往基础用药 **临时医嘱：** □ 请相关科室会诊，并根据会诊科室要求安排检查和化验单 □ 镇痛等对症处理	**长期医嘱：** 同前日 **临时医嘱：** □ 术前医嘱：常规准备明日在全身麻醉或局部麻醉+监护下行/椎体成形术/椎体后凸成形术 □ 术前禁食、禁水 □ 术前麻醉药、抗菌药物皮试 □ 一次性导尿包 □ 术区备皮 □ 术前晚灌肠 □ 备术中抗菌药物 □ 其他特殊医嘱
病情变异记录	□ 无　□ 有，原因： 1. 2.	□ 无　□ 有，原因： 1. 2.	□ 无　□ 有，原因： 1. 2.
医师签名			

时间	住院第 4 天 （手术日）	住院第 4~7 天 （术后第 1~3 天）	住院第 8~9 天 （出院日）
主要诊疗工作	□ 手术 □ 向患者和/或家属交代手术过程概况及术后注意事项 □ 术者完成手术记录 □ 完成术后病程记录 □ 上级医师查房 □ 麻醉医师查房 □ 观察有无术后并发症并作出相应处理	□ 上级医师查房 □ 完成常规病历书写 □ 注意观察体温 □ 注意观察疼痛改善情况 □ 注意伤口情况	□ 上级医师查房，进行手术及伤口评估，确定有无手术并发症和切口愈合不良情况，明确能否出院 □ 完成出院记录、病案首页、出院诊断证明书等所有病历资料 □ 向患者交代出院后的康复锻炼及注意事项，如返院复诊的时间、地点，发生紧急情况时的处理等
重点医嘱	**长期医嘱：** □ 骨科术后护理常规 □ 一级护理 □ 饮食 □ 骨质疏松治疗用药 □ 既往基础用药 □ 轴线翻身 □ 留置尿管 □ 抗菌药物 □ 其他特殊医嘱 **临时医嘱：** □ 心电监测、吸氧（根据病情需要） □ 补液 □ 其他特殊医嘱	**长期医嘱：** □ 骨科术后护理常规 □ 一级/二级护理 □ 饮食 □ 骨质疏松治疗用药 □ 既往基础用药 □ 留置尿管 □ 抗菌药物 **临时医嘱：** □ 换药 □ 镇痛等对症处理 □ 补液（根据情况）	**出院医嘱：** □ 出院带药：骨质疏松治疗用药 □ 嘱 14 日后拆线换药（根据出院时间决定） □ 1 个月后门诊复查 □ 如有不适，随时来诊
病情变异记录	□ 无　□ 有，原因： 1. 2.	□ 无　□ 有，原因： 1. 2.	□ 无　□ 有，原因： 1. 2.
医师签名			

（二）护士表单

胸腰椎骨质疏松性椎体压缩骨折临床路径护士表单

适用对象：第一诊断为胸腰椎骨质疏松性椎体压缩骨折（ICD-10：M80）

行经皮胸腰椎椎骨成形术（ICD-9-CM-3：81.6501），经皮胸腰椎椎体增强（ICD-9-CM-3：81.66 02）

患者姓名：	性别：　年龄：　门诊号：	住院号：
住院日期：　年　月　日	出院日期：　年　月　日	标准住院日：8~10天

时间	住院第1天	住院第2天	住院第3天 （术前日）
健康宣教	入院宣教： □ 介绍主管医师、护士 □ 介绍环境、设施 □ 介绍住院注意事项 □ 介绍探视和陪伴制度 □ 介绍贵重物品制度	□ 药物宣教 术前宣教： □ 宣教术前准备及检查后注意事项 □ 告知患者在检查中配合医师 □ 主管护士与患者沟通，消除患者紧张情绪 □ 告知检查后可能出现的情况及应对方式	□ 药物宣教 术前宣教： □ 宣教术前准备及检查后注意事项 □ 告知患者在检查中配合医师 □ 主管护士与患者沟通，消除患者紧张情绪 □ 告知检查后可能出现的情况及应对方式
护理处置	□ 核对患者，佩戴腕带 □ 建立入院护理病历 □ 协助患者留取各种标本 □ 测量体重	□ 协助医师完成术前检查	□ 做好备皮等术前检查 □ 提醒患者术前禁食、禁水 □ 术前心理护理 □ 术前知道术中唤醒及患者相关配合事宜
基础护理	三级护理： □ 晨晚间护理 □ 患者安全管理	三级护理： □ 晨晚间护理 □ 患者安全管理	二级/一级护理： □ 晨晚间护理 □ 患者安全管理
专科护理	□ 护理查体 □ 病情观察（心肺功能、劳动耐力） □ 需要时，填写跌倒及压疮防范表 □ 需要时，请家属陪伴 □ 心理护理	□ 病情观察 □ 防止皮肤压疮护理 □ 指导呼吸功能锻炼 □ 心理护理	□ 遵医嘱予补液 □ 病情观察 □ 心理护理
重点医嘱	□ 详见医嘱执行单	□ 详见医嘱执行单	□ 详见医嘱执行单
病情变异记录	□ 无　□ 有，原因： 1. 2.	□ 无　□ 有，原因： 1. 2.	□ 无　□ 有，原因： 1. 2.
护士签名			

时间	住院第 4 天 （手术日）	住院第 4~7 天 （术后第 1~3 天）	住院第 8~9 天 （出院日）
健康宣教	□ 药物宣教 □ 手术宣教 □ 观察病情变化并及时报告医师 □ 指导术后患者功能锻炼	□ 药物宣教 □ 手术宣教 □ 观察病情变化并及时报告医师 □ 指导术后患者功能锻炼	□ 出院宣教
护理处置	□ 观察病情变化 □ 术后心理与生活护理 □ 指导患者功能锻炼	□ 观察病情变化 □ 术后心理与生活护理 □ 指导患者功能锻炼	□ 指导患者办理出院
基础护理	**一级护理：** □ 晨晚间护理 □ 患者安全管理	**一级/二级护理：** □ 晨晚间护理 □ 患者安全管理	**二级/三级护理：** □ 晨晚间护理 □ 患者安全管理
专科护理	□ 遵医嘱予补液 □ 病情观察（生命体征等） □ 心理护理	□ 遵医嘱予补液 □ 病情观察（生命体征等） □ 心理护理	□ 指导患者术后康复等注意事项
重点医嘱	□ 详见医嘱执行单	□ 详见医嘱执行单	□ 详见医嘱执行单
病情变异记录	□ 无　□ 有，原因： 1. 2.	□ 无　□ 有，原因： 1. 2.	□ 无　□ 有，原因： 1. 2.
护士签名			

（三）患者表单

胸腰椎骨质疏松性椎体压缩骨折临床路径患者表单

适用对象：第一诊断为胸腰椎骨质疏松性椎体压缩骨折（ICD-10：M80）
行经皮胸腰椎椎骨成形术（ICD-9-CM-3：81.6501），经皮胸腰椎椎体增强（ICD-9-CM-3：81.66 02）

患者姓名：	性别：　　年龄：　　门诊号：	住院号：
住院日期：　　年　月　日	出院日期：　　年　月　日	标准住院日：8~10天

时间	入院	术前	手术日
医患配合	□配合询问病史、收集资料，请务必详细告知既往史、用药史、过敏史 □配合进行体格检查 □有任何不适请告知医师	□配合完善相关检查、化验，如采血、留尿、心电图、X线胸片 □医师与患者及家属介绍病情及手术检查谈话、检查前签字	□配合完善相关检查、化验 □配合医师做好术前准备
护患配合	□配合测量体温、脉搏、呼吸3次，血压、体重1次 □配合完成入院护理评估（简单询问病史、过敏史、用药史） □接受入院宣教（环境介绍、病室规定、订餐制度、贵重物品保管等） □配合执行探视和陪伴制度 □有任何不适请告知护士	□配合测量体温、脉搏、呼吸3次，询问大便次数，1次/日 □接受术前宣教 □接受饮食宣教 □接受药物宣教	□清晨测量体温、脉搏、呼吸、血压1次 □送手术室前，协助完成核对，带齐影像资料及用药 □返回病房后，配合接受生命体征的监测 □配合检查意识（全身麻醉者） □配合缓解疼痛 □接受术后宣教 □接受饮食宣教 □接受药物宣教 □有任何不适请告知护士
饮食	□遵医嘱饮食	□遵医嘱饮食	□术前禁食、禁水 □术后6小时试饮水，无恶心、呕吐可进少量流质饮食或者半流质饮食
排泄	□正常排尿便	□正常排尿便	□正常排便 □留置导尿
活动	□正常活动	□正常活动	□正常活动

时间	术后	出院日
医患配合	□ 协助康复锻炼 □ 配合完善术后检查	□ 接受出院前指导 □ 知道复查程序 □ 获取出院诊断书
护患配合	□ 配合定时监测生命体征 □ 配合检查伤口 □ 接受输液、服药等治疗 □ 接受进食、进水、排便等生活护理 □ 配合活动，预防皮肤压力伤 □ 注意活动安全，避免坠床或跌倒 □ 配合执行探视及陪伴	□ 接受出院宣教 □ 办理出院手续 □ 获取出院带药 □ 知道服药方法、作用、注意事项 □ 知道复印病历程序
饮食	□ 遵医嘱饮食	□ 遵医嘱饮食
排泄	□ 正常排尿便	□ 正常排尿便
活动	□ 正常适度活动，避免疲劳	□ 正常适度活动，避免疲劳

附：原表单（2016年版）

胸腰椎骨质疏松性椎体压缩骨折临床路径表单

适用对象：第一诊断为胸腰椎骨质疏松性椎体压缩骨折（ICD-10：M80.801、M80.803、M80.981），无神经功能损害

行后路椎体成形术（ICD-9-CM-3：81.6501）或椎体后凸成形术（ICD-9-CM-3：81.0013、81.6601）

患者姓名：	性别：　　年龄：　　门诊号：	住院号：
住院日期：　　年　月　日	出院日期：　　年　月　日	标准住院日：8~10天

时间	住院第1天	住院第2天	住院第3天 （术前日）
主要诊疗工作	□ 询问病史及体格检查 □ 上级医师查房 □ 初步诊断和治疗方案 □ 住院医师完成住院志、首次病程、上级医师查房等病历书写 □ 完善术前检查 □ 签订医患沟通协议	□ 上级医师查房 □ 继续进行相关检查 □ 根据化验和相关检查结果，对患者的手术风险进行评估 □ 必要时请相关科室会诊	□ 根据病史、体检、平片、CT或MRI等行术前讨论，确定手术方案 □ 完成术前准备与术前评估 □ 完成术前小结、上级医师查房记录等病历书写 □ 向患者和/或家属交代围手术期注意事项并签署手术知情同意书、委托书（患者本人不能签字时）、自费用品协议书、进行术前审批
重点医嘱	**长期医嘱：** □ 骨科护理常规 □ 二级护理 □ 饮食 □ 骨质疏松治疗用药 □ 患者既往基础用药 **临时医嘱：** □ 血常规、尿常规、大便常规；生化全套；血凝常规；血型；输血常规；骨代谢组套；X线胸片、心电图 □ 以骨折部位为中心的脊柱正侧位X线片、CT或MRI □ 肺功能、超声心动（根据患者情况选择） □ 镇痛等对症处理	**长期医嘱：** □ 骨科护理常规 □ 二级护理 □ 饮食 □ 骨质疏松治疗用药 □ 患者既往基础用药 **临时医嘱：** □ 请相关科室会诊，并根据会诊科室要求安排检查和化验单 □ 镇痛等对症处理	**长期医嘱：** 同前日 **临时医嘱：** □ 术前医嘱：常规准备明日在全身麻醉或局部麻醉+监护下行椎体成形术/椎体后凸成形术 □ 术前禁食、禁水 □ 术前麻醉药、抗菌药物皮试 □ 一次性导尿包 □ 术区备皮 □ 术前晚灌肠 □ 备术中抗菌药物 □ 其他特殊医嘱
主要护理工作	□ 入院宣教：介绍病房环境、设施和设备 □ 入院护理评估	□ 宣教 □ 观察患者病情变化 □ 心理和生活护理	□ 宣教、备皮等术前准备 □ 提醒患者术前禁水、禁食 □ 术前心理护理

续　表

时间	住院第 1 天	住院第 2 天	住院第 3 天 （术前日）
病情变异记录	□ 无　□ 有，原因： 1. 2.	□ 无　□ 有，原因： 1. 2.	□ 无　□ 有，原因： 1. 2.
护士签名			
医师签名			

时间	住院第4~5天 （手术日）	住院第5~6天 （术后第1天）	住院第6~7天 （术后第2天）
主要诊疗工作	□ 手术 □ 向患者和/或家属交代手术过程概况及术后注意事项 □ 术者完成手术记录 □ 完成术后病程记录 □ 上级医师查房 □ 麻醉医师查房 □ 观察有无术后并发症并做相应处理	□ 上级医师查房，注意术后病情变化 □ 完成病历书写 □ 注意观察体温 □ 注意观察疼痛改善情况	□ 上级医师查房 □ 完成常规病历书写 □ 注意观察体温 □ 注意观察疼痛改善情况 □ 注意伤口情况
重点医嘱	**长期医嘱：** □ 骨科术后护理常规 □ 一级护理 □ 饮食 □ 骨质疏松治疗用药 □ 既往基础用药 □ 轴线翻身 □ 留置尿管 □ 抗菌药物 □ 其他特殊医嘱 **临时医嘱：** □ 心电监测、吸氧（根据病情需要） □ 补液 □ 其他特殊医嘱	**长期医嘱：** □ 骨科术后护理常规 □ 一级护理 □ 饮食 □ 骨质疏松治疗用药 □ 既往基础用药 □ 留置尿管 □ 抗菌药物 □ 其他特殊医嘱 **临时医嘱：** □ 复查血常规（根据情况） □ 通便 □ 镇痛等对症处理 □ 补液（根据情况）	**长期医嘱：** □ 骨科术后护理常规 □ 一级/二级护理 □ 饮食 □ 骨质疏松治疗用药 □ 既往基础用药 □ 留置尿管 □ 抗菌药物 **临时医嘱：** □ 换药 □ 镇痛等对症处理 □ 补液（根据情况）
主要护理工作	□ 随时观察患者病情变化并及时报告医师 □ 术后心理与生活护理	□ 观察患者情况并做好引流量等相关记录 □ 术后心理与生活护理 □ 指导患者术后功能锻炼	□ 观察患者情况 □ 术后心理与生活护理 □ 指导患者术后功能锻炼
病情变异情况	□ 无 □ 有，原因： 1. 2.	□ 无 □ 有，原因： 1. 2.	□ 无 □ 有，原因： 1. 2.
护士签名			
医师签名			

时间	住院第 7~8 天 （术后第 3 天）	住院第 8~9 天 （术后第 4 天）	住院第 9~10 天 （出院日）
主要诊疗工作	□ 上级医师查房 □ 完成常规病历书写 □ 注意观察体温 □ 注意观察疼痛改善情况 □ 注意伤口情况	□ 上级医师查房 □ 住院医师完成病程记录 □ 伤口换药（必要时） □ 指导患者功能锻炼	□ 上级医师查房，进行手术及伤口评估，确定有无手术并发症和切口愈合不良情况，明确能否出院 □ 完成出院记录、病案首页、出院诊断证明书等所有病历资料 □ 向患者交代出院后的康复锻炼及注意事项，如返院复诊的时间、地点，发生紧急情况时的处理等
重点医嘱	**长期医嘱：** □ 骨科术后护理常规 □ 一级/二级护理 □ 饮食 □ 骨质疏松治疗用药 □ 既往基础用药 □ 停抗菌药物 □ 停尿管 **临时医嘱：** □ 拍摄术后复查平片 □ 必要时行 CT、MRI 检查	**长期医嘱：** □ 骨科术后护理常规 □ 一级/二级护理 □ 饮食 □ 骨质疏松治疗用药 □ 既往基础用药 **临时医嘱：** □ 换药 □ 镇痛等对症处理 □ 补液（根据情况）	**出院医嘱：** □ 出院带药：骨质疏松治疗用药 □ 嘱___日后拆线换药（根据出院时间决定） □ 1 个月后门诊复查 □ 如有不适，随时来诊
主要护理工作	□ 观察患者情况 □ 术后心理与生活护理 □ 指导患者术后功能锻炼	□ 观察患者病情变化 □ 指导患者功能锻炼 □ 术后心理和生活护理	□ 指导患者办理出院手续 □ 出院宣教
病情变异记录	□ 无 □ 有，原因： 1. 2.	□ 无 □ 有，原因： 1. 2.	□ 无 □ 有，原因： 1. 2.
护士签名			
医师签名			

第五十四章

胸椎管狭窄症临床路径释义

【医疗质量控制指标】

指标一、胸椎管狭窄症规范诊断率。

指标二、胸椎管狭窄症神经功能缺损评估率。

指标三、胸椎管狭窄症患者完成胸椎 CT/MRI 检查率。

指标四、胸椎管狭窄症手术指征符合率。

指标五、不能自行行走的胸椎管狭窄症患者入院后深静脉血栓预防率。

指标六、胸椎管狭窄症患者术后神经功能恢复率。

指标七、胸椎管狭窄症手术并发症发生率。

指标八、胸椎管狭窄症术后病理明确率。

指标九、胸椎管狭窄症术后患者康复评估率。

一、胸椎管狭窄症编码

1. 原编码

疾病名称及编码：胸椎管狭窄症（ICD-10：M48.02）

手术操作名称及编码：后路椎管后壁切除术/后路椎管后壁切除内固定融合术/后路环形减压内固定融合术（ICD-9-CM-3：81.05）

2. 修改编码

疾病名称及编码：胸椎管狭窄症（ICD-10：M48.003）

手术操作名称及编码：后路椎管后壁切除术/后路椎管后壁切除内固定融合术/后路环形减压内固定融合术（ICD-9-CM-3：77.89/81.05/03.09）

二、临床路径检索方法

M48.003 伴 77.89/81.05/03.09

三、国家医疗保障疾病诊断相关分组（CHS-DRG）

MDCI　肌肉、骨骼疾病及功能障碍

IU2　颈腰背疾患

IB2　脊柱融合手术

81.0501 胸椎融合术，后入路

IB3　与脊柱有关的其他手术

77.8900x008 脊椎后弓切除术

80.5105 胸椎间盘切除伴椎管减压术

四、胸椎管狭窄症临床路径标准住院流程

（一）适用对象

第一诊断为胸椎管狭窄症（ICD-10：M48.003），行后路椎管后壁切除术/后路椎管后壁切除内固定融合术/后路环形减压内固定融合术（ICD-9-CM-3：77.89/81.05/03.09）。

释义

■ 由于发育所致胸椎管狭窄或椎间盘突出、椎体及小关节增生、韧带骨化等因素所致的胸椎管狭窄及神经根管狭窄所引起的脊髓及神经受压的症状和体征，为胸椎管狭窄症（thoracic stenosis）。

■ 从广义上讲，胸椎间盘突出症也是胸椎管狭窄症的一种。

■ 本路径适用对象为需手术治疗的胸椎管狭窄症患者，不包括伴有急性脊髓损伤、严重脊柱畸形、强直性脊柱炎的患者。

■ 胸椎管狭窄症手术治疗方式包括单纯后路减压手术、后路减压内固定融合手术、后路涵洞塌陷法全周减压固定融合手术、前路减压固定融合手术、前后路联合手术等。本路径术式均指常规开放式手术，不包括微创术式。

（二）诊断依据

根据《临床诊疗指南·骨科分册》（中华医学会编著，人民卫生出版社，2009 年），《骨科学高级教程》（中华医学会组织，邱贵兴主编，中华医学电子音像出版社，2016 年），《实用骨科学》（田伟主编，人民卫生出版社，2016 年）。

1. 由于发育、退变、代谢或韧带骨化等因素造成胸椎管狭窄，出现相应的神经受压的影像学表现。

2. 上述病理改变压迫和刺激相应水平的脊髓或神经根并出现相应的临床表现。

释义

■ 本病多发于中老年患者，以下胸椎为主，其次为上胸椎。

■ 逐渐出现的双下肢麻木无力、行走困难及尿便功能障碍是本病的主要临床表现，可有胸背部疼痛、踩棉花感及胸腹部束带感。也可出现胸神经根受损症状，表现为胸背部烧灼样或刺激症状。

■ 大多数胸椎管狭窄症患者表现为上运动神经元受损的体征，查体可发现受损部位以下皮肤感觉减退或消失，双下肢肌力不同程度减弱，肌张力增高，腱反射亢进，浅反射减退，病理征阳性，可伴有髌阵挛、踝阵挛阳性。

■ 主要影像学检查应包括胸椎正侧位 X 线片、胸椎 CT 平扫、胸椎 MRI，并可行椎管造影及造影后 CT（CTM）、神经电生理检查、尿动力及直肠功能检查等协助诊断。了解胸椎曲度及整体情况，脊髓受压位置、范围、程度，致压物性质，为手术计划做出相应的准备。

■ 通过影像学检查，可以了解致压物性质，如胸椎间盘突出、退行性胸椎管狭窄、胸椎后纵韧带骨化、胸椎黄韧带骨化等。

■ 需要与颈椎管狭窄症、DISH 病、腰椎管狭窄症、椎管内肿瘤、脊髓侧索硬化症、视神经脊髓炎、硬脊膜动静脉瘘等疾病相鉴别。

■ 30%~40%的胸椎管狭窄症患者合并脊髓型颈椎病，应高度关注其上肢功能状态和体征，必要时行颈椎 X 线和 MRI 检查；10%~15%的胸椎管狭窄症患者合并腰椎管狭窄症，故对存在下肢根性症状、怀疑合并腰椎疾患者，应行腰椎 X 线和 MRI 检查。

（三）选择治疗方案的依据

根据《临床诊疗指南·骨科分册》（中华医学会编著，人民卫生出版社，2009年），《骨科学高级教程》（中华医学会组织，邱贵兴主编，中华医学电子音像出版社，2016年），《实用骨科学》（田伟主编，人民卫生出版社，2016年）。

1. 保守治疗：少数脊髓压迫较轻，症状轻且无进展者可以试行保守治疗。
2. 手术治疗：多数有神经症状者，需要手术治疗。

释义

■ 对于症状轻，脊髓压迫较轻的患者可以观察病情进展情况，药物或其他保守治疗往往效果不佳。

■ 患者出现症状时往往神经受压已经较为明显，并进行性加重，病程较为缓慢。目前手术治疗是可以解决胸椎管结构性狭窄唯一的方法，但相对颈椎及腰椎手术来说手术风险较大，疗效及预后一般或较差。一般根据患者的病情、神经定位、致压物的范围和性质、脊柱序列和稳定性、术者的经验等综合因素决定手术方式。

■ 对于神经症状明显但身体无法耐受手术的患者，需要加强护理，避免出现褥疮、下肢深静脉血栓以及泌尿系统感染。

（四）标准住院日≤17天

释义

■ 胸椎管狭窄症患者入院后，术前常规检查、影像学检查等需要4~5天，术后恢复8~11天，总住院时间≤17天的均符合本路径要求。

（五）进入路径标准

1. 第一诊断必须符合ICD-10：M48.02胸椎管狭窄疾病编码。
2. 当患者合并其他疾病，但住院期间不需要特殊处理也不影响第一诊断的临床路径流程实施时，可以进入路径。

释义

■ 本路径适用于需手术治疗的胸椎管狭窄症患者，不包括伴有急性脊髓损伤、严重脊柱畸形、强直性脊柱炎的患者。

■ 患者如果合并高血压、糖尿病、冠心病等其他慢性疾病，需要术前对症治疗时，如果不影响麻醉和手术，可进入本路径，但可能会增加医疗费用，延长住院时间。如果上述慢性疾病需要经治疗稳定后才能手术，术前准备过程先进入其他相应内科疾病的诊疗路径。

（六）术前准备（术前评估）≤5天（工作日）

1. 必需的检查项目

（1）血常规、血型、尿常规。
（2）凝血功能、肝功能、肾功能、电解质、血糖、感染性疾病筛查。
（3）X 线胸片、心电图。
（4）胸椎正侧位平片或全脊柱正侧位拼接。
（5）全脊柱 MRI 和病变部位 CT，若患者条件不允许行 MRI 检查，可行胸椎 CTM 代替。
2. 根据患者病情可选择的检查项目：心肌酶、肺功能、超声心动、动态心电图、动态血压监测和骨密度（老年人或既往有相关病史者）。

释义

■ 必查项目血常规、尿常规、肝功能、肾功能、电解质、血糖、凝血功能、X 线胸片、心电图，主要是评估有无合并基础病，是确保手术治疗安全、有效开展的基础，这些检查可能会影响到住院时间、费用以及治疗预后；血型、Rh 因子、感染性疾病筛查主要是用于手术治疗前后的输血前准备；胸椎影像学检查是进一步明确诊断、选择合适手术治疗方案的必需检查，建议术前完善胸椎 X 线正侧位片、胸椎 CT 平扫、胸椎 MRI 等必要的影像学检查。

■ 高龄患者或有心肺功能异常患者，术前根据病情增加肺功能、超声心动图、血气分析、动态心电图、24 小时血压检查，有合并疾病者可根据病情请相应科室会诊，以确保手术安全。此类患者下肢活动受限，应注意下肢血栓形成，防止肺栓塞。

■ 考虑前路手术患者必要时可术前请胸外科会诊。如患者病情危重，术前应联系 ICU 病房。前路手术多采用侧前方经胸膜外途径，不意味一定进入胸腔，因此胸外科会诊并不总是需要。

■ 为缩短患者住院等待时间，检查项目可以在患者入院前于门诊完成。

（七）预防性抗菌药物选择与使用时机

1. 按照《抗菌药物临床应用指导原则（2015 年版）》（国卫办医发〔2015〕43 号）执行，并根据患者的病情决定抗菌药物的选择与使用时间。建议使用第一、第二代头孢菌素类，头孢曲松。MRSA 感染高发医疗机构的高危患者可用（去甲）万古霉素。
2. 静脉输注应在皮肤切开前 0.5～1 小时或麻醉开始时给药，在输注完毕后开始手术；万古霉素由于需输注较长时间，应在手术前 1～2 小时开始给药；手术时间较短（＜2 小时）时术前给药 1 次即可。如手术时间超过 3 小时或超过所用药物半衰期的 2 倍以上，或成人出血量超过 1500ml，术中应追加 1 次。

释义

■ 胸椎手术属于Ⅰ类切口，但由于是中枢神经周围相关手术、术中内植物的使用等因素，一旦感染可能导致严重后果。因此，需按卫计委规定使用预防性抗菌药物。如出现感染征象，则应早期应用治疗性抗菌药物。

（八）手术日为入院≤6 天

1. 麻醉方式：气内插管全身麻醉。
2. 手术方式：后路椎管后壁切除术或后路椎管后壁切除内固定植骨融合术或后路环形减压

内固定植骨融合术。
3. 手术内植物：椎弓根螺钉、固定钩、固定棒等。
4. 术中用药：麻醉常规用药、预防性抗菌药物、激素，术后镇痛泵的应用。
5. 根据术中情况决定是否使用自体血回输。
6. 根据情况决定是否使用术中脊髓功能监测。
7. 输血：视术中具体情况而定。

释义

■ 胸椎手术需在气管内插管全身麻醉下实施。

■ 由于胸椎管狭窄症患者，在减压操作中可能会对胸椎的稳定性产生影响，并且在一些情况下需要改变脊柱的曲度来带达到治疗目的，因此需要使用椎弓根钉、固定钩、固定棒、钛缆、椎间融合器、钛笼、钛板、钛网等内固定系统和各种植骨材料等进行胸椎结构重建。

■ 如预计术中出血较多，可使用术中自体血回输。

■ 术中及术后是否输血依照术中出血量及术后引流量、患者心率及血压等循环稳定性、血常规等情况而定。

■ 如出现急性脊髓损伤，在伤后 8 小时内可以采用美国急性脊髓损伤研究会(NASCIS) 推荐的甲泼尼龙冲击治疗方案。

（九）术后住院恢复≤16 天

1. 必须复查的检查项目：血常规、胸椎平片。
2. 必要时复查的项目：肝功能、肾功能、电解质、胸椎 CT、胸椎 MRI 等。
3. 术后用药：抗菌药物使用，按照《抗菌药物临床应用指导原则（2015 年版）》（国卫办医发〔2015〕43 号）执行，并根据患者的病情决定抗菌药物的选择与使用时间。建议使用第一、第二代头孢菌素类，头孢曲松。MRSA 感染高发医疗机构的高危患者可用（去甲）万古霉素。

释义

■ 手术常规放置引流，根据引流液的性状及引流量判断拔除引流的时间。

■ 术后需复查胸椎正侧位 X 线片，了解术后减压范围及内植物的位置情况。如需了解骨性或神经的细节情况，可行 CT 及 MRI 检查。

■ 在术后处理上：按《抗菌药物临床应用指导原则（2015 年版）》适当应用抗菌药物；对于术后疼痛，可按照《骨科常见疼痛的处理专家建议》进行术后镇痛；在脊髓、神经减压后常需要给予激素、脱水药物和神经营养药物治疗以利患者神经功能恢复；对于存在易栓症危险因素的患者，可根据病情给及抗凝治疗，以避免深静脉血栓形成；对胸椎功能恢复，可在支具保护下逐渐进行功能锻炼，并可以建议进一步康复治疗。

（十）出院标准

1. 切口：愈合好，无感染征象，或可在门诊处理的未完全愈合切口。

2. 没有需要住院处理的并发症和合并症。

释义

■ 主治医师应在出院前，通过复查的上述各项检查并结合患者恢复情况判断是否达到出院标准。如果出现术后伤口感染等并发症和/或合并症需要继续留院治疗的情况，应先处理并发症和/或合并症并符合出院条件后再准许患者出院。

（十一）变异及原因分析

1. 有影响手术的合并症，需要进行相关的诊断和治疗。
2. 需要根据患者的病情以及影像学特点制订手术方案，包括单纯后路减压、后路环形减压、减压+内固定融合、前路减压固定融合、前后路联合手术。
3. 对于部分诊断不明确患者，术前可能需要肌电图、诱发电位，脊柱其他部位影像检查等以确诊。

术后若出现并发症，需进行相应处理。

释义

■ 出现变异的原因很多，除了包括路径中所描述的各种术后并发症，还包括医疗、护理、患者等多方面的变异原因，对于这些变异医师需在表单中明确说明，具体变异情况如下：

（1）按路径流程完成治疗，但出现了上述围手术期并发症（如脊髓功能障碍加重、脑脊液漏、下肢静脉血栓等），导致治疗时间延长甚至再次手术，从而造成住院日延长和费用增加。

（2）按路径流程完成治疗，但手术后患者合并的基础疾病加重，如术后患者血糖、血压持续增高，需要进一步治疗，从延长治疗时间，并增加住院费用。

（3）患者同时存在颈椎或腰椎病变，需同时处理，导致延长治疗时间并增加住院费用。

（4）由于患者病情不同，手术治疗时减压固定节段的长短、前路与后路手术、一期手术与分期手术、使用内植物的不同、ICU 治疗时间等，可能导致住院费用存在差异。

（5）患者入选路径后，医师在检查及治疗过程中发现患者合并存在一些事前未预知的对本路径治疗可能产生影响的情况，需要终止执行路径或是延长治疗时间、增加治疗费用。

（6）因患者方面的主观原因导致执行路径出现变异。

五、胸椎管狭窄症临床路径给药方案

【用药选择】

1. 胸椎管狭窄症后路手术属于Ⅰ类切口，但由于术中可能用到各种内固定及植骨材料，因此可适当预防性应用抗菌药物。在术前 0.5～2 小时给药，或麻醉开始时给药。如果手术时间超过 3 小时，或失血量大（>1500ml），可手术中给予第 2 剂。总的预防用药时间不超过 24 小时，个别情况可延长至 48 小时。应选用针对包括金黄色葡萄球菌在内的广谱抗菌药物，如第一、第二代头孢菌素类。而对 β 酰胺过敏的病例则可选用克林霉素或万古霉素。

2. 胸椎管狭窄症术后应及早开始镇痛、个体化镇痛、多模式镇痛。术后即可进食者可采用口服药物镇痛；术后禁食者可选择静脉点滴等其他给药方式。根据患者症状轻中度的疼痛首选非甾体抗炎药（NSAIDs），也可以弱阿片类药物与非甾体类抗炎药物等联合使用。

3. 如患者存在神经症状，围手术期可使用神经营养类药物。神经节苷脂能促进由于各种原因引起的中枢神经系统损伤的功能恢复。作用机制是促进"神经重构"（包括神经细胞的生存、轴突生长和突触生长），并对损伤后继发性神经退化有保护作用。也可采用其他神经营养药物或不同种类联合应用，如维生素 B_{12}衍生物（甲钴胺、腺苷钴胺）等。

4. 术中可根据神经受累情况给予激素，目的是通过抗炎及抗自由基作用来阻止继发性脊髓损伤的发生和发展。首选甲泼尼龙。如出现急性脊髓损伤，在伤后 8 小时内可以采用美国急性脊髓损伤研究会推荐的甲泼尼龙冲击治疗方案，总共时间为 24 小时，前 15 分钟 30mg/kg，停药 45 分钟，随后每小时 5.4mg/kg，维持 23 小时。建议使用输液泵控制输液速度。

【药学提示】

1. 如果选用万古霉素，则应使用尽可能小的剂量以防止导致细菌产生耐药性。肾功能减退患者应避免使用万古霉素。第一、第二代头孢菌素类多数主要经肾排泄，中度以上肾功能不全患者应根据肾功能适当调整剂量。头孢曲松应避免与含有钙剂的溶液合用。

2. 选用 NSAIDs 时需参阅药物说明书并评估 NSAIDs 的危险因素。如患者发生胃肠道不良反应的危险性较高，使用非选择性 NSAIDS 时加用 H_2受体阻断剂、质子泵抑制剂和/或胃黏膜保护剂等胃肠道保护，或使用选择性 COX-2 抑制剂。应用 NSAIDs 时，对于心血管疾病高危患者应权衡疗效和安全性因素。阿片类镇痛药最常见不良反应包括恶心、呕吐、便秘、嗜睡及过度镇静、呼吸抑制等。

3. 已证实对神经节苷脂过敏、遗传性糖脂代谢异常（神经节苷脂累积病，如家族性黑矇性痴呆、视网膜变性病）等禁用该类神经营养药物。因神经节苷脂提取于猪脑，对于有特殊民族信仰的患者不建议使用此药物。

4. 大剂量应用甲泼尼龙容易出现较多并发症，如呼吸道感染、胃溃疡等，需严密监护，并给予相应药物预防，如质子泵抑制剂等。

【注意事项】

脊髓损伤患者应用激素冲击治疗及神经营养药物疗效在学术界目前存在争议。

六、胸椎管狭窄症患者护理规范

1. 密切观察生命体征变化，包括心率、血压、血氧饱和度等。
2. 保持引流管及尿管等各种管道通畅。
3. 疼痛护理：胸椎手术患者术后疼痛现象较明显，应主动听取患者主诉，做好疼痛护理。
4. 佩戴支具活动 3 个月。
5. 常见并发症的护理

（1）脊髓损伤：脊髓损伤是最严重的并发症，术前脊髓神经功能正常的患者术后出现双下肢麻木、疼痛、活动障碍、大小便障碍等一系列神经症状。因此，全身麻醉清醒后应立即进行神经功能评估，如出现减退，应立即向医生汇报及时处理。

（2）脑脊液漏：临床表现为切口敷料渗出增多，渗出液颜色为淡红色，患者自觉头痛、头晕、恶心等不适。一旦出现脑脊液漏，应立即报告医生，患者去枕平卧位，将负压引流改为普通引流，或者减低负压球负压，必要时拔除引流管，加强换药，保持切口敷料清洁，并用消毒棉垫覆盖后沙袋加压，保持床单位清洁干燥。

（3）血肿形成：术后血肿形成多见于当天，有伤口局部血肿和椎管内血肿。主要原因为切口渗血较多而引流不畅。伤口局部血肿有增加伤口感染的可能，并引起切口裂开；椎管内血肿可引起脊髓压迫。术后密切观察伤口情况及双下肢感觉、运动情况及双下肢肌力，如发现双下肢感觉、运动功能较术前减弱或出现障碍，应及时报告医生，如诊断明确，应立即再次手术行血肿清除。

（4）下肢深静脉血栓：应早期指导并协助、鼓励患者进行四肢肌肉和各关节的运动。促进下肢静脉血液循环，抬高下肢，促进下肢静脉血液回流。若长期卧床患者或术后患者突然出现胸闷、发绀、烦躁不安、呼吸困难进行性加重、血压下降等症状，应警惕肺栓塞的发生，需要监测心率、心律情况，及时报告医生。

七、胸椎管狭窄症患者营养治疗规范

1. 低糖、高蛋白、高维生素食物。

2. 高纤维食物。

八、胸椎管狭窄症患者健康宣教

1. 术后康复指导

（1）麻醉清醒后可以开始进行肢体锻炼，如下肢练习股四头肌力量；踝关节跖屈、背伸练习，每日 2~3 次，每组 20~30 次，每次坚持 5 秒，避免术后神经根粘连，同时可保持关节活动度，防止肌肉萎缩等。

（2）术后第 1 天可下床活动。患者下床行走时要佩戴支具，应注意长期卧床而引起的体位性低血压。出院后，外出行走时须佩戴胸腰支具。

2. 社区家庭康复指导

（1）术后 3 个月内不做腰背肌锻炼及重体力活动，如抬箱子、移动桌椅等，应以直立行走为主，可进行简单日常生活。3 个月后可行腰背肌锻炼，增加腰背肌肌力和耐力，稳定和保护腰椎，缓解肌肉紧张痉挛，减轻疼痛，降低腰椎负荷。改善局部血液循环，降低炎性物质和代谢产物的堆积，促进损伤修复。

（2）3~6 个月以内避免过度冲撞、扭转、跳跃等剧烈活动及提重物，尽可能避免久坐、跑、跳，避免睡软床，避免弯腰拾物，可采取屈膝、下蹲的姿势提取重物，加强腰背肌锻炼半年以上，增强腰部肌肉及脊柱稳定性。

（3）正确的下床活动方法：嘱患者取侧卧位，双腿垂于床下，双臂交替撑床缓慢坐起，不宜仰卧位直接起床，坐起后不可急于下床，床边坐 15~30 分钟。

（4）经常改变体位，避免长时间固定坐姿，必要时经常起身行走，改善腰背肌紧张状态。

（5）室温太低、凉气过重，可导致腰背肌肉及椎间盘周围组织的血运障碍，增加腰痛的机会。室温控制在 26℃ 为宜。

（6）选择合适、舒适的运动鞋，避免穿高跟鞋，以免增加胸椎负担。

（7）减轻体重，防止肥胖。

九、推荐表单

（一）医师表单

胸椎管狭窄症临床路径医师表单

适用对象：第一诊断为胸椎管狭窄症（ICD-10：M48.003）

行后路椎管后壁切除术/后路椎管后壁切除内固定融合术/后路环形减压内固定融合术（ICD-9-CM-3：77.89/81.05/03.09）

患者姓名：	性别：　　年龄：　　门诊号：	住院号：
住院日期：　　年　月　日	出院日期：　　年　月　日	标准住院日：≤17天

时间	住院第1天	住院第2天	住院第3~5天
主要诊疗工作	□ 询问病史及体格检查 □ 完成病历书写 □ 开化验单及相关检查单 □ 上级医师查房与术前评估 □ 向患者及家属交代手术可能能达到的目的和手术风险 □ 根据化验及相关检查结果对患者的手术风险进行评估，必要时请相关科室会诊	□ 上级医师查房 □ 完善术前检查检验 □ 根据化验及相关检查结果对患者的手术风险进行评估 □ 必要时请相关科室会诊	□ 行术前讨论，确定手术方案 □ 必要的相关科室会诊 □ 术前准备与术前评估 □ 住院医师完成术前小结、上级医师查房记录等病历书写 □ 签署手术知情同意书、自费用品协议书、输血同意书等 □ 向患者及结束交代手术风险和围手术期注意事项
重点医嘱	**长期医嘱：** □ 骨科二级护理常规 □ 饮食 □患者既往基础用药 **临时医嘱：** □ 血常规、尿常规 □ 凝血功能、血糖、电解质、血型、感染性疾病筛查 □ X线胸片、心电图 □ 胸腰椎平片 □ 胸椎CT、胸椎MRI（酌情）	**临时医嘱：** □ 请相关科室会诊	**临时医嘱：** □ 术前医嘱：明日在全身麻醉下行胸椎管后壁切除术/胸椎后壁减压内固定融合术/后路环形减压固定融合术/前路减压植骨固定术/前后路联合手术 □ 术前禁食、禁水 □ 抗菌药物皮试 □ 配血 □ 一次性导尿包 □ 其他特殊医嘱
病情变异记录	□ 无　□ 有，原因： 1. 2.	□ 无　□ 有，原因： 1. 2.	□ 无　□ 有，原因： 1. 2.
医师签名			

时间	住院第6天 （手术日）	住院第7天 （术后第1天）	住院第8天 （术后第2天）
主要诊疗工作	□ 手术 □ 术者完成手术记录 □ 医师完成术后病程 □ 上级医师查房 □ 注意神经功能变化 □ 向患者及家属交代手术过程概况及术后注意事项	□ 上级医师查房，注意病情变化 □ 住院医师完成病历书写 □ 注意引流量 □ 注意观察体温 □ 注意神经功能变化 □注意伤口情况	□ 上级医师查房 □ 住院医师完成常规病历书写 □ 根据引流情况明确是否拔除引流管 □ 注意观察体温 □ 注意神经功能变化 □ 注意伤口情况
重点医嘱	**长期医嘱：** □ 全身麻醉后护理常规 □ 胸椎术后护理常规 □ 明日◎普通饮食◎糖尿病饮食◎低盐低脂饮食 □ 伤口引流记量 □ 留置导尿管 □ 抗菌药物 □ 激素（酌情） □ 神经营养药物（酌情） □ 抗炎镇痛药物（酌情） **临时医嘱：** □ 心电监测、吸氧（根据病情需要） □ 补液（根据病情） □ 其他特殊医嘱	**长期医嘱：** □ 脱水剂（根据情况） □ 神经营养药物（酌情） □ 抗炎镇痛药物（酌情） **临时医嘱：** □ 通便（酌情） □ 镇痛（酌情）	**长期医嘱：** □ 停引流记量 □ 停激素 **临时医嘱：** □ 换药
病情变异记录	□ 无　□ 有，原因： 1. 2.	□ 无　□ 有，原因： 1. 2.	□ 无　□ 有，原因： 1. 2.
医师签名			

时间	住院第 9~10 天 （术后第 3 天）	住院第 11~16 天	住院第 17 天 （出院日）
主要诊疗工作	□ 上级医师查房 □ 住院医师完成常规病历书写 □ 注意观察体温 □ 注意神经功能变化 □ 注意伤口情况	□ 上级医师查房，进行手术及伤口评估，有无手术并发症和切口愈合不良情况，明确能否出院 □ 完成出院记录、病案首页、出院证明 □ 出院后的注意事项，如返院复诊的时间、地点，发生紧急情况时的处理等	□ 患者办理出院手续，出院
重点医嘱	**长期医嘱：** □ 停抗菌药物：如体温正常，伤口情况良好，无明显红肿时可以停抗菌药物治疗 □ 停导尿管 **临时医嘱：** □ 摄术胸椎平片	**出院医嘱：** □ 出院带药：神经营养药物、抗炎镇痛药、口服抗菌药物 □ 预约拆线时间 □ 1 个月后门诊复查，如有不适，随时来诊	
病情变异记录	□ 无 □ 有，原因： 1. 2.	□ 无 □ 有，原因： 1. 2.	□ 无 □ 有，原因： 1. 2.
医师签名			

（二）护士表单

胸椎管狭窄症临床路径护士表单

适用对象：第一诊断为胸椎管狭窄症（ICD-10：M48.003）

行后路椎管后壁切除术/后路椎管后壁切除内固定融合术/后路环形减压内固定融合术（ICD-9-CM-3：77.89/81.05/03.09）

患者姓名：	性别：　　年龄：　　门诊号：	住院号：
住院日期：　　年　月　日	出院日期：　　年　月　日	标准住院日：≤17 天

时间	住院第 1 天	住院第 2 天	住院第 3~5 天 （手术日）
健康宣教	入院宣教： □ 介绍主管医师、护士 □ 介绍环境、设施 □ 介绍住院注意事项	术前宣教： □ 告知相关术前检查的预约时间及地点、注意事项 □ 协助相关科室会诊工作	术后当日宣教： □ 宣教疾病知识、术前准备及手术过程 □ 告知准备物品、沐浴 □ 告知术后饮食、活动及探视注意事项 □ 告知术后可能出现的情况及应对方式 □ 主管护士与患者沟通，了解并指导心理应对 □ 告知家属等候区位置
护理处置	□ 核对患者，佩戴腕带 □ 建立入院护理病历 □ 卫生处置：剪指（趾）甲、沐浴、更换病号服	□ 协助医师完成术前检查化验	□ 协助医师完成术前检查化验 术前准备： □ 配血、抗菌药物皮试 □ 备皮、剃头（后路）、药物灌肠 □ 禁食、禁水
基础护理	二级护理： □ 晨晚间护理 □ 患者安全管理	二级护理： □ 晨晚间护理 □ 患者安全管理	二级护理： □ 晨晚间护理 □ 患者安全管理
专科护理	□ 护理查体 □ 评估双下肢感觉活动 □ 填写跌倒预防告知书 □ 需要时，填写跌倒及压疮防范表 □ 需要时请家属陪伴心理护理	□ 协助医师完成术前检查化验 □ 心理护理	□ 协助医师完成术前检查化验 □ 心理护理
重点医嘱	□ 详见医嘱执行单	□ 详见医嘱执行单	□ 详见医嘱执行单
病情变异记录	□ 无　□ 有，原因： 1. 2.	□ 无　□ 有，原因： 1. 2.	□ 无　□ 有，原因： 1. 2.
护士签名			

时间	住院第6天 （手术日）	住院第7~16天	住院第17天 （出院日）
健康宣教	**术后当日宣教：** □ 告知监护设备、管路功能及注意事项 □ 告知饮食、体位要求 □ 告知疼痛注意事项 □ 告知术后可能出现情况及应对方式 □ 告知用药情况 □ 给予患者及家属心理支持 □ 再次明确探视陪伴须知	**术后宣教：** □ 药物作用及频率 □ 饮食、活动指导 □ 复查患者对术前宣教内容的掌握程度 □ 疾病恢复期注意事项（重点是神经受损后的宣教） □ 拔尿管后注意事项 □ 四肢功能锻炼方法 □ 正确起卧床方法 □ 佩戴支具注意事项 □ 下床活动注意事项	**术后宣教：** □ 复查时间 □ 服药方法 □ 活动休息 □ 指导饮食 □ 支具佩戴 □ 指导功能锻炼方法 □ 伤口观察 □ 指导办理出院手续
护理处置	**送患者：** □ 摘除患者各种活动用品 □ 核对患者资料及带药 □ 填写手术交接单，签字确认 **接患者：** □ 核对患者及资料，签字确认	□ 遵医嘱完成相关治疗	□ 办理出院手续 □ 书写出院小结
基础护理	**特级护理：** □ 卧位护理：胸椎制动、协助轴线翻身每2小时、预防压疮 □ 排泄护理 □ 患者安全管理	**特级/二级护理**（根据患者病情和生活自理能力确定护理级别）： □ 晨晚间护理 □ 协助进食、进水 □ 协助轴线翻身每2小时、预防压疮 □ 排泄护理 □ 床上温水擦浴 □ 协助更衣 □ 患者安全管理	**二级护理：** □ 晨晚间护理 □ 协助或指导进食、进水 □ 协助或指导床旁活动 □ 康复训练 □ 患者安全管理
专科护理	□ 护理查体 □ 病情观察 □ 患肢感觉、运动及血运观察 □ 皮肤评估 □ 疼痛护理：根据疼痛程度，选择合理镇痛方法 □ 需要时，请家属陪床 □ 确定饮食种类 □ 心理护理	□ 病情观察，写特护记录：评估生命体征、肢体活动、皮肤情况、伤口敷料、各种引流管情况、出入量、有无神经功能障碍（必要时尽早行康复训练） □ 四肢功能锻炼指导 □ 需要时，联系主管医师给予相关治疗及用药 □ 心理护理 □ 遵医嘱予脱水（根据情况）、激素、神经营养药物、抗炎镇痛药物 □ 注意医嘱药物治疗的变化 □ 雾化吸入（根据情况）、抗凝治疗（根据情况）、补液治疗 □ 四肢功能锻炼指导 □ 需要时，联系主管医师给予相关治疗及用药 □ 心理护理	□ 病情观察：评估生命体征、四肢感觉活动、伤口敷料情况 □ 心理护理

续　表

时间	住院第6天 （手术日）	住院第7~16天	住院第17天 （出院日）
重点医嘱	□ 详见医嘱执行单	□ 详见医嘱执行单	□ 详见医嘱执行单
病情变异记录	□ 无　□ 有，原因： 1. 2.	□ 无　□ 有，原因： 1. 2.	□ 无　□ 有，原因： 1. 2.
护士签名			

（三）患者表单

胸椎管狭窄症临床路径患者表单

适用对象：第一诊断为胸椎管狭窄症（ICD-10：M48.003）
行后路椎管后壁切除术/后路椎管后壁切除内固定融合术/后路环形减压内固定融合术（ICD-9-CM-3：77.89/81.05/03.09）

患者姓名：	性别： 年龄： 门诊号：	住院号：
住院日期： 年 月 日	出院日期： 年 月 日	标准住院日：≤17天

时间	入院	手术前	手术日
医患配合	□ 配合询问病史、收集资料，请务必详细告知既往史、用药史、过敏史 □ 如服用抗凝剂，请明确告知 □ 配合进行体格检查 □ 有任何不适请告知医师	□ 配合完善术前相关检查、化验，如采血、留尿、心电图、X线胸片、胸椎CT、胸椎MRI检查等 □ 医师与患者及家属介绍病情及手术谈话、术前签字 □ 麻醉师与患者进行术前访视	□ 配合评估手术效果 □ 配合检查意识、肢体活动 □ 有任何不适请告知医师
护患配合	□ 配合测量体温、脉搏、呼吸、血压、体重1次 □ 配合完成入院护理评估（简单询问病史、过敏史、用药史） □ 接受入院宣教（环境介绍、病室规定、订餐制度、贵重物品保管等，遵守医院的相关规定及家属探视制度 □ 有任何不适请告知护士	□ 配合测量体温、脉搏、呼吸、血压、体重1次 □ 接受术前宣教 □ 接受配血，以备术中需要时用 □ 接受备皮 □ 接受药物灌肠 □ 沐浴 □ 准备好必要用物，吸水管、尿壶、便盆、尿垫、纸巾等 □ 取下义齿、饰品等，贵重物品交家属保管	□ 清晨配合测量体温、脉搏、呼吸，遵医嘱测血压 □ 送手术室前，协助完成核对，带齐影像资料，脱去衣物，上手术车 □ 返回病房后，协助完成核对，配合过病床 □ 配合检查意识、肢体感觉活动及血液循环，询问出入量 □ 配合术后吸氧、监护仪监测、输液、尿管排尿、胸部有伤口引流管（必要时） □ 遵医嘱采取正确体位，颈部制动 □ 配合缓解疼痛 □ 有任何不适请告知护士
饮食	□ 普通饮食	□ 术前12小时禁水	□ 返病室后禁水6小时 □ 6小时后无恶心呕吐可适量饮水 □ 禁食
排泄	□ 正常排尿便	□ 正常排尿便	□ 保留导尿管
活动	□ 正常活动	□ 正常活动	□ 根据医嘱卧床、颈部沙袋制动 □ 卧床休息，保护管路 □ 四肢活动

时间	手术后	出院日
医患配合	□ 配合检查四肢感觉活动 □ 需要时，配合伤口换药 □ 配合拔除引流管、导尿管 □ 配合伤口拆线	□ 接受出院前指导 □ 知道复查程序 □ 获取出院诊断书 □ 知道康复训练方法
护患配合	□ 配合定时监测生命体征，每日询问排便次数 □ 配合检查四肢感觉活动，询问出入量 □ 接受输液、服药等治疗 □ 配合夹闭导尿管，锻炼膀胱功能 □ 接受进食、进水、排便等生活护理 □ 配合轴线翻身，预防皮肤压力伤 □ 注意活动安全，避免坠床或跌倒 □ 配合采取正确方法起卧床 □ 如需要，配合正确佩戴支具 □ 配合执行探视及陪伴	□ 接受出院宣教 □ 办理出院手续 □ 获取出院带药 □ 知道服药方法、作用、注意事项 □ 知道护理伤口方法 □ 知道正确卧床方法 □ 知道正确佩戴支具方法 □ 知道复印病历方法
饮食	□ 根据医嘱，排气后进流质饮食 □ 根据医嘱，由流质饮食逐渐过渡到普通饮食 □ 前路手术，进食温凉、较软食物	□ 根据医嘱，普通饮食
排泄	□ 保留导尿管-正常排尿便 □ 防治便秘	□ 正常排尿便 □ 防治便秘
活动	□ 根据医嘱，床上活动 □ 注意保护管路，勿牵拉、防脱出等 □ 根据依据，床旁活动	□ 正常适度活动，避免疲劳

附：原表单（2019 年版）

胸椎管狭窄症临床路径表单

适用对象：第一诊断为胸椎管狭窄症（ICD-10：M48.02）

行后路椎管后壁切除术/后路椎管后壁切除内固定融合术/后路环形减压内固定融合术（ICD-9-CM-3：81.05）

患者姓名：	性别：　　年龄：　　门诊号：	住院号：
住院日期：　　年　月　日	出院日期：　　年　月　日	标准住院日：≤17 天

日期	住院第 1 天 （住院日）	住院第 2~4 天 （术前准备期）	住院第 2~5 天 （术前日）
主要诊疗工作	□ 询问病史及体格检查 □ 完成病历书写 □ 开化验单及相关检查单 □ 上级医师查房与术前评估 □ 向患者及家属交代手术可能达到的目的和手术风险（胸椎手术风险较大）	□ 上级医师查房 □ 完善术前检查 □ 根据化验及相关检查结果对患者的手术风险进行评估 □ 必要时请相关科室会诊	□ 行术前讨论，确定手术方案 □ 必要的相关科室会诊 □ 术前准备与术前评估 □ 住院医师完成术前小结、上级医师查房记录等病历书写 □ 签署手术知情同意书、自费用品协议书、输血同意书等 □ 向患者及家属交代手术风险和围手术期注意事项
重点医嘱	**长期医嘱：** □ 骨科二级护理常规 □ 饮食 □ 患者既往基础用药 **临时医嘱：** □ 血常规、尿常规 □ 凝血功能、肝功能、肾功能、血糖、电解质、感染性疾病筛查 □ X 线胸片、心电图 □ 胸腰椎平片 □ 全脊柱 CT、胸椎 MRI（酌情）	**临时医嘱：** □ 请相关科室会诊	**临时医嘱：** □ 术前医嘱：常规准备，明日在全身麻醉下行胸椎管后壁切除术/胸椎后壁减压内固定融合术/后路环形减压固定融合术（前路减压固定融合术/前后路联合手术为变异情况） □ 术前禁食、禁水 □ 抗菌药物 □ 配血 □ 一次性导尿包 □ 其他特殊医嘱
主要护理工作	□ 介绍病房环境、设施和设备 □ 入院护理评估	□ 宣教	□ 宣教、备皮等术前准备 □ 提醒患者明晨禁水
病情变异记录	□ 无　□ 有，原因： 1. 2.	□ 无　□ 有，原因： 1. 2.	□ 无　□ 有，原因： 1. 2.
护士签名			
医师签名			

日期	住院第 3~6 天 （手术日）	住院第 4~7 天 （术后第 1 天）	住院第 5~8 天 （术后第 2 天）
主要诊疗工作	□ 手术 □ 术者完成手术记录 □ 住院医师完成术后病程 □ 上级医师查房 □ 注意神经功能变化 □ 向患者及家属交代病情及术后注意事项	□ 上级医师查房，注意病情变化 □ 住院医师完成常规病历书写 □ 注意引流量 □ 注意观察体温 □ 注意神经功能变化	□ 上级医师查房 □ 住院医师完成常规病历书写 □ 根据引流情况明确是否拔除引流管 □ 注意观察体温 □ 注意神经功能变化 □ 注意伤口情况
重点医嘱	**长期医嘱：** □ 全身麻醉后护理常规 □ 胸椎术后护理常规 □ 明日饮食 □ 伤口引流记量 □ 留置尿管 □ 抗菌药物 □ 激素（酌情） □ 神经营养药物（酌情） **临时医嘱：** □ 心电监测、吸氧（根据病情需要） □ 其他特殊医嘱	**长期医嘱：** □ 脱水（根据情况） □ 神经营养药物（酌情） □ 消炎镇痛药物（酌情） **临时医嘱：** □ 通便（酌情） □ 镇痛（酌情）	**长期医嘱：** □ 停引流记量 □ 停激素 **临时医嘱：** □ 换药
主要护理工作	□ 观察患者病情变化 □ 术后心理与生活护理	□ 观察患者情况 □ 术后心理与生活护理 □ 指导术后患者功能锻炼	□ 观察患者情况 □ 术后心理与生活护理 □ 指导术后患者功能锻炼
病情变异记录	□ 无　□ 有，原因： 1. 2.	□ 无　□ 有，原因： 1. 2.	□ 无　□ 有，原因： 1. 2.
护士签名			
医师签名			

日期	住院第6~9天 （术后第3天）	住院第7~16天 （术后恢复期）	住院第8~17天 （出院日）
主要诊疗工作	□ 上级医师查房 □ 住院医师完成常规病历书写 □ 注意观察体温 □ 注意神经功能变化 □ 注意伤口情况	□ 上级医师查房，进行手术及伤口评估，确定有无手术并发症和切口愈合不良情况，明确是否出院 □ 完成出院记录、病案首页、出院证明书等 □ 向患者交代出院后的注意事项，如返院复诊的时间、地点，发生紧急情况时的处理等	□ 患者办理出院手续，出院
重点医嘱	**长期医嘱：** □ 停抗菌药物：如体温正常，伤口情况良好，无明显红肿时可以停止抗菌药物治疗 □ 停尿管 **临时医嘱：** □ 血常规检查、拍摄术后腰椎平片	**出院医嘱：** □ 出院带药：神经营养药物、消炎镇痛药、口服抗菌药物 □ 不适随诊	
主要护理工作	□ 观察患者情况 □ 术后心理与生活护理 □ 指导术后患者功能锻炼	□ 指导患者办理出院手续	
病情变异记录	□ 无 □ 有，原因： 1. 2.	□ 无 □ 有，原因： 1. 2.	□ 无 □ 有，原因： 1. 2.
护士签名			
医师签名			

第五十五章

腰椎滑脱症临床路径释义

【医疗质量控制指标】

指标一、术前评估。

指标二、围手术期预防性抗菌药物使用情况：

预防性抗菌药物种类选择；

首剂抗菌药物使用起始时间；

术中追加抗菌药物情况；

预防性抗菌药物停药时间。

指标三、输血量。

指标四、术后康复治疗情况。

指标五、手术后并发症与再手术情况。

指标六、住院期间为患者提供术前、术后健康教育。

指标七、手术切口愈合情况。

指标八、离院方式。

指标九、患者对服务的体验与评价。

一、腰椎滑脱症编码

1. 原编码

疾病名称及编码：腰椎滑脱症（ICD-10：M43.191、M51.805）

手术操作名称及编码：椎管减压或加用内固定、植骨融合（ICD-9-CM-3：81.04-81.08）

2. 修改编码

疾病名称及编码：腰椎滑脱症（ICD-10：M43.006）

手术操作名称及编码：腰椎椎管减压术（ICD-9-CM-3：03.09）

二、临床路径检索方法

M43.06 伴 03.09

三、国家医疗保障疾病诊断相关分组（CHS-DRG）

MDCI　肌肉、骨骼疾病及功能障碍

IU2　颈腰背疾患

四、腰椎滑脱症临床路径标准住院流程

（一）适用对象

第一诊断为腰椎滑脱症（ICD-10：M43.191、M51.805），行椎管减压或加用内固定、植骨融合（ICD-9-CM-3：81.04-81.08）。

释义

■ 适用对象编码参见第一部分。

■ 本路径适用对象为临床诊断为腰椎滑脱症的患者，如合并腰椎骨折、腰椎肿瘤、先天畸形等并发症，需进入其他相应路径。

（二）诊断依据

根据《临床诊疗指南 · 骨科分册》（中华医学会编著，人民卫生出版社，2008 年）。

1. 病史：主要症状包括腰腿痛、间歇性跛行，可能伴马尾神经症状。
2. 体征：可出现下肢感觉、运动、反射改变；直腿抬高试验阳性或阴性；无下肢缺血的阳性体征。
3. 辅助检查：影像学检查有相应节段滑脱、神经压迫的表现。

释义

■ 本路径的制订主要参考国内权威参考书籍和诊疗指南。

■ 病史和临床症状是诊断腰椎滑脱症的初步依据，多数患者表现为腰痛伴下肢放射痛、间歇性跛行，可伴随大小便功能障碍等症状。体格检查可出现下肢感觉、运动、反射改变，但也可表现为阴性查体结果。影像学检查可以清晰反映椎体滑脱的严重程度以及神经受压情况，结合临床表现和体格检查，做出明确诊断。

（三）治疗方案的选择及依据

根据《临床诊疗指南 · 骨科分册》（中华医学会编著，人民卫生出版社，2008 年）。

1. 腰椎滑脱症诊断明确。
2. 手术治疗指征：腰椎滑脱症经保守治疗 3 个月无效。
3. 无手术禁忌证。
4. 手术治疗：手术方案主要为椎管减压，根据情况可加用内固定、植骨融合。

（1）椎管减压包括有限减压及全椎板切除减压。

（2）内固定、植骨融合包括后外侧固定植骨融合或椎体间融合。

释义

■ 本病确诊后即应开始综合性治疗，包括非手术治疗和手术治疗，目的在于消除病因、缓解临床症状、改善患者行走功能和减少并发症的发生。

■ 非手术治疗包括休息、康复理疗、药物治疗等。

■ 手术治疗原则：神经减压、有效固定和滑椎复位及植骨融合。具体手术方式包括椎管开窗减压及全椎板切除减压、经关节突关节减压，椎弓根螺钉内固定或皮质骨螺钉内固定，后外侧植骨融合或椎体间融合。

（四）标准住院日 10~15 天

释义

■ 患者入院后完善术前检查及术前准备 3~5 天，手术当天为 1 天，术后治疗 4~11 天，总住院时间为 10~15 天，其中如果存在术前准备时间延长（如需要放置心脏起搏器、冠脉造影及支架植入，或其他合并症检查及治疗），或术后出现较严重并发症等，需延长总住院时间。

（五）进入路径标准

1. 第一诊断必须符合 ICD-10：M43.191、M51.805 腰椎滑脱症编码。
2. 当患者合并其他疾病，但住院期间不需要特殊处理也不影响第一诊断的临床路径流程实施时，可以进入本路径。

释义

■ 进入本路径的患者为第一诊断为腰椎滑脱症，需除外合并腰椎骨折、腰椎肿瘤、先天畸形等。

■ 入院后常规检查发现有基础疾病，如高血压、冠状动脉粥样硬化性心脏病、糖尿病、肝功能、肾功能不全等，经系统评估后对腰椎滑脱症诊断治疗无特殊影响者，可进入本路径。但可能增加医疗费用，延长住院时间。

（六）术前准备（术前评估）3~5 天

1. 必需的检查项目
（1）血常规、尿常规、大便常规。
（2）血生化。
（3）血凝常规。
（4）血型。
（5）输血常规。
（6）血沉。
（7）X 线胸片、心电图。
（8）腰椎正侧位及伸-屈侧位片、腰椎 CT 和/或 MRI。
2. 根据患者病情可选择
（1）肺功能、超声心动图（高龄或既往有心、肺病史者）。
（2）对于部分患者，术前可能需要 PT-CT、髋关节正侧位片、肌电图、诱发电位检查、椎间盘造影、脊髓造影、造影后腰椎 CT、腰椎斜位 X 线片、肌电图、双下肢血管彩色超声等检查。
（3）有相关疾病者必要时请相应科室（如呼吸科、心内科、介入科和麻醉科等）会诊。

释义

■ 血常规、尿常规、大便常规是最基本的三大常规检查，进入本路径的患者均需完成。血生化、血凝常规、血沉、X 线胸片、心电图可评估有无基础疾病，是否影响住院时间、费用及其治疗预后；血型和输血常规用于围手术期可能需要输血患者；腰椎正侧位及伸-屈侧位片、腰椎 CT 和 MRI 为术前疾病诊断和制订手术方案必不可少的影像学检查。

■ 本病发患者群多为中老年，对于有既往心、肺病史患者，需完成肺功能、超声心动图等检查，必要时需请相关科室会诊，除外手术禁忌证；本病需与其他可引起下肢类似症状的疾病相鉴别，如肿瘤性疾病、髋关节源性疾病、神经内科相关疾病、下肢血管源性疾病等，必要时需完善 PT-CT、髋关节正侧位片、肌电图、诱发电位检查、椎间盘造影、脊髓造影、造影后腰椎 CT、腰椎斜位 X 线片、肌电图、双下肢血管彩色超声等检查。

（七）选择用药

1. 抗菌药物：按照《抗菌药物临床应用指导原则（2015 年版）》（国卫办医发〔2015〕43 号）执行。接受清洁手术者，在术前 0.5~2 小时给药或麻醉开始时给药，使手术切口暴露时局部组织中已达到足以杀灭手术过程中入侵切口细菌的药物浓度。如果手术时间超过 3 小时，或失血量大（> 1500ml），可手术中给予第 2 剂。抗菌药物的有效覆盖时间应包括整个手术过程和手术结束后 4 小时，总的预防用药时间不超过 24 小时，个别情况可延长至 48 小时。手术时间较短（< 2 小时）的清洁手术，术前用药一次即可。通常选用第一、第二代头孢类抗生素：如头孢唑啉、头孢拉定和头孢呋辛、头孢西丁等。

由于术中植入假体（内置物），需预防性给予抗生素。在术前 0.5 小时内或麻醉开始时给药，如果手术时间超过 3 小时，或失血量大（> 1500ml），可手术中给予第 2 剂。通常选用第二、第三代头孢类抗生素：如头孢呋辛、头孢西丁和头孢他啶、头孢哌酮、头孢噻肟钠、头孢曲松等。

2. 预防静脉血栓栓塞症处理：参照《中国骨科大手术后静脉血栓栓塞症预防指南》：预防静脉血栓栓塞症。预防方法包括基本预防、物理预防和药物预防。术前常规进行静脉血栓知识宣教，鼓励患者勤翻身、做深呼吸及咳嗽动作。在行椎管内操作（如手术、穿刺等）前、后的短时间内，应避免使用抗凝药物。

3. 术前镇痛：参照《骨科常见疼痛的处理专家建议》：入院时对患者进行健康教育，以得到患者的配合，达到理想的疼痛治疗效果。对患者疼痛反复进行评估（数字评价量表或视觉模拟评分），及早镇痛、多模式镇痛、个体化镇痛。部分患者由于原发疾病需要术前镇痛治疗，考虑到药物对出血的影响（如阿司匹林），应换用其他药物或停止使用。术前准备包括：①药物调整，避免突然撤药；②降低术前疼痛和焦虑的治疗；③作为多模式镇痛的组成部分之一，术前镇痛。④患者及家属教育（包括行为疼痛控制技巧等）。多模式镇痛：①用药多途径：硬膜外、静脉、局部麻醉、口服、外用等；②药物选择多模式：阿片类如曲马多、哌替啶、吗啡与传统非选择性 NSAIDs 如双氯芬酸、布洛芬、吲哚美辛、美洛昔康，COX-2 抑制剂如塞来昔布或对乙酰氨基酚联合应用。③个体化镇痛：治疗方案、剂量、途径及用药时间应个体化。

（八）手术日为入院第 4~5 天

1. 麻醉方式：气管内插管全身麻醉或椎管内麻醉。

2. 手术方式：后路腰椎管减压，根据情况选用内固定植骨融合，必要时行椎体间融合。
3. 手术内植物：椎弓根螺钉、钛棒、椎间融合器、自体骨、同种异体骨、人工骨。
4. 术中用药：麻醉用药、抗菌药物、激素（如甲泼尼龙、地塞米松），必要时使用止血药。
5. 根据畸形情况决定是否使用术中脊髓功能监测。
6. 输血：视术中具体情况而定。

释义

■ 腰椎滑脱症手术最常用麻醉方式为气管内插管全身麻醉，有文献报道椎管内麻醉可以减少手术时间、降低费用，但没有大样本分析。

■ 腰椎管减压是腰椎滑脱手术最重要的部分，减压的原则是神经根充分松解，但需要考虑到是否需要滑脱完全复位、部分复位以及是否行节段融合。具体手术方式需根据患者年龄、活动需求、临床症状以及影像学表现决定，为了达到神经充分减压、局部稳定、力线恢复的目的，临床中常行椎体见融合术（LIF），包括经前路（ALIF）、经后路（PLIF）、经斜外侧（OLIF）、经极外侧（XLIF）以及经椎间孔（TLIF），其中，TLIF 为临床中最常用术式之一，可以充分恢复力线、椎间隙高度，减少减压过程对神经的损伤，术后并发症低，提高融合率。

（九）术后住院恢复 4~11 天

1. 必需复查的检查项目：腰椎正侧位片、血常规。
2. 必要时查腰椎 CT、MRI，凝血功能、肝功能、肾功能、电解质。怀疑下肢深静脉血栓形成或肺栓塞时查 D-二聚体、双下肢深静脉彩超和 CTPA。
3. 术后用药
（1）抗菌药物：按照《抗菌药物临床应用指导原则（2015 年版）》（国卫办医发〔2015〕43 号）执行。抗菌药物的有效覆盖时间应包括整个手术过程和手术结束后 4 小时，总的预防用药时间不超过 24 小时，个别情况可延长至 48 小时。通常选用第一、第二代头孢类抗生素：如头孢唑啉、头孢拉定和头孢呋辛、头孢西丁等。
由于术中植入假体（内固定物），需预防性给予抗生素。术后持续给药至 48~72 小时。通常选用第二、第三代头孢菌素，如头孢呋辛、头孢西丁和头孢他啶、头孢哌酮、头孢噻肟钠、头孢曲松等。
（2）预防静脉血栓栓塞症处理：参照《中国骨科大手术后静脉血栓栓塞症预防指南》，行椎管内操作（如手术、穿刺等）前、后的短时间内，应避免使用抗凝药物。
（3）术后镇痛：参照《骨科常见疼痛的处理专家建议》，评估风险后，可选择乙酰胺基酚或 NSAIDs，中重度疼痛可选用阿片或复方镇痛药。硬膜外或内服阿片类镇痛、患者自控镇痛或区域阻滞镇痛。再次评估疼痛、镇痛效果及不良反应，调整镇痛方案。
（4）激素、脱水药物和神经营养药物。
（5）根据患者具体情况选择使用预防并发症的药物。
4. 术后康复：逐渐进行腰背肌、腰腹肌功能锻炼，必要时制作术后支具。

释义

■ 术后需复查腰椎正侧位片，了解滑脱复位及内植物的位置情况。若需要了解减压及内植物情况，或术后出现相关并发症，可行脊柱 CT 或 MRI 检查。

■术后需复查血常规，了解 WBC、RBC、Hb 等情况，以决定抗菌药物使用时长以及是否输血。手术时间长、创伤大的患者可术后复查凝血功能、电解质、肝功能、肾功能，以便及时纠正。术前存在心肺功能受损的患者，术后需复查心肺功能，了解改善情况及是否需要相关支持。

■在术后处理上：可按《抗菌药物临床应用指导原则（2015 年版）》适当应用抗菌药物；对于术后疼痛，可按照《骨科常见疼痛的处理专家建议》进行术后镇痛；在脊髓、神经根减压后可给予激素、脱水药物和神经营养药物治疗以利患者神经功能恢复；对于存在下肢静脉血栓形成危险因素的患者，可根据病情给予抗凝治疗，以避免深静脉血栓形成；对脊柱功能恢复，可在围腰保护下逐渐进行功能锻炼。

（十）出院标准

1. 体温正常，常规化验指标无明显异常。
2. 切口愈合良好：引流管拔除，伤口无感染征象（或可在门诊处理的伤口情况），无皮瓣坏死。
3. 术后 X 线片复查内植物位置满意。
4. 没有需要住院处理的并发症和/或合并症。

释义

■患者出院前应完成所有必需检查项目，观察临床症状是否减轻或消失，合并症是否可控，是否出现需要住院处理的并发症。

（十一）变异及原因分析

1. 合并症：本病多为高龄，可能合并其他疾病，如心肺功能障碍、脑血管或心血管病、糖尿病、血栓等，导致术前检查和准备时间延长；手术可能导致这些疾病加重而需要进一步治疗，从而延长治疗时间，并增加住院费用。
2. 围手术期并发症：本病术后可能出现心、肺、脑并发症以及新发神经系统症状，深静脉血栓形成，伤口感染，神经血管输尿管损伤，硬膜外血肿，内植物松动等造成住院日延长和费用增加。
3. 内植物的选择：由于病情不同，使用不同的内植物，可能导致住院费用存在差异。
4. 植骨融合选择：根据术中情况选用不同植骨材料及方法。

释义

■认可的变异原因主要是指患者入选路径后，在检查及治疗过程中发现患者合并存在事前未预知的、对本路径治疗可能产生影响的情况，需要终止执行路径或延长治疗时间、增加治疗费用。医师需在表单中明确说明。

■因患者方面的主观原因导致执行路径出现变异，需医师在表单中予以说明。

五、腰椎滑脱症临床路径给药方案

1. 术前一般不需要用药。
2. 术中用药

【用药选择】

抗菌药物：按照《抗菌药物临床应用指导原则（2015 年版）》（国卫办医发〔2015〕43 号）执行。接受清洁手术者，在术前 0.5~2 小时内给药，或麻醉开始时给药，使手术切口暴露时局部组织中已达到足以杀灭手术过程中入侵切口细菌的药物浓度。如果手术时间超过 3 小时，或失血量大（> 1500ml），可手术中给予第 2 剂。抗菌药物的有效覆盖时间应包括整个手术过程和手术结束后 4 小时，总的预防用药时间不超过 24 小时，个别情况可延长至 48 小时。通常选用第一、第二代头孢菌素类，如头孢唑啉、头孢拉定和头孢呋辛、头孢西丁等。头孢过敏的患者可选用克林霉素或万古霉素。

【药学提示】

如果选用万古霉素，则应使用尽量小的剂量以防止导致细菌产生耐药性。肾功能减退者应避免使用万古霉素。第一、第二代头孢菌素类多数主要经肾排泄，中度以上肾功能不全患者应根据肾功能适当调整剂量。

3. 术后用药

【用药选择】

1. 预防性应用抗生素原则见术中抗生素使用原则。
2. 围手术期镇痛：参照《骨科常见疼痛的处理专家建议》，入院时对患者进行健康教育，以得到患者的配合，达到理想的疼痛治疗效果。对患者疼痛反复进行评估（数字评价量表或视觉模拟评分），及早开始镇痛，多模式镇痛，个体化镇痛。术后即可进食者可采用口服药物镇痛；术后禁食者可选择静脉点滴等其他给药方式。根据患者症状的轻中度疼痛首选非甾体类抗炎药，也可以弱阿片类药物与非甾体类抗炎药（NSAIDs）等联合使用。

【药学提示】

选用 NSAIDs 是需参阅药品说明书并评估 NSAIDs 的危险因素。如患者发生胃肠道不良反应的危险性较高，使用非选择性 NSAIDs 时加用 H_2 受体抑制剂、质子泵抑制剂和胃黏膜保护及米索前列醇等胃肠道保护剂，或使用选择性 COX-2 抑制剂。应用 NSAIDs 时，对于心血管疾病高危患者，应权衡疗效和安全性因素。阿片类镇痛药最常见不良反应包括恶心、呕吐、便秘、嗜睡及过度镇静、呼吸抑制等。

六、腰椎滑脱症患者护理规范

1. 入院评估、入院宣教、协助完成术前检查。
2. 术前准备、心理护理。
3. 术后密切观察患者生命体征变化，严密观察患者双下肢肌力、感觉运动及反射情况，并与术前进行比较。
4. 全身麻醉清醒后可少量多次饮水，无不适反应后可进食流质饮食，肠鸣音恢复后可正常饮食。
5. 平卧 4 小时后可轴向翻身，保持脊柱水平位。
6. 保持各种管路通畅，密切观察引流液的颜色、性状、量。
7. 术后第一天可佩戴保护性支具下地活动，注意是否发生体位性低血压症状。
8. 出院前评估、出院指导、康复指导。

七、腰椎滑脱症患者营养治疗规范

1. 营养风险筛查，NRS 评分> 3 分者，给以营养评估。

2. 充足的热量、蛋白质，适量脂肪。NRS 评分≤3 分者，能量供给标准以 25~30kcal/kg 为佳；营养不良者热量供给标准不低于 35kcal/kg。碳水化合物热量比不低于 50%，充足的蛋白质，不低于 1.2~1.5g/kg（标准体重），应以优质蛋白为主，不低于蛋白质总量的 1/3~1/2；脂肪热比以 25%~30%为宜，饱和脂肪酸、单不饱和脂肪酸、多不饱和脂肪酸间比例以 1∶1∶1 左右为宜，适当提高膳食 ω-3 脂肪酸的摄入，保证充足的维生素和矿物质，

3. 围手术期，根据不同治疗时期选择饮食形态如流质饮食、半流质饮食、软食或普通饮食等。饮食宜清淡，以温、热、软为佳，忌食生冷、肥甘、厚腻食物，限制刺激性食物、饮品及调味品。

4. 如经口进食低于需要量的 80%及高热者，应给予相应的肠内营养补充剂口服补充，必要时管饲肠内营养补充或肠外营养补充。

5. 如有糖代谢异常，应减少糖类的摄入量。

八、腰椎滑脱症患者健康宣教

1. 住院环境及流程介绍。
2. 疾病及治疗方式宣教。
3. 术前准备宣教。
4. 术后康复宣教。
5. 出院宣教。

九、推荐表单

（一）医师表单

腰椎滑脱症临床路径医师表单

适用对象：第一诊断为腰椎滑脱症（ICD-10：M43.006）

行腰椎椎管减压术（ICD-9-CM-3：03.09）

患者姓名：	性别： 年龄： 门诊号：	住院号：
住院日期： 年 月 日	出院日期： 年 月 日	标准住院日：10~12 天

时间	住院第 1 天	住院第 2 天	住院第 3 天
主要诊疗工作	□ 询问病史及体格检查 □ 医师查房 □ 初步的诊断和治疗方案 □ 住院医师完成住院志、首次病程、上级医师查房等病历书写 □ 完善术前检查 □ 签订医患沟通协议	□ 上级医师查房与术前评估 □ 确定诊断和手术方案 □ 完成上级医师查房记录 □ 实施所有需要检查的项目 □ 收集检查检验结果并评估病情 □ 请相关科室会诊	□ 上级医师查房，术前评估和决定手术方案 □ 完成术前小结、上级医师查房记录等病历书写 □ 向患者和/或家属交代围手术期注意事项，并签署手术知情同意书、输血同意书、委托书（患者本人不能签字时）、自费用品协议书、进行术前审批 □ 麻醉医师查房并与患者和/或家属交代麻醉注意事项，签署麻醉知情同意书 □ 完成各项术前准备
重点医嘱	**长期医嘱：** □ 骨科护理常规 □ 二级护理 □ 饮食 □ 患者既往基础用药 **临时医嘱：** □ 血常规、尿常规、大便常规；生化全套；血凝常规；血型；输血常规；X 线胸片、心电图 □ 腰椎正侧位及屈-伸侧位 X 线片、CT/MRI □ 根据病情：下肢血管超声、血气分析、肌电图、脊髓造影、造影后腰椎 CT、肺功能、超声心动图	**临时医嘱：** □ 骨科护理常规 □ 二级护理 □ 饮食 □ 患者既往内科基础疾病用药 **临时医嘱：** □ 根据会诊科室要求安排检查检验 □ 神经营养治疗，对症治疗	**长期医嘱：** 同前日 **临时医嘱：** □ 术前医嘱：明日在全身麻醉或椎管内麻醉下行腰椎滑脱复位、内固定、植骨融合 □ 术前禁食、禁水 □ 术前用抗菌药物皮试 □ 手术抗菌药物带药 □ 配血 □ 一次性导尿包 □ 术区备皮 □ 术前晚灌肠 □ 其他特殊医嘱
病情变异记录	□ 无 □ 有，原因： 1. 2.	□ 无 □ 有，原因： 1. 2.	□ 无 □ 有，原因： 1. 2.
医师签名			

时间	住院第 4~5 天 （手术日）	住院第 5~6 天 （术后第 1 天）	住院第 6~7 天 （术后第 2 天）
主要诊疗工作	□ 手术 □ 向患者和/或家属交代手术过程概况及术后注意事项 □ 术者完成手术记录 □ 完成术后病程记录 □ 上级医师查房 □ 麻醉医师查房 □ 观察有无术后并发症并作出相应处理，观察下肢运动、感觉	□ 上级医师查房，注意术后病情变化 □ 完成病历书写 □ 观察伤口、引流量、生命体征情况等，并作出相应处理 □ 观察下肢运动、感觉	□ 上级医师查房 □ 完成病程记录 □ 根据情况可拔除引流管，伤口换药 □ 指导患者功能锻炼 □ 指导患者坐起（根据病情）
重点医嘱	**长期医嘱：** □ 骨科护理常规 □ 二级护理 □ 饮食 □ 患者既往基础用药 **临时医嘱：** □ 血常规、尿常规、大便常规；生化全套；血凝常规；血型；输血常规；X 线胸片、心电图 □ 腰椎正侧位及屈-伸侧位 X 线片、CT/MRI □ 根据病情：下肢血管超声、血气分析、肌电图、脊髓造影、造影后腰椎 CT、肺功能、超声心动图	**长期医嘱：** □ 骨科术后护理常规 □ 一级护理 □ 饮食 □ 既往基础用药 □ 轴线翻身 □ 伤口引流记量 □ 留置尿管 □ 抗生素 □ 激素 □ 神经营养药物 □ 脱水剂（根据情况） □ 消炎镇痛药物 **临时医嘱：** □ 复查血常规 □ 输血和/或补晶体、胶体液（根据病情需要） □ 镇痛等对症处理（酌情）	**长期医嘱：** □ 骨科术后护理常规 □ 一级护理 □ 饮食 □ 既往基础用药 □ 轴线翻身 □ 留置尿管 □ 抗生素 □ 神经营养药物 □ 脱水剂（根据情况） □ 消炎镇痛药物 □ 拔除引流，停引流记量（根据情况） □ 停激素 **临时医嘱：** □ 复查血常规（必要时） □ 输血和/或补晶体、胶体液（必要时） □ 换药，拔引流管 □ 拔尿管（根据病情） □ 镇痛等对症处理（酌情）
病情变异记录	□ 无 □ 有，原因： 1. 2.	□ 无 □ 有，原因： 1. 2.	□ 无 □ 有，原因： 1. 2.
医师签名			

时间	住院第 7~8 天 （术后第 3 天）	住院第 9~11 天 （出院前日）	住院第 10~12 天 （出院日）
主要诊疗工作	□ 上级医师查房 □ 住院医师完成病程记录 □ 伤口换药（必要时） □ 指导患者功能锻炼 □ 复查术后腰椎正侧位片（根据患者情况） □ 定做术后支具（必要时）	□ 上级医师查房，进行手术及伤口评估，确定有无手术并发症和切口愈合不良情况，明确能否出院 □ 完成出院记录、病案首页、出院诊断证明书等所有病历资料 □ 向患者交代出院后的康复锻炼及注意事项，如返院复诊的时间、地点，发生紧急情况时的处理等	□ 患者办理出院手续，出院
重点医嘱	**长期医嘱：** □ 骨科术后护理常规 □ 一级/二级护理 □ 饮食 □ 既往基础用药 □ 神经营养药物 □ 脱水剂（根据情况） □ 消炎镇痛药物 □ 停抗生素 □ 停尿管 **临时医嘱：** □ 拍摄术后腰椎平片 □ 必要时行腰椎 CT、MRI 检查 □ 补液（必要时） □ 换药（必要时） □ 镇痛等对症处理（酌情）	**出院医嘱：** □ 出院带药：神经营养药物、消炎镇痛药、口服抗生素、消肿药物（必要时） □ 嘱___日后拆线换药（根据出院时间决定） □ 1 个月后门诊复查 □ 如有不适，随时来诊	
病情变异记录	□ 无　□ 有，原因： 1. 2.	□ 无　□ 有，原因： 1. 2.	□ 无　□ 有，原因： 1. 2.
医师签名			

（二）护士表单

腰椎滑脱症临床路径护士表单

适用对象：第一诊断为腰椎滑脱症（ICD-10：M43.006）
行腰椎椎管减压术（ICD-9-CM-3：03.09）

患者姓名：	性别：　年龄：　门诊号：	住院号：
住院日期：　年　月　日	出院日期：　年　月　日	标准住院日：10~12 天

时间	住院第 1 天	住院第 2~5 天 （术前日）	住院第 3~5 天 （手术日）
健康宣教	**入院宣教：** □ 介绍主管医师、护士 □ 介绍环境、设施 □ 介绍住院注意事项	**术前宣教：** □ 宣教疾病知识、术前准备及手术过程 □ 告知准备物品、沐浴 □ 告知术后饮食、活动及探视注意事项 □ 告知术后可能出现的情况及应对方式 □ 主管护士与患者沟通，了解并指导心理应对 □ 告知家属等候区位置	**术后当日宣教：** □ 告知监护设备、管路功能及注意事项 □ 告知饮食、体位要求 □ 告知疼痛注意事项 □ 告知术后可能出现情况及应对方式 □ 告知用药情况 □ 给予患者及家属心理支持 □ 再次明确探视陪伴须知
护理处置	□ 核对患者，佩戴腕带 □ 建立入院护理病历 □ 卫生处置：剪指（趾）甲、沐浴、更换病号服	□ 协助医师完成术前检查化验 **术前准备：** □ 配血、抗菌药物皮试 □ 备皮、药物灌肠 □ 禁食、禁水	**送手术：** □ 摘除患者各种活动物品 □ 核对患者资料及带药 □ 填写手术交接单，签字确认 **接手术：** □ 核对患者及资料，签字确认
基础护理	**二级护理：** □ 晨晚间护理 □ 患者安全管理	**二级护理：** □ 晨晚间护理 □ 患者安全管理	**一级护理：** □ 卧位护理：协助翻身、床上移动、预防压疮 □ 排泄护理 □ 患者安全管理
专科护理	□ 护理查体 □ 入院护理评估 □ 观察心肺功能、劳动耐力	□ 观察患者病情变化 □ 防止皮肤压疮护理 □ 心理和生活护理 □ 协助医师完成术前检查化验 □ 术前禁食、禁水、备皮	□ 病情观察，写一级护理记录 □ 每 2 小时评估生命体征、意识、肢体活动、皮肤情况、伤口敷料、各种引流管情况、出入量，重点记录四肢神经功能情况 □ 遵医嘱予脱水、抗感染、止血、抑酸、激素、控制血糖等治疗

续　表

时间	住院第 1 天	住院第 2~5 （术前日）	住院第 3~5 天 （手术日）
重点医嘱	□ 详见医嘱执行单	□ 详见医嘱执行单	□ 详见医嘱执行单
病情变异记录	□ 无　□ 有，原因： 1. 2.	□ 无　□ 有，原因： 1. 2.	□ 无　□ 有，原因： 1. 2.
护士签名			

时间	住院第6~10天 （术后第1~5天）	住院第11~12天 （术后第6~7天）
健康宣教	术后宣教： □ 药物作用及频率 □ 饮食、活动指导 □ 复查患者对术前宣教内容的掌握程度 □ 疾病恢复期注意事项（重点是神经受损后的宣教） □ 拔尿管后注意事项 □ 下床活动注意事项	出院宣教： □ 复查时间 □ 服药方法 □ 活动休息 □ 指导饮食 □ 康复训练方法 □ 指导办理出院手续
护理处置	□ 遵医嘱完成相关检查 □ 夹闭尿管，锻炼膀胱功能	□ 办理出院手续 □ 书写出院小结
基础护理	一级/二级护理： □ 晨晚间护理 □ 协助进食、进水（饮水呛咳者鼻饲） □ 协助翻身、床上移动、预防压疮 □ 排泄护理 □ 床上温水擦浴 □ 协助更衣 □ 患者安全管理	二级护理： □ 晨晚间护理 □ 协助或指导进食、进水 □ 协助或指导床旁活动 □ 康复训练 □ 患者安全管理
专科护理	□ 病情观察，写特护记录：评估生命体征、肢体活动、皮肤情况、伤口敷料、各种引流管情况、出入量、有无神经功能障碍（必要时尽早行康复训练） □ 遵医嘱予抗感染、止血、抑酸、激素、控制血糖等治疗 □ 需要时，联系主管医师给予相关治疗及用药	□ 病情观察：评估生命体征、伤口愈合、肢体活动、神经功能障碍恢复情况
重点医嘱	□ 详见医嘱执行单	□ 详见医嘱执行单
病情变异记录	□ 无 □ 有，原因： 1. 2.	□ 无 □ 有，原因： 1. 2.
护士签名		

（三）患者表单

腰椎滑脱症临床路径患者表单

适用对象：第一诊断为腰椎滑脱症（ICD-10：M43.006）
行腰椎椎管减压术（ICD-9-CM-3：03.09）

患者姓名：	性别：　年龄：　门诊号：	住院号：
住院日期：　年　月　日	出院日期：　年　月　日	标准住院日：≤12 天

时间	住院第 1 天	住院第 2 天	住院第 3~5 天 （术前日）
医患配合	□ 配合询问病史、收集资料，请务必详细告知既往史、用药史、过敏史 □ 配合进行体格检查 □ 有任何不适请告知医师	□ 配合完善相关检查、化验，如采血、留尿、心电图、X 线胸片 □ 医师与您及家属介绍病情及手术检查谈话、检查前签字	□ 配合完善相关检查、化验 □ 配合医师做好术前准备
护患配合	□ 配合测量体温、脉搏、呼吸 2~3 次，血压、体重 1 次 □ 配合完成入院护理评估（简单询问病史、过敏史、用药史） □ 接受入院宣教（环境介绍、病室规定、订餐制度、贵重物品保管等） □ 配合执行探视和陪伴制度 □ 有任何不适请告知护士	□ 配合测量体温、脉搏、呼吸 2~3 次，询问大便次数 1 次 □ 接受术前宣教 □ 接受饮食宣教 □ 接受药物宣教	□ 配合测量体温、脉搏、呼吸 2~3 次，询问大便次数 1 次 □ 送手术室前，协助完成核对，带齐影像资料及用药 □ 返回病房后，配合接受生命体征的测量 □ 配合检查意识（全麻者） □ 配合缓解疼痛 □ 接受术后宣教 □ 接受饮食宣教 □ 接受药物宣教 □ 有任何不适请告知护士
饮食	□ 遵医嘱饮食	□ 遵医嘱饮食	□ 术前禁食、禁水 □ 术后 6 小时试饮水，无恶心、呕吐可进少量流质饮食或者半流质饮食
排泄	□ 正常排尿便	□ 正常排尿便	□ 正常排便 □ 留置导尿
活动	□ 正常活动	□ 正常活动	□ 正常活动

时间	术后	出院日
医患配合	□ 协助康复锻炼 □ 配合完善术后检查	□ 接受出院前指导 □ 知道复查程序 □ 获取出院诊断书
护患配合	□ 配合定时监测生命体征 □ 配合检查伤口 □ 接受输液、服药等治疗 □ 接受进食、进水、排便等生活护理 □ 配合活动，预防皮肤压力伤 □ 注意活动安全，避免坠床或跌倒 □ 配合执行探视及陪伴	□ 接受出院宣教 □ 办理出院手续 □ 获取出院带药 □ 知道服药方法、作用、注意事项 □ 知道复印病历程序
饮食	□ 遵医嘱饮食	□ 遵医嘱饮食
排泄	□ 正常排尿便	□ 正常排尿便
活动	□ 正常适度活动，避免疲劳	□ 正常适度活动，避免疲劳

附：原表单（2016 年版）

腰椎滑脱症临床路径表单

适用对象：第一诊断为退变性腰椎管狭窄症（ICD-10：M43.191、M51.805）
行椎管减压或加用内固定、植骨融合（ICD-9-CM-3：81.04-81.08）

患者姓名：	性别：　年龄：　门诊号：	住院号：
住院日期：　年　月　日	出院日期：　年　月　日	标准住院日：10~12 天

时间	住院第 1 天	住院第 2 天	住院第 3 天
主要诊疗工作	□ 询问病史及体格检查 □ 医师查房 □ 初步的诊断和治疗方案 □ 住院医师完成住院志、首次病程、上级医师查房等病历书写 □ 完善术前检查 □ 签订医患沟通协议	□ 上级医师查房与术前评估 □ 确定诊断和手术方案 □ 完成上级医师查房记录 □ 实施所有需要检查的项目 □ 收集检查检验结果并评估病情 □ 请相关科室会诊	□ 上级医师查房，术前评估和决定手术方案 □ 完成术前小结、上级医师查房记录等病历书写 □ 向患者和/或家属交代围手术期注意事项，并签署手术知情同意书、输血同意书、委托书（患者本人不能签字时）、自费用品协议书、进行术前审批 □ 麻醉医师查房并与患者和/或家属交代麻醉注意事项，签署麻醉知情同意书 □ 完成各项术前准备
重点医嘱	**长期医嘱：** □ 骨科护理常规 □ 二级护理 □ 饮食 □ 患者既往基础用药 **临时医嘱：** □ 血常规、尿常规、大便常规；生化全套；血凝常规；血型；输血常规；X 线胸片、心电图 □ 腰椎正侧位及屈-伸侧位 X 线片、CT/MRI □ 根据病情：下肢血管超声、血气分析、肌电图、脊髓造影、造影后腰椎 CT、肺功能、超声心动图	**临时医嘱：** □ 骨科护理常规 □ 二级护理 □ 饮食 □ 患者既往内科基础疾病用药 **临时医嘱：** □ 根据会诊科室要求安排检查检验 □ 神经营养治疗，对症治疗	**长期医嘱：** 同前日 **临时医嘱：** □ 术前医嘱：明日在全身麻醉或椎管内麻醉下行腰椎滑脱复位、内固定、植骨融合 □ 术前禁食、禁水 □ 术前用抗菌药物皮试 □ 手术抗菌药物带药 □ 配血 □ 一次性导尿包 □ 术区备皮 □ 术前晚灌肠 □ 其他特殊医嘱
主要护理工作	□ 入院宣教：介绍病房环境、设施和设备 □ 入院护理评估 □ 观察心肺功能、劳动耐力	□ 观察患者病情变化 □ 防止皮肤压疮护理 □ 心理和生活护理 □ 指导呼吸功能锻炼 □ 指导卧床下肢功能锻炼	□ 做好备皮等术前准备 □ 提醒患者术前禁食、禁水 □ 术前心理护理

续 表

时间	住院第1天	住院第2天	住院第3天
病情变异记录	□无 □有，原因： 1. 2.	□无 □有，原因： 1. 2.	□无 □有，原因： 1. 2.
护士签名			
医师签名			

时间	住院第 4~5 天 （手术日）	住院第 5~6 天 （术后第 1 天）	住院第 6~7 天 （术后第 2 天）
主要诊疗工作	□ 手术 □ 向患者和/或家属交代手术过程概况及术后注意事项 □ 术者完成手术记录 □ 完成术后病程记录 □ 上级医师查房 □ 麻醉医师查房 □ 观察有无术后并发症并作出相应处理，观察下肢运动、感觉	□ 上级医师查房，注意术后病情变化 □ 完成病历书写 □ 观察伤口、引流量、生命体征情况等，并作出相应处理 □ 观察下肢运动、感觉	□ 上级医师查房 □ 完成病程记录 □ 根据情况可拔除引流管，伤口换药 □ 指导患者功能锻炼 □ 指导患者坐起（根据病情）
重点医嘱	**长期医嘱：** □ 麻醉后护理常规 □ 骨科术后护理常规 □ 一级护理 □ 饮食 □ 既往基础用药 □ 轴线翻身 □ 留置引流管并记引流量 □ 留置尿管 □ 抗生素 □ 激素 □ 神经营养药物 □ 其他特殊医嘱 **临时医嘱：** □ 心电监测、吸氧（根据病情需要） □ 补液 □ 胃黏膜保护剂（酌情） □ 止吐、镇痛等对症处理（酌情） □ 急查血常规 □ 输血（根据病情需要） □ 其他特殊医嘱	**长期医嘱：** □ 骨科术后护理常规 □ 一级护理 □ 饮食 □ 既往基础用药 □ 轴线翻身 □ 伤口引流记量 □ 留置尿管 □ 抗生素 □ 激素 □ 神经营养药物 □ 脱水剂（根据情况） □ 消炎镇痛药物 **临时医嘱：** □ 复查血常规 □ 输血和/或补晶体、胶体液（根据病情需要） □ 镇痛等对症处理（酌情）	**长期医嘱：** □ 骨科术后护理常规 □ 一级护理 □ 饮食 □ 既往基础用药 □ 轴线翻身 □ 留置尿管 □ 抗生素 □ 神经营养药物 □ 脱水剂（根据情况） □ 消炎镇痛药物 □ 拔除引流，停引流记量（根据情况） □ 停激素 **临时医嘱：** □ 复查血常规（必要时） □ 输血和/或补晶体、胶体液（必要时） □ 换药，拔引流管 □ 拔尿管（根据病情） □ 镇痛等对症处理（酌情）
主要护理工作	□ 观察患者病情变化并及时报告医师 □ 术后心理与生活护理 □ 指导术后患者功能锻炼	□ 观察患者病情并做好引流量等相关记录 □ 术后心理与生活护理 □ 指导术后患者功能锻炼	□ 观察患者病情变化 □ 术后心理与生活护理 □ 指导术后患者功能锻炼 □ 指导正确的翻身及坐起方法
病情变异记录	□ 无　□ 有，原因： 1. 2.	□ 无　□ 有，原因： 1. 2.	□ 无　□ 有，原因： 1. 2.
护士签名			
医师签名			

时间	住院第7~8天 （术后第3天）	住院第9~11天 （出院前1天）	住院第10~12天 （出院日）
主要诊疗工作	□ 上级医师查房 □ 住院医师完成病程记录 □ 伤口换药（必要时） □ 指导患者功能锻炼 □ 复查术后腰椎正侧位片（根据患者情况） □ 定做术后支具（必要时）	□ 上级医师查房，进行手术及伤口评估，确定有无手术并发症和切口愈合不良情况，明确能否出院 □ 完成出院记录、病案首页、出院诊断证明书等所有病历资料 □ 向患者交代出院后的康复锻炼及注意事项，如返院复诊的时间、地点，发生紧急情况时的处理等	□ 患者办理出院手续，出院
重点医嘱	**长期医嘱：** □ 骨科术后护理常规 □ 一级/二级护理 □ 饮食 □ 既往基础用药 □ 神经营养药物 □ 脱水剂（根据情况） □ 消炎镇痛药物 □ 停抗生素 □ 停尿管 **临时医嘱：** □ 拍摄术后腰椎平片 □ 必要时行腰椎CT、MRI检查 □ 补液（必要时） □ 换药（必要时） □ 镇痛等对症处理（酌情）	**出院医嘱：** □ 出院带药：神经营养药物、消炎镇痛药、口服抗生素、消肿药物（必要时） □ 嘱___日后拆线换药（根据出院时间决定） □ 1个月后门诊复查 □ 如有不适，随时来诊	
主要护理工作	□ 观察患者病情变化 □ 术后心理与生活护理 □ 指导患者功能锻炼	□ 指导患者办理出院手续 □ 出院宣教	
病情变异记录	□ 无 □ 有，原因： 1. 2.	□ 无 □ 有，原因： 1. 2.	□ 无 □ 有，原因： 1. 2.
护士签名			
医师签名			

第五十六章

腰椎间盘突出并不稳症临床路径释义

【医疗质量控制指标】

指标一、患者术前神经症状及神经功能障碍评估率。

指标二、患者术前生活质量评估率。

指标三、患者术前动力位 X 线片的拍摄率。

指标四、患者术前完成 MRI 的比率。

指标五、术前进行血栓风险因素评估情况。

指标六、围手术期预防性抗菌药物使用情况。

指标七、预防性抗菌药物种类选择。

指标八、首剂抗菌药物使用起始时间。

指标九、术中追加抗菌药物情况。

指标十、预防性抗菌药物停药时间。

指标十一、术前与术后实施预防深静脉血栓情况。

指标十二、围手术期下肢深静脉血栓发生率。

指标十三、输血量。

指标十四、手术后并发症与再手术率。

指标十五、术后康复治疗情况。

指标十六、手术切口愈合情况。

一、腰椎间盘突出并不稳症编码

1. 原编码

疾病名称及编码：腰椎间盘突出并不稳症（ICD-10：M53.207）

手术操作名称及编码：腰椎间盘切除植骨融合内固定术（ICD-9-CM-3：81.08015/80.51014）

2. 修改编码

疾病名称及编码：腰椎间盘突出并不稳症（ICD-10：M51.202）

手术操作名称及编码：腰椎间盘切除（ICD-9-CM-3：80.51）

二、临床路径检索方法

M51.202+80.51

三、国家医疗保障疾病诊断相关分组（CHS-DRG）

MDCI　肌肉、骨骼疾病及功能障碍

IU2　颈腰背疾患

四、腰椎间盘突出并不稳症临床路径标准住院流程

（一）适用对象

第一诊断为腰椎间盘突出并不稳症（ICD-10：M53.207）（无并发症患者），行腰椎间盘切除植骨融合内固定术（ICD-9-CM-3：81.08015/80.51014）。

释义

■ 适用对象编码参见第一部分。

■ 本路径适用对象为临床诊断为腰椎间盘突出并不稳症，如合并腰椎结核、腰椎峡部裂、腰椎滑脱、腰椎骨折、腰椎肿瘤等情况，需进入其他相应路径。

（二）诊断依据

根据《临床诊疗指南 · 骨科分册》（中华医学会编著，人民卫生出版社，2009年），《外科学（下册）》（8年制和7年制临床医学专用教材，赵玉沛、陈孝平主编，人民卫生出版社，2015年）。

1. 病史：腰痛、单侧或双侧神经根损伤或马尾神经损伤的症状。
2. 体征：单侧或双侧神经根损伤或马尾神经损伤的阳性体征。
3. 影像学检查：有腰椎椎间盘突出压迫神经根或马尾神经的表现。

释义

■ 本路径的制订主要参考国内权威参考书籍和诊疗指南。

■ 病史、查体和临床症状是诊断腰椎间盘突出合并不稳的初步依据，多数患者表现为腰痛伴下肢放射痛、麻木、肌力障碍。X线动力位片可明确不稳定的诊断，MRI、CT可明确间盘突出的诊断。部分患者临床表现以腰痛为主，下肢症状轻或不明显，亦可进入路径。

（三）治疗方案的选择及依据

根据《临床诊疗指南 · 骨科分册》（中华医学会编著，人民卫生出版社，2009年），《外科学（下册）》（8年制和7年制临床医学专用教材，赵玉沛、陈孝平主编，人民卫生出版社，2015年）。

1. 腰椎间盘突出并不稳症诊断明确。
2. 经严格正规非手术治疗3个月无效或保守治疗有效但反复发作，严重影响生活工作。
3. 尿便障碍、单根或双根神经麻痹，需急诊手术。

释义

■ 本病的非手术治疗包括卧床休息、药物治疗、推拿按摩、牵引、硬膜外或神经根封闭。

■ 如患者出现严重神经损害，如足下垂或马尾神经功能障碍，应作为急诊手术指征。如患者疼痛严重，无法入睡，强迫体位，经保守治疗无效，即使未出现足下垂或马尾损害，也可作为急诊手术指征。

（四）标准住院日 7～15 天

释义

■ 诊断明确的患者入院后，术前准备 1～4 天，4～5 日时行手术治疗，术后观察引流情况，配合使用药物治疗及功能锻炼，如无明显并发症，总住院时间不超过 15 天符合基本路径要求。

（五）进入路径标准

1. 第一诊断必须符合 ICD-10：M53.207 腰椎间盘突出并不稳症疾病编码。
2. 如患有其他疾病，但住院期间不需要特殊处理，也不影响第一诊断的临床路径流程实施时，可以进入路径。
3. 不合并其他腰椎疾患。

释义

■ 进入本路径的患者为第一诊断为腰椎间盘突出并不稳，需除外腰椎结核、腰椎峡部裂、腰椎滑脱、腰椎骨折、腰椎肿瘤等情况。

■ 入院后常规检查发现有基础疾病，如高血压、冠状动脉粥样硬化性心脏病、糖尿病、肝功能不全、肾功能不全等，经系统评估后对腰椎间盘突出并不稳症诊断治疗无特殊影响者，可进入路径。但可能增加医疗费用，延长住院时间。

（六）术前准备 3～5 天

1. 必需的检查项目
（1）血常规、尿常规、大便常规、血型、RH 因子。
（2）肝功能、肾功能、血电解质、血糖。
（3）凝血功能、血气分析。
（4）感染性疾病筛查（乙型肝炎、丙型肝炎、梅毒、艾滋病等）。
（5）胸片、心电图。
（6）腰椎正侧位、伸屈侧位片、CT 和 MRI。
2. 根据患者病情可选择
（1）肺功能、超声心动图、动态血压及心电图、颈动脉及锁骨下动脉超声、头颅 MRI（老年人或既往有相关病史者）、骨密度（考虑可能存在骨质疏松症的患者）、脊柱全长片、腰椎左右侧屈位片。
（2）对于部分诊断不明确的患者，术前可能需要肌电图、诱发电位检查、椎间盘造影、小关节封闭、神经根封闭或硬膜外封闭以确诊。
（3）有相关疾病者必要时请相应科室会诊。

释义

■ 血常规、尿常规、大便常规、血型、RH因子、肝功能、肾功能、电解质、血糖、凝血功能、血气分析、感染疾病筛查、X线胸片、心电图是最基本的入院常规检查，进入路径的患者均需完成。腰椎正侧位、屈伸侧位片可用以评估脊柱序列及是否失稳。CT及MRI用以评估间盘突出、椎管狭窄、骨赘、骨骺的情况。

■ 对于老年及有相关病史的患者，依据相关疾病要求及相应科室会诊要求，选择性行肺功能、超声心动图、下肢血管超声、动态血压及心电图、颈动脉及锁骨下动脉超声、头颅MRI。如存在特发或退行性侧弯的患者，需行脊柱全长片、腰椎左右侧屈位片。对于怀疑或已诊断骨质疏松的患者，需行骨密度检查（双能骨密度或QCT）。

（七）选择用药

抗菌药物：按照《抗菌药物临床应用指导原则（2015年版）》（国卫办医发〔2015〕43号）执行。

（八）手术日为入院第4~5天

1. 麻醉方式：全身麻醉或硬膜外麻醉、腰麻。术前禁食、禁水8小时以上。
2. 手术方式：需要做椎间盘切除、内固定、植骨融合术。
3. 输血：视术中情况而定。

释义

■ 腰椎间盘切除、内固定、植骨融合术是治疗腰椎间盘突出伴不稳的主要方法。如出现麻醉相关并发症者，需退出本路径。

（九）术后住院恢复4~11天

1. 必需复查的检查项目：腰椎正侧位片，血常规。
2. 依据术后情况，需精确观察术后内固定位置，是否存在血肿、减压是否彻底等，可复查腰椎CT、MRI。根据术后患者一般状况及引流情况，可行相应检查。
3. 术后处理

（1）抗菌药物：按照《抗菌药物临床应用指导原则（2015年版）》（国卫办医发〔2015〕43号）执行。

（2）术后镇痛：参照《骨科常见疼痛的处理专家建议》。

（3）激素、脱水药物和神经营养药物。

（4）术后康复：支具保护下逐渐进行功能锻炼。

释义

■ 针对腰椎间盘突出的药物治疗包括神经营养、镇痛、消炎及活血化瘀等药物。对于术后疼痛症状明显、局部炎症重的患者，还可使用脱水药及激素治疗，减轻局部炎症反应。若应用时间较长，需注意肾功能及水、电解质平衡。术中出血较多的患者，术后需积极补液，根据情况使用药物纠正贫血、电解质紊乱及低蛋白血症。

■ 如术后需精确评估内固定位置或者有手术无法解释的神经症状，怀疑血肿、手术未彻底切除间盘等情况，可行术后腰椎 CT 或 MRI。术后可根据患者一般状况、术后出血量、患者其他系统情况行相应检查。如果明确诊断其他严重的内科并发症，需其他科室协助进一步治疗，需退出本路径。

（十）出院标准

1. 体温正常，常规化验指标无明显异常。
2. 伤口愈合良好：引流管拔除，伤口无感染征象（或可在门诊处理的伤口情况），无皮瓣坏死。
3. 术后复查内植物位置满意。
4. 没有需要住院处理的并发症和/或合并症。

释义

■ 患者出院前应完成所有必需检查项目，观察临床症状是否减轻或消失，有无明显药物相关不良反应。

（十一）变异及原因分析

1. 围手术期并发症：伤口感染、神经血管输尿管损伤、硬膜外血肿、内植物松动等造成住院日延长和费用增加。
2. 内科合并症：老年患者常合并基础疾病，如脑血管或心血管病、糖尿病、血栓等，手术可能导致这些疾病加重而需要进一步治疗，从而延长治疗时间，并增加住院费用。
3. 内植物的选择：由于病情不同，使用不同的内植物，可能导致住院费用存在差异。

释义

■ 若术后出现伤口感染，可能需延长抗菌药物使用时间，间断换药，严重者需 2 次或多次清创手术，甚至取出内固定物，需退出本路径。若出现神经、血管、输尿管损伤，硬膜外血肿，内固定松动等情况，需 2 次探查手术或其他科室继续治疗的，需转入相应路径。

■ 术后老年患者内科合并症加重，需要相关科室特殊处理的，需转入相应路径。

■ 依据患者骨密度情况，手术可能选用不同螺钉，术中可能需要行骨水泥强化或采用微创椎间融合时使用经皮内固定螺钉。植骨时依据患者不同情况，可能使用自体椎板骨、自体髂骨、人工骨及同种异体骨。这些可能导致患者费用增加及手术切口增加。

■ 认可的变异原因主要是指患者入选路径后，在检查及治疗过程中发现患者合并存在事前未预知的、对本路径治疗可能产生影响的情况，需要中止执行路径或延长治疗时间、增加治疗费用。医师需在表单中明确说明。

■ 因患者方面的主观原因导致执行路径出现变异，需医师在表单中予以说明。

五、腰椎间盘突出并不稳症临床路径给药方案

【用药选择】

1. 围手术期抗菌药物使用：①给药途径：大部分为静脉输注，仅有少数为口服给药。静脉输注应在皮肤、黏膜切开前0.5~1小时或麻醉开始时给药，在输注完毕后开始手术，保证手术部位暴露时局部组织中抗菌药物已达到足以杀灭手术过程中沾染细菌的药物浓度。万古霉素或氟喹诺酮类等由于需输注较长时间，应在手术前1~2小时开始给药。②预防用药维持时间：抗菌药物的有效覆盖时间应包括整个手术过程。手术时间较短（<2小时）的清洁手术术前给药一次即可。如手术时间超过3小时或超过所用药物半衰期的2倍以上，或成人出血量超过1500ml，术中应追加一次。清洁手术的预防用药时间不超过24小时，清洁-污染手术和污染手术的预防用药时间亦为24小时，污染手术必要时延长至48小时。

2. 神经营养药物：常用药物为维生素 B_{12}。可考虑口服或肌内注射甲钴胺、腺苷钴胺。

3. 非甾体类消炎镇痛药物：非甾体类消炎镇痛药不仅可以镇痛，还可以缓解神经根的无菌性炎症，可酌情使用。使用过程中需注意患者消化道反应。

4. 激素、甘露醇等药物：对于术后症状较重的患者，可以酌情考虑加用脱水药物及激素治疗以缓解神经根水肿。20%甘露醇每日分次静脉点滴，地塞米松5mg每日静脉输入。对于高龄、体弱患者，需监测电解质平衡及肝功能、肾功能。

【注意事项】

1. 高龄或长时间使用非甾体类消炎镇痛药物的患者需注意消化道症状。

2. 甘露醇在以下情况时需慎用：明显心肺功能损害者，血容量突然增多可引起充血性心力衰竭；高钾血症或低钠血症；低血容量，应用后可因利尿而加重病情；随访检查：①血压；②肾功能；③血电解质浓度，尤其是 Na^+ 和 K^+；④尿量。

六、腰椎间盘突出并不稳症患者护理规范

1. 心理护理：术前需向患者及其家属讲解手术的相关注意事项，安慰、鼓励患者，减少患者焦虑、紧张的情绪。

2. 术前准备

备皮范围：上至肩胛骨下缘，下至臀裂顶点，左右两侧至腋中线。

肠道准备：术前一日晚清洁肠道。术前一般禁食8~12小时，禁水6~8小时。

3. 术后密切观察生命体征变化。

4. 术后6小时内每小时、术后7~48小时内每4小时、术后48小时每8小时及出院时进行神经功能评估并记录。评估内容包括四肢肌肉力量、感觉功能和膀胱功能。

5. 体位护理腰椎前路手术建议术后4小时轴向翻身，后路手术建议术后6小时轴向翻身，起到压迫止血的作用。若患者术后不能耐受长时间平卧位，可请示医生后按需翻身。麻醉清醒后即可枕枕头。

6. 保持管道通畅包括伤口引流管及尿管。注意观察引流液的颜色、性状和量。

7. 鼓励患者多饮水，降低泌尿系感染的风险。

8. 若出现脑脊液漏，需嘱患者平卧，观察脑脊液引流量，充分补液，观察伤口是否出现脑脊液囊肿。

9. 围手术期血栓高风险患者注意预防血栓。

七、腰椎间盘突出并不稳症患者营养治疗规范

1. 围手术期饮食宜清淡，避免不易消化的食物。

2. 可少量多次饮水，无不适反应后可进少量流质饮食，待肠鸣音恢复后可正常饮食。正常饮食后鼓励患者多食高蛋白、高维生素食物，防止便秘。

3. 饮食不佳及术后引流较多的患者注意纠正电解质紊乱。

4. 依据术后蛋白水平补充优质蛋白。

5. 术后出现腹胀、恶心、呕吐等情况导致进食障碍的患者，需充分补液。

八、腰椎间盘突出并不稳症患者健康宣教

1. 麻醉清醒后可以开始进行肢体锻炼，练习股四头肌力量；踝关节跖屈、背伸练习，避免术后神经根粘连，同时可保持关节活动度，防止肌肉萎缩等。之后循序渐进，持续康复锻炼。

2. 术后第 1 天可下床活动，下床行走时要佩戴支具。

3. 出院后定期换药，注意伤口情况，监测体温，术后 10~14 天拆除伤口缝线。

4. 术后 3 个月内避免外伤及重体力活动。

5. 遵医嘱使用镇痛药物及营养神经药物。

6. 控制体重，避免过度肥胖。

7. 定期门诊复诊，评估骨融合情况、内固定是否松动以及是否存在邻近节段退变。

九、推荐表单

（一）医师表单

腰椎间盘突出并不稳症临床路径医师表单

适用对象：第一诊断为腰椎间盘突出并不稳症（ICD-10：M51.202）
行腰椎间盘切除（ICD-9-CM-3：80.51）

患者姓名：	性别： 年龄： 门诊号：	住院号：
住院日期： 年 月 日	出院日期： 年 月 日	标准住院日：7~15天

时间	住院第1天	住院第2天	住院第3天
主要诊疗工作	□ 完成询问病史和体格检查 □ 按要求完成病历书写 □ 开化验单及相关检查 □ 上级医师查房与术前评估	□ 上级医师查房 □ 明确下一步诊疗计划 □ 完成上级医师查房记录 □ 根据化验和相关检查结果，对患者的手术风险进行评估 □ 必要时请相关科室会诊	□ 根据病史、体检、平片、CT/MRI等行术前讨论，确定手术方案 □ 完成术前准备与术前评估 □ 完成术前小结、上级医师查房记录等病历书写 □ 签署手术知情同意书、自费用品协议书、输血同意书 □ 向患者及家属交代病情及围手术期注意事项
重点医嘱	**长期医嘱：** □ 骨科护理常规 □ 二级护理 □ 饮食 □ 患者既往基础用药 **临时医嘱：** □ 血常规、尿常规、大便常规+隐血 □ 肝功能、肾功能、电解质、血糖、凝血功能、血型、RH因子、感染性疾病筛查 □ 心电图、X线胸片 □ 腰椎平片、CT/MRI □ 其他检查（酌情）：肺功能、超声心动、血气分析、骨密度等（根据患者情况选择）	**长期医嘱：** □ 骨科护理常规 □ 二级护理 □ 饮食 □ 请相关科室会诊 **临时医嘱：** □ 请相关科室会诊	**临时医嘱：** □ 术前医嘱：常规准备明日在全身麻醉或硬膜外麻醉/腰麻下行腰椎间盘切除植骨融合内固定术 □ 术前禁食、禁水 □ 抗菌药物皮试 □ 配血 □ 一次性导尿包 □ 备皮 □ 术前晚灌肠
病情变异记录	□ 无 □ 有，原因： 1. 2.	□ 无 □ 有，原因： 1. 2.	□ 无 □ 有，原因： 1. 2.
医师签名			

时间	住院第 4~5 天 （手术日）	住院第 5~6 天 （术后第 1 天）	住院第 6~7 天 （术后第 2 天）
主要诊疗工作	□ 观察患者腹部症状和体征，注意患者大便情况 □ 上级医师查房及诊疗评估 □ 完成查房记录 □ 对患者坚持治疗和预防复发进行宣教	□ 上级医师查房，注意术后病情变化 □ 完成病历书写 □ 注意引流量 □ 注意观察体温 □ 注意神经功能变化	□ 上级医师查房 □ 完成常规病历书写 □ 根据引流情况，明确是否拔除引流管 □ 注意观察体温 □ 注意神经功能变化 □ 注意伤口情况
重点医嘱	**长期医嘱：** □ 麻醉后护理常规 □ 腰椎术后护理常规 □ 一级护理 □ 明日饮食 □ 轴线翻身 □ 伤口引流记量 □ 留置尿管 □ 抗菌药物 □ 激素 □ 神经营养药物 **临时医嘱：** □ 心电血压、血氧监测 □ 吸氧 □ 补液 □ 其他特殊医嘱	**长期医嘱：** □ 麻醉后护理常规 □ 腰椎术后护理常规 □ 一级护理 □ 饮食 □ 伤口引流记量 □ 留置尿管 □ 抗菌药物 □ 激素 □ 神经营养药物 □ 脱水剂（根据情况） □ 消炎镇痛药物 **临时医嘱：** □ 通便 □ 镇痛 □ 补液（根据情况）	**长期医嘱：** □ 麻醉后护理常规 □ 腰椎术后护理常规 □ 一级/二级护理 □ 饮食 □ 留置尿管 □ 神经营养药物 □ 脱水剂（根据情况） □ 停抗菌药物 □ 消炎镇痛药物 □ 拔除引流，停引流记量（根据情况） □ 停激素 **临时医嘱：** □ 换药
病情变异记录	□ 无　□ 有，原因： 1. 2.	□ 无　□ 有，原因： 1. 2.	□ 无　□ 有，原因： 1. 2.
医师签名			

时间	住院第 7~8 天 （术后第 3 天）	住院第 7~14 天 （出院前日）	住院第 8~15 天 （出院日）
主要诊疗工作	□ 上级医师查房 □ 完成常规病历书写 □ 注意观察体温 □ 注意神经功能变化 □ 注意伤口情况	□ 上级医师查房，进行手术及伤口评估，确定有无手术并发症和切口愈合不良情况，明确能否出院 □ 完成出院记录、病案首页、出院证明书等 □ 向患者交代出院后的注意事项，如返院复诊的时间、地点，发生紧急情况时的处理等	□ 患者办理出院手续，出院
重点医嘱	**长期医嘱：** □ 麻醉后护理常规 □ 腰椎术后护理常规 □ 一级/二级护理 □ 饮食 □ 神经营养药物 □ 脱水剂（根据情况） □ 消炎镇痛药物 □ 停尿管 **临时医嘱：** □ 拍摄术后腰椎平片 □ 必要时拍腰椎 CT 或 MRI	**出院医嘱：** □ 出院带药：神经营养药物、消炎镇痛药、口服抗菌药物 □ 嘱____日后拆线换药（根据出院时间决定） □ 1 个月后门诊复查 □ 如有不适，随时来诊	
病情变异记录	□ 无 □ 有，原因： 1. 2.	□ 无 □ 有，原因： 1. 2.	□ 无 □ 有，原因： 1. 2.
医师签名			

（二）护士表单

腰椎间盘突出并不稳症临床路径护士表单

适用对象：第一诊断为腰椎间盘突出并不稳症（ICD-10：M51.202）
行腰椎间盘切除（ICD-9-CM-3：80.51）

患者姓名：	性别： 年龄： 门诊号：	住院号：
住院日期： 年 月 日	出院日期： 年 月 日	标准住院日：7~15 天

时间	住院第 1 天	住院第 2 天	住院第 3 天
健康宣教	入院宣教： □ 介绍主管医师、护士 □ 介绍环境、设施 □ 介绍住院注意事项 □ 介绍探视和陪伴制度 □ 介绍贵重物品制度	□ 药物宣教 □ 指导患者完善术前检查	□ 药物宣教 术前宣教： □ 宣教手术前准备及术后注意事项 □ 告知术后饮食 □ 告知患者在手术前后中配合医师 □ 主管护士与患者沟通，消除患者紧张情绪 □ 告知术后可能出现的情况及应对方式
护理处置	□ 核对患者，佩戴腕带 □ 建立入院护理病历 □ 协助患者留取各种标本 □ 测量体重	□ 协助医师完成手术前的相关化验 □ 完善相关基础疾病评估	□ 协助医师完成手术前的相关化验 □ 完善术前准备 □ 禁食、禁水
基础护理	三级护理： □ 晨晚间护理 □ 患者安全管理	三级护理： □ 晨晚间护理 □ 患者安全管理	三级护理： □ 晨晚间护理 □ 患者安全管理
专科护理	□ 护理查体 □ 病情观察 □ 需要时，填写跌倒及压疮防范表 □ 需要时，请家属陪伴 □ 确定饮食种类 □ 心理护理	□ 病情观察 □ 相关基础疾病治疗 □ 遵医嘱完成相关检查 □ 心理护理	□ 护理查体 □ 病情观察 □ 术前备皮，标记手术部位 □ 抗菌药物皮试 □ 配血 □ 术前晚灌肠 □ 心理护理
重点医嘱	□ 详见医嘱执行单	□ 详见医嘱执行单	□ 详见医嘱执行单
病情变异记录	□ 无 □ 有，原因： 1. 2.	□ 无 □ 有，原因： 1. 2.	□ 无 □ 有，原因： 1. 2.
护士签名			

时间	住院第4~5天 （手术日）	住院第5~6天 （术后第1天）	住院第6~7天 （术后第2天）
健康宣教	□ 手术当日宣教 □ 告知饮食、体位要求 □ 告知术后需禁食6小时 □ 给予患者及家属心理支持 □ 再次明确探视陪伴须知	□ 药物宣教 □ 指导饮食及功能锻炼 □ 术后锻炼宣教	□ 药物宣教 □ 指导饮食及功能锻炼 □ 术后锻炼宣教
护理处置	□ 配合手术室接送患者 □ 摘除患者义齿 □ 核对患者资料及带药 □ 送接患者 □ 核对患者及资料 □ 术前导尿	□ 遵医嘱完成相关药物治疗及检查 □ 指导患者术后功能锻炼 □ 指导患者完成术后检查	□ 遵医嘱完成相关药物治疗及检查 □ 指导患者术后功能锻炼 □ 指导患者完成术后检查
基础护理	一级护理： □ 晨晚间护理 □ 患者安全管理	二级护理： □ 晨晚间护理 □ 患者安全管理	二级护理： □ 晨晚间护理 □ 患者安全管理
专科护理	□ 护理查体 □ 遵医嘱予药物治疗 □ 病情观察（体温、症状、引流量、伤口及二便情况） □ 需要时，请家属陪伴 □ 心电监测 □ 心理护理	□ 护理查体 □ 遵医嘱予药物治疗 □ 病情观察（体温、症状、引流量、伤口及二便情况） □ 协助患者术后功能锻炼 □ 遵医嘱完成相关检查 □ 心理护理	□ 护理查体 □ 遵医嘱予药物治疗 □ 病情观察（体温、症状、引流量、伤口及二便情况） □ 协助患者术后功能锻炼 □ 遵医嘱完成相关检查 □ 心理护理
重点医嘱	□ 详见医嘱执行单	□ 详见医嘱执行单	□ 详见医嘱执行单
病情变异记录	□ 无 □ 有，原因： 1. 2.	□ 无 □ 有，原因： 1. 2.	□ 无 □ 有，原因： 1. 2.
护士签名			

时间	住院第7~8天 (术后第3天)	住院第7~14天 (出院前日)	住院第8~15天 (出院日)
健康宣教	□ 药物宣教 □ 指导饮食及功能锻炼 □ 术后锻炼宣教	□ 药物宣教 □ 指导饮食及功能锻炼 □ 术后锻炼宣教	出院宣教: □ 复查时间 □ 服药方法 □ 活动休息 □ 指导饮食及功能锻炼 □ 指导办理出院手续
护理处置	□ 遵医嘱完成相关药物治疗及检查 □ 指导患者术后功能锻炼 □ 指导患者完成术后检查	□ 遵医嘱完成相关药物治疗及检查 □ 指导患者术后功能锻炼 □ 指导患者完成术后检查	□ 办理出院手续 □ 书写出院小结
基础护理	二级护理: □ 晨晚间护理 □ 患者安全管理	二级护理: □ 晨晚间护理 □ 患者安全管理	二级护理: □ 晨晚间护理 □ 患者安全管理
专科护理	□ 护理查体 □ 遵医嘱予药物治疗 □ 病情观察(体温、症状、引流量、伤口及二便情况) □ 协助患者术后功能锻炼 □ 遵医嘱完成相关检查 □ 心理护理	□ 护理查体 □ 遵医嘱予药物治疗 □ 病情观察(体温、症状、引流量、伤口及二便情况) □ 协助患者术后功能锻炼 □ 遵医嘱完成相关检查 □ 心理护理	□ 护理查体 □ 遵医嘱予药物治疗 □ 病情观察(体温、症状、伤口及二便情况) □ 出院指导(术后复查及功能锻炼) □ 心理护理
重点医嘱	□ 详见医嘱执行单	□ 详见医嘱执行单	□ 详见医嘱执行单
病情变异记录	□ 无 □ 有,原因: 1. 2.	□ 无 □ 有,原因: 1. 2.	□ 无 □ 有,原因: 1. 2.
护士签名			

（三）患者表单

腰椎间盘突出并不稳症临床路径患者表单

适用对象：第一诊断为腰椎间盘突出并不稳症（ICD-10：M51.202）

行腰椎间盘切除（ICD-9-CM-3：80.51）

患者姓名：	性别：　　年龄：　　门诊号：	住院号：
住院日期：　　年　月　日	出院日期：　　年　月　日	标准住院日：7~15天

时间	入院	术前	手术日
医患配合	□ 配合询问病史、收集资料，请务必详细告知既往史、用药史、过敏史 □ 配合进行体格检查 □ 有任何不适请告知医师	□ 配合完善腰椎术前相关检查、化验，如采血、留尿、心电图、X线胸片、腰椎CT、MRI等 □ 配合医师完善相关内科合并症的检查及治疗 □ 医师与患者及家属介绍病情及腰椎手术前谈话、签字 □ 配合麻醉师完成术前评估	□ 配合术前输液 □ 稳定情绪，配合医师手术 □ 术前禁食、禁水
护患配合	□ 清晨测量体温、脉搏、呼吸血压1次 □ 配合完成入院护理评估（简单询问病史、过敏史、用药史） □ 接受入院宣教（环境介绍、病室规定、订餐制度、贵重物品保管等） □ 配合执行探视和陪伴制度 □ 有任何不适请告知护士	□ 配合测量体温、脉搏、呼吸3次，询问大便次数1次 □ 接受腰椎术前宣教 □ 接受饮食宣教 □ 接受药物宣教 □ 接受术后功能锻炼宣教 □ 术前充分洗净手术部位 □ 术前配合护士备皮	□ 清晨测量体温、脉搏、呼吸、血压1次 □ 送手术室前，协助完成核对，带齐影像资料及用药 □ 返回病房后，配合接受生命体征的监测 □ 配合检查意识 □ 配合接受神经功能检查 □ 配合缓解疼痛 □ 接受术后宣教 □ 接受饮食宣教：术后禁食6小时 □ 接受药物宣教 □ 有任何不适请告知护士
饮食	□ 遵医嘱饮食	□ 遵医嘱饮食 □ 术前晚禁食、禁水	□ 术前禁食、禁水 □ 术后根据医嘱6小时后试饮水，无恶心、呕吐可进少量流质饮食或者半流质饮食
排泄	□ 正常排尿便	□ 术前晚灌肠	□ 术前导尿
活动	□ 正常活动	□ 正常活动	□ 遵医嘱行功能锻炼

时间	术后	出院日
医患配合	□ 配合腹部检查 □ 配合完善术后检查：如采血、留尿便等	□ 接受出院前指导 □ 知道复查程序 □ 获取出院诊断书
护患配合	□ 配合定时监测生命体征，每日询问大小便情况 □ 配合检查下肢功能及伤口 □ 接受输液、服药等治疗 □ 接受进食、进水、排便等生活护理 □ 配合活动，预防皮肤压疮 □ 注意活动安全，避免坠床或跌倒 □ 配合执行探视及陪伴	□ 接受出院宣教 □ 办理出院手续 □ 获取出院带药 □ 知道服药方法、作用、注意事项 □ 知道复印病历程序 □ 知道功能锻炼注意事项及复查时间
饮食	□ 遵医嘱饮食	□ 遵医嘱饮食
排泄	□ 拔除尿管后正常排尿便	□ 正常排尿便
活动	□ 遵医嘱行功能锻炼，避免疲劳	□ 遵医嘱行功能锻炼，避免疲劳

附：原表单（2016年版）

腰椎间盘突出并不稳症临床路径表单

适用对象：第一诊断为腰椎间盘突出并不稳症（ICD-10：M53.207）

行腰椎间盘切除植骨融合内固定术（ICD-9-CM-3：81.08015；80.51014）

患者姓名：	性别：　　年龄：　　门诊号：	住院号：
住院日期：　　年　月　日	出院日期：　　年　月　日	标准住院日：7~15天

时间	住院第1天	住院第2天	住院第3天
主要诊疗工作	□ 询问病史及体格检查 □ 完成病历书写 □ 开化验单及相关检查单 □ 上级医师查房与术前评估	□ 上级医师查房 □ 继续进行相关检查 □ 根据化验和相关检查结果，对患者的手术风险进行评估 □ 必要时请相关科室会诊	□ 根据病史、体检、平片、CT/MRI等行术前讨论，确定手术方案 □ 完成术前准备与术前评估 □ 完成术前小结、上级医师查房记录等病历书写 □ 签署手术知情同意书、自费用品协议书、输血同意书 □ 向患者及家属交代病情及围手术期注意事项
重点医嘱	**长期医嘱：** □ 骨科护理常规 □ 二级护理 □ 饮食 □ 患者既往基础用药 **临时医嘱：** □ 血常规、尿常规、大便常规 □ 凝血功能 □ 感染性疾病筛查 □ 肝功能、肾功能、电解质、血糖 □ X线胸片、心电图 □ 腰椎平片、CT/MRI □ 肺功能、超声心动（根据患者情况选择）	**长期医嘱：** □ 骨科护理常规 □ 二级护理 □ 饮食 □ 患者既往基础用药 **临时医嘱：** □ 请相关科室会诊	**临时医嘱：** □ 术前医嘱：常规准备明日在全身麻醉或硬膜外麻醉/腰麻下行腰椎间盘切除植骨融合内固定术 □ 术前禁食、禁水 □ 抗菌药物皮试 □ 配血 □ 一次性导尿包 □ 备皮 □ 术前晚灌肠
主要护理工作	□ 入院宣教：介绍病房环境、设施和设备 □ 入院护理评估	□ 宣教 □ 观察患者病情变化 □ 心理和生活护理	□ 宣教、备皮等术前准备 □ 提醒患者明晨禁水、禁食
病情变异记录	□ 无　□ 有，原因： 1. 2.	□ 无　□ 有，原因： 1. 2.	□ 无　□ 有，原因： 1. 2.
护士签名			
医师签名			

时间	住院第 4~5 天 （手术日）	住院第 5~6 天 （术后第 1 天）	住院第 6~7 天 （术后第 2 天）
主要诊疗工作	□ 手术 □ 术者完成手术记录 □ 完成术后病程记录 □ 上级医师查房 □ 注意神经功能变化 □ 向患者及家属交代病情及术后注意事项	□ 上级医师查房，注意术后病情变化 □ 完成病历书写 □ 注意引流量 □ 注意观察体温 □ 注意神经功能变化	□ 上级医师查房 □ 完成常规病历书写 □ 根据引流情况，明确是否拔除引流管 □ 注意观察体温 □ 注意神经功能变化 □ 注意伤口情况
重点医嘱	**长期医嘱：** □ 麻醉后护理常规 □ 腰椎术后护理常规 □ 一级护理 □ 明日饮食 □ 轴线翻身 □ 伤口引流记量 □ 留置尿管 □ 抗菌药物 □ 激素 □ 神经营养药物 **临时医嘱：** □ 心电血压、血氧监测 □ 吸氧 □ 补液 □ 其他特殊医嘱	**长期医嘱：** □ 麻醉后护理常规 □ 腰椎术后护理常规 □ 一级护理 □ 饮食 □ 伤口引流记量 □ 留置尿管 □ 抗菌药物 □ 激素 □ 神经营养药物 □ 脱水剂（根据情况） □ 消炎镇痛药物 **临时医嘱：** □ 通便 □ 镇痛 □ 补液（根据情况）	**长期医嘱：** □ 麻醉后护理常规 □ 腰椎术后护理常规 □ 一级/二级护理 □ 饮食 □ 留置尿管 □ 神经营养药物 □ 脱水剂（根据情况） □ 停抗菌药物 □ 消炎镇痛药物 □ 拔除引流，停引流记量（根据情况） □ 停激素 **临时医嘱：** □ 换药
主要护理工作	□ 随时观察患者病情变化 □ 术后心理与生活护理	□ 观察患者情况 □ 术后心理与生活护理 □ 指导患者术后功能锻炼	□ 观察患者情况 □ 术后心理与生活护理 □ 指导患者术后功能锻炼
病情变异记录	□ 无　□ 有，原因： 1. 2.	□ 无　□ 有，原因： 1. 2.	□ 无　□ 有，原因： 1. 2.
护士签名			
医师签名			

时间	住院第7~8天 （术后第3天）	住院第7~14天 （出院前日）	住院第8~15天 （出院日）
主要诊疗工作	□ 上级医师查房 □ 完成常规病历书写 □ 注意观察体温 □ 注意神经功能变化 □ 注意伤口情况	□ 上级医师查房，进行手术及伤口评估，确定有无手术并发症和切口愈合不良情况，明确能否出院 □ 完成出院记录、病案首页、出院证明书等 □ 向患者交代出院后的注意事项，如返院复诊的时间、地点，发生紧急情况时的处理等	□ 患者办理出院手续，出院
重点医嘱	**长期医嘱：** □ 麻醉后护理常规 □ 腰椎术后护理常规 □ 一级/二级护理 □ 饮食 □ 神经营养药物 □ 脱水剂（根据情况） □ 消炎镇痛药物 □ 停尿管 **临时医嘱：** □ 拍摄术后腰椎平片	**出院医嘱：** □ 出院带药：神经营养药物、消炎镇痛药、口服抗菌药物 □ 嘱____日后拆线换药（根据出院时间决定） □ 1个月后门诊复查 □ 如有不适，随时来诊	
主要护理工作	□ 观察患者情况 □ 术后心理与生活护理 □ 指导患者术后功能锻炼	□ 指导患者办理出院手续	
病情变异记录	□ 无 □ 有，原因： 1. 2.	□ 无 □ 有，原因： 1. 2.	□ 无 □ 有，原因： 1. 2.
护士签名			
医师签名			

第五十七章

腰椎间盘突出症临床路径释义

【医疗质量控制指标】

指标一、患者入院病情评估：

入院时患者疼痛程度；

入院时患者肌力障碍程度。

指标二、手术前药物治疗情况：

手术前镇痛、营养神经、脱水药物治疗用药的种类；

手术前药物治疗时间。

指标三、围手术期预防性抗菌药物使用情况：

预防性抗菌药物种类选择；

首剂抗菌药物使用起始时间；

术中追加抗菌药物情况；

预防性抗菌药物停药时间。

指标四、术后疼痛缓解、肢体功能恢复、并发症及残余畸形。

指标五、手术切口愈合情况。

指标六、离院方式。

指标七、住院期间为患者提供术前、术后健康教育与出院时提供教育告知情况。

指标八、患者对医疗服务的体验与评价。

一、腰椎间盘突出症编码

1. 原编码

疾病名称及编码：腰椎间盘突出症（ICD-10：M51.0↑、G99.2 * ；M51.1↑、G55.1 *；M51.202）

手术操作名称及编码：椎间盘髓核摘除术或经皮穿刺颈腰椎间盘切除术（显微镜加收）（ICD-9-CM-3：80.59001）

2. 修改编码

疾病名称及编码：腰椎间盘突出伴脊髓病（ICD-10：M51.0↑ G99.2）

腰椎间盘突出伴神经根病（ICD-10：M51.1↑ G55.1 *）

手术操作名称及编码：椎间盘切除术（ICD-9-CM-3：80.51）

二、临床路径检索方法

（M51.0↑ G99.2 * /M51.1↑ G55.1 *）伴 80.51

三、国家医疗保障疾病诊断相关分组（CHS-DRG）

MDCI　肌肉、骨骼疾病及功能障碍

IU2　颈腰背疾患

四、腰椎间盘突出症临床路径标准住院流程

（一）适用对象

第一诊断为腰椎间盘突出症（包括侧别、节段）（ICD-10：M51.0↑ G99.2*/M51.1↑ G55.1*/M51.202），行椎间盘髓核摘除术或经皮穿刺颈腰椎间盘切除术（显微镜加收）（ICD-9-CM-3：80.59001）。

释义

■ 本路径适用对象为需手术治疗的腰椎间盘突出症患者，不包括同时合并腰椎管狭窄、腰椎不稳定、腰椎滑脱的患者。

■ 腰椎间盘突出症手术治疗方式包括后路开放式椎间盘髓核摘除术或经皮穿刺颈腰椎间盘切除术。

（二）诊断依据

1. 病史：腰痛，单侧或双侧神经根受损或马尾神经受损的症状。
2. 体征：单侧或双侧神经根受损或马尾神经受损的体征。
3. 影像学检查：有椎间盘突出与症状和体征符合。

释义

■ 腰椎间盘突出症的诊断主要依靠患者的临床症状，详细的神经系统检查及X线片、CT、磁共振成像（MRI）检查的结果来确定。

■ 病史和临床症状是诊断腰椎间盘突出症的初步依据，多数患者表现为腰痛和坐骨神经痛。坐骨神经痛多为逐渐发生，疼痛多为放射性神经根性痛，部位为腰骶部、臀后部、大腿后外侧、小腿外侧至足跟部或足背部。严重时可引起肢体麻木而不出现下肢疼痛。患者行走时，随着距离的增多而出现腰背痛或患侧下肢放射痛或麻木加重。病情严重时可出现马尾神经受损的症状：双下肢不全瘫、括约肌功能障碍、二便困难等。检查时可有直腿抬高试验（+）及直腿抬高加强试验（+），下肢运动、感觉异常，腱反射异常等。腰椎正位X线片可示腰椎侧弯，腰椎侧位X线片可示腰椎间隙变窄、腰椎生理前凸变小或消失，严重者甚至出现反常后凸。CT可表现为椎间盘组织在椎管内压迫硬膜囊，硬膜囊向一侧推移，或压迫神经根，神经根向侧后方向移位。在椎间盘突出较大的患者，神经根被突出的椎间盘影所覆盖，硬膜囊受压变扁。磁共振成像通过不同层面的矢状位像及所累及椎间盘的轴位像可以观察病变椎间盘突出形态及其所占椎管内位置，同时可以判断椎间盘退变情况。

（三）治疗方案的选择及依据

1. 经严格正规非手术治疗无效。
2. 症状和体征与影像学检查符合。
3. 患者及家属选择手术。

释义

■ 对于腰椎间盘突出症患者，80%~90%可以采用非手术治疗而愈，因此往往需要先行非手术治疗，如果按照严格正规非手术治疗 3 个月患者症状无好转者需考虑手术治疗。存在单根神经根麻痹、产生足下垂等症状的患者，保守治疗效果有限，应考虑手术。对于出现马尾综合征需急诊手术。手术治疗方案包括后路开放式椎间盘髓核摘除术或经皮穿刺颈腰椎间盘切除术。

（四）标准住院日 7~10 天

若住院前已完成部分术前准备，住院日可适当缩短。

释义

■ 腰椎间盘突出症患者入院后，术前常规检查、腰椎影像学检查等需要3~5 天，术后恢复 5~7 天，总住院时间≤10 天的均符合本路径要求。

（五）进入路径标准

1. 第一诊断必须符合腰椎间盘突出症。
2. 如有其他疾病，但住院期间不需特殊处理，也不影响第一诊断的临床路径流程实施时，可以进入路径。

释义

■ 患者如果合并高血压、糖尿病、冠心病等其他慢性疾病，需要术前对症治疗时，如果不影响麻醉和手术，可进入本路径，但可能会增加医疗费用，延长住院时间。如果上述慢性疾病需要经治疗稳定后才能手术，术前准备过程先进入其他相应内科疾病的诊疗路径。

■ 合并腰椎管狭窄、腰椎不稳定及腰椎滑脱患者手术治疗方案与腰椎间盘突出症患者不同，费用也往往会增加，因此不适用本路径。

（六）术前准备 3~5 天

1. 必需的检查项目
（1）血常规、尿常规、大便常规。
（2）肝功能、肾功能、电解质、血糖。
（3）凝血功能。
（4）感染性疾病筛查（乙型肝炎、丙型肝炎、梅毒、AIDS 等）。
（5）X 线胸片、心电图。
（6）腰椎正侧位片、CT、MRI（院外完成）。
2. 根据患者病情可选择
（1）肺功能、超声心动图（老年人或既往有相关病史者）。

（2）有相关疾病者必要时请相应科室会诊。

释义

■ 必查项目血常规、尿常规、肝功能、肾功能、电解质、血糖、凝血功能、X线胸片、心电图，主要用来评估有无合并基础病，是确保手术治疗安全、有效开展的基础，这些检查可能会影响到住院时间、费用以及治疗预后；血型、Rh因子、感染性疾病筛查主要是用于手术治疗前后的输血前准备；腰椎影像学检查是进一步明确诊断、选择合适手术治疗方案的必需检查。

■ 高龄患者或有心肺功能异常患者，术前根据病情增加肺功能、超声心动图、血气分析、下肢血管彩超等检查，有合并疾病者可根据病情请相应科室会诊，以确保手术安全。

■ 对于部分诊断不明确的患者，术前可能需要肌电图、诱发电位检查、椎间盘造影、小关节封闭、神经根封闭或硬膜外封闭以确诊。肌电图、诱发电位检查、椎间盘造影、小关节封闭、神经根封闭或硬膜外封闭可帮助明确神经损害性质与节段，并有助于与可导致类似腰椎间盘突出症表现的其他疾病相鉴别。

■ 为缩短患者住院等待时间，检查项目可以在患者入院前于门诊完成。

（七）抗菌药物应用

1. 抗菌药物：按照《抗菌药物临床应用指导原则（2015年版）》（国卫办医发〔2015〕43号）及相关规定执行。其预防用药经验选择如下：青霉素、第一代头孢菌素类（头孢硫脒、头孢唑啉）。
2. 第二代头孢菌素类（头孢呋辛）、类二代头孢菌素的头霉素类（头孢美唑、头孢西丁）。对β-内酰胺类抗菌药物过敏者，可选用克林霉素预防葡萄球菌、链球菌感染。

释义

■ 腰椎间盘突出症后路开放式/微创椎间盘切除术、后路椎间盘切除后部分椎间盘置换术及前路椎间盘切除全部椎间盘置换手术属于Ⅰ类切口，但由于骨科手术对手术室层流的无菌环境要求较高，一旦感染可导致严重后果。因此可按规定适当预防性和术后应用抗菌药物。

（八）手术日为入院第4~5天

1. 麻醉方式：气管插管全身麻醉。
2. 手术方式：椎板开窗髓核摘除术。
3. 输血：视术中和术后情况而定。

释义

■ 本路径规定的腰椎手术可气管插管全身麻醉或者局部麻醉下实施。

■ 腰椎间盘突出症患者采用后路开放式椎间盘髓核切除术，一般通过开窗或半椎板切除完成操作者，对腰椎的稳定性影响不大，一般不需使用内固定物。经皮穿刺颈腰椎间盘切除术也无需内植物。如果椎板全部切除方能完成椎间盘切除，则可能会影响腰椎的稳定性，一般需考虑使用内固定物。在进行了内固定的患者可能需使用植骨材料等进行腰椎融合稳定性重建。

■ 术中及术后是否输血依照术中出血量及术后引流量、患者心率、血压等循环稳定性、血常规 Hb 情况而定。

（九）术后住院恢复 5~7 天

1. 术后必需复查的检查项目：腰椎正侧位片、血常规。
2. 术后处理

（1）抗菌药物：按照《抗菌药物临床应用指导原则（2015 年版）》（国卫办医发〔2015〕43 号）执行。如果发生脑脊液漏可适当延长用药时间，并做好记录。

（2）术后镇痛：术后给予口服非甾体类消炎镇痛药塞来昔布 0.2g，每日 1 次；或美洛昔康 7.5mg，每日 1 次。

（3）其他药物：甲泼尼龙 40mg，静脉滴注，每 12 小时 1 次至术后 3~5 天；甲基维生素 B_{12}（弥可葆）0.5mg，静脉滴注，每日 1 次。

（4）术后康复：术后第一日即可开始，双下肢被动抬高，减轻神经根的粘连。

释义

■ 术后需复查腰椎正侧位 X 线片，了解术后腰椎的对位、对线关系及内植物的位置情况。检查血常规明确有无感染、贫血等。

■ 在术后处理上，可按《抗菌药物临床应用指导原则》适当应用抗菌药物。

■ 对于术后疼痛，可按照《骨科常见疼痛的处理专家建议》进行术后镇痛。

■ 激素、脱水药物和神经营养药物多用于压迫神经损害明显的患者，包括括约肌功能障碍等，不必常规应用。

■ 术后水肿会影响机体组织的功能恢复和伤口愈合，为增加静脉张力和促进静脉和淋巴回流，必要时可使用静脉活性药物：黄酮类、香豆素类、七叶皂苷类，如七叶皂苷钠、迈之灵等药物，以减轻术后水肿、疼痛等临床症状。

■ 早期被动直腿抬高有助于减轻神经根粘连。

（十）出院标准

1. 体温正常，血常规无明显异常。
2. 伤口无感染征象。
3. 腰椎正侧位片定位正确。
4. 没有需要住院处理的并发症和/或合并症。

释义

■ 主治医师应在出院前，通过复查的上述各项检查并结合患者恢复情况决定是否能出院。如果出现术后伤口感染等并发症和/或合并症需要继续留院治疗的情况，应先处理并发症和/或合并症并符合出院条件后再准许患者出院。

（十一）变异及原因分析

1. 围手术期并发症：伤口感染、神经血管损伤、硬膜外血肿、脑脊液漏等造成住院日延长和费用增加。
2. 内科合并症：老年患者常合并基础疾病，如心脑血管病、糖尿病、血栓等，手术可导致加重需要进一步治疗，从而延长治疗时间，造成住院日延长和费用增加。

释义

■ 出现变异的原因很多，除了包括路径中所描述的各种术后并发症，还包括医疗、护理、患者、环境等多方面的变异原因，对于这些变异医师需在表单中明确说明，具体变异情况如下：

（1）按路径流程完成治疗，但出现了上述围手术期并发症，导致治疗时间延长甚至再次手术，从而造成住院日延长和费用增加。

（2）按路径流程完成治疗，但手术后患者合并的基础疾病加重，如术后患者血糖、血压持续增高，需要进一步治疗，从而延长治疗时间，并增加住院费用；由于患者病情不同，手术治疗时是否使用内植物，可能导致住院费用存在差异。

（3）患者入选路径后，医师在检查及治疗过程中发现患者合并存在一些事前未预知的对本路径治疗可能产生影响的情况，需要中止执行路径或者是延长治疗时间、增加治疗费用。

（4）因患者方面的主观原因导致执行路径出现变异。

五、腰椎间盘突出症临床路径给药方案

【用药选择】

1. 在治疗疼痛时先要对疼痛进行正确的评估，尽早进行治疗，提倡采用多模式、个体化的镇痛，用最小剂量的药物达到最佳的镇痛效果。通过镇痛治疗提高患者的生活质量、提高患者对手术质量的整体评价、及早开展康复训练以及降低术后并发症。对乙酰氨基酚主要用于轻、中度疼痛，非甾体类消炎药可用于轻、中、重度疼痛的协同治疗。曲马多和阿片类镇痛药主要用于中、重度疼痛的治疗。肌松药、镇静药、抗抑郁药、抗焦虑药用于疼痛的辅助治疗。
2. 糖皮质激素和脱水药用于难治性疼痛的治疗。一般用药 3~5 天症状减轻后及时停药。
3. 根据患者神经功能障碍的程度选择一种或者联合应用神经营养药物。
4. 预防性应用抗菌药物：原则上应选择相对广谱、效果肯定（杀菌剂而非抑菌剂）、安全及价格相对低廉的抗菌药物。头孢菌素类是最符合上述条件的，如果患者对青霉素过敏不宜使用头孢菌素类药物时，针对葡萄球菌、链球菌可用克林霉素，针对革兰阴性杆菌可用氨曲南，大多两者联合应用。
5. 止血药物的应用：任何止血药不能替代术中良好的止血，术后可给予止血药物治疗 3 天减少引流量及预防血肿形成。

【药学提示】

1. 对乙酰氨基酚有肝毒性，日剂量不超过 4000mg。非选择性非甾体类抗炎药增加消化道出血的风险，选择性非甾体类抗炎药增加心血管病的风险。用药时需参阅药物说明书并分析患者可能的相关危险因素，权衡疗效和安全性因素。根据患者的疼痛特点和心理特点选择合适的辅助性药物。阿片类常见的不良反应包括恶心、呕吐、便秘、嗜睡及过度镇静、呼吸抑制等。

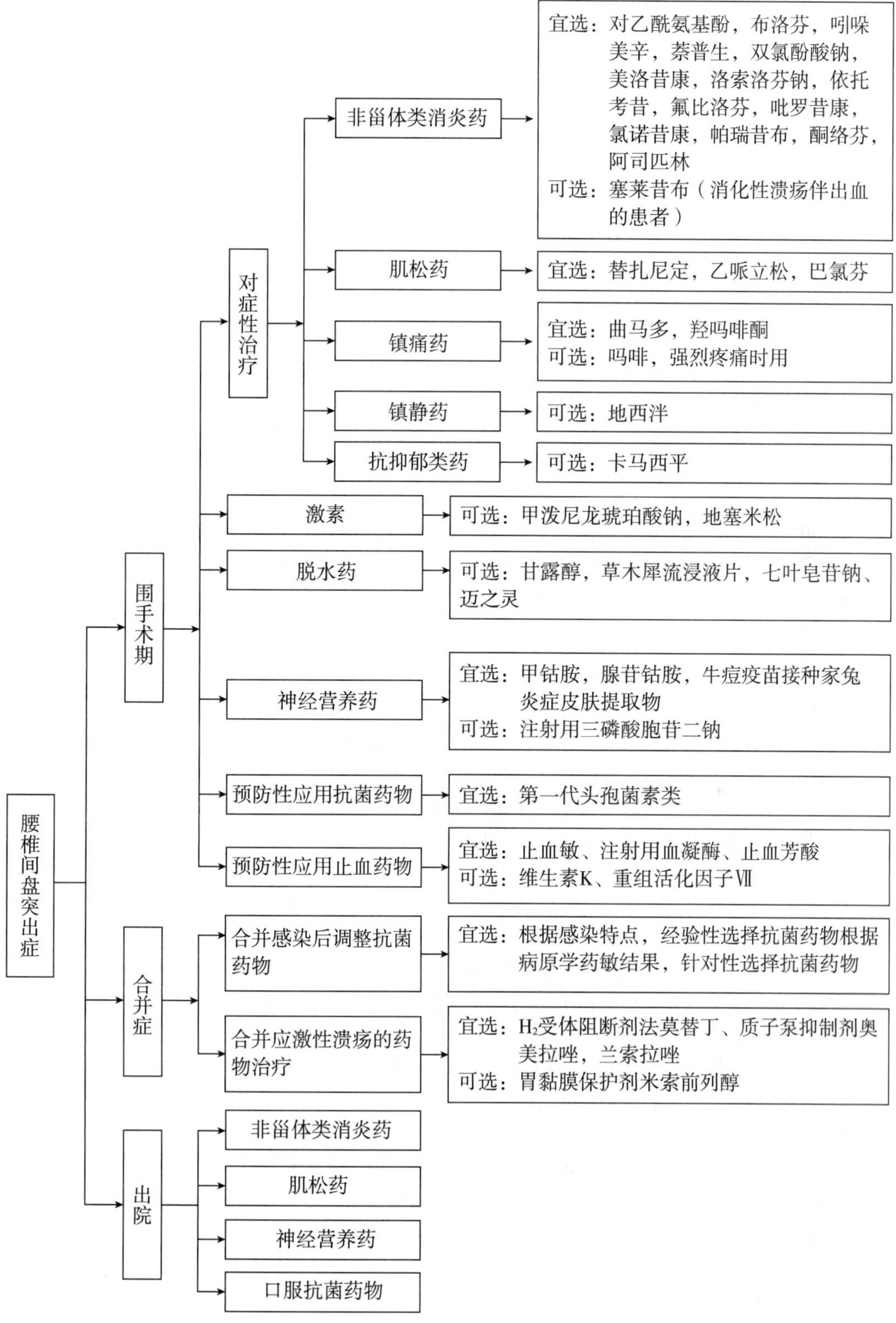

2. 在以下疾病的患者中应该慎用或禁用糖皮质激素：肾上腺皮质功能亢进症（Cushing 综合征）；活动性结核，药物难以控制的感染如水痘、麻疹、流行性腮腺炎等；活动性消化道溃疡；糖尿病

血糖难以控制者。应用激素时，可予胃黏膜保护剂或质子泵抑制剂预防消化道溃疡。

3. 预防性应用抗菌药物能够降低手术部位感染的概率，但仍有较多因素影响手术部位或其他部位感染的发生率，应该采取综合预防措施，严格遵守无菌术原则。术后需要根据患者症状体征及血象、血沉、C 反应蛋白和微生物培养及药敏检查结果，及时调整用药策略。

【注意事项】

1. 注意避免同时使用两种或者两种以上非甾体类抗炎药。老年人宜选用肝、肾、胃肠道安全性纪录好的非甾体类抗炎药。使用阿片类镇痛药时，应监测患者疼痛程度，调整其剂量或者换用其他药物以避免药物依赖。

2. 糖皮质激素药注意控制用量以降低副作用的发生率。一般甲泼尼龙琥珀酸钠用量为 120mg/d，地塞米松不超过 25mg/d。

3. 一般手术时间<2 小时且手术没有置入内植物时不用抗菌药物。在术前预防性应用抗菌药物时，在切开皮肤黏膜前 30 分钟（麻醉诱导时）开始给静脉给药，以保证在发生细菌污染之前血清及组织中的药物已达到有效浓度。一般 30 分钟内滴完，血清和组织内抗菌药物有效浓度必须能够覆盖手术全过程。常用的头孢菌素血清半衰期为 1~2 小时，因此，如手术延长到 3 小时以上，或失血量超过 1500ml，应补充一个剂量，必要时还可用第三次。如果选用半衰期长达 7~8 小时的头孢曲松，则无须追加剂量。

4. 在以下疾病的患者中应该慎用或禁用糖皮质激素：肾上腺皮质功能亢进症（Cushing 综合征）；活动性结核，药物难以控制的感染如水痘、麻疹、流行性腮腺炎等；活动性消化道溃疡；糖尿病血糖难以控制者。应用激素时，可予胃黏膜保护剂、H_2受体阻断剂或质子泵抑制剂预防消化道溃疡。

六、腰椎间盘突出症患者护理规范

1. 术前

（1）心理护理：讲解疾病有关知识，手术必要性，重要性，手术治疗的有效性，缓解对手术的恐惧心理，树立信心、积极配合治疗。

（2）戒烟酒，指导患者有效咳嗽，咳痰，训练深呼吸，保持呼吸道通畅，增强呼吸肌功能。

（3）缓解疼痛：卧床休息，减少活动，腰围固定制动以减轻疼痛。

（4）术前练习“训练床上使用便器排尿、排便，避免患者中术后因姿势不适应而发生便秘、尿潴留；练习轴向翻身法，为术后翻身打下基础；俯卧位训练，逐渐延长俯卧位时间至 2~3 小时，以适应手术体位需要。

（5）术前常规备皮“备皮时防止损伤皮肤，备皮范围为双侧肩胛骨下缘至臀裂顶点，双侧至腋中线。通知禁食、禁水 6~8 小时，准备术后使用的物品，遵医嘱进行药物敏感试验，必要时予以灌肠。

（6）训练床上使用便器排尿、排便，避免患者中术后因姿势不适应而发生便秘、尿潴留；练习轴向翻身法，为术后翻身打下基础。

2. 术后

（1）术后体位：去枕平卧 6 小时，保持脊柱平直，做好轴向翻身。

（2）病情观察：结合心电监测密切观察患者生命体征变化，观察患者意识、下肢感觉、活动情况，严密监测心电、血压、血氧饱和度的变化。术后 6 小时内每小时、术后 7~48 小时内每 4 小时、术后 48 小时后每 8 小时及出院时进行神经功能评估并记录。评估内容包括四肢肌力、痛触觉、温度觉和膀胱功能。

（3）伤口护理：注意伤口处有无渗血、渗液，及时更换敷料，保持切口周围清洁干燥。

（4）并发症护理：脑脊液漏的护理：如果引流液为清亮液体并且引流量较多时，要高度怀疑脑脊液漏并报告医师，询问患者有没有头痛、头晕，适当给予去枕平卧或头低脚高位，将负压引流管改为普通引流管，根据医嘱定时夹闭引流管；椎间隙感染的护理：临床表现为背部疼痛、肌肉痉挛并有或无体温升高，MRI 检查可以辅助确诊，需要制动、抗生素治疗；血肿形成的护理：血肿形成多见于手术当天，分为伤口局部血肿和椎管内血肿，伤口局部血肿有增加伤口感染的风险，并可能引起伤口不愈合或者延迟愈合；椎管内血肿可以引起神经压迫，术后需要密切观察伤口情况和双下肢感觉、运动情况，如果发现下肢感觉、肌力减退，应及时报告医师，确诊后应及时行血肿清除术。

（5）管路护理：术区放置引流的患者，注意妥善固定，保持引流通畅和引流管周围敷料干燥清洁，观察并记录引流液的颜色、性状和引流量。

（6）导尿管护理：观察尿量的变化，保持水、电解质及酸碱平衡。每日行会阴护理，按时更换尿袋，嘱患者多饮水，防止尿路感染。

（7）预防并发症：防止压疮、肺部感染、神经根粘连等。

（8）心理护理：向患者及其家属讲解疾病的相关知识，使其充分了解手术方式和手术后可能出现的一些问题，积极配合治疗和护理工作。

（9）腰围准备：选择合适的腰围，向患者及家属详细讲解佩戴腰围的方法、重要性和注意事项，并教会正确佩戴腰围。

七、腰椎间盘突出症患者营养治疗规范

1. 术前要注意适当的补充蛋白质，每日蛋白质的量需 100~150g 左右，尽量选择富含优质蛋白质的食物，如奶及奶制品（年纪大的患者最好选用脱脂鲜奶或奶粉）、蛋、大豆粉、动物的肝肾、瘦肉、鱼、鸡肉、酸奶等。食谱的安排在原来饮食的基础上注意增加全脂或脱脂奶 1 份、酸奶 1~2 份、鸡蛋 1 个、大豆粉适量或豆腐 1 份，动物肝或肾适量。

2. 术后 6 小时可以进半流质饮食，如小米粥、面条汤、馄饨之类。肛门排气后注意蔬菜水果、蛋白质的补充。少喝茶和咖啡。如果术中失血过多，应多吃瘦肉、猪血、猪肝、鸡肝、豆腐、豆浆、牛奶、鸡蛋、海鱼等食物，这些食品蛋白质含量高，还含有铁元素，而脂肪含量不高，有利于增强患者体质，提高抗病力。

3. 康复期注意补充蛋白质、钙、镁、维生素 D 以及维生素 B 族等。含钙丰富的食物如奶类、豆类、小虾米、海带等，多吃新鲜的水果蔬菜，适当补充动物肝脏，饮食多样化。如果饮食量少，可以适当吃一些营养补充剂。

4、术前、术后及康复期都应多食富含纤维素的食物，如芹菜、木耳、竹笋、苹果、香蕉等，以保持大便通畅。如果大便不畅，晨起可喝淡蜂蜜水。

八、腰椎间盘突出症患者健康宣教

1. 功能锻炼：麻醉清醒后可以进行肢体锻炼，进行股四头肌、踝关节背伸、跖屈练习，每日 2~3 组，每组 20~30 次，每次坚持 5 秒，可以避免神经粘连，保持关节活动度，避免肌肉萎缩。术后 3 个月进行小燕飞等腰背肌锻炼，增加腰背肌肌力和耐力，稳定和保护腰椎，降低腰椎负荷，同时改善局部血液循环，减少炎症因子和代谢产物堆积，促进损伤修复。

2. 术后第一天可以指导下地活动，先在床上佩戴腰围后坐起，坐 20 分钟确认没有头晕后可以下地活动。

3. 术后 3 个月内佩戴腰围保护，避免久坐、久站、弯腰负重等增加腰椎负担的动作。3~6 个月内避免过度冲撞、扭腰、跳跃等剧烈活动及搬重物、久坐、久站、跑、跳，避免弯腰拾物，加强腰背肌锻炼半年以上以增强腰部肌肉力量及腰椎稳定性。

4. 正确的下床方法：侧卧位，双腿垂于床下，双臂交替撑床缓慢坐起，不宜仰卧位直接起床，坐起后不急于下床，床边坐 15~30 分钟后再下床。

5. 每半小时改变一次体位，避免长时间坐姿，必要时经常起身行走，改善腰背肌痉挛的

状态。

6. 避免室温低影响腰背肌肉血运循环而增加腰痛的发病率，室温控制 26℃左右。
7. 选择合适、舒适的运动鞋，避免穿高跟鞋增加腰椎负担，鞋跟高度 3cm 左右为宜。
8. 术后 6 周后可以恢复性生活。

九、推荐表单

（一）医师表单

腰椎间盘突出症临床路径医师表单

适用对象：第一诊断为腰椎间盘突出伴脊髓病（ICD-10：M51.0↑ G99.2），腰椎间盘突出伴神经根病（ICD-10：M51.1↑ G55.1＊）
行椎间盘切除术（ICD-9-CM-3：80.51）

患者姓名：	性别：　　年龄：　　门诊号：	住院号：
住院日期：　　年　月　日	出院日期：　　年　月　日	标准住院日：7~15天

时间	住院第1天	住院第2天	住院第3天
主要诊疗工作	□ 询问病史及体格检查 □ 完成病历书写 □ 开化验单及相关检查单 □ 上级医师查房与术前评估	□ 上级医师查房 □ 继续进行相关检查 □ 根据化验和相关检查结果，对患者的手术风险进行评估 □ 必要时请相关科室会诊	□ 根据病史、体检、平片、CT/MRI等行术前讨论，确定手术方案 □ 完成术前准备与术前评估 □ 完成术前小结、上级医师查房记录等病历书写 □ 签署手术知情同意书、自费用品协议书、输血同意书 □ 向患者及家属交代病情及围手术期注意事项
重点医嘱	**长期医嘱：** □ 骨科护理常规 □ 饮食 □ 患者既往基础用药 **临时医嘱：** □ 血常规、尿常规、大便常规 □ 凝血功能 □ 感染性疾病筛查 □ 肝功能、肾功能、电解质、血糖 □ X线胸片、心电图 □ 腰椎平片、CT/MRI □ 肺功能、超声心动（根据患者情况选择）	**长期医嘱：** □ 骨科护理常规 □ 饮食 □ 患者既往基础用药 **临时医嘱：** □ 请相关科室会诊	**临时医嘱：** □ 术前医嘱：常规准备明日在全身麻醉或硬膜外麻醉/腰麻下行腰椎间盘切除术、腰椎人工间盘置换术 □ 术前禁食、禁水 □ 抗菌药物皮试 □ 配血 □ 一次性导尿包 □ 备皮 □ 术前晚灌肠
病情变异记录	□ 无　□ 有，原因： 1. 2.	□ 无　□ 有，原因： 1. 2.	□ 无　□ 有，原因： 1. 2.
医师签名			

时间	住院第 4~6 天 （手术日）	住院第 5~7 天 （术后第 1 天）	住院第 6~8 天 （术后第 2 天）
主要诊疗工作	□ 手术 □ 术者完成手术记录 □ 完成术后病程记录 □ 上级医师查房 □ 注意神经功能变化 □ 向患者及家属交代病情及术后注意事项	□ 上级医师查房，注意术后病情变化 □ 完成病历书写 □ 注意引流量 □ 注意观察体温 □ 注意神经功能变化	□ 上级医师查房 □ 完成常规病历书写 □ 根据引流情况，明确是否拔除引流管 □ 注意观察体温 □ 注意神经功能变化 □ 注意伤口情况
重点医嘱	**长期医嘱：** □ 麻醉后护理常规 □ 腰椎术后护理常规 □ 明日饮食 □ 轴线翻身 □ 伤口引流记量 □ 留置尿管 □ 抗菌药物 □ 激素 □ 神经营养药物 **临时医嘱：** □ 心电血压、血氧监测 □ 吸氧 □ 补液 □ 其他特殊医嘱	**长期医嘱：** □ 麻醉后护理常规 □ 腰椎术后护理常规 □ 饮食 □ 伤口引流记量 □ 留置尿管 □ 抗菌药物 □ 激素 □ 神经营养药物 □ 脱水剂（根据情况） □ 消炎镇痛药物 **临时医嘱：** □ 通便 □ 镇痛 □ 补液（根据情况）	**长期医嘱：** □ 麻醉后护理常规 □ 腰椎术后护理常规 □ 饮食 □ 留置尿管 □ 抗菌药物 □ 神经营养药物 □ 脱水剂（根据情况） □ 消炎镇痛药物 □ 拔除引流，停引流记量（根据情况） □ 停激素 **临时医嘱：** □ 换药
病情变异记录	□ 无 □ 有，原因： 1. 2.	□ 无 □ 有，原因： 1. 2.	□ 无 □ 有，原因： 1. 2.
医师签名			

时间	住院第 7~9 天 （术后第 3 天）	住院第 7~14 天 （出院前日）	住院第 8~15 天 （出院日）
主要诊疗工作	□ 上级医师查房 □ 完成常规病历书写 □ 注意观察体温 □ 注意神经功能变化 □ 注意伤口情况	□ 上级医师查房，进行手术及伤口评估，确定有无手术并发症和切口愈合不良情况，明确能否出院 □ 完成出院记录、病案首页、出院证明书等 □ 向患者交代出院后的注意事项，如返院复诊的时间、地点，发生紧急情况时的处理等	□ 患者办理出院手续，出院
重点医嘱	**长期医嘱：** □ 麻醉后护理常规 □ 腰椎术后护理常规 □ 饮食 □ 神经营养药物 □ 脱水（根据情况） □ 消炎镇痛药物 □ 停抗菌药物 □ 停尿管 **临时医嘱：** □ 拍摄术后腰椎 X 线平片	**长期医嘱：** □ 麻醉后护理常规 □ 腰椎术后护理常规 □ 饮食 □ 神经营养药物 **临时医嘱：** □ 伤口换药（必要时）	**出院医嘱：** □ 出院带药：神经营养药物、消炎镇痛药、口服抗菌药物 □ 嘱____日后拆线换药（根据出院时间决定） □ 1 个月后门诊复查 □ 如有不适，随时来诊
病情变异记录	□ 无　□ 有，原因： 1. 2.	□ 无　□ 有，原因： 1. 2.	□ 无　□ 有，原因： 1. 2.
医师签名			

（二）护士表单

腰椎间盘突出症临床路径护士表单

适用对象：第一诊断为腰椎间盘突出伴脊髓病（ICD-10：M51.0↑ G99.2），腰椎间盘突出伴神经根病（ICD-10：M51.1↑ G55.1＊）
行椎间盘切除术（ICD-9-CM-3：80.51）

患者姓名：	性别： 年龄： 门诊号：	住院号：
住院日期： 年 月 日	出院日期： 年 月 日	标准住院日：7~15 天

时间	住院第 1 天	住院第 2~3 天	住院第 4~6 天 （手术日）
健康宣教	**入院宣教：** □ 介绍主管医师、护士 □ 介绍环境、设施 □ 介绍住院注意事项	**术前宣教：** □ 宣教疾病知识、术前准备及手术过程 □ 告知准备物品、沐浴 □ 告知术后饮食、活动及探视注意事项 □ 告知术后可能出现的情况及应对方式 □ 主管护士与患者沟通，了解并指导心理应对 □ 告知家属等候区位置	**术后当日宣教：** □ 告知监护设备、管路功能及注意事项 □ 告知饮食、体位要求 □ 告知疼痛注意事项 □ 告知术后可能出现情况及应对方式 □ 告知用药情况 □ 给予患者及家属心理支持 □ 再次明确探视陪伴须知
护理处置	□ 核对患者，佩戴腕带 □ 建立入院护理病历 □ 卫生处置：剪指（趾）甲、沐浴，更换病号服	□ 协助医师完成术前检查化验 **术前准备：** □ 配血 □ 抗菌药物皮试 □ 备皮 □ 药物灌肠 □ 禁食、禁水	**送手术：** □ 摘除患者各种活动物品 □ 核对患者资料及带药 □ 填写手术交接单，签字确认 **接手术：** □ 核对患者及资料，签字确认
基础护理	**三级护理：** □ 晨晚间护理 □ 患者安全管理	**三级护理：** □ 晨晚间护理 □ 患者安全管理	**特级护理：** □ 卧位护理：腰部制动协助轴线翻身每 2 小时、预防压疮 □ 排泄护理 □ 患者安全管理
专科护理	□ 护理查体 □ 评估双下肢感觉活动 □ 填写跌倒预防告知书 □ 需要时，填写跌倒及压疮防范表 □ 需要时，请家属陪伴 □ 心理护理	□ 协助医师完成术前检查化验 □ 心理护理	□ 病情观察，写特护记录 □ 每 2 小时评估生命体征、双下肢感觉活动、皮肤情况、伤口敷料、伤口引流管、尿管情况、出入量、有无神经功能障碍 □ 遵医嘱予抗菌药物、神经营养药物、激素、脱水剂（根据情况）、消炎镇痛、补液等治疗 □ 心理护理

续 表

时间	住院第 1 天	住院第 2~3 天	住院第 4~6 天 （手术日）
重点医嘱	□ 详见医嘱执行单	□ 详见医嘱执行单	□ 详见医嘱执行单
病情变异记录	□ 无 □ 有，原因： 1. 2.	□ 无 □ 有，原因： 1. 2.	□ 无 □ 有，原因： 1. 2.
护士签名			

时间	住院第 5~14 天 （术后第 1~10 天）	住院第 8~15 天 （术后第 4~10 天）
健康宣教	**术后宣教：** □ 药物作用及频率 □ 饮食、活动指导 □ 复查患者对术前宣教内容的掌握程度 □ 疾病恢复期注意事项 □ 拔除伤口引流管后注意事项 □ 拔尿管后注意事项 □ 功能锻炼方法 □ 正确起卧床方法 □ 佩戴支具注意事项 □ 下床活动注意事项	**出院宣教：** □ 复查时间 □ 服药方法 □ 指导饮食 □ 活动休息 □ 支具佩戴 □ 指导功能锻炼方法 □ 伤口观察 □ 指导办理出院手续
护理处置	□ 遵医嘱完成相关治疗	□ 办理出院手续 □ 书写出院小结
基础护理	**特级/一级/二级护理：** □（根据患者病情和生活自理能力确定护理级别） □ 晨晚间护理 □ 协助进食、进水 □ 协助轴线翻身每 2 小时 1 次，预防压疮 □ 排泄护理 □ 床上温水擦浴 □ 协助更衣 □ 患者安全管理	**二级护理：** □ 晨晚间护理 □ 协助或指导进食、进水 □ 协助或指导床旁活动 □ 康复训练 □ 患者安全管理
专科护理	□ 病情观察，写特护记录：每 2 小时评估生命体征、双下肢感觉活动、皮肤情况、伤口敷料、伤口引流管、出入量 □ 遵医嘱予抗菌药物（抗菌药物用药时间应< 48 小时）、神经营养药物、激素、脱水剂（根据情况）、消炎镇痛、补液等治疗 □ 下肢功能锻炼指导 □ 需要时，联系主管医师给予相关治疗及用药 □ 心理护理	□ 病情观察：评估生命体征、双下肢感觉活动、伤口敷料情况 □ 心理护理
重点医嘱	□ 详见医嘱执行单	□ 详见医嘱执行单
病情变异记录	□ 无　□ 有，原因： 1. 2.	□ 无　□ 有，原因： 1. 2.
护士签名		

（三）患者表单

腰椎间盘突出症临床路径患者表单

适用对象：第一诊断为腰椎间盘突出伴脊髓病（ICD-10：M51.0↑ G99.2），腰椎间盘突出伴神经根病（ICD-10：M51.1↑ G55.1＊）
行椎间盘切除术（ICD-9-CM-3：80.51）

患者姓名：	性别：　　年龄：　　门诊号：	住院号：
住院日期：　　年　月　日	出院日期：　　年　月　日	标准住院日：7~15天

时间	入院	手术前	手术日
医患配合	□ 配合询问病史、收集资料，请务必详细告知既往史、用药史、过敏史 □ 如服用抗凝剂，请明确告知 □ 配合进行体格检查 □ 有任何不适请告知医师	□ 配合完善术前相关检查、化验，如采血、留尿、心电图、X线胸片、腰椎X线检查、CT、MRI □ 医师与患者及家属介绍病情及手术谈话、术前签字 □ 麻醉师与患者进行术前访视	□ 配合评估手术效果 □ 配合检查肢体感觉活动情况 □ 有任何不适请告知医师
护患配合	□ 配合测量体温、脉搏、呼吸、血压、体重1次 □ 配合完成入院护理评估（简单询问病史、过敏史、用药史） □ 接受入院宣教（环境介绍、病室规定、订餐制度、贵重物品保管等） □ 有任何不适请告知护士	□ 配合测量体温、脉搏、呼吸，询问排便次数1次 □ 接受术前宣教 □ 接受配血，以备术中需要时用 □ 接受备皮 □ 接受药物灌肠 □ 自行沐浴 □ 准备好必要用物，弯头吸水管、尿壶、尿垫等 □ 取下义齿、饰品等，贵重物品交家属保管	□ 清晨测量体温、脉搏、呼吸、血压1次 □ 送手术室前，协助完成核 □ 对，带齐影像资料，脱去衣物，上手术车 □ 返回病房后，协助完成核对，配合过病床 □ 配合检查意识、双下肢感觉活动，询问出入量 □ 配合术后吸氧、监护仪监测、输液、排尿用尿管、腰部部有伤口引流管 □ 遵医嘱采取正确体位 □ 配合缓解疼痛 □ 有任何不适请告知护士
饮食	□ 普通饮食	□ 术前12小时禁食、禁水	□ 返病室后禁水6小时 □ 6小时后无恶心呕吐可适量饮水 □ 禁食
排泄	□ 正常排尿便	□ 正常排尿便	□ 保留尿管
活动	□ 正常活动	□ 正常活动	□ 根据医嘱卧床、腰部制动 □ 卧床休息，保护管路 □ 四肢活动

时间	手术后	出院日
医患配合	□ 配合检查双下肢感觉活动 □ 需要时，配合伤口换药 □ 配合拔除引流管、尿管 □ 配合伤口拆线	□ 接受出院前指导 □ 知道复查程序 □ 获取出院诊断书
护患配合	□ 配合定时监测生命体征，每日询问排便次数 □ 配合检查双下肢感觉活动，询问出入量 □ 接受输液、服药等治疗 □ 配合夹闭尿管，锻炼膀胱功能 □ 接受进食、进水、排便等生活护理 □ 配合轴线翻身，预防皮肤压力伤 □ 注意活动安全，避免坠床或跌倒 □ 配合采取正确方法起卧床 □ 如需要，配合正确佩戴腰部支具 □ 配合执行探视及陪伴	□ 接受出院宣教 □ 办理出院手续 □ 获取出院带药 □ 知道服药方法、作用、注意事项 □ 知道护理伤口方法 □ 指导正确起卧床方法 □ 如需要，指导正确佩戴支具方法 □ 知道复印病历方法
饮食	□ 根据医嘱，排气后进流质饮食 □ 根据医嘱，由流质饮食逐渐过渡到普通饮食	□ 根据医嘱，正常饮食
排泄	□ 保留尿管-正常排尿便 □ 防治便秘	□ 正常排尿便 □ 防治便秘
活动	□ 根据医嘱，床上活动 □ 注意保护管路，勿牵拉、脱出等 □ 根据依据，床旁活动	□ 正常适度活动，避免疲劳

附：原表单（2009年版）

腰椎间盘突出症临床路径表单

适用对象：第一诊断为腰椎间盘突出症
行椎间盘髓核摘除术

患者姓名：	性别： 年龄： 门诊号：	住院号：
住院日期： 年 月 日	出院日期： 年 月 日	标准住院日：7~15天

时间	住院第1天	住院第2天	住院第3天
主要诊疗工作	□ 询问病史及体格检查 □ 完成病历书写 □ 开化验单及相关检查单 □ 上级医师查房与术前评估	□ 上级医师查房 □ 继续进行相关检查 □ 根据化验和相关检查结果，对患者的手术风险进行评估 □ 必要时请相关科室会诊	□ 根据病史、体检、平片、CT/MRI等行术前讨论，确定手术方案 □ 完成术前准备与术前评估 □ 完成术前小结、上级医师查房记录等病历书写 □ 签署手术知情同意书、自费用品协议书、输血同意书，向患者及家属交代病情及围手术期注意事项
重点医嘱	**长期医嘱：** □ 骨科护理常规 □ 二级护理 □ 饮食 □ 患者既往基础用药 **临时医嘱：** □ 血常规、尿常规、大便常规 □ 凝血功能 □ 感染性疾病筛查 □ 肝功能、肾功能、电解质、血糖 □ X线胸片、心电图 □ 腰椎平片、CT/MRI肺功能、超声心动（根据患者情况选择）	**长期医嘱：** □ 骨科护理常规 □ 二级护理 □ 饮食 □ 患者既往基础用药 **临时医嘱：** □ 请相关科室会诊	**出院医嘱：** □ 术前医嘱：常规准备明日在全身麻醉或硬膜外麻醉/腰麻下行腰椎间盘切除术 □ 术前禁食、禁水 □ 抗菌药物皮试 □ 配血 □ 一次性导尿包 □ 备皮 □ 术前晚灌肠
主要护理工作	□ 入院宣教：介绍病房环境，设施和设备 □ 入院护理评估	□ 宣教 □ 观察患者病情变化 □ 心理和生活护理	□ 宣教、术前准备 □ 提醒患者明晨禁水、禁食
病情变异记录	□ 无 □ 有，原因： 1. 2.	□ 无 □ 有，原因： 1. 2.	□ 无 □ 有，原因： 1. 2.
护士签名			
医师签名			

时间	住院第 4~5 天 （手术日）	住院第 5~6 天 （术后第 1 天）	住院第 6~7 天 （术后第 2 天）
主要诊疗工作	□ 手术 □ 术者完成手术记录 □ 完成术后病程记录 □ 上级医师查房 □ 注意神经功能变化 □ 向患者及家属交代病情及术后注意事项	□ 上级医师查房，注意术后病情变化 □ 完成病历书写 □ 注意引流量 □ 注意观察体温 □ 注意神经功能变化	□ 上级医师查房 □ 完成常规病历书写 □ 根据引流情况，明确是否拔除引流管 □ 注意观察体温 □ 注意神经功能变化 □ 注意伤口情况
重点医嘱	**长期医嘱：** □ 麻醉后护理常规 □ 腰椎术后护理常规 □ 一级护理 □ 明日饮食 □ 轴线翻身 □ 伤口引流记量 □ 留置尿管 □ 抗菌药物 □ 激素 □ 神经营养药物 **临时医嘱：** □ 心电血压、血氧监测 □ 吸氧 □ 补液 □ 其他特殊医嘱	**长期医嘱：** □ 麻醉后护理常规 □ 腰椎术后护理常规 □ 一级护理 □ 饮食 □ 伤口引流记量 □ 留置尿管 □ 激素 □ 抗菌药物 □ 神经营养药物 □ 消炎镇痛药物 **临时医嘱：** □ 通便 □ 镇痛 □ 补液（根据情况）	**长期医嘱：** □ 麻醉后护理常规 □ 腰椎术后护理常规 □ 一级/二级护理 □ 饮食 □ 留置尿管 □ 抗菌药物 □ 神经营养药物 □ 消炎镇痛药物 □ 拔除引流，停引流记量（根据情况） □ 停激素 **临时医嘱：** □ 换药
主要护理工作	□ 时观察患者病情变化 □ 术后心理与生活护理	□ 观察患者情况 □ 术后心理与生活护理 □ 指导患者术后功能锻炼	□ 观察患者情况 □ 术后心理与生活护理 □ 指导患者术后功能锻炼
病情变异记录	□ 无 □ 有，原因： 1. 2.	□ 无 □ 有，原因： 1. 2.	□ 无 □ 有，原因： 1. 2.
护士签名			
医师签名			

时间	住院第7~8天 （术后第3天）	住院第7~14天 （出院前日）	住院第8~15天 （出院日）
主要诊疗工作	□ 上级医师查房 □ 完成常规病历书写 □ 注意观察体温 □ 注意神经功能变化 □ 注意伤口情况	□ 上级医师查房，进行手术及伤口评估，确定有无手术并发症和切口愈合不良情况，明确能否出院 □ 完成出院记录、病案首页、出院证明书等，向患者交代出院后的注意事项，如返院复诊的时间、地点，发生紧急情况时的处理等	□ 患者办理出院手续，出院
重点医嘱	**长期医嘱：** □ 麻醉后护理常规 □ 腰椎术后护理常规 □ 一级/二级护理 □ 饮食 □ 神经营养药物 □ 脱水剂（根据情况） □ 消炎镇痛药物 □ 停抗菌药物 □ 拔尿管 **临时医嘱：** □ 拍摄术后腰椎平片	**出院医嘱：** □ 出院带药：神经营养药物、消炎镇痛药、口服抗生素 □ 嘱___日后拆线换药（根据出院时间决定） □ 1个月后门诊复查 □ 如有不适，随时来诊	□ 完成临床路径 □ 未完成临床路径
主要护理工作	□ 观察患者情况 □ 术后心理与生活护理 □ 指导患者术后功能锻炼	□ 指导患者办理出院手续	
病情变异记录	□ 无　□ 有，原因： 1. 2.	□ 无　□ 有，原因： 1. 2.	□ 无　□ 有，原因： 1. 2.
护士签名			
医师签名			

第五十八章

退变性腰椎管狭窄症临床路径释义

【医疗质量控制指标】

指标一、神经压迫程度及神经损伤程度评估及记录。

指标二、制订合理的手术方案。

指标三、实施术前的评估与术前准备。

指标四、预防性抗菌药物选择与应用时机。

指标五、预防手术后深静脉血栓形成。

指标六、单节段减压输血量小于200ml，每增加一个节段手术输血量增加小于100ml。

指标七、术后神经功能评估及康复治疗。

指标八、内科原有疾病治疗。

指标九、手术后并发症治疗。

指标十、为患者提供退变性腰椎管狭窄症手术的健康教育。

指标十一、切口Ⅰ/甲愈合。

指标十二、住院15天内出院。

指标十三、患者住院天数与住院费用。

一、退变性腰椎管狭窄症编码

1. 原编码

疾病名称及编码：退变性腰椎管狭窄症（ICD-10：M48.03）

手术操作名称及编码：椎管减压或加用内固定、植骨融合（ICD-9-CM-3：81.04-81.08）

2. 修改编码

疾病名称及编码：退变性腰椎管狭窄症（ICD-10：M48.005）

手术操作名称及编码：椎管减压（ICD-9-CM-3：03.09）

二、临床路径检索方法

M48.005伴03.09

三、国家医疗保障疾病诊断相关分组（CHS-DRG）

MDCI　肌肉、骨骼疾病及功能障碍

IU2　颈腰背疾患

四、退变性腰椎管狭窄症临床路径标准住院流程

（一）适用对象

第一诊断为退变性腰椎管狭窄症（ICD-10：M48.03），行椎管减压或加用内固定、植骨融合（ICD-9-CM-3：81.04-81.08）。

释义

■ 退变性腰椎管狭窄症（degenerative lumbar spinal stenosis，DLSS）是指随着年龄增加，患者腰椎发生退行性改变，引起腰椎间隙狭窄、椎间孔减小、椎管短缩和椎管容积减少，导致马尾神经或相应的神经根受压，继而产生较明显的临床表现，如下腰痛、下肢感觉运动损害以及特征性的神经源性间歇性跛行（neurogenic intermittent claudication，NIC）。

■ 椎管减压或加用内固定、植骨融合是治疗腰椎管狭窄症常用的手术方式，手术的基本原则是通过去除增生的骨质、突出的椎间盘和肥厚的韧带等软组织达到神经减压的目的。如果患者腰椎存在不稳定或者减压过程中造成医源性腰椎不稳定，则需要加用内固定、植骨融合治疗。

（二）诊断依据

根据《临床诊疗指南·骨科分册》（中华医学会编著，人民卫生出版社，2009 年）。

1. 病史：主要症状包括腰腿痛、间歇性跛行，可能伴马尾神经症状，无血管源性跛行。

2. 体征：可出现下肢感觉、运动、反射改变；直腿抬高试验阳性或阴性；无下肢缺血的阳性体征。

3. 辅助检查：影像学检查有相应节段的退变、神经压迫的表现。

释义

■ 退变性腰椎管狭窄症的特点是症状重、体征轻，所以临床病史采集对于诊断和治疗非常重要。需要注意患者腰腿痛的性质、程度、部位，腿部疼痛或麻木发作的时间和缓解的方式等。评估患者行走能力和生活质量。

■ 腰椎管狭窄症表现为神经性间歇性跛行，与血管性间歇性跛行（如血栓性动脉脉管炎）不同，区别主要有以下几方面：①神经性间歇性跛行可骑自行车及前屈位行走，血管性间歇性跛行由于下肢血流量的减少，长时间骑自行车及行走困难。②神经性间歇性跛行足背动脉搏动良好，血管性间歇性跛行足背动脉动搏动减弱或消失。③神经性间歇性跛行下肢可有节段性感觉障碍，血管性间歇性跛行为袜套式感觉障碍。④神经性间歇性跛行步行距离随病程延长而逐渐缩短，血管性间歇性跛行则不明显。⑤必要时，可行动脉造影检查，神经性间歇性跛行动脉良好，血管性间歇性跛行可显示动脉腔狭窄区。

（三）治疗方案的选择及依据

根据《临床诊疗指南·骨科分册》（中华医学会编著，人民卫生出版社，2009 年）。

1. 退变性腰椎管狭窄症诊断明确。

2. 手术治疗指征：腰椎管狭窄症经保守治疗 3 个月无效。

3. 无手术禁忌证。

4. 手术治疗：手术方案主要为椎管减压，根据情况可加用内固定、植骨融合。

（1）椎管减压包括有限减压及全椎板切除减压。

（2）内固定、植骨融合包括后外侧固定植骨融合或椎体间融合。

释义

■ 腰椎管狭窄症的治疗是药物、理疗和手术的综合治疗。初次发病的患者，常规先行保守治疗。其方法主要包括消炎镇痛、营养神经、物理支持疗法和硬膜外注射药物等。对于症状严重、保守治疗 3 个月无效、影像学提示中重度神经压迫同时无手术禁忌证的患者，手术治疗可以获得较好的效果。

（四）标准住院日 10~15 天

释义

■ 如果患者条件允许，住院时间可以低于上述住院天数。

（五）进入路径标准

1. 第一诊断必须符合 ICD-10：M48.03 退变性腰椎管狭窄症编码。
2. 当患者合并其他疾病，但住院期间不需要特殊处理也不影响第一诊断的临床路径流程实施时，可以进入路径。

释义

■ 患者同时具有其他疾病影响第一诊断的临床路径流程实施时均不适合进入本路径。

（六）术前准备（术前评估）3~5 天

1. 必需的检查项目
（1）血常规、尿常规、大便常规。
（2）血生化。
（3）血凝常规。
（4）血型。
（5）输血常规。
（6）血沉。
（7）X 线胸片、心电图。
（8）腰椎正侧位及伸-屈侧位片、腰椎 CT 和/或 MRI。
2. 根据患者病情可选择
（1）肺功能、超声心动图（高龄或既往有心、肺病史者）。
（2）对于部分患者，术前可能需要 PT-CT、髋关节正侧位片、肌电图、诱发电位检查、椎间盘造影、脊髓造影、造影后腰椎 CT、腰椎斜位 X 线片、肌电图、双下肢血管彩色超声等检查。
（3）有相关疾病者必要时请相应科室（如呼吸科、心内科、介入科和麻醉科等）会诊。

释义

■ 必查项目包括血常规、尿常规、肝功能、肾功能、电解质、血糖、凝血功能、X线胸片、心电图，主要是评估有无合并基础病，是确保手术治疗安全、有效开展的基础，这些检查可能会影响到住院时间、费用以及治疗预后；血型、Rh因子、感染性疾病筛查主要是用于手术治疗前后的输血前准备；腰椎影像学检查是进一步明确诊断、选择合适手术治疗方案的必需检查。

■ 高龄患者或有心肺功能异常患者，术前根据病情增加肺功能、超声心动图、动态心电图、血气分析等检查，有合并疾病者可根据病情请相应科室会诊，以确保手术安全。

■ 为缩短患者住院等待时间，检查项目可以在患者入院前于门诊完成。

（七）选择用药

1. 抗菌药物：按照《抗菌药物临床应用指导原则（2015年版）》（国卫办医发〔2015〕43号）执行。接受清洁手术者，在术前0.5~1小时内给药，或麻醉开始时给药，使手术切口暴露时局部组织中已达到足以杀灭手术过程中入侵切口细菌的药物浓度。如果手术时间超过3小时，或失血量大（>1500ml），可手术中给予第2剂。抗菌药物的有效覆盖时间应包括整个手术过程和手术结束后4小时，总的预防用药时间不超过24小时，个别情况可延长至48小时。手术时间较短（<2小时）的清洁手术，术前用药一次即可。通常选用第一、第二代头孢菌素类，如头孢唑啉、头孢拉定和头孢呋辛、头孢西丁等。

由于术中植入假体，需预防性给予抗生素。在术前0.5小时内或麻醉开始时给药，如果手术时间超过3小时，或失血量大（>1500 ml），可手术中给予第2剂。通常选用第二、第三代头孢菌素类，如头孢呋辛、头孢西丁和头孢他啶、头孢哌酮、头孢噻肟钠、头孢曲松等。

2. 预防静脉血栓栓塞症处理：参照《中国骨科大手术后静脉血栓栓塞症预防指南》，预防静脉血栓栓塞症。预防方法包括基本预防、物理预防和药物预防。术前常规进行静脉血栓知识宣教，鼓励患者勤翻身、做深呼吸及咳嗽动作。在行椎管内操作（如手术、穿刺等）前、后的短时间内，应避免使用抗凝药物。

3. 术前镇痛：参照《骨科常见疼痛的处理专家建议》，入院时对患者进行健康教育，以得到患者的配合，达到理想的疼痛治疗效果。对患者疼痛反复进行评估（数字评价量表或视觉模拟评分），及早开始镇痛，多模式镇痛，个体化镇痛。部分患者由于原发疾病需要术前镇痛治疗，考虑到药物对出血的影响（如阿司匹林），应换用其他药物或停止使用。术前准备包括：①药物调整，避免突然撤药；②降低术前疼痛和焦虑的治疗；③作为多模式镇痛的组成部分之一，术前镇痛；④患者及家属教育（包括行为疼痛控制技巧等）。多模式镇痛：①用药多途径：硬膜外、静脉、局部麻醉、口服、外用等；②药物选择多模式：阿片类如曲马多、哌替啶、吗啡与传统非选择性NSAIDs如双氯芬酸、布洛芬、吲哚美辛、美洛昔康，COX-2抑制剂如塞来昔布或对乙酰氨基酚联合应用；③个体化镇痛：治疗方案、剂量、途径及用药时间应个体化。

（八）手术日为入院第4~5天

1. 麻醉方式：气管内插管全身麻醉或椎管内麻醉。
2. 手术方式：后路腰椎管减压，根据情况选用内固定植骨融合，必要时行椎体间融合。
3. 手术内植物：椎弓根螺钉、钛棒、椎间融合器、自体骨、同种异体骨、人工骨。
4. 术中用药：麻醉用药、抗菌药、激素（如甲强龙、地塞米松），必要时使用止血药。

5. 根据畸形情况决定是否使用术中脊髓功能监测。
6. 输血：视术中具体情况而定。

释义

■ 本路径规定的腰椎手术均是在全身麻醉下实施。

■ 后路腰椎管减压术剥离显露范围较广泛，必要时可使用止血药，如注射用尖吻蝮蛇血凝酶。

■ 术中是否采用自体血回输，术中及术后是否输血应依照术中出血量及术后引流量、患者心率及血压等循环稳定性、血常规和血红蛋白情况而定。

（九）术后住院恢复 7~11 天

1. 必须复查的检查项目：腰椎正侧位片，血常规。
2. 必要时查腰椎 CT、MRI，凝血功能、肝功能、肾功能、电解质。怀疑下肢深静脉血栓形成或肺栓塞时查 D-Dimer、双下肢深静脉彩超和 CTPA。
3. 术后用药
（1）抗菌药物：按照《抗菌药物临床应用指导原则（2015 年版）》（国卫办医发〔2015〕43 号）执行。抗菌药物的有效覆盖时间应包括整个手术过程和手术结束后 4 小时，总的预防用药时间不超过 24 小时，个别情况可延长至 48 小时。通常选用第一、第二代头孢菌素类，如头孢唑啉、头孢拉定和头孢呋辛、头孢西丁等。
由于术中植入假体，需预防性给予抗生素。术后持续给药至 48~72 小时。通常选用第二、第三代头孢菌素类，如头孢呋辛、头孢西丁和头孢他啶、头孢哌酮、头孢噻肟钠、头孢曲松等。
（2）预防静脉血栓栓塞症处理：参照《中国骨科大手术后静脉血栓栓塞症预防指南》，行椎管内操作（如手术、穿刺等）前、后的短时间内，应避免使用抗凝药物。
（3）术后镇痛：参照《骨科常见疼痛的处理专家建议》，评估风险后，可选择乙酰胺基酚或 NSAIDs，中重度疼痛可选用阿片或复方镇痛药。硬膜外或内服阿片类镇痛、患者自控镇痛或区域阻滞镇痛。再次评估疼痛、镇痛效果及不良反应，调整镇痛方案。
（4）激素、脱水药物和神经营养药物。
（5）根据患者具体情况选择使用预防并发症的药物。
4. 术后康复：逐渐进行腰背肌、腰腹肌功能锻炼，必要时制作术后支具。

释义

■ 术后需复查腰椎正侧位 X 线片，了解术后腰椎的对位、对线关系及内植物的位置情况。

■ 在术后处理上：可按《抗菌药物临床应用指导原则》适当应用抗菌药物；对于术后疼痛，可按照《骨科常见疼痛的处理专家建议》进行术后镇痛；在神经减压后常需要给予激素、脱水药物和神经营养药物治疗以利患者神经功能恢复；对于存在易栓症危险因素的患者，可根据病情给予抗凝治疗，以避免深静脉血栓形成；对腰椎功能恢复，可在支具保护下逐渐进行功能锻炼。

■ 腰椎管减压植骨固定手术属于Ⅰ类切口，但由于术中可能用到椎弓根螺钉、钛棒、各种植骨材料，且骨科手术对手术室层流的无菌环境要求较高，一旦感染可导致严重后果。因此，可按规定适当预防性和术后应用抗菌药物。

（十）出院标准

1. 体温正常，常规化验指标无明显异常。
2. 切口愈合良好：引流管拔除，伤口无感染征象（或可在门诊处理的伤口情况），无皮瓣坏死。
3. 术后X线片复查内植物位置满意。
4. 没有需要住院处理的并发症和/或合并症。

释义

■ 主治医师应在出院前，通过复查的上述各项检查并结合患者恢复情况决定是否能出院。如果出现术后伤口感染等并发症和/或合并症需要继续留院治疗的情况，应先处理并发症和/或合并症并符合出院条件后再准许患者出院。

（十一）变异及原因分析

1. 合并症：本病多为高龄，可能合并其他疾病，如心肺功能障碍、脑血管或心血管病、糖尿病、血栓等，导致术前检查和准备时间延长；手术可能导致这些疾病加重而需要进一步治疗，从而延长治疗时间，并增加住院费用。
2. 围手术期并发症：本病术后可能出现心、肺、脑并发症，以及新发神经系统症状，深静脉血栓形成，伤口感染，神经血管输尿管损伤，硬膜外血肿，内植物松动等造成住院日延长和费用增加。
3. 内植物的选择：由于病情不同，使用不同的内植物，可能导致住院费用存在差异。
4. 植骨融合选择：根据术中情况选用不同植骨材料及方法。

释义

■ 出现变异的原因很多，除了包括路径中所描述的各种术后并发症，还包括医疗、护理、患者、环境等多方面的变异原因，对于这些变异医师需在表单中明确说明，具体变异情况如下：

（1）按路径流程完成治疗，但出现了上述围手术期并发症，导致治疗时间延长甚至再次手术，从而造成住院日延长和费用增加。

（2）按路径流程完成治疗，但手术后患者合并的基础疾病加重，如术后患者血糖、血压持续增高，需要进一步治疗，从而延长治疗时间，并增加住院费用。

（3）患者同时存在颈椎或胸椎病变，需同时处理，导致治疗费用不同。

（4）由于患者病情不同，手术治疗时单节段与多节段病变、是否需要矫正畸形、自体骨与异体骨、一期手术与分期手术、使用内植物的不同，可能导致住院费用存在差异。

(5) 患者入选路径后，医师在检查及治疗过程中发现患者合并存在一些事前未预知的对本路径治疗可能产生影响的情况，需要中止执行路径或者是延长治疗时间、增加治疗费用。

(6) 因患者方面的主观原因导致执行路径出现变异。

五、退变性腰椎管狭窄症临床路径给药方案

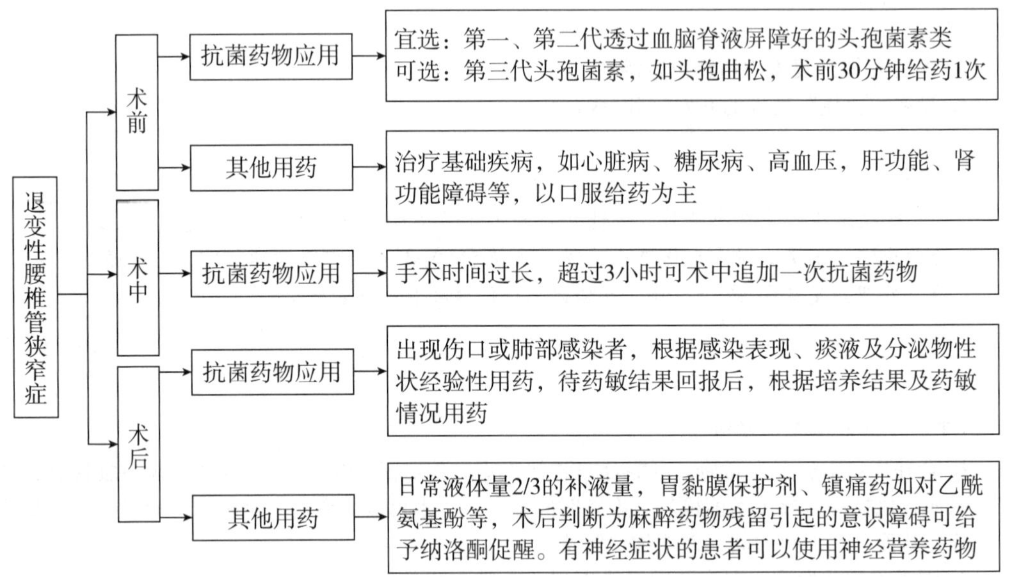

【用药选择】

1. 腰椎管减压植骨内固定术属于Ⅰ类切口，但由于术中可能用到各种内固定及植骨材料，因此可适当预防性应用抗菌药物。在术前0.5~1小时给药或麻醉开始时给药。如果手术时间超过3小时，或失血量大（>1500ml），可手术中给予第2剂。总的预防用药时间不超过24小时，个别情况可延长至48小时。应选用针对包括金葡菌在内的广谱抗菌药物，如第一或第二代头孢菌素类。而对β-酰胺过敏的病例则可选用克林霉素或万古霉素。

2. 退行性腰椎管狭窄症患者术后应及早开始镇痛、个体化镇痛、多模式镇痛。术后即可进食者可采用口服药物镇痛；术后禁食者可选择静脉点滴等其他给药方式。根据患者症状轻中度的疼痛首选非甾体抗炎药，也可以弱阿片类药物与非甾体类抗炎药（NSAIDs）等联合使用。

3. 术后可根据神经受累情况给予激素，目的是减轻神经水肿和炎症，如地塞米松、甲泼尼龙，剂量为第1小时用药30mg/kg，随后每小时5.4mg/kg，治疗24小时。

【药学提示】

1. 如果选用万古霉素，则应使用尽可能小的剂量以防止导致细菌产生耐药性。肾功能减退患者应避免使用万古霉素。第一、第二代头孢菌素类多数主要经肾脏排泄，中度以上肾功能不全患者应根据肾功能适当调整剂量。

2. 选用NSAIDs时需参阅药物说明书并评估NSAIDs的危险因素。如患者发生胃肠道不良反应的危险性较高，使用非选择性NSAIDs时加用H_2受体阻断剂、质子泵抑制剂和胃黏膜保护剂

米索前列醇等胃肠道保护剂，或使用选择性 COX-2 抑制剂。应用 NSAIDs 时，对于心血管疾病高危患者，应权衡疗效和安全性因素。阿片类镇痛药最常见不良反应包括恶心、呕吐、便秘、嗜睡及过度镇静、呼吸抑制等。

3. 大剂量应用甲强龙容易出现较多并发症，如呼吸道感染、胃溃疡等，需严密监护，并给予相应药物预防。

【注意事项】

神经损伤患者应用激素治疗在学界目前存在较大争议。

六、退变性腰椎管狭窄症患者护理规范

1. 术前护理规范

（1）患者卧硬板床，取仰卧位或侧卧位。

（2）严密观察下肢疼痛、感觉、运动情况。

（3）鼓励患者下地活动，如患者卧床，需要定时轴向翻身，预防肺炎、压疮等并发症。

（4）术前备皮：上至肩胛骨下缘，下至臀裂顶点，左右两侧至腋中线。

2. 术后护理规范

（1）全麻手术患者返回病房意识清醒后，无恶心呕吐的症状，可少量饮用温水，4 小时后进流质饮食，逐渐过渡到正常饮食。

（2）严密观察生命体征变化。

（3）术后患者取平卧位，协助患者每 2 小时轴向翻身 1 次。

（4）密切观察切口敷料的渗血情况，固定好引流管。

（5）必要时遵医嘱使用镇痛药。

（6）密切观察双下肢感觉、运动情况。应检查肢体运动与反射、皮肤感觉、肛门括约肌及膀胱功能，发现异常立即报告医师，排除血肿形成或内固定松动植骨块脱落的可能。

（7）并发症的预防与护理

1）预防肺部感染的护理：指导患者进行深呼吸或有效咳嗽、咳痰，胸部叩击，必要时予以雾化吸入，促进肺膨胀和痰液的排出。

2）预防压疮的护理：做好基础护理，保持床单清洁、平整、无褶皱，定时翻身并将水胶体敷料贴于骨突处，用于预防压疮、压红的发生。

3）预防腹胀、便秘：鼓励患者多食高蛋白质、粗纤维的食物，少食多餐，少吃甜食及易产气食物，每日腹部按摩 2~3 次，以促进肠蠕动，减轻腹胀及便秘，必要时可服用缓泻药物或使用润滑剂促进排便。

4）预防泌尿系统感染的护理：对能自行排尿的患者应术后 24 小时拔除尿管并鼓励其术后尽早排尿。

（8）术后 24 小时，根据患者恢复情况，可遵医嘱给予佩戴腰围下床活动，活动时注意保护患者安全。术后佩戴腰围 3 个月。避免强行扭转腰部，避免摔倒。

七、退变性腰椎管狭窄症患者营养治疗规范

1. 基本原则是高热量、高蛋白、高维生素饮食。

2. 以自主进食为主，从流质饮食开始，逐步改为半流质食物，软食或普通饮食，最好采用少量多餐的供给方式增加营养摄入。

3. 对于糖尿病患者，应注意监测血糖，避免高升糖指数食物摄入。

八、退变性腰椎管狭窄症患者健康宣教

1. 出院后佩戴腰围 3 个月，每次起床前需要带好腰围再坐起。

2. 遵医嘱使用药物，如有内科合并症应专科就诊。

3. 出院后每3天换1次药，术后2周拆线。
4. 术后3个月复查。
5. 术后早期功能锻炼的原则："安全而不加重疼痛""主动运动为主被动为辅""适应性起步逐渐增量"。
6. 生活指导：采取合理的生活方式及饮食习惯，运动适宜，保证摄入充足的蛋白质、维生素及含钙食物。戒烟酒，避免咖啡因的摄入，少饮碳酸饮料。
7. 预防跌倒指导：在家中或公共场所注意防滑、防绊、防碰撞。改变姿势时动作应缓慢，必要时使用手杖或助行器。穿衣、穿鞋大小合适，有利于活动。

九、推荐表单

（一）医师表单

退变性腰椎管狭窄症临床路径医师表单

适用对象：第一诊断为退变性腰椎管狭窄症（ICD-10：M48.005）
行椎管减压（ICD-9-CM-3：03.09）

患者姓名：	性别：　　年龄：　　住院号：	门诊号：
住院日期：　　年　月　日	出院日期：　　年　月　日	标准住院日：≤12 天

时间	住院第 1 天	住院第 2 天	住院第 3~5 天（术前日）
主要诊疗工作	□ 询问病史及体格检查 □ 医师查房 □ 初步的诊断和治疗方案 □ 完成住院志、首次病程、上级医师查房等病历书写 □ 开检查检验单	□ 上级医师查房与术前评估 □ 确定诊断和手术方案 □ 完成上级医师查房记录 □ 实施所有需要检查的项目 □ 收集检查检验结果并评估病情 □ 请相关科室会诊	□ 上级医师查房，术前评估和决定手术方案 □ 完成上级医师查房记录等 □ 向患者和/或家属交代围手术期注意事项，并签署手术知情同意书、输血同意书、委托书（患者本人不能签字时）、自费用品协议书 □ 麻醉医师查房，并与患者和/或家属交代麻醉注意事项，签署麻醉知情同意书 □ 完成各项术前准备
重点医嘱	**长期医嘱：** □ 骨科护理常规 □ 二级护理 □ 饮食 □ 患者既往内科基础疾病用药 **临时医嘱：** □ 血常规、血型、尿常规 □ 凝血功能 □ 电解质、肝功能、肾功能 □ 传染性疾病筛查 □ 胸部 X 线平片、心电图 □ 卧位或站立位腰椎正侧位、斜位、前屈后伸动力像，腰椎 CT 检查 □ 根据病情：下肢血管超声、血气分析、肌电图 □ 必要时行腰椎 MRI、脊髓造影、造影后腰椎 CT、肺功能、超声心动图	**临时医嘱：** □ 骨科护理常规 □ 二级护理 □ 饮食 □ 患者既往内科基础疾病用药 **临时医嘱：** □ 根据会诊科室要求安排检查检验 □ 神经营养治疗，对症治疗	**长期医嘱：** 同前日 **临时医嘱：** □ 术前医嘱：明日在全身麻醉或椎管内麻醉下行腰椎管减压、内固定、植骨融合 □ 术前禁食、禁水 □ 术前用抗菌药物皮试 □ 手术抗菌药物带药 □ 一次性导尿包术中用 □ 术区备皮 □ 药物灌肠 □ 配血 □ 其他特殊医嘱
病情变异记录	□ 无　□ 有，原因： 1. 2.	□ 无　□ 有，原因： 1. 2.	□ 无　□ 有，原因： 1. 2.
医师签名			

时间	住院第 2~5 天 （手术日）	住院第 6 天 （术后第 1 天）	住院第 7 天 （术后第 2 天）
主要诊疗工作	□ 手术 □ 向患者和/或家属交代手术过程概况及术后注意事项 □ 术者完成手术记录 □ 完成术后病程记录 □ 上级医师查房 □ 麻醉医师查房 □ 观察有无术后并发症并作出相应处理，观察下肢运动、感觉	□ 上级医师查房 □ 完成常规病程记录 □ 观察伤口、引流量、生命体征情况等，并作出相应处理 □ 观察下肢运动、感觉	□ 上级医师查房 □ 完成病程记录 □ 根据情况可拔除引流管，伤口换药 □ 指导患者功能锻炼 □ 指导患者坐起（根据病情）
重点医嘱	**长期医嘱：** □ 骨科术后护理常规 □ 一级护理 □ 饮食 □ 轴线翻身 □ 留置引流管并记引流量 □ 抗菌药物 □ 其他特殊医嘱 □ 必要时术后激素预防脊髓水肿 **临时医嘱：** □ 今日在全身麻醉下行腰椎管减压、内固定、植骨融合 □ 心电监测、吸氧（根据病情需要） □ 补液 □ 胃黏膜保护剂（酌情） □ 止吐、镇痛等对症处理（酌情） □ 急查血常规 □ 输血（根据病情需要）	**长期医嘱：** □ 骨科术后护理常规 □ 一级护理 □ 饮食 □ 轴线翻身 □ 留置引流管并记引流量 □ 抗菌药物 □ 其他特殊医嘱 □ 必要时术后激素预防脊髓水肿 □ 必要时神经营养药物 **临时医嘱：** □ 复查血常规 □ 输血和/或补晶体、胶体液（根据病情需要） □ 镇痛等对症处理（酌情）	**长期医嘱：** □ 骨科术后护理常规 □ 一级护理 □ 饮食 □ 轴线翻身 □ 抗菌药物 □ 其他特殊医嘱 □ 必要时术后激素预防脊髓水肿 □ 必要时神经营养药物 **临时医嘱：** □ 复查血常规（必要时） □ 输血和/或补晶体、胶体液（必要时） □ 换药，拔引流管 □ 尿管（根据病情） □ 镇痛等对症处理（酌情）
病情变异记录	□ 无 □ 有，原因： 1. 2.	□ 无 □ 有，原因： 1. 2.	□ 无 □ 有，原因： 1. 2.
医师签名			

时间	住院第 8 天 （术后第 3 天）	住院第 9 天 （术后第 4 天）	住院第 10~12 天 （术后第 5~7 天）
主要诊疗工作	□ 上级医师查房 □ 住院医师完成病程记录 □ 伤口换药（必要时） □ 指导患者功能锻炼 □ 复查术后腰椎正侧位（根据患者情况） □ 定做术后支具（必要时）	□ 上级医师查房 □ 住院医师完成病程记录 □ 伤口换药（必要时） □ 指导患者功能锻炼 □ 指导正确使用支具	□ 上级医师查房，进行手术及伤口评估，确定有无手术并发症和切口愈合不良情况，确定畸形矫正情况，明确能否出院 □ 完成出院志、病案首页、出院诊断证明书等病历书写 □ 向患者交代出院后的康复锻炼及注意事项，如复诊的时间、地点，发生紧急情况时的处理等
重点医嘱	**长期医嘱：** □ 骨科术后护理常规 □ 二级护理 □ 饮食 □ 抗菌药物：如体温正常、伤口情况良好、无明显红肿时可以停止抗菌药物治疗 □ 其他特殊医嘱 □ 必要时神经营养药物 **临时医嘱：** □ 复查血常规、尿常规、生化（必要时） □ 补液（必要时） □ 换药（必要时） □ 镇痛等对症处理（酌情）	**长期医嘱：** □ 骨科术后护理常规 □ 二级护理 □ 饮食 □ 抗菌药物：如体温正常、伤口情况良好、无明显红肿时可以停止抗菌药物治疗 □ 其他特殊医嘱 □ 必要时神经营养药物 **临时医嘱：** □ 复查血常规、尿常规、生化（必要时） □ 补液（必要时） □ 换药（必要时） □ 镇痛等对症处理（酌情）	**出院医嘱：** □ 出院带药 □ 嘱___日后拆线换药（根据伤口愈合情况，预约伤口换药及必要时拆线时间） □ 3 个月后门诊复查 □ 不适随诊
病情变异记录	□ 无 □ 有，原因： 1. 2.	□ 无 □ 有，原因： 1. 2.	□ 无 □ 有，原因： 1. 2.
医师签名			

（二）护士表单

退变性腰椎管狭窄症临床路径护士表单

适用对象：第一诊断为退变性腰椎管狭窄症（ICD-10：M48.005）
行椎管减压（ICD-9-CM-3：03.09）

患者姓名：	性别：　　年龄：　　住院号：	门诊号：
住院日期：　　年　月　日	出院日期：　　年　月　日	标准住院日：≤12天

时间	住院第1天	住院第2~5天 （术前日）	住院第3~5天 （手术日）
健康宣教	入院宣教： □ 介绍主管医师、护士 □ 介绍环境、设施 □ 介绍住院注意事项	术前宣教： □ 宣教疾病知识、术前准备及手术过程 □ 告知准备物品、沐浴 □ 告知术后饮食、活动及探视注意事项 □ 告知术后可能出现的情况及应对方式 □ 主管护士与患者沟通，了解并指导心理应对 □ 告知家属等候区位置	术后当日宣教： □ 告知监护设备、管路功能及注意事项 □ 告知饮食、体位要求 □ 告知疼痛注意事项 □ 告知术后可能出现情况及应对方式 □ 告知用药情况 □ 给予患者及家属心理支持 □ 再次明确探视陪伴须知
护理处置	□ 核对患者，佩戴腕带 □ 建立入院护理病历 □ 卫生处置：剪指（趾）甲、沐浴，更换病号服	□ 协助医师完成术前检查化验 术前准备： □ 配血、抗菌药物皮试 □ 备皮、药物灌肠 □ 禁食、禁水	送手术： □ 摘除患者各种活动物品 □ 核对患者资料及带药 □ 填写手术交接单，签字确认 接手术： □ 核对患者及资料，签字确认
基础护理	二级护理： □ 晨晚间护理 □ 患者安全管理	二级护理： □ 晨晚间护理 □ 患者安全管理	一级护理： □ 卧位护理：协助翻身、床上移动、预防压疮 □ 排泄护理 □ 患者安全管理
专科护理	□ 护理查体 □ 入院护理评估 □ 观察心肺功能、劳动耐力	□ 观察患者病情变化 □ 防止皮肤压疮护理 □ 心理和生活护理 □ 协助医师完成术前检查化验 □ 术前禁食、禁水、备皮	□ 病情观察，写一级护理记录：每2小时评估生命体征、意识、肢体活动、皮肤情况、伤口敷料、各种引流管情况、出入量，重点记录四肢神经功能情况 □ 遵医嘱予脱水、抗感染、止血、抑酸、激素、控制血糖等治疗

续　表

时间	住院第 1 天	住院第 2~5 天 （术前日）	住院第 3~5 天 （手术日）
重点医嘱	□ 详见医嘱执行单	□ 详见医嘱执行单	□ 详见医嘱执行单
病情变异记录	□ 无　□ 有，原因： 1. 2.	□ 无　□ 有，原因： 1. 2.	□ 无　□ 有，原因： 1. 2.
护士签名			

时间	住院第6~10天 （术后第1~5天）	住院第11~12天 （术后第6~7天）
健康宣教	术后宣教： □ 药物作用及频率 □ 饮食、活动指导 □ 复查患者对术前宣教内容的掌握程度 □ 疾病恢复期注意事项（重点是神经受损后的宣教） □ 拔尿管后注意事项 □ 下床活动注意事项	出院宣教： □ 复查时间 □ 服药方法 □ 活动休息 □ 指导饮食 □ 康复训练方法 □ 指导办理出院手续
护理处置	□ 遵医嘱完成相关检查 □ 夹闭尿管，锻炼膀胱功能	□ 办理出院手续 □ 书写出院小结
基础护理	一级/二级护理： □ 晨晚间护理 □ 协助进食、进水（饮水呛咳者鼻饲） □ 协助翻身、床上移动、预防压疮 □ 排泄护理 □ 床上温水擦浴 □ 协助更衣 □ 患者安全管理	二级护理： □ 晨晚间护理 □ 协助或指导进食、进水 □ 协助或指导床旁活动 □ 康复训练 □ 患者安全管理
专科护理	□ 病情观察，写特护记录：评估生命体征、肢体活动、皮肤情况、伤口敷料、各种引流管情况、出入量、有无神经功能障碍（必要时尽早行康复训练） □ 遵医嘱予抗感染、止血、抑酸、激素、控制血糖等治疗 □ 腰椎穿刺的护理 □ 腰穿后，嘱患者去枕平卧4~6小时，观察病情和主诉，根据医嘱调整脱水药的用量 □ 需要时，联系主管医师给予相关治疗及用药	□ 病情观察：评估生命体征、伤口愈合、肢体活动、神经功能障碍恢复情况
重点医嘱	□ 详见医嘱执行单	□ 详见医嘱执行单
病情变异记录	□ 无 □ 有，原因： 1. 2.	□ 无 □ 有，原因： 1. 2.
护士签名		

（三）患者表单

退变性腰椎管狭窄症临床路径患者表单

适用对象：第一诊断为退变性腰椎管狭窄症（ICD-10：M48.005）
行椎管减压（ICD-9-CM-3：03.09）

患者姓名：	性别：　　年龄：　　门诊号：	住院号：
住院日期：　　年　月　日	出院日期：　　年　月　日	标准住院日：≤12天

时间	住院第1天	住院第2~5天（术前日）	住院第3~5天（手术日）
医患配合	□ 医师询问病史、既往病史、用药情况，收集资料 □ 进行体格检查 □ 既往基础用药	□ 配合完善术前相关化验、检查 □ 术前宣教 □ 脊柱疾病知识、临床表现、治疗方法 □ 术前用物准备：吸管、湿巾等 □ 手术室接患者，配合核对 □ 医师与患者及家属介绍病情及手术谈话 □ 手术时家属在等候区等候 □ 探视及陪伴制度	□ 用药：抗菌药物、止血药、抑酸、激素、补液药物的应用 □ 告知医护不适及异常感受 □ 配合评估手术效果
护患配合	□ 监测生命体征、体重 □ 护士行入院护理评估（简单询问病史） □ 接受入院宣教 □ 二级护理	□ 每日监测生命体征，询问排便次数，手术前一天晚监测生命体征 **术前准备：** □ 备皮 □ 配血 □ 药物灌肠 □ 术前签字	□ 手术清晨监测生命体征、血压1次 □ 特级护理 □ 予监护设备、吸氧 □ 注意留置管路安全与通畅 □ 护士协助记录出入量 **术后宣教：** □ 术后体位：麻醉未醒时平卧，清醒后，4~6小时无不适反应可垫枕或根据医嘱予监护设备、吸氧 □ 配合护士定时监测生命体征、瞳孔、肢体活动、伤口敷料等 □ 不要随意动引流管 □ 疼痛的注意事项及处理
饮食	□ 普通饮食	□ 术前12小时禁食、禁水	□ 根据病情半流质饮食或鼻饲
活动	□ 正常活动	□ 正常活动	□ 卧床休息，自主体位

时间	住院第6~10天 （术后第1~5天）	住院第11~12日 （术后6~7天）
医患配合	□ 医师巡视，了解病情 □ 配合意识、肢体活动、神经功能的观察及必要的检查 □ 膀胱功能锻炼，成功后可将尿管拔除 □ 配合功能恢复训练（必要时） □ 静脉用药逐渐过渡至口服药 □ 医师定时予伤口换药	□ 护士行晨晚间护理 □ 医师拆线 □ 伤口注意事项 □ 配合功能恢复训练（必要时） □ 必要时行腰椎穿刺 □ 定期抽血化验（必要时） **出院宣教：** □ 接受出院前康复宣教 □ 学习出院注意事项 □ 了解复查程序 □ 办理出院手续，取出院带药
护患配合	□ 定时监测生命体征，每日询问排便次数 □ 一级/二级护理 □ 护士行晨晚间护理 □ 护士协助进食、进水、排泄等生活护理 □ 配合监测出入量 □ 注意探视及陪伴时间	□ 定时监测生命体征，每日询问排便次数 □ 二级护理 □ 普通饮食
饮食	□ 根据病情逐渐由半流质饮食过渡至普通饮食，营养均衡，高蛋白、低脂肪、易消化，避免产气食物（牛奶、豆浆）及油腻食物。鼓励多食汤类食物，必要时鼻饲饮食	□ 普通饮食，营养均衡 □ 勿吸烟、饮酒
活动	□ 卧床休息时可头高位，渐坐起，合理佩戴支具保护 □ 术后第3~4天可视体力情况渐 下床活动，循序渐进，注意安全 □ 行功能恢复锻炼（必要时）	□ 正常活动 □ 行功能恢复训练（必要时）

附：原表单（2016年版）

退变性腰椎管狭窄症临床路径表单

适用对象：第一诊断为退变性腰椎管狭窄症（ICD-10：M48.03）

行椎管减压或加用内固定、植骨融合（ICD-9-CM-3：81.04-81.08）

患者姓名：	性别：　　年龄：　　门诊号：	住院号：
住院日期：　　年　月　日	出院日期：　　年　月　日	标准住院日：10~12天

时间	住院第1天	住院第2天	住院第3天
主要诊疗工作	□ 询问病史及体格检查 □ 医师查房 □ 初步的诊断和治疗方案 □ 住院医师完成住院志、首次病程、上级医师查房等病历书写 □ 完善术前检查 □ 签订医患沟通协议	□ 上级医师查房与术前评估 □ 确定诊断和手术方案 □ 完成上级医师查房记录 □ 实施所有需要检查的项目 □ 收集检查检验结果并评估病情 □ 请相关科室会诊	□ 上级医师查房，术前评估和决定手术方案 □ 完成术前小结、上级医师查房记录等病历书写 □ 向患者及/或家属交代围手术期注意事项并签署手术知情同意书、输血同意书、委托书（患者本人不能签字时）、自费用品协议书、进行术前审批 □ 麻醉医师查房并与患者及/或家属交代麻醉注意事项并签署麻醉知情同意书 □ 完成各项术前准备
重点医嘱	**长期医嘱：** □ 骨科护理常规 □ 二级护理 □ 饮食 □ 患者既往基础用药 **临时医嘱：** □ 血常规、尿常规、大便常规；生化全套；血凝常规；血型；输血常规；胸片、心电图 □ 腰椎正侧位及屈-伸侧位X线片、CT/MRI □ 根据病情：下肢血管超声、血气分析、肌电图、脊髓造影、造影后腰椎CT、肺功能、超声心动图	**临时医嘱：** □ 骨科护理常规 □ 二级护理 □ 饮食 □ 患者既往内科基础疾病用药 **临时医嘱：** □ 根据会诊科室要求安排检查检验 □ 神经营养治疗，对症治疗	**长期医嘱：** 同前日 **临时医嘱：** □ 术前医嘱：明日在全身麻醉或椎管内麻醉下行腰椎管减压、内固定、植骨融合 □ 术前禁食、禁水 □ 术前用抗菌药物皮试 □ 手术抗菌药物带药 □ 配血 □ 一次性导尿包 □ 术区备皮 □ 术前晚灌肠 □ 其他特殊医嘱
主要护理工作	□ 入院宣教：介绍病房环境、设施和设备 □ 入院护理评估 □ 观察心肺功能、劳动耐力	□ 观察患者病情变化 □ 防止皮肤压疮护理 □ 心理和生活护理 □ 指导呼吸功能锻炼 □ 指导卧床下肢功能锻炼	□ 做好备皮等术前准备 □ 提醒患者术前禁食、禁水 □ 术前心理护理

续 表

时间	住院第 1 天	住院第 2 天	住院第 3 天
病情变异记录	□ 无 □ 有，原因： 1. 2.	□ 无 □ 有，原因： 1. 2.	□ 无 □ 有，原因： 1. 2.
护士签名			
医师签名			

时间	住院第 4-5 天 （手术日）	住院第 5-6 天 （术后第 1 天）	住院第 6-7 天 （术后第 2 天）
主要诊疗工作	□ 手术 □ 向患者及/或家属交代手术过程概况及术后注意事项 □ 术者完成手术记录 □ 完成术后病程 □ 上级医师查房 □ 麻醉医师查房 □ 观察有无术后并发症并作出相应处理，观察下肢运动、感觉	□ 上级医师查房，注意术后病情变化 □ 完成病历书写 □ 观察伤口、引流量、体温、生命体征情况等并作出相应处理 □ 观察下肢运动、感觉	□ 上级医师查房 □ 完成病程记录 □ 根据情况可拔除引流管，伤口换药 □ 指导患者功能锻炼 □ 指导患者坐起（根据病情）
重点医嘱	**长期医嘱：** □ 麻醉后护理常规 □ 骨科术后护理常规 □ 一级护理 □ 饮食 □ 既往基础用药 □ 轴线翻身 □ 留置引流管并记引流量 □ 留置尿管 □ 抗生素 □ 激素 □ 神经营养药物 □ 其他特殊医嘱 **临时医嘱：** □ 心电监测、吸氧（根据病情需要） □ 补液 □ 胃黏膜保护剂（酌情） □ 止吐、镇痛等对症处理（酌情） □ 急查血常规 □ 输血（根据病情需要） □ 其他特殊医嘱	**长期医嘱：** □ 骨科术后护理常规 □ 一级护理 □ 饮食 □ 既往基础用药 □ 轴线翻身 □ 伤口引流记量 □ 留置尿管 □ 抗生素 □ 激素 □ 神经营养药物 □ 脱水（根据情况） □ 消炎镇痛药物 **临时医嘱：** □ 复查血常规 □ 输血及/或补晶体、胶体液（根据病情需要） □ 镇痛等对症处理（酌情）	**长期医嘱：** □ 骨科术后护理常规 □ 一级护理 □ 饮食 □ 既往基础用药 □ 轴线翻身 □ 留置尿管 □ 抗生素 □ 神经营养药物 □ 脱水（根据情况） □ 消炎镇痛药物 □ 拔除引流，停引流记量（根据情况） □ 停激素 **临时医嘱：** □ 复查血常规（必要时） □ 输血及或补晶体、胶体液（必要时） □ 换药，拔引流管 □ 拔尿管（根据病情） □ 镇痛等对症处理（酌情）
主要护理工作	□ 观察患者病情变化并及时报告医师 □ 术后心理与生活护理 □ 指导术后患者功能锻炼	□ 观察患者病情并做好引流量等相关记录 □ 术后心理与生活护理 □ 指导术后患者功能锻炼	□ 观察患者病情变化 □ 术后心理与生活护理 □ 指导术后患者功能锻炼 □ 指导正确的翻身及坐起方法
病情变异记录	□ 无 □ 有，原因： 1. 2.	□ 无 □ 有，原因： 1. 2.	□ 无 □ 有，原因： 1. 2.
护士签名			
医师签名			

时间	住院第 7-8 天 （术后第 3 天）	住院第 9-11 天 （出院前日）	住院第 10-12 天 （出院日）
主要诊疗工作	□ 上级医师查房 □ 住院医师完成病程记录 □ 伤口换药（必要时） □ 指导患者功能锻炼 □ 复查术后腰椎正侧位（根据患者情况） □ 定做术后支具（必要时）	□ 上级医师查房，进行手术及伤口评估，确定有无手术并发症和切口愈合不良情况，明确是否出院 □ 完成出院记录、病案首页、出院诊断证明书等所有病历资料 □ 向患者交代出院后的康复锻炼及注意事项，如返院复诊的时间、地点，发生紧急情况时的处理等	□ 患者办理出院手续，出院
重点医嘱	**长期医嘱：** □ 骨科术后护理常规 □ 一级/二级护理 □ 饮食 □ 既往基础用药 □ 神经营养药物 □ 脱水（根据情况） □ 消炎镇痛药物 □ 停抗生素 □ 停尿管 **临时医嘱：** □ 拍摄术后腰椎平片 □ 必要时行腰椎 CT、MRI 检查 □ 补液（必要时） □ 换药（必要时） □ 镇痛等对症处理（酌情）	**出院医嘱：** □ 出院带药：神经营养药物、消炎镇痛药、口服抗生素、消肿药物（必要时） □ 嘱___日后拆线换药（根据出院时间决定） □ 1 个月后门诊复查 □ 如有不适，随时来诊	
主要护理工作	□ 观察患者病情变化 □ 术后心理与生活护理 □ 指导患者功能锻炼	□ 指导患者办理出院手续 □ 出院宣教	
病情变异记录	□ 无 □ 有，原因： 1. 2.	□ 无 □ 有，原因： 1. 2.	□ 无 □ 有，原因： 1. 2.
护士签名			
医师签名			

第五十九章

脊柱结核临床路径释义

【医疗质量控制指标】

指标一、患者入院病情评估。

指标二、手术前抗结核治疗情况：

手术前抗结核治疗用药种类；

手术前抗结核治疗时间。

指标三、围手术期预防性抗菌药物使用情况：

预防性抗菌药物种类选择；

首剂抗菌药物使用起始时间；

术中追加抗菌药物情况；

预防性抗菌药物停药时间。

指标四、术后肢体功能恢复、并发症及残余畸形。

指标五、手术切口愈合情况。

指标六、离院方式。

指标七、住院期间为患者提供术前、术后健康教育与出院时提供教育告知情况。

指标八、患者对医疗服务的体验与评价。

一、脊柱结核编码

疾病名称及编码：脊柱结核（ICD-10：A18.0† M49.0＊）

手术操作名称及编码：脊柱结核病灶清除+植骨术+髂骨取骨植骨术（ICD-9-CM-3：77.6904/78.0904/77.7901）

二、临床路径检索方法

（A18.0†+M49.0＊）伴 77.69

三、国家医疗保障疾病诊断相关分组（CHS-DRG）

MDCI　肌肉、骨骼疾病及功能障碍

IU2　颈腰背疾患

四、脊柱结核临床路径标准住院流程

（一）适用对象

第一诊断为脊柱结核，既往未行手术治疗，需行手术治疗者。

释义

■ 适用对象编码参见第一部分。

■ 本路径适用对象为临床诊断为脊柱结核且需要手术治疗的患者，如果患者采用保守治疗，则不进入本路径。

（二）诊断依据

1. 病史：有结核病接触史，或现有及曾有肺结核或其他结核病。
2. 有结核中毒症状：低热、盗汗、乏力、消瘦等。
3. 疼痛：患病部位疼痛，患病处棘突或棘突旁有压、叩痛和病变部位神经支配区的放射性疼痛。
4. 肌肉痉挛：躯体处于强迫体位（被动体位，患者活动受限）。
5. 脊柱生理弯曲改变：出现后突畸形、驼背等。
6. 脓肿和窦道：脊柱相应部位出现脓肿、形成窦道并有混合感染。
7. 神经功能障碍：当病变累及神经或脊髓时，可有剧烈的根性疼痛，以及该神经支配皮肤感觉异常，严重时可有感觉障碍平面出现，肌肉张力失衡，运动失调及行走困难。甚至感觉、运动及大小便功能的丧失，肢体瘫痪。生理反射减弱与消失，病理反射阳性。截瘫患者常有压疮、泌尿系感染、坠积性肺炎等合并症。
8. 实验室检查：①血红细胞沉降率升高；②PPD 或 OT 试验阳性；③脓液涂片查找抗酸杆菌和结核分枝杆菌培养阳性；④PCR、结核分枝杆菌 DNA 检测、淋巴细胞干扰素释放试验阳性。
9. 影像学检查：X 线片、CT 及 MR 检查提示脊柱结核。

释义

■ 本路径的制订主要参考国内权威参考书籍和诊疗指南。

■ 病史和临床症状是诊断脊柱结核的初步依据，多数患者表现为低热、盗汗、乏力、消瘦等结核中毒症状，病变部位附近疼痛，可伴有活动受限、处于被动体位和后突畸形等。当患者出现椎旁脓肿甚至窦道时，脊柱结核可能性大。结合实验室检查和 X 线片、CT 及 MR 检查可明确诊断。部分患者临床表现不典型，如实验室检查支持结核分枝杆菌感染和 X 线片、CT 及 MR 检查提示椎旁脓肿，亦可进入路径。

（三）进入路径标准

1. 第一诊断符合脊柱结核，既往未行手术治疗，需行前路经胸腔或腹膜外结核病灶清除植骨或后路脊柱结核病灶清除+植骨前路或后路内固定术。
2. 心、肝、肺、肾等器官功能可以耐受全身麻醉手术。
3. 合并伴随疾病时，不需特殊处理和影响第一诊断疾病治疗时可以入选。

释义

■ 进入本路径的患者为第一诊断为脊柱结核，且需要手术治疗。采用保守治疗的患者不进入本路径。

■ 脊柱结核的绝对手术指征是病灶活动并有神经系统压迫症状。一般认为有神经功能受损、结核已经引起椎体破坏严重、出现脊柱畸形或者不稳定、化疗效果不佳出现病情继续进展的病例应该手术治疗。

■ 入院后常规检查发现有基础疾病，如高血压病、冠状动脉粥样硬化性心脏病、糖尿病、肝功能不全、肾功能不全等，经系统评估后对脊柱结核的手术治疗无特殊影响者，可进入路径。但可能增加医疗费用，延长住院时间。

（四）标准住院日 10~20 天

释义

■ 怀疑脊柱结核的患者入院后，术前准备 9~15 天，第 10~16 天手术治疗。住院期间继续抗结核药物治疗，总住院时间不超过 20 天符合本路径要求。

（五）住院期间的检查项目

1. 必需的检查项目

（1）功能性检查：血常规、血红细胞沉降率、凝血功能、血型、尿常规、大便常规；相关传染性疾病筛查（排除乙型肝炎、丙型肝炎、梅毒、艾滋病等）；肝功能、肾功能、电解质、血糖、C 反应蛋白；心电图、肺功能、动脉血气分析。

（2）诊断性检查：抗结核分枝杆菌抗体、结核分枝杆菌 PCR 测定、混合淋巴细胞培养+干扰素试验；骨扫描；肿瘤标志物；人类白细胞抗原 B27；布氏杆菌凝集试验；正侧位胸片、正侧位胸椎 X 线片、正侧位腰椎 X 线片、正位骨盆 X 线片、胸部 CT、胸椎 CT 和 MR（与血管关系密切时需增强）；腹部脏器和双侧腰大肌超声检查；必要时行听力、视力、视野检测。

2. 根据患者病情进行的检查项目：心脑血管系统相关专业检查；尿妊娠试验（育龄期妇女）；细胞免疫功能检查（怀疑免疫异常患者）。

释义

■ 血常规、血红细胞沉降率、C 反应蛋白、抗结核分枝杆菌抗体、结核分枝杆菌 PCR 测定、混合淋巴细胞培养+干扰素试验是最基本的常规检查，进入路径的患者均需完成。混合淋巴细胞培养+干扰素试验可作为存在结核感染的依据。乙型肝炎、丙型肝炎、梅毒、AIDS 等检测可以进一步了解患者是否合并其他感染性疾病；凝血功能、血型、尿常规、大便常规、肝功能、肾功能、电解质、血糖、肺功能、动脉血气分析、心电图、X 线胸片可评估有无基础疾病，是否影响住院时间、费用及其治疗预后。

■ 本病需与其他引起腰背痛、发热等症状的疾病相鉴别，如怀疑肿瘤，应行骨扫描、肿瘤标志物检查；如怀疑强直性脊柱炎，应行人类白细胞抗原 B27 检查；如怀疑布鲁杆菌感染，应行布鲁杆菌凝集试验。腹部脏器超声检查有助于辅助和腹部脏器病变引起的疼痛鉴别。由于抗结核药物以及结核性脑膜炎可以引起听神经、视神经的损害，必要时需行听力、视力、视野检测。

■ 需要评价结核病变累及的范围时需要行正侧位胸椎 X 线片、正侧位腰椎 X 线片、正位骨盆 X 线片、胸部 CT、胸椎 CT 和 MR（与血管关系密切时需增强）。双侧腰大肌超声检查有助于明确是否存在椎旁脓肿并确定其范围。

■ 在术前准备过程中，怀疑心脑血管相关疾患的患者应该完善心脑血管系统相关专业检查；育龄期妇女应完善尿妊娠试验；由于免疫异常患者更容易感染结核，怀疑免疫异常患者应完善细胞免疫功能检查。

（六）治疗方案的选择

1. 全身治疗：卧床休息，增加合理饮食营养，保持室内空气新鲜与阳光照射。抗结核药物治疗。(建议术前抗结核治疗在院外进行)局部治疗：窦道换药。脓肿穿刺或引流。压疮、泌尿系感染的防治。

2. 手术治疗：胸椎：前路经胸腔胸椎结核病灶清除+植骨术；后路胸椎结核病灶清除植骨术；腰椎：腹膜外腰椎结核病灶清除+髂骨取骨植骨术；后路腰椎结核病灶清除+植骨术(依据情况决定是否植入内固定系统以及前路或后路)。

释义

■ 由于患者感染结核后容易出现体质和抵抗力下降，而脊柱结核容易引起脊柱不稳定并且手术治疗的创伤又相对较大，诊断脊柱结核后就应卧床休息、增加合理饮食营养、保持室内空气新鲜和阳光照射。院外进行抗结核的药物治疗和局部治疗。出现窦道的患者需要定期换药，防止继发感染；出现脓肿的患者需要进行脓肿的穿刺抽吸或者同时放置引流。患者长期卧床休息的过程中容易出现压疮和泌尿系感染，注意定期嘱患者定期翻身、用气垫床等措施防止压疮发生。出现泌尿系感染的患者应及时药物治疗。

■ 一期的后路胸腰椎结核病灶清除植骨术有从后路直接解决椎管狭窄、缓解椎管内压迫、解剖相对简单、创伤小、出血少等优点，但是也存在复发及合并内固定感染的风险。因此，适应证相对较窄，一般椎体破坏不明显、硬膜和神经根受累严重并存在椎管狭窄、椎体两侧无明显脓液、干酪样坏死物和死骨、截瘫合并不严重的后凸畸形患者考虑采用一期的后路胸腰椎结核病灶清除植骨术治疗。

■ B超或CT显示无巨大脓肿、病灶趋于稳定、脊髓压迫主要来自前方的脊柱结核可以采用一期前路病灶清除、植骨、内固定手术治疗。

■ 对于无严重的脊柱外结核病损、后突畸形较为严重或者逐渐加重、发生脊柱不稳定、合并截瘫、不完全瘫痪经抗结核治疗3~4周无缓解的患者可以采用经前路病灶清除植骨、后路椎弓根固定术。该术式解决前方植骨支撑不够的问题，同时避免内植物和感染病灶直接接触，手术适应证较广。

(七) 预防性抗菌药物选择与使用时机

术前抗结核治疗：常规采用INH、RFP、EMB、PZA联合治疗。特殊患者(如儿童、老年、妊娠、免疫抑制，以及发生药物不良反应等)可以在上述方案基础上调整药物剂量或药物，或根据耐药结果选择抗结核药物。

释义

■ 在结核杆菌感染的早期，病灶周围充血水肿，渗出增加，结核杆菌增殖活跃，患者存在发热、盗汗、疼痛等结核中毒症状，此时手术容易造成出血量增加、结核杆菌扩散，形成死骨和导致感染加重，容易影响植骨融合和内固定稳定。一般需要营养支持和四联(INH、RFP、EMB、PZA)联合化疗2~3周后，患者结核中毒症状减轻，体温≤37.5℃，血红蛋白>100g/L，ESR<60mm/1h时可考虑手术治疗。

■ 对儿童、老年、妊娠、应用免疫抑制以及发生药物不良反应等特殊患者，可以在上述四联方案基础上调整药物剂量或药物，或根据耐药结果选择抗结核药物。

(八) 手术日

入院后第10~16天。

释义

■ 怀疑脊柱结核的患者入院后，术前准备 9~15 天，第 10~16 天手术治疗。

（九）术后恢复

1. 复查项目：血常规、肝功能、肾功能、电解质、X 线胸片检查（床边）。
2. 术后抗菌药物应用：依据有无肺部及其他感染联合应用头孢第二或第三代抗菌药物，用药时间 3~7 天。出院后必须常规依术前四联化疗方案进行抗结核药物治疗 9~12 个月，必要时再加 3~6 个月继续进行 INH、RFP、EMB 联合化疗。

释义

■ 术后完善血常规、肝功能、肾功能、电解质等化验检查，发现相关异常及时处理；完善床边胸片检查明确有无肺部感染。

■ 术后没有合并其他感染时应用第二代头孢菌素类 3~7 天；合并肺部感染或者其他感染时应用第三代头孢菌素类至感染控制。

■ 一般来说达到以下标准可以考虑停药：全身情况良好，无发热，食欲正常，局部无疼痛；ESR 多次复查均在正常范围；X 线片等影像学资料显示手术部位病变椎体已经骨性愈合，周围无异常阴影；恢复正常活动和轻体力工作 3~6 个月，无症状复发，无脓肿、窦道形成。

（十）出院标准

术后 7~14 天后，体温正常 3 天以上，切口愈合良好、已拆线。
脊柱正侧位 X 线片显示正常术后改变，胸片显示正常术后改变，腰大肌 B 型超声检查未见异常者。

释义

■ 患者出院前应完成所有必需检查项目，且开始抗结核药物治疗，一般在术后 7~14 天后，体温正常 3 天以上，切口愈合良好；脊柱正侧位 X 线片显示正常术后改变，没有内固定位置移位；胸片显示正常术后改变，腰大肌 B 型超声检查未见。同时注意观察临床症状是否减轻，有无明显药物相关不良反应。

（十一）变异及原因分析

五、脊柱结核临床路径给药方案

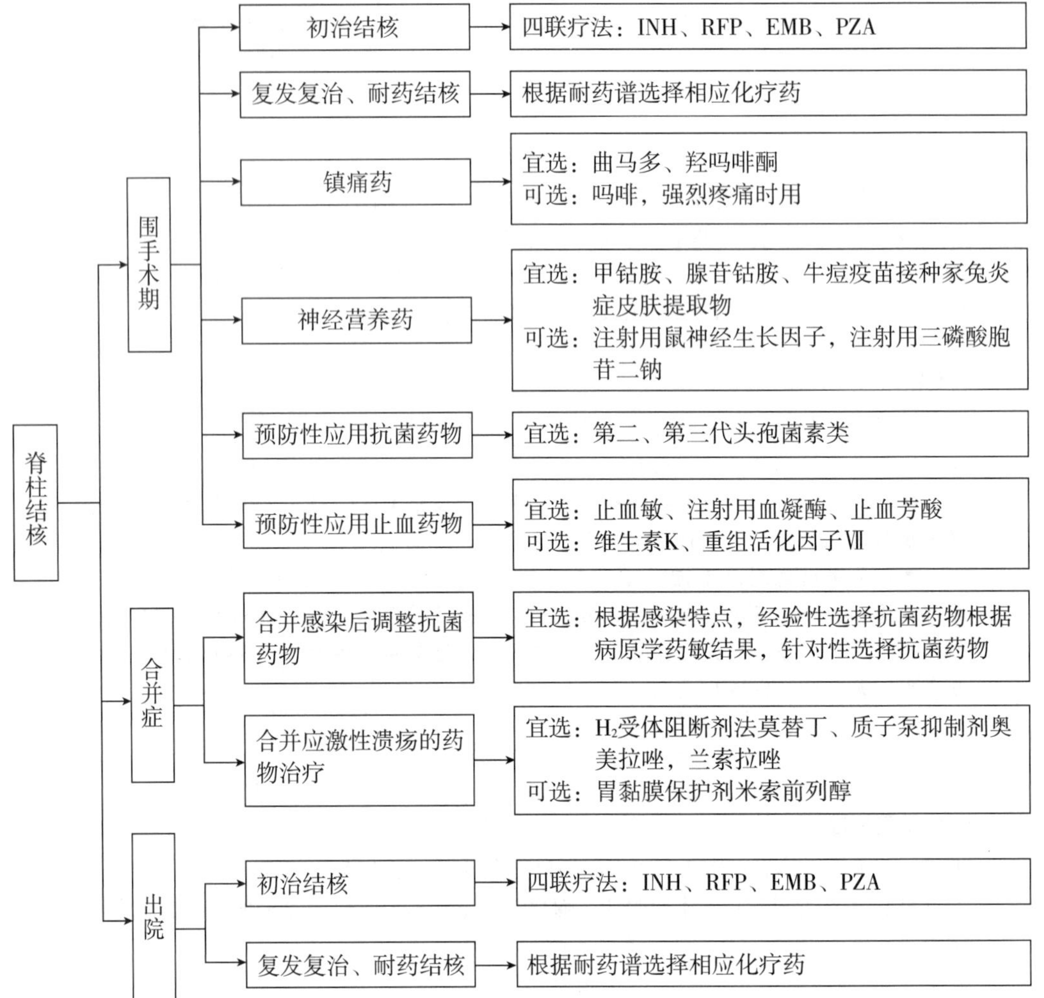

【用药选择】

1. 对于初治结核，术前四联化疗方案进行抗结核药物治疗 2~3 周；对于复发复治或者耐药性结核，需要根据耐药谱合理选择化疗药物。出院后继续四联化疗方案进行抗结核药物治疗 9~12 个月，必要时再加 3~6 个月继续进行 INH、RFP、EMB 联合化疗。
2. 出现神经功能障碍的患者，根据患者神经功能障碍的程度，选择一种或者联合应用神经营养药物。
3. 预防性应用抗菌药物：原则上应选择相对抗菌谱广、效果肯定（杀菌剂而非抑菌剂）、安全及价格相对低廉的抗菌药物。头孢菌素是最符合上述条件的，如果患者对青霉素过敏不宜使用头孢菌素时，针对葡萄球菌、链球菌可用克林霉素，针对革兰阴性杆菌可用氨曲南，大多两者联合应用。
4. 止血药物的应用：任何止血药均不能替代术中良好的止血，术后可给予止血药物治疗 3 天以减少引流量及预防血肿形成。

【药学提示】

1. 过敏性反应是化疗药的主要副作用，多由利福霉素引起。多在服药后 1~2 个月内发生。

一旦发现，需要快停药、早脱敏。

2. 几乎所有抗结核药均可引起皮疹，常见的由异烟肼、链霉素、对氨基柳酸等引起的猩红热样、湿疹样及紫癜样皮疹，严重者可引起剥脱性皮炎。对轻度患者可用抗过敏药如氨苯那敏、阿司咪唑、葡萄糖酸钙等，并外用止痒剂；对中度患者（有明显水肿、出血点或发热等）应停用引起过敏的药物，服抗过敏药，还可用皮质激素治疗；对重度患者（出现出血性皮疹或剥脱性皮炎）应紧急处理，口服抗过敏药、大剂量维生素 C，皮质激素静脉点滴，直至症状完全控制，皮肤损害消失。体温正常后逐渐减量，为防止继发感染应给予抗菌药物。

3. 链霉素、卡那霉素、紫霉素、卷曲霉素对肾功能、听力、前庭有一定毒性，肾功损害及听力障碍的老年患者尽可能不用；氨硫脲（Tbl）、对氨基柳酸、利福平、吡嗪酰胺和乙硫异烟肼或丙硫异烟肼引起的药物性肝脏损害与肝炎很难区别；INH 与 RFP 联用引起肝损害程度是它们单用的 3~5 倍。HBsAg 阳性者用药时肝损害发生率高，应同时用保肝药如葡醛内酯、强力宁和 B 族维生素、维生素 C 等。严重者应改变化疗方案或临时终止化疗，请专科医师会诊。吡嗪酰胺可引起关节疼痛，乙胺丁醇可引起视力损害。

4. 预防性应用抗菌药物能够降低手术部位感染的概率，但仍有较多因素影响手术部位或其他部位感染的发生率，应该采取综合预防措施，严格遵守无菌术原则。术后需要根据患者症状体征及血常规、血沉、C 反应蛋白、微生物培养及药敏检查结果，及时调整用药策略。

【注意事项】

1. 脊柱结核患者用药要参考既往用药史和过敏史，根据药敏试验制订个体化的治疗方案；选择至少 2 种以上敏感抗结核药物；强化期最好应有 5 种药物组成，巩固期至少有 3 种药物，合并 HIV 感染或者 AIDS 患者至少 6 种药物联合应用。痰菌阴转治疗至少持续 18 个月。

2. 合并其他部位结核，如痰菌阳性肺结核、肾结核、肝结核等，术前抗结核药物治疗应延长至6~12 周。

3. 术前预防性应用抗菌药物时，在切开皮肤黏膜前 30 分钟（麻醉诱导时）开始静脉给药，以保证在发生细菌污染之前血清及组织中的药物已达到有效浓度。一般 30 分钟内滴完，血清和组织内抗菌药物有效浓度必须能够覆盖手术全过程。常用的头孢菌素血清半衰期为 1~2 小时，因此，如手术延长到 3 小时以上，或失血量超过 1500ml，应补充一个剂量，必要时还可用第 3 次。如果选用半衰期长达 7~8 小时的头孢曲松，则无须追加剂量。

六、脊柱结核患者护理规范

1. 术前

（1）心理护理：讲解疾病有关知识，手术必要性，重要性，手术治疗的有效性，树立信心、积极配合治疗。

（2）抗结核治疗与营养支持：术前使用抗结核药物治疗 2~3 周，红细胞沉降率明显下降，即可进行手术治疗，加强营养支持，纠正贫血、低蛋白血症，指导患者进食高蛋白质、高热量、高维生素的食物，以增强机体抵抗力，预防感冒。

（3）戒烟酒，指导患者有效咳嗽，咳痰，训练深呼吸，保持呼吸道通畅，增强呼吸肌功能。

（4）缓解疼痛：卧床休息，减少活动，局部固定制动以减轻疼痛，防止病理性骨折或截瘫的发生。

（5）术前练习：训练床上使用便器排尿、排便，避免患者中术后因姿势不适应而发生便秘、尿潴留；练习轴向翻身法，为术后翻身打下基础；俯卧位训练，逐渐延长俯卧位时间至 3~4 小时，以适应手术体位需要。

（6）术前常规备皮：备皮时防止损伤皮肤，通知禁食水 6~8 个小时，准备术后使用的物品，遵医嘱进行药物敏感试验，必要时予以灌肠。

（7）训练床上使用便器排尿、排便，避免患者中术后因姿势不适应而发生便秘、尿潴留；练习轴向翻身法，为术后翻身打下基础。

2. 术后

(1) 术后体位：去枕平卧 6 小时，保持脊柱平直，做好轴向翻身。

(2) 病情观察：结合心电监测密切观察患者生命体征变化，观察患者意识、下肢感觉、活动情况，严密监测心电、血压、血氧饱和度的变化。

(3) 伤口护理：注意伤口处有无渗血、渗液，及时更换敷料，保持切口周围清洁干燥。

(4) 管路护理：术区放置冲洗管的患者，保持冲洗管通畅，妥善固定，观察冲洗速度及切口周围有无肿胀等情况，定时更换冲洗液，注意无菌操作，预防感染，详细记录出入量。胸椎结核前路手术后留置的胸腔闭式引流，妥善固定，保持引流通畅，观察并记录引流液的颜色、性状和引流量。

(5) 导尿管护理：观察尿量的变化，保持水、电解质及酸碱平衡。每日行会阴护理，按时更换尿袋，嘱患者多饮水，防止尿路感染。

(6) 抗结核治疗：继续给予 9~24 个月抗结核药物治疗，以防止复发或蔓延，告知患者用药的重要性，督促患者用药。应遵循早期、合理、足量、规范、全程的原则，定期检查肝、肾功能。

(7) 预防并发症：防止截瘫、压疮、肺部感染、肌肉萎缩、关节强直等。

(8) 心理护理：向患者及其家属讲解疾病的相关知识，使其充分了解手术方式和手术后可能出现的一些问题，积极配合治疗和护理工作。

(9) 支具准备：选择定做合适的支具，向患者及家属详细讲解佩戴支具的方法、重要性和注意事项，并教会正确佩戴支具。

七、脊柱结核患者营养治疗规范

脊柱结核常继发于肺结核、淋巴结核等疾病，患者会有低热、疲倦、消瘦、贫血等症状，在手术治疗的同时，营养治疗也是很重要的。患者一般不需忌口，饮食荤素搭配要均衡，保证蛋白质、维生素、钙、铁等营养的摄入。

1. 多吃菌类食物：菌类食物可以有效提高免疫力，对疾病的治疗有帮助。香菇、木耳、鸡腿菇、茶树菇等都是很有营养的菌类食物，患者平时可以多吃。

2. 补充蛋白质和铁：患者多有贫血，所以要注意补充营养，应多吃瘦肉、猪血、猪肝、鸡肝、豆腐、豆浆、牛奶、鸡蛋、海鱼等食物。这些食品蛋白质含量高，还含有铁元素，而脂肪含量不高，有利于增强患者体质，提高抗病力。

3. 补充富含维生素 A、维生素 C 和钙的食物：含维生素维生素 A 的食物有蛋黄、胡萝卜、鱼肝油、猪肝、南瓜、韭菜、杏仁等。含维生素 C 的食物有鲜枣、黄瓜、柚子、橙子、西红柿、青椒等。含钙的食物有奶类、豆类、骨头汤、虾皮、蔬菜、芝麻等。

4. 要注意饮食的热量和营养，要摄入高热量、高蛋白、高维生素、高钙的食物，提高身体抵抗力，帮助身体尽快康复，维生素可以减少药物的副作用，同时也可以促进钙的吸收。此外，患者还要注意矿物质的补充，如铁、钾、锌、钠等。食物要荤素均衡搭配，饮食尽量多样化。

八、脊柱结核患者健康宣教

1. 休息与运动：术后鼓励早期在支具保护情况下，下地活动，卧床期间进行肢体功能锻炼，可在家属协助下翻身，3 个月内避免体力劳动，禁止搬重物。

2. 饮食指导：加强营养，多进食高蛋白质、高热量、高维生素饮食，多进食水果、蔬菜，预防便秘。

3. 用药指导：结核有复发的可能，术后继续服用抗结核药物，教会患者及其家属观察药物的毒性及反应，如异烟肼有肢体远端麻木或烧灼感神经症状；利福平有食欲减退、服用后尿液、粪便、泪、汗液呈橘红色；注射链霉素易致耳聋等。应定期到医院复查肝、肾功能及X线片。

4. 心理指导：脊柱结核病程长，患者精神压力大，应使患者树立战胜疾病的信心，了解疾病有关知识，正确对待疾病，积极配合治疗。

九、推荐表单

（一）医师表单

脊柱结核临床路径医师表单

适用对象：第一诊断为脊柱结核（ICD-10：A18.0† M49.0＊）

行脊柱结核病灶清除+植骨术+髂骨取骨植骨术（ICD-9-CM-3：77.6904/78.0904/77.7901）

患者姓名：	性别：　年龄：　门诊号：	住院号：
住院日期：　年　月　日	出院日期：　年　月　日	标准住院日：　天

时间	住院第1天	住院第2~8天	住院第9~15天
主要诊疗工作	□ 询问病史及体格检查 □ 详细了解既往抗结核药物使用史 □ 主管医师查房 □ 制订初步诊疗计划 □ 开化验及检查申请单 □ 完成病历书写	□ 三级医师查房 □ 尽早完成辅助检查并追踪结果 □ 处理基础性疾病并对症治疗 □ 评估辅助检查结果是否有异常 □ 签署结核病化疗知情同意书	□ 术前讨论 □ 评估患者手术指征 □ 向患者及家属交代手术风险、并发症及预后
重点医嘱	**长期医嘱：** □ 骨科护理常规 □ 一级护理 □ 饮食 **临时医嘱：** □ 血常规、血型、尿常规 □ 凝血功能 □ 电解质、肝功能、肾功能 □ ESR、CRP、ASO、RF □ 感染性疾病筛查 □ 胸部X线平片、心电图、肺功能 □ 站立位全脊柱正侧位片、颈椎正侧位片 □ 根据病情：全脊柱CT及三维重建、MRI、肌电图、血气分析、超声心动图、双下肢血管彩色超声	**临时医嘱：** □ 骨科护理常规 □ 一级护理 □ 饮食 □ 患者既往内科基础疾病用药 **临时医嘱：** □ 根据会诊科室要求安排检查和化验 □ 镇痛等对症处理 □ 呼吸功能锻炼	**长期医嘱：** 同前日 **临时医嘱：** □ 术前医嘱：明日在全身麻醉下行脊柱结核病灶清除、内固定、植骨融合 □ 术前禁食、禁水 □ 术前用抗菌药物皮试，手术抗菌药物带药 □ 一次性导尿包术中用 □ 术区备皮 □ 术前灌肠 □ 配血 □ 其他特殊医嘱 □ 必要时术中带激素
病情变异记录	□ 无　□ 有，原因：	□ 无　□ 有，原因：	□ 无　□ 有，原因：
医师签名			

时间	住院第___天 （手术日）	住院第___天 （术后第 1 天）	住院第___天 （术后第 2 天）
主要诊疗工作	□ 手术 □ 向患者和/或家属交代手术过程概况及术后注意事项 □ 术者完成手术记录 □ 完成术后病程记录 □ 上级医师查房 □ 麻醉医师查房 □ 观察有无术后并发症并作出相应处理，观察下肢运动、感觉	□ 上级医师查房 □ 完成常规病程记录 □ 观察伤口、引流量、生命体征情况等，并作出相应处理 □ 观察下肢运动、感觉	□ 上级医师查房 □ 完成病程记录 □ 拔除引流管，伤口换药 □ 指导患者功能锻炼 □ 指导患者坐起（根据病情）
重点医嘱	**长期医嘱：** □ 骨科术后护理常规 □ 一级护理 □ 饮食 □ 轴线翻身 □ 留置引流管并记引流量 □ 抗菌药物 □ 其他特殊医嘱 □ 术后激素预防脊髓水肿（必要时） **临时医嘱：** □ 今日在全身麻醉下行后突矫形+内固定+植骨融合术 □ 心电监测、吸氧（根据病情需要） □ 补液 □ 胃黏膜保护剂（必要时） □ 止吐、镇痛等对症处理（必要时） □ 急查血常规 □ 输血（根据病情需要）	**长期医嘱：** □ 骨科术后护理常规 □ 一级护理 □ 饮食 □ 轴线翻身 □ 留置引流管并记引流量 □ 抗菌药物 □ 其他特殊医嘱 □ 术后激素预防脊髓水肿（必要时） **临时医嘱：** □ 复查血常规 □ 输血和/或补晶体、胶体液（根据病情需要） □ 镇痛等对症处理	**长期医嘱：** □ 骨科术后护理常规 □ 一级护理 □ 饮食 □ 轴线翻身 □ 抗菌药物 □ 其他特殊医嘱 □ 术后激素预防脊髓水肿（必要时） **临时医嘱：** □ 复查血常规（必要时） □ 输血和/或补晶体、胶体液（必要时） □ 换药，拔引流管 □ 拔尿管（根据病情） □ 镇痛等对症处理
病情变异记录	□ 无　□ 有，原因：	□ 无　□ 有，原因：	□ 无　□ 有，原因：
医师签名			

时间	住院第___天 （术后第3天）	住院第___天 （术后第4~6天）	住院第___天 （出院日）
主要诊疗工作	□ 上级医师查房 □ 住院医师完成病程记录 □ 伤口换药（必要时） □ 指导患者功能锻炼 □ 复查术后全脊柱X线片（根据患者情况） □ 定做术后支具（必要时）	□ 上级医师查房 □ 住院医师完成病程记录 □ 伤口换药（必要时） □ 指导患者功能锻炼 □ 指导正确使用支具	□ 患者办理出院手续，出院 □ 营养指导和健康宣教
重点医嘱	**长期医嘱：** □ 骨科术后护理常规 □ 二级护理 □ 饮食 □ 抗菌药物：如体温正常、伤口情况良好、无明显红肿时可以停止抗菌药物治疗 □ 其他特殊医嘱 **临时医嘱：** □ 复查血常规、尿常规、生化（必要时） □ 补液（必要时） □ 换药（必要时） □ 镇痛等对症处理	**长期医嘱：** □ 骨科术后护理常规 □ 二级护理 □ 饮食 □ 抗菌药物：如体温正常，伤情况良好、无明显红肿时可以停止抗菌药物治疗 □ 其他特殊医嘱 **临时医嘱：** □ 复查血常规、尿常规、生化（必要时） □ 补液（必要时） □ 换药（必要时） □ 镇痛等对症处理	**出院医嘱：** □ 化疗药物 □ 嘱___日后拆线换药（根据出院时间决定） □ 1个月后门诊复查 □ 如有不适，随时来诊
病情变异记录	□ 无 □ 有，原因：	□ 无 □ 有，原因：	□ 无 □ 有，原因：
医师签名			

（二）护士表单

脊柱结核临床路径护士表单

适用对象：第一诊断为脊柱结核（ICD-10：A18.0† M49.0＊）

行脊柱结核病灶清除+植骨术+髂骨取骨植骨术（ICD-9-CM-3：77.6904/78.0904/77.7901）

患者姓名：	性别： 年龄： 门诊号：	住院号：
住院日期： 年 月 日	出院日期： 年 月 日	标准住院日：7~15 天

时间	住院第 1 天	住院第 2~8 天	住院第 9~15 天 （手术日）
健康宣教	入院宣教： □ 介绍主管医师、护士 □ 介绍环境、设施 □ 介绍住院注意事项	术前宣教： □ 宣教疾病知识、术前准备及手术过程 □ 告知准备物品、沐浴 □ 告知术后饮食、活动及探视注意事项 □ 告知术后可能出现的情况及应对方式 □ 主管护士与患者沟通，了解并指导心理应对 □ 告知家属等候区位置	术后当日宣教： □ 告知监护设备、管路功能及注意事项 □ 告知饮食、体位要求 □ 告知疼痛注意事项 □ 告知术后可能出现情况及应对方式 □ 告知用药情况 □ 给予患者及家属心理支持 □ 再次明确探视陪伴须知
护理处置	□ 核对患者，佩戴腕带 □ 建立入院护理病历 □ 卫生处置：剪指（趾）甲、沐浴，更换病号服	□ 协助医师完成术前检查化验 术前准备： □ 配血 □ 抗菌药物皮试 □ 备皮 □ 药物灌肠 □ 禁食、禁水	送手术： □ 摘除患者各种活动物品 □ 核对患者资料及带药 □ 填写手术交接单，签字确认 接手术： □ 核对患者及资料，签字确认
基础护理	一级护理： □ 晨晚间护理 □ 患者安全管理	一级护理： □ 晨晚间护理 □ 患者安全管理	特级护理： □ 卧位护理：腰部制动 协助轴线翻身每 2 小时、预防压疮 □ 排泄护理 □ 患者安全管理
专科护理	□ 护理查体 □ 评估双下肢感觉活动 □ 填写跌倒预防告知书 □ 需要时，填写跌倒及压疮防范表 □ 观察心肺功能、劳动耐力 □ 需要时，请家属陪伴 □ 心理护理	□ 协助医师完成术前检查化验 □ 术前心理护理 □ 观察患者病情变化 □ 防止皮肤压疮护理 □ 心理和生活护理 □ 指导呼吸功能锻炼	□ 病情观察，写特护记录：每 2 小时评估生命体征、双下肢感觉活动、皮肤情况、伤口敷料、伤口引流管、尿管情况、出入量、有无神经功能障碍 □ 遵医嘱予抗菌药物、神经营养药物、激素、脱水剂（根据情况）、消炎镇痛、补液等治疗 □ 心理护理

续 表

时间	住院第1天	住院第2~8天	住院第9~15天 （手术日）
重点医嘱	□ 详见医嘱执行单	□ 详见医嘱执行单	□ 详见医嘱执行单
病情变异记录	□ 无 □ 有，原因： 1. 2.	□ 无 □ 有，原因： 1. 2.	□ 无 □ 有，原因： 1. 2.
护士签名			

时间	住院第 11~19 天 （术后第 1~9 天）	住院第 17~20 天 （术后第 7~10 天）
健康宣教	**术后宣教：** □ 药物作用及频率 □ 饮食、活动指导 □ 复查患者对术前宣教内容的掌握程度 □ 疾病恢复期注意事项 □ 拔除伤口引流管后注意事项 □ 拔尿管后注意事项 □ 功能锻炼方法 □ 正确起卧床方法 □ 指导正确的翻身及坐起方法 □ 佩戴支具注意事项 □ 下床活动注意事项	**出院宣教：** □ 复查时间 □ 服药方法 □ 指导饮食 □ 活动休息 □ 支具佩戴 □ 指导功能锻炼方法 □ 伤口观察 □ 指导办理出院手续
护理处置	□ 遵医嘱完成相关治疗	□ 办理出院手续 □ 书写出院小结
基础护理	**特级/一级/二级护理**（根据患者病情和生活自理能力确定护理级别）： □ 晨晚间护理 □ 协助进食、禁水 □ 协助轴线翻身每 2 小时、预防压疮 □ 排泄护理 □ 床上温水擦浴 □ 协助更衣 □ 患者安全管理	**二级护理：** □ 晨晚间护理 □ 协助或指导进食、禁水 □ 协助或指导床旁活动 □ 康复训练 □ 患者安全管理
专科护理	□ 病情观察，写特护记录：每 2 小时评估生命体征、双下肢感觉活动、皮肤情况、伤口敷料、伤口引流管、出入量 □ 遵医嘱予抗菌药物（抗菌药物用药时间应< 48 小时）、神经营养药物、激素、脱水剂（根据情况）、消炎镇痛、补液等治疗 □ 下肢功能锻炼指导 □ 需要时，联系主管医师给予相关治疗及用药 □ 心理护理	□ 病情观察：评估生命体征、双下肢感觉活动、伤口敷料情况 □ 心理护理
重点医嘱	□ 详见医嘱执行单	□ 详见医嘱执行单
病情变异记录	□ 无　□ 有，原因： 1. 2.	□ 无　□ 有，原因： 1. 2.
护士签名		

（三）患者表单

脊柱结核临床路径患者表单

适用对象：第一诊断为脊柱结核（ICD-10：A18.0† M49.0＊）
行脊柱结核病灶清除+植骨术+髂骨取骨植骨术（ICD-9-CM-3：77.6904，78.0904，77.7901）

患者姓名：	性别：　　年龄：　　门诊号：	住院号：
住院日期：　　年　月　日	出院日期：　　年　月　日	标准住院日：7~15天

时间	入院	手术前	手术日
医患配合	□配合询问病史、收集资料，请务必详细告知既往史、用药史、过敏史 □如服用抗凝剂，请明确告知 □配合进行体格检查 □有任何不适请告知医师	□配合完善术前相关检查、化验，如采血、留尿、心电图、胸片、脊柱X线检查、CT、MRI □医师与患者及家属介绍病情及手术谈话、术前签字 □麻醉师与患者进行术前访视	□配合评估手术效果 □配合检查肢体感觉活动情况 □有任何不适请告知医师
护患配合	□配合测量体温、脉搏、呼吸、血压、体重1次 □配合完成入院护理评估（简单询问病史、过敏史、用药史） □接受入院宣教（环境介绍、病室规定、订餐制度、贵重物品保管等） □有任何不适请告知护士	□配合测量体温、脉搏、呼吸，询问排便次数，1次/日 □接受术前宣教 □接受配血，以备术中需要时用 □接受备皮 □接受药物灌肠 □自行沐浴 □准备好必要用物，如弯头吸水管、尿壶、尿垫等 □取下义齿、饰品等，贵重物品交家属保管	□清晨测量体温、脉搏、呼吸、血压1次 □送手术室前，协助完成核 □对，带齐影像资料，脱去衣物，上手术车 □返回病房后，协助完成核对，配合过病床 □配合检查意识、双下肢感觉活动，询问出入量 □配合术后吸氧、监护仪监测、输液、排尿用尿管、腰部部有伤口引流管 □遵医嘱采取正确体位 □配合缓解疼痛 □有任何不适请告知护士
饮食	□正常饮食	□术前12小时禁食、禁水	□返病室后禁水6小时 □6小时后无恶心呕吐可适量饮水 □禁食
排泄	□正常排尿便	□正常排尿便	□保留尿管
活动	□正常活动	□正常活动	□根据医嘱卧床、腰部制动 □卧床休息，保护管路 □四肢活动

时间	手术后	出院日
医患配合	□ 配合检查双下肢感觉活动 □ 需要时，配合伤口换药 □ 配合拔除引流管、尿管 □ 配合伤口拆线	□ 接受出院前指导 □ 知道复查程序 □ 获取出院诊断书
护患配合	□ 配合定时监测生命体征，每日询问排便次数 □ 配合检查双下肢感觉活动，询问出入量 □ 接受输液、服药等治疗 □ 配合夹闭尿管，锻炼膀胱功能 □ 接受进食、进水、排便等生活护理 □ 配合轴线翻身，预防皮肤压力伤 □ 注意活动安全，避免坠床或跌倒 □ 配合采取正确方法起卧床 □ 如需要，配合正确佩戴腰部支具 □ 配合执行探视及陪伴	□ 接受出院宣教、营养指导和健康宣教 □ 办理出院手续 □ 获取出院带药 □ 知道服药方法、作用、注意事项 □ 知道护理伤口方法 □ 指导正确起卧床方法 □ 如需要，指导正确佩戴支具方法 □ 知道复印病历方法
饮食	□ 根据医嘱，排气后进流质饮食 □ 根据医嘱，由流质饮食逐渐过渡到普通饮食	□ 根据医嘱，普通饮食
排泄	□ 保留尿管-正常排尿便 □ 防治便秘	□ 正常排尿便 □ 防治便秘
活动	□ 根据医嘱，床上活动 □ 注意保护管路，勿牵拉、脱出等 □ 根据医嘱，床旁活动	□ 正常适度活动，避免疲劳

附：原表单（2016年版）

脊柱结核临床路径表单

适用对象：第一诊断为第一诊断为脊柱结核，既往未行手术治疗，需行手术治疗者
行______________术

患者姓名：	性别： 年龄： 门诊号：	住院号：
住院日期： 年 月 日	出院日期： 年 月 日	标准住院日： 天

时间	住院第1天	住院第2天	住院第3天
主要诊疗工作	□ 询问病史及体格检查 □ 详细了解既往抗结核药物使用史 □ 主管医师查房 □ 制订初步诊疗计划 □ 开化验及检查申请单 □ 完成病历书写	□ 三级医师查房 □ 尽早完成辅助检查并追踪结果 □ 处理基础性疾病并对症治疗 □ 评估辅助检查结果是否有异常 □ 签署结核病化疗知情同意书	□ 术前讨论 □ 评估患者手术指针 □ 向患者及家属交代手术风险、并发症及预后
重点医嘱	**长期医嘱：** □ 骨科护理常规 □ 一级护理 □ 饮食 **临时医嘱：** □ 血常规、血型、尿常规 □ 凝血功能 □ 电解质、肝功能、肾功能 □ ESR、CRP、ASO、RF □ 感染性疾病筛查 □ 胸部X线平片、心电图、肺功能 □ 站立位全脊柱正侧位像、颈椎正侧位片 □ 根据病情：全脊柱CT及三维重建、MRI、肌电图、血气分析、超声心动图、双下肢血管彩色超声	**临时医嘱：** □ 骨科护理常规 □ 一级护理 □ 饮食 □ 患者既往内科基础疾病用药 **临时医嘱：** □ 根据会诊科室要求安排检查和化验 □ 镇痛等对症处理 □ 呼吸功能锻炼	**长期医嘱：** 同前日 **临时医嘱：** □ 术前医嘱： □ 明日在全身麻醉下行脊柱结核病灶清除、内固定、植骨融合 □ 术前禁食、禁水 □ 术前用抗菌药物皮试，手术抗菌药物带药 □ 一次性导尿包术中用 □ 术区备皮 □ 术前灌肠 □ 配血 □ 其他特殊医嘱 □ 必要时术中带激素
主要护理工作	□ 入院介绍（病房环境、设施等） □ 入院护理评估 □ 观察心肺功能、劳动耐力	□ 观察患者病情变化 □ 防止皮肤压疮护理 □ 心理和生活护理 □ 指导呼吸功能锻炼	□ 做好备皮等术前准备 □ 提醒患者术前禁食、禁水 □ 术前心理护理
病情变异记录	□ 无 □ 有，原因： 1. 2.	□ 无 □ 有，原因： 1. 2.	□ 无 □ 有，原因： 1. 2.
护士签名			
医师签名			

时间	住院第___天（手术日） 术后	住院第___天 （术后第1天）
主要诊疗工作	□ 手术 □ 向患者和/或家属交代手术过程概况及术后注意事项 □ 术者完成手术记录 □ 完成术后病程记录 □ 上级医师查房 □ 麻醉医师查房 □ 观察有无术后并发症并作出相应处理，观察下肢运动、感觉	□ 上级医师查房 □ 完成常规病程记录 □ 观察伤口、引流量、生命体征情况等，并作出相应处理 □ 观察下肢运动、感觉
重点医嘱	**长期医嘱：** □ 骨科术后护理常规 □ 一级护理 □ 饮食 □ 轴线翻身 □ 留置引流管并记引流量 □ 抗菌药物 □ 其他特殊医嘱 □ 术后激素预防脊髓水肿（必要时） **临时医嘱：** □ 今日在全身麻醉下行后凸矫形+内固定+植骨融合术 □ 心电监测、吸氧（根据病情需要） □ 补液 □ 胃黏膜保护剂（必要时） □ 止吐、镇痛等对症处理（必要时） □ 急查血常规 □ 输血（根据病情需要）	**长期医嘱：** □ 骨科术后护理常规 □ 一级护理 □ 饮食 □ 轴线翻身 □ 留置引流管并记引流量 □ 抗菌药物 □ 其他特殊医嘱 □ 术后激素预防脊髓水肿（必要时） **临时医嘱：** □ 复查血常规 □ 输血和/或补晶体、胶体液（根据病情需要） □ 镇痛等对症处理
主要护理工作	□ 观察患者病情变化并及时报告医师 □ 术后心理与生活护理 □ 指导术后患者功能锻炼	□ 观察患者病情并做好引流量等相关记录 □ 术后心理与生活护理 □ 指导术后患者功能锻炼
病情变异记录	□ 无　□ 有，原因： 1. 2.	□ 无　□ 有，原因： 1. 2.
护士签名		
医师签名		

时间	住院第___天 （术后第2天）	住院第___天 （术后第3天）	住院第___天 （术后第4天）
主要诊疗工作	□ 上级医师查房 □ 完成病程记录 □ 拔除引流管，伤口换药 □ 指导患者功能锻炼 □ 指导患者坐起（根据病情）	□ 上级医师查房 □ 住院医师完成病程记录 □ 伤口换药（必要时） □ 指导患者功能锻炼 □ 复查术后全脊柱X线片（根据患者情况） □ 定做术后支具（必要时）	□ 上级医师查房 □ 住院医师完成病程记录 □ 伤口换药（必要时） □ 指导患者功能锻炼 □ 指导正确使用支具
重点医嘱	**长期医嘱：** □ 骨科术后护理常规 □ 一级护理 □ 饮食 □ 轴线翻身 □ 抗菌药物 □ 其他特殊医嘱 □ 术后激素预防脊髓水肿（必要时） **临时医嘱：** □ 复查血常规（必要时） □ 输血和/或补晶体、胶体液（必要时） □ 换药，拔引流管 □ 拔尿管（根据病情） □ 镇痛等对症处理	**长期医嘱：** □ 骨科术后护理常规 □ 二级护理 □ 饮食 □ 抗菌药物：如体温正常、伤情况良好、无明显红肿时可以停止抗菌药物治疗 □ 其他特殊医嘱 **临时医嘱：** □ 复查血常规、尿常规、生化（必要时） □ 补液（必要时） □ 换药（必要时） □ 镇痛等对症处理	**长期医嘱：** □ 骨科术后护理常规 □ 二级护理 □ 饮食 □ 抗菌药物：如体温正常、伤情况良好、无明显红肿时可以停止抗菌药物治疗 □ 其他特殊医嘱 **临时医嘱：** □ 复查血常规、尿常规、生化（必要时） □ 补液（必要时） □ 换药（必要时） □ 镇痛等对症处理
主要护理工作	□ 观察患者病情变化 □ 术后心理与生活护理 □ 指导术后患者功能锻炼 □ 指导正确的翻身及坐起方法	□ 观察患者病情变化 □ 术后心理与生活护理 □ 指导患者功能锻炼	□ 观察患者病情变化 □ 指导患者功能锻炼 □ 术后心理和生活护理
病情变异记录	□ 无 □ 有，原因： 1. 2.	□ 无 □ 有，原因： 1. 2.	□ 无 □ 有，原因： 1. 2.
护士签名			
医师签名			

第六十章

青少年特发性脊柱侧凸临床路径释义

【医疗质量控制指标】

指标一、脊柱侧凸患者病因学检查完成率。

指标二、青少年特发性脊柱侧凸患者健康相关生活质量评估完成率。

指标三、青少年特发性脊柱侧凸患者影像学评价完成率。

指标四、青少年特发性脊柱侧凸患者围手术期并发症发生率。

指标五、青少年特发性脊柱侧凸患者康复评估率。

一、青少年特发性脊柱侧凸编码

疾病名称及编码：青少年特发性脊柱侧凸（ICD-10：M41.101）

手术操作名称及编码：侧凸后路矫形术（ICD-9-CM-3：81.05/81.07/81.08）

二、临床路径检索方法

M40.101 伴（81.05/81.07/81.08）年龄 10~18 岁

三、国家医疗保障疾病诊断相关分组（CHS-DRG）

MDCI　肌肉、骨骼疾病及功能障碍

IU2　颈腰背疾患

四、青少年特发性脊柱侧凸标准住院流程

（一）适用对象

第一诊断为青少年特发性脊柱侧凸（ICD-10：M41. 101），行侧凸后路矫形术（ICD-9-CM-3：81.05/81.07/81.08）。

释义

■ 适用对象编码参见第一部分。

■ 本路径适用对象为需手术治疗的青少年特发性脊柱侧凸患者，不包括神经肌肉型脊柱侧凸、先天性脊柱侧凸、退行性脊柱侧凸、神经纤维瘤病合并脊柱侧凸、间充质病变合并脊柱侧凸、婴幼儿特发性脊柱侧凸、儿童特发性脊柱侧凸以及成人特发性脊柱侧凸患者。

■ 青少年特发性脊柱侧凸手术治疗方式包括脊柱侧凸后路矫形术、侧凸前路矫形术、侧凸前后路联合矫形术，本路径术式均指常规单纯后路开放式手术，不包括微创术式。

（二）诊断依据

根据《临床诊疗指南·骨科分册》（中华医学会编著，人民卫生出版社，2009 年）。

1. 病史：患者发病年龄 10~18 岁，主诉多为肩背或腰部双侧不对称，隆起，可伴有腰背疼

痛，可伴有心、肺功能受损。评价患者的健康状况及骨骼成熟程度，其母亲妊娠期的健康状况，妊娠初期3个月内有无服药史，怀孕分娩过程中有无并发症等；家族中其他人员脊柱畸形的情况。

2. 体格检查

（1）畸形情况描述：侧弯类型，双肩高度，剃刀背方向及高度（可使用Scoliometer测量顶椎区躯干旋转），胸廓外形，腰部对称情况，躯干偏移，$C_7 \sim S_1$距离，身高、坐高，脊柱活动度。

（2）病因查体：皮肤的色素病变，背部有无毛发及囊性物，各个关节的活动性，完整的神经系统查体，测量双下肢绝对长度及相对长度，骨盆倾斜情况。

3. 辅助检查

（1）X线检查：需要拍摄站立位脊柱正侧位全长像、卧位左右弯曲像。必要时加拍牵引像、支点弯曲像，腰骶部畸形拍Ferguson像。畸形部位脊柱CT及三维重建，预计手术内固定。X线测量包括：端椎、顶椎、应用Cobb法测量侧弯度数、椎体旋转度的测定，Risser征、TRC测量。

（2）有神经症状者可选择行NCV、肌电图或其他神经电生理检查；必要时行脊髓造影、造影后CT或全脊柱MRI检查以鉴别其他类型脊柱侧凸。

（3）手术前可检查肺功能、心脏功能或血气分析检查等。

释义

■ 青少年特发性脊柱侧凸的诊断主要依靠患者的就诊年龄、临床症状、详细的神经系统检查、脊柱骨盆及下肢查体，以及X线片的表现、CT、磁共振成像检查、神经传导速度及肌电图或其他神经电生理检查，排除其他类型脊柱侧凸之后，才能确诊。

■ 病史和临床症状是诊断青少年特发性脊柱侧凸的初步依据，多数患者无明显不适症状，多因发现背部不平、双肩不等高等就诊。部分患者可有腰痛或行走困难、下肢疼痛麻木等神经症状。检查时可发现脊柱侧凸畸形，脊柱前屈时可出现“剃刀背”畸形。可有双肩不等高、骨盆倾斜、躯干偏倚等，部分患者可合并胸廓畸形。重症患者可出现内脏压迫症状及神经刺激或受压体征。检查时需特别注意皮肤的色素改变，有无咖啡斑及皮下组织肿物，背部有无毛发过长及囊性物。检查各个关节的可屈性，如腕及拇指的接近，手指过伸，膝、肘关节的反屈等，以便同其他类型的脊柱侧凸相鉴别。应仔细进行神经系统检查确认神经系统是否存在损害，尤其是双下肢神经功能检查。应确认神经系统是否存在损害。如果患者存在明显的肌无力，就必须寻找是否存在潜在的神经系统畸形，并不是所有神经系统损害的患者的体征都十分明显，可能只是轻微的体征，例如腹壁反射不对称、轻微阵挛或广泛的肌无力。但是，这些体征提示应详细检查神经系统，建议行全脊柱MRI检查。X线片包括站立位全脊柱正侧位像、卧位左右弯曲像。X线评估参数包括摄片后标记顶椎、上端椎、下端椎、骶骨中心垂线（CSVL）、Cobb角测量等。必要时加拍牵引像、支点弯曲像，腰骶部畸形摄Ferguson像。站立位全脊柱正侧位像是诊断的最基本手段。X线影像需包括整个脊柱。摄X线片时必须强调站立位，不能卧位。若患者不能直立，宜用坐位，这样才能反映脊柱侧凸的真实情况。脊柱左右弯曲像包括仰卧位和俯卧位弯曲像等，目前以仰卧位弯曲像应用最多，主要用于：①评价腰弯的椎间隙的活动度；②确定下固定椎；③预测脊柱的柔韧度。但是，仰卧位弯曲像预测脊柱柔韧度的效果较差。牵引像的作用：

①可以提供脊柱侧凸牵引复位的全貌；②适用于神经肌肉功能有损害的患者；③适用于评价躯干偏移和上胸弯；④可以估计下固定椎水平。支点弯曲像特点：易于操作，弯曲力量为被动力量，重复性好，能真实反映侧弯的僵硬程度，预测侧弯的矫正度数，也可以用于确定某些病例是否需要前路松解术；支点弯曲像对僵硬的侧弯患者更为有效。Ferguson 像用于检查腰骶关节连接处。为了消除腰前凸，男性向头侧倾斜 30°，女性倾斜 35°，这样可得出真正的正位腰骶关节像。Stagnara 像用于严重脊柱侧凸患者（> 100°），尤其是伴有后凸、椎体旋转者，普通 X 线很难看清肋骨、横突及椎体的畸形情况。需要摄取旋转像以得到真正的前后位像。透视下旋转患者，出现最大弯度时拍片。畸形部位脊柱 CT 及三维重建对了解脊柱畸形类型以及骨性通道很有帮助。对有神经症状或怀疑有神经病变（如脊髓纵裂、脊髓空洞症等）的患者应行脊柱 MRI 检查，以鉴别其他类型脊柱侧凸。

■ 脊柱侧凸旋转度的测定通常采用 Nash-Moe 法：根据正位 X 线片上椎弓根的位置，将其分为 5 度。

Ⅰ度：椎弓根对称。

Ⅱ度：凸侧椎弓根移向中线，但未超过第 1 格，凹侧椎弓根变小。

Ⅲ度：凸侧椎弓根已移至第 2 格，凹侧椎弓根消失。

Ⅳ度：凸侧椎弓根移至中央，凹侧椎弓根消失。

Ⅴ度：凸侧椎弓根越过中线，靠近凹侧。

■ Risser 征：将髂嵴分为 4 份，骨化由髂前上棘向髂后上棘移动，未出现次发骨骺为 0 级，骨骺移动 25% 为Ⅰ度，50% 为Ⅱ级，75% 为Ⅲ级，移动到髂后上棘为Ⅳ级，骨骺与髂骨融合为Ⅴ级。椎体骺环发育：侧位 X 线片上骨骺环与椎体融合说明脊柱停止生长，为骨成熟的重要指征。

■ 髋部 Y 型软骨（三角软骨，TRC）的评价，是进行脊柱最终融合手术的重要依据。TRC 未闭合时，一般采用生长友好技术畸形矫正，如生长棒技术。TRC 闭合后可采用最终融合手术，可以避免曲轴现象发生。

■ 脊柱侧凸成熟度的鉴定。成熟度的评价在脊柱侧凸的治疗中尤为重要，必须根据生理年龄、实际年龄及骨龄来全面评估，主要包括以下几方面：①第二性征：男童的声音改变，女孩的月经初潮，以及乳房和阴毛的发育等；②骨龄：手腕部骨龄：对 20 岁以下的患者可以摄手腕部 X 线片，根据 Greulich 和 Pyle 的标准测定骨龄。

（三）选择治疗方案的依据

根据《临床诊疗指南·骨科分册》（中华医学会编著，人民卫生出版社，2009 年）。

1. 诊断青少年特发性脊柱侧凸明确。建议使用 Lenke 分型或 PUMC 分型指导手术治疗。

2. 手术治疗指征

（1）支具治疗期间，侧凸仍然呈进行性加重，侧凸度数> 40°，建议手术治疗。

（2）胸椎侧凸 Cobb 角> 40°，患儿发育尚未成熟，随访发现 Cobb 角有增加趋势可进行手术。

（3）胸椎侧凸 Cobb 角> 40°，伴进行性胸椎前凸，肺功能已受影响的患儿应当手术矫正。

（4）胸椎侧凸 Cobb 角> 40°，发育成熟，随访发现侧凸有明显进展，应当手术治疗。

（5）侧凸度数> 50°，即使发育虽已成熟，可考虑手术治疗。

（6）腰段或胸腰段侧凸 Cobb 角> 35°，随访进行性加重，躯干失平衡及严重背痛的患儿应当手术矫正。

3. 手术包括矫形和植骨融合。
4. 无手术禁忌证。

释义

■ 对于青少年特发性脊柱侧凸最广泛接受的非手术治疗方法是观察和矫形支具治疗。手术矫正脊柱畸形的适应证是以畸形自然发展史和患者成年后畸形带来的潜在后果为基础的。患者肺部并发症主要源自非正常的畸形和早期出现的疾病。对于青少年患者，如果预计成年后侧凸很可能带来很大的问题，需要考虑手术治疗。尽管大多数学者建议达到50°的弯曲需要手术治疗，但也应该考虑其他因素。较小的腰弯和胸腰弯可能导致严重的躯干移位、冠状面失代偿和外观畸形。在外观上，50°的双弯比单弯更容易接受。如果骨骼成熟期侧弯进展，则很可能是渐进性的。相反，对于骨骼未发育成熟的患者，根据临床表现，40°~50°的弯曲也要考虑手术治疗。对于使用支具治疗仍然进展的患者，比未使用支具治疗的患者更要考虑手术。如果侧凸发生腰背痛，要进一步进行更广泛的评估，如果没有找到引起腰背痛的其他原因，也可能需要手术进行脊柱融合。在决定手术治疗时，矫正胸椎前凸非常重要，胸椎前凸对肺功能是一种损害，而支具治疗往往会加重胸椎前凸。因此当青少年进展型脊柱侧凸伴有胸椎前凸时，更可能需要手术治疗。手术治疗方案包括矫形和植骨融合。植骨融合包括自体骨移植、异体骨移植和人工骨及生物活性材料。矫形方法基本上分两大类，即前路矫形与后路矫形，必要时需两种或两种以上手术联合使用。手术患者采用 Lenke 分型或 PUMC 分型可规范手术方式选择，有助于科研数据统计与交流。

（四）标准住院日≤20 天

释义

■ 青少年特发性脊柱侧凸患者入院后，术前常规检查、脊柱影像学检查、心肺功能检查等需要3~5天，术后恢复10~14天，总住院时间≤20天的均符合本路径要求。

（五）进入路径标准

1. 第一诊断必须符合 ICD-10：M41.101 青少年特发性脊柱侧凸疾病编码。
2. 当患者合并其他疾病，但住院期间不需要特殊处理也不影响第一诊断的临床路径流程实施时，可以进入路径。

释义

■ 本路径适用对象为需手术治疗的青少年特发性脊柱侧凸患者，不包括神经肌肉型脊柱侧凸、先天性脊柱侧凸、退行性脊柱侧凸、神经纤维瘤病合并脊柱侧凸、间充质病变合并脊柱侧凸、婴幼儿特发性脊柱侧凸、儿童特发性脊柱侧凸以及成人特发性脊柱侧凸患者。

■ 患者如果合并高血压、糖尿病、冠心病等其他慢性疾病，需要术前对症治疗时，如果不影响麻醉和手术，可进入本路径，但可能会增加医疗费用，延长住院时间。如果上述慢性疾病需要经治疗稳定后才能手术，术前准备过程先进入其他相应内科疾病的诊疗路径。

（六）术前准备（术前评估）≤5 天

1. 必需的检查项目

（1）血常规、血型（ABO 血型+Rh 因子）、尿常规+镜检。

（2）凝血功能检查、肝功能、肾功能、电解质检查、感染性疾病筛查（乙型肝炎、丙型肝炎、梅毒、艾滋病）。

（3）胸部 X 线平片、心电图、心肺功能检查。

（4）骨科 X 线检查：站立位脊柱正侧位全长像、卧位左右弯曲像。

2. 根据患者病情可选择的检查项目

（1）畸形部位脊柱 CT+三维重建。

（2）MRI。

（3）牵引像、支点弯曲像、Ferguson 像。

（4）脊髓造影。

（5）神经电生理检查。

（6）血气分析，肺功能。

3. 脊柱侧弯学会（SRS-22）问卷调查。

释义

■ 必查项目包括血常规、尿常规、大便常规、肝功能、肾功能、电解质、血糖、凝血功能、X 线胸片、心电图，主要是评估有无合并基础病，是确保手术治疗安全、有效开展的基础，这些检查可能会影响到住院时间、费用以及治疗预后。血型、Rh 因子、感染性疾病筛查主要是用于手术治疗前后的输血前准备。侧凸会影响到患者的心肺功能，某些患者甚至合并有先天性心肺疾病，术前需行心肺功能检查，有合并疾病者可根据病情请相应科室会诊，以确保手术安全；站立位脊柱正侧位像、卧位左右弯曲像、畸形部位脊柱 CT+三维重建检查是进一步明确诊断、选择合适手术治疗方案的必需检查。

■ 对有神经症状或怀疑有神经病变（如脊髓纵裂、脊髓空洞症等）的患者，术前根据病情增加脊柱 MRI 检查或脊髓造影，以鉴别其他类型脊柱侧凸。

■ 牵引像、支点弯曲像主要用于评价脊柱的柔韧度，预测侧弯的矫正度数，也可以用于确定某些病例是否需要前路松解术；Ferguson 像用于检查腰骶关节连接处。

■ 神经电生理检查可帮助明确神经损害性质与节段，并有助于与神经肌肉型脊柱侧凸相鉴别。

■ 脊柱侧弯学会（SRS-22）问卷调查是评价脊柱畸形健康相关生活质量的特异性量表，可以对治疗效果进行功能、疼痛、外观、心理、满意度等五个维度的主观评价。

■ 为缩短患者住院等待时间，检查项目可以在患者入院前于门诊完成。

（七）预防性抗菌药物选择与使用时机

1. 按照《抗菌药物临床应用指导原则（2015 年版）》（国卫办医发〔2015 年〕43 号）执行，并根据患者的病情决定抗菌药物的选择与使用时间。建议使用第一、第二代头孢菌素类，MRSA 感染高发医疗机构的高危患者可用（去甲）万古霉素。
2. 静脉输注应在皮肤切开前 0.5~1 小时内或麻醉开始时给药，在输注完毕后开始手术；万古霉素由于需输注较长时间，应在手术前 1~2 小时开始给药；手术时间较短（<2 小时）时术前给药 1 次即可。如手术时间超过 3 小时或超过所用药物半衰期的 2 倍以上，或成人出血量超过 1500ml，术中应追加 1 次。

释义

■ 青少年特发性脊柱侧凸行侧凸后路矫形术属于Ⅰ类切口，但由于术中可能用到后路螺钉（钩）、固定板（棒）、钛缆、骨水泥、各种植骨材料，且骨科手术对手术室层流的无菌环境要求较高，一旦感染可导致严重后果。因此，可按规定适当预防性和术后应用抗菌药物。

（八）手术日为入院第≤6 天

1. 麻醉方式：气管内插管全身麻醉，建议采用全凭静脉麻醉方式。
2. 手术方式：脊柱侧凸矫形、后路矫形内固定，植骨融合，必要时行截骨术和胸廓成型术。
3. 手术内植物：可根据患者具体情况选用椎弓根螺钉、椎板钩、椎弓根钩、横突钩、椎板下钢丝、连接棒、横连结、椎间融合器、自体骨、同种异体骨、人工骨。
4. 术中用药：麻醉用药、抗菌药物；建议使用氨甲环酸以减少出血；必要时使用激素（甲强龙、地塞米松）。
5. 输血：根据术中情况决定是否使用自体血回输或输注血制品。
6. 术中建议使用神经电生理功能监测或进行术中唤醒试验。

释义

■ 本路径规定的青少年特发性脊柱侧凸手术均是在气管内插管全身麻醉下实施。采用全凭静脉麻醉的方法，可减少恶性高热的发生率。

■ 青少年特发性脊柱侧凸患者，后部肋骨突起是患者关注的主要问题。但随着新的胸椎椎弓根螺钉器械和去旋转技术的使用，现在很少有必要行胸廓成形术。如果由于外观或心理原因上的必要，切除凸侧部分肋骨可能提高手术的外观效果。对于僵硬性畸形，可以进行脊柱三柱截骨矫正畸形。

■ 青少年特发性脊柱侧凸患者行脊柱后路侧凸矫形术，对侧凸畸形进行矫正以及在减压操作中可能会对脊柱稳定性产生影响，因此可能需要使用椎弓根螺钉、椎板钩、椎弓根钩、横突钩、椎板下钢丝、连接棒、横连结、椎间融合器等进行脊柱稳定性重建。脊柱侧凸手术治疗的远期效果依赖于牢固的融合，因此可能需使用植骨材料进行脊柱融合。植骨材料包括自体骨移植（髂骨、切除的棘突、关节突的松质骨），同种异体骨移植，骨移植材料（人工骨、骨形成蛋白等）。

■ 青少年特发性脊柱侧凸行脊柱后路矫形术，剥离显露范围较广泛，必要时需使用止血药，如注射用尖吻蝮蛇血凝酶、氨甲环酸等。脊柱侧凸矫形手术神经损伤风险大，术中需给予激素减轻神经水肿及炎症，同时可使用神经电生理功能监测实时评价脊髓功能。

■ 术中及术后是否输血依照术中出血量及术后引流量、患者心率及血压等循环稳定性、血常规 Hb 情况而定。

（九）术后住院恢复≤14 天

1. 必须复查的项目：血常规、站立位脊柱全长正侧位 X 线检查。
2. 必要时复查的项目：凝血功能、电解质、肝功能、肾功能、心肺功能、CT、MRI、感染炎症指标。
3. 术后用药
（1）抗菌药物使用：按照《抗菌药物临床应用指导原则（2015 年版）》（国卫办医发〔2015〕43 号）执行，并根据患者的病情决定抗菌药物的选择与使用时间。建议使用第一、第二代头孢菌素类，头孢曲松。
（2）术后镇痛：参照《骨科常见疼痛的处理专家建议》（《中华骨科杂志》. 2008 年 1 月 . 28 卷 . 1 期）。
（3）术后必要时使用激素：地塞米松、甲强龙等。
（4）根据患者具体情况选择使用预防并发症的药物。
4. 术后必要时制作支具。

释义

■ 术后需复查全脊柱正侧位 X 线片，了解侧凸畸形矫正效果及内植物的位置情况。若想了解减压情况及内植物详细位置，或术后可能出现的相关并发症，可行脊柱 CT 或 MRI 检查。

■ 术后需复查血常规，了解红细胞、血红蛋白和感染指标等情况，以决定抗菌药物使用以及是否输血。手术时间长、创伤大的患者可术后复查凝血功能、电解质、肝功能、肾功能，以便及时纠正。术前存在心肺功能受损的患者，术后需复查心肺功能，了解改善情况及是否需要相关支持。

■ 在术后处理上：可按《抗菌药物临床应用指导原则》适当应用抗菌药物；对于术后疼痛，可按照《骨科常见疼痛的处理专家建议》进行术后镇痛；在脊髓、神经减压后常需要给予激素、脱水药物和神经营养药物治疗以利患者神经功能恢复；对于存在易栓症危险因素的患者，可根据病情给予抗凝治疗，以避免深静脉血栓形成；对脊柱功能恢复，可在支具保护下逐渐进行功能锻炼。

（十）出院标准

1. 切口：愈合好，无感染征象，或可在门诊处理的未完全愈合切口。
2. 无需要住院处理的并发症和合并症。

释义

■主治医师应在出院前，通过复查上述各项检查并结合患者恢复情况判断是否达到出院标准。如果出现术后伤口感染等并发症和/或合并症需要继续留院治疗的情况，应先处理并发症和/或合并症并符合出院条件后再准许患者出院。

（十一）变异及原因分析

1. 合并症：本病可能合并其他疾病，患者术前心肺功能障碍，术前准备及检查时间可能延长。患者术前存在神经功能障碍，如截瘫、不全瘫，术后恢复时间延长，可适当延长住院时间，但不以神经功能完全恢复为出院标准。
2. 本病因畸形程度不同及发病年龄差异，可能需要分期手术治疗。
3. 并发症：术后可能出现神经系统症状，需要延长治疗时间。
4. 内植物选择：根据矫形方法选用不同内植物。
5. 植骨融合选择：根据术中情况选用不同植骨材料及方法。

释义

■出现变异的原因很多，除了包括路径中所描述的各种术后并发症，还包括医疗、护理、患者、环境等多方面的变异原因，对于这些变异，医师需在表单中明确说明，具体变异情况如下：

（1）按路径流程完成治疗，但出现了上述围手术期并发症，导致治疗时间延长甚至再次手术，从而造成住院日延长和费用增加。

（2）术前患者心肺功能异常，需进一步治疗以满足手术需要，导致术前检查时间延长，治疗费用增加。

（3）患者同时存在神经功能障碍，需术后延长康复时间，导致治疗费用不同。

（4）由于患者病情不同，手术治疗时固定节段数目不同、自体骨与异体骨、一期手术与分期手术、使用内植物的不同，可能导致住院费用存在差异。

（5）患者入选路径后，医师在检查及治疗过程中发现患者合并存在一些事前未预知的对本路径治疗可能产生影响的情况，需要中止执行路径或者是延长治疗时间、增加治疗费用。

（6）因患者方面的主观原因导致执行路径出现变异。

五、青少年特发性脊柱侧凸临床路径给药方案

【用药选择】

1. 抗菌药物：按照《抗菌药物临床应用指导原则（2015年版）》（国卫办医发〔2015〕43号）执行。接受清洁手术者，在术前0.5~2小时给药，或麻醉开始时给药，使手术切口暴露时局部组织中已达到足以杀灭手术过程中入侵切口细菌的药物浓度。如果手术时间超过3小时，或失血量大（>1500ml），可手术中给予第2剂。抗菌药物的有效覆盖时间应包括整个手术过程和手术结束后4小时，总的预防用药时间不超过24小时，个别情况可延长至48小时。通常选用第一、第二代头孢菌素类，如头孢唑啉、头孢拉定和头孢呋辛、头孢西丁等。头孢过敏的患者可选用克林霉素或万古霉素。

2. 围手术期镇痛：参照《骨科常见疼痛的处理专家建议》，入院时对患者进行健康教育，以得到患者的配合，达到理想的疼痛治疗效果。对患者疼痛反复进行评估（数字评价量表或视觉模拟评分），及早开始镇痛，多模式镇痛，个体化镇痛。术后即可进食者可采用口服药物镇痛；术后禁食者可选择静脉点滴等其他给药方式。根据患者症状的轻中度疼痛首选非甾体类抗炎药，也可以弱阿片类药物与非甾体类抗炎药（NSAIDs）等联合使用。

3. 术中可根据神经受累情况给予激素，目的是通过抗炎及抗自由基来阻止继发性脊髓损伤的发生和发展。首选甲泼尼龙，剂量为第 1 小时用药 30mg/kg，随后每小时 5.4mg/kg，治疗 24 小时。

【药学提示】

1. 如果选用万古霉素，则应使用尽量小的剂量以防止导致细菌产生耐药性。肾功能减退者应避免使用万古霉素。第一、第二代头孢菌素类多数主要经肾排泄，中度以上肾功能不全患者应根据肾功能适当调整剂量。

2. 选用 NSAIDs 是需参阅药品说明书并评估 NSAIDs 的危险因素。如患者发生胃肠道不良反应的危险性较高，使用非选择性 NSAIDs 时加用 H_2受体阻断剂、质子泵抑制剂和胃黏膜保护剂及米索前列醇等胃肠道保护剂，或使用选择性 COX-2 抑制剂。应用 NSAIDs 时，对于心血管疾病高危患者，应权衡疗效和安全性因素。阿片类镇痛药最常见不良反应包括恶心、呕吐、便秘、嗜睡及过度镇静、呼吸抑制等。

3. 大剂量甲泼尼龙容易出现较多并发症，如呼吸道感染，消化道溃疡等，需严密监护，并给予相应药物预防。

【药学提示】

脊髓损伤患者应用激素冲击治疗在学界目前存在较大争议。

六、青少年特发性脊柱侧凸患者护理规范

1. 入院评估、入院宣教、协助完成术前检查。
2. 术前准备、心理护理。
3. 术后密切观察患者生命体征变化，严密观察患者双下肢肌力、感觉运动及反射情况，并与术前进行比较。
4. 全麻清醒后可少量多次饮水，无不适反应后可进食流质饮食，肠鸣音恢复后可正常饮食。
5. 平卧 4 小时后可轴向翻身，保持脊柱水平位。
6. 保持各种管路通畅，密切观察引流液的颜色、性状、量。
7. 术后第一天可佩戴保护性支具下地活动，注意是否发生体位性低血压症状。
8. 出院前评估、出院指导、康复指导。

七、青少年特发性脊柱侧凸患者营养治疗规范

1. 营养风险筛查，NRS 评分> 3 分者，给以营养评估。

2. 充足的热量、蛋白质，适量脂肪。NRS 评分≤3 分者，能量供给标准以 25~30kcal/kg 为佳；营养不良者热量供给标准不低于 35kcal/kg。碳水化合物热量比不低于 50%，充足的蛋白质，不低于 1.2~1.5g/kg（标准体重），应以优质蛋白为主，不低于蛋白质总量的 1/3~1/2；脂肪热比以 25%~30%为宜，饱和脂肪酸、单不饱和脂肪酸、多不饱和脂肪酸间比例以 1∶1∶1 左右为宜，适当提高膳食 ω-3 脂肪酸的摄入，保证充足的维生素和矿物质，

3. 围手术期，根据不同治疗时期选择饮食形态如流质饮食、半流质饮食、软食或普通饮食等。饮食宜清淡，以温、热、软为佳，忌食生冷、肥甘、厚腻食物，限制刺激性食物、饮品及调味品。

4. 如经口进食低于需要量的 80%及高热者，应给予相应的肠内营养补充剂口服补充，必要

时管饲肠内营养补充或肠外营养补充。

5. 如有糖代谢异常，应减少糖类的摄入量。

八、青少年特发性脊柱侧凸患者健康宣教

1. 住院环境及流程介绍：包括医疗组主管医师、护士，医疗查房及护理查房安排，病房区域设置，各项检查安排及地点，探视制度，安全制度，配膳安排等。

2. 疾病及治疗方式宣教：包括疾病的病因、诊断和治疗方式，与患者相关的个性化治疗选择方案，预后及可能出现的并发症情况等。

3. 术前准备宣教：包括签署手术知情同意书时间和地点，手术方案，预计手术时间，预计出血量，术前抗生素皮试时间，禁食、禁水时间，术前服用特殊药物时间，导尿和/或灌肠时间及注意事项等。告知可能进行术中唤醒试验。

4. 术后康复宣教：包括术后早期麻醉恢复注意事项，饮食指导，早期功能锻炼意义及方法，疼痛管理，佩戴围腰及下床活动注意事项，静脉通路及引流管保护事项等。

5. 出院宣教：居家康复意义及方法，出院带药及服用方法，伤口换药时间、频率及注意事项，术后复查时间，支具佩戴时间，如遇特殊情况如何与医疗部门联系等。

九、推荐表单

（一）医师表单

青少年特发性脊柱侧凸临床路径医师表单

适用对象：第一诊断为青少年特发性脊柱侧凸（ICD-10：M41.101）
行侧凸矫形、内固定、植骨融合术（ICD-9-CM-3：81.05/81.07/81.08）

患者姓名：	性别：　　年龄：　　门诊号：	住院号：
住院日期：　　年　月　日	出院日期：　　年　月　日	标准住院日：≤20 天

时间	住院第 1 天	住院第 2~8 天 （术前准备期）	住院第 2~9 天 （术前日）
主要诊疗工作	□ 询问病史和体格检查 □ 初步诊断和治疗方案 □ 完成住院志、首次病程记录等病历书写 □ 开检查检验单 □ SRS-22 问卷调查	□ 上级医师查房与手术前评估 □ 确定诊断和手术方案 □ 完成上级医师查房记录 □ 完善术前检查项目 □ 收集检查检验结果并评估病情 □ 必要时请相关科室会诊	□ 上级医师查房，行术前讨论，确定决定手术方案 □ 完成上级医师查房记录 □ 向患者和家属交代围手术期注意事项，并签署手术知情同意书、输血同意书、委托书、自费用品协议书 □ 麻醉医师查房，向患者和/或家属交代麻醉注意事项，并签署麻醉知情同意书 □ 完成各项术前准备
重点医嘱	**长期医嘱：** □ 骨科护理常规 □ 二级护理 □ 饮食 □ 患者既往内科基础疾病用药 **临时医嘱：** □ 血常规、尿常规、大便常规、血型 □ 凝血功能、电解质、肝功能、肾功能 □ 血型感染性疾病筛查 □ 心电图、X 线胸片、肺功能、超声心动图 □ 站立位全脊柱正侧位像，卧位左右弯曲像 □ 必要时全脊柱 CT+三维重建 □ 必要时行脊柱牵引像、支点弯曲像、Ferguson 像、Stagnara 像，脊髓造影、造影后 CT、MRI	**长期医嘱：** □ 骨科护理常规 □ 二级护理 □ 饮食 □ 患者既往内科基础疾病用药 **临时医嘱：** □ 根据会诊科室要求安排检查和化验 □ 呼吸功能锻炼	**长期医嘱：** 同前日 **临时医嘱：** □ 术前医嘱：明日在全身麻醉下行后路脊柱侧凸矫形、内固定、植骨融合术 □ 术前禁食、禁水 □ 术前用抗菌药物皮试，手术抗菌药物带药 □ 一次性导尿包术中用 □ 术区备皮 □ 术前灌肠 □ 配血 □ 其他特殊医嘱
病情变异记录	□ 无　□ 有，原因： 1. 2.	□ 无　□ 有，原因： 1. 2.	□ 无　□ 有，原因： 1. 2.
医师签名			

时间	住院第 3~10 天 （手术日）	住院第 4~19 天 （术后恢复期）	住院第 10~20 天 （出院日）
主要诊疗工作	□ 手术 □ 向患者家属交代手术过程概况及术后注意事项 □ 完成手术记录 □ 完成术后病程 □ 上级医师查房 □ 观察有无术后并发症并作出相应处理，观察下肢运动、感觉	□ 上级医师查房 □ 完成常规病程记录 □ 观察伤口、引流量、体温、生命体征情况等并作出相应处理 □ 观察下肢运动、感觉 □ 根据病情拔除引流管 □ 切口更换敷料 □ 康复训练 □ 伤口换药（必要时） □ 指导患者功能锻炼 □ 复查术后全脊柱 X 线片（根据患者情况） □ 定做术后支具（必要时） □ 指导正确使用支具	□ 上级医师查房，进行手术及伤口评估，确定有无手术并发症和切口愈合不良情况，确定畸形矫正情况，明确是否出院 □ 完成出院志、病案首页、出院诊断证明书等病历 □ 向患者交代出院后的康复锻炼及注意事项，如复诊的时间、地点，发生紧急情况时的处理等
重点医嘱	**长期医嘱：** □ 骨科术后护理常规 □ 一级护理 □ 饮食 □ 轴向翻身 □ 留置引流管并记引流量 □ 抗菌药物 □ 术后激素（必要时） □ 其他特殊医嘱 **临时医嘱：** □ 心电监测、吸氧（根据病情需要） □ 止吐、镇痛等对症处理 □ 必要时血常规 □ 补液（酌情） □ 输血（根据病情需要）	**长期医嘱：** □ 骨科术后护理常规 □ 一级/二级护理 □ 饮食 □ 轴线翻身 □ 留置引流管并记引流量 □ 抗菌药物（必要时） □ 术后激素（必要时） □ 镇痛等对症处理 □ 其他特殊医嘱 □ **临时医嘱：** □ 补液（酌情） □ 复查血常规、尿常规、生化（必要时） □ 补液（必要时） □ 换药，根据情况拔除引流 □ 拍术后片	**出院医嘱：** □ 出院带药 □ 嘱____日后拆线换药（根据伤口愈合情况，预约伤口换药及必要时拆线时间） □ 1~3 个月后门诊复查 □ 不适随诊 □ 术后康复治疗
病情变异记录	□ 无 □ 有，原因： 1. 2.	□ 无 □ 有，原因： 1. 2.	□ 无 □ 有，原因： 1. 2.
医师签名			

（二）护士表单

青少年特发性脊柱侧凸临床路径护士表单

适用对象：第一诊断为青少年特发性脊柱侧凸（ICD-10：M41.101）

行侧凸矫形、内固定、植骨融合术（ICD-9-CM-3：81.05/81.07/81.08）

患者姓名：	性别：　　年龄：　　门诊号：	住院号：
住院日期：　　年　　月　　日	出院日期：　　年　　月　　日	标准住院日：≤20 天

时间	住院第 1 天	住院第 2~8 天 （术前准备期）	住院第 2~9 天 （术前日）
健康宣教	入院宣教： □ 介绍主管医师、护士 □ 介绍环境、设施 □ 介绍住院注意事项 □ 介绍探视和陪伴制度 □ 介绍贵重物品制度	□ 药物宣教 术前宣教： □ 宣教术前准备及检查后注意事项 □ 告知患者在检查中配合医师 □ 主管护士与患者沟通，消除患者紧张情绪 □ 告知检查后可能出现的情况及应对方式	□ 药物宣教 术前宣教： □ 宣教术前准备及检查后注意事项 □ 告知患者在检查中配合医师 □ 主管护士与患者沟通，消除患者紧张情绪 □ 告知检查后可能出现的情况及应对方式
护理处置	□ 核对患者，佩戴腕带 □ 建立入院护理病历 □ 协助患者留取各种标本 □ 测量体重	□ 协助医师完成术前检查	□ 做好备皮等术前检查 □ 提醒患者术前禁食、禁水 □ 术前心理护理 □ 术前知道术中唤醒及患者相关配合事宜
基础护理	三级护理： □ 晨晚间护理 □ 患者安全管理	三级护理： □ 晨晚间护理 □ 患者安全管理	二级/一级护理： □ 晨晚间护理 □ 患者安全管理
专科护理	□ 护理查体 □ 病情观察（心肺功能、劳动耐力） □ 需要时填写跌倒及压疮防范表 □ 需要时请家属陪伴 □ 心理护理	□ 病情观察 □ 防止皮肤压疮护理 □ 指导呼吸功能锻炼 □ 心理护理	□ 遵医嘱予补液 □ 病情观察 □ 心理护理
重点医嘱	□ 详见医嘱执行单	□ 详见医嘱执行单	□ 详见医嘱执行单
病情变异记录	□ 无　□ 有，原因： 1. 2.	□ 无　□ 有，原因： 1. 2.	□ 无　□ 有，原因： 1. 2.
护士签名			

时间	住院第3~10天 （手术日）	住院第4~19天 （术后恢复期）	住院第10~20天 （出院日）
健康宣教	□ 药物宣教 □ 手术宣教 □ 观察病情变化并及时报告医师 □ 指导术后患者功能锻炼	□ 药物宣教 □ 手术宣教 □ 观察病情变化并及时报告医师 □ 指导术后患者功能锻炼	□ 出院宣教
护理处置	□ 观察病情变化 □ 术后心理与生活护理 □ 指导患者功能锻炼	□ 观察病情变化 □ 术后心理与生活护理 □ 指导患者功能锻炼	□ 指导患者办理出院
基础护理	**一级护理：** □ 晨晚间护理 □ 患者安全管理	**一级/二级护理：** □ 晨晚间护理 □ 患者安全管理	**二级/三级护理：** □ 晨晚间护理 □ 患者安全管理
专科护理	□ 遵医嘱予补液 □ 病情观察（生命体征等） □ 心理护理	□ 遵医嘱予补液 □ 病情观察（生命体征等） □ 心理护理	□ 指导患者术后康复等注意事项
重点医嘱	□ 详见医嘱执行单	□ 详见医嘱执行单	□ 详见医嘱执行单
病情变异记录	□ 无 □ 有，原因： 1. 2.	□ 无 □ 有，原因： 1. 2.	□ 无 □ 有，原因： 1. 2.
护士签名			

时间	住院第 9 天 （术后第 3 天）	住院第 10~19 天 （术后第 4~13 天）	住院第 20 天 （术后第 14 天）
健康宣教	□ 药物宣教 □ 手术宣教 □ 观察病情变化并及时报告医师 □ 指导术后患者功能锻炼	□ 药物宣教 □ 手术宣教 □ 观察病情变化并及时报告医师 □ 指导术后患者功能锻炼	□ 出院宣教
护理处置	□ 观察病情变化 □ 术后心理与生活护理 □ 指导患者功能锻炼	□ 观察病情变化 □ 术后心理与生活护理 □ 指导患者功能锻炼	□ 指导患者办理出院
基础护理	二级护理： □ 晨晚间护理 □ 患者安全管理	二级护理： □ 晨晚间护理 □ 患者安全管理	二级/三级护理： □ 晨晚间护理 □ 患者安全管理
专科护理	□ 遵医嘱予补液 □ 病情观察（生命体征等） □ 心理护理	□ 遵医嘱予补液 □ 病情观察（生命体征等） □ 心理护理	□ 指导患者术后康复等注意事项
重点医嘱	□ 详见医嘱执行单	□ 详见医嘱执行单	□ 详见医嘱执行单
病情变异记录	□ 无　□ 有，原因： 1. 2.	□ 无　□ 有，原因： 1. 2.	□ 无　□ 有，原因： 1. 2.
护士签名			

（三）患者表单

青少年特发性脊柱侧凸临床路径患者表单

适用对象：第一诊断为青少年特发性脊柱侧凸（ICD-10：M41.101）
行侧凸矫形、内固定、植骨融合术（ICD-9-CM-3：81.05/81.07/81.08）

患者姓名：	性别：　　年龄：　　门诊号：	住院号：
住院日期：　　年　月　日	出院日期：　　年　月　日	标准住院日：≤20 天

时间	入院	术前	手术日
医患配合	□ 配合询问病史、收集资料，请务必详细告知既往史、用药史、过敏史 □ 配合进行体格检查 □ 有任何不适请告知医师	□ 配合完善相关检查、化验，如采血、留尿、心电图、X线胸片及其他专科检查 □ 医师与患者及家属介绍病情及手术检查谈话、检查前签字 □ 麻醉医师与患者进行行术前访视	□ 配合完善相关检查、化验 □ 配合医师做好术前准备
护患配合	□ 配合测量体温、脉搏、呼吸3次，血压、体重1次 □ 配合完成入院护理评估（简单询问病史、过敏史、用药史） □ 接受入院宣教（环境介绍、病室规定、订餐制度、贵重物品保管等） □ 配合执行探视和陪伴制度 □ 有任何不适请告知护士	□ 配合测量体温、脉搏、呼吸3次，询问大便次数1次 □ 接受术前宣教 □ 接受饮食宣教 □ 接受药物宣教 □ 接受配血，以备术中需要时用 □ 接受剃头 □ 接受药物灌肠 □ 自行沐浴 □ 准备好必要用物，弯头吸水管、尿盆、尿垫等 □ 取下义齿、饰品等，贵重物品交家属保管	□ 清晨测量体温、脉搏、呼吸、血压1次 □ 送手术室前，协助完成核对，带齐影像资料及用药 □ 返回病房后，配合接受生命体征的测量 □ 配合检查意识（全身麻醉者） □ 配合缓解疼痛 □ 接受术后宣教 □ 接受饮食宣教 □ 接受药物宣教 □ 有任何不适请告知护士
饮食	□ 遵医嘱饮食	□ 遵医嘱饮食	□ 术前禁食、禁水 □ 术后6小时试饮水，无恶心、呕吐可进少量流质饮食或者半流质饮食
排泄	□ 正常排尿便	□ 正常排尿便	□ 正常排便 □ 留置导尿
活动	□ 正常活动	□ 正常活动	□ 正常活动

时间	术后	出院日
医患配合	□ 协助康复锻炼 □ 配合完善术后检查	□ 接受出院前指导 □ 知道复查程序 □ 获取出院诊断书
护患配合	□ 配合定时监测生命体征 □ 配合检查伤口 □ 接受输液、服药等治疗 □ 接受进食、进水、排便等生活护理 □ 配合活动，预防皮肤压力伤 □ 注意活动安全，避免坠床或跌倒 □ 配合执行探视及陪伴	□ 接受出院宣教 □ 办理出院手续 □ 获取出院带药 □ 知道服药方法、作用、注意事项 □ 知道复印病历程序
饮食	□ 遵医嘱饮食	□ 遵医嘱饮食
排泄	□ 正常排尿便	□ 正常排尿便
活动	□ 正常适度活动，避免疲劳	□ 正常适度活动，避免疲劳

附：原表单（2019 年版）

青少年特发性脊柱侧凸临床路径表单

适用对象：第一诊断为青少年特发性脊柱侧凸（ICD-10：M41.101）

行侧凸矫形、内固定、植骨融合术（ICD-9-CM-3：81.05/81.07/81.08）

患者姓名：	性别： 年龄： 门诊号：	住院号：
住院日期： 年 月 日	出院日期： 年 月 日	标准住院日：≤20 天

时间	住院第 1 天	住院第 2~8 天 （术前准备期）	住院第 2~9 天 （术前日）
主要诊疗工作	□ 询问病史及体格检查 □ 初步的诊断和治疗方案 □ 完成住院志、首次病程等病历书写 □ 开检查单 □ SRS-22 问卷调查	□ 上级医师查房与手术前评估 □ 确定诊断和手术方案 □ 完成上级医师查房记录 □ 完善术前检查项目 □ 收集检查结果并评估病情 □ 请相关科室会诊	□ 上级医师查房，术前评估和决定手术方案 □ 完成上级医师查房记录 □ 向患者和/或家属交代围手术期注意事项并签署手术知情同意书、输血同意书、委托书、自费用品协议书 □ 麻醉医师查房，向患者和/或家属交代麻醉注意事项并签署麻醉知情同意书 □ 完成各项术前准备
重点医嘱	**长期医嘱：** □ 骨科护理常规 □ 二级护理 □ 饮食 □ 患者既往内科基础疾病用药 **临时医嘱：** □ 血常规、尿常规、大便常规、血型 □ 凝血功能、电解质、肝功能、肾功能 □ 感染性疾病筛查 □ 胸部 X 线检查、心电图、肺功能、超声心动图 □ 站立位全脊柱正侧位像、卧位左右弯曲像 □ 必要时全脊柱 CT+三维重建 □ 必要时行脊柱牵引像、支点弯曲像、Ferguson 像、Stagnara 像、脊髓造影、造影后 CT、MRI	**长期医嘱：** □ 骨科护理常规 □ 二级护理 □ 饮食 □ 患者既往内科基础疾病用药 **临时医嘱：** □ 根据会诊科室要求安排检查和化验 □ 呼吸功能锻炼	**长期医嘱：** 同前日 **临时医嘱：** □ 术前医嘱：明日在全身麻醉下行后路脊柱侧凸矫形、内固定、植骨融合 □ 术前禁食、禁水 □ 术前用抗菌药物皮试，手术抗菌药物带药 □ 一次性导尿包术中用 □ 术区备皮 □ 术前灌肠 □ 配血 □ 其他特殊医嘱

续　表

时间	住院第 1 天	住院第 2~8 天 （术前准备期）	住院第 2~9 天 （术前日）
主要护理工作	□ 入院介绍（病房环境、设施等） □ 入院护理评估 □ 观察心肺功能、劳动耐力	□ 观察患者病情变化 □ 防止皮肤压疮护理 □ 心理和生活护理 □ 指导呼吸功能锻炼	□ 做好备皮等术前准备 □ 提醒患者术前禁食水 □ 术前心理护理 □ 术前指导术中唤醒及患者相关配合事宜
病情变异记录	□ 无　□ 有，原因： 1. 2.	□ 无　□ 有，原因： 1. 2.	□ 无　□ 有，原因： 1. 2.
护士签名			
医师签名			

时间	住院第 3~10 天 （手术日）	住院第 4~19 天 （术后恢复期）	住院第 10~20 天 （出院日）
主要诊疗工作	□ 手术 □ 向患者家属交代手术过程概况及术后注意事项 □ 完成手术记录 □ 完成术后病程 □ 上级医师查房 □ 观察有无术后并发症并作出相应处理，观察下肢运动、感觉	□ 上级医师查房 □ 完成常规病程记录 □ 观察伤口、引流量、体温、生命体征情况等并作出相应处理 □ 观察下肢运动、感觉 □ 根据病情拔除引流管 □ 切口更换敷料 □ 康复训练 □ 伤口换药（必要时） □ 指导患者功能锻炼 □ 复查术后全脊柱 X 线片（根据患者情况） □ 定做术后支具（必要时） □ 指导正确使用支具	□ 上级医师查房，进行手术及伤口评估，确定有无手术并发症和切口愈合不良情况，确定畸形矫正情况，明确是否出院 □ 完成出院志、病案首页、出院诊断证明书等病历 □ 向患者交代出院后的康复锻炼及注意事项，如复诊的时间、地点，发生紧急情况时的处理等
重点医嘱	**长期医嘱：** □ 骨科术后护理常规 □ 一级护理 □ 饮食 □ 轴线翻身 □ 留置引流管并记引流量 □ 抗菌药物 □ 术后激素（必要时） □ 其他特殊医嘱 **临时医嘱：** □ 心电监测、吸氧（根据病情需要） □ 止吐、镇痛等对症处理 □ 必要时血常规 □ 补液（酌情） □ 输血（根据病情需要）	**长期医嘱：** □ 骨科术后护理常规 □ 一级/二级护理 □ 饮食 □ 轴线翻身 □ 留置引流管并记引流量 □ 抗菌药物（必要时） □ 术后激素（必要时） □ 镇痛等对症处理 □ 其他特殊医嘱 **临时医嘱：** □ 补液（酌情） □ 复查血常规、尿常规、生化（必要时） □ 补液（必要时） □ 换药，根据情况拔除引流 □ 拍术后片	**出院医嘱：** □ 出院带药 □ 嘱____日后拆线换药（根据伤口愈合情况，预约伤口换药及必要时拆线时间） □ 1~3 个月后门诊复查 □ 不适随诊 □ 术后康复治疗
主要护理工作	□ 观察患者病情变化并及时报告医师 □ 术后心理与生活护理 □ 指导术后患者功能锻炼	□ 观察患者病情并做好引流量等相关记录 □ 术后心理与生活护理 □ 指导术后患者功能锻炼 □ 指导正确的翻身及坐起方法	□ 指导患者办理出院手续 □ 出院宣教
病情变异记录	□ 无 □ 有，原因： 1. 2.	□ 无 □ 有，原因： 1. 2.	□ 无 □ 有，原因： 1. 2.
护士签名			
医师签名			

第六十一章

进行性结构性脊柱侧凸临床路径释义

【医疗质量控制指标】

指标一、脊柱侧凸患者病因学检查完成率。

指标二、脊柱侧凸患者健康相关生活质量评估完成率。

指标三、脊柱侧凸患者影像学评价完成率。

指标四、脊柱侧凸患者生长潜能评价发生率。

指标五、青少年特发性脊柱侧凸患者康复评估率。

一、进行性结构性脊柱侧凸编码

疾病名称及编码：青少年特发性脊柱侧凸（ICD-10：M41.1）

其他的特发性脊柱侧凸（ICD-10：M41.2）

其他形式的脊柱侧凸（ICD-10：M41.8）

未特指的脊柱侧凸（ICD-10：M41.9）

手术操作名称及编码：支具矫正外固定术（ICD-9-CM-3：93.23）

二、临床路径检索方法

（M41.1 / M41.2 / M41.8 / M41.9）伴 93.23

三、国家医疗保障疾病诊断相关分组（CHS-DRG）

MDCI　肌肉、骨骼疾病及功能障碍

IU2　颈腰背疾患

四、进行性结构性脊柱侧凸临床路径标准住院流程

（一）适用对象

第一诊断为脊柱侧凸，结构性主弯在 25°～45°，且进行性加重，其中以青少年特发性脊柱侧凸（ICD-10：M41.1）最为常见，行支具矫正外固定术。

释义

■ 适用对象编码参见第一部分。

■ 本路径适用对象为临床诊断为进行性结构性脊柱侧凸的患者，临床最常见特发性脊柱侧凸（adolescent idiopathic scoliosis，AIS），其发病原因目前尚不明确。早发性脊柱侧凸不适宜支具矫正或无法配合支具治疗的患儿、退行性脊柱侧凸患者等需进入其他相应路径。

■ 主弯应具有较好的柔韧性，僵硬性侧凸不适宜采用支具矫形外固定治疗。

■ 患者具有生长潜力，侧凸具有较大的进展风险。

（二）诊断依据

根据《临床诊疗指南·骨科分册》（中华医学会编著，人民卫生出版社，2009 年）。

1. 病史：患者以青少年女性居多，主要以外观畸形就诊，可伴有腰背疼痛，严重者可影响心肺功能。需评价患者的健康状况、性成熟度及家族中其他人员脊柱畸形的情况。

释义

■ 脊柱侧凸的定义是在冠状面>10°的侧凸并伴有椎体旋转。

■ 特发性脊柱侧凸在青少年人群中总体发病率为 2%~3%。

■ 特发性脊柱侧凸 80%~90%在青春期发病，10%~20%在 10 岁前发病，被归为早发性脊柱侧凸（early onset scoliosis，EOS）。

■ 10 岁时脊柱侧凸的男女比例约 1∶8，女孩发病率较高。注意患者的家族史。

■ 大多患者就诊原因是父母发现患者双肩不等高或背部畸形，或学校筛查发现脊柱畸形。有高达 35%的患者有腰背疼痛的主诉。

■ 女孩需询问月经初潮年龄，月经初潮后的 18 个月是生长高峰期。

2. 体格检查

（1）畸形情况描述：侧弯类型，双肩高度，剃刀背方向及高度，胸廓外形，腰部对称情况，躯干偏移，C_7~S_1距离，身高、坐高，脊柱活动度。

（2）病因查体：皮肤的色素沉着，背部有无毛发及囊性物，各个关节的活动性，完整的神经系统查体，测量双下肢绝对长度及相对长度，骨盆倾斜情况。

释义

■ 体格检查应在监护人在场的情况下充分暴露身体，注意保护患者隐私。从正面、背面及侧面综合观察畸形情况。

■ 观察面部及颈部有无畸形，观察双肩高度、整体躯干平衡，测量 C_7铅锤相对于臀沟的偏移。

■ 临床中最常用 Adam's forward bending test 检查胸腰椎畸形，观察侧凸的方向，观察肋骨畸形的情况，可使用 Scolimeter 测量躯干旋转（apical trunk rotation，ATR）。

■ 每次就诊测量患者身高并记录，坐高对评价脊柱的生长更准确，为随访时对比使用。

■ 检查左右侧屈等活动度，以评价侧凸的柔韧性。

■ 对患者进行完整的神经系统查体，特发性脊柱侧凸患者一般无异常表现。

■ 观察是否有皮肤异常，是否有牛奶咖啡斑、异常毛发、异常隆起、窦道等，以鉴别其他原因引起的脊柱侧凸，如神经纤维瘤病性脊柱侧凸、神经-肌肉源性脊柱侧凸等。

■ 对于骨盆倾斜的患者应测量双下肢长度，除外因下肢不等长或髋关节疾患引起的继发脊柱侧凸。

3. 辅助检查

（1）X 线检查：需要拍摄站立位脊柱全长正侧位像、卧位左右弯曲像。必要时加拍牵引像、支点弯曲像，腰骶部畸形拍 Ferguson 像。畸形部位脊柱 CT 及三维重建。X 线测量包括：端椎、顶椎、应用 Cobb 法测量侧弯度数、椎体旋转度的测定，Risser 征测量。

（2）有神经症状者可选择行 MRI、肌电图或其他神经电生理检查；必要时行脊髓造影、造影后 CT 等检查，以鉴别其他如先天性、神经-肌肉源性等原因引起的脊柱侧凸。

释义

■ 对于青少年特发性脊柱侧凸进行保守治疗的患者，一般拍摄站立位脊柱全长正侧位，头端应包括 C_7，尾端应包括股骨头，两侧包括双肩。侧位双臂前伸，屈肘，双手放于肩上。

■ 如考虑手术治疗的患者，可进行卧位中立位、左右侧屈位、牵引及支点弯曲像。

■ 临床中常采用 Risser 征评价骨骼成熟度。对 Risser 征 0 级以下的患者应评价骨盆 Y 型软骨（triradiate cartilage）。也可采用 DRU 或 TOCI 等方法评价骨骼生长潜力。

■ 对侧凸进行测量，青少年特发性脊柱侧凸建议采用 Lenke 分型或北京协和医院分型。

■ 如怀疑其他类型侧凸，如先天性侧凸、神经肌肉性侧凸、综合征性侧凸，可进行 CT、MRI 等其他辅助检查。

（三）治疗方案的选择

根据《临床诊疗指南·骨科分册》（中华医学会编著，人民卫生出版社，2009 年）。

1. 进行性结构性脊柱侧凸，结构性主弯在 25°~45°。
2. 不伴有严重的心肺功能异常，不伴有严重的矢状、冠状平衡失代偿。
3. 患者愿意配合治疗，并可耐受支具矫形外固定。

释义

■ 结构性弯的定义为> 25°的弯，并在侧屈像中仍> 25°。

■ 目前较为公认的手术指征是侧凸 40°~50°，大于此范围则建议手术矫形治疗。

■ 所以对于仍有生长潜力，结构性主弯在 25°~45°的患者，建议采用矫形治具治疗。虽然其治疗效果仍存在争议。

（四）进入路径标准

1. 第一诊断必须符合进行性结构性脊柱侧凸，其中青少年特发性脊柱侧凸疾病编码（ICD-10：M41.1）。
2. 当患者同时具有其他疾病诊断，但在住院期间不需要特殊处理也不影响第一诊断的临床路径流程实施时，可以进入路径。

释义

■ 本路径适用的对象为需矫形支具治疗的结构性脊柱侧凸患者，其中绝大部分为青少年特发性脊柱侧凸。

■ 患者在住院期间进行畸形全面检查、评估及分类，制订后期长期随访治疗方案。

■ 需手术的患者或无法配合或耐受矫形支具治疗的患者不应进入此临床路径。

■ 此治疗需要获得监护人的知情同意和配合。

（五）住院期间的检查项目

1. 必需的检查项目

（1）血常规、尿常规+镜检。

（2）肝功能、肾功能、电解质、凝血功能、感染性疾病筛查（乙型肝炎、丙型肝炎、梅毒、艾滋病）。

（3）胸部X线片、心电图、心脏彩超、肺功能检查。

（4）骨科X线检查：站立位脊柱全长正侧位像、卧位左右弯曲像、骨盆正位像。

释义

■ 相关的检查项目为了解患者的全身一般情况，如血常规、尿常规、肝功能、肾功能等。

■ 进行心脏相关检查，以除外综合征性脊柱侧凸并发的心脏畸形。

■ 进行肺功能相关检查，了解肺活量及呼吸功能。因为脊柱侧凸所引起的胸廓畸形可引起患者的肺功能。

■ 脊柱专科影像学检查，包括站立位脊柱全长正侧位片、卧位脊柱左右侧屈像及骨盆正位片。对侧凸进行准确测量及分型（Lenke分型或北京协和医院分型），评价患者的骨骼成熟度。

2. 根据患者病情进行

（1）畸形部位脊柱CT扫描+三维重建。

（2）MRI检查。

（3）脊髓造影及造影后CT检查。

（4）神经电生理检查。

释义

■ 对于怀疑非特发性脊柱侧凸的患者可行其他辅助检查，如CT扫描+三维重建和MRI等，首选无辐射、无创性检查。

（六）治疗方案

1. 根据患者畸形情况，取模制作矫形支具，佩戴后调整，拍摄X线片。

2. 起初建议3~6个月复查，后期稳定建议6~12个月复查。根据情况每6~12个月调整支具。

3. 如支具治疗期间侧凸仍然呈进行性加重，侧凸度数>45°，建议手术治疗。请参见《青少年特发性脊柱侧凸临床路径》。

释义

■ 脊柱侧凸为三维脊柱畸形，支具的制作矫正侧凸的同时，需要注意后凸的矫正，尤其 Lenke V 型胸腰段后凸的矫正。

■ 支具躯干受力点应在侧凸的顶椎附近，佩戴后标记受力点，并复查 X 线片，如不匹配需进一步调整。

■ 以往的观点建议每日佩戴支具 23 小时，现国外一些学者建议每日佩戴最低时间为 16 小时。我们建议至少佩戴 20 小时，可进行正常体育活动。

■ 一般复查周期为每 6 个月，如患者近期生长过快，则建议每 4 个月复查。

■ 患者生长停止，Risser 征 V 级，可停止支具矫正治疗，但仍需每 6~12 个月复查。

■ 注意躯干受力点皮肤情况观察及护理，防止压疮产生。

（七）标准住院日 7~10 天

五、进行性结构性脊柱侧凸患者护理规范

1. 入院评估、入院宣教、协助完成相关检查。
2. 指导支具佩戴、防止皮肤并发症 。
3. 出院评估、出院指导、康复指导。

六、进行性结构性脊柱侧凸患者营养治疗规范

1. 营养风险筛查，NRS 评分> 3 分者，给以营养评估。
2. 充足的热量、蛋白质，适量脂肪。NRS 评分≤3 分者，能量供给标准以 25~30kcal/kg 为佳；营养不良者热量供给标准不低于 35kcal/kg。碳水化合物热量比不低于 50%，充足的蛋白质，不低于 1. 2~1. 5g/kg（标准体重），应以优质蛋白为主，不低于蛋白质总量的 1/3~1/2；脂肪热比以 25%~30%为宜，饱和脂肪酸、单不饱和脂肪酸、多不饱和脂肪酸间比例以 1∶1∶1 左右为宜，适当提高膳食 ω-3 脂肪酸的摄入，保证充足的维生素和矿物质，
3. 围手术期，根据不同治疗时期选择饮食形态如流质饮食、半流质饮食、软食或普通饮食等。饮食宜清淡，以温、热、软为佳，忌食生冷、肥甘、厚腻食物，限制刺激性食物、饮品及调味品。
4. 如经口进食低于需要量的 80%及高热者，应给予相应的肠内营养补充剂口服补充，必要时管饲肠内营养补充或肠外营养补充。
5. 如有糖代谢异常，应减少糖类的摄入量。

七、进行性结构性脊柱侧凸患者健康宣教

1. 住院环境及流程介绍。
2. 疾病及治疗方式宣教。
3. 佩戴支具质疑事项宣教。
4. 康复宣教。
5. 出院宣教。

八、推荐表单

（一）医师表单

进行性结构性脊柱侧凸临床路径医师表单

适用对象：第一诊断为青少年特发性脊柱侧凸（ICD-10：M41.1），其他的特发性脊柱侧凸（ICD-10：M41.2），其他形式的脊柱侧凸（ICD-10：M41.8），未特指的脊柱侧凸（ICD-10：M41.9）

行支具矫正外固定术（ICD-9-CM-3：93.23）

患者姓名：	性别：　　年龄：　　住院号：	门诊号：
住院日期：　　年　月　日	出院日期：　　年　月　日	标准住院日：7~10 天

时间	住院第 1 天	住院第 2 天
主要诊疗工作	□ 询问病史及体格检查 □ 初步的诊断和治疗方案 □ 完成病历书写 □ 完善检查 □ 获得监护人的知情同意及配合	□ 上级医师查房与评估 □ 明确诊断 □ 完成上级医师查房记录 □ 进一步完善相关检查项目 □ 收集检查结果并评估病情 □ 请相关科室会诊
重点医嘱	**长期医嘱：** □ 骨科护理常规 □ 二级护理 □ 饮食：根据患者情况 □ 患者既往疾病基础用药 **临时医嘱：** □ 血常规、血型、尿常规 □ 凝血功能、电解质、肝功能、肾功能 □ 感染性疾病筛查 □ 胸部 X 线检查、心电图、肺功能、超声心动图 □ 站立位全脊柱正侧位像、卧位左右弯曲像 □ 全脊柱 CT+三维重建 □ 必要时行脊柱牵引像、支点弯曲像、Ferguson 像、Stagnara 像、脊髓造影、造影后 CT、MRI	**临时医嘱：** □ 骨科护理常规 □ 二级护理 □ 饮食：根据患者情况 □ 患者既往疾病基础用药 **临时医嘱：** □ 根据会诊科室要求安排检查
病情变异记录	□ 无　□ 有，原因： 1. 2.	□ 无　□ 有，原因： 1. 2.
医师签名		

时间	住院第3~6天	住院第7~10天
主要诊疗工作	□ 上级医师查房，决定使用外固定支具矫正 □ 完成上级医师查房记录 □ 预约支具室技师取模，制作支具 □ 向患者和/或家属交代支具保守治疗目的，观察时间及注意事项等	□ 指导如何佩戴支具 □ 指导佩戴支具时间 □ 必要时调整支具 □ 防止骨凸部位压疮 □ 完成出院志、病案首页、出院诊断证明书等病历书写 □ 向患者交代出院后的注意事项，如复诊的时间、地点，发生紧急情况时的处理等
重点医嘱	**长期医嘱：** □ 骨科护理常规 □ 二级护理 □ 饮食：根据患者情况 **临时医嘱：** □ 支具制作	**出院医嘱：** □ 出院带药 □ 3~6个月后门诊复查 □ 不适随诊
主要护理工作	□ 宣教支具佩戴注意事项 □ 心理和生活护理	□ 指导患者办理出院手续 □ 出院宣教
病情变异记录	□ 无　□ 有，原因： 1. 2.	□ 无　□ 有，原因： 1. 2.
医师签名		

（二）护士表单

进行性结构性脊柱侧凸临床路径护士表单

适用对象：第一诊断为青少年特发性脊柱侧凸（ICD-10：M41.1），其他的特发性脊柱侧凸（ICD-10：M41.2），其他形式的脊柱侧凸（ICD-10：M41.8），未特指的脊柱侧凸（ICD-10：M41.9）

行支具矫正外固定术（ICD-9-CM-3：93.23）

患者姓名：	性别： 年龄： 住院号：	门诊号：
住院日期： 年 月 日	出院日期： 年 月 日	标准住院日：7~10 天

时间	住院第 1 天	住院第 2 天
健康宣教	入院宣教： □ 介绍主管医师、护士 □ 介绍环境、设施 □ 介绍住院注意事项	□ 护理宣教 □ 告知相关检查预约时间及地点、注意事项
护理处置	□ 核对患者，佩戴腕带 □ 建立入院护理病历 □ 卫生处置：剪指（趾）甲、沐浴、更换病号服	□ 协助医师完成各项检查化验
基础护理	二级护理： □ 晨晚间护理 □ 患者安全管理	二级护理： □ 晨晚间护理 □ 患者安全管理
专科护理	□ 护理查体 □ 评估四肢感觉活动 □ 填写跌倒预防告知书 □ 需要时，填写跌倒及压疮防范表 □ 需要时，请家属陪伴心理护理	□ 协助医师完成各项检查化验 □ 心理护理
重点医嘱	□ 详见医师表单	□ 详见医师表单
病情变异记录	□ 无 □ 有，原因： 1. 2.	□ 无 □ 有，原因： 1. 2.
护士签名		

时间	住院第 3~6 天	住院第 7~10 天
健康宣教	**支具制作宣教：** □ 宣教支具矫正治疗的意义 □ 协助治具室完成支具制作	**支具佩戴及出院宣教：** □ 每日支具佩戴时间 □ 支具佩戴方法 □ 复查时间 □ 功能锻炼方法 □ 观察躯干受力点皮肤情况 □ 指导办理出院手续
护理处置	□ 协助治具室完成支具制作	□ 办理出院手续 □ 书写出院小结
基础护理	**二级护理：** □ 晨晚间护理 □ 患者安全管理	**二级护理：** □ 晨晚间护理 □ 协助或指导佩戴支具后功能训练 □ 防止压疮 □ 患者安全管理
专科护理	□ 协助治具室完成支具制作 □ 生活护理 □ 心理护理	□ 指导佩戴支具 □ 生活护理 □ 心理护理
重点医嘱	□ 详见医师表单	□ 详见医师表单
病情变异记录	□ 无　□ 有，原因： 1. 2.	□ 无　□ 有，原因： 1. 2.
护士签名		

(三)患者表单

进行性结构性脊柱侧凸临床路径患者表单

适用对象：第一诊断为青少年特发性脊柱侧凸（ICD-10：M41.1），其他的特发性脊柱侧凸（ICD-10：M41.2），其他形式的脊柱侧凸（ICD-10：M41.8），未特指的脊柱侧凸（ICD-10：M41.9）

行支具矫正外固定术（ICD-9-CM-3：93.23）

患者姓名：	性别：　　年龄：　　住院号：	门诊号：
住院日期：　年　月　日	出院日期：　年　月　日	标准住院日：7~10 天

时间	入院	检查及制作支具	佩戴支具及出院
医患配合	□ 配合询问病史及体格检查 □ 有任何不适请告知医师	□ V 配合完善相关检查 □ 上级医师查房与评估 □ 明确诊断 □ 配合支具室技师完成取模及支具制作	□ 配合佩戴支具 □ 复查 X 线片 □ 必要时进行支具调整 □ 接受出院前指导 □ 知道支具佩戴时间 □ 知道复查时间 □ 获取出院诊断书
护患配合	□ 配合测量体温、脉搏、呼吸、血压、体重等 □ 配合完成入院护理评估（简单询问病史、过敏史、用药史） □ 接受入院宣教（环境介绍、病室规定、订餐制度、贵重物品保管等） □ 有任何不适请告知护士	□ 配合测量体温、脉搏、呼吸、血压，询问排便次数 □ 配合完成各项检查 □ 接受并配合支具矫正治疗 □ 接受支具制作	□ 配合观察皮肤情况 □ 接受出院宣教 □ 知道支具佩戴时间 □ 知道复查时间 □ 知道复印病历方法 □ 知道保存影像资料方法
饮食	□ 普通饮食	□ 普通饮食	□ 普通饮食
排泄	□ 正常排尿便	□ 正常排尿便	□ 正常排尿便
活动	□ 正常活动	□ 正常活动	□ 可以短时间摘下支具进行体育活动

附：原表单（2016年版）

进行性结构性脊柱侧凸临床路径表单

适用对象：第一诊断为进行性结构性脊柱侧凸（ICD-10：M41.992）
行支具矫正术

患者姓名：	性别：　　年龄：　　住院号：	门诊号：
住院日期：　　年　月　日	出院日期：　　年　月　日	标准住院日：7~10天

时间	住院第1天	住院第2天
主要诊疗工作	□ 询问病史及体格检查 □ 初步的诊断和治疗方案 □ 完成病历书写 □ 完善检查	□ 上级医师查房与评估 □ 明确诊断 □ 完成上级医师查房记录 □ 进一步完善相关检查项目 □ 收集检查结果并评估病情 □ 请相关科室会诊
重点医嘱	**长期医嘱：** □ 骨科护理常规 □ 二级护理 □ 饮食：根据患者情况 □ 患者既往疾病基础用药 **临时医嘱：** □ 血常规、血型、尿常规 □ 凝血功能、电解质、肝功能、肾功能 □ 感染性疾病筛查 □ 胸部X线检查、心电图、肺功能、超声心动图 □ 站立位全脊柱正侧位像、卧位左右弯曲像 □ 全脊柱CT+三维重建 □ 必要时行脊柱牵引像、支点弯曲像、Ferguson像、Stagnara像、脊髓造影、造影后CT、MRI	**临时医嘱：** □ 骨科护理常规 □ 二级护理 □ 饮食：根据患者情况 □ 患者既往疾病基础用药 **临时医嘱：** □ 根据会诊科室要求安排检查
主要护理工作	□ 入院介绍（病房环境、设施等） □ 入院护理评估 □ 观察心肺功能、活动耐力	□ 观察患者病情变化 □ 心理和生活护理 □ 指导背肌功能锻炼 □ 指导正确坐、站及行走姿势
病情变异记录	□ 无　□ 有，原因： 1. 2.	□ 无　□ 有，原因： 1. 2.
护士签名		
医师签名		

时间	住院第 3~6 天	住院第 7~10 天
主要诊疗工作	□ 上级医师查房，决定使用外固定支具矫正 □ 完成上级医师查房记录 □ 预约支具室技师取模，制作支具 □ 向患者和/或家属交代支具保守治疗目的，观察时间及注意事项等	□ 指导如何佩戴支具 □ 指导佩戴支具时间 □ 必要时调整支具 □ 防止骨凸部位压疮 □ 完成出院志、病案首页、出院诊断证明书等病历书写 □ 向患者交代出院后的注意事项，如复诊的时间、地点，发生紧急情况时的处理等
重点医嘱	**长期医嘱：** □ 骨科护理常规 □ 二级护理 □ 饮食：根据患者情况 **临时医嘱：** □ 支具制作	**出院医嘱：** □ 出院带药 □ 3~6 个月后门诊复查 □ 不适随诊
主要护理工作	□ 宣教支具佩戴注意事项 □ 心理和生活护理	□ 指导患者办理出院手续 □ 出院宣教
病情变异记录	□ 无 □ 有，原因： 1. 2.	□ 无 □ 有，原因： 1. 2.
护士签名		
医师签名		

第六十二章

强直性脊柱炎后凸畸形临床路径释义

【医疗质量控制指标】

指标一、规范诊断率。

指标二、手术指征符合率。

指标三、完成后凸相应节段 CT/MRI 检查率。

指标四、术前矢状面平衡评估率。

指标五、术前合并高血压/糖尿病/深静脉血栓的比率及术前控制情况。

指标六、完善术前评估及术前准备。

指标七、预防性抗菌药物的选择与应用时机。

指标八、术后深静脉血栓形成的预防。

指标九、术后后凸畸形矫正比率及矢状面平衡评估率。

指标十、手术并发症发生率。

指标十一、术后切口Ⅰ/甲愈合比率及伤口感染率。

指标十二、术后强直性脊柱炎规律药物治疗比率。

指标十三、康复治疗及健康宣教比率。

指标十四、规律复查比率。

一、强直性脊柱炎后凸畸形编码

1. 原编码

疾病名称及编码：强直性脊柱炎后凸畸形（ICD-10：M40.1）

手术操作名称及编码：脊柱后路截骨矫形、内固定、植骨融合术（ICD-9-CM-3：81.04-81.08）

2. 修改编码

疾病名称及编码：强直性脊柱炎后凸畸形（ICD-10：M40.101）

手术操作名称及编码：脊柱后路截骨矫形、内固定、植骨融合术（ICD-9-CM-3：77.29+78.59+81.05/81.07/81.08+78.09）

二、临床路径检索方法

M40.101 伴 77.29+78.59+81.05/81.07/81.08+78.09

三、国家医疗保障疾病诊断相关分组（CHS-DRG）

MDCI　肌肉、骨骼疾病及功能障碍

IU2　颈腰背疾患

IB1　前后路联合脊柱融合术

IB2　脊柱融合手术

IB3　与脊柱有关的其他手术

四、强直性脊柱炎后凸畸形临床路径标准住院流程

（一）适用对象

第一诊断为强直性脊柱炎后凸畸形（ICD-10：M40.101），行脊柱后路截骨矫形、内固定、

植骨融合术（ICD-9-CM-3：77.29+78.59+81.05/81.07/81.08+78.09）。

释义

■ 适用对象编码参见第一部分。

■ 强直性脊柱炎（AS）是以骶髂关节和脊柱附着点炎症为主要症状的疾病。与HLA-B27呈强关联。某些微生物（如克雷伯杆菌）与易感者自身组织具有共同抗原，可引发异常免疫应答。是四肢大关节以及椎间盘纤维环及其附近结缔组织纤维化和骨化，以及关节强直为病变特点的慢性炎性疾病。强直性脊柱炎属风湿病范畴，是血清阴性脊柱关节病的一种。

AS病变通常起始于骶髂关节和腰椎，呈头向渐进性累及胸腰椎或腰椎、胸椎和颈椎。由于腰椎生理前凸减小、胸椎后凸增加伴头、颈前伸而导致僵硬的胸腰椎或腰椎后凸畸形。

■ 本路径适用对象为需手术治疗的强直性脊柱炎后凸畸形患者，不包括先天性后凸畸形、创伤后后凸畸形、休门病后凸畸形、软骨发育不全后凸畸形等其他原因导致后凸畸形的患者；不包括强直性脊柱炎颈椎后凸畸形、强直性脊柱炎后凸畸形伴病理性骨折、强直性脊柱炎后凸畸形伴间盘炎患者及强直性脊柱炎合并髋、膝关节畸形需手术治疗的患者。

■ 强直性脊柱炎后凸畸形手术治疗方式为截骨矫形，截骨方式主要包括Smith-Peterson截骨术、经椎弓根椎体截骨术和全脊椎切除术等，椎弓根螺钉和/或椎板钩内固定及植骨融合术。

（二）诊断依据

根据《临床诊疗指南・骨科分册》（中华医学会编著，人民卫生出版社，2009年），《实用骨科学》（田伟主编，人民卫生出版社，2016年）。

1. 病史：有强直性脊柱炎病史，出现脊柱后凸畸形。
2. 体格检查：脊柱后凸畸形，正常腰前凸消失，胸廓活动度降低，腰椎活动度降低，可能合并神经损害的体征，可能合并髋、膝关节强直。
3. 辅助检查：全脊柱正侧位片，必要时行CT或MRI检查及相关实验室检查。

释义

■ 强直性脊柱炎后凸畸形患者首先需确认具有强直性脊柱炎或强直性脊柱炎病史。强直性脊柱炎诊断标准如下：1984年修订的纽约标准：①下腰背痛的病程至少持续3个月，疼痛随活动改善，但休息不减轻；②腰椎在前后和侧屈方向活动受限；③胸廓扩展范围小于同年龄和性别的正常值；④双侧骶髂关节炎Ⅱ~Ⅳ级，或单侧骶髂关节炎Ⅲ~Ⅳ级。如果患者具备第④条并分别附加①~③条中的任何1条可确诊为AS。

■ 病史和临床症状是诊断强直性脊柱炎后凸畸形的初步依据。患者不能平视，站、走、坐、平躺、行走等日常活动明显受限。患者站立时呈弯腰体位，骨盆后倾，髋关节过伸，膝关节屈曲，呈疲劳性站立位。畸形严重的病例，躯干塌陷，肋骨边缘对腹腔脏器形成压迫，可引起腹内脏器的并发症；并且由于外观因素限制了人际交往，可产生不良的心理影响。畸形严重的病例，可合并髋关节屈曲挛缩畸形。

■ 体格检查：①脊柱后凸畸形，正常腰前凸消失。嘱患者靠墙直立，双足跟贴墙，双腿伸直，背贴墙，收颏，眼平视，测量枕骨结节与墙之间的水平距离。正常应为 0，>0 即枕部触不到墙为异常。②胸廓活动度降低。患者直立，用刻度软尺测其第四肋间隙水平（妇女乳房下缘）深呼气与深吸气之胸围差。<5cm 者为异常。③腰椎活动度降低。Schober 试验，令患者直立，在背部正中线髂嵴水平做一标记为 0，向下 5cm 做标记，向上 10cm 再做另一标记，然后让患者弯腰（注意保持双膝直立），测量两个标记间的距离，若增加小于 4cm，提示腰椎活动度下降。④患者可能合并神经损害的体征。⑤可能合并髋、膝关节强直。

■ 辅助检查：站立位全脊柱 X 线侧位片提示，强直性脊柱炎后凸畸形可分为两类：以胸腰椎后凸畸形为主要畸形，伴腰椎前凸消失；或胸椎后凸畸形，颈、腰椎生理前凸存在或消失。胸椎后凸畸形可表现为椎体间不完全骨化或完全骨化。部分患者可合并侧凸畸形。CT 表现为胸椎椎体、肋横突关节及肋椎关节的骨性融合，此为胸式呼吸受限的病理解剖基础。CT 还可表现为关节突关节增生，关节囊及黄韧带肥厚及骨化。MRI 表现：因异常纤维组织取代了正常髓核，T_2像髓核信号降低，而邻近椎体边缘破坏区内的信号强度增加，椎间隙狭窄，脊椎周围的软组织形态和信号强度无变化。部分胸腰椎后凸畸形患者因不能平卧而难以行 MRI 检查。

（三）选择治疗方案的依据

根据《临床诊疗指南·骨科分册》（中华医学会编著，人民卫生出版社，2009 年）、《实用骨科学》（田伟主编，人民卫生出版社，2016 年）。

1. 诊断强直性脊柱炎后凸畸形明确。
2. 手术治疗指征：脊柱后凸，患者要求矫形，伴有严重疼痛和神经功能损害的固定屈曲畸形；ESR < 30mm/h。
3. 无手术禁忌证。
4. 手术方案：截骨+内固定+植骨融合。截骨方式主要包括 Smith-Peterson 和经椎弓根椎体截骨术。

释义

■ 强直性脊柱炎的手术指征与畸形的范围和功能受限程度有关。渐进性广泛性脊柱后凸是强直性脊柱炎的典型畸形。骨量减少和骨折使脊柱后凸更为严重。屈曲畸形导致患者矢状面平衡丧失及平视困难。只有那些严重的屈曲畸形使患者不能向前直视，对日常生活带来严重限制的病例才需要手术矫正畸形。对脊柱后凸畸形同时伴有髋关节固定的屈曲畸形的病例，原则上先行脊柱矫形手术能避免髋关节置换术后脱位的发生。但部分畸形严重的患者由于髋关节屈曲挛缩导致无法常规在俯卧位行脊柱后路手术，此时可先行髋关节置换手术。

■ 手术无绝对禁忌证。年龄大和身体一般情况差是相对禁忌证。患者的身体必须能够耐受较大手术的打击以及术后制动和功能康复训练。严重骨质疏松造成螺钉的把持力下降，也是手术的相对禁忌证。中度肺功能减退不是手术禁忌证，术后腹腔容积扩大，膈肌运动幅度提高，肺功能可望明显改善。对于中度以上贫血和高血压患者应积极治疗，好转后再手术。

■ 强直性脊柱炎后凸畸形手术治疗方式为截骨矫形，截骨方式主要包括 Smith-Peterson 截骨、经椎弓根椎体截骨术和全脊椎切除术等，椎弓根螺钉和/或椎板钩内固定及植骨融合术。

（四）标准住院日≤15天

释义

■ 强直性脊柱炎后凸畸形患者入院后，术前常规检查、影像学检查等需要1~3天，术后恢复8~12天，总住院时间≤15天的均符合本路径要求。如果患者条件允许，住院时间可以低于上述住院天数。

（五）进入路径标准

1. 第一诊断必须符合 ICD-10：M40.1 强直性脊柱炎后凸畸形疾病编码。
2. 当患者合并其他疾病，但住院期间不需要特殊处理也不影响第一诊断的临床路径流程实施时，可以进入路径。

释义

■ 患者同时具有其他疾病影响第一诊断的临床路径流程实施时均不适合进入临床路径。

■ 本路径适用对象为需手术治疗的强直性脊柱炎胸腰椎后凸畸形患者。不包括强直性脊柱炎颈椎后凸畸形，强直性脊柱炎后凸畸形伴病理性骨折，强直性脊柱炎后凸畸形伴间盘炎患者，及强直性脊柱炎合并髋、膝关节畸形需手术治疗的患者。这些患者的手术治疗方案不同，费用也往往会增加，因此不适用本路径。

■ 患者如果合并高血压、糖尿病、冠心病等其他慢性疾病，需要术前对症治疗时，如果不影响麻醉和手术，可进入本路径，但可能会增加医疗费用，延长住院时间。如果上述慢性疾病需要经治疗稳定后才能手术，术前准备过程先进入其他相应内科疾病的诊疗路径。

（六）术前准备（术前评估）1~3天

1. 必需的检查项目

（1）血常规、血型（ABO 血型+Rh 因子）、尿常规。

（2）凝血功能检查、肝功能、肾功能、电解质检查、感染性疾病筛查（乙型肝炎、丙型肝炎、梅毒、艾滋病）。

（3）ESR、CRP、HLA-B27、ASO。

（4）胸部 X 线平片、心电图、肺功能检查。

（5）骨科 X 线检查：胸腰椎正侧位片、站立位全脊柱正侧位像。

2. 根据患者病情可选择的检查项目：全脊柱 CT 及三维重建、MRI、肌电图、血气分析、超声心动图、双下肢血管彩色超声。

释义

■ 必查项目为血常规、尿常规、肝功能、肾功能、电解质、血糖、凝血功能、X线胸片、心电图，主要用来评估有无合并基础病，是确保手术治疗安全、有效开展的基础，这些检查可能会影响到住院时间、费用以及治疗预后；血型、Rh因子、感染性疾病筛查主要是用于手术治疗前后的输血前准备；ESR、CRP、HLA-B27、ASO及脊柱影像学检查是进一步明确诊断、明确是否处于炎症活动期、选择合适手术治疗方案的必需检查。

■ 高龄患者或有心肺功能异常患者，术前根据病情增加肺功能、超声心动图、血气分析、双下肢血管彩色超声等检查，有合并疾病者可根据病情请相应科室会诊，以确保手术安全。

■ 全脊柱CT及三维重建可进一步了解畸形的三维形态，以辅助进行术前计划，并保障手术的安全实施。

■ MRI、肌电图、诱发电位检查可帮助明确神经损害性质与节段，并有助于与可导致类似表现的其他疾病相鉴别。

■ 为缩短患者住院等待时间，检查项目可以在患者入院前于门诊完成。

（七）预防性抗菌药物选择与使用时机

1. 按照《抗菌药物临床应用指导原则（2015年版）》（国卫办医发〔2015〕43号）执行，并根据患者的病情决定抗菌药物的选择与使用时间。建议使用第一、第二代头孢菌素类，MRSA感染高发医疗机构的高危患者可用（去甲）万古霉素。

2. 静脉输注应在皮肤切开前0.5~1小时内或麻醉开始时给药，在输注完毕后开始手术；万古霉素由于需输注较长时间，应在手术前1~2小时开始给药；手术时间较短（<2小时）时术前给药1次即可。如手术时间超过3小时或超过所用药物半衰期的2倍以上，或成人出血量超过1500ml，术中应追加1次。

释义

■ 强直性脊柱炎后凸畸形截骨矫形内固定手术属于Ⅰ类切口，但由于术中可能用到脊柱后路螺钉（钩）、固定板（棒）、植骨材料等，且骨科手术对手术室层流的无菌环境要求较高，一旦感染可导致严重后果。因此可按规定适当预防性和术后应用抗菌药物。

（八）手术日为入院第2~4天

1. 麻醉方式：气管内插管全身麻醉。
2. 手术方式：脊柱后路截骨矫形+内固定+植骨融合；必要时行椎体间融合。
3. 手术内植物：可根据患者具体情况选用椎弓根螺钉、连接棒、横连结、椎间融合器等。
4. 术中用药：麻醉用药、抗菌药；必要时使用止血药、激素（如甲泼尼龙、地塞米松）。
5. 根据术中情况决定是否使用自体血回输。
6. 根据畸形情况决定是否使用术中脊髓功能监测。

7. 输血：视术中具体情况而定。

释义

■ 本路径规定的手术均是在气管内插管全身麻醉下实施。

■ 对于强直性脊柱炎后凸畸形手术治疗方式为截骨矫形，截骨方式主要包括Smith-Peterson截骨，或经椎弓根椎体截骨术和全脊椎切除术等，截骨完成后会对脊柱的稳定性产生影响，所以需要根据患者具体情况选用椎弓根螺钉、连接棒、横连结、椎间融合器等材料进行稳定性重建，并进行植骨融合术。

■ 根据术前对手术的评估及术中出血量决定是否使用止血药物或使用自体血回输。

■ 术中及术后是否输血依照术中出血量及术后引流量、患者心率及血压等循环稳定性、血常规Hb情况而定。脊柱后路截骨矫形+内固定+植骨融合术剥离显露范围较广泛，必要时可使用止血药，如注射用尖吻蝮蛇血凝酶。

（九）术后住院恢复9~15天

1. 必需复查的项目：血常规、ESR、CRP、站立位全脊柱正侧位X线片。
2. 必要时复查的项目：CT或MRI、肝功能、肾功能、电解质。
3. 术后用药

（1）抗菌药物使用：按照《抗菌药物临床应用指导原则（2015年版）》（国卫办医发执行，并根据患者的病情决定抗菌药物的选择与使用时间。建议使用第一、第二代头孢菌素类，MRSA感染高发医疗机构的高危患者可用（去甲）万古霉素。

（2）术后镇痛：参照《骨科常见疼痛的处理专家建议》（《中华骨科杂志》2008年1月28卷1期）。

（3）术后神经营养药物：维生素B_1、维生素B_{12}等。

（4）术后必要时使用激素：地塞米松、甲泼尼龙等。

（5）根据患者病情预防应激性溃疡、深静脉血栓（可参照《中国骨科大手术后静脉血栓栓塞症预防指南》）等。

4. 术后支具，保护性下地活动。

释义

■ 术后必需复查血常规，了解白细胞、血红蛋白等情况，以指导抗菌药物使用以及是否需要输血；复查ESR、CRP，了解全身炎性症状指标，与术前数值对比，有助于了解患者全身变化情况。

■ 术后必须查腰椎正侧位X线片，根据畸形位置及内固定范围复查全脊柱正侧位片，以了解后凸畸形矫正程度及内固定的位置情况。若想了解内植物的详细位置或术后有无神经压迫，或这术后出现相关并发症，可行脊柱CT或MRI检查。

■ 手术时间长、创伤大的患者可术后复查电解质、肝功能、肾功能，以便及时纠正。

■ 在术后处理上：可按《抗菌药物临床应用指导原则（2015年版）》适当应用抗菌药物；对于术后疼痛，可按照《骨科常见疼痛的处理专家建议》进行术后镇痛；在脊髓、神经减压后常需要给予激素、脱水药物和神经营养药物治疗以利患者神经功能恢复；对于存在易栓症危险因素的患者，可根据病情参照《中国骨科大手术后静脉血栓栓塞症预防指南》给予相应治疗，以避免应激性溃疡或深静脉血栓形成；对脊柱功能恢复，可在支具保护下下地活动，逐渐进行功能锻炼。

（十）出院标准

1. 切口：愈合好，无感染征象，或可在门诊处理的未完全愈合切口。
2. 没有需要住院处理的并发症和合并症。

释义

■ 主治医师应在出院前，通过复查的上述各项检查并结合患者恢复情况决定是否能出院。如果出现术后伤口感染等并发症和/或合并症需要继续留院治疗的情况，应先处理并发症和/或合并症并符合出院条件后再准许患者出院。

（十一）变异及原因分析

1. 合并症：本病可能合并其他疾病，如患者术前心肺功能障碍，导致术前检查及准备时间延长。
2. 本病因畸形程度不同及发病年龄差异，可能需要分期、分部位手术治疗。
3. 并发症：本病术后可能出现神经系统症状，需要延期治疗。
4. 内植物选择：根据矫形方法选用不同内植物。
5. 植骨融合选择：根据术中情况选用不同植骨材料及方法。

释义

■ 变异及原因分析是指治疗过程不符合路径要求，病例从路径中移出的原因。一般包括治疗过程中出现手术相关并发症、全身性其他系统并发症或治疗需要导致住院时间延长、医疗费用增加。

■ 对于轻微变异，如由于某种原因，路径指示应当于某一天的操作不能如期进行而要延至第 2 天；因为医院检验项目的不及时性，不能按照要求完成检查；因为节假日不能按照要求完成检查，这种改变不会对最终结果产生重大改变，也不会更多的增加住院天数和住院费用，可不出本路径。

■ 出现重大变异的原因很多，除了包括路径中所描述的各种术后并发症，还包括医疗、护理、患者、环境等多方面的变异原因，对于这些变异，医师需在表单中明确说明。为便于总结和在工作中不断完善和修订路径，应将变异原因归纳、总结，以便重新修订路径时作为参考。具体变异情况如下：

（1）术前合并症如患者心肺功能异常，需进一步治疗以满足手术需要，导致术前检查时间延长，治疗费用增加。

（2）由于患者畸形程度不同及发病年龄差异，手术治疗时可能需要分期、分部位手术。并且可能因为选用不同的矫形方法，造成固定节段数目不同、自体骨与异体骨选择不同、使用内植物的不同，可能导致住院费用存在差异。

(3) 患者同时存在神经功能障碍，需术后延长康复时间，导致治疗费用不同。

(4) 按路径流程完成治疗，但出现了上述围手术期并发症，如神经系统症状，可导致治疗时间延长甚至再次手术，从而造成住院日延长和费用增加。

(5) 患者入选路径后，医师在检查及治疗过程中发现患者合并存在一些事前未预知的对本路径治疗可能产生影响的情况，需要终止执行路径或者是延长治疗时间、增加治疗费用。

(6) 因患者方面的主观原因导致执行路径出现变异。

五、强直性脊柱炎后凸畸形临床路径给药方案

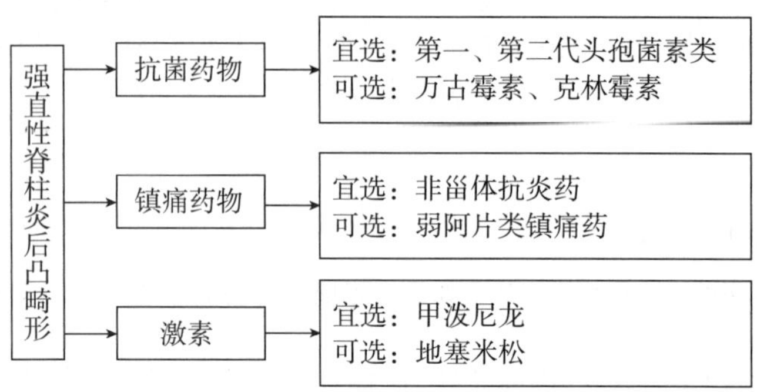

【用药选择】

1. 强直性脊柱炎后凸畸形行后凸后路矫形术属于Ⅰ类切口，但由于术中可能用到各种内固定及植骨材料，因此可适当预防性应用抗菌药物。在术前0.5~2小时给药，或麻醉开始时给药。如果手术时间超过3小时，或失血量大（>1500ml），可手术中给予第2剂。总的预防用药时间不超过24小时，个别情况可延长至48小时。应选用针对包括金葡菌在内的广谱抗菌药物，如第一或第二代头孢菌素类；对β酰胺过敏的病例则可选用克林霉素；MRSA感染高发医疗机构的高危患者可选用（去甲）万古霉素。

2. 强直性脊柱炎后凸畸形行后凸后路矫形术后应及早开始镇痛、个体化镇痛、多模式镇痛。术后即可进食者可采用口服药物镇痛；术后禁食者可选择静脉点滴等其他给药方式。根据患者症状轻中度的疼痛首选非甾体抗炎药，也可以弱阿片类药物与非甾体类抗炎药（NSAIDs）等联合使用。

3. 术中可根据神经受累情况给予激素，目的是通过抗炎及抗自由基来阻止继发性脊髓损伤的发生和发展。

【药学提示】

1. 如果选用（去甲）万古霉素，则应使用尽可能小的剂量以防止导致细菌产生耐药性。肾功能减退患者应避免使用万古霉素。第一、第二代头孢菌素类多数主要经肾脏排泄，中度以上肾功能不全患者应根据肾功能适当调整剂量。

2. 选用NSAIDs时需参阅药物说明书并评估NSAIDs的危险因素。如患者发生胃肠道不良反应的危险性较高，使用非选择性NSAIDs时加用H_2受体阻断剂、质子泵抑制剂和胃黏膜保护剂米索前列醇等胃肠道保护剂，或使用选择性COX-2抑制剂。应用NSAIDs时，对于心血管疾病高危患者，应权衡疗效和安全性因素。阿片类镇痛药最常见不良反应包括恶心、呕吐、

便秘、嗜睡及过度镇静、呼吸抑制等。

3. 大剂量应用甲泼尼龙容易出现较多并发症，如呼吸道感染、胃溃疡等，需严密监护，并给予相应药物预防。

【注意事项】

脊髓损伤患者应用激素冲击治疗在学界目前存在较大争议。

六、强直性脊柱炎后凸畸形患者护理规范

1. 术前护理

（1）心理护理：术前责任护士要向患者及其家属讲解手术的相关注意事项，安慰鼓励患者，减少患者焦虑、紧张的情绪，根据患者的文化程度及理解能力针对性地进行心理疏导。

（2）协助患者完善各种检查：血液检查、心电图、X 线片、MRI 等。

（3）患者如合并内科疾病（高血压病、糖尿病等），需做好相关指标的监测，督促患者控制血压、血糖情况。

（4）备皮：根据预手术节段确定备皮上下范围，左右两侧至腋中线。

（5）肠道准备：清洁肠道、告知禁食水时间等。全身麻醉手术术前一般禁食 8~12 小时，禁水6~8 小时。

2. 术后护理

（1）密切观察生命体征变化，观察患者神志情况。每隔 60 分钟监测呼吸、血压、心率、心律及血氧饱和度情况。严密注意患者面色改变、四肢温度情况，有异常及时通知主管医师。

（2）密切观察肢体感觉、肌力及大小便情况，术后返回病房、术后 6 小时内每小时，术后7~48 小时内每 4 小时，术后 48 小时后每 8 小时及出院时进行神经功能评估并记录。如发现肢体感觉、运动功能及大小便情况较术前减弱或出现障碍，应及时通知主管医师并行相应处理。

（3）早期指导并协助、鼓励患者进行四肢肌肉和各关节的运动。促进下肢静脉血液循环，抬高下肢，促进下肢静脉血液回流。若无胸、脑外伤者，突然出现胸闷、发绀、烦躁不安、呼吸困难进行性加重、血压下降等症状，应警惕肺栓塞的发生，需要及时通知主管医师并监测心率、心律情况。

（4）保持各种管道通畅：主要包括伤口引流管及尿管的护理。密切观察切口有无红肿、渗血、渗液等情况。保持负压引流通畅，防止引流管扭曲、打折及堵塞。

（5）建议术后 6 小时即可轴向翻身，术后第 1 天可下床活动。患者下床行走时要佩戴支具，护士应一直在患者身旁保护，应注意长期卧床而引起的体位性低血压，观察患者是否出现头晕、面色苍白等低血压表现。

（6）饮食护理：全身麻醉手术患者返回病房意识清醒后，无恶心呕吐的症状，可少量多次饮用温水，无不适反应后可进少量流质饮食，待肠鸣音恢复后可正常饮食。鼓励患者进食高蛋白、高维生素食物，防止便秘。

（7）出院后，外出行走时须佩戴支具。需教会患者正确佩戴支具，告知佩戴支具注意事项以及佩戴支具的时间。

七、强直性脊柱炎后凸畸形患者营养治疗规范

1. 多食优质蛋白食物及高钙食物，如牛奶、奶制品、鱼类、芝麻、虾皮、鸡蛋等，多吃应季新鲜水果、蔬菜，补充维生素。

2. 戒烟戒酒。

八、强直性脊柱炎后凸畸形患者健康宣教

1. 术后康复指导

(1) 麻醉清醒后可以开始进行肢体锻炼：踝关节跖屈、背伸练习，每日 2~3 次，每组 20~30 次，每次坚持 5 秒，可保持关节活动度，防止肌肉萎缩等。

(2) 术后第一天可下床活动：下床行走时要佩戴支具，护士应一直在患者身旁保护，应注意长期卧床而引起的体位性低血压，观察患者是否出现头晕、面色苍白等低血压表现。

2. 社区家庭康复指导

(1) 术后 3 个月内不做腰背肌锻炼及重体力活动，如抬箱子、移动桌椅等，应以直立行走为主，可进行简单日常活动。3 个月后可行腰背肌锻炼：可增加腰背肌肌力和耐力，稳定和保护脊柱，缓解肌肉紧张痉挛，减轻疼痛，降低负荷；改善局部血液循环，降低炎性物质和代谢产物的堆积，促进损伤修复。

(2) 3~6 个月以内避免过度冲撞、扭转、跳跃等剧烈活动，尽可能避免久坐、跑、跳，避免睡软床，避免弯腰拾物，可采取屈膝、下蹲的姿势提取物品。

(3) 正确的下床活动方法：嘱患者取侧卧位，双腿垂于床下，双臂交替撑床缓慢坐起，不宜仰卧位直接起床，坐起后不可急于下地。

(4) 经常改变体位，避免长时间固定坐姿，必要时经常起身行走，改善腰背肌紧张状态。

(5) 室温太低、凉气过重，可导致腰背肌肉及椎间盘周围组织的血运障碍，增加腰背痛的机会，室温应控制在 26℃左右为宜。

(6) 选择合适、舒适的运动鞋，避免穿高跟鞋，以免增加胸腰椎负担。

(7) 减轻体重，防止肥胖。

(8) 术后 3 个月复查。

九、推荐表单

（一）医师表单

强直性脊柱炎后凸畸形临床路径医师表单

适用对象：第一诊断为强直性脊柱炎后凸畸形（ICD-10：M40.101）

行脊柱后路截骨矫形、内固定、植骨融合术（ICD-9-CM-3：77.29+78.59+81.05/81.07/81.08+78.09）

患者姓名：	性别：　年龄：　门诊号：	住院号：
住院日期：　年　月　日	出院日期：　年　月　日	标准住院日：≤15 天

时间	住院第 1 天	住院第 2 天	住院第 3 天 （术前日）
主要诊疗工作	□ 询问病史及体格检查 □ 上级医师查房 □ 初步的诊断和治疗方案 □ 完成住院志、首次病程记录等病历书写 □ 开检查检验单 □ 完成必要的相关科室会诊	□ 上级医师查房与手术前评估 □ 确定诊断和手术方案 □ 完成上级医师查房记录 □ 完善术前检查项目 □ 收集检查检验结果并评估病情 □ 必要时请相关科室会诊	□ 上级医师查房，术前讨论，确定手术方案 □ 完成上级医师查房记录 □ 向患者和/或家属交代围手术期注意事项，并签署手术知情同意书、输血同意书、委托书（患者本人不能签字时）、自费用品协议书 □ 麻醉医师查房，向患者和/或家属交代麻醉注意事项，并签署麻醉知情同意书 □ 完成各项术前准备
重点医嘱	**长期医嘱：** □ 骨科护理常规 □ 一级护理 □ 饮食 □ 患者既往内科基础疾病用药 **临时医嘱：** □ 血常规、血型、尿常规 □ 凝血功能 □ 电解质、肝功能、肾功能 □ ESR、CRP、ASO、RF、HLA-B27 □ 血型感染性疾病筛查 □ 胸部 X 线检查、心电图、肺功能 □ 站立位全脊柱正侧位像、颈椎正侧位片 □ 根据病情：全脊柱 CT 及三维重建、MRI、肌电图、血气分析、超声心动图、双下肢血管彩色超声	**临时医嘱：** □ 骨科护理常规 □ 一级护理 □ 饮食 □ 患者既往内科基础疾病用药 **临时医嘱：** □ 根据会诊科室要求安排检查和化验 □ 镇痛等对症处理 □ 呼吸功能锻炼	**长期医嘱：** 同前日 **临时医嘱：** □ 术前医嘱：明日在全身麻醉下行脊柱后凸矫形、内固定、植骨融合术 □ 术前禁食、禁水 □ 术前用抗菌药物皮试，手术抗菌药物带药 □ 一次性导尿包术中用 □ 术区备皮 □ 术前灌肠 □ 配血 □ 其他特殊医嘱 □ 必要时术中带激素
病情变异记录	□ 无　□ 有，原因： 1. 2.	□ 无　□ 有，原因： 1. 2.	□ 无　□ 有，原因： 1. 2.
医师签名			

时间	住院第 1~4 天 (手术日)	住院第 5 天 (术后第 1 天)	住院第 6 天 (术后第 2 天)
主要诊疗工作	□ 手术 □ 向患者和/或家属交代手术过程概况及术后注意事项 □ 术者完成手术记录 □ 完成术后病程记录 □ 上级医师查房 □ 麻醉医师查房 □ 观察有无术后并发症并作出相应处理，观察下肢运动、感觉	□ 上级医师查房 □ 完成常规病程记录 □ 观察伤口、引流量、生命体征情况等，并作出相应处理 □ 观察下肢运动、感觉	□ 上级医师查房 □ 完成病程记录 □ 拔除引流管，伤口换药 □ 指导患者功能锻炼 □ 指导患者坐起（根据病情）
重点医嘱	**长期医嘱：** □ 骨科术后护理常规 □ 一级护理 □ 饮食 □ 轴线翻身 □ 留置引流管并记引流量 □ 抗菌药物 □ 其他特殊医嘱 □ 术后激素预防脊髓水肿（必要时） **临时医嘱：** □ 今日在全身麻醉下行后凸矫形+内固定+植骨融合术 □ 心电监测、吸氧（根据病情需要） □ 补液 □ 胃黏膜保护剂（必要时） □ 止吐、镇痛等对症处理（必要时） □ 急查血常规（必要时） □ 输血（根据病情需要）	**长期医嘱：** □ 骨科术后护理常规 □ 一级护理 □ 饮食 □ 轴线翻身 □ 留置引流管并记引流量 □ 抗菌药物 □ 其他特殊医嘱 □ 术后激素预防脊髓水肿（必要时） **临时医嘱：** □ 复查血常规 □ 输血和/或补晶体、胶体液（根据病情需要） □ 镇痛等对症处理	**长期医嘱：** □ 骨科术后护理常规 □ 一级护理 □ 饮食 □ 轴线翻身 □ 抗菌药物 □ 其他特殊医嘱 □ 术后激素预防脊髓水肿（必要时） **临时医嘱：** □ 复查血常规（必要时） □ 输血和/或补晶体、胶体液（必要时） □ 换药，拔引流管 □ 拔尿管（根据病情） □ 镇痛等对症处理
病情变异记录	□ 无 □ 有，原因： 1. 2.	□ 无 □ 有，原因： 1. 2.	□ 无 □ 有，原因： 1. 2.
医师签名			

时间	住院第 7 天 （术后第 3 天）	住院第 8 天 （术后第 4 天）	住院第 9~15 天 （术后第 5~11 天）
主要诊疗工作	□ 上级医师查房 □ 住院医师完成病程记录 □ 伤口换药（必要时） □ 指导患者功能锻炼 □ 复查术后全脊柱 X 线片（根据患者情况） □ 定做术后支具（必要时）	□ 上级医师查房 □ 住院医师完成病程记录 □ 伤口换药（必要时） □ 指导患者功能锻炼 □ 指导正确使用支具	□ 上级医师查房，进行手术及伤口评估，确定有无手术并发症和切口愈合不良情况，确定畸形矫正情况，明确能否出院 □ 出院前复查 ESR、CRP □ 完成出院志、病案首页、出院诊断证明书等病历书写 □ 向患者交代出院后的康复锻炼及注意事项，如复诊的时间、地点，发生紧急情况时的处理等
重点医嘱	**长期医嘱：** □ 骨科术后护理常规 □ 二级护理 □ 饮食 □ 抗菌药物：如体温正常，伤情况良好，无明显红肿时可以停止抗菌药物治疗 □ 其他特殊医嘱 **临时医嘱：** □ 复查血常规、尿常规、生化（必要时） □ 补液（必要时） □ 换药（必要时） □ 镇痛等对症处理	**长期医嘱：** □ 骨科术后护理常规 □ 二级护理 □ 饮食 □ 抗菌药物：如体温正常，伤情况良好，无明显红肿时可以停止抗菌药物治疗 □ 其他特殊医嘱 **临时医嘱：** □ 复查血常规、尿常规、生化（必要时） □ 补液（必要时） □ 换药（必要时） □ 镇痛等对症处理	**出院医嘱：** □ 出院带药 □ 根据伤口愈合情况，预约伤口换药及必要时拆线时间 □ 3 个月后门诊复查 □ 不适随诊 □ 继续强直性脊柱炎治疗
病情变异记录	□ 无　□ 有，原因： 1. 2.	□ 无　□ 有，原因： 1. 2.	□ 无　□ 有，原因： 1. 2.
医师签名			

（二）护士表单

强直性脊柱炎后凸畸形临床路径护士表单

适用对象：第一诊断为强直性脊柱炎后凸畸形（ICD-10：M40.101）
行脊柱后路截骨矫形、内固定、植骨融合术（ICD-9-CM-3：77.29+78.59+81.05/81.07/81.08+78.09）

患者姓名：	性别： 年龄：	住院号：
住院日期： 年 月 日	出院日期： 年 月 日	标准住院日：≤15 天

时间	住院第 1 天	住院第 2 天	住院第 3 天 （术前日）
健康宣教	**入院宣教：** □ 介绍主管医师、护士 □ 介绍环境、设施 □ 介绍住院注意事项	**术前宣教：** □ 宣教疾病知识、术前准备及手术过程 □ 告知准备物品、沐浴 □ 告知术后饮食、活动及探视注意事项 □ 告知术后可能出现的情况及应对方式 □ 主管护士与患者沟通，了解并指导心理应对 □ 告知家属等候区位置	**术后当日宣教：** □ 告知监护设备、管路功能及注意事项 □ 告知饮食、体位要求 □ 告知疼痛注意事项 □ 告知术后可能出现情况及应对方式 □ 告知用药情况 □ 给予患者及家属心理支持 □ 再次明确探视陪伴须知
护理处置	□ 核对患者，佩戴腕带 □ 建立入院护理病历 □ 卫生处置：剪指（趾）甲、沐浴、更换病号服	□ 协助医师完成术前检查化验 **术前准备：** □ 配血 □ 抗菌药物皮试 □ 备皮 □ 药物灌肠 □ 禁食、禁水	**送手术：** □ 摘除患者各种活动物品 □ 核对患者资料及带药 □ 填写手术交接单，签字确认 **接手术：** □ 核对患者及资料，签字确认
基础护理	**二级护理：** □ 晨晚间护理 □ 患者安全管理	**二级护理：** □ 晨晚间护理 □ 患者安全管理	**特级护理：** □ 卧位护理：胸腰部制动、协助轴线翻身每 2 小时、预防压疮 □ 排泄护理 □ 患者安全管理
专科护理	□ 护理查体 □ 评估双下肢感觉活动 □ 观察心肺功能、劳动耐力，指导呼吸功能锻炼 □ 填写跌倒预防告知书，需要时，填写跌倒及压疮防范表 □ 需要时，请家属陪伴 □ 心理护理	□ 协助医师完成术前检查化验 □ 心理护理 □ 防止皮肤压疮护理 □ 指导患者呼吸功能锻炼	□ 病情观察，写特护记录：每 2 小时评估生命体征、双下肢感觉活动、皮肤情况、伤口敷料、伤口引流管、尿管情况、出入量、有无神经功能障碍 □ 遵医嘱予抗菌药物、神经营养药物、激素、脱水剂（根据情况）、消炎镇痛、补液等治疗 □ 心理护理 □ 术前指导术中唤醒及患者相关配合事宜

续　表

时间	住院第 1 天	住院第 2 天	住院第 3 天 （术前日）
重点医嘱	□ 详见医嘱执行单	□ 详见医嘱执行单	□ 详见医嘱执行单
病情变异记录	□ 无　□ 有，原因： 1. 2.	□ 无　□ 有，原因： 1. 2.	□ 无　□ 有，原因： 1. 2.
护士签名			

时间	住院第4~8天 (术后第1~4天)	住院第9~15天 (术后第5~11天)
健康宣教	术后宣教： □ 药物作用及频率 □ 饮食、活动指导 □ 复查患者对术前宣教内容的掌握程度 □ 疾病恢复期注意事项 □ 拔除伤口引流管后注意事项 □ 拔尿管后注意事项 □ 功能锻炼方法 □ 正确起卧床方法 □ 佩戴支具注意事项 □ 下床活动注意事项	出院宣教： □ 复查时间 □ 服药方法 □ 指导饮食 □ 活动休息 □ 支具佩戴 □ 指导功能锻炼方法 □ 伤口观察 □ 指导办理出院手续
护理处置	□ 遵医嘱完成相关治疗	□ 办理出院手续 □ 书写出院小结
基础护理	特级/一级/二级护理： □（根据患者病情和生活自理能力确定护理级别） □ 晨晚间护理 □ 协助进食、进水 □ 协助轴线翻身每2小时1次，预防压疮 □ 排泄护理 □ 床上温水擦浴 □ 协助更衣 □ 患者安全管理	二级护理： □ 晨晚间护理 □ 协助或指导进食、进水 □ 协助或指导床旁活动 □ 康复训练 □ 患者安全管理
专科护理	□ 病情观察，写特护记录：每2小时评估生命体征、双下肢感觉活动、皮肤情况、伤口敷料、伤口引流管、出入量 □ 遵医嘱予抗菌药物（抗菌药物用药时间应小于48小时）、神经营养药物、激素、脱水剂（根据情况）、消炎镇痛、补液等治疗 □ 下肢功能锻炼指导 □ 需要时，联系主管医师给予相关治疗及用药 □ 心理护理	□ 病情观察：评估生命体征、双下肢感觉活动、伤口敷料情况 □ 心理护理
重点医嘱	□ 详见医嘱执行单	□ 详见医嘱执行单
病情变异记录	□ 无 □ 有，原因： 1. 2.	□ 无 □ 有，原因： 1. 2.
护士签名		

（三）患者表单

强直性脊柱炎后凸畸形临床路径患者表单

适用对象：第一诊断为强直性脊柱炎后凸畸形（ICD-10：M40.101）

行脊柱后路截骨矫形、内固定、植骨融合术（ICD-9-CM-3：77.29+78.59+81.05/81.07/81.08+78.09）

患者姓名：	性别：　年龄：　门诊号：	住院号：
住院日期：　年　月　日	出院日期：　年　月　日	标准住院日：≤15 天

时间	入院	手术前	手术日
医患配合	□ 配合询问病史、收集资料，请务必详细告知既往史、用药史、过敏史 □ 如服用抗凝剂，请明确告知 □ 配合进行体格检查 □ 有任何不适请告知医师	□ 配合完善术前相关检查、化验，如采血、留尿、心电图、X 线胸片、肺功能、超声心动图、脊柱正侧位像、脊柱 CT+三维重建 □ 医师与患者及家属介绍病情及手术谈话、术前签字 □ 麻醉医师与患者进行术前访视	□ 配合评估手术效果 □ 配合检查肢体感觉活动情况 □ 有任何不适请告知医师
护患配合	□ 配合测量体温、脉搏、呼吸、血压、体重 1 次 □ 配合完成入院护理评估（简单询问病史、过敏史、用药史） □ 接受入院宣教（环境介绍、病室规定、订餐制度、贵重物品保管等） □ 有任何不适请告知护士	□ 配合测量体温、脉搏、呼吸，询问排便次数，1 次/日 □ 接受术前宣教 □ 接受配血，以备术中需要时用 □ 接受备皮 □ 接受药物灌肠 □ 自行沐浴 □ 准备好必要用物，弯头吸水管、尿壶、尿垫等 □ 取下义齿、饰品等，贵重物品交家属保管	□ 清晨测量体温、脉搏、呼吸、血压 1 次 □ 送手术室前，协助完成核对，带齐影像资料，脱去衣物，上手术车 □ 返回病房后，协助完成核对，配合过病床 □ 配合检查意识、双下肢感觉活动，询问出入量 □ 配合术后吸氧、监护仪监测、输液、排尿用尿管、腰部或胸部有伤口引流管 □ 遵医嘱采取正确体位 □ 配合缓解疼痛 □ 有任何不适请告知护士
饮食	□ 普通饮食	□ 术前 12 小时禁食、禁水	□ 返病室后禁水 6 小时 □ 6 小时后无恶心呕吐可适量饮水 □ 禁食
排泄	□ 正常排尿便	□ 正常排尿便	□ 保留尿管
活动	□ 正常活动	□ 正常活动	□ 根据医嘱卧床、胸腰部制动 □ 卧床休息，保护管路 □ 四肢活动

时间	手术后	出院
医患配合	□配合检查双下肢感觉活动 □需要时，配合伤口换药 □配合拔除引流管、尿管 □配合伤口拆线	□接受出院前指导 □知道复查程序 □获取出院诊断书
护患配合	□配合定时监测生命体征，每日询问排便次数 □配合检查双下肢感觉活动，询问出入量 □接受输液、服药等治疗 □配合夹闭尿管，锻炼膀胱功能 □接受进食、进水、排便等生活护理 □配合轴线翻身，预防皮肤压力伤 □注意活动安全，避免坠床或跌倒 □配合采取正确方法起卧床 □如需要，配合正确佩戴脊柱支具 □配合执行探视及陪伴	□接受出院宣教 □办理出院手续 □获取出院带药 □知道服药方法、作用、注意事项 □知道护理伤口方法 □知道正确起卧床方法 □如需要，指导正确佩戴支具方法 □知道复印病历方法
饮食	□根据医嘱，排气后进流质饮食 □根据医嘱，由流质饮食逐渐过渡到普通饮食	□根据医嘱，普通饮食
排泄	□保留尿管-正常排尿便 □防治便秘	□正常排尿便 □防治便秘
活动	□根据医嘱，床上活动 □注意保护管路，勿牵拉、脱出等 □根据医嘱，床旁活动	□正常适度活动，避免疲劳

附：原表单（2019 年版）

强直性脊柱炎后凸畸形临床路径表单

适用对象：第一诊断为强直性脊柱炎后凸畸形（ICD-10：M40.101）

行脊柱后路截骨矫形、内固定、植骨融合术（ICD-9-CM-3：77.29+78.59+81.05/81.07/81.08+78.09）

患者姓名：	性别：　　年龄：　　门诊号：	住院号：
住院日期：　　年　月　日	出院日期：　　年　月　日	标准住院日：≤15 天

时间	住院第 1 天	住院第 2 天	住院第 3 天 （术前日）
主要诊疗工作	□ 询问病史及体格检查 □ 上级医师查房 □ 初步的诊断和治疗方案 □ 完成住院志、首次病程、上级医师查房等病历书写 □ 开检查单 □ 完成必要的相关科室会诊	□ 上级医师查房与手术前评估 □ 确定诊断和手术方案 □ 完成上级医师查房记录 □ 完善术前检查项目 □ 收集检查结果并评估病情 □ 请相关科室会诊	□ 上级医师查房，术前评估和决定手术方案 □ 完成上级医师查房记录等 □ 向患者和/或家属交代围手术期注意事项并签署手术知情同意书、输血同意书、委托书（患者本人不能签字时）、自费用品协议书 □ 麻醉医师查房并与患者和/或家属交代麻醉注意事项并签署麻醉知情同意书 □ 完成各项术前准备
重点医嘱	**长期医嘱：** □ 骨科护理常规 □ 一级护理 □ 饮食 □ 患者既往内科基础疾病用药 **临时医嘱：** □ 血常规、血型、尿常规 □ 凝血功能 □ 电解质、肝功能、肾功能 □ ESR、CRP、ASO、RF、HLA-B27 □ 感染性疾病筛查 □ 胸部 X 线检查、心电图、肺功能、 □ 站立位全脊柱正侧位像、胸腰椎正侧位片 □ 根据病情：全脊柱 CT 及三维重建、MRI、肌电图、血气分析、超声心动图、双下肢血管彩色超声	**长期医嘱：** □ 骨科护理常规 □ 一级护理 □ 饮食 □ 患者既往内科基础疾病用药 **临时医嘱：** □ 根据会诊科室要求安排检查 □ 镇痛等对症处理 □ 呼吸功能锻炼	**长期医嘱：** 同前日 **临时医嘱：** □ 术前医嘱：明日在全身麻醉下行脊柱后凸矫形、内固定、植骨融合 □ 术前禁食、禁水 □ 术前用抗菌药物皮试，手术抗菌药物带药 □ 一次性导尿包术中用 □ 术区备皮 □ 术前灌肠 □ 配血 □ 其他特殊医嘱 □ 必要时术中带激素

续 表

时间	住院第1天	住院第2天	住院第3天 （术前日）
主要护理工作	□ 入院介绍（病房环境、设施等） □ 入院护理评估 □ 观察心肺功能、劳动耐力	□ 观察患者病情变化 □ 防止皮肤压疮护理 □ 心理和生活护理 □ 指导呼吸功能锻炼	□ 做好备皮等术前准备 □ 提醒患者术前禁食、禁水 □ 术前心理护理 □ 术前指导术中唤醒及患者相关配合事宜
病情变异记录	□ 无 □ 有，原因： 1. 2.	□ 无 □ 有，原因： 1. 2.	□ 无 □ 有，原因： 1. 2.
护士签名			
医师签名			

时间	住院第 2~4 天 （手术日）	住院第 5 天 （术后第 1 天）	住院第 6 天 （术后第 2 天）
主要诊疗工作	□ 手术 □ 向患者及/或家属交代手术过程概况及术后注意事项 □ 术者完成手术记录 □ 完成术后病程 □ 上级医师查房 □ 麻醉医师查房 □ 观察有无术后并发症并作出相应处理，观察下肢运动、感觉	□ 上级医师查房 □ 完成常规病程记录 □ 观察伤口、引流量、体温、生命体征情况等并作出相应处理 □ 观察下肢运动、感觉	□ 上级医师查房 □ 完成病程记录 □ 拔除引流管，伤口换药 □ 指导患者功能锻炼 □ 指导患者坐起（根据病情）
重点医嘱	**长期医嘱：** □ 骨科术后护理常规 □ 一级护理 □ 饮食 □ 轴线翻身 □ 留置引流管并记引流量 □ 抗菌药物 □ 其他特殊医嘱 □ 术后激素预防脊髓水肿（必要时） **临时医嘱：** □ 今日在全身麻醉下行后凸矫形+内固定+植骨融合术 □ 心电监测、吸氧（根据病情需要） □ 补液 □ 胃黏膜保护剂（必要时） □ 镇吐、镇痛等对症处理（必要时） □ 急查血常规 □ 输血（根据病情需要）	**长期医嘱：** □ 骨科术后护理常规 □ 一级护理 □ 饮食 □ 轴线翻身 □ 留置引流管并记引流量 □ 抗菌药物 □ 其他特殊医嘱 □ 术后激素预防脊髓水肿（必要时） **临时医嘱：** □ 复查血常规 □ 输血和/或补晶体、胶体液（根据病情需要） □ 镇痛等对症处理	**长期医嘱：** □ 骨科术后护理常规 □ 一级护理 □ 饮食 □ 轴线翻身 □ 抗菌药物 □ 其他特殊医嘱 □ 术后激素预防脊髓水肿（必要时） **临时医嘱：** □ 复查血常规（必要时） □ 输血和/或补晶体、胶体液（必要时） □ 换药，拔引流管 □ 拔尿管（根据病情） □ 镇痛等对症处理
主要护理工作	□ 观察患者病情变化并及时报告医师 □ 术后心理与生活护理 □ 指导术后患者功能锻炼	□ 观察患者病情并做好引流量等相关记录 □ 术后心理与生活护理 □ 指导术后患者功能锻炼	□ 观察患者病情变化 □ 术后心理与生活护理 □ 指导术后患者功能锻炼 □ 指导正确的翻身及坐起方法
病情变异记录	□ 无　□ 有，原因： 1. 2.	□ 无　□ 有，原因： 1. 2.	□ 无　□ 有，原因： 1. 2.
护士签名			
医师签名			

时间	住院第7天 （术后第3天）	住院第8天 （术后第4天）	住院第9~15天 （术后第5~11天）
主要诊疗工作	□ 上级医师查房 □ 住院医师完成病程记录 □ 伤口换药（必要时） □ 指导患者功能锻炼 □ 复查术后全脊柱X线片（根据患者情况） □ 定做术后支具（必要时）	□ 上级医师查房 □ 住院医师完成病程记录 □ 伤口换药（必要时） □ 指导患者功能锻炼 □ 指导正确使用支具	□ 上级医师查房，进行手术及伤口评估，确定有无手术并发症和切口愈合不良情况，确定畸形矫正情况，明确是否出院 □ 出院前复查ESR、CRP □ 完成出院志、病案首页、出院诊断证明书等病历 □ 向患者交代出院后的康复锻炼及注意事项，如复诊的时间、地点，发生紧急情况时的处理等
重点医嘱	**长期医嘱：** □ 骨科术后护理常规 □ 二级护理 □ 饮食 □ 抗菌药物：如体温正常，伤情况良好，无明显红肿时可以停止抗菌药物治疗 □ 其他特殊医嘱 **临时医嘱：** □ 复查血常规、尿常规、生化（必要时） □ 补液（必要时） □ 换药（必要时） □ 镇痛等对症处理	**长期医嘱：** □ 骨科术后护理常规 □ 二级护理 □ 饮食 □ 抗菌药物：如体温正常，伤情况良好，无明显红肿时可以停止抗菌药物治疗 □ 其他特殊医嘱 **临时医嘱：** □ 复查血常规、尿常规、生化（必要时） □ 补液（必要时） □ 换药（必要时） □ 镇痛等对症处理 □ 拍术后片	**出院医嘱：** □ 出院带药 □ 嘱____天后拆线换药（根据伤口愈合情况，预约伤口换药及必要时拆线时间） □ 3个月后门诊复查 □ 不适随诊 □ 继续强直性脊柱炎治疗
主要护理工作	□ 观察患者病情变化 □ 术后心理与生活护理 □ 指导患者功能锻炼	□ 观察患者病情变化 □ 指导患者功能锻炼 □ 术后心理和生活护理	□ 指导患者办理出院手续 □ 出院宣教
病情变异记录	□ 无 □ 有，原因： 1. 2.	□ 无 □ 有，原因： 1. 2.	□ 无 □ 有，原因： 1. 2.
护士签名			
医师签名			

第六十三章

脊柱滑脱症临床路径释义

【医疗质量控制指标】

指标一、脊柱滑脱症神经学评价完成率。

指标二、脊柱滑脱症患者健康相关生活质量评估完成率。

指标三、脊柱滑脱症患者影像学评价完成率。

指标四、脊柱滑脱症患者围手术期并发症发生率。

指标五、脊柱滑脱症患者康复评估率。

一、脊柱滑脱症编码

疾病名称及编码：后天性脊椎滑脱（ICD-10：M43.100x091）
腰椎滑脱（ICD-10：M43.006 ）
后天性腰椎滑脱（ICD-10：M43.100x062）
先天性脊椎滑脱（ICD-10：Q76.202）
先天性腰椎体滑脱（ICD-10：Q76.200x103）

手术操作名称及编码：前外侧入路胸椎融合术（ICD-9-CM-3：81.0400x004）
前外侧入路胸腰椎融合术（ICD-9-CM-3：81.0400x005）
胸椎椎体间融合术，前入路（ICD-9-CM-3：81.0401）
胸腰椎椎体间融合术，前入路（ICD-9-CM-3：81.0402）
后外侧入路腰椎融合术（ICD-9-CM-3：81.0800x016）
后外侧入路腰骶椎融合术（ICD-9-CM-3：81.0800x017）
经椎间孔入路腰椎体融合术（ICD-9-CM-3：81.0800x018）
腰椎椎体间融合术，后入路（ICD-9-CM-3：81.0801）
腰骶椎椎体间融合术，后入路（ICD-9-CM-3：81.0802）

二、临床路径检索方法

M43.100x091/ M43.006/ M43.100x062/ Q76.202/ Q76.200x103 伴 81.0400x004/81.0400x005/81.0401/81.0402/81.0800x016/81.0800x017/81.0800x018/81.0801/81.0802

三、国家医疗保障疾病诊断相关分组（CHS-DRG）

MDCI　肌肉、骨骼疾病及功能障碍

IU2　颈腰背疾患

四、脊柱滑脱症临床路径标准住院流程

（一）适用对象

第一诊断为脊柱滑脱症（ICD-10：后天性脊椎滑脱 M43.191、先天性脊椎滑脱 Q76.211），腰椎滑脱症（ICD-10：后天性腰椎滑脱 M43.162、先天性腰椎体滑脱：Q76.213），行椎管减压或加用内固定、植骨融合（ICD-9-CM-3：81.04-81.08）。

释义

■ 适用对象编码参见第一部分。

■ 本路径适用对象为需手术治疗的脊柱滑脱症（Spondylolisthesis）患者，其中绝大部分为腰椎滑脱症，行一期后路单纯减压或同时进行固定融合手术，也可行一期前后路联合手术。不适于前后路联合分期手术。不适于复杂截骨矫形脊柱重建等操作的手术。

（二）诊断依据

根据《临床诊疗指南 · 骨科分册》（中华医学会编著，人民卫生出版社，2009 年）。

1. 病史：主要症状包括腰腿痛、间隙性跛行，可能伴马尾神经症状，无血管源性跛行。

2. 体征：可出现下肢感觉、运动、反射改变；直腿抬高试验阳性或阴性；无下肢缺血的阳性体征。

3. 辅助检查：影像学检查有相应节段的退变、神经压迫的表现。

释义

■ 腰椎滑脱为形态学或影像学诊断，指某一椎体相对于相邻椎体出现滑移。受身体重力影响，椎体一般向躯干腹侧滑脱，在临床中最常见，是一般意义上的滑脱。对于矢状位失衡的患者在上腰椎可能会出现反向滑脱或后滑脱，对于脊柱侧凸的患者可能出现侧方滑移或旋转半脱位。在外伤的患者中除峡部急性损伤致创伤性滑脱外，一般诊断为脊柱骨折脱位。

■ 腰椎滑脱病因学分类（Wiltse-Newman Classification）：

Ⅰ. 发育不良型

Ⅱ. 峡部型

ⅡA. 应力骨折造成的峡部断裂

ⅡB. 反复微小骨折并愈合造成的峡部延长

ⅡC. 急性峡部骨折

Ⅲ. 退变性

Ⅳ. 创伤性

Ⅴ. 病理性

■ 腰椎滑脱病因学分类（Marchetti-Bartolozzi Classification）：

发育性

高度发育不良型（峡部裂、峡部延长）

低度发育不良型（峡部裂、峡部延长）

获得性

创伤性（急性骨折、应力骨折）

医源性（手术直接引起、间接引起）

病理性（局部、全身）

退变性（原发、继发）

■ 滑脱程度分级（Myerding Grading）：

Ⅰ°：椎体滑移<25%

Ⅱ°：椎体滑脱 25%~50%

Ⅲ°：椎体滑脱 50%~75%

Ⅳ°：椎体滑脱 75%~100%

腰椎滑落（Spondyloptosis）：椎体滑脱至下一椎体前方。

■ 腰椎滑脱症是一临床诊断，在腰椎滑脱病理改变的基础上患者出现腰痛伴下肢神经症状，滑脱多出现在下腰椎，需要结合病史、症状、体征及辅助检查综合诊断。

■ 患者一般是慢性病程，其病理生理改变为腰椎椎管狭窄（中央椎管、神经根管或神经根孔狭窄）。可有典型的中央椎管狭窄症状，如间歇性跛行；也可有根性症状。马尾神经症状相对少见。在发育性滑脱的低龄患者中可伴有脊柱侧凸。

■ 体格检查：患者外观可出现腰前凸增大，下腰部凹陷，骨盆前倾。在下腰部可触及棘突“台阶感”。完整的神经学检查包括下肢肌肉容积、肌张力、感觉、肌力、反射和特殊检查（如直腿抬高试验、股神经牵拉试验等）。腰椎滑脱症类似腰椎管狭窄症，也可有症状重、体征轻的特点。注意询问患者病史及评价下肢远端的颜色、皮温和足背动脉搏动情况，与下肢动脉硬化闭塞症引起的血管源性跛行相鉴别。

■ X 线片：应拍摄站立位腰椎正侧位、过屈过伸动力位片，可拍摄双斜位片。如考虑患者存在矢状位整体平衡问题，可行站立位脊柱全长或全身像。腰椎滑脱影像学诊断是在站立中立位侧位片上出现椎体滑移。如果在动力位片出现滑移，而中立位片未出现滑移，影像学上诊断为腰椎不稳定。因卧位侧位片拍照时身体处于非负重情况，对于腰椎滑脱来说可能会被漏诊。动力位线片（包括椎管造影后）可以判断脊柱稳定性，为手术选择提供依据。斜位 X 线片可观察腰椎峡部情况。脊柱全长片用来评价整体矢状序列及测量脊柱骨盆参数。

■ 腰椎 CT：主要目的是评价骨性结构。矢状位重建可以观察腰椎峡部情况，明确有无峡部裂或峡部延长。CT 可以判断致压物的位置、性质。术前可观察椎弓根结构，为术中减压及置钉事先计划。在无法进行 MRI 检查时，可行椎管造影后 CT（CTM），间接了解神经受压情况。

■ 腰椎 MRI：了解神经、椎间盘及其他软组织的首选影像学方法。退行性滑脱一般出现中央椎管狭窄，可伴有神经根管狭窄，行走根受累。峡部裂性滑脱一般出现神经根孔狭窄，出口根受累。

■ 选择性神经根阻滞：在症状体征与影像学不符或多节段退变需明确责任间隙时，可行选择性神经根阻滞。

■ 如患者出现与影像学不符的肌力下降、肌肉萎缩等情况，可行神经电生理检查协助除外神经肌肉性疾病。

■ X 线双能骨密度（DEXA）或腰椎定量 CT（qCT）：对于计划行固定融合手术的老年患者，建议行骨密度检查了解骨质情况，为置钉计划、术中骨水泥强化或滑脱复位策略提供参考依据。

（三）选择治疗方案的依据

根据《临床诊疗指南·骨科分册》（中华医学会编著，人民卫生出版社，2009 年）。

1. 脊柱滑脱症诊断明确。

2. 手术治疗指征：脊柱滑脱症经保守治疗无效。

3. 无手术禁忌证。
4. 手术治疗：手术方案主要为椎管减压，根据情况可加用内固定、植骨融合。
（1）椎管减压包括有限减压及全椎板切除减压。
（2）内固定、植骨融合包括后外侧固定植骨融合或椎体间融合。

释义

■ 腰椎滑脱症诊断需症状、体征及影像学相符，并明确责任节段。应避免仅凭影像学结果作出临床诊断。

■ 腰椎滑脱症首选保守治疗，包括：生活方式调整、NSAIDs、肌松剂、神经营养药物、物理治疗、疼痛治疗等。如以上方法效果不佳，症状严重影响患者生活，可考虑手术治疗。术前可使用 ODI、JOA、SF-36 等问卷评价患者生活质量。

■ 手术的首要目的是神经减压。如术前存在不稳定或术中可能造成潜在医源性不稳定，或进行畸形矫正，则考虑进行固定融合手术。

■ 对于稳定的滑脱，可以行单纯椎管减压手术，一般为轻度退行性滑脱。建议采用环形减压或开窗减压，尽量保留小关节、关节囊、棘间韧带、棘上韧带等稳定结构。在严格掌握适应证的前提下，可开展内镜下手术。

■ 退行性滑脱减压的重点在椎间盘水平的椎管及神经根管，注意对硬膜囊和行走根减压。对于峡部裂性滑脱减压重点在神经根孔，要去除峡部增生组织，注意对出口根减压。

■ 目前可以采用多种方式进行腰椎融合，如后外侧融合（PLF）、后路椎体间融合（PLIF）、经椎间孔椎体间融合（TLIF）、侧方椎体间融合（LLIF）、前路椎体间融合（ALIF）等。可辅助椎弓根螺钉、皮质骨螺钉、关节突螺钉、前路螺钉或钢板等固定。可进行常规开放性手术，或微创手术，可使用显微镜、脊柱内镜、导航、机器人等辅助。推荐采用椎体间融合的方式进行腰椎融合。

■ 减压和松解是滑脱复位的前提。可使用复位工具或复位螺钉进行复位。应根据患者骨质情况进行提拉复位，在减压充分和保证融合的前提下不强求完全复位，防止近端螺钉拔出。在复位后常规对椎管进行探查，防止椎体位置改变后带来新的神经压迫。

（四）标准住院日≤12 天

释义

■ 腰椎滑脱症患者入院后，术前常规检查、脊柱影像学检查、心肺功能检查等需要 3~4 天，术后恢复 5~7 天，总住院时间≤12 天的均符合本路径要求。

（五）进入路径标准

1. 第一诊断必须符合脊柱滑脱症编码。
2. 当患者合并其他疾病，但住院期间不需要特殊处理也不影响第一诊断的临床路径流程实施时，可以进入路径。

释义

■ 本路径适用对象为需手术治疗的腰椎滑脱症患者。

■ 患者如果合并高血压病、糖尿病、冠心病等其他慢性疾病，需要术前内科治疗时，如果不影响麻醉和手术，可进入本路径，但可能会增加医疗费用，延长住院时间。如果上述慢性疾病需要经治疗稳定后才能手术，术前准备过程先进入其他相应内科疾病的诊疗路径。

（六）术前准备（术前评估）≤4 天

1. 必需的检查项目
（1）血常规、血型（ABO 血型+Rh 因子）、尿常规。
（2）凝血功能检查、肝功能、肾功能、电解质检查、感染性疾病筛查（乙型肝炎、丙型肝炎、梅毒、艾滋病）。
（3）胸部 X 线平片、心电图。
（4）影像学检查：卧位或站立位腰椎正侧位、动力位像；腰椎 CT 和/或 MRI 检查。
2. 根据患者病情可选择的检查项目：如脊髓造影、造影后腰椎 CT、腰椎双斜位 X 线片、心肺功能检查、肌电图、双下肢血管彩色超声等。

释义

■ 必查项目包括血常规、尿常规、肝功能、肾功能、电解质、血糖、凝血功能、X 线胸片、心电图，主要是评估有无合并基础病，是确保手术治疗安全、有效开展的基础，这些检查可能会影响到住院时间、费用以及治疗预后。血型、Rh 因子、感染性疾病筛查主要是用于手术治疗前后的输血前准备；老年或患有基础疾病的患者，术前需行心肺功能检查，有合并疾病者可根据病情请相应科室会诊，以确保手术安全；建议拍摄负重位 X 线片、CT 及 MRI，必要时行椎管造影和 CTM、选择性神经根阻滞、骨密度检查等。这些辅助检查是进一步明确诊断、选择合适手术治疗方案的必需检查。

■ 神经电生理检查可帮助明确神经损害性质，有助于除外神经肌肉性疾病。

■ 为缩短患者住院等待时间，检查项目可以在患者入院前于门诊完成。

（七）预防性抗菌药物选择与使用时机

1. 按照《抗菌药物临床应用指导原则（2015 年版）》（国卫办医发〔2015〕43 号）执行，并根据患者的病情决定抗菌药物的选择与使用时间。建议使用第一、第二代头孢菌素类，头孢曲松。
2. 术前 30 分钟预防性用抗菌药物；手术超过 3 小时加用 1 次抗菌药物。

释义

■ 腰椎滑脱症手术属于Ⅰ类切口，但由于术中可能用到内植物及植骨材料，一旦感染可导致严重后果。因此，需按规定使用预防性应用抗菌药物。

■ 如对第一、第二代头孢菌素类过敏，可使用其他符合规定要求的抗菌药物。

■ 抗生素用药细则见第五部分脊柱滑脱症临床路径给药方案。

（八）手术日为入院第≤5天

1. 麻醉方式：气管内插管全身麻醉或椎管内麻醉。
2. 手术方式：后路腰椎管减压，根据情况选用内固定植骨融合，必要时行椎体间融合。
3. 手术内植物：椎弓根螺钉、钛棒、椎间融合器、自体骨、同种异体骨、人工骨。
4. 术中用药：麻醉用药、抗菌药物、激素（甲强龙、地塞米松），必要时使用止血药。
5. 根据畸形情况决定是否使用术中脊髓功能监测。
6. 输血：视术中具体情况而定。

释义

■ 本路径规定的腰椎滑脱症手术建议在气管内插管全身麻醉下实施。

■ 手术方式主要分为单纯减压术和固定融合术。单纯减压手术在充分减压的前提下应尽量保留稳定结构，避免出现术后医源性不稳定。固定融合手术方法众多，已在第三部分描述，手术内植物及植骨材料根据需要选择。建议采用椎体间融合或椎体间+后外侧融合方式。

■ 术中根据情况选择激素类药物，不做一般性要求。可使用氨甲环酸或其他止血药物减少术中出血。

■ 根据手术节段及风险选择术中神经电生理监测。

■ 术中可采用自体血回输。术中及术后是否输血依照术中出血量及术后引流量、患者心率及血压等循环稳定性、血常规 Hb 等情况而定。

（九）术后住院恢复≤7天

1. 必须复查的项目：血常规、腰椎正侧位片。
2. 必要时复查的项目：CT 或 MRI、肝功能、肾功能、电解质。
3. 术后用药

（1）抗菌药物使用：按照《抗菌药物临床应用指导原则（2015 年版）》（国卫办医发〔2015〕43 号）执行，并根据患者的病情决定抗菌药物的选择与使用时间。建议使用第一、第二代头孢菌素类，头孢曲松。

（2）术后抗凝：参考《中国骨科大手术静脉血栓栓塞症预防指南》，对于高龄（年龄>60岁）患者可考虑术后 12~24 小时后给予抗凝治疗。

（3）术后镇痛：参考《骨科常见疼痛的处理专家建议》（《中华骨科杂志》.2008 年 1 月 .28 卷 .1 期）。

（4）术后必要时使用激素：地塞米松、甲强龙等。

（5）根据患者具体情况选择使用预防并发症的药物。

4. 必要时制作术后支具。

释义

■ 术后需复查腰椎正侧位片，了解滑脱复位及内植物的位置情况。若需要了解减压及内植物情况，或术后出现相关并发症，可行脊柱 CT 或 MRI 检查。

■ 术后需复查血常规，了解 WBC、RBC、Hb 等情况，以决定抗菌药物使用时长以及是否输血。手术时间长、创伤大的患者可术后复查凝血功能、电解质、肝功能、肾功能，以便及时纠正。术前存在心肺功能受损的患者，术后需复查心肺功能，了解改善情况及是否需要相关支持。

■ 在术后处理上：可按《抗菌药物临床应用指导原则》适当应用抗菌药物；对于术后疼痛，可按照《骨科常见疼痛的处理专家建议》进行术后镇痛；在脊髓、神经根减压后可给予激素、脱水药物和神经营养药物治疗以利患者神经功能恢复；对于存在下肢静脉血栓形成危险因素的患者，可根据病情给予抗凝治疗，以避免深静脉血栓形成；对脊柱功能恢复，可在围腰保护下逐渐进行功能锻炼。

（十）出院标准

1. 切口：愈合好，无感染征象，或可在门诊处理的未完全愈合切口。
2. 没有需要住院处理的并发症和合并症。

释义

■ 主治医师应在出院前，通过复查上述各项检查并结合患者恢复情况决定是否能出院。如果出现术后伤口感染等并发症和/或合并症需要继续留院治疗的情况，应先处理并发症和/或合并症并符合出院条件后再准许患者出院。

（十一）变异及原因分析

1. 合并症：本病多为高龄，可能合并其他疾病，如患者术前心肺功能障碍等，导致术前检查和准备时间延长。
2. 并发症：本病术后可能出现心、肺、脑并发症，以及新发神经系统症状，导致术后治疗时间延长。
3. 内植物选择：根据矫形方法选用不同内植物。
4. 植骨融合选择：根据术中情况选用不同植骨材料及方法。

释义

■ 出现变异的原因很多，除了包括路径中所描述的各种术后并发症，还包括医疗、护理、患者、环境等多方面的变异原因，对于这些变异，医师需在表单中明确说明，具体变异情况如下：①按路径流程完成治疗，但出现了上述围手术期并发症，导致治疗时间延长甚至再次手术，从而造成住院日延长和费用增加。②术前患者心肺功能异常，需进一步治疗以满足手术需要，导致术前检查时间延长，治疗费用增加。③患者同时存在神经功能障碍，需术后延长康复时间，导致治疗费用不同。④由于患者病情不同，手术节段数目不同、术后是否进入 ICU 病房、自体骨与异体骨、单一入路或联合入路手术、使用内植物的不同，可能导致住院费用存在差异。⑤患者入选路径后，医师在检查及治疗过程中发现患者合并存在一些事前未预知的对本路径治疗可能产生影响的情况，需要中止执行路径或者是延长治疗时间、增加治疗费用。⑥因患者方面的主观原因导致执行本路径出现变异。

五、脊柱滑脱症临床路径给药方案

1. 术前用药：无。

2. 术中用药

【用药选择】

抗菌药物：按照《抗菌药物临床应用指导原则（2015 年版）》（国卫办医发〔2015〕43 号）执行。接受清洁手术者，在术前 0.5~2 小时内给药，或麻醉开始时给药，使手术切口暴露时局部组织中已达到足以杀灭手术过程中入侵切口细菌的药物浓度。如果手术时间超过 3 小时，或失血量大（>1500ml），可手术中给予第 2 剂。抗菌药物的有效覆盖时间应包括整个手术过程和手术结束后 4 小时，总的预防用药时间不超过 24 小时，个别情况可延长至 48 小时。通常选用第一、第二代头孢菌素类，如头孢唑啉、头孢拉定和头孢呋辛、头孢西丁等。头孢过敏的患者可选用克林霉素或万古霉素等。

【药学提示】

如果选用万古霉素，则应使用尽量小的剂量以防止导致细菌产生耐药性。肾功能减退者应避免使用万古霉素。第一、第二代头孢菌素类多数主要经肾排泄，中度以上肾功能不全患者应根据肾功能适当调整剂量。

3. 术后用药

【用药选择】

1. 预防性应用抗生素原则见术中抗生素使用原则。

2. 围手术期镇痛：参考《骨科常见疼痛的处理专家建议》，入院时对患者进行健康教育，以得到患者的配合，达到理想的疼痛治疗效果。对患者疼痛反复进行评估（数字评价量表或视觉模拟评分），及早开始镇痛，多模式镇痛，个体化镇痛。术后即可进食者可采用口服药物镇痛；术后禁食者可选择静脉点滴等其他给药方式。根据患者症状的轻中度疼痛首选非甾体类抗炎药，也可以弱阿片类药物与非甾体类抗炎药（NSAIDs）等联合使用。

【药学提示】

选用 NSAIDs 是需参阅药品说明书并评估 NSAIDs 的危险因素。如患者发生胃肠道不良反应的危险性较高，使用非选择性 NSAIDs 时加用 H_2 受体阻断剂、质子泵抑制剂和胃黏膜保护剂米索前列醇等胃肠道保护剂，或使用选择性 COX-2 抑制剂。应用 NSAIDs 时，对于心血管疾病高危患者，应权衡疗效和安全性因素。阿片类镇痛药最常见不良反应包括恶心、呕吐、便秘、嗜睡及过度镇静、呼吸抑制等。

六、脊柱滑脱症患者护理规范

1. 入院评估、入院宣教、协助完成术前检查。

2. 术前准备、心理护理。

3. 术后密切观察患者生命体征变化，严密观察患者双下肢肌力、感觉运动及反射情况，并与术前进行比较。

4. 全身麻醉清醒后可少量多次饮水，无不适反应后可进食流质饮食，肠鸣音恢复后可正常饮食。

5. 平卧 4 小时后可轴向翻身，保持脊柱水平位。

6. 保持各种管路通畅，密切观察引流液的颜色、性状、量。

7. 术后根据医嘱下地活动，注意是否发生体位性低血压症状。

8. 出院前评估、出院指导、康复指导。

七、脊柱滑脱症患者营养治疗规范

1. 营养风险筛查，NRS 评分> 3 分者，给以营养评估。

2. 充足的热量、蛋白质，适量脂肪。NRS 评分≤3 分者，能量供给标准以 25～30kcal/kg 为佳；营养不良者热量供给标准不低于 35kcal/kg。碳水化合物热量比不低于 50%，充足的蛋白质，不低于 1. 2～1. 5g/kg（标准体重），应以优质蛋白为主，不低于蛋白质总量的 1/3～1/2；脂肪热比以 25%～30%为宜，饱和脂肪酸、单不饱和脂肪酸、多不饱和脂肪酸间比例以 1：1：1 左右为宜，适当提高膳食 ω-3 脂肪酸的摄入，保证充足的维生素和矿物质，

3. 围手术期，根据不同治疗时期选择饮食形态如流质饮食、半流质饮食、软食或普通饮食等。饮食宜清淡，以温、热、软为佳，忌食生冷、肥甘、厚腻食物，限制刺激性食物、饮品及调味品。

4. 如经口进食低于需要量的 80%及高热者，应给予相应的肠内营养补充剂口服补充，必要时管饲肠内营养补充或肠外营养补充。

5. 如有糖代谢异常，应减少糖类的摄入量。

八、脊柱滑脱症患者健康宣教

1. 住院环境及流程介绍。

2. 疾病及治疗方式宣教。

3. 术前准备宣教。

4. 术后康复宣教。

5. 出院宣教。

九、推荐表单

（一）医师表单

脊柱滑脱症临床路径医师表单

适用对象：第一诊断为脊柱滑脱症

行椎管减压或加用内固定、植骨融合（ICD-9-CM-3：81.04-81.08）

患者姓名：	性别：　　年龄：	住院号：
住院日期：　　年　月　日	出院日期：　　年　月　日	标准住院日：≤12 天

时间	住院第 1 天	住院第 2 天	住院第 3~5 天 （术前日）
主要诊疗工作	□ 询问病史及体格检查 □ 医师查房 □ 初步的诊断和治疗方案 □ 完成住院志、首次病程、上级医师查房等病历书写 □ 开检查检验单	□ 上级医师查房与术前评估 □ 确定诊断和手术方案 □ 完成上级医师查房记录 □ 实施所有需要检查的项目 □ 收集检查检验结果并评估病情 □ 请相关科室会诊	□ 上级医师查房，术前评估和决定手术方案 □ 完成上级医师查房记录等 □ 向患者及/或家属交代围手术期注意事项并签署手术知情同意书、输血同意书、委托书（患者本人不能签字时）、自费用品协议书 □ 麻醉医师查房并与患者及/或家属交代麻醉注意事项并签署麻醉知情同意书 □ 完成各项术前准备
重点医嘱	**长期医嘱：** □ 骨科护理常规 □ 二级护理 □ 饮食 □ 患者既往内科基础疾病用药 **临时医嘱：** □ 血常规、血型、尿常规 □ 凝血功能 □ 电解质、肝功能、肾功能 □ 传染性疾病筛查 □ 胸部 X 线平片、心电图 □ 卧位或站立位腰椎正侧位、斜位、前屈后伸动力像，腰椎 CT 检查 □ 根据病情：下肢血管超声、血气分析、肌电图 □ 必要时行腰椎 MRI、脊髓造影、造影后腰椎 CT、肺功能、超声心动图	**长期医嘱：** □ 骨科护理常规 □ 二级护理 □ 饮食 □ 患者既往内科基础疾病用药 **临时医嘱：** □ 根据会诊科室要求安排检查检验 □ 神经营养治疗，对症治疗	**长期医嘱：** 同前日 **临时医嘱：** □ 术前医嘱：明日在全身麻醉或椎管内麻醉下行腰椎管减压、内固定、植骨融合 □ 术前禁食、禁水 □ 术前用抗菌药物皮试 □ 手术抗菌药物带药 □ 一次性导尿包术中用 □ 术区备皮 □ 药物灌肠 □ 配血 □ 其他特殊医嘱
病情变异记录	□ 无　□ 有，原因： 1. 2.	□ 无　□ 有，原因： 1. 2.	□ 无　□ 有，原因： 1. 2.
医师签名			

时间	住院第 2~5 天 （手术日）	住院第 6 天 （术后第 1 天）	住院第 7 天 （术后第 2 天）
主要诊疗工作	□ 手术 □ 向患者及/或家属交代手术过程概况及术后注意事项 □ 术者完成手术记录 □ 完成术后病程 □ 上级医师查房 □ 麻醉医师查房 □ 观察有无术后并发症并作出相应处理，观察下肢运动、感觉	□ 上级医师查房 □ 完成常规病程记录 □ 观察伤口、引流量、体温、生命体征情况等并作出相应处理 □观察下肢运动、感觉	□ 上级医师查房 □ 完成病程记录 □ 根据情况可拔除引流管，伤口换药 □ 指导患者功能锻炼 □ 指导患者坐起（根据病情）
重点医嘱	**长期医嘱：** □ 骨科术后护理常规 □ 一级护理 □ 饮食 □ 轴线翻身 □ 留置引流管并记引流量 □ 抗菌药物 □ 其他特殊医嘱 □ 必要时术后激素预防脊髓水肿 **临时医嘱：** □ 今日在全身麻醉下行腰椎管减压、内固定、植骨融合 □ 心电监测、吸氧（根据病情需要） □ 补液 □ 胃黏膜保护剂（酌情） □ 止吐、镇痛等对症处理（酌情） □ 急查血常规 □ 输血（根据病情需要）	**长期医嘱：** □ 骨科术后护理常规 □ 一级护理 □ 饮食 □ 轴线翻身 □ 留置引流管并记引流量 □ 抗菌药物 □ 其他特殊医嘱 □ 必要时术后激素预防神经水肿 □ 必要时神经营养药物 **临时医嘱：** □ 复查血常规 □ 输血及/或补晶体、胶体液（根据病情需要） □ 镇痛等对症处理（酌情）	**长期医嘱：** □ 骨科术后护理常规 □ 一级护理 □ 饮食 □ 轴线翻身 □ 抗菌药物 □ 其他特殊医嘱 □ 必要时术后激素预防脊髓水肿 □ 必要时神经营养药物 **临时医嘱：** □ 复查血常规（必要时） □ 输血及或补晶体、胶体液（必要时） □ 换药，拔引流管 □ 拔尿管（根据病情） □ 镇痛等对症处理（酌情）
病情变异记录	□ 无　□ 有，原因： 1. 2.	□ 无　□ 有，原因： 1. 2.	□ 无　□ 有，原因： 1. 2.
医师签名			

时间	住院第 8 天 （术后第 3 天）	住院第 9 天 （术后第 4 天）	住院第 10~12 天 （术后第 5~7 天）
主要诊疗工作	□ 上级医师查房 □ 住院医师完成病程记录 □ 伤口换药（必要时） □ 指导患者功能锻炼 □ 复查术后腰椎正侧位（根据患者情况） □ 定做术后支具（必要时）	□ 上级医师查房 □ 住院医师完成病程记录 □ 伤口换药（必要时） □ 指导患者功能锻炼 □ 指导正确使用支具（必要时）	□ 上级医师查房，进行手术及伤口评估，确定有无手术并发症和切口愈合不良情况，确定滑脱复位和内植物情况，明确是否出院 □ 完成出院志、病案首页、出院诊断证明书等病历 □ 向患者交代出院后的康复锻炼及注意事项，如复诊的时间、地点，发生紧急情况时的处理等
重点医嘱	**长期医嘱：** □ 骨科术后护理常规 □ 二级护理 □ 饮食 □ 抗菌药物：如体温正常，伤口情况良好，无明显红肿时可以停止抗菌药物治疗 □ 其他特殊医嘱 □ 必要时神经营养药物 **临时医嘱：** □ 复查血常规、尿常规、生化（必要时） □ 补液（必要时） □ 换药（必要时） □ 镇痛等对症处理（酌情）	**长期医嘱：** □ 骨科术后护理常规 □ 二级护理 □ 饮食 □ 抗菌药物：如体温正常，伤口情况良好，无明显红肿时可以停止抗菌药物治疗 □ 其他特殊医嘱 □ 必要时神经营养药物 **临时医嘱：** □ 复查血常规、尿常规、生化（必要时） □ 补液（必要时） □ 换药（必要时） □ 镇痛等对症处理（酌情）	**出院医嘱：** □ 出院带药 □ 嘱____日后拆线换药（根据伤口愈合情况，预约伤口换药及必要时拆线时间） □ 3 个月后门诊复查 □ 不适随诊
病情变异记录	□ 无 □ 有，原因： 1. 2.	□ 无 □ 有，原因： 1. 2.	□ 无 □ 有，原因： 1. 2.
医师签名			

（二）护士表单

脊柱滑脱症临床路径护士表单

适用对象：第一诊断为脊柱滑脱症

行椎管减压或加用内固定、植骨融合（ICD-9-CM-3：81.04-81.08）

患者姓名：	性别：　　年龄：	住院号：
住院日期：　　年　月　日	出院日期：　　年　月　日	标准住院日：≤12 天

时间	住院第 1 天	住院第 2 天	住院第 3~5 天 （术前日）
健康宣教	入院宣教： □介绍主管医师、护士 □介绍环境、设施 □介绍住院注意事项 □介绍探视和陪伴制度 □介绍贵重物品制度	□ 药物宣教 术前宣教： □ 宣教术前准备及检查后注意事项 □ 告知患者在检查中配合医师 □ 主管护士与患者沟通，消除患者紧张情绪 □ 告知检查后可能出现的情况及应对方式	□ 药物宣教 术前宣教： □ 宣教术前准备及检查后注意事项 □ 告知患者在检查中配合医师 □ 主管护士与患者沟通，消除患者紧张情绪 □ 告知检查后可能出现的情况及应对方式
护理处置	□ 核对患者，佩戴腕带 □ 建立入院护理病历 □ 协助患者留取各种标本 □ 测量体重	□ 协助医师完成术前检查	□ 做好备皮等术前检查 □ 提醒患者术前禁食、禁水 □ 术前心理护理
基础护理	三级护理： □ 晨晚间护理 □ 患者安全管理	三级护理： □ 晨晚间护理 □ 患者安全管理	二级/一级护理： □ 晨晚间护理 □ 患者安全管理
专科护理	□ 护理查体 □ 病情观察（心肺功能、劳动耐力） □ 需要时，填写跌倒及压疮防范表 □ 需要时，请家属陪伴 □ 心理护理	□ 病情观察 □ 防止皮肤压疮护理 □ 指导呼吸功能锻炼 □ 心理护理	□ 遵医嘱予补液 □ 病情观察 □ 心理护理
重点医嘱	□ 详见医嘱执行单	□ 详见医嘱执行单	□ 详见医嘱执行单
病情变异记录	□ 无　□ 有，原因： 1. 2.	□ 无　□ 有，原因： 1. 2.	□ 无　□ 有，原因： 1. 2.
护士签名			

时间	住院第 2~5 天 （手术日）	住院第 6 天 （术后第 1 天）	住院第 7 天 （术后第 2 天）
健康宣教	□ 药物宣教 □ 手术宣教 □ 观察病情变化并及时报告医师 □ 指导术后患者功能锻炼	□ 药物宣教 □ 手术宣教 □ 观察病情变化并及时报告医师 □ 指导术后患者功能锻炼	□ 药物宣教 □ 手术宣教 □ 观察病情变化并及时报告医师 □ 指导术后患者功能锻炼
护理处置	□ 观察病情变化 □ 术后心理与生活护理 □ 指导患者功能锻炼	□ 观察病情变化 □ 术后心理与生活护理 □ 指导患者功能锻炼	□ 观察病情变化 □ 术后心理与生活护理 □ 指导患者功能锻炼
基础护理	一级护理： □ 晨晚间护理 □ 患者安全管理	一级/二级护理： □ 晨晚间护理 □ 患者安全管理	一级/二级护理： □ 晨晚间护理 □ 患者安全管理
专科护理	□ 遵医嘱予补液 □ 病情观察（生命体征等） □ 心理护理	□ 遵医嘱予补液 □ 病情观察（生命体征等） □ 心理护理	□ 遵医嘱予补液 □ 病情观察（生命体征等） □ 心理护理
重点医嘱	□ 详见医嘱执行单	□ 详见医嘱执行单	□ 详见医嘱执行单
病情变异记录	□ 无 □ 有，原因： 1. 2.	□ 无 □ 有，原因： 1. 2.	□ 无 □ 有，原因： 1. 2.
护士签名			

时间	住院第 8 天 （术后第 3 天）	住院第 9 天 （术后第 4 天）	住院第 10~12 天 （术后第 5~7 天）
健康宣教	□ 药物宣教 □ 手术宣教 □ 观察病情变化并及时报告医师 □ 指导术后患者功能锻炼	□ 药物宣教 □ 手术宣教 □ 观察病情变化并及时报告医师 □ 指导术后患者功能锻炼	□ 出院宣教
护理处置	□ 观察病情变化 □ 术后心理与生活护理 □ 指导患者功能锻炼	□ 观察病情变化 □ 术后心理与生活护理 □ 指导患者功能锻炼	□ 指导患者办理出院
基础护理	二级护理： □ 晨晚间护理 □ 患者安全管理	二级护理： □ 晨晚间护理 □ 患者安全管理	二级/三级护理： □ 晨晚间护理 □ 患者安全管理
专科护理	□ 遵医嘱予补液 □ 病情观察（生命体征等） □ 心理护理	□ 遵医嘱予补液 □ 病情观察（生命体征等） □ 心理护理	□ 指导患者术后康复等注意事项
重点医嘱	□ 详见医嘱执行单	□ 详见医嘱执行单	□ 详见医嘱执行单
病情变异记录	□ 无　□ 有，原因： 1. 2.	□ 无　□ 有，原因： 1. 2.	□ 无　□ 有，原因： 1. 2.
护士签名			

（三）患者表单

脊柱滑脱症临床路径患者表单

适用对象：第一诊断为脊柱滑脱症

行椎管减压或加用内固定、植骨融合（ICD-9-CM-3：81.04-81.08）

患者姓名：	性别： 年龄：	住院号：
住院日期： 年 月 日	出院日期： 年 月 日	标准住院日：≤12天

时间	住院第1天	住院第2天	住院第3~5天 （术前日）
医患配合	□ 配合询问病史、收集资料，请务必详细告知既往史、用药史、过敏史 □ 配合进行体格检查 □ 有任何不适请告知医师	□ 配合完善相关检查、化验，如采血、留尿、心电图、X线胸片 □ 医师与患者及家属介绍病情及手术检查谈话、检查前签字	□ 配合完善相关检查、化验 □ 配合医师做好术前准备
护患配合	□ 配合测量体温、脉搏、呼吸2~3次，血压、体重1次 □ 配合完成入院护理评估（简单询问病史、过敏史、用药史） □ 接受入院宣教（环境介绍、病室规定、订餐制度、贵重物品保管等） □ 配合执行探视和陪伴制度 □ 有任何不适请告知护士	□ 配合测量体温、脉搏、呼吸2~3次，询问大便次数1次 □ 接受术前宣教 □ 接受饮食宣教 □ 接受药物宣教	□ 清晨测量体温、脉搏、呼吸、血压1次 □ 送手术室前，协助完成核对，带齐影像资料及用药 □ 返回病房后，配合接受生命体征的测量 □ 配合检查意识（全身麻醉者） □ 配合缓解疼痛 □ 接受术后宣教 □ 接受饮食宣教 □ 接受药物宣教 □ 有任何不适请告知护士
饮食	□ 遵医嘱饮食	□ 遵医嘱饮食	□ 术前禁食、禁水 □ 术后6小时试饮水，无恶心、呕吐可进少量流质饮食或者半流质饮食
排泄	□ 正常排尿便	□ 正常排尿便	□ 正常排便 □ 留置导尿
活动	□ 正常活动	□ 正常活动	□ 正常活动

时间	术后	出院日
医患配合	□ 协助康复锻炼 □ 配合完善术后检查	□ 接受出院前指导 □ 知道复查程序 □ 获取出院诊断书
护患配合	□ 配合定时监测生命体征 □ 配合检查伤口 □ 接受输液、服药等治疗 □ 接受进食、进水、排便等生活护理 □ 配合活动，预防皮肤压力伤 □ 注意活动安全，避免坠床或跌倒 □ 配合执行探视及陪伴	□ 接受出院宣教 □ 办理出院手续 □ 获取出院带药 □ 知道服药方法、作用、注意事项 □ 知道复印病历程序
饮食	□ 遵医嘱饮食	□ 遵医嘱饮食
排泄	□ 正常排尿便	□ 正常排尿便
活动	□ 正常适度活动，避免疲劳	□ 正常适度活动，避免疲劳

附：原表单（2017年版）

脊柱滑脱症临床路径表单

适用对象：第一诊断为脊柱滑脱症

行椎管减压或加用内固定、植骨融合（ICD-9-CM-3：81.04-81.08）

患者姓名：	性别： 年龄：	住院号：
住院日期： 年 月 日	出院日期： 年 月 日	标准住院日：≤12天

时间	住院第1天	住院第2天	住院第3~5天 （术前日）
主要诊疗工作	□ 询问病史及体格检查 □ 医师查房 □ 初步的诊断和治疗方案 □ 完成住院志、首次病程、上级医师查房等病历书写 □ 开检查检验单	□ 上级医师查房与术前评估 □ 确定诊断和手术方案 □ 完成上级医师查房记录 □ 实施所有需要检查的项目 □ 收集检查检验结果并评估病情 □ 请相关科室会诊	□ 上级医师查房，术前评估和决定手术方案 □ 完成上级医师查房记录等 □ 向患者及/或家属交代围手术期注意事项并签署手术知情同意书、输血同意书、委托书（患者本人不能签字时）、自费用品协议书 □ 麻醉医师查房并与患者及/或家属交代麻醉注意事项并签署麻醉知情同意书 □ 完成各项术前准备
重点医嘱	**长期医嘱：** □ 骨科护理常规 □ 二级护理 □ 饮食 □ 患者既往内科基础疾病用药 **临时医嘱：** □ 血常规、血型、尿常规 □ 凝血功能 □ 电解质、肝功能、肾功能 □ 传染性疾病筛查 □ 胸部X线平片、心电图 □ 卧位或站立位腰椎正侧位、斜位、前屈后伸动力像，腰椎CT检查 □ 根据病情：下肢血管超声、血气分析、肌电图 □ 必要时行腰椎MRI、脊髓造影、造影后腰椎CT、肺功能、超声心动图	**长期医嘱：** □ 骨科护理常规 □ 二级护理 □ 饮食 □ 患者既往内科基础疾病用药 **临时医嘱：** □ 根据会诊科室要求安排检查检验 □ 神经营养治疗，对症治疗	**长期医嘱：** 同前日 **临时医嘱：** □ 术前医嘱：明日在全身麻醉或椎管内麻醉下行腰椎管减压、内固定、植骨融合 □ 术前禁食、禁水 □ 术前用抗菌药物皮试 □ 手术抗菌药物带药 □ 一次性导尿包术中用 □ 术区备皮 □ 药物灌肠 □ 配血 □ 其他特殊医嘱

续　表

时间	住院第 1 天	住院第 2 天	住院第 3~5 天 （术前日）
主要护理工作	□ 入院介绍（病房环境、设施等） □ 入院护理评估 □ 观察心肺功能、劳动耐力	□ 观察患者病情变化 □ 防止皮肤压疮护理 □ 心理和生活护理 □ 指导呼吸功能锻炼 □ 指导卧床下肢功能锻炼	□ 做好备皮等术前准备 □ 提醒患者术前禁食、禁水 □ 术前心理护理
病情变异记录	□ 无　□ 有，原因： 1. 2.	□ 无　□ 有，原因： 1. 2.	□ 无　□ 有，原因： 1. 2.
护士签名			
医师签名			

时间	住院第 2~5 天 （手术日）	住院第 6 天 （术后第 1 天）	住院第 7 天 （术后第 2 天）
主要诊疗工作	□ 手术 □ 向患者及/或家属交代手术过程概况及术后注意事项 □ 术者完成手术记录 □ 完成术后病程 □ 上级医师查房 □ 麻醉医师查房 □ 观察有无术后并发症并作出相应处理，观察下肢运动、感觉	□ 上级医师查房 □ 完成常规病程记录 □ 观察伤口、引流量、体温、生命体征情况等并作出相应处理 □ 观察下肢运动、感觉	□ 上级医师查房 □ 完成病程记录 □ 根据情况可拔除引流管，伤口换药 □ 指导患者功能锻炼 □ 指导患者坐起（根据病情）
重点医嘱	**长期医嘱：** □ 骨科术后护理常规 □ 一级护理 □ 饮食 □ 轴线翻身 □ 留置引流管并记引流量 □ 抗菌药物 □ 其他特殊医嘱 □ 必要时术后激素预防脊髓水肿 **临时医嘱：** □ 今日在全身麻醉下行腰椎管减压、内固定、植骨融合 □ 心电监测、吸氧（根据病情需要） □ 补液 □ 胃黏膜保护剂（酌情） □ 止吐、镇痛等对症处理（酌情） □ 急查血常规 □ 输血（根据病情需要）	**长期医嘱：** □ 骨科术后护理常规 □ 一级护理 □ 饮食 □ 轴线翻身 □ 留置引流管并记引流量 □ 抗菌药物 □ 其他特殊医嘱 □ 必要时术后激素预防脊髓水肿 □ 必要时神经营养药物 **临时医嘱：** □ 复查血常规 □ 输血及/或补晶体、胶体液（根据病情需要） □ 镇痛等对症处理（酌情）	**长期医嘱：** □ 骨科术后护理常规 □ 一级护理 □ 饮食 □ 轴线翻身 □ 抗菌药物 □ 其他特殊医嘱 □ 必要时术后激素预防脊髓水肿 □ 必要时神经营养药物 **临时医嘱：** □ 复查血常规（必要时） □ 输血及或补晶体、胶体液（必要时） □ 换药，拔引流管 □ 拔尿管（根据病情） □ 镇痛等对症处理（酌情）
主要护理工作	□ 观察患者病情变化并及时报告医师 □ 术后心理与生活护理 □ 指导术后患者功能锻炼	□ 观察患者病情并做好引流量等相关记录 □ 术后心理与生活护理 □ 指导术后患者功能锻炼	□ 观察患者病情变化 □ 术后心理与生活护理 □ 指导术后患者功能锻炼 □ 指导正确的翻身及坐起方法
病情变异记录	□ 无 □ 有，原因： 1. 2.	□ 无 □ 有，原因： 1. 2.	□ 无 □ 有，原因： 1. 2.
护士签名			
医师签名			

时间	住院第 8 天 （术后第 3 天）	住院第 9 天 （术后第 4 天）	住院第 10～12 天 （术后第 5～7 天）
主要诊疗工作	□ 上级医师查房 □ 住院医师完成病程记录 □ 伤口换药（必要时） □ 指导患者功能锻炼 □ 复查术后腰椎正侧位（根据患者情况） □ 定做术后支具（必要时）	□ 上级医师查房 □ 住院医师完成病程记录 □ 伤口换药（必要时） □ 指导患者功能锻炼 □ 指导正确使用支具	□ 上级医师查房，进行手术及伤口评估，确定有无手术并发症和切口愈合不良情况，确定畸形矫正情况，明确是否出院 □ 完成出院志、病案首页、出院诊断证明书等病历 □ 向患者交代出院后的康复锻炼及注意事项，如复诊的时间、地点，发生紧急情况时的处理等
重点医嘱	**长期医嘱：** □ 骨科术后护理常规 □ 二级护理 □ 饮食 □ 抗菌药物：如体温正常，伤口情况良好，无明显红肿时可以停止抗菌药物治疗 □ 其他特殊医嘱 □ 必要时神经营养药物 **临时医嘱：** □ 复查血常规、尿常规、生化（必要时） □ 补液（必要时） □ 换药（必要时） □ 镇痛等对症处理（酌情）	**长期医嘱：** □ 骨科术后护理常规 □ 二级护理 □ 饮食 □ 抗菌药物：如体温正常，伤口情况良好，无明显红肿时可以停止抗菌药物治疗 □ 其他特殊医嘱 □ 必要时神经营养药物 **临时医嘱：** □ 复查血常规、尿常规、生化（必要时） □ 补液（必要时） □ 换药（必要时） □ 镇痛等对症处理（酌情）	**出院医嘱：** □ 出院带药 □ 嘱____日后拆线换药（根据伤口愈合情况，预约伤口换药及必要时拆线时间） □ 3 个月后门诊复查 □ 不适随诊
主要护理工作	□ 观察患者病情变化 □ 术后心理与生活护理 □ 指导患者功能锻炼	□ 观察患者病情变化 □ 指导患者功能锻炼 □ 术后心理和生活护理	□ 指导患者办理出院手续 □ 出院宣教
病情变异记录	□ 无　□ 有，原因： 1. 2.	□ 无　□ 有，原因： 1. 2.	□ 无　□ 有，原因： 1. 2.
护士签名			
医师签名			

第六十四章

Morton 趾临床路径释义

【医疗质量控制指标】

指标一、实施手术前的评估与术前准备。

指标二、术后康复治疗。

指标三、内科原有疾病治疗。

指标四、手术后并发症治疗。

指标五、为患者提供神经瘤切除术的健康教育。

指标六、切口Ⅰ/甲愈合。

指标七、患者住院天数与住院费用。

一、Morton 趾编码

1. 原编码

疾病名称及编码：Morton 趾（ICD-10：G57.601）

手术操作名称及编码：神经瘤切除术（ICD-9-CM-3：04.075）

2. 修改编码

疾病名称及编码：Morton 趾（ICD-10：G57.602）

手术操作名称及编码：神经瘤切除术（ICD-9-CM-3：04.0713）

二、临床路径检索方法

G57.602 伴 04.0713

三、国家医疗保障疾病诊断相关分组（CHS-DRG）

MDCB　神经系统疾病及功能障碍

BX2　颅神经/周围神经疾患

BJ1　神经系统其他手术

四、Morton 趾临床路径标准住院流程

（一）适用对象

第一诊断为 Morton 趾（ICD-10：G57.601），行神经瘤切除术（ICD-9-CM-3：04.075）。

释义

■ 适用对象编码参见第一部分。

■ Morton 趾为足趾间神经的受压性病变，常发生于第 3、4 足趾间。该病变的病理生理机制尚未完全阐明，可能的病理生理机制包括跖骨间韧带的受压/牵拉、反复的微创伤、血管改变、滑囊病变、神经水肿及神经纤维化等。

（二）诊断依据

根据《坎贝尔骨科手术学（第 11 版）》[（美）卡内尔，（美）贝帝原著，王岩译．人民军医出版社，2011 年]。

1. 病史：第 3 和第 4 跖骨头部位烧灼样、针刺样或痉挛样疼痛。疼痛可持续几周或数年。症状于行走后加重。

2. 体征：第 3 和第 4 跖骨头间局部肿块，按压或叩击肿瘤时有时有麻痛感沿神经干向肢体远端放射。

3. 彩超示局部肿物，肌电图检查、MRI。

释义

■ 症状方面，疼痛及烧灼感常位于趾蹼区的足底侧，患者穿尖头鞋和/或高跟鞋会加重疼痛及烧灼感。查体方面，按压疼痛部位时，若向中线挤压前足会加重疼痛症状。影像学方面，可行 X 线检查排除骨性隆起或畸形。

■ 本病需与跖骨痛、跖趾关节滑膜炎相鉴别。

（三）治疗方案的选择及依据

根据《坎贝尔骨科手术学（第 11 版）》[（美）卡内尔，（美）贝帝原著，王岩译．人民军医出版社，2011 年]。

1. Morton 趾。

2. 保守治疗无效。

释义

■ 该疾病的非手术治疗包括：避免穿尖头鞋和/或高跟鞋，通过跖骨足垫解除趾间神经的压迫，皮质激素局部注射等。

■ 该疾病的手术治疗主要为神经瘤切除术，常采用背侧入路，总体成功率约为 80%，最常见的并发症为残端神经瘤。

（四）标准住院日 7~15 天

释义

■ Morton 趾患者入院后，术前准备 3~5 天，在第 4~6 日接受手术，术后恢复5~11 天出院。总住院时间不超过 15 天均符合路径要求。

■ 如果具备条件，可以在患者入院前在门诊完善相关术前化验及影像学检查，并在麻醉科门诊评估患者全身情况，安排入院后尽早接受手术，以尽量减少患者住院时间。

（五）进入路径标准

1. 第一诊断必须符合 Morton 趾诊断标准。

2. 当患者同时具有其他疾病，但在住院期间不需要特殊处理也不影响第一诊断的临床路径流程实施时，可以进入路径。

3. 病情需手术治疗。

释义

■ 入院后常规检查发现以往没有发现的疾病或既往有基础病（如高血压、冠心病、糖尿病、肝功能、肾功能不全等），经系统评估后对 Morton 趾的诊断治疗无特殊影响，仅需要药物维持治疗者，可进入本路径。但可能会增加医疗费用，延长住院时间。

■ 经入院常规检查发现既往没有发现的疾病，而该疾病对患者健康的影响比 Morton 趾更严重，或者该疾病可能影响手术实施，增加麻醉和手术风险，影响预后，则应优先考虑治疗该种疾病，暂且不宜进入路径。例如较严重的高血压、糖尿病、心功能不全、肝功能、肾功能不全、凝血功能障碍等。

（六）术前准备 3~5 天

1. 必需的检查项目

（1）血常规、尿常规。

（2）肝功能、肾功能、电解质、血糖。

（3）凝血功能。

（4）感染性疾病筛查（乙型肝炎、丙型肝炎、梅毒、艾滋病等）。

（5）X 线胸片、心电图。

（6）局部彩超和 MRI。

（7）肌电图检查。

2. 根据患者病情可选择

（1）肺功能、超声心动图（老年人或既往有相关病史者）。

（2）有相关疾病者必要时请相应科室会诊。

释义

■ 必查项目是确保手术治疗安全、有效开展的基础，在术前必须完成。相关人员应认真分析检查结果，以便及时发现异常情况并采取对应处置。

■ 血常规、尿常规时最基本的常规检查，每个进入路径的患者均需完成；肝功能、肾功能、电解质、血糖、凝血功能、心电图、X 线胸片主要是评估有无基础病，可能会影响到住院时间、费用以及治疗预后；感染性疾病筛查可以为手术室及病房医护人员选择有效防护措施及安排手术顺序提供依据；局部彩超、MRI、肌电图检查可以进一步明确该疾病诊断。

■ 通常年龄较大或有明确心、肺等系统基础疾病的患者，术前应行超生心动图、动态心电图、血气分析、肺功能等检查，以明确合并症的严重程度及对手术风险的影响，必要时，需请相关科室会诊。

（七）选择用药

无。

（八）手术日为入院第 4~6 天

1. 麻醉方式：局部麻醉、硬膜外麻醉。
2. 手术方式：肿物局部切口，神经瘤切除术。
3. 输血：否。

释义

■ 该手术方式手术创伤小，可在局部麻醉或椎管内麻醉下完成；同时，该手术出血少，一般不考虑输血。

（九）术后住院恢复 5~11 天

术后处理：

1. 抗菌药物：按照《抗菌药物临床应用指导原则（2015 年版）》（国卫办医发〔2015〕43 号）执行。
2. 术后镇痛：参照《骨科常见疼痛的处理专家建议》。

释义

■ 该手术切口属于不涉及内植物植入的Ⅰ类切口，故一般不需要使用预防性抗菌药物。

■ 术后镇痛可采用患者可控镇痛泵（PCA），口服镇痛药，静脉/肌注镇痛针等方式进行。

（十）出院标准

1. 体温正常，常规化验指标无明显异常。
2. 伤口情况良好：引流管拔除，伤口无感染征象（或可在门诊处理的伤口情况），无皮瓣坏死。
3. 没有需要住院处理的并发症和/或合并症。

释义

■ 患者出院前应完成必需复查项目，且复查项目应无明显异常。若检查结果有明显异常，主管医师应仔细分析，并做出对应处置。

■ 如果患者伤口愈合在正常的情况之内，且没有明显的感染迹象，可以在门诊换药至拆线。

■ 如果患者住院期间出现需要处理的并发症和/或合并症，暂不考虑出院，应请相关科室会诊，或将患者转科至相关科室进一步诊疗。

（十一）变异及原因分析

内科合并症：老年患者常合并基础疾病，如脑血管或心血管病、糖尿病、血栓等，手术可能导致这些疾病加重而需要进一步治疗，从而延长治疗时间，并增加住院费用。

释义

■ 变异是指入选临床路径的患者未能按路径流程完成医疗行为或未达到预期的医疗质量控制目标。本病可能出现的变异情况主要为两种：①按路径流程完成治疗，但出现非预期结果，可能需要后续进一步处理；②不能按路径流程完成治疗，患者需要中途退出路径，如入院后发现严重的内科合并症，导致必须终止路径或需要转入其他路径进行治疗等。对这些患者，主管医师应进行变异原因分析，并在临床路径的表单中予以说明。

■ 因患者方面的主观原因导致执行路径出现变异，也需要医师在表单中予以说明。

五、Morton 趾临床路径给药方案

1. 术前用药：治疗基础疾病，如心脏病、高血压，肝功能、肾功能障碍等，以口服给药为主；围手术期控制血糖可应用胰岛素。

2. 术中用药：无。

3. 术后用药：术后可用氟比洛芬 50~100mg，每日 2 次；或帕瑞昔布 40mg，每日 2 次，静脉注射。如疼痛较为剧烈，可加用曲马多 100mg，一日 2 次；甚至间断给予哌替啶 50mg，肌内注射。

【用药选择】

术前治疗基础疾病的药物应继续规律应用。

【药学提示】

已知对磺胺类药物过敏患者禁用帕瑞昔布。

【注意事项】

术后应避免注射用非甾类镇痛药与口服非甾类镇痛药合用，以免增加胃肠道不良事件风险。

六、Morton 趾神经瘤切除术患者护理规范

1. 术前护理

（1）术前宣教：宣教手术的目的、意义；讲解骨科专科用具的使用方法。

（2）术前准备：皮肤准备、生命体征监测，术后骨科专科用具的使用。

2. 术后护理

（1）常规护理：生命体征监测、饮食指导、专科护理。

（2）患肢护理：观察患侧前足渗血情况，必要时给予更换敷料。

（3）指导院内功能锻炼：术后第 1 天，抬高患者，仅需如厕时下地行走。术后 4 周内下地时，可穿戴硬底鞋负重行走。术后 2~3 周伤口拆线。术后 4 周以后，可穿戴前足宽松的软底鞋行走。如患者接受跖侧入路的翻修切除术，术后 2 周内患足免负重，但可拄拐下地；术后 2 周后可穿硬底鞋负重行走。

七、Morton 趾神经瘤切除术患者营养治疗规范

1. 正常饮食，保证蛋白质及维生素摄入。

2. 有内科基础病者注意调整饮食，如高血压病患者低盐饮食、肾病患者低蛋白饮食、糖尿病患者低糖饮食等。

八、Morton 趾神经瘤切除术患者健康宣教

1. 术后患肢视手术情况决定负重时机。
2. 重视患足术后穿鞋要求。
3. 术后按时换药、拆线。
4. 定期门诊复查。

九、推荐表单

（一）医师表单

Morton 趾临床路径医师表单

适用对象：第一诊断为 Morton 趾（ICD-10：G57.602）
行神经瘤切除术（ICD-9-CM-3：04.0713）

患者姓名：	性别：　　年龄：　　门诊号：	住院号：
住院日期：　　年　月　日	出院日期：　　年　月　日	标准住院日：7~15 天

时间	住院第 1 天	住院第 2 天	住院第 3 天 （术前日）
主要诊疗工作	□ 询问病史及体格检查 □ 完成病历书写 □ 开化验单及相关检查单 □ 上级医师查房与术前评估 □ 上级医师查房 □ 根据化验及相关检查结果对患者的手术风险进行评估，必要时请相关科室会诊	□ 上级医师查房 □ 继续完成术前化验检查 □ 完成必要的相关科室会诊	□ 根据病史、体检、彩超、MRI 等行术前讨论，确定手术方案 □ 完成必要的相关科室会诊 □ 完成术前准备与术前评估 □ 完成术前小结、上级医师查房记录等病历书写 □ 签署手术知情同意书、自费用品协议书、输血同意书 □ 向患者及家属交代病情及围手术期注意事项
重点医嘱	**长期医嘱：** □ 手外科护理常规 □ 二级护理 □ 饮食 □ 患者既往基础用药 **临时医嘱：** □ 血常规、尿常规 □ 凝血功能 □ 肝功能、肾功能、电解质、血糖 □ 感染性疾病筛查 □ X 线胸片、心电图 □ 局部平片、彩超、MRI □ 心肌酶、肺功能、超声心动图（根据病情需要决定） □ 请相关科室会诊	**临时医嘱：** □ 手外科护理常规 □ 二级护理 □ 饮食 □ 患者既往基础用药 **临时医嘱：** □ 根据会诊科室要求安排检查和化验单	**临时医嘱：** □ 术前医嘱：常规准备明日在局部麻醉、硬膜外麻醉下行肿物切除术 □ 术前禁食、禁水 □ 抗菌药物皮试 □ 配血 □ 一次性导尿包
病情变异记录	□ 无　□ 有，原因： 1. 2.	□ 无　□ 有，原因： 1. 2	□ 无　□ 有，原因： 1. 2.
医师签名			

时间	住院第 4 天	住院第 5 天	住院第 6 天
主要诊疗工作	□ 手术 □ 肿物送检病理 □ 术者完成手术记录 □ 住院医师完成术后病程记录 □ 上级医师查房 □ 注意出血、血运 □ 向患者及家属交代手术过程概况及术后注意事项	□ 上级医师查房，注意病情变化 □ 完成常规病历书写 □ 注意引流量 □ 注意观察体温 □ 注意神经功能变化	□ 上级医师查房 □ 完成常规病历书写 □ 根据引流情况明确是否拔除引流管 □ 注意观察体温 □ 注意神经功能变化 □ 注意伤口情况
重点医嘱	**长期医嘱：** □ 全身麻醉护理常规 □ 一级护理 □ 明日普通饮食/糖尿病饮食/低盐低脂饮食 □ 伤口引流记量 □ 留置尿管 □ 抗菌药物 □ 激素 □ 神经营养药物 **临时医嘱：** □ 心电血压监测、吸氧 □ 补液（根据病情） □ 其他特殊医嘱	**长期医嘱：** □ 饮食 □ 一级护理 □ 脱水剂（根据情况） □ 神经营养药物 □ 消炎镇痛药物 □ 雾化吸入（根据情况） □ 抗凝治疗（根据情况） **临时医嘱：** □ 通便 □ 镇痛 □ 补液	**长期医嘱：** □ 饮食 □ 一级护理 □ 拔除尿管 □ 拔除引流（根据情况） **临时医嘱：** □ 换药（根据情况） □ 补液（根据情况）
病情变异记录	□ 无　□ 有，原因： 1. 2.	□ 无　□ 有，原因： 1. 2	□ 无　□ 有，原因： 1. 2.
医师签名			

时间	住院第 7 天	住院第 8 天	住院第 9 天
主要诊疗工作	□ 上级医师查房 □ 完成常规病历书写 □ 注意观察体温 □ 注意伤口情况 □ 根据引流情况明确是否拔除引流管	□ 上级医师查房 □ 完成常规病历书写 □ 注意观察体温 □ 注意伤口情况	□ 上级医师查房，进行手术及伤口评估，确定有无手术并发症和切口愈合不良情况，明确能否出院 □ 完成出院记录、病案首页、出院证明书等，向患者交代出院后的注意事项，如返院复诊的时间、地点，发生紧急情况时的处理等 □ 患者办理出院手续，出院
重点医嘱	**长期医嘱：** □ 饮食 □ 一级护理 □ 拔除引流（根据情况） **临时医嘱：** □ 换药（根据情况） □ 补液（根据情况）	**长期医嘱：** □ 术后护理常规 □ 饮食 □ 二级护理 **临时医嘱：** □ 换药（根据情况）	**出院医嘱：** □ 出院带药：神经营养药物、消炎镇痛药、口服抗菌药物 □ 预约拆线时间
病情变异记录	□ 无 □ 有，原因： 1. 2.	□ 无 □ 有，原因： 1. 2	□ 无 □ 有，原因： 1. 2.
医师签名			

（二）护士表单

Morton 趾临床路径护士表单

适用对象：第一诊断为 Morton 趾（ICD-10：G57.602）
　　　　　行神经瘤切除术（ICD-9-CM-3：04.0713）

患者姓名：	性别：　　年龄：　　门诊号：	住院号：
住院日期：　　年　月　日	出院日期：　　年　月　日	标准住院日：7~15 天

时间	住院第 1 天	住院第 2~3 天	住院第 4 天 （手术日）
健康宣教	**入院宣教：** □ 介绍主管医师、护士 □ 介绍病室环境、设施 □ 介绍规章制度及注意事项	**术前宣教：** □ 宣教疾病知识、术前准备及手术过程 □ 指导术前保持良好睡眠 □ 告知准备物品 □ 告知术后饮食、活动及探视注意事项 □ 告知术后可能出现的情况及应对方式 □ 告知家属等候区位置	**术后当日宣教：** □ 告知监护设备、管路功能及注意事项 □ 告知饮食、体位要求 □ 告知术后可能出现的情况及应对方式 □ 再次明确探视陪伴须知
护理处置	□ 核对患者，佩戴腕带 □ 建立入院病历 □ 评估患者并书写护理评估单 □ 卫生处置：剪指（趾）甲、沐浴，更换病号服	□ 协助医师完成术前检查化验 **术前准备：** □ 配血 □ 备皮 □ 禁食、禁水	□ 术前监测生命体征 **送手术：** □ 摘除患者各种活动物品 □ 核对患者资料及带药 □ 填写手术交接单，签字确认 **接手术：** □ 核对患者及资料，签字确认
基础护理	**二级/三级护理：** □ 晨晚间护理 □ 患者安全管理	**二级护理：** □ 晨晚间护理 □ 患者安全管理	**特级护理：** □ 晨晚间护理 □ 体位护理：患者平卧，患肢抬高，高于心脏水平 20cm，以促进静脉和淋巴回流，防止患肢肿胀。采取健侧卧位，避免患肢受压 □ 排泄护理 □ 患者安全管理
专科护理	□ 护理查体 □ 需要时填跌倒及压疮防范表 □ 遵医嘱指导康复锻炼 □ 训练深呼吸、咳嗽、翻身 □ 遵医嘱通知化验检查 □ 给予患者及家属心理支持 □ 需要时请家属陪伴	□ 遵医嘱完成相关检查 □ 遵医嘱指导康复锻炼 □ 训练深呼吸、咳嗽、翻身 □ 给予患者及家属心理支持	□ 病情观察，写特护记录：日间及夜间评估生命体征、意识、肢体感觉活动及血液循环、皮肤、伤口敷料，如有病情变化随时记录 □ 石膏托护理：保持患肢功能位 □ 给予患者及家属心理支持

续　表

时间	住院第1天	住院第2~3天	住院第4天 （手术日）
重点医嘱	□ 详见医嘱执行单	□ 详见医嘱执行单	□ 详见医嘱执行单
病情变异记录	□ 无　□ 有，原因： 1. 2.	□ 无　□ 有，原因： 1. 2.	□ 无　□ 有，原因： 1. 2.
护士签名			

时间	住院第 5~14 天	住院第 7~15 天
健康宣教	**术后宣教：** □ 复查患者对术前宣教内容的掌握程度 □ 饮食、活动、安全指导 □ 药物作用及频率 □ 疾病恢复期注意事项	**出院宣教：** □ 复查时间 □ 活动休息 □ 饮食指导：禁烟酒，忌生冷辛辣刺激性食物 □ 指导办理出院手续
护理处置	□ 遵医嘱完成相关检查	□ 办理出院手续 □ 书写出院小结
基础护理	**一级/二级护理：** □ 晨晚间护理 □ 协助进食、进水 □ 协助翻身、床上移动、预防压疮 □ 医嘱可下地时，协助或指导床旁活动 □ 排泄护理 □ 安全管理	**二级护理：** □ 晨晚间护理 □ 协助或指导进食、进水 □ 协助或指导床旁活动 □ 患者安全管理
专科护理	□ 病情观察，写护理记录 □ 评估生命体征、意识、肢体感觉活动及血液循环、皮肤情况、伤口敷料情况 □ 疼痛护理：若患肢疼痛，可视情况遵医嘱合理使用镇痛药 □ 症状护理：告知瘤体切除后出现麻木的正常反应 □ 用药观察：告知营养神经药物应用意义 □ 给予患者及家属心理支持	□ 功能锻炼：早期活动要使用跖底垫 □ 瘢痕护理：告知预防瘢痕的意义及方法 □ 出院指导：正确认识病理结果；告知瘢痕痛与神经瘤复发痛的区别 □ 告知随诊的意义 □ 告知出院流程
重点医嘱	□ 详见医嘱执行单	□ 详见医嘱执行单
病情变异记录	□ 无　□ 有，原因： 1. 2.	□ 无　□ 有，原因： 1. 2.
护士签名		

（三）患者表单

Morton 趾临床路径患者表单

适用对象：第一诊断为 Morton 趾（ICD-10：G57.602）

行神经瘤切除术（ICD-9-CM-3：04.0713）

患者姓名：	性别：　　年龄：　　门诊号：	住院号：
住院日期：　　年　月　日	出院日期：　　年　月　日	标准住院日：7～15 天

时间	入院	手术前	手术日
医患配合	□ 配合询问病史、收集资料，请务必详细告知既往史、用药史、过敏史 □ 如服用抗凝剂，请明确告知 □ 配合进行体格检查 □ 有任何不适请告知医师	□ 配合完善术前相关检查、化验，如采血、留尿、心电图、B 超、X 线胸片等 □ 医师与患者及家属介绍病情及手术谈话、术前签字 □ 麻醉医师与患者进行术前访视	□ 如病情需要，配合术后转入监护病房 □ 配合评估手术效果 □ 配合检查意识、肢体活动 □ 有任何不适请告知医师
护患配合	□ 配合测量体温、脉搏、呼吸、血压、体重 1 次 □ 配合完成入院护理评估（简单询问病史、过敏史、用药史） □ 接受入院宣教（环境介绍、病室规定、订餐制度、贵重物品保管等） □ 配合练习深呼吸、咳嗽、翻身 □ 有任何不适请告知护士	□ 接受术前宣教 □ 接受配血，以备术中需要时用 □ 接受备皮 □ 配合禁食、禁水 □ 沐浴 □ 准备好必要用物，吸水管、尿壶、便盆、尿垫、纸巾等 □ 取下义齿、饰品等，贵重物品交家属保管 □ 术前保持良好睡眠	□ 清晨配合测量体温、脉搏、呼吸，遵医嘱测血压 □ 送手术室前，协助完成核对，脱去衣物，上手术车 □ 返回病房后，协助完成核对，配合过病床 □ 配合检查意识、肢体感觉活动及血液循环，询问出入量 □ 配合术后吸氧、监护仪监测、输液 □ 遵医嘱采取正确体位 □ 配合缓解疼痛 □ 有任何不适请告知护士
饮食	□ 普通饮食或遵医嘱糖尿病膳食等	□ 术前 12 小时禁食、禁水	□ 局部麻醉或区域阻滞麻醉，在不恶心、呕吐的情况下不影响进食、进水 □ 连硬外麻醉术后 6 小时少量进水，排气后可进流质饮食，逐渐过渡为普通饮食 □ 全身麻醉排气后可饮水，由流质饮食逐渐过渡为普通饮食
排泄	□ 正常排尿便	□ 正常排尿便	□ 自行排尿
活动	□ 正常活动	□ 正常活动	□ 床上活动

时间	手术后	出院日
医患配合	□ 配合检查肢体感觉活动及血液循环 □ 需要时，配合伤口换药 □ 配合伤口拆线	□ 接受出院前指导 □ 知道复查程序 □ 获取出院诊断书
护患配合	□ 配合定时监测生命体征，每日询问排便次数 □ 配合检查意识、肢体感觉活动及血液循环 □ 遵医嘱配合监测出入量 □ 接受输液、服药等治疗 □ 接受进食、进水、排便等生活护理 □ 配合活动，预防皮肤压力伤 □ 注意活动安全，避免坠床或跌倒 □ 配合执行探视及陪伴制度	□ 接受出院宣教 □ 办理出院手续 □ 获取出院带药 □ 知道服药方法、作用、注意事项 □ 知道照顾伤口方法 □ 知道复印病历方法
饮食	□ 根据医嘱，由流质饮食逐渐过渡到普通饮食或糖尿病饮食等	□ 根据医嘱，正常饮食或糖尿病膳食等
排泄	□ 正常排尿便 □ 避免便秘	□ 正常排尿便 □ 避免便秘
活动	□ 可下地活动，下地时可穿戴硬底鞋负重行走	□ 可下地活动，下地时可穿戴硬底鞋负重行走

附：原表单（2016 年版）

Morton 趾临床路径表单

适用对象：Morton 趾患者（ICD-10：G57.601）

患者姓名：	性别：　　年龄：　　门诊号：	住院号：
住院日期：　　年　月　日	出院日期：　　年　月　日	标准住院日：7~15 天

时间	住院第 1 天	住院第 2 天	住院第 3 天 （术前日）
主要诊疗工作	□ 询问病史及体格检查 □ 完成病历书写 □ 开化验单及相关检查单 □ 上级医师查房与术前评估 □ 上级医师查房 □ 根据化验及相关检查结果对患者的手术风险进行评估，必要时请相关科室会诊	□ 上级医师查房 □ 继续完成术前化验检查 □ 完成必要的相关科室会诊	□ 根据病史、体检、彩超、MRI 等行术前讨论，确定手术方案 □ 完成必要的相关科室会诊 □ 完成术前准备与术前评估 □ 完成术前小结、上级医师查房记录等病历书写 □ 签署手术知情同意书、自费用品协议书、输血同意书 □ 向患者及家属交代病情及围手术期注意事项
重点医嘱	**长期医嘱：** □ 手外科护理常规 □ 二级护理 □ 饮食 □ 患者既往基础用药 **临时医嘱：** □ 血常规、尿常规 □ 凝血功能 □ 肝功能、肾功能、电解质、血糖 □ 感染性疾病筛查 □ X 线胸片、心电图 □ 局部平片、彩超、MRI □ 心肌酶、肺功能、超声心动图（根据病情需要决定） □ 请相关科室会诊	**临时医嘱：** □ 手外科护理常规 □ 二级护理 □ 饮食 □ 患者既往基础用药 **临时医嘱：** □ 根据会诊科室要求安排检查和化验单	**临时医嘱：** □ 术前医嘱：常规准备明日在局部麻醉、硬膜外麻醉下行肿物切除术 □ 术前禁食、禁水 □ 抗菌药物皮试 □ 配血 □ 一次性导尿包
主要护理工作	□ 介绍病区环境、设施 □ 介绍患者主管医师和责任护士 □ 入院常规宣教 □ 评估心理状态 □ 告知辅助检查的注意事项	□ 护理等级评定 □ 药物过敏史 □ 既往病史 □ 在陪检护士指导下完成辅助检查 □ 做好晨晚间护理 □ 提供信息支持	□ 术前常规准备（腕带、对接单） □ 术区备皮 □ 术前宣教 □ 心理护理

续 表

时间	住院第 1 天	住院第 2 天	住院第 3 天 （术前日）
病情变异记录	□ 无 □ 有，原因： 1. 2.	□ 无 □ 有，原因： 1. 2	□ 无 □ 有，原因： 1. 2.
护士签名			
医师签名			

时间	住院第 4 天	住院第 5 天	住院第 6 天
主要诊疗工作	□ 手术 □ 肿物送检病理 □ 术者完成手术记录 □ 住院医师完成术后病程记录 □ 上级医师查房 □ 注意出血、血运 □ 向患者及家属交代手术过程概况及术后注意事项	□ 上级医师查房，注意病情变化 □ 完成常规病历书写 □ 注意引流量 □ 注意观察体温 □ 注意神经功能变化	□ 上级医师查房 □ 完成常规病历书写 □ 根据引流情况明确是否拔除引流管 □ 注意观察体温 □ 注意神经功能变化 □ 注意伤口情况
重点医嘱	**长期医嘱：** □ 全身麻醉护理常规 □ 一级护理 □ 明日普通饮食/糖尿病饮食/低盐低脂饮食 □ 伤口引流记量 □ 留置尿管 □ 抗菌药物 □ 激素 □ 神经营养药物 **临时医嘱：** □ 心电血压监测、吸氧 □ 补液（根据病情） □ 其他特殊医嘱	**长期医嘱：** □ 饮食 □ 一级护理 □ 脱水剂（根据情况） □ 神经营养药物 □ 消炎镇痛药物 □ 雾化吸入（根据情况） □ 抗凝治疗（根据情况） **临时医嘱：** □ 通便 □ 镇痛 □ 补液	**长期医嘱：** □ 饮食 □ 一级护理 □ 拔除尿管 □ 拔除引流（根据情况） **临时医嘱：** □ 换药（根据情况） □ 补液（根据情况）
主要护理工作	□ 体位护理：患者平卧，患肢抬高，高于心脏水平 20cm，以促进静脉和淋巴回流，防止患肢肿胀。采取健侧卧位，避免患肢受压 □ 血运观察：观察患肢血运情况，尤其注意肿胀程度 □ 石膏托护理：保持患肢功能位	□ 饮食指导：禁烟酒，忌生冷辛辣刺激性食物 □ 症状护理：告知瘤体切除后出现麻木的正常反应 □ 疼痛护理：若患肢疼痛，可视情况遵医嘱合理使用镇痛药 □ 心理护理 □ 用药观察：告知营养神经药物应用意义	□ 饮食指导：禁烟酒，忌生冷辛辣刺激性食物 □ 症状护理：告知瘤体切除后出现麻木的正常反应 □ 疼痛护理：若患肢疼痛，可视情况遵医嘱合理使用镇痛药 □ 心理护理 □ 用药观察：告知营养神经药物应用意义
病情变异记录	□ 无 □ 有，原因： 1. 2.	□ 无 □ 有，原因： 1. 2	□ 无 □ 有，原因： 1. 2.
护士签名			
医师签名			

时间	住院第 7 天	住院第 8 天	住院第 9 天
主要诊疗工作	□ 上级医师查房 □ 完成常规病历书写 □ 注意观察体温 □ 注意伤口情况 □ 根据引流情况明确是否拔除引流管	□ 上级医师查房 □ 完成常规病历书写 □ 注意观察体温 □ 注意伤口情况	□ 上级医师查房，进行手术及伤口评估，确定有无手术并发症和切口愈合不良情况，明确能否出院 □ 完成出院记录、病案首页、出院证明书等，向患者交代出院后的注意事项，如返院复诊的时间、地点，发生紧急情况时的处理等 □ 患者办理出院手续，出院
重点医嘱	**长期医嘱：** □ 饮食 □ 一级护理 □ 拔除引流（根据情况） **临时医嘱：** □ 换药（根据情况） □ 补液（根据情况）	**长期医嘱：** □ 术后护理常规 □ 饮食 □ 二级护理 **临时医嘱：** □ 换药（根据情况）	**出院医嘱：** □ 出院带药：神经营养药物、消炎镇痛药、口服抗菌药物 □ 预约拆线时间
主要护理工作	□ 饮食指导：禁烟酒，忌生冷辛辣刺激性食物 □ 症状护理：告知瘤体切除后出现麻木的正常反应 □ 疼痛护理：若患肢疼痛，可视情况遵医嘱合理使用镇痛药 □ 心理护理 □ 用药观察：告知营养神经药物应用意义	□ 饮食指导：禁烟酒，忌生冷辛辣刺激性食物 □ 症状护理：告知瘤体切除后出现麻木的正常反应 □ 疼痛护理：若患肢疼痛，可视情况遵医嘱合理使用镇痛药 □ 心理护理 □ 用药观察：告知营养神经药物应用意义	□ 功能锻炼：早期活动要使用跖底垫 □ 瘢痕护理：告知预防瘢痕的意义及方法 □ 出院指导：正确认识病理结果；告知瘢痕痛与神经瘤复发痛的区别 □ 告知随诊的意义 □ 告知出院流程
病情变异记录	□ 无 □ 有，原因： 1. 2.	□ 无 □ 有，原因： 1. 2	□ 无 □ 有，原因： 1. 2.
护士签名			
医师签名			

第六十五章

成人髋关节先天性发育不良临床路径释义

【医疗质量控制指标】

指标一、90 天内与手术相关并发症引起的再入院率。

指标二、成人髋关节先天性发育不良全髋关节置换术后手术部位感染发生率。

一、成人髋关节先天性发育不良编码

1. 原编码

疾病名称及编码：髋关节发育不良继发骨关节炎或髋关节高位脱位（ICD-10：M16.2/M16.3）

手术操作名称及编码：全髋关节置换术（ICD-9-CM-3：81.51）

2. 修改编码

疾病名称及编码：髋关节先天性发育不良（ICD-10：Q65）

发育异常导致双侧髋关节病（ICD-10：M16.2）

发育异常导致单侧髋关节病（ICD-10：M16.3）

手术操作名称及编码：全髋关节置换术（ICD-9-CM-3：81.51）

二、临床路径检索方法

（Q65/M16.2/M16.3）伴 81.51 年龄> 18 岁

三、国家医疗保障疾病诊断相关分组（CHS-DRG）

髋关节先天性发育不良（ICD-10：Q65）

MDCI　肌肉、骨骼疾病及功能障碍

IV1　除脊柱外先天性骨骼肌肉系统疾患

发育异常导致双侧髋关节病（ICD-10：M16.2）/发育异常导致单侧髋关节病（ICD-10：M16.3）

MDCI　肌肉、骨骼疾病及功能障碍

IU1　骨病及其他关节病

四、成人髋关节先天性发育不良临床路径标准住院流程

（一）适用对象

第一诊断为髋关节发育不良继发骨关节炎或髋关节高位脱位（ICD-10：M16.2/M16.3），行全髋关节置换术（ICD-9-CM-3：81.51）。

释义

■ 成人髋关节先天性发育不良是一种髋关节发育过程中未达到正常解剖结构的疾病，早期关节软骨完好可以无临床症状，后期继发骨关节炎，发生发展过程快慢不一。髋关节发育不良可以无脱位、半脱位或高脱位。本临床路径适用对象是髋关节发育不良继发骨关节炎或髋关节高位脱位的患者。

■ 髋关节发育不良的治疗方法包括非手术治疗、截骨手术和全髋关节置换术。本临床路径适用对象是接受全髋关节置换术的患者。

（二）诊断依据

根据《临床诊疗指南·骨科分册》（中华医学会编著，人民卫生出版社，2009 年），《外科学（下册）》（8 年制和 7 年制临床医学专用教材，赵玉沛、陈孝平主编，人民卫生出版社，2015 年）。

1. 病史：髋关节疼痛或跛行、腰部疼痛，疼痛加重，关节功能障碍。
2. 体格检查：髋关节活动不同程度受限，活动时髋关节周围疼痛。
3. 辅助检查：X 线检查发现髋关节发育不良，股骨头不同程度脱位或半脱位，骨关节炎改变。

释义

■ 髋关节发育不良女性多见。

■ 髋关节发育不良继发骨关节炎的主要表现为患髋疼痛、活动受限，股骨头脱位导致髋关节畸形、肢体短缩，出现关节功能障碍和跛行。部分患者可以因为髋关节跛行引起腰椎代偿性侧弯而导致腰部疼痛。

■ 通常 X 线片上有典型表现。对于髋关节发育不良程度严重的患者，可以行髋关节 CT 来明确诊断髋关节解剖结构和骨质、骨量情况。部分患者因为儿童时期进行过矫形手术而存在骨质变化。

（三）进入路径标准

1. 第一诊断必须符合 ICD-10：M16.2/M16.3 髋关节发育不良继发骨关节炎或髋关节高位脱位疾病编码。
2. 当患者合并其他疾病，但住院期间不需要特殊处理也不影响第一诊断的临床路径流程实施时，可以进入路径。

释义

■ 第一诊断为髋关节发育不良，继发骨关节炎或髋关节高位脱位，症状严重影响生活质量及活动水平，行全髋关节置换术的患者进入本路径。

■ 髋关节发育不良行截骨术的患者不进入本路径。

■ 既往接受过截骨手术，存在髋关节内固定物的患者不进入本路径。

（四）标准住院日≤21 天

释义

■ 术前准备 1~5 天，术后恢复 7~15 天。

■ 术前检查有条件最好在门诊进行。术前宣教告知患者住院、出院计划。术后早期活动，及时安排检查，指导功能锻炼，避免延迟出院。

（五）住院期间的检查项目

1. 必需的检查项目

（1）血常规、血型（ABO 血型+Rh 因子）、尿常规。

（2）肝功能、肾功能、凝血功能检查、传染性疾病筛查（乙型肝炎、丙型肝炎、梅毒、艾滋病等）。

（3）胸部 X 线平片、心电图。

（4）双髋关节正位及患髋侧位 X 线检查。

2. 根据患者病情进行的检查项目：必要时行髋关节 CT 检查；腰椎（病史、体查提示脊柱有病变时）X 线检查；双下肢全长 X 线片；红细胞沉降率、C 反应蛋白、血气分析、肺功能检查、超声心动图、动态心电图、双下肢血管彩色超声等。

释义

■ 无合并疾病的患者，术前行血常规、尿常规、肝功能、肾功能、凝血功能、胸片、心电图检查。

■ 全髋关节置换术后有可能输血，尤其是高脱位患者，术前应行血型、传染性疾病筛查。

■ 有合并疾病的患者，根据病情增加术前检查项目，如肺部疾病加做血气分析、肺功能检查等，心血管疾病加做超声心动图、动态心电图等。

■ 术前可疑髋关节感染的患者，行红细胞沉降率、CRP 检查。

■ 髋关节发育不良继发严重骨关节炎，患者活动量明显减少，或有其他静脉血栓栓塞症危险因素的患者，术前行双下肢深静脉彩超检查。

■ 髋关节正位要求拍摄双髋正位，利于双侧对比，同时拍摄患髋侧位进行术前计划。有条件最好加行双下肢全长片检查，利于评估肢体长短和术前计划。

■ 髋关节病变严重的患者，术前行髋关节 CT 检查，利于明确髋关节解剖结构和骨质、骨量情况，最好能测量股骨颈前倾角，以便决定是否需准备组配型股骨假体。

■ 术前检查有条件最好在门诊进行。

（六）治疗方案的选择

根据《临床诊疗指南 · 骨科分册》（中华医学会编著，人民卫生出版社，2009 年），《外科学（下册）》（8 年制和 7 年制临床医学专用教材，赵玉沛、陈孝平主编，人民卫生出版社，2015 年）。

1. 无全身其他部位感染。

2. 无严重的合并症。

3. 术前生活质量及活动水平评估，完成髋关节功能量表。

释义

■ 髋关节发育不良的治疗方案应根据患者年龄、活动水平、症状严重程度、股骨头有无脱位等进行选择。

■ 髋关节发育不良，无明显脱位，无继发骨关节炎，年轻的患者首先选择非手术治疗或截骨手术。

■ 髋关节发育不良，继发骨关节炎或髋关节高位脱位，症状严重影响生活质量及活动水平，可行全髋关节置换术。

（七）预防性抗菌药物选择与使用时机

1. 按照《抗菌药物临床应用指导原则（2015 年版）》（国卫办医发〔2015〕43 号）执行，并根据患者的病情决定抗菌药物的选择与使用时间。建议使用第一、第二代头孢菌素类，头孢曲松。

2. 术前 30 分钟预防性用抗菌药物；手术超过 3 小时加用 1 次抗菌药物。

释义

■ 全髋关节置换术首选第一、第二代头孢菌素类作为预防用药。

■ 抗生素通常在切皮前 30 分钟输注完毕。

■ 手术超过 3 小时或术中出血较多的患者可能造成抗生素血药浓度下降，可加用 1 次抗菌药物。

（八）手术日为入院后第 2~5 天

1. 麻醉方式：椎管内麻醉或全身麻醉。
2. 手术方式：全髋关节置换术。
3. 手术内植物：人工全髋关节假体、骨水泥、螺钉、异体骨、钢丝/捆绑带。
4. 术中用药：麻醉用药、抗菌药物等。
5. 输血：根据术中出血情况决定是否需要输血

释义

■ 尽量缩短术前住院日，住院后尽早安排手术。

■ 初次全髋关节置换术一般首选非水泥型人工髋关节，如术前测量股骨前倾角明显增大，需准备组配型股骨假体。对于高位脱位患者，如预计需要进行股骨粗隆下短缩截骨，应准备可同时固定髓腔近、远端的股骨假体。个别情况下股骨假体无法同时固定截骨近、远端，需准备股骨钢板。

■ 当患者存在严重骨质疏松、高龄等情况下，可以选择使用骨水泥假体。

■ 患者是否需要输血根据患者出血情况、术前血红蛋白浓度、心肺功能以及术后复查血红蛋白浓度综合考量。

（九）术后住院恢复 5~15 天

1. 必需复查的项目：血常规、手术部位 X 线检查。

2. 必要时复查的项目：肝功能、肾功能、红细胞沉降率、C 反应蛋白、下肢血管彩超、D-二聚体等。

3. 术后用药

（1）抗菌药物：按照《抗菌药物临床应用指导原则（2015 年版）》（国卫办医发〔2015〕43 号）执行，并根据患者的病情决定抗菌药物的选择与使用时间。建议使用第一、第二代头孢菌素类，头孢曲松。

（2）术后镇痛：参照《骨科常见疼痛的处理专家建议》（中华骨科杂志，2008，28 卷，1 期）。

（3）术后康复：以主动锻炼为主，被动锻炼为辅。

（4）术后预防深静脉血栓栓塞症的处理：参照《中国骨科大手术后静脉血栓栓塞症预防指南》。

释义

■ 术后复查血常规了解有无贫血。

■ 术后复查髋关节 X 线片了解关节假体位置。

■ 如果术后肢体肿胀，行下肢深静脉彩超、D-二聚体等检查。

■ 如果术后伤口红肿、渗出，行红细胞沉降率、CRP 等检查，并可以延长抗菌药物使用时间。

■ 全髋关节置换术首选第一、第二代头孢菌素类作为预防用药。

■ 术后镇痛采用多模式镇痛（外周神经阻滞、阿片类药物、非甾体抗炎药物、冰敷等），以提高镇痛效果，减少药物副作用。

■ 全髋关节置换术后需要预防静脉血栓栓塞症，使用药物和/或物理预防措施，应针对患者进行个性化选择。

■ 全髋关节置换术后应早期活动，指导患者进行功能锻炼，避免关节脱位。

（十）出院标准

1. 体温正常，血常规无明显异常。
2. 伤口无感染征象（或可在门诊处理的伤口情况）。
3. 髋关节功能改善。
4. 没有需要住院处理的并发症和/或合并症。

释义

■ 患者一般情况良好，术后检查无明显异常，无全身和局部并发症，学会功能锻炼方法，可以出院。

（十一）变异及原因分析

1. 并发症：术中或术后骨折、术后关节脱位、大量出血需输血、深静脉血栓形成或肺栓塞、肺部或泌尿系感染、伤口并发症或假体周围感染等造成住院时间延长和医疗费用增加。
2. 合并症：如骨质疏松、糖尿病、心脑血管疾病等，需同时治疗而导致住院时间延长和医疗费用增加。
3. 内植物选择：根据患者髋臼及股骨骨质条件选择生物型假体、骨水泥型假体或混合型假体。如选择生物型假体，可根据患者年龄选择不同摩擦界面假体，可能导致住院费用存在差异。

释义

■ 全髋关节置换术后可能会出现局部并发症（骨折、脱位、神经血管损伤、伤口感染等、下肢深静脉血栓形成）。如果并发症的诊治明显增加了住院时间和医疗费用，则应转出本路径。

■ 全髋关节置换术后可能会出现全身并发症（心肌梗死、脑梗死、肺栓塞、肺部感染等）。如果并发症的诊治明显增加了住院时间和医疗费用，或者需要转至内科治疗，则应转出本路径。

五、成人髋关节先天性发育不良临床路径给药方案

【用药选择】

抗生素：成人髋关节先天性发育不良的患者接受髋关节置换术围手术期应给予抗生素预防性抗感染治疗。首选第二代头孢进行预防性抗感染治疗，高危患者可以选用万古霉素预防性抗感染治疗。推荐用药为头孢呋辛 1.5g，静脉使用；或万古霉素 1g，静脉使用。使用头孢呋辛在手术开始前半小时内完成给药，使用万古霉素在手术开始前 1 小时完成给药。预防性抗生素使用时限建议在 24 小时内，特殊患者可以适当延长。

【药学提示】

1. 镇痛药物：髋关节置换术后可给予镇痛药物减少患者术后疼痛。
2. 抗深静脉血栓药物：髋关节置换术后应给予术后防止血栓的药物，推荐使用低分子肝素，部分凝血功能障碍的患者可以使用阿司匹林甚至仅使用物理方法防止血栓出现。
3. 止吐、抑酸药物：术后可以使用止吐、抑酸药物防止患者胃肠道功能障碍紊乱。

六、成人髋关节先天性发育不良患者护理规范

1. 成人髋关节先天性发育不良接受全髋关节术后需要注意患者体位变化，防止因不合理体位或者搬动患者导致髋关节脱位。
2. 成人髋关节先天性发育不良接受全髋关节置换术后应早期鼓励患者进饮食，尽可能早期下地活动，同时防止在功能锻炼时发生摔倒等意外。
3. 在对成人髋关节先天性发育不良的患者实施全髋关节置换术前，需对患者进行充分沟通，缓解患者的紧张、焦虑。

七、成人髋关节先天性发育不良患者营养治疗规范

1. 糖尿病的患者在全髋关节置换术围手术期需要采用合理的糖尿病饮食。
2. 全髋关节置换术后应鼓励患者早期正常饮食，注重合理的能量以及蛋白摄入。

八、成人髋关节先天性发育不良患者健康宣教

1. 接受全髋关节置换术的患者，医护人员术前即需要向其告知如何配合完善围手术准备，包括但不限于血压和血糖的控制、戒烟和戒酒、术前有条件应该进行沐浴等。
2. 术前即应鼓励患者学习如何进行功能锻炼。
3. 术后应告知患者如何锻炼髋关节周围肌肉力量，如何避免髋关节脱位等。
4. 术后应告知患者复查时间，鼓励患者定期复诊。

九、推荐表单

（一）医师表单

成人髋关节先天性发育不良临床路径医师表单

适用对象：第一诊断为髋关节先天性发育不良（ICD-10：Q65），发育异常导致双侧髋关节病（ICD-10：M16.2），发育异常导致单侧髋关节病（ICD-10：M16.3）
行全髋关节置换术（ICD-9-CM-3：81.51）

患者姓名：	性别：　　年龄：　　门诊号：	住院号：
住院日期：　　年　月　日	出院日期：　　年　月　日	标准住院日：≤21 天

时间	住院第 1 天	住院第 2 天	住院第 2~4 天 （术前日）
主要诊疗工作	□ 询问病史及体格检查 □ 上级医师查房 □ 初步的诊断和治疗方案 □ 完成住院志、首次病程、上级医师查房等病历书写 □ 开检查、检验单 □ 完成必要的相关科室会诊 □ 行患肢牵引或制动	□ 上级医师查房与手术前评估 □ 确定诊断和手术方案 □ 完成上级医师查房记录 □ 收集检查、检验结果并评估病情 □ 收回实验室检查结果 □ 请相关科室会诊	□ 上级医师查房，术前评估和决定手术方案 □ 完成上级医师查房记录等 □ 向患者和/或家属交代围手术期注意事项，并签署手术知情同意书、输血同意书、委托书（患者本人不能签字时）、自费用品协议书 □ 麻醉医师查房，与患者和/或家属交代麻醉注意事项，并签署麻醉知情同意书 □ 完成各项术前准备
重点医嘱	**长期医嘱：** □ 骨科护理常规 □ 一级护理 □ 饮食 □ 患肢牵引、制动 **临时医嘱：** □ 血常规、血型、尿常规 □ 凝血功能 □ 肝功能、肾功能 □ 传染性疾病筛查 □ 胸部 X 线平片、心电图 □ 手术部位 X 线检查 □ 下肢血管超声、肺功能、超声心动图、血气分析等（根据病情需要） □ 股骨全长正侧位像（必要时）	**长期医嘱：** □ 骨科护理常规 □ 一级护理 □ 饮食 □ 患者既往内科基础疾病用药 **临时医嘱：** □ 根据会诊科室要求安排检查和化验 □ 镇痛等对症处理	**长期医嘱：** 同前日 **临时医嘱：** □ 术前医嘱：明日在椎管内麻醉或全身麻醉下行人工全髋关节置换术 □ 术前禁食、禁水 □ 术前用抗菌药物皮试 □ 术前留置导尿管 □ 术区备皮 □ 术前灌肠 □ 配血 □ 其他特殊医嘱
病情变异记录	□ 无　□ 有，原因： 1. 2.	□ 无　□ 有，原因： 1. 2.	□ 无　□ 有，原因： 1. 2.
医师签名			

时间	住院第3~6天 （手术日）	住院第4~7天 （术后第1天）	住院第5~8天 （术后第2天）
主要诊疗工作	□ 手术 □ 向患者和/或家属交代手术过程概况及术后注意事项 □ 术者完成手术记录 □ 完成术后病程记录 □ 上级医师查房 □ 麻醉医师查房 □ 观察有无术后并发症，并作出相应处理	□ 上级医师查房 □ 完成常规病程记录 □ 观察伤口、引流量、体温、生命体征情况等并作出相应处理	□ 上级医师查房 □ 完成病程记录 □ 拔除引流管，伤口换药 □ 指导患者功能锻炼
重点医嘱	**长期医嘱：** □ 骨科术后护理常规 □ 一级护理 □ 饮食 □ 患肢抬高 □ 留置引流管并记引流量 □ 抗菌药物 □ 其他特殊医嘱 **临时医嘱：** □ 今日在椎管内麻醉或全身麻醉下行人工全髋关节置换术 □ 心电监测、吸氧（根据病情需要） □ 补液 □ 胃黏膜保护剂（必要时） □ 止吐、镇痛等对症处理（必要时） □ 急查血常规 □ 输血（根据病情需要）	**长期医嘱：** □ 骨科术后护理常规 □ 一级护理 □ 饮食 □ 患肢抬高 □ 留置引流管并记引流量 □ 抗菌药物 □ 其他特殊医嘱 **临时医嘱：** □ 复查血常规（必要时） □ 输血和/或补晶体、胶体液（根据病情需要） □ 换药 □ 镇痛等对症处理	**长期医嘱：** □ 骨科术后护理常规 □ 一级护理 □ 饮食 □ 患肢抬高 □ 抗菌药物 □ 其他特殊医嘱 **临时医嘱：** □ 复查血常规（必要时） □ 输血及或补晶体、胶体液（必要时） □ 换药，拔引流管 □ 镇痛等对症处理
病情变异记录	□ 无　□ 有，原因： 1. 2.	□ 无　□ 有，原因： 1. 2.	□ 无　□ 有，原因： 1. 2.
医师签名			

时间	住院第 6~9 天 （术后第 3 天）	住院第 7~10 天 （术后第 4 天）	住院第 8~21 天 （术后第 5~15 天）
主要诊疗工作	□ 上级医师查房 □ 住院医师完成病程记录 □ 伤口换药（必要时） □ 指导/辅助患者床上功能锻炼 □ 指导/辅助患者坐床边 □ 指导/辅助患者下地站立（部分负重）	□ 上级医师查房 □ 住院医师完成病程记录 □ 伤口换药（必要时） □ 指导/辅助患者从床下地功能锻炼	□ 上级医师查房，进行手术及伤口评估，确定有无手术并发症和切口愈合不良情况，明确能否出院 □ 完成出院志、病案首页、出院诊断证明书等病历书写 □ 向患者交代出院后的康复锻炼及注意事项，复诊的时间、地点，发生紧急情况时的处理等
重点医嘱	**长期医嘱：** □ 骨科术后护理常规 □ 二级护理 □ 饮食 □ 患肢抬高外展中立位 □ 抗菌药物：如体温正常、伤口情况良好、无明显红肿时可以停止抗菌药物治疗 □ 抗凝 □ 其他特殊医嘱 **临时医嘱：** □ 复查血常规、尿常规、生化（必要时） □ 补液（必要时） □ 换药（必要时） □ 镇痛等对症处理	**长期医嘱：** □ 骨科术后护理常规 □ 二级护理 □ 饮食 □ 抗菌药物：如体温正常、伤口情况良好、无明显红肿时可以停止抗菌药物治疗 □ 抗凝 □ 其他特殊医嘱 **临时医嘱：** □ 复查血常规、尿常规、生化（必要时） □ 补液（必要时） □ 换药（必要时） □ 镇痛等对症处理	**出院医嘱：** □ 出院带药 □ 嘱____日后拆线换药（根据伤口愈合情况，预约拆线时间） □ 1 个月后门诊或康复科复查 □ 不适随诊
病情变异记录	□ 无 □ 有，原因： 1. 2.	□ 无 □ 有，原因： 1. 2.	□ 无 □ 有，原因： 1. 2.
医师签名			

（二）护士表单

成人髋关节先天性发育不良临床路径护士表单

适用对象：第一诊断为髋关节先天性发育不良（ICD-10：Q65），发育异常导致双侧髋关节病（ICD-10：M16.2），发育异常导致单侧髋关节病（ICD-10：M16.3）
行全髋关节置换术（ICD-9-CM-3：81.51）

患者姓名：	性别：　年龄：　门诊号：	住院号：
住院日期：　年　月　日	出院日期：　年　月　日	标准住院日：≤21 天

时间	住院第 1 天	住院第 2 天	住院第 2~4 天 （术前日）
健康宣教	□ 高血压，糖尿病的控制 □ 戒烟、戒酒 □ 指导功能锻炼	□ 术前健康宣教 □ 指导功能锻炼	□ 术区皮肤准备，沐浴、更衣等
护理处置	□ 入院介绍 □ 术前心理护理 □ 处置医嘱并执行	□ 术前心理护理 □ 处置医嘱并执行	□ 术前心理护理 □ 处置术前医嘱
基础护理	□ 指导患者完成相关检查 □ 按时巡视病房 □ 认真交接班	□ 指导患者完成相关检查 □ 按时巡视病房 □ 认真交接班	□ 指导患者完成术前准备 □ 按时巡视病房 □ 认真交接班
专科护理	□ 护理查体 □ 术前指导功能锻炼 □ 需要时，填写跌倒及压疮防范表 □ 需要时，请家属陪伴 □ 确定饮食种类 □ 心理护理	□ 术前指导功能锻炼 □ 遵医嘱完成相关检查 □ 心理护理	□ 术前指导功能锻炼 □ 遵医嘱完成相关检查 □ 心理护理
重点医嘱	□ 详见医嘱单	□ 详见医嘱单	□ 详见医嘱单
病情变异记录	□ 无　□ 有，原因： 1. 2.	□ 无　□ 有，原因： 1. 2.	□ 无　□ 有，原因： 1. 2.
护士签名			

时间	住院第 3~6 天 （手术日）	住院第 4~7 天 （术后第 1 天）	住院第 5~8 天 （术后第 2 天）
健康宣教	□ 疼痛处理宣教 □ 饮食宣教	□ 功能锻炼宣教 □ 术后复查	□ 功能锻炼宣教 □ 术后复查
护理处置	□ 向患者交代术后注意事项 □ 执行术后医嘱	□ 指导患者功能锻炼 □ 术后心理，生活护理	□ 指导患者功能锻炼 □ 术后心理，生活护理
基础护理	□ 记录患者病情变化 □ 按时巡视病房 □ 认真交接班	□ 按时巡视病房 □ 认真交接班	□ 按时巡视病房 □ 认真交接班
专科护理	□ 遵医嘱予补液 □ 病情观察 □ 患者全身情况 □ 局部肢体血运、肿胀情况 □ 心理护理	□ 遵医嘱予补液 □ 病情观察 □ 患者全身情况 □ 局部肢体血运、肿胀情况 □ 心理护理 □ 指导功能锻炼	□ 遵医嘱予补液 □ 病情观察 □ 患者全身情况 □ 局部肢体血运、肿胀情况 □ 心理护理 □ 指导功能锻炼
重点医嘱	□ 详见医嘱单	□ 详见医嘱单	□ 详见医嘱单
病情变异记录	□ 无 □ 有，原因： 1. 2.	□ 无 □ 有，原因： 1. 2.	□ 无 □ 有，原因： 1. 2.
护士签名			

时间	住院第 6~9 天 （术后第 3 天）	住院第 7~10 天 （术后第 4 天）	住院第 8~21 天 （术后第 5~15 天）
健康宣教	□ 功能锻炼宣教	□ 功能锻炼宣教 □ 术后复查	□ 功能锻炼宣教
护理处置	□ 指导患者功能锻炼 □ 术后心理，生活护理	□ 指导患者功能锻炼 □ 术后心理，生活护理	□ 指导患者功能锻炼 □ 术后心理，生活护理
基础护理	□ 按时巡视病房 □ 认真交接班	□ 按时巡视病房 □ 认真交接班	□ 按时巡视病房 □ 出院指导
专科护理	□ 遵医嘱予补液 □ 病情观察 □ 患者全身情况 □ 局部肢体血运、肿胀情况 □ 心理护理 □ 指导功能锻炼	□ 遵医嘱予补液 □ 病情观察 □ 患者全身情况 □ 局部肢体血运、肿胀情况 □ 心理护理 □ 指导功能锻炼	□ 出院指导 □ 病情观察 □ 患者全身情况 □ 局部肢体血运、肿胀情况 □ 心理护理 □ 指导功能锻炼
重点医嘱	□ 详见医嘱单	□ 详见医嘱单	□ 详见医嘱单
病情变异记录	□ 无　□ 有，原因： 1. 2.	□ 无　□ 有，原因： 1. 2.	□ 无　□ 有，原因： 1. 2.
护士签名			

（三）患者表单

成人髋关节先天性发育不良临床路径患者表单

适用对象：第一诊断为髋关节先天性发育不良（ICD-10：Q65），发育异常导致双侧髋关节病（ICD-10：M16.2），发育异常导致单侧髋关节病（ICD-10：M16.3）

行全髋关节置换术（ICD-9-CM-3：81.51）

患者姓名：	性别：　年龄：　门诊号：	住院号：
住院日期：　年　月　日	出院日期：　年　月　日	标准住院日：≤21 天

时间	入院	手术前	手术日
医患配合	□ 配合询问病史、收集资料，请务必详细告知既往史、用药史、过敏史 □ 配合进行体格检查 □ 有任何不适请告知医师	□ 配合完善手术前相关检查、化验，如采血、留尿、心电图、X 线胸片 □ 医师与患者及家属介绍病情及手术前签字	□ 配合完善相关检查、化验，如采血、留尿 □ 配合医师进行手术
护患配合	□ 配合测量体温、脉搏、呼吸 3 次，血压、体重 1 次 □ 配合完成入院护理评估（简单询问病史、过敏史、用药史） □ 接受入院宣教（环境介绍、病室规定、订餐制度、贵重物品保管等） □ 配合执行探视和陪伴制度 □ 有任何不适请告知护士	□ 配合测量体温、脉搏、呼吸 3 次，询问大便次数 1 次 □ 接受手术前宣教 □ 接受饮食宣教 □ 接受药物宣教	□ 清晨测量体温、脉搏、呼吸、血压 1 次 □ 送手术室前，协助完成核对，带齐影像资料及用药 □ 返回病房后，配合接受生命体征的监测 □ 配合检查意识（全身麻醉者） □ 配合缓解疼痛 □ 接受手术后宣教 □ 接受饮食宣教 □ 接受药物宣教 □ 有任何不适请告知护士
饮食	□ 遵医嘱饮食	□ 遵医嘱饮食	□ 手术前禁食、禁水 □ 手术后，根据医嘱 2 小时后试饮水，无恶心、呕吐可进少量流质饮食或者半流质饮食
排泄	□ 正常排尿便	□ 正常排尿便	□ 正常排尿便
活动	□ 遵医嘱活动	□ 遵医嘱活动	□ 遵医嘱活动

时间	手术后	出院日
医患配合	□ 配合局部检查 □ 配合完善术后检查，如采血、影像学检查等 □ 配合进行功能锻炼	□ 接受出院前指导 □ 知道复查程序 □ 获取出院诊断书
护患配合	□ 配合定时监测生命体征，每日询问大便次数 □ 配合检查伤口 □ 接受输液、服药等治疗 □ 接受进食、进水、排便等生活护理 □ 配合活动，预防皮肤压力伤 □ 注意活动安全，避免坠床或跌倒 □ 配合执行探视及陪伴	□ 接受出院宣教 □ 办理出院手续 □ 获取出院带药 □ 知道服药方法、作用、注意事项 □ 知道复印病历程序
饮食	□ 遵医嘱饮食	□ 遵医嘱饮食
排泄	□ 正常排尿便	□ 正常排尿便
活动	□ 遵医嘱活动	□ 遵医嘱活动

附：原表单（2016年版）

成人髋关节先天性发育不良临床路径表单

适用对象：第一诊断为髋关节发育不良继发骨关节炎或髋关节高位脱位（ICD-10：M16.2/M16.3）

行全髋关节置换术（ICD-9-CM-3：81.51）

患者姓名：	性别：　　年龄：　　门诊号：	住院号：
住院日期：　　年　月　日	出院日期：　　年　月　日	标准住院日：≤21天

时间	住院第1天	住院第2天	住院第2~4天（术前日）
主要诊疗工作	□ 询问病史及体格检查 □ 上级医师查房 □ 初步的诊断和治疗方案 □ 完成住院志、首次病程、上级医师查房等病历书写 □ 开检查、检验单 □ 完成必要的相关科室会诊 □ 行患肢牵引或制动	□ 上级医师查房与手术前评估 □ 确定诊断和手术方案 □ 完成上级医师查房记录 □ 收集检查检验结果并评估病情 □ 收回实验室检查结果 □ 请相关科室会诊	□ 上级医师查房，术前评估和决定手术方案 □ 完成上级医师查房记录等 □ 向患者和/或家属交代围手术期注意事项并签署手术知情同意书、输血同意书、委托书（患者本人不能签字时）、自费用品协议书 □ 麻醉医师查房，与患者和/或家属交代麻醉注意事项，并签署麻醉知情同意书 □ 完成各项术前准备
重点医嘱	**长期医嘱：** □ 骨科护理常规 □ 一级护理 □ 饮食 □ 患肢牵引、制动 **临时医嘱：** □ 血常规、血型、尿常规 □ 凝血功能 □ 肝功能、肾功能 □ 传染性疾病筛查 □ 胸部X线平片、心电图 □ 手术部位X线检查 □ 下肢血管超声、肺功能、超声心动图、血气分析等（根据病情需要） □ 股骨全长正侧位像（必要时）	**长期医嘱：** □ 骨科护理常规 □ 一级护理 □ 饮食 □ 患者既往内科基础疾病用药 **临时医嘱：** □ 根据会诊科室要求安排检查和化验 □ 镇痛等对症处理	**长期医嘱：** 同前日 **临时医嘱：** □ 术前医嘱：明日在椎管内麻醉或全身麻醉下行人工全髋关节置换术 □ 术前禁食、禁水 □ 术前用抗菌药物皮试 □ 术前留置导尿管 □ 术区备皮 □ 术前灌肠 □ 配血 □ 其他特殊医嘱
主要护理工作	□ 入院介绍（病房环境、设施等） □ 入院护理评估 □ 观察患肢牵引、制动情况及护理	□ 观察患者病情变化 □ 防止皮肤压疮护理 □ 心理和生活护理	□ 做好备皮等术前准备 □ 提醒患者术前禁食、禁水 □ 术前心理护理

续　表

时间	住院第 1 天	住院第 2 天	住院第 2~4 天 （术前日）
病情变异记录	□ 无　□ 有，原因： 1. 2.	□ 无　□ 有，原因： 1. 2.	□ 无　□ 有，原因： 1. 2.
护士签名			
医师签名			

时间	住院第 3~6 天 （手术日）	住院第 4~7 天 （术后第 1 天）	住院第 5~8 天 （术后第 2 天）
主要诊疗工作	□ 手术 □ 向患者和/或家属交代手术过程概况及术后注意事项 □ 术者完成手术记录 □ 完成术后病程 □ 上级医师查房 □ 麻醉医师查房 □ 观察有无术后并发症并作出相应处理	□ 上级医师查房 □ 完成常规病程记录 □ 观察伤口、引流量、体温、生命体征情况等并作出相应处理	□ 上级医师查房 □ 完成病程记录 □ 拔除引流管，伤口换药 □ 指导患者功能锻炼
重点医嘱	**长期医嘱：** □ 骨科术后护理常规 □ 一级护理 □ 饮食 □ 患肢抬高 □ 留置引流管并记引流量 □ 抗菌药物 □ 其他特殊医嘱 **临时医嘱：** □ 今日在椎管内麻醉或全身麻醉下行人工全髋关节置换术 □ 心电监测、吸氧（根据病情需要） □ 补液 □ 胃黏膜保护剂（必要时） □ 止吐、镇痛等对症处理（必要时） □ 急查血常规 □ 输血（根据病情需要）	**长期医嘱：** □ 骨科术后护理常规 □ 一级护理 □ 饮食 □ 患肢抬高 □ 留置引流管并记引流量 □ 抗菌药物 □ 其他特殊医嘱 **临时医嘱：** □ 复查血常规（必要时） □ 输血和/或补晶体、胶体液（根据病情需要） □ 换药 □ 镇痛等对症处理	**长期医嘱：** □ 骨科术后护理常规 □ 一级护理 □ 饮食 □ 患肢抬高 □ 抗菌药物 □ 其他特殊医嘱 **临时医嘱：** □ 复查血常规（必要时） □ 输血及或补晶体、胶体液（必要时） □ 换药，拔引流管 □ 镇痛等对症处理
主要护理工作	□ 观察患者病情变化并及时报告医师 □ 术后心理与生活护理 □ 指导术后患者功能锻炼	□ 观察患者病情，并做好引流量等相关记录 □ 术后心理与生活护理 □ 指导术后患者功能锻炼	□ 观察患者病情变化 □ 术后心理与生活护理 □ 指导术后患者功能锻炼
病情变异记录	□ 无 □ 有，原因： 1. 2.	□ 无 □ 有，原因： 1. 2.	□ 无 □ 有，原因： 1. 2.
护士签名			
医师签名			

时间	住院第 6~9 天 （术后第 3 天）	住院第 7~10 天 （术后第 4 天）	住院第 8~21 天 （术后第 5~15 天）
主要诊疗工作	□ 上级医师查房 □ 住院医师完成病程记录 □ 伤口换药（必要时） □ 指导/辅助患者床上功能锻炼 □ 指导/辅助患者坐床边 □ 指导/辅助患者下地站立（部分负重）	□ 上级医师查房 □ 住院医师完成病程记录 □ 伤口换药（必要时） □ 指导/辅助患者从床下地功能锻炼	□ 上级医师查房，进行手术及伤口评估，确定有无手术并发症和切口愈合不良情况，明确能否出院 □ 完成出院志、病案首页、出院诊断证明书等病历 □ 向患者交代出院后的康复锻炼及注意事项，复诊的时间、地点，发生紧急情况时的处理等
重点医嘱	**长期医嘱：** □ 骨科术后护理常规 □ 二级护理 □ 饮食 □ 患肢抬高外展中立位 □ 抗菌药物：如体温正常、伤口情况良好、无明显红肿时可以停止抗菌药物治疗 □ 抗凝 □ 其他特殊医嘱 **临时医嘱：** □ 复查血常规、尿常规、生化（必要时） □ 补液（必要时） □ 换药（必要时） □ 镇痛等对症处理	**长期医嘱：** □ 骨科术后护理常规 □ 二级护理 □ 饮食 □ 抗菌药物：如体温正常、伤口情况良好、无明显红肿时可以停止抗菌药物治疗 □ 抗凝 □ 其他特殊医嘱 **临时医嘱：** □ 复查血常规、尿常规、生化（必要时） □ 补液（必要时） □ 换药（必要时） □ 镇痛等对症处理	**出院医嘱：** □ 出院带药 □ 嘱____日后拆线换药（根据伤口愈合情况，预约拆线时间） □ 1 个月后门诊或康复科复查 □ 不适随诊
主要护理工作	□ 观察患者病情变化 □ 术后心理与生活护理 □ 指导患者功能锻炼	□ 观察患者病情变化 □ 指导患者功能锻炼 □ 术后心理和生活护理	□ 指导患者办理出院手续 □ 出院宣教
病情变异记录	□ 无 □ 有，原因： 1. 2.	□ 无 □ 有，原因： 1. 2.	□ 无 □ 有，原因： 1. 2.
护士签名			
医师签名			

第六十六章

股骨头坏死人工髋关节置换术临床路径释义

【医疗质量控制指标】

指标一、基础影像学检查、术前评估，确认手术适应证。

指标二、术前进行 Caprini 血栓风险因素评估，术前与术后采取措施预防深静脉血栓。

指标三、围手术期预防性抗菌药物的选择、应用节点及应用时长。

指标四、术中神经功能保护措施。

指标五、输血量。

指标六、术后并发症与再次手术情况。

指标七、术后影像学复查情况。

指标八、手术切口愈合情况。

指标九、术后康复治疗情况。

指标十、出院前完成完整神经功能评估和生活质量评估情况。

指标十一、住院期间为患者提供术前、术后健康教育与出院，教育告知五项要素情况。

指标十二、离院方式。

指标十三、住院天数与住院总费用。

指标十四、患者对服务的体验与评价。

一、股骨头坏死编码

疾病名称及编码：股骨头坏死（ICD-10：M87.000/M87.102/M87.203/M87.802）

手术操作名称及编码：全髋关节置换术（ICD-9-CM-3：81.51 另编 00.74-00.77）

二、临床路径检索方法

M87.000/M87.102/M87.203/M87.802 伴 81.51

三、国家医疗保障疾病诊断相关分组（CHS-DRG）

MDCI　肌肉、骨骼疾病及功能障碍

IT1　骨髓炎

四、股骨头坏死临床路径标准住院流程

（一）适用对象

第一诊断为股骨头坏死（ICD-10：M87.000/M87.102/M87.203/M87.802），行全髋关节置换术（ICD-9-CM-3：81.51 另编 00.74-00.77）。

释义

■ 适用对象编码参见第一部分。

■ 股骨头坏死 Ficat 分期分为 4 期。Ⅰ期：骨小梁正常或轻度疏松，股骨头光滑，关节间隙无改变；Ⅱ期：骨小梁疏松与致密相间，关节间隙及股骨头的轮廓尚属正常；Ⅲ期：股骨头塌陷，死骨可游离，关节间隙尚正常；Ⅳ期：股骨头塌陷，关节间隙变窄，髋臼呈退行性改变。本临床路径适用对象是 Ficat Ⅲ、Ⅳ期股骨头坏死。

■ 股骨头坏死的治疗方法包括非手术治疗、保守手术（如钻孔减压术、截骨术等）和全髋关节置换术。本临床路径的适用对象是行全髋关节置换术。

（二）诊断依据

根据《临床诊疗指南·骨科分册》（中华医学会编著，人民卫生出版社，2009 年）。

1. 病史：慢性病程，髋关节疼痛或活动受限逐渐加重；可有外伤史、肾上腺皮质激素类药物使用史或酗酒既往史。
2. 体格检查：患髋疼痛、活动受限，跛行步态。
3. 辅助检查：X 线检查符合股骨头坏死。

释义

■ 股骨头坏死男性多见，常见的病因为髋部外伤（骨折或脱位）、使用激素及酗酒。

■ 股骨头坏死的主要表现为患髋疼痛、活动受限，股骨头塌陷后因肢体短缩会有跛行。

■ Ficat Ⅲ、Ficat Ⅳ期股骨头坏死通常在 X 线片上有典型表现，而 Ficat Ⅰ、Ficat Ⅱ期股骨头坏死除了行 X 线检查外，可以行髋关节 CT 或 MRI 检查来明确诊断。

（三）选择治疗方案的依据

根据《临床诊疗指南·骨科分册》（中华医学会编著，人民卫生出版社，2009 年）。

1. 股骨头坏死严重影响髋关节功能，从而影响生活质量及活动水平。
2. 股骨头病变终末期，股骨头变形，关节面退变。
3. 全身状况允许手术。

释义

■ 股骨头坏死的治疗方案应根据患者年龄、活动水平、症状严重程度、股骨头坏死分期等进行选择。

■ Ficat Ⅰ、Ficat Ⅱ期股骨头坏死患者，首先选择非手术治疗或保守手术。

■ Ficat Ⅲ、Ficat Ⅳ期股骨头坏死患者，如果症状已经严重影响生活质量及活动水平，可行全髋关节置换术。

（四）标准住院日≤18天

释义

■ 术前准备3~5天，术后恢复6~12天。

■ 术前检查有条件最好在门诊进行。术前宣教告知患者住院、出院计划。术后早期活动，及时安排检查，指导功能锻炼，避免延迟出院。

（五）进入路径标准

1. 第一诊断必须符合ICD-10：M87.000/M87.102/M87.203/M87.802股骨头坏死疾病编码。
2. 股骨头坏死终末期（Ficat Ⅲ~Ⅳ期），已出现股骨头塌陷变形。
3. 除外股骨近端肿瘤及骨折或者股骨近端存在畸形的患者。
4. 当患者合并其他疾病，但住院期间不需要特殊处理也不影响第一诊断的临床路径流程实施时，可以进入路径。
5. 病变影响患者生活质量，患者有改善患髋疼痛及活动度的要求。

释义

■ 第一诊断为股骨头坏死，且股骨头塌陷（Ficat Ⅲ、Ficat Ⅳ期），症状严重影响生活质量及活动水平，行全髋关节置换术的患者进入本路径。

■ Ficat Ⅰ、Ficat Ⅱ期股骨头坏死行保头手术的患者不进入本路径。

（六）术前准备（术前评估）3~5天

1. 必需的检查项目

（1）术前完成功能量表（Harris评分）。

（2）血常规、血型（ABO血型+Rh因子）、尿常规。

（3）肝功能、肾功能、凝血功能检查、感染性疾病筛查（乙型肝炎、丙型肝炎、梅毒、艾滋病）。

（4）胸部X线平片、心电图。

（5）手术部位X线检查：骨盆正位+患侧股骨颈正侧位。

（6）术前根据患者情况，选用促红细胞生成素（EPO）+铁剂。

2. 根据患者病情可选择的检查项目：手术部位CT检查、红细胞沉降率、CRP、血气分析、肺功能检查、超声心动图、双下肢血管彩色超声、24小时动态血压和动态心电图监测等。

3. 根据具体情况，预防下肢深静脉血栓形成，参照《中国骨科大手术后静脉血栓栓塞症预防指南》[《中华骨科杂志》，2016，36（2）：65-71]。

释义

■ 无合并内科疾病的患者，术前行血常规、尿常规、肝功能、肾功能、X线胸片、心电图检查。

■ 全髋关节置换术后有可能输血，术前行血型、凝血功能检查、感染性疾病筛查。

■ 合并内科疾病的患者，根据病情增加术前检查项目。如肺部疾病加做血气分析、肺功能检查等，心血管疾病加做超声心动图、动态心电图等。

■ 术前可疑髋关节感染的患者，行血沉、CRP 检查。

■ 股骨头坏死继发严重骨关节炎，患者活动量明显减少，或者有其他静脉血栓栓塞症危险因素的患者，术前行双下肢深静脉彩超检查。

■ 髋关节正位片要求拍摄双髋正位片，利于双侧对比和术前计划。有条件最好加行双下肢全长片检查，利于评估肢体长短和术前计划。

■ 髋关节病变严重的患者，术前行髋关节 CT 检查，利于明确髋关节解剖结构和骨质骨量情况。

■ 术前检查有条件最好在门诊进行。

（七）预防性抗菌药物选择与使用时机

1. 按照《抗菌药物临床应用指导原则（2015 年版）》（国卫办医发〔2015〕43 号）执行，并根据患者的病情决定抗菌药物的选择与使用时间。建议使用第一、第二代头孢菌素类，如头孢唑林、头孢呋辛，对于感染高危患者或者其他药物过敏患者，也可以使用万古霉素进行预防。
2. 术前 30 分钟预防性用抗菌药物；手术超过 3 小时加用 1 次抗菌药物；术中出血量大于 1500ml 时加用 1 次。对于万古霉素，建议术前 1 小时完成预防性抗菌药物的使用。
3. 术后 3 天内停止使用预防性抗菌药物，可根据患者切口、体温等情况适当延长使用时间。

释义

■ 全髋关节置换术首选第一、第二代头孢菌素类作为预防用药。如果对头孢菌素过敏可选用克林霉素或万古霉素。

■ 抗菌药物在术前 0.5~2 小时给药。如果手术时间超过 3 小时，或失血量大（>1500ml），可加用 1 次抗菌药物。

（八）手术日为入院第 4~6 天

1. 麻醉方式：椎管内麻醉或全身麻醉。
2. 手术方式：全髋关节置换术。
3. 手术内植物：人工全髋关节假体（非骨水泥型假体）、骨水泥（必要时使用）。
4. 术中用药：麻醉用药、抗菌药、抗出血药物（氨甲环酸）。
5. 输血：视术中具体情况而定。

释义

■ 尽量缩短术前住院日，住院后尽早安排手术。

■ 初次全髋关节置换术一般首选非水泥型人工髋关节。

（九）术后住院恢复6~12天

1. 必须复查的项目：血常规、肝功能、肾功能、血脂、血糖、电解质、凝血功能检查，手术部位X线检查。

2. 术后行双髋关节正位及患侧股骨中上段正侧位X线片。

3. 术后处理

（1）抗菌药物使用：按照《抗菌药物临床应用指导原则（2015年版）》（国卫办医发〔2015〕43号）执行，并根据患者的病情决定抗菌药物的选择与使用时间。建议使用第一、第二代头孢菌素类，头孢唑林、头孢呋辛，对于感染高危患者或者其他药物过敏患者，也可以使用万古霉素进行预防。

（2）术后镇痛：参照《骨科常见疼痛的处理专家建议》（《中华骨科杂志》.2008年1月.28卷.1期）。

（3）预防静脉血栓栓塞症处理：参照《中国骨科大手术后静脉血栓栓塞症预防指南》[《中华骨科杂志》，2016，36（2）：65-71]。

（4）其他处理：消肿等。

（5）术后康复：以主动锻炼为主，被动锻炼为辅。

4. 功能锻炼。

5. 物理抗凝治疗。

释义

■ 术后复查血常规了解有无贫血。

■ 术后复查髋关节X线片了解关节假体位置。

■ 如果术后肢体明显肿胀，行下肢深静脉彩超、D-二聚体等检查。

■ 全髋关节置换术首选第一、第二代头孢菌素类作为预防用药。

■ 术后镇痛采用多模式镇痛（外周神经阻滞、阿片类药物、非甾体抗炎药物、冰敷等），以提高镇痛效果，减少药物副作用。

■ 全髋关节置换术失血量大，贫血发生率高，会影响患者术后恢复、增加各种合并症的发生风险，故需要积极纠正贫血，如应用促红细胞生成素（EPO），补充铁剂、叶酸等，自体血回输，急性等容稀释等，以减少异体输血，促进患者术后恢复。

■ 全髋关节置换术后需要预防静脉血栓栓塞症，使用药物和物理预防措施。

■ 全髋关节置换术后应早期活动，指导患者进行功能锻炼，避免关节脱位。

（十）出院标准

1. 体温正常，血常规无明显异常。

2. 伤口愈合良好：伤口无感染征象（或可在门诊处理的伤口情况），无皮瓣坏死。

3. 术后X线片证实假体位置满意。

4. 没有需要住院处理的并发症和/或合并症。

释义

■ 患者一般情况良好，术后检查无明显异常，无全身和局部并发症，学会功能锻炼方法，可以出院。

（十一）变异及原因分析

1. 并发症：术中或术后骨折、术后关节脱位、大量出血需输血、深静脉血栓形成或肺栓塞、肺部及泌尿系感染、伤口并发症或假体周围感染等造成住院时间延长和医疗费用增加。
2. 合并症：如骨质疏松、糖尿病、心脑血管疾病等，需同时治疗而导致住院时间延长和医疗费用增加。
3. 内植物选择：根据患者髋臼及股骨骨质条件选择生物型假体、骨水泥型假体或混合型假体。如选择生物型假体，可根据患者年龄选择不同摩擦界面假体，可能导致住院费用存在差异。

释义

■ 全髋关节置换术后可能会出现局部并发症（骨折、脱位、神经血管损伤、伤口感染等）。如果并发症的诊治明显增加了住院时间和医疗费用，则应转出本路径。

■ 全髋关节置换术后可能会出现全身并发症（心肌梗死、脑梗死、肺栓塞、肺部感染等）。如果并发症的诊治明显增加了住院时间和医疗费用，或者需要转至内科治疗，则应转出本路径。

五、股骨头坏死人工髋关节置换术临床路径给药方案

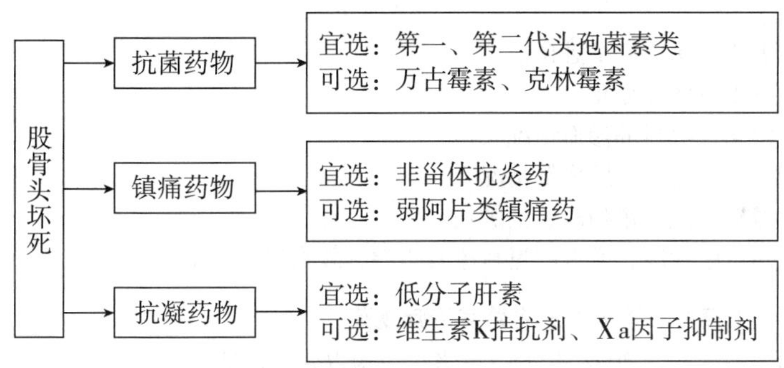

【用药选择】

1. 抗菌药物选择主要针对革兰阳性球菌，首选第一、第二代头孢菌素类，如果对头孢菌素过敏可选用克林霉素或万古霉素。
2. 术后镇痛强调多模式镇痛：镇痛药物选择非甾体抗炎药和弱阿片类镇痛药联合应用，以提高镇痛效果并减少药物副作用。
3. 抗凝药物有低分子肝素、维生素 K 拮抗剂、Xa 因子抑制剂等。低分子肝素具有：可根据体重调整剂量、皮下注射、使用方便、严重出血并发症较少、较安全、一般无须常规血液学监测等特点，在临床上应用较广。

【药学提示】

1. 抗菌药物在术前 0.5~2 小时给药。如果手术时间超过 3 小时，或失血量大（> 1500ml），可手术中给予第 2 剂。预防用药时间通常不超过 24 小时，个别情况可延长至 48 小时。
2. 选用 NSAIDs 时需参阅药物说明书并评估 NSAIDs 的危险因素。如患者发生胃肠道不良反应的危险性较高，使用非选择性 NSAIDs 时加用 H_2 受体阻断剂、质子泵抑制剂和胃黏膜保护剂等，或使用选择性 COX-2 抑制剂。应用 NSAIDs 时，对于心血管疾病高危患者，应权衡疗

效和安全性因素。阿片类镇痛药最常见不良反应包括恶心、呕吐、便秘、嗜睡及过度镇静、呼吸抑制等。

3. 静脉血栓栓塞症的药物预防禁忌证

（1）绝对禁忌证：①大量出血：指能够改变患者治疗过程和治疗结果的出血，对于大量出血病例，如未开始抗凝，应推迟；如已经开始，应立即停止，同时停止康复训练，并予以制动。明确的活动性出血或多发创伤病情不稳定的患者是抗凝的禁忌证。②骨筋膜室综合征。③肝素诱发血小板减少症。④孕妇禁用华法林。⑤严重头颅外伤或急性脊髓损伤。

（2）相对禁忌证：①既往颅内出血；②既往胃肠道出血；③急性颅内损害/肿物；④血小板减少或凝血障碍；⑤类风湿视网膜病患者抗凝可能眼内出血。

【注意事项】

非甾体抗炎药物和抗凝药物的使用可能会增加术后出血，故术后需观察出血量和有无出血并发症，及时调整用药。

六、股骨头坏死人工髋关节置换术患者护理规范

1. 术前护理规范

（1）遵医嘱完成相关检查。

（2）遵医嘱补液、使用抗菌药物等。

（3）指导患者摄入充足水分及热量，遵医嘱指导饮食。

（4）术前健康教育及术前准备。

（5）根据患者情绪状况进行相应心理护理，保持患者情绪平稳。

2. 术后护理规范

（1）术后患者返回病房后平卧位。

（2）严密观察生命体征变化。

（3）密切观察切口敷料的渗血情况。

（4）严密观察患肢血运、肿胀等情况。

（5）必要时遵医嘱使用镇痛药、消肿药。

（6）积极评估患肢状况，遵医嘱进行康复指导，鼓励患者尽早活动患肢。

七、股骨头坏死人工髋关节置换术患者营养治疗规范

1. 营养风险筛查，NRS 2002 评分>3 分者，应给以营养评估。

2. 营养诊断营养不良、低蛋白血症、贫血者，补充充足的热量、蛋白质，适量脂肪。营养不良者热量供给标准不低于 35kcal/kg。碳水化合物热量比不低于 50%，充足的优质蛋白质，不低于 1.2~1.5g/kg（标准体重），应以优质蛋白为主，不低于蛋白质总量的 1/3~1/2；脂肪热比以 25%~30%为宜，饱和脂肪酸、单不饱和脂肪酸、多不饱和脂肪酸间比例以 1∶1∶1 左右为宜，适当提高膳食 ω-3 脂肪酸的摄入，保证充足的维生素和矿物质。

3. NRS 2002 评分≤3 分者，能量供给标准以 25~30kcal/kg 为佳。

4. 手术恢复期根据不同治疗时期选择饮食种类如流质饮食、半流质饮食、软食或普通饮食等。饮食宜清淡，以温、热、软为佳，忌食生冷、肥甘、厚腻食物，限制刺激性食物、饮品及调味品。

5. 如经口进食量不足需要量的 50%~75%者，可提供口服营养营养补充剂，必要时给与管饲肠内营养补充或肠外营养补充。

6. 如有糖代谢异常，应减少精糖类的摄入量，适当增加蛋白质脂肪供能比，增加多糖类摄入。

八、股骨头坏死人工髋关节置换术患者健康宣教

1. 术后 3~5 天复查一次切口，根据切口情况酌情增加复查次数。

2. 如切口持续有渗出物或出现切口红肿、体温异常等情况，需及时处理。

3. 遵医嘱使用药物，如有内科合并症应专科就诊。

4. 术后两周拆除切口缝合线，复查X线片。

5. 术后进行关节活动度练习，根据实际康复情况调整活动方式及活动量。

6. 生活指导：采取合理的生活方式及饮食习惯，运动适宜，保证摄入充足的蛋白质、维生素及含钙食物。戒烟酒，避免咖啡因的摄入，少饮碳酸饮料。

九、推荐表单

（一）医师表单

股骨头坏死临床路径医师表单

适用对象：第一诊断为股骨头坏死（ICD-10：M87.000/M87.102/M87.203/M87.802）
行全髋关节置换术（ICD-9-CM-3：81.51 另编 00.74-00.77）

患者姓名：	性别： 年龄： 住院号：	门诊号：
住院日期： 年 月 日	出院日期： 年 月 日	标准住院日：≤18 天

时间	住院第 1 天	住院第 2 天	住院第 3~5 天 （术前日）
主要诊疗工作	□ 询问病史及体格检查 □ 上级医师查房 □ 初步的诊断和治疗方案 □ 完成住院志、首次病程记录、上级医师查房等病历书写 □ 开检查检验单 □ 必要时请相关科室会诊 □ 功能量表评分	□ 上级医师查房与手术前评估 □ 确定诊断和手术方案 □ 完成上级医师查房记录 □ 完善术前检查项目 □ 收集检查检验结果并评估病情 □ 相关科室会诊	□ 上级医师查房，明确手术方案，完成上级医师查房记录 □ 向患者和/或家属交代围手术期注意事项，并签署手术知情同意书、输血同意书、委托书、自费用品协议书 □ 麻醉医师查房，与患者和/或家属交代麻醉注意事项，并签署麻醉知情同意书、麻醉药品使用知情同意书 □ 完成各项术前准备
重点医嘱	**长期医嘱：** □ 骨科护理常规 □ 二级护理 □ 饮食 **临时医嘱：** □ 血常规、尿常规 □ 血型、凝血功能、肝功能、肾功能 □ 感染性疾病筛查 □ 胸部 X 线平片、心电图 □ 双髋正位+患髋侧位片 □ 根据病情选择：下肢血管超声、肺功能、超声心动图、血气分析	**临时医嘱：** □ 骨科护理常规 □ 二级护理 □ 饮食 □ 患者既往内科基础疾病用药 **临时医嘱：** □ 根据会诊科室要求安排检查、化验和用药	**长期医嘱：** 同前日 **临时医嘱：** □ 术前医嘱：明日在椎管内或全身麻醉下行人工全髋关节置换术 □ 术前禁食、禁水 □ 术前用抗菌药物皮试 □ 术前备导尿包及抗菌药物 □ 术区备皮 □ 术前灌肠 □ 配血 □ 其他特殊医嘱
病情变异记录	□ 无 □ 有，原因： 1. 2.	□ 无 □ 有，原因： 1. 2.	□ 无 □ 有，原因： 1. 2.
医师签名			

时间	住院第 4~6 天 (手术日)	住院第 5~7 天 (术后第 1 天)	住院第 6~8 天 (术后第 2 天)
主要诊疗工作	□ 手术 □ 向患者和/或家属交代手术过程概况及术后注意事项 □ 术者完成手术记录 □ 完成术后病程记录 □ 上级医师查房 □ 麻醉医师查房 □ 观察有无术后并发症并做处理	□ 上级医师查房 □ 完成常规病程记录 □ 观察伤口、引流量、生命体征情况等，并作出相应处理 □ 指导/辅助患者床上康复锻炼 □ 交代术后患肢安全体位及禁忌动作（如禁止患髋屈曲 > 90°及内收内旋）	□ 上级医师查房 □ 完成病程记录 □ 指导/辅助患者床上功能锻炼 □ 拍摄双髋正位+患髋侧位 X 线片（平车转运） □ 指导/辅助患者坐床边（根据康复进度） □ 交代术后生活注意事项（如穿裤袜、如厕、沐浴等）
重点医嘱	**长期医嘱：** □ 骨科术后护理常规 □ 一级护理 □ 饮食 □ 患肢抬高外展中立位 □ 留置引流管并记引流量 □ 抗菌药物 □ 抗凝 □ 下肢静脉泵/抗血栓弹力袜 □ 其他特殊医嘱 **临时医嘱：** □ 今日在椎管内或全身麻醉下行全髋关节置换术 □ 心电监测、吸氧（根据病情需要） □ 补液 □ 胃黏膜保护剂（酌情） □ 止吐、镇痛等对症处理（视情况） □ 急查血常规 □ 输血（根据病情需要）	**长期医嘱：** □ 骨科术后护理常规 □ 一级护理 □ 饮食 □ 患肢抬高外展中立位 □ 抗菌药物 □ 抗凝 □ 下肢静脉泵 □ 其他特殊医嘱 **临时医嘱：** □ 复查血常规（必要时） □ 输血和/或补晶体、胶体液（根据病情需要） □ 换药，拔除引流（或根据具体病情适当延长留置时间） □ 镇痛等对症处理	**长期医嘱：** □ 骨科术后护理常规 □ 一级护理 □ 饮食 □ 患肢抬高外展中立位 □ 抗菌药物 □ 抗凝 □ 下肢静脉泵 □ 其他特殊医嘱 **临时医嘱：** □ 复查血常规（必要时） □ 输血和/或补晶体、胶体液（必要时） □ 镇痛等对症处理
病情变异记录	□ 无　□ 有，原因： 1. 2.	□ 无　□ 有，原因： 1. 2.	□ 无　□ 有，原因： 1. 2.
医师签名			

时间	住院第 7~9 天 （术后第 3 天）	住院第 8~10 天 （术后第 4 天）	住院第 9~18 天 （术后第 5~12 天）
主要诊疗工作	□ 上级医师查房 □ 住院医师完成病程记录 □ 伤口换药（必要时） □ 指导/辅助患者床上功能锻炼 □ 指导/辅助患者坐床边 □ 指导/辅助患者下地站立（部分负重）	□ 上级医师查房 □ 住院医师完成病程记录 □ 伤口换药（必要时） □ 指导/辅助患者从床上-下地功能锻炼	□ 上级医师查房，进行手术及伤口评估，确定有无手术并发症和切口愈合不良情况，明确能否出院 □ 完成出院志、病案首页、出院诊断证明书等病历 □ 向患者交代出院后的康复锻炼及注意事项，如复诊的时间、地点，发生紧急情况时的处理等
重点医嘱	**长期医嘱：** □ 骨科术后护理常规 □ 二级护理 □ 饮食 □ 患肢抬高外展中立位 □ 抗菌药物：如体温正常，伤口情况良好，无明显红肿时可以停止抗菌药物治疗 □ 抗凝 □ 下肢静脉泵 □ 其他特殊医嘱 **临时医嘱：** □ 复查血常规、尿常规、生化（必要时） □ 补液（必要时） □ 换药（必要时） □ 镇痛等对症处理	**长期医嘱：** □ 骨科术后护理常规 □ 二级护理 □ 饮食 □ 抗菌药物：如体温正常，伤口情况良好，无明显红肿时可以停止抗菌药物治疗 □ 抗凝 □ 其他特殊医嘱 **临时医嘱：** □ 复查血常规、尿常规、生化（必要时） □ 补液（必要时） □ 换药（必要时） □ 镇痛等对症处理	**出院医嘱：** □ 出院带药 □ 嘱___日后拆线换药（根据伤口愈合情况，预约拆线时间） □ 1 个月后门诊或康复科复查 □ 不适随诊
病情变异记录	□ 无 □ 有，原因： 1. 2.	□ 无 □ 有，原因： 1. 2.	□ 无 □ 有，原因： 1. 2.
医师签名			

（二）护士表单

股骨头坏死临床路径护士表单

适用对象：第一诊断为股骨头坏死（ICD-10：M87.000/M87.102/M87.203/M87.802）
行全髋关节置换术（ICD-9-CM-3：81.51 另编 00.74-00.77）

患者姓名：	性别： 年龄： 住院号：	门诊号：
住院日期： 年 月 日	出院日期： 年 月 日	标准住院日：≤18 天

时间	住院第 1 天	住院第 2~3 天	住院第 4~6 天 （手术日）
健康宣教	**入院宣教：** □ 介绍主管医师、护士 □ 介绍病室环境、设施 □ 介绍规章制度及注意事项	**术前宣教：** □ 宣教疾病知识、术前准备及手术过程 □ 指导术前保持良好睡眠 □ 告知准备物品 □ 告知术后饮食、活动及探视注意事项 □ 告知术后可能出现的情况及应对方式 □ 告知家属等候区位置	**术后当日宣教：** □ 告知监护设备、管路功能及注意事项 □ 告知饮食、体位要求 □ 告知术后可能出现的情况及应对方式 □ 再次明确探视陪伴须知
护理处置	□ 核对患者，佩戴腕带 □ 建立入院病历 □ 评估患者并书写护理评估单 □ 卫生处置：剪指（趾）甲、沐浴，更换病号服	□ 协助医师完成术前检查化验 **术前准备：** □ 配血 □ 抗菌药物皮试 □ 备皮 □ 药物灌肠 □ 禁食、禁水	□ 术前监测生命体征 **送手术：** □ 摘除患者各种活动物品 □ 核对患者资料及带药 □ 填写手术交接单，签字确认 **接手术：** □ 核对患者及资料，签字确认
基础护理	**二级/一级护理：** □ 晨晚间护理 □ 患者安全管理	**二级/一级护理：** □ 晨晚间护理 □ 患者安全管理	**特级护理：** □ 晨晚间护理 □ 卧位护理：协助翻身、床上移动、预防压疮、保持功能体位 □ 排泄护理 □ 患者安全管理
专科护理	□ 护理查体 □ 需要时填跌倒及压疮防范表 □ 遵医嘱指导康复锻炼 □ 训练床上排尿便、深呼吸、咳嗽、助行器的使用、翻身 □ 遵医嘱通知化验检查 □ 给予患者及家属心理支持 □ 需要时请家属陪伴	□ 遵医嘱完成相关检查 □ 遵医嘱指导康复锻炼 □ 训练床上排尿便、深呼吸、咳嗽、助行器的使用、翻身 □ 给予患者及家属心理支持	□ 病情观察，写特护记录：日间每 2 小时、夜间每 4 小时评估生命体征、意识、肢体感觉活动及血液循环、皮肤、伤口敷料、引流情况、出入量，如有病情变化随时记录 □ 遵医嘱予抗感染治疗 □ 遵医嘱指导康复锻炼 □ 给予患者及家属心理支持

续 表

时间	住院第 1 天	住院第 2~3 天	住院第 4~6 天 （手术日）
重点医嘱	□ 详见医师表单	□ 详见医师表单	□ 详见医师表单
病情变异记录	□ 无 □ 有，原因： 1. 2.	□ 无 □ 有，原因： 1. 2.	□ 无 □ 有，原因： 1. 2.
护士签名			

时间	住院第 5~10 天 （术后第 1~4 天）	住院第 9~18 天 （术后第 5~12 天）
健康宣教	**术后宣教：** □ 复查患者对术前宣教内容的掌握程度 □ 饮食、活动、安全指导 □ 药物作用及频率 □ 疾病恢复期注意事项 □ 拔尿管后注意事项	**出院宣教：** □ 复查时间 □ 服药方法 □ 活动休息 □ 指导饮食 □ 指导办理出院手续
护理处置	□ 遵医嘱完成相关检查 □ 夹闭尿管，锻炼膀胱功能	□ 办理出院手续 □ 书写出院小结
基础护理	**一级/二级护理：** □ 晨晚间护理 □ 协助进食、进水 □ 协助翻身、床上移动、预防压疮 □ 医嘱可下地时，协助或指导床旁活动 □ 排泄护理 □ 患者安全管理	**二级护理：** □ 晨晚间护理 □ 协助或指导进食、进水 □ 协助或指导床旁活动 □ 患者安全管理
专科护理	□ 病情观察，写护理记录 □ 评估生命体征、意识、肢体感觉活动及血液循环、皮肤情况、伤口敷料、伤口引流情况、尿管情况 □ 遵医嘱予抗感染治疗 □ 遵医嘱予防深静脉血栓治疗 □ 遵医嘱指导康复锻炼 □ 需要时，联系主管医师给予相关治疗及用药 □ 给予患者及家属心理支持	□ 病情观察，评估生命体征、意识、肢体感觉活动及血液循环情况 □ 遵医嘱予防深静脉血栓治疗 □ 遵医嘱指导出院后康复锻炼 □ 给予患者及家属心理支持
重点医嘱	□ 详见医师表单	□ 详见医师表单
病情变异记录	□ 无　□ 有，原因： 1. 2.	□ 无　□ 有，原因： 1. 2.
护士签名		

（三）患者表单

股骨头坏死临床路径患者表单

适用对象：第一诊断为股骨头坏死（ICD-10：M87.000/M87.102/M87.203/M87.802）

行全髋关节置换术（ICD-9-CM-3：81.51另编00.74-00.77）

患者姓名：	性别：　　年龄：　　住院号：	门诊号：
住院日期：　　年　月　日	出院日期：　　年　月　日	标准住院日：≤18天

时间	入院	手术前	手术日
医患配合	□ 配合询问病史、收集资料，请务必详细告知既往史、用药史、过敏史 □ 如服用抗凝剂，请明确告知 □ 配合进行体格检查 □ 有任何不适请告知医师	□ 配合完善术前相关检查、化验，如采血、留尿、心电图、B超、胸片等 □ 医师与患者及家属介绍病情及手术谈话、术前签字 □ 麻醉医师与患者进行术前访视	□ 如病情需要，配合术后转入监护病房 □ 配合评估手术效果 □ 配合检查意识、肢体活动 □ 有任何不适请告知医师
护患配合	□ 配合测量体温、脉搏、呼吸、血压、体重1次 □ 配合完成入院护理评估（简单询问病史、过敏史、用药史） □ 接受入院宣教（环境介绍、病室规定、订餐制度、贵重物品保管等，遵守医院的相关规定及家属探视制度） □ 配合术前康复锻炼 □ 配合练习床上排尿便、深呼吸、咳嗽、助行器的使用、翻身 □ 有任何不适请告知护士	□ 接受术前宣教 □ 接受配血，以备术中需要时用 □ 接受备皮 □ 接受药物灌肠 □ 配合禁食、禁水 □ 需要时配合进行抗菌药物皮试 □ 沐浴 □ 准备好必要用物，吸水管、尿壶、便盆、尿垫、纸巾等 □ 取下义齿、饰品等，贵重物品交家属保管 □ 配合康复锻炼 □ 术前保持良好睡眠	□ 清晨配合测量体温、脉搏、呼吸，遵医嘱测血压 □ 送手术室前，协助完成核对，脱去衣物，上手术车 □ 返回病房后，协助完成核对，配合过病床 □ 配合检查意识、肢体感觉活动及血液循环，询问出入量 □ 配合术后吸氧、监护仪监测、输液、尿管排尿（无尿管者自行排尿）、患肢可能有引流 □ 遵医嘱采取正确体位 □ 遵医嘱康复锻炼 □ 配合缓解疼痛 □ 有任何不适请告知护士
饮食	□ 普通饮食或遵医嘱糖尿病膳食等	□ 术前12小时禁食、禁水	□ 局部麻醉或区域阻滞麻醉，在不恶心、呕吐的情况下不影响进食、进水 □ 连硬外麻醉术后6小时少量进水，排气后可进流质饮食，逐渐过渡为普通饮食 □ 全身麻醉排气后可饮水，流质饮食逐渐过渡为普通饮食
排泄	□ 正常大小便	□ 正常大小便	□ 保留尿管或自行排尿
活动	□ 健肢自主活动 □ 患肢遵医嘱完成康复锻炼 □ 注意安全	□ 健肢自主活动 □ 患肢遵医嘱完成康复锻炼 □ 注意安全	□ 卧床休息，保护管路 □ 健肢自主活动，患肢遵医嘱完成康复锻炼 □ 注意安全

时间	手术后	出院日
医患配合	□ 配合检查肢体感觉活动及血液循环 □ 需要时，配合伤口换药 □ 配合拔除引流管、尿管 □ 配合伤口拆线 □ 配合康复锻炼	□ 接受出院前指导 □ 知道复查程序 □ 获取出院诊断书
护患配合	□ 配合定时监测生命体征，每日询问排便次数 □ 配合检查意识、肢体感觉活动及血液循环 □ 遵医嘱配合监测出入量 □ 配合康复锻炼 □ 配合防深静脉血栓治疗 □ 接受输液、服药等治疗 □ 配合夹闭尿管，锻炼膀胱功能 □ 接受进食、进水、排便等生活护理 □ 配合活动，预防皮肤压力伤 □ 注意活动安全，避免坠床或跌倒 □ 配合执行探视及陪伴制度	□ 接受出院宣教 □ 办理出院手续 □ 获取出院带药 □ 知道服药方法、作用、注意事项 □ 知道照顾伤口方法 □ 知道康复锻炼方法 □ 知道复印病历方法
饮食	□ 根据医嘱，由流质饮食逐渐过渡到普通饮食或糖尿病膳食等	□ 根据医嘱，普通饮食或糖尿病膳食等
排泄	□ 保留尿管或正常排尿便 □ 防治便秘	□ 正常排尿便 □ 防治便秘
活动	□ 根据医嘱，头高位-半坐位-床边或下床活动 □ 注意保护管路，勿牵拉、脱出、打折等 □ 功能锻炼原则：循序渐进、持之以恒 □ 注意动作禁忌	□ 遵医嘱适度活动，避免疲劳 □ 功能锻炼原则：循序渐进、持之以恒 □ 注意动作禁忌

附：原表单（2019 年版）

股骨头坏死临床路径表单

适用对象：第一诊断为股骨头坏死（ICD-10：M87.000/M87.102/M87.203/M87.802）
行全髋关节置换术（ICD-9-CM-3：81.51 另编 00.74-00.77）

患者姓名：	性别：　　年龄：　　门诊号：	住院号：
住院日期：　　年　　月　　日	出院日期：　　年　　月　　日	标准住院日：≤18 天

时间	住院第 1 天	住院第 2 天	住院第 3~5 天 （术前日）
主要诊疗工作	□ 询问病史及体格检查 □ 上级医师查房 □ 初步的诊断和治疗方案 □ 完成住院志、首次病程记录、上级医师查房等病历书写 □ 开检查单 □ 必要时请相关科室会诊 □ 功能量表评分 □ 必要的术前用药	□ 上级医师查房与手术前评估 □ 确定诊断和手术方案 □ 完成上级医师查房记录 □ 完善术前检查项目 □ 收集检查结果并评估病情 □ 相关科室会诊	□ 上级医师查房，明确手术方案，完成上级医师查房记录 □ 向患者和/或家属交代围手术期注意事项，并签署手术知情同意书、输血同意书、委托书、自费用品协议书 □ 麻醉医师查房，与患者和/或家属交代麻醉注意事项，并签署麻醉知情同意书、麻醉药品使用知情同意书 □ 完成各项术前准备
重点医嘱	**长期医嘱：** □ 骨科护理常规 □ 二级护理 □ 饮食 **临时医嘱：** □ 血常规、尿常规 □ 血型、凝血功能、肝功能、肾功能 □ 感染性疾病筛查 □ 胸部 X 线平片、心电图 □ 骨盆正位+患侧股骨颈正侧位 □ 根据病情选择：下肢血管超声、肺功能、超声心动图、血气分析 □ 根据是否贫血选择使用促红细胞生成素+铁剂	**长期医嘱：** □ 骨科护理常规 □ 二级护理 □ 饮食 □ 患者既往内科基础疾病用药 **临时医嘱：** □ 根据会诊科室要求安排检查和用药	**长期医嘱：** 同前日 **临时医嘱：** □ 术前医嘱：明日在椎管内或全身麻醉下行人工全髋关节置换术 □ 术前禁食、禁水 □ 术前用抗菌药物皮试 □ 术前抗菌药物 □ 必要时配血 □ 其他特殊医嘱
主要护理工作	□ 入院介绍（病房环境、设施等） □ 入院护理评估 □ 观察患肢情况及护理	□ 观察患者病情变化 □ 防止皮肤压疮护理 □ 心理和生活护理	□ 做好备皮等术前准备 □ 提醒患者术前禁食、禁水 □ 术前心理护理

续　表

时间	住院第 1 天	住院第 2 天	住院第 3~5 天 （术前日）
病情变异记录	□ 无　□ 有，原因： 1. 2.	□ 无　□ 有，原因： 1. 2.	□ 无　□ 有，原因： 1. 2.
护士签名			
医师签名			

时间	住院第 4~6 天 （手术日）	住院第 5~7 天 （术后第 1 天）	住院第 6~8 天 （术后第 2 天）
主要诊疗工作	□ 手术 □ 向患者和/或家属交代手术过程概况及术后注意事项 □ 术者完成手术记录 □ 完成术后病程记录 □ 上级医师查房 □ 麻醉医师查房 □ 观察有无术后并发症并作出处理	□ 上级医师查房 □ 完成常规病程记录 □ 观察伤口、引流量（留置引流时）、生命体征情况等，并作出相应处理 □ 指导/辅助患者床上康复锻炼 □ 交代术后患肢安全体位及禁忌动作（如禁止患髋屈曲 > 90°及内收内旋）	□ 上级医师查房 □ 完成病程记录 □ 指导/辅助患者床上功能锻炼 □ 拍摄双髋正位+患髋侧位 X 线片（平车转运） □ 指导/辅助患者坐床边（根据康复进度） □ 交代术后生活注意事项（如穿裤袜、如厕、沐浴等）
重点医嘱	**长期医嘱：** □ 骨科术后护理常规 □ 一级护理 □ 饮食 □ 患肢抬高外展中立位 □ 留置引流管并记引流量（根据病情需要） □ 抗菌药物 □ 抗凝 □ 下肢静脉泵/抗血栓弹力袜 □ 其他特殊医嘱 **临时医嘱：** □ 今日在椎管内或全身麻醉下行全髋关节置换术 □ 心电监测、吸氧（根据病情需要） □ 补液 □ 胃黏膜保护剂（酌情） □ 止吐、镇痛等对症处理（视情况） □ 急查血常规 □ 输血（根据病情需要）	**长期医嘱：** □ 骨科术后护理常规 □ 一级护理 □ 饮食 □ 患肢抬高外展中立位 □ 抗菌药物 □ 抗凝 □ 下肢静脉泵 □ 其他特殊医嘱 **临时医嘱：** □ 复查血常规、肝功能、肾功能、血脂、血糖、电解质、凝血功能检查（必要时） □ 输血和/或补晶体、胶体液（根据病情需要） □ 换药，拔除引流（必要时或根据具体病情适当延长留置时间） □ 镇痛等对症处理	**长期医嘱：** □ 骨科术后护理常规 □ 一级护理 □ 饮食 □ 患肢抬高外展中立位 □ 抗菌药物 □ 抗凝 □ 下肢静脉泵 □ 其他特殊医嘱 **临时医嘱：** □ 复查血常规、肝功能、肾功能、血脂、血糖、电解质、凝血功能检查（必要时） □ 输血和/或补晶体、胶体液（必要时） □ 镇痛等对症处理
主要护理工作	□ 观察患者病情变化并及时报告医师 □ 术后心理与生活护理 □ 指导术后患者功能锻炼	□ 观察患者病情并做好引流量等相关记录 □ 术后心理与生活护理 □ 指导术后患者功能锻炼	□ 观察患者病情变化 □ 术后心理与生活护理 □ 指导术后患者功能锻炼
病情变异记录	□ 无 □ 有，原因： 1. 2.	□ 无 □ 有，原因： 1. 2.	□ 无 □ 有，原因： 1. 2.
护士签名			
医师签名			

时间	住院第 7~9 天 （术后第 3 天）	住院第 8~10 天 （术后第 4 天）	住院第 9~18 天 （术后第 5~12 天）
主要诊疗工作	□ 上级医师查房 □ 住院医师完成病程记录 □ 伤口换药（必要时） □ 指导/辅助患者床上功能锻炼 □ 指导/辅助患者坐床边 □ 指导/辅助患者下地站立（部分负重）	□ 上级医师查房 □ 住院医师完成病程记录 □ 伤口换药（必要时） □ 指导/辅助患者从床上-下地功能锻炼	□ 上级医师查房，进行手术及伤口评估，确定有无手术并发症和切口愈合不良情况，明确能否出院 □ 完成出院志、病案首页、出院诊断证明书等病历 □ 向患者交代出院后的康复锻炼及注意事项，如复诊的时间、地点，发生紧急情况时的处理等
重点医嘱	**长期医嘱：** □ 骨科术后护理常规 □ 二级护理 □ 饮食 □ 患肢抬高外展中立位 □ 抗菌药物：如体温正常，伤口情况良好，无明显红肿时可以停止抗菌药物治疗 □ 抗凝 □ 下肢静脉泵 □ 其他特殊医嘱 **临时医嘱：** □ 复查血常规、尿常规、生化、凝血功能（必要时） □ 补液（必要时） □ 换药（必要时） □ 镇痛等对症处理	**长期医嘱：** □ 骨科术后护理常规 □ 二级护理 □ 饮食 □ 抗菌药物：如体温正常，伤口情况良好，无明显红肿时可以停止抗菌药物治疗 □ 抗凝 □ 其他特殊医嘱 **临时医嘱：** □ 复查血常规、尿常规、生化、凝血功能（必要时） □ 补液（必要时） □ 换药（必要时） □ 镇痛等对症处理	**出院医嘱：** □ 出院带药 □ 嘱____天后拆线换药（根据伤口愈合情况，预约拆线时间） □ 1 个月后门诊或康复科复查 □ 不适随诊
主要护理工作	□ 观察患者病情变化 □ 术后心理与生活护理 □ 指导患者功能锻炼	□ 观察患者病情变化 □ 指导患者功能锻炼 □ 术后心理和生活护理	□ 指导患者办理出院手续 □ 出院宣教
病情变异记录	□ 无　□ 有，原因： 1. 2.	□ 无　□ 有，原因： 1. 2.	□ 无　□ 有，原因： 1. 2.
护士签名			
医师签名			

第六十七章

骨关节炎临床路径释义

【医疗质量控制指标】

指标一、入院评估。

指标二、生活质量评分。

指标三、口服药物使用情况。

指标四、康复治疗情况。

指标五、离院方式。

指标六、出院健康宣教。

指标七、患者对服务的体验与评价。

一、骨关节炎编码

疾病名称及编码：骨关节病（ICD-10：M15-M19）

二、临床路径检索方法

M15-M19

三、国家医疗保障疾病诊断相关分组（CHS-DRG）

MDCI　肌肉、骨骼疾病及功能障碍

IU1　骨病及其他关节病

四、骨关节炎临床路径标准住院流程

（一）适用对象

第一诊断为骨关节炎。

释义

■ 骨关节炎（osteoarthritis，OA）是一种累及关节的退行性疾病，其基本病理改变是关节软骨磨损。病因可包括原发性和继发性两类。原发性骨关节炎的病因尚不明确，主要是衰老、过度使用等；继发性骨关节炎多是由于其他关节疾病的存在从而导致关节软骨磨损等病理变化，主要原因有髋关节发育不良、股骨头骺滑脱等。

■ 本临床路径适用对象为第一诊断为骨关节炎的患者，且为因该疾病入住内科病房接受内科治疗的患者。若患者因接受手术治疗入院，建议参考相应手术名称所对应的临床路径。

（二）诊断依据

目前采用美国风湿病协会1995年修订的诊断标准，该标准包含临床和放射学标准（表67-1、表67-2、表67-3）。

表 67-1　手骨关节炎的分类标准（临床标准）

1. 近 1 个月大多数时间有手关节疼痛、发酸、发僵
2. 10 个指间关节中，有骨性膨大的关节≥2 个
3. 掌指关节肿胀≤2 个
4. 远端指间关节骨性膨大＞2 个
5. 10 个选定关节中，畸形关节≥1 个

满足 1+2+3+4 条或 1+2+3+5 条可诊断手骨关节炎

注：10 个指间关节为双侧第二、第三远端及近端指间关节，双侧第一腕掌关节

表 67-2　膝骨关节炎分类标准

临床标准

1. 近 1 个月大多数时间有膝关节疼痛
2. 有骨摩擦音
3. 晨僵≤30 分钟
4. 年龄≥38 岁
5. 有骨性膨大

满足 1+2+3+4 条，或 1+2+5 条或 1+4+5 条者可诊断膝骨关节炎

临床+放射学标准+实验室标准

1. 近 1 个月大多数时间有膝关节疼痛
2. X 线片示骨赘形成
3. 关节液检查符合骨关节炎
4. 年龄≥40 岁
5. 晨僵≤30 分钟
6. 有骨摩擦音

满足 1+2 条或 1+3+5+6 条，或 1+4+5+6 条者可诊断膝骨关节炎

表 67-3　髋关节骨关节炎分类标准

临床标准

1. 近 1 个月大多数时间有髋痛
2. 内旋＜15°
3. 血沉＜45mm/h
4. 屈曲＜115°
5. 内旋＞15°
6. 晨僵时间＜60 分钟
7. 年龄＞50 岁
8. 内旋时疼痛

满足 1+2+3 条或 1+2+4 条或 1+5+6+7+8 条者可诊断髋骨关节炎

临床+放射学+实验室标准

1. 近 1 个月大多数时间有髋痛
2. 血沉≤20mm/h
3. X 线示骨赘形成
4. X 线髋关节间隙狭窄

满足 1+2+3 条或 1+2+4 条或 1+3+4 条者可诊断髋骨关节炎

释义

■ 骨关节炎通常通过临床表现结合影像学表现即可明确诊断。典型临床表现为中老年患者受累关节的活动后疼痛，休息可缓解，伴有关节肿胀、活动受限和畸形，查体可有关节肿胀、关节间隙压痛，以及不同程度的关节畸形和活动受限。典型影像学表现为非对称性关节间隙狭窄、骨赘形成、软骨下骨硬化、邻关节囊肿。

■ 骨关节炎需要和其他几种常见疾病相鉴别，如：

感染性关节炎：常有侵入性操作、抵抗力低下等危险因素，临床症状常有持续性疼痛，休息无法缓解，常伴有皮温高或皮肤发红，化验血沉和 CRP 常明显高于正常。

类风湿关节炎：有多关节受累、手部小关节受累常见、晨僵常见、晚期畸形严重、化验血沉和 C 反应蛋白升高等，可采用类风湿关节炎的诊断标准进行鉴别诊断。X 线片表现常为对称性关节间隙狭窄或消失，与骨关节炎的非对称性关节间隙狭窄相鉴别。

（三）治疗方案的选择

根据《临床诊疗指南·风湿病分册》（中华医学会编著，人民卫生出版社，2005 年），治疗的目的在于缓解疼痛、阻止和延缓疾病的发展及保护关节功能、改善生活质量。治疗方案应个体化，充分考虑患者的患病危险因素、受累关节的部位、关节结构改变、炎症情况、疼痛程度、伴发病等具体情况及病情。治疗原则应以非药物治疗联合药物治疗为主，必要时手术治疗。

释义

■ 骨关节炎治疗总体分为非手术治疗和手术治疗。

■ 非手术治疗分为药物治疗和非药物非手术治疗。

■ 药物治疗分为控制症状药物治疗（亦称对症治疗）和改善病情的药物及软骨保护剂治疗（亦称慢作用药物治疗）。

■ 非药物非手术治疗包括患者健康宣教、功能训练及运动生活指导、物理治疗等。

■ 手术治疗包括保留关节的术式（如关节腔清理、游离体摘除、软骨修复和移植等）、部分关节置换术及全关节置换术、关节融合术、关节切除成形术等术式。应根据患者疾病程度、社会功能需求、全身情况等因素综合选择术式。

■ 本临床路径主要适用于住院接受内科治疗的骨关节炎患者。若患者因接受手术治疗入院，建议参考相应手术名称所对应的临床路径。

（四）标准住院日 7~15 天

释义

■ 标准住院日包括检查评估和治疗准备 1~5 天，内科治疗 6~10 天。

（五）进入路径标准

1. 第一诊断必须符合 ICD-10：M19.991 骨关节炎疾病编码。
2. 当患者同时具有其他疾病诊断，但在住院期间不需特殊处理、不影响第一诊断的临床路径流程实施时，可以进入路径。
3. 当患者同时具有其他疾病诊断，但在住院期间需特殊处理、影响第一诊断的临床路径流程实施时，不进入路径。

释义

■ 住院期间不需特殊处理、不影响第一诊断的其他诊断，例如控制平稳的高血压病、糖尿病等。

■ 在住院期间需特殊处理、影响第一诊断的临床路径流程实施的其他诊断，包括会显著延长住院时间、显著增加住院费用、显著影响第一诊断疾病的治疗等疾病，例如冠状动脉粥样硬化性心脏病需行冠脉造影甚至支架植入等介入治疗、严重心律失常需射频消融、骨关节炎合并严重肢体畸形需行畸形矫形术或合并严重骨质缺损需行骨缺损填充等。

■ 若患者因接受手术治疗入院，建议参考相应手术名称所对应的临床路径。

（六）住院期间检查项目

1. 必需的检查项目

（1）血常规、尿常规、大便常规及便隐血检查。
（2）血生化检查（包括电解质、肝功能、肾功能、血糖、血脂等）。
（3）炎性指标（CRP、ESR）。
（4）类风湿关节炎的相关抗体谱（含 RF、CCP，AKA）及其他自身抗体检查（包括 ANA、ANCA、抗 ENA 和 ds-DNA 抗体），免疫球蛋白。
（5）胸部 X 线片及心电图检查。
（6）超声心动图、腹部 B 超（肝胆胰脾和肾脏）。
（7）影像学检查：受累关节的 X 线片检查。
（8）骨密度检查。

2. 根据患者情况可选择：胸部 CT、关节超声检查、关节 MRI、关节镜检查、病毒性肝炎系列。

释义

■ 此项所列住院期间必需的检查项目，指的是未明确骨关节炎诊断分类及治疗方案的初次住院患者所必需的检查项目。该类检查项目可在办理入院手续后检查；若在入院前短期内已经在门诊完成相应检查，入院后视病情需求可不必复查。

■ 对于骨关节炎已经诊断明确，甚至已决定行手术治疗的患者，可根据门诊期间检查结果，根据病情需要选择性检查；或进入相应的其他临床路径（如全髋关节置换术的临床路径等）。

（七）治疗方案与药物选择

1. 非药物治疗

（1）患者教育：①使患者了解本病绝大多数预后良好，消除其思想负担。②告诫患者避免对本病治疗不利的各种因素，建立合理的生活方式。如保护受累的关节，避免长久站立、跪位和蹲位、爬楼梯、不良姿势等。③在医师指导下规范用药，了解所用药品的用法和不良反应。④家庭和社会的支持与帮助对患者的治疗起积极作用。

（2）运动及生活指导：①合理的关节肌肉锻炼：关节在非负重状态下进行活动，以保持关节活动度；进行有关肌肉或肌群的锻炼以增强肌肉的力量和增加关节的稳定性。②对不同受累关节进行不同的锻炼，如手关节可做抓、握锻炼，膝关节在非负重情况下做屈伸活动，颈椎和腰椎关节进行轻柔的不同方向活动。③有氧运动：步行、游泳、骑自行车等有助于保持关节功能。④肥胖者应减轻体质量：超重会增加关节负担，应保持标准体质量；⑤减轻受累关节的负荷：可使用手杖、助步器等协助活动；⑥保护关节：可戴保护关节的弹性套，如护膝等；避免穿高跟鞋，穿软、有弹性的“运动鞋”，用适合的鞋垫，可用楔形鞋垫辅助治疗。

（3）物理治疗：急性期物理治疗的主要目的是镇痛、消肿和改善关节功能；慢性期物理治疗的目的是以增强局部血液循环和改善关节功能为主。物理治疗可以减轻疼痛症状和缓解关节僵直，包括针灸、按摩、推拿、热疗、水疗等。

释义

■ 此项所列非药物的非手术治疗方法，为可选项，也可多选，也可在所列举的方法之外选择合理的非药物非手术治疗方法（如关节炎支具治疗等）。

2. 药物治疗：治疗骨关节炎的药物主要可分为控制症状的药物和改善病情的药物及软骨保护剂。按给药途径分为口服、注射和局部外用药。

（1）控制症状药物：口服药（含对乙酰氨基酚、NSAIDs、阿片类药物等缓解疼痛的药物，消肿药物，以及缓解肌肉痉挛的肌松剂等）、局部外用药（含 NSAIDs 外用剂型、辣椒碱、中成药外用剂型等）和注射药［含关节腔注射糖皮质激素、几丁糖、透明质酸（玻璃酸）以及静脉滴注或肌内注射用的 NSAIDs］。

释义

■ 此项所列的药物治疗，为可选项，也可多选，也可在所列举的类别之外选择合理的药物治疗。如关节肿胀、积液和组织炎症重者，可选择消肿药物治疗；如合并肌紧张性、肌肉痉挛性疼痛，可选择合适的肌肉松弛剂治疗；也可选用作用机理类似的中成药等其他药物治疗；局部外用药可选用中成药制备的外用药物等。

■ 关节腔内注射属于有创性治疗，目前国际上对其疗效和风险尚存较大争议，不应作为药物治疗的首选。

（2）改善病情的药物及软骨保护剂：此类药物一般起效较慢，需治疗数周才见效，故亦称骨关节炎慢作用药。具有降低基质金属蛋白酶、胶原酶等活性的作用，既可抗炎、镇痛，又可保护关节软骨，有延缓 OA 发展的作用。但目前尚未有公认的理想的药物，常用药物氨基葡萄糖、双醋瑞因、硫酸软骨素等可能有一定的作用。其他可能有改善病情作用的药物有多西环素、二膦酸盐、维生素等。

释义

■ 此项所列慢作用药物治疗，为可选项，也可多选。国际上尚有争议，可不作为常规一线药物。

3. 外科治疗及其他治疗：对于经内科治疗无明显疗效、病变严重及关节功能明显障碍的患者可以考虑外科治疗，以矫正畸形和改善关节功能。外科治疗的主要途径是通过关节镜手术和开放手术。

(1) 关节镜手术：经内科规范治疗仍无效者，可予关节内灌洗来清除纤维素、软骨残渣及其他杂质，此为关节清创术；或通过关节镜去除软骨碎片，以减轻症状，此为游离体摘除术。

(2) 外科治疗：①截骨术：可改善关节力线平衡，有效缓解患者的髋或膝关节疼痛；②人工关节置换术：对60岁以上、正规药物治疗反应不佳的进展性OA患者可予以关节置换，由此可显著减轻疼痛症状，改善关节功能；③关节融合术。

释义

■ 外科治疗包括保留关节的术式（如关节镜下关节腔清理、游离体摘除术以及截骨术）、人工关节置换术（包括膝部分间室置换/半髋关节置换、全关节置换等）、膝关节补救性手术（如关节融合、关节切除成形术等）。每种手术方式都有相应的适应证和禁忌证，应根据病情由骨科医师和患者共同决定术式。

（八）出院标准

1. 关节疼痛数目及肿胀程度减少或缓解。
2. 化验指标好转。

释义

■ 骨关节炎的内科住院诊治主要目的是明确诊断和缓解主要症状。

■ 骨关节炎的主要症状缓解包括疼痛、肿胀、活动障碍等方面的缓解。

（九）变异及原因分析

1. 有影响疾病预后的合并症，需要进行相关的诊断和治疗。
2. 治疗出现肺部感染、呼吸衰竭、心力衰竭等，需要延长治疗时间。

释义

■ 骨关节炎患者中老年多见，易伴有合并症，治疗期间易出现并发症。若合并症或并发症严重，需要显著延长住院时间、显著增加治疗费用、显著影响疾病的治疗选择，应尊重病情实际情况，可考虑退出本路径。

五、骨关节炎临床路径给药方案

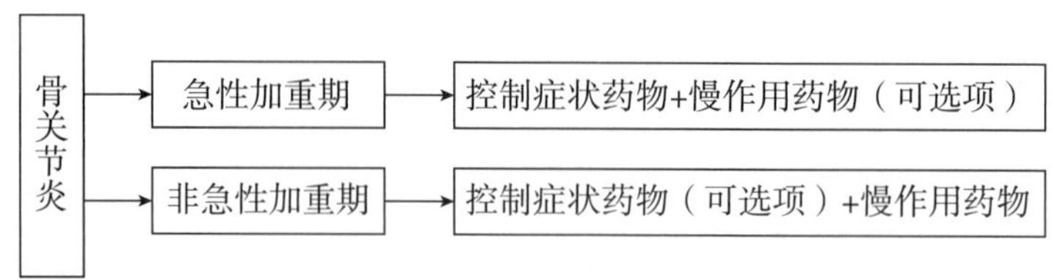

【用药选择】

1. 确诊骨关节炎的患者，药物治疗可包括急性期用于控制症状的药物（即急性期药物）和改善病情的药物及软骨保护剂（即慢作用药物）。

2. 控制症状的药物主要用于缓解疼痛、肿胀、肌肉痉挛等症状，其包括口服药、局部外用药和关节注射药。口服药包括对乙酰氨基酚、NSAIDs、阿片类药物等消除疼痛的药物以及消除肿胀的药物；对于合并肌肉痉挛的患者，还可考虑使用肌肉松弛剂等辅助控制症状。局部外用药包括 NSAIDs 的乳胶剂或贴剂、辣椒碱、外用中成药（活血化瘀、强筋健骨等）。外用的 NSAIDs 有氟比洛芬凝胶贴膏、双氯芬酸钠乳胶剂等。关节注射药包括糖皮质激素、NSAIDs、中长效局部麻醉药、几丁糖、透明质酸（玻璃酸）等。有研究提示，注射用胰蛋白酶配合关节镜手术治疗，可促进创伤或伤口愈合。

3. 改善病情的药物及软骨保护剂等慢作用药物一般起效较慢，需治疗数周才见效，既可抗炎、镇痛，又可保护关节软骨，有延缓 OA 发展的作用。但目前尚未有公认的理想的药物，常用药物有氨基葡萄糖、双醋瑞因、硫酸软骨素等，可能有一定的作用。其他慢作用药物包括多西环素、二膦酸盐、维生素（A、C、E、D）、中成药（强筋健骨、活血化瘀），如痹祺胶囊、复方杜仲健骨颗粒、壮骨关节胶囊，可以缓解关节疼痛，改善关节功能。

【药学提示】

1. 由于老年人对非甾体类抗炎药（NSAIDs）易发生不良反应，且 OA 的滑膜炎在发病初期并非主要因素，故轻症可短期使用一般镇痛剂作为首选药物。如对乙酰氨基酚，每次 0.3~0.6g，每日 2~3 次口服，每日剂量不超过 4g。

2. NSAIDs 既有镇痛作用又有抗炎作用，是最常用的一类控制 OA 症状的药物，主要包括塞来昔布、双氯芬酸、洛索洛芬、美洛昔康等，主要通过抑制环氧化酶活性，减少前列腺素合成，发挥减轻关节炎症所致的疼痛及肿胀、改善关节活动的作用。

3. 使用 NSAIDs 时，有胃肠道危险因素者则应用塞来昔布等选择性环氧化酶（COX）-2 抑制剂或非选择性 NSAIDs+米索前列醇或质子泵抑制剂。

4. 对于急性疼痛发作的患者，当对乙酰氨基酚及 NSAIDs 不能充分缓解疼痛或有用药禁忌时，可考虑用弱阿片类药物，这类药物耐受性较好而成瘾性小。如口服羟考酮、可待因或曲马多等。由于曲马多不抑制前列腺素合成，因此对胃黏膜无明显不良影响。

5. 局部外用 NSAIDs、辣椒碱、中成药贴剂等，全身副作用小，常作为一线使用药物。

6. 关节腔注射长效糖皮质激素可缓解疼痛、减少渗出，这是国际上关于膝骨关节炎治疗指南中赞成的疗法。疗效可持续数周至数月。

7. 关节腔注射几丁糖、透明质酸等，可能缓解症状，但国际上尚无一致的赞成意见。

8. 氨基葡萄糖：为天然的氨基单糖，是人体关节软骨基质中合成蛋白聚糖所必需的重要成分。可改善关节软骨的代谢，提高关节软骨的修复能力，保护损伤的关节软骨，同时缓解 OA 的疼痛症状，改善关节功能，延缓 OA 的病理过程和疾病进程。因而兼具症状调控和结构调控效应。氨基葡萄糖主要有硫酸氨基葡萄糖和盐酸氨基葡萄糖，二者氨基葡萄糖含量有所差异，但生物学作用相似。常用剂量 1500mg/d，分 2~3 次服用，持续 8 周以上显效，使用 1 年以上疗效更稳定，可联合 NSAIDs 使用。

9. 硫酸软骨素：通过竞争性抑制降解酶的活性，减少软骨基质和关节滑液成分的破坏；通过减少纤维蛋白血栓的形成，改善滑膜和软骨下骨的血液循环。能有效减轻 OA 的症状，减轻疼痛，改善关节功能，减少 NSAIDs 或其他镇痛药的用量。成人每日 1200mg 口服。氨基葡萄糖与硫酸软骨素联用起协同作用。氨基葡萄糖能刺激软骨基质的合成，硫酸软骨素则抑制其降解，二者联用可增加软骨基质含量，能更有效地保护关节软骨、逆转损坏及促进损伤修复，因此延缓 OA 的发展并减轻症状。

10. 双醋瑞因：是白细胞介素（IL）-1 抑制剂，可抑制软骨降解、促进软骨合成并抑制滑膜炎症。它不仅能有效地改善骨关节炎的症状、减轻疼痛，改善关节功能，且具有后续效应，连续治疗 3 个月以后停药，疗效至少可持续 1 个月；它还可延缓 OA 病程的进展，具有结构调节作用。该药不抑制前列腺素的合成。成人用量：每日 2 次，每次 50 mg，餐后服用，一般服用时间不少于 3 个月。

【注意事项】

1. 对乙酰氨基酚的主要不良反应有胃肠道症状和肝毒性。

2. NSAIDs 主要不良反应有胃肠道症状、肾或肝功能损害、影响血小板功能、可增加心血管不良事件发生的风险。NSAIDs 应使用最低有效剂量，短疗程；有胃肠道危险因素者则应用塞来昔布等选择性环氧化酶（COX）-2 抑制剂或非选择性 NSAIDs+米索前列醇或质子泵抑制剂。如患者有发生心血管不良事件的危险则应慎用 NSAIDs。总之，药物种类及剂量的选择应个体化，充分考虑患者个人的基础情况，对老年患者应注意心血管和胃肠道的双重风险。

3. 对阿片类药物，应从低剂量开始，每隔数日缓慢增加剂量，可减少不良反应。

4. 局部外用药使用，需观察有无过敏现象。常见过敏表现为皮疹，一旦出现明显过敏，需停药并对症处理。

5. 关节腔注射有引起关节感染的风险，注射时需严格消毒。在同一关节不应反复注射，建议注射间隔时间不短于 4 个月；关节注射治疗后若行人工关节置换，建议间隔不短于 4 周。

6. 多西环素、二膦酸盐、维生素等，有辅助改善骨关节炎病情的作用，但目前尚不作为常规使用药物。

六、骨关节炎患者护理规范

1. 应具有强烈的爱伤观念，保护患者在治疗、康复的过程中不发生进一步的损伤，例如摔伤、骨折等，不增加患者的痛苦。

2. 避免引起患者的关节疼痛。

3. 指导患者进行必要的功能锻炼，以保持肌力和关节活动为主，避免过度活动引起的损伤。

4. 下肢康复锻炼初期宜以等长收缩为宜，避免等速收缩造成的关节损害。

5. 长期卧床患者应注意预防深静脉血栓形成。

七、骨关节炎患者营养治疗规范

1. 骨关节炎患者宜营养丰富，膳食均衡。

2. 严重下肢骨关节炎的患者应注意控制饮食，将体重控制在合理范围之内，肥胖会加重关节炎，或影响骨关节炎的治疗效果。

八、骨关节炎患者健康宣教

1. 向患者进行卫生保健知识的宣传，让患者了解疾病性质、病因、预后等关键信息。

2. 平日可行力所能及的工作及家务劳动，并可根据自己的兴趣爱好选择合适的锻炼项目，如健身操、散步等，以不感到疲劳为度。

3. 控制体重，过度肥胖者应减肥，并使用拐杖以减少患侧关节的承受重量。

4. 关节疼痛发作期间可适当休息，疼痛激烈时应遵医嘱服用消炎镇痛药物。

九、推荐表单

（一）医师表单

骨关节炎临床路径医师表单

适用对象：第一诊断为骨关节病（ICD-10：M15-M19）

患者姓名：	性别：　　年龄：　　门诊号：	住院号：
住院日期：　　年　月　日	出院日期：　　年　月　日	标准住院日：7~15 天

时间	住院第 1~2 天	住院第 3~6 天
主要诊疗工作	□ 询问病史及体格检查 □ 完成病历书写 □ 开化验单及检查申请单 □ 主管医师查房 □ 初步确定治疗方案	□ 上级医师查房，确定进一步的检查和治疗：并发症、治疗效果、治疗方案、完成疾病诊断、下一步治疗对策 □ 根据病情需要，完成相关科室会诊 □ 住院医师完成病程日志、上级医师查房记录等病历书写
重点医嘱	**长期医嘱：** □ 风湿科二级护理常规 □ 饮食：普通饮食/软食/低盐低脂饮食/糖尿病饮食/低盐低脂糖尿病饮食 **临时医嘱：** □ 血常规、尿常规、大便常规+隐血 □ 血生化检查（包括电解质、肝功能、肾功能、血糖、血脂等） □ 炎性指标（CRP、ESR） □ 类风湿关节炎的相关抗体谱（含 RF、CCP、AKA）、其他自身抗体检查（包括 ANA、ANCA、抗 ENA 和 dsDNA）、免疫球蛋白 □ 胸部 X 线片及心电图检查 □ 超声心动图、腹部 B 超（肝胆胰脾和肾脏） □ 影像学检查：受累关节的 X 线片检查 □ 骨密度检查 □ 必要时相关检查：胸部 CT、关节超声检查、关节 MRI、关节镜检查、病毒性肝炎系列	**长期医嘱：** □ 药物治疗 □ 对症处置 **临时医嘱：** □ 其他特殊医嘱
病情变异记录	□ 无　□ 有，原因： 1. 2.	□ 无　□ 有，原因： 1. 2.
医师签名		

时间	住院第7~9天	住院第7~15天 （出院日）
主要诊疗工作	□ 上级医师查房 □ 住院医师完成病程书写 □ 视病情复查红细胞沉降率、血常规、血生化、CRP	□ 上级医师查房，明确能否出院 □ 住院医师完成出院小结、出院证明、病历首页等 □ 向患者及家属交代出院后的注意事项，如饮食、用药、复诊时间、后续治疗等
重点医嘱	**临时医嘱：** □ 复查血常规、血生化、CRP、红细胞沉降率	**出院医嘱：** □ 用药指导 □ 定期复查 □ 巩固治疗
病情变异记录	□ 无 □ 有，原因： 1. 2.	□ 无 □ 有，原因： 1. 2.
医师签名		

（二）护士表单

骨关节炎临床路径护士表单

适用对象：第一诊断为骨关节病（ICD-10：M15-M19）

患者姓名：	性别： 年龄： 门诊号：	住院号：
住院日期： 年 月 日	出院日期： 年 月 日	标准住院日：7～15 天

时间	住院第 1~2 天	住院第 3~6 天
处理重点医嘱	**长期医嘱：** □ 风湿科二级护理常规 □ 饮食：普通饮食/软食/低盐低脂饮食/糖尿病饮食/低盐低脂糖尿病饮食 **临时医嘱：** □ 血常规、尿常规、大便常规+隐血 □ 血生化检查（包括电解质、肝功能、肾功能、血糖、血脂等） □ 炎性指标（CRP、ESR） □ 类风湿关节炎的相关抗体谱（含 RF、CCP、AKA）、其他自身抗体检查（包括 ANA、ANCA、抗 ENA 和 dsDNA）、免疫球蛋白 □ 胸部 X 线片及心电图检查 □ 超声心动图、腹部 B 超（肝胆胰脾和肾脏） □ 影像学检查：受累关节的 X 线片检查 □ 骨密度检查 □ 必要时相关检查：胸部 CT、关节超声检查、关节 MRI、关节镜检查、病毒性肝炎系列	**长期医嘱：** □ 药物治疗 □ 对症处置 **临时医嘱：** □ 其他特殊医嘱
主要护理工作	□ 介绍病房环境、设施和设备 □ 入院护理评估 □ 风湿免疫病慢病管理（心理、康复、自我评估、用药指导、数据库录入）	□ 加强功能锻炼 □ 密切观察患者病情变化
病情变异记录	□ 无 □ 有，原因： 1. 2.	□ 无 □ 有，原因： 1. 2.
护士签名		

时间	住院第 7~9 天	住院第 7~15 天 （出院日）
处理 重点 医嘱	**临时医嘱：** □ 复查血常规、血生化、CRP、红细胞沉降率	**出院医嘱：** □ 用药指导 □ 定期复查 □ 巩固治疗
主要 护理 工作	□ 密切观察患者病情变化 □ 心理与生活护理	□ 指导患者办理出院手续 □ 交代出院后的注意事项 □ 出院后饮食指导 □ 风湿免疫病慢病管理（心理、康复、自我评估、用药指导、数据库录入）
病情 变异 记录	□ 无　□ 有，原因： 1. 2.	□ 无　□ 有，原因： 1. 2.
护士 签名		

（三）患者表单

骨关节炎临床路径患者表单

适用对象：第一诊断为骨关节病（ICD-10：M15-M19）

患者姓名：	性别：　　年龄：　　门诊号：	住院号：
住院日期：　　年　月　日	出院日期：　　年　月　日	标准住院日：7~15 天

时间	住院第 1~2 天	住院第 3~6 天
医患配合	□ 接受询问病史及体格检查 □ 在医师病历书写完毕后确认签字 □ 根据医师开具的化验单及检查申请单完善各项检查 □ 接受主管医师查房 □ 听取医师的初步治疗方案	□ 接受药物治疗等治疗 □ 根据病情需要，接受相关科室会诊
护患配合	□ 听取介绍病房环境、设施和设备 □ 接受入院护理评估 □ 接受风湿免疫病慢病管理干预（心理、康复、自我评估、用药指导、数据库录入）	□ 加强功能锻炼 □ 随时报告病情变化
病情变异记录	□ 无　□ 有，原因： 1. 2.	□ 无　□ 有，原因： 1. 2.
患者签名		

时间	住院第 7~9 天	住院第 7~15 天 （出院日）
医患配合	□ 接受治疗 □ 遵医嘱接受复查红细胞沉降率、血常规、血生化、CRP 等检查项目	□ 接受治疗 □ 听取医师向患者及家属交代出院后的注意事项，如饮食、用药、复诊时间、后续治疗等
护患配合	□ 随时报告病情变化 □ 接受心理与生活护理	□ 在指导下办理出院手续 □ 听取出院后的注意事项 □ 听取出院后饮食指导 □ 接受风湿免疫病慢病管理（心理、康复、自我评估、用药指导、数据库录入）
病情变异记录	□ 无 □ 有，原因： 1. 2.	□ 无 □ 有，原因： 1. 2.
患者签名		

附：原表单（2016年版）

骨关节炎临床路径表单

适用对象：第一诊断为骨关节炎

患者姓名：	性别： 年龄： 门诊号：	住院号：
住院日期： 年 月 日	出院日期： 年 月 日	标准住院日：7~15天

时间	住院第1~2天	住院第3~6天
主要诊疗工作	□ 询问病史及体格检查 □ 完成病历书写 □ 开化验单及检查申请单 □ 主管医师查房 □ 初步确定治疗方案	□ 上级医师查房，确定进一步的检查和治疗：并发症、治疗效果、治疗方案、完成疾病诊断、下一步治疗对策 □ 根据病情需要，完成相关科室会诊 □ 住院医师完成病程日志、上级医师查房记录等病历书写
重点医嘱	**长期医嘱：** □ 风湿科二级护理常规 □ 饮食：普通饮食/软食/低盐低脂饮食/糖尿病饮食/低盐低脂糖尿病饮食 **临时医嘱：** □ 血常规、尿常规、大便常规+隐血 □ 血生化检查（包括电解质、肝功能、肾功能、血糖、血脂等） □ 炎性指标（CRP、ESR） □ 类风湿关节炎的相关抗体谱（含RF、CCP、AKA）、其他自身抗体检查（包括ANA、ANCA、抗ENA和dsDNA）、免疫球蛋白 □ 胸部X线片及心电图检查 □ 超声心动图、腹部B超（肝胆胰脾和肾脏） □ 影像学检查：受累关节的X线片检查 □ 骨密度检查 □ 必要时相关检查：胸部CT、关节超声检查、关节MRI、关节镜检查、病毒性肝炎系列	**长期医嘱：** □ 药物治疗 □ 对症处置 **临时医嘱：** □ 其他特殊医嘱
主要护理工作	□ 介绍病房环境、设施和设备 □ 入院护理评估 □ 风湿免疫病慢病管理（心理、康复、自我评估、用药指导、数据库录入）	□ 加强功能锻炼 □ 密切观察患者病情变化
病情变异记录	□ 无 □ 有，原因： 1. 2.	□ 无 □ 有，原因： 1. 2.
护士签名		
医师签名		

时间	住院第7~9天	住院第7~15天 （出院日）
主要诊疗工作	□ 上级医师查房 □ 住院医师完成病程书写 □ 视病情复查红细胞沉降率、血常规、血生化、CRP	□ 上级医师查房，明确能否出院 □ 住院医师完成出院小结、出院证明、病历首页等 □ 向患者及家属交代出院后的注意事项，如饮食、用药、复诊时间、后续治疗等
重点医嘱	**临时医嘱：** □ 复查血常规、血生化、CRP、红细胞沉降率	**出院医嘱：** □ 用药指导 □ 定期复查 □ 巩固治疗
主要护理工作	□ 密切观察患者病情变化 □ 心理与生活护理	□ 指导患者办理出院手续 □ 交代出院后的注意事项 □ 出院后饮食指导 □ 风湿免疫病慢病管理（心理、康复、自我评估、用药指导、数据库录入）
病情变异记录	□ 无 □ 有，原因： 1. 2.	□ 无 □ 有，原因： 1. 2.
护士签名		
医师签名		

第六十八章

踝关节置换临床路径释义

【医疗质量控制指标】

指标一、实施手术前的评估与术前准备。

指标二、预防性抗菌药物选择与应用时机。

指标三、预防手术后深静脉血栓形成。

指标四、术后康复治疗。

指标五、内科原有疾病治疗。

指标六、手术后并发症治疗。

指标七、为患者提供踝关节置换术的健康教育。

指标八、切口Ⅰ/甲愈合。

指标九、患者住院天数与住院费用。

一、踝关节置换编码

疾病名称及编码：踝关节骨关节病（ICD-10：M19.905）

血清反应阳性类风湿性关节炎（ICD-10：M05）

类风湿关节炎（ICD-10：M06）

创伤性关节炎（ICD-10：M19.1）

手术操作名称及编码：全踝关节置换术（ICD-9-CM-3：81.56）

二、临床路径检索方法

（M19.905/ M05 / M06 / M19.1）伴 81.56

三、国家医疗保障疾病诊断相关分组（CHS-DRG）

MDCI　肌肉、骨骼疾病及功能障碍

IC2　髋、肩、膝、肘和踝关节置换术

四、踝关节置换临床路径标准住院流程

（一）适用对象

第一诊断为踝关节骨关节病，或踝关节类风湿关节炎、踝关节创伤性关节炎，行全踝关节置换术。

释义

■ 全踝关节置换术的常见适应证：踝关节骨关节炎、类风湿关节炎和创伤性关节炎。

■ 若因其他疾病，符合全踝关节置换术手术适应证，也可进入本路径。

（二）诊断依据

1. 病史：慢性病程，踝关节肿痛，活动受限逐渐加重。
2. 体检：患侧踝关节肿胀，活动范围受限、疼痛。
3. 辅助检查：X线检查发现关节退变，关节间隙狭窄或消失。

释义

■ 踝关节骨关节炎、类风湿关节炎、创伤性关节炎等疾病终末期（表现为踝关节负重相正侧位X线片上的关节间隙明显狭窄或消失），非手术治疗效果差，是人工全踝关节置换的指征。

■ 决定行人工全踝关节置换术前，需排除神经性关节炎、关节感染等手术禁忌。

（三）治疗方案的选择及依据

1. 明确诊断踝关节骨关节病或其他疾病，症状明显，持续不缓解，影响正常生活和运动。
2. 无手术禁忌证。

释义

■ 手术前需结合患者年龄、临床症状和体征、患者社会功能需求、影像学表现和其他检查结果等方面综合评估。总体来说，人工全踝关节置换的疗效不如人工全髋关节置换和人工全膝关节置换的疗效确切。在踝关节骨关节病发展至终末期，且症状明显、非手术疗效差、影响生活和工作后，需考虑手术治疗。但手术治疗既包括人工全踝关节置换，又包括踝关节融合等，且两者适应证常有很大交叉。需结合实际病情，同时将踝关节融合作为人工全踝关节置换术的备选手术方案供患者选择。

■ 手术禁忌证包括绝对禁忌证和相对禁忌证。感染是人工全踝关节置换的绝对禁忌。其他禁忌主要包括神经性关节炎、严重关节外畸形、严重骨缺损等。

（四）标准住院日7~10天

释义

■ 标准住院日包括术前评估和准备1~5天，手术和术后治疗3~9天。

■ 人工踝关节置换的术后伤口并发症发生率较高，术后需要充分观察伤口愈合情况。

（五）进入路径标准

1. 第一诊断必须符合踝关节骨关节病或是踝关节类风湿关节炎、踝关节创伤性关节炎。
2. 病变影响患者生活质量，患者有改善患踝疼痛及活动范围的要求。
3. 当患者同时具有其他疾病诊断时，但在住院期间不需要特殊处理也不影响第一诊断的临床路径流程实施时，可以进入路径。

释义

■ 全踝关节置换术的常见适应证为：踝关节骨关节炎、类风湿关节炎和创伤性关节炎。若因其他骨关节病，符合全踝关节置换术手术适应证，也可进入本临床路径。

■ 上述疾病发展到终末期，影像学确认关节间隙明显狭窄或消失，非手术治疗无效者，方考虑手术治疗；且在手术治疗的不同方案中，决定选择人工全踝置换术的病例，方可进入本临床路径。

■ 在住院期间不需要特殊处理也不影响第一诊断的临床路径流程实施的其他疾病，例如控制良好的高血压病、糖尿病等。当其他疾病显著影响住院时间、显著增加住院费用、显著影响第一诊断疾病的治疗方案选择时，应以实际病情为重，不应进入本临床路径。例如术前发现严重冠脉狭窄需术前放置支架、存在严重心律失常需术前射频消融或放置起搏器等，不应进入本临床路径。

（六）术前准备 2~3 天

1. 必需的检查项目

（1）血常规、尿常规。

（2）肝功能、肾功能、电解质、血糖。

（3）凝血功能。

（4）感染性疾病筛查（乙型肝炎、丙型肝炎、梅毒、艾滋病等）。

（5）踝关节正侧位 X 线片。

（6）双下肢全长 X 线片，踝关节负重位平片。

（7）X 线胸片、心电图。

2. 根据患者病情可选择

（1）超声心动图、血气分析和肺功能（高龄或既往有心、肺部病史者）；手术部位 CT 检查。

（2）有相关疾病者必要时请相关科室会诊。

释义

■ 必需的检查项目可在入院后完成，也可在入院前门诊完成。

■ 其他检查和相关科室会诊，可在入院后完成，也可在入院前门诊完成。

（七）选择用药

抗菌药物：按照《抗菌药物临床应用指导原则（2015 年版）》（国卫办医发〔2015〕43 号）执行。

释义

■ 抗菌药物是人工全踝关节置换必须使用的预防感染药物。按照《抗菌药物临床应用指导原则（2015 年版）》（国卫办医发〔2015〕43 号），常规于术前 2 小时至半小时使用首剂，术后 24 小时停药。但由于人工全踝关节术后切口并发症发生率相对较高，需密切观察切口有无红肿及渗出等异常情况，必要时经手术医师同意后可延长抗菌药物使用时间，并在病历中注明。

■除了抗菌药物之外，围手术期可根据病情需要选用镇痛、预防下肢深静脉血栓栓塞性疾病、消肿、抑制胃肠道不良反应等其他药物。

（八）手术日为入院第3~4天

1. 麻醉方式：椎管内麻醉或全身麻醉。
2. 手术方式：全踝关节置换。
3. 手术内植物：踝关节假体。
4. 输血：术中根据出血情况决定是否输血。

释义

■若术前检查评估在门诊期间已完成，手术可安排在入院后当天或次日。

■麻醉首选椎管内麻醉（不是必需），可根据病情和麻醉条件选择外周神经阻滞麻醉和全身麻醉。

（九）术后住院恢复3~5天

1. 必须复查的检查项目：血常规、红细胞沉降率、CRP、凝血Ⅱ号、电解质；踝关节正侧位平片，双下肢全长位平片。
2. 必要时下肢血管超声。
3. 术后处理

（1）抗菌药物：按照《抗菌药物临床应用指导原则（2015年版）》（国卫为医发〔2015〕43号）执行。

（2）术后镇痛：参照《骨科常见疼痛的处理专家建议》。

（3）术后预防静脉血栓栓塞症处理：参照《中国骨科大手术后静脉血栓栓塞症预防指南》。

（4）术后康复：根据手术状况按相应康复计划康复。

释义

■术后必需复查的检查项目包括血检验和影像学检查。血常规是需定期复查的必查项目。红细胞沉降率、CRP、凝血功能和电解质，可根据病情灵活安排复查时间，不必在术后住院期间全部完成。

■术后影像学检查可在手术室内完成或返回病房后完成。踝关节正侧位片是术后影像学评估的基本项目。双下肢全长位片可根据医院条件，在术后灵活安排复查时间，不必在术后住院期间全部完成。

■术后处理所列举项目为可选项目，若病情需要可使用相应其他药物（如预防胃肠道不良反应的药物等）。

（十）出院标准

1. 体温正常，足趾活动正常。

2. 伤口愈合良好，伤口无感染征象（或可在门诊处理的伤口情况），关节无感染征象。
3. 术后 X 线片证实假体位置满意。
4. 没有需要住院处理的并发症和/或合并症。

释义

■ 人工全踝关节置换术后，部分学者支持支具等保护，以减少伤口愈合不良等并发症。术后住院期间不必要求踝关节活动正常，但出院前患肢各趾应活动正常、血运正常。

■ 人工全踝关节置换术后易出现切口并发症，术后必须定期观察伤口情况。因切口愈合时间较长，观察伤口情况需延续至出院后。

（十一）变异及原因分析

1. 围手术期并发症：深静脉血栓形成、伤口感染、关节感染、神经血管损伤等，造成住院日延长和费用增加。
2. 内科合并症：老年患者常合并内科疾病，如脑血管或心血管病、糖尿病、血栓等，手术可能导致基础疾病加重而需要进一步治疗，从而延长治疗时间，并增加住院费用。
3. 植入材料的选择：根据病情的不同，使用不同的踝关节假体，可能导致住院费用存在差异。

释义

■ 接受人工全踝关节置换术的患者通常为中老年人，术前存在合并症为常见情况，且术后需观察有无全身并发症并治疗。可能对标准住院时间、住院费用等产生明显影响。

■ 人工全踝关节置换切口并发症发生率较高。

■ 人工全踝关节的材料和设计在不断改进甚至更新换代，可能会影响住院费用。

五、踝关节置换临床路径给药方案

【用药选择】

1. 抗菌药物：按照《抗菌药物临床应用指导原则（2015 年版）》（国卫办医发〔2015〕43 号）执行。选择药物时，首选判断是否为 MRSA 高危若是则选择（去甲）万古霉素；若不是则首选第一、第二代头孢菌素类。若头孢菌素皮试阳性，则选择克林霉素。
2. 根据病情需要选用镇痛药、消肿药、预防血栓、止血药、预防应激性溃疡、改善微循环等药物。术后镇痛药常用 NSAIDs 和阿片类镇痛药。消肿药物可根据情况酌情选择七叶皂苷钠等。预防血栓可根据相应指南选用低分子肝素、阿司匹林或利伐沙班（阿哌沙班）等。止血药物可选用氨甲环素、卡络磺钠等。预防应激性溃疡常选择奥美拉唑等抑酸剂。改善微循环是足踝部手术可能需要用来改善切口皮肤血运的药物，包括罂粟碱、低分子右旋糖酐、前列地尔注射液等药物。

【药学提示】

1. 第一、第二代头孢菌素类主要针对踝关节置换术中可能污染的金黄色葡萄球菌、凝固酶

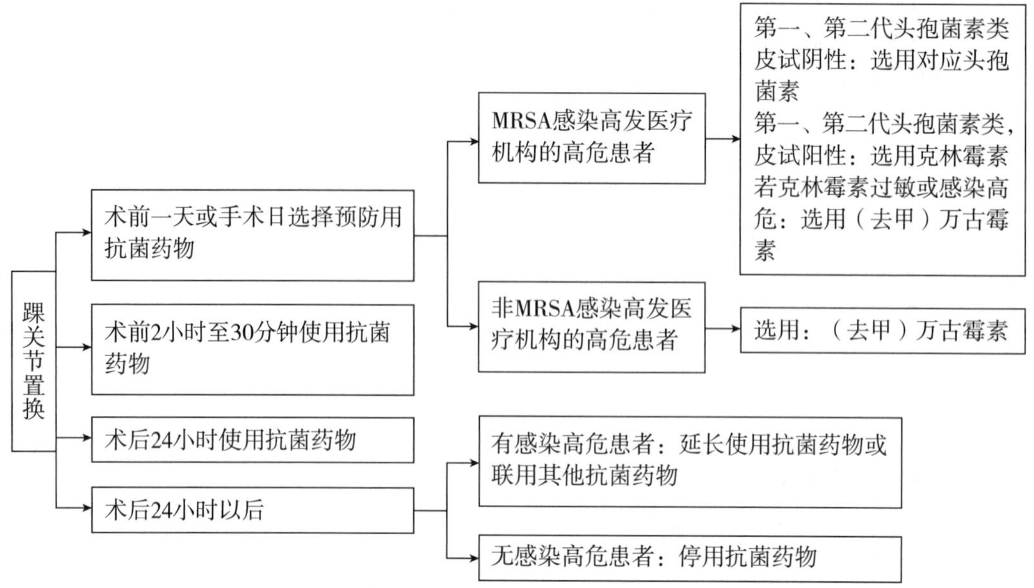

阴性葡萄球菌、链球菌属等。

2. 若为 MRSA 感染高危机构的高危患者，直接选择（去甲）万古霉素作为预防用抗菌药物。

3. 术前一剂预防用药最为重要，应根据抗菌药物的药代动力学作用的不同，提前输入。特别要在止血带充气前输完，并保证药物在体内有足够时间进行多次循环后再给止血带充气。

【注意事项】

1. 头孢菌素需皮试阴性方可使用。抗菌药物使用时需监测其不良反应，包括过敏反应、肝功能、肾功能损害等。

2. 预防血栓栓塞性疾病的药物使用，目前国际上尚有争议。使用时，需观察有无出血等不良事件。

六、踝关节置换患者护理规范

1. 术前护理

(1) 术前宣教：宣教负重及功能锻炼循序渐进的重要性；宣教手术的目的、意义；讲解术后石膏、支具、矫形鞋、拐杖的使用。

(2) 术前准备：皮肤准备、药敏试验、生命体征监测，准备术后即刻石膏。

2. 术后护理

(1) 常规护理：生命体征监测、饮食指导、专科护理。

(2) 患肢护理：观察患侧踝关节渗血情况及远端血供情况，必要时给予更换敷料；术后患侧给予冰敷护理，抬高患肢，以缓解疼痛及肿胀。

(3) 指导术后负重及功能锻炼：踝关节置换不同于其他大关节置换，注重术后伤口愈合和患肢消肿，且不主张进行术后早期功能锻炼。住院期间术后即刻石膏可更换为小腿支具或管型石膏。住院期间不鼓励长时间下地，且早期患肢需免负重，患者下地时可拄双拐。鼓励膝关节屈伸活动及抬高患肢，健侧可负重及正常活动，以预防深静脉血栓。

七、踝关节置换患者营养治疗规范

1. 正常饮食，保证蛋白质及维生素摄入。

2. 有内科基础病者注意调整饮食，如高血压病患者低盐饮食、肾病患者低蛋白饮食、糖尿病患者低糖饮食等。

八、踝关节置换患者健康宣教

1. 告知患者术后康复时间约 3 个月，完全获得此次手术带来的功能改善需要约 1 年。

2. 为了提高人工踝关节使用寿命，减轻体重，避免跑步或跳跃等冲撞活动，避免对踝关节造成扭转的体育运动。

3. 术后住院期间或出院后早期，患肢不宜长时间下垂或下地，尽可能抬高患肢体以利于消肿。

4. 一般术后石膏、支具或矫形鞋需要穿戴 4~6 周，之后开始患肢负重，但也可根据术中情况，在患者穿戴矫形鞋时开始部分负重。

5. 术后关注伤口愈合情况，定期换药，一般于 2~4 周拆线。

6. 评估患者血栓风险，低风险患者建议多饮水、抬高患肢及膝关节活动物理预防，高风险患者可给予药物预防。

7. 术后早期（2~4 周）可行踝背伸跖屈、后足内外翻功能锻炼；停止穿戴矫形鞋后，可开始更为充分的功能锻炼，包括踝跖屈背伸的牵拉及本体感觉的强化训练等。

九、推荐表单

（一）医师表单

踝关节置换临床路径医师表单

适用对象：第一诊断为踝关节骨关节病（ICD-10：M19.905），血清反应阳性类风湿关节炎（ICD-10：M05），类风湿关节炎（ICD-10：M06），创伤性关节炎（ICD-10：M19.1）

行全踝关节置换术（ICD-9-CM-3：81.56）

患者姓名：	性别：　　年龄：　　门诊号：	住院号：
住院日期：　　年　月　日	出院日期：　　年　月　日	标准住院日：7~10天

时间	住院第1天	住院第2~4天 （术前日）	住院第3~4天 （手术日）
主要诊疗工作	□ 完成住院志，询问病史、体格检查、初步诊断 □ 完成首次病程记录 □ 完成住院病历 □ 上级医师查房、术前评估、确定诊断、手术日期 □ 完成上级医师查房记录 □ 开医嘱：常规化验、检查单	□ 上级医师查房 □ 继续完成检查及必要的会诊 □ 医师查房、手术前评估 □ 完成术前小结和上级医师查房记录 □ 签署手术知情同意书，向患者及家属交代术前注意事项 □ 手术准备 □ 麻醉科医师访视患者进行评估并签署麻醉同意书	□ 手术：全踝关节置换术。 □ 完成手术记录和术后当天的病程记录 □ 交代术中情况及注意事项 □ 上级医师查房完成手术日病程记录和上级医师查房记录 □ 麻醉科大夫术后随访 □ 交班前医师查看术后患者情况并记录交班
重点医嘱	**长期医嘱：** □ 运动医学科护理常规 □ 二级护理 □ 饮食 **临时医嘱：** □ 血常规、尿常规；凝血功能；感染性疾病筛查；肝功能、肾功能+电解质+血糖；X线胸片、心电图 □ 踝关节正侧位X线片，双下肢全长X线片，踝关节负重位平片 □ 根据病情：血管超声、肺功能、超声心动、血气分析	**长期医嘱：** □ 运动医学科护理常规 □ 二级护理 □ 饮食 □ 既往内科基础疾病用药 **临时医嘱：** □ 根据会诊要求开检查化验单 □ 术前医嘱：明日在____麻醉下行全踝关节置换术 □ 术前禁食、禁水 □ 术前抗菌药物皮试 □ 术区备皮 □ 其他特殊医嘱	**长期医嘱：** □ 运动医学护理常规 □ 一级护理 □ 饮食 □ 患肢抬高、制动 □ 抗菌药物 □ 抗凝药物 □ 补液 □ 其他特殊医嘱 **临时医嘱：** □ 今日在___麻醉下行全踝关节置换术 □ 耗材计费 □ 补液（必要时） □ 伤口换药（必要时） □ 查血常规、电解质
病情变异记录	□ 无　□ 有，原因： 1. 2.	□ 无　□ 有，原因： 1. 2.	□ 无　□ 有，原因： 1. 2.
医师签名			

时间	住院第 3~5 天 （术后第 1 天）	住院第 4~6 天 （术后第 2 天）	住院第 5~7 天 （术后第 3 天）
主要诊疗工作	□ 上级医师查房：进行患肢情况、感染、并发症的评估 □ 完成日常病程记录、上级医师查房记录 □ 调整治疗方案	□ 上级医师查房：进行患肢情况、感染、并发症的评估 □ 完成日常病程记录、上级医师查房记录 □ 调整治疗方案	□ 上级医师查房：进行患肢情况、感染、并发症的评估 □ 完成日常病程记录、上级医师查房记录 □ 调整治疗方案
重点医嘱	**长期医嘱：** □ 运动医学术后护理常规 □ 二级护理 □ 饮食 □ 静脉抗菌药物 □ 抗凝药物 □ 补液 **临时医嘱：** □ 补液 □ 查血常规、电解质	**长期医嘱：** □ 运动医学术后护理常规 □ 二级护理 □ 饮食 □ 静脉抗菌药物 □ 抗凝药物 □ 补液 **临时医嘱：** □ 补液 □ 查血常规、电解质	**长期医嘱：** □ 运动医学术后护理常规 □ 二级护理 □ 饮食 □ 静脉抗菌药物 □ 抗凝药物 □ 补液 **临时医嘱：** □ 补液 □ 查血常规、电解质 □ 查红细胞沉降率、C 反应蛋白、FIB □ 换药 □ 踝关节正侧位片，双下肢全长位片
病情变异记录	□ 无　□ 有，原因： 1. 2.	□ 无　□ 有，原因： 1. 2.	□ 无　□ 有，原因： 1. 2.
医师签名			

时间	住院第7~8天 （术后第4~5天）	住院第8~10天 （术后第5~7天）
主要诊疗工作	□ 上级医师查房：进行患肢情况、感染、并发症的评估 □ 完成日常病程记录、上级医师查房记录 □ 调整治疗方案	□ 上级医师查房：进行患肢情况、感染、并发症的评估 □ 完成日常病程记录、上级医师查房记录及确定患者可以出院：完成出院总结、病历首页的填写 □ 通知出院 □ 向患者交代出院注意事项、复查时间及拆线时间和康复锻炼程序
重点医嘱	**长期医嘱：** □ 运动医学术后护理常规 □ 二级护理 □ 饮食 □ 静脉抗菌药物 □ 抗凝药物 **临时医嘱：** □ 补液	**出院医嘱：** □ 伤口换药 □ 出院带药
病情变异记录	□ 无 □ 有，原因： 1. 2.	□ 无 □ 有，原因： 1. 2.
医师签名		

（二）护士表单

踝关节置换临床路径护士表单

适用对象：第一诊断为踝关节骨关节病（ICD-10：M19.905），血清反应阳性类风湿关节炎（ICD-10：M05），类风湿关节炎（ICD-10：M06），创伤性关节炎（ICD-10：M19.1）

行全踝关节置换术（ICD-9-CM-3：81.56）

患者姓名：	性别：　　年龄：　　门诊号：	住院号：
住院日期：　　年　月　日	出院日期：　　年　月　日	标准住院日：7~10天

时间	住院第1天	住院第2~4天 （术前日）	住院第3~4天 （手术日）
健康宣教	**入院宣教：** □ 介绍主管医师、护士 □ 介绍病室环境、设施 □ 介绍规章制度及注意事项	**术前宣教：** □ 宣教疾病知识、术前准备及手术过程 □ 指导术前保持良好睡眠 □ 告知准备物品 □ 告知家属等候区位置	**术后当日宣教：** □ 告知监护设备、管路功能及注意事项 □ 告知饮食、体位要求 □ 告知术后可能出现的情况及应对方式 □ 告知术后饮食、活动及探视注意事项
护理处置	□ 核对患者，佩戴腕带 □ 建立入院病历 □ 评估患者并书写护理评估单	□ 协助医师完成术前检查化验 **术前准备：** □ 备皮 □ 禁食、禁水	□ 术前监测生命体征 **送手术：** □ 摘除患者各种活动物品 □ 核对患者资料及带药 □ 填写手术交接单，签字确认 **接手术：** □ 核对患者及资料，签字确认
基础护理	**二级/三级护理：** □ 晨晚间护理 □ 患者安全管理	**二级护理：** □ 晨晚间护理 □ 患者安全管理	**一级/二级护理：** □ 晨晚间护理 □ 体位护理：患者平卧，患肢抬高及冰敷，以促进静脉和淋巴回流，防止患肢肿胀 □ 排泄护理 □ 患者安全管理
专科护理	□ 需要时填跌倒及压疮防范表 □ 遵医嘱通知化验检查 □ 给予患者及家属心理支持	□ 遵医嘱完成相关检查 □ 给予患者及家属心理支持	□ 病情观察，写护理记录：日间及夜间评估生命体征、意识、肢体感觉活动及血液循环、皮肤、伤口敷料，如有病情变化随时记录 □ 给予患者及家属心理支持
病情变异记录	□ 无　□ 有，原因： 1. 2.	□ 无　□ 有，原因： 1. 2.	□ 无　□ 有，原因： 1. 2.
护士签名			

时间	住院第3~5天 （术后第1天）	住院第4~6天 （术后第2天）	住院第5~7天 （术后第3天）
健康宣教	术后宣教： □ 指导患者术后遵医嘱免负重及活动 □ 饮食、活动、安全指导 □ 药物作用及频率	□ 指导患者术后遵医嘱免负重及活动 □ 饮食、活动、安全指导 □ 药物作用及频率	□ 指导患者术后遵医嘱免负重及活动 □ 饮食、活动、安全指导 □ 药物作用及频率
护理处置	□ 遵医嘱完成相关检查	□ 遵医嘱完成相关检查	□ 遵医嘱完成相关检查
基础护理	二级护理： □ 晨晚间护理 □ 协助进食、进水 □ 预防压疮 □ 医嘱可下地时，协助或指导床旁活动 □ 排泄护理 □ 安全管理	二级护理： □ 晨晚间护理 □ 协助进食、进水 □ 预防压疮 □ 医嘱可下地时，协助或指导床旁活动 □ 排泄护理 □ 安全管理	二级护理： □ 晨晚间护理 □ 协助进食、进水 □ 预防压疮 □ 医嘱可下地时，协助或指导床旁活动 □ 排泄护理 □ 安全管理
专科护理	□ 病情观察，写护理记录：评估生命体征、意识、肢体感觉活动及血液循环、皮肤情况、伤口敷料情况 □ 疼痛护理：若患肢疼痛，可视情况遵医嘱合理使用镇痛药 □ 症状护理：告知术后出现肢体肿胀是手术的正常反应 □ 用药观察：告知术后药物应用意义 □ 给予患者及家属心理支持	□ 病情观察，写护理记录：评估生命体征、意识、肢体感觉活动及血液循环、皮肤情况、伤口敷料情况 □ 疼痛护理：若患肢疼痛，可视情况遵医嘱合理使用镇痛药 □ 症状护理：告知术后出现肢体肿胀是手术的正常反应。 □ 用药观察：告知术后药物应用意义 □ 给予患者及家属心理支持	□ 病情观察，写护理记录：评估生命体征、意识、肢体感觉活动及血液循环、皮肤情况、伤口敷料情况 □ 疼痛护理：若患肢疼痛，可视情况遵医嘱合理使用镇痛药 □ 症状护理：告知术后出现肢体肿胀是手术的正常反应 □ 用药观察：告知术后药物应用意义 □ 给予患者及家属心理支持 □ 协助医师伤口换药
病情变异记录	□ 无 □ 有，原因： 1. 2.	□ 无 □ 有，原因： 1. 2.	□ 无 □ 有，原因： 1. 2.
护士签名			

时间	住院第 7~8 天 （术后第 4~5 天）	住院第 8~10 天 （术后第 5~7 天）
健康宣教	□ 指导患者术后遵医嘱免负重及活动 □ 饮食、活动、安全指导 □ 药物作用及频率	**出院宣教：** □ 复查时间 □ 功能锻炼 □ 饮食指导：禁烟酒，忌生冷辛辣刺激性食物 □ 指导办理出院手续
护理处置	□ 遵医嘱完成相关检查	□ 办理出院手续 □ 完善护理记录
基础护理	**二级护理：** □ 晨晚间护理 □ 协助进食、进水 □ 预防压疮 □ 医嘱可下地时，协助或指导床旁活动 □ 排泄护理 □ 安全管理	**二级护理：** □ 晨晚间护理 □ 协助或指导进食、进水 □ 协助或指导床旁活动 □ 患者安全管理
专科护理	□ 病情观察，写护理记录：评估生命体征、意识、肢体感觉活动及血液循环、皮肤情况、伤口敷料情况 □ 疼痛护理：若患肢疼痛，可视情况遵医嘱合理使用镇痛药 □ 症状护理：告知术后出现肢体肿胀是手术的正常反应 □ 用药观察：告知术后药物应用意义 □ 给予患者及家属心理支持	□ 协助指导功能锻炼 □ 出院指导 □ 告知随诊的意义 □ 告知出院流程
病情变异记录	□ 无　□ 有，原因： 1. 2.	□ 无　□ 有，原因： 1. 2.
护士签名		

（三）患者表单

踝关节置换临床路径患者表单

适用对象：第一诊断为踝关节骨关节病（ICD-10：M19.905），血清反应阳性类风湿关节炎（ICD-10：M05），类风湿关节炎（ICD-10：M06），创伤性关节炎（ICD-10：M19.1）

行全踝关节置换术（ICD-9-CM-3：81.56）

患者姓名：	性别：　　年龄：　　门诊号：	住院号：
住院日期：　　年　月　日	出院日期：　　年　月　日	标准住院日：7～10 天

时间	住院第 1 天	住院第 2～4 天 （术前日）	住院第 3～4 天 （手术日）
医患配合	□ 配合询问病史、收集资料，请务必详细告知既往史、用药史、过敏史 □ 如服用抗凝药物，请明确告知 □ 配合进行体格检查 □ 有任何不适请告知医师	□ 配合完善术前相关检查、化验，如采血、留尿、心电图、B 超、X 线胸片等 □ 医师与患者及家属介绍病情及手术谈话、术前签字 □ 麻醉医师进行术前访视	□ 配合评估手术效果 □ 配合检查意识、肢体活动 □ 有任何不适请告知医师
护患配合	□ 配合测量体温、脉搏、呼吸、血压、体重 1 次 □ 配合完成入院护理评估（简单询问病史、过敏史、用药史） □ 接受入院宣教（环境介绍、病室规定、订餐制度、贵重物品保管等） □ 有任何不适请告知护士	□ 接受术前宣教 □ 接受备皮 □ 配合禁食、禁水 □ 沐浴 □ 准备好必要用物，吸管、尿壶、便盆、尿垫、纸巾等 □ 取下义齿、饰品等，贵重物品交家属保管 □ 术前保持良好睡眠	□ 清晨配合测量体温、脉搏、呼吸，遵医嘱测血压 □ 送手术室前，协助完成核对，脱去衣物，上手术车 □ 返回病房后，协助完成核对，配合过病床 □ 配合检查意识、肢体感觉活动及血液循环，询问出入量 □ 配合术后吸氧、监护仪监测、输液 □ 遵医嘱采取正确体位 □ 配合缓解疼痛 □ 有任何不适请告知护士
饮食	□ 普通饮食或遵医嘱特殊膳食等	□ 术前 12 小时禁食、禁水	□ 全身麻醉术后 6 小时可饮水，流质饮食逐渐过渡为普通饮食
排泄	□ 正常排尿便	□ 正常排尿便	□ 自行排尿
活动	□ 正常活动	□ 正常活动	□ 床上活动

时间	住院第3~5天 （术后第1天）	住院第4~6天 （术后第2天）	住院第5~7天 （术后第3天）
医患配合	□ 配合检查肢体感觉活动及血液循环 □ 配合切口评估及换药	□ 配合检查肢体感觉活动及血液循环 □ 配合切口评估及换药	□ 配合检查肢体感觉活动及血液循环 □ 配合切口评估及换药
护患配合	□ 配合定时监测生命体征，每日询问排便次数 □ 配合检查意识、肢体感觉活动及血液循环 □ 遵医嘱配合监测出入量 □ 接受输液、服药等治疗 □ 接受进食、进水、排便等生活护理 □ 配合活动，预防皮肤压疮 □ 注意活动安全，避免坠床或跌倒 □ 配合执行探视及陪伴制度	□ 配合定时监测生命体征，每日询问排便次数 □ 配合检查意识、肢体感觉活动及血液循环 □ 遵医嘱配合监测出入量 □ 接受输液、服药等治疗 □ 接受进食、进水、排便等生活护理 □ 配合活动，预防皮肤压疮 □ 注意活动安全，避免坠床或跌倒 □ 配合执行探视及陪伴制度	□ 配合定时监测生命体征，每日询问排便次数 □ 配合检查意识、肢体感觉活动及血液循环 □ 遵医嘱配合监测出入量 □ 接受输液、服药等治疗 □ 接受进食、进水、排便等生活护理 □ 配合活动，预防皮肤压疮 □ 注意活动安全，避免坠床或跌倒 □ 配合执行探视及陪伴制度
饮食	□ 根据医嘱，由流质饮食逐渐过渡到普通饮食或糖尿病饮食等	□ 根据医嘱，普通饮食或糖尿病膳食等	□ 根据医嘱，普通饮食或糖尿病膳食等
排泄	□ 正常排尿便 □ 避免便秘	□ 正常排尿便 □ 避免便秘	□ 正常排尿便 □ 避免便秘
活动	□ 可下地，但患肢免负重。卧床时抬高患肢，可行膝关节活动	□ 可下地，但患肢免负重。卧床时抬高患肢，可行膝关节活动	□ 可下地，但患肢免负重。卧床时抬高患肢，可行膝关节活动

时间	住院第 7~8 天 （术后第 4~5 天）	住院第 8~10 天 （术后第 5~7 天）
医患配合	□ 配合检查肢体感觉活动及血液循环 □ 配合切口评估及换药	□ 接受出院前指导 □ 知道复查程序 □ 获取出院诊断书
护患配合	□ 配合定时监测生命体征，每日询问排便情况 □ 配合检查意识、肢体感觉活动及血液循环 □ 遵医嘱配合监测出入量 □ 接受输液、服药等治疗 □ 接受进食、进水、排便等生活护理 □ 配合活动，预防皮肤压疮 □ 注意活动安全，避免坠床或跌倒 □ 配合执行探视及陪伴制度	□ 接受出院宣教 □ 办理出院手续 □ 获取出院带药 □ 知道服药方法、作用、注意事项 □ 知道照顾伤口方法 □ 知道复印病历方法
饮食	□ 根据医嘱，普通饮食或糖尿病膳食等	□ 根据医嘱，普通饮食或糖尿病膳食等
排泄	□ 正常排尿便 □ 避免便秘	□ 正常排尿便 □ 避免便秘
活动	□ 可下地，但患肢免负重 □ 卧床时抬高患肢，可行膝关节活动	□ 可下地，但患肢免负重 □ 卧床时抬高患肢，可行膝关节活动

附：原表单（2016年版）

踝关节置换临床路径表单

适用对象：第一诊断为踝关节骨关节病，踝关节类风湿关节炎、踝关节创伤性关节炎
行全踝关节置换术

患者姓名：	性别： 年龄： 门诊号：	住院号：
住院日期： 年 月 日	出院日期： 年 月 日	标准住院日：7~10天

时间	住院第1天	住院第2~4天 （术前日）	住院第3~4天 （手术日）
主要诊疗工作	□ 完成住院志，询问病史、体格检查、初步诊断 □ 完成首次病程记录 □ 完成住院病历 □ 上级医师查房、术前评估、确定诊断、手术日期 □ 完成上级医师查房记录 □ 开医嘱：常规化验、检查单	□ 上级医师查房 □ 继续完成检查及必要的会诊 □ 医师查房、手术前评估 □ 完成术前小结和上级医师查房记录 □ 签署手术知情同意书，向患者及家属交代术前注意事项 □ 手术准备 □ 麻醉医师访视患者进行评估并签署麻醉同意书	□ 手术：全踝关节置换术 □ 完成手术记录和术后当天的病程记录 □ 交代术中情况及注意事项 □ 上级医师查房，完成手术日病程记录和上级医师查房记录 □ 麻醉医师术后随访 □ 交班前医师查看术后患者情况并记录交班
重点医嘱	**长期医嘱：** □ 运动医学科护理常规 □ 二级护理 □ 饮食 **临时医嘱：** □ 血常规、尿常规；凝血功能；感染性疾病筛查；肝功能、肾功能+电解质+血糖；X线胸片、心电图 □ 踝关节正侧位X线片，双下肢全长X线片，踝关节负重位平片 □ 根据病情：血管超声、肺功能、超声心动、血气分析	**长期医嘱：** □ 运动医学科护理常规 □ 二级护理 □ 饮食 □ 既往内科基础疾病用药 **临时医嘱：** □ 根据会诊要求开检查化验单 □ 术前医嘱：明日在____麻醉下行全踝关节置换术 □ 术前禁食、禁水 □ 术前抗菌药物皮试 □ 术区备皮 □ 其他特殊医嘱	**长期医嘱：** □ 运动医学护理常规 □ 一级护理 □ 饮食 □ 患肢抬高、制动 □ 抗菌药物 □ 抗凝药物 □ 补液 □ 其他特殊医嘱 **临时医嘱：** □ 今日在____麻醉下行全踝关节置换术 □ 耗材计费 □ 补液（必要时） □ 伤口换药（必要时） □ 查血常规、电解质
主要护理工作	□ 入院介绍 □ 完成护理评估并记录 □ 处理医嘱、并执行 □ 健康宣教 □ 指导患者到相关科室进行检查心电图、胸片等 □ 按时巡视病房 □ 认真完成交接班	□ 常规护理 □ 术前心理护理（紧张、焦虑） □ 术前备皮、沐浴、更衣 □ 术前物品准备 □ 完成护理记录 □ 完成责任制护理记录 □ 认真完成交接班 □ 按时巡视病房	□ 观察患者病情变化：生命体征、足背动脉搏动、患肢皮肤温度、感觉，如有异常通知医师 □ 向患者交代术后注意事项 □ 术后生活及心理护理 □ 处理执行医嘱 □ 完成责任制护理 □ 按时巡视病房认真完成交接班

续 表

时间	住院第 1 天	住院第 2~4 天 （术前日）	住院第 3~4 天 （手术日）
病情变异记录	□无 □有，原因： 1. 2.	□无 □有，原因： 1. 2.	□无 □有，原因： 1. 2.
护士签名			
医师签名			

时间	住院第 3~5 天 （术后第 1 天）	住院第 4~6 天 （术后第 2 天）	住院第 5~7 天 （术后第 3 天）
主要诊疗工作	□ 上级医师查房：进行患肢情况、感染、并发症的评估 □ 完成日常病程记录、上级医师查房记录 □ 调整治疗方案	□ 上级医师查房：进行患肢情况、感染、并发症的评估 □ 完成日常病程记录、上级医师查房记录 □ 调整治疗方案	□ 上级医师查房：进行患肢情况、感染、并发症的评估 □ 完成日常病程记录、上级医师查房记录 □ 调整治疗方案
重点医嘱	**长期医嘱：** □ 运动医学术后护理常规 □ 二级护理 □ 饮食 □ 静脉抗菌药物 □ 抗凝药物 □ 补液 **临时医嘱：** □ 补液 □ 查血常规、电解质	**长期医嘱：** □ 运动医学术后护理常规 □ 二级护理 □ 饮食 □ 静脉抗菌药物 □ 抗凝药物 □ 补液 **临时医嘱：** □ 补液 □ 查血常规、电解质	**长期医嘱：** □ 运动医学术后护理常规 □ 二级护理 □ 饮食 □ 静脉抗菌药物 □ 抗凝药物 □ 补液 **临时医嘱：** □ 补液 □ 查血常规、电解质 □ 查红细胞沉降率、C 反应蛋白、FIB □ 换药 □ 踝关节正侧位片，双下肢全长位片
主要护理工作	□ 处理执行医嘱 □ 术后心理、生活护理 □ 康复医师指导训练 □ 完成病情观察护理记录 □ 协助患者持拐下地行走 □ 认真完成交接班	□ 处理执行医嘱 □ 术后心理、生活护理 □ 康复医师指导训练 □ 完成病情观察护理记录 □ 协助患者持拐下地行走 □ 认真完成交接班	□ 处理执行医嘱 □ 术后心理、生活护理 □ 康复医师指导训练 □ 完成病情观察护理记录 □ 协助患者持拐下地行走 □ 认真完成交接班 □ 协助医师伤口换药
病情变异记录	□ 无　□ 有，原因： 1. 2.	□ 无　□ 有，原因： 1. 2.	□ 无　□ 有，原因： 1. 2.
护士签名			
医师签名			

时间	住院第7~8天 （术后第4~5天）	住院第8~10天 （术后第5~7天）
主要诊疗工作	□ 上级医师查房：进行患肢情况、感染、并发症的评估 □ 完成日常病程记录上级医师查房记录 □ 调整治疗方案	□ 上级医师查房：进行患肢情况、感染、并发症的评估 □ 完成日常病程记录、上级医师查房记录及确定患者可以出院：完成出院总结、完成病历首页的填写 □ 通知出院 □ 向患者交代出院注意事项、复查时间、拆线时间和康复锻炼程序
重点医嘱	**长期医嘱：** □ 运动医学术后护理常规 □ 二级护理 □ 饮食 □ 静脉抗菌药物 □ 抗凝药物 **临时医嘱：** □ 补液	**出院医嘱：** □ 伤口换药 □ 出院带药
主要护理工作	□ 处理执行医嘱 □ 术后心理、生活护理 □ 康复医师指导训练 □ 协助患者持拐下地行走 □ 认真完成交接班	□ 处理执行医嘱 □ 术后心理、生活护理 □ 康复医师指导训练 □ 完成病情观察护理记录 □ 出院指导 □ 协助患者持拐下地行走 □ 认真完成交接班 □ 协助医师伤口换药 □ 协助家属办理出院手续 □ 出院处理
病情变异记录	□ 无 □ 有，原因： 1. 2.	□ 无 □ 有，原因： 1. 2.
护士签名		
医师签名		

第六十九章

急性骨髓炎临床路径释义

【医疗质量控制指标】

指标一、细菌培养采集率。

指标二、细菌培养阳性率。

一、急性骨髓炎编码

1. 原编码

疾病名称及编码：急性骨髓炎（ICD-10：M86.0）

2. 修改编码

疾病名称及编码：急性血源性骨髓炎（ICD-10：M86.0）

急性骨髓炎（ICD-10：M86.1）

二、临床路径检索方法

M86.0/M86.1

三、国家医疗保障疾病诊断相关分组（CHS-DRG）

MDCI　肌肉、骨骼疾病及功能障碍

IT1　骨髓炎

四、急性骨髓炎临床路径标准住院流程

（一）适用对象

第一诊断为急性骨髓炎（ICD-10：M86.0）。

释义

■ 急性骨髓炎是一种细菌累及骨骼并引起化脓性感染的疾病。它起病急，发展快，早期表现为高热、局部疼痛，部分患者可以有严重的中毒性休克表现。化验检查白细胞计数增高，中性粒细胞百分比增高等。降钙素原可在表现为中毒性休克的患者中升高。通过治疗部分患者可以痊愈，部分患者可以发展成慢性骨髓炎。

■ 急性骨髓炎的治疗方法包括全身支持治疗、抗菌药物治疗或者手术治疗。

（二）诊断依据

根据《坎贝尔骨科手术学（第 1 卷）》[第 11 版，（美）卡内尔，（美）贝帝原著，王岩主译．人民军医出版社，2011 年]，《矫形外科学》（第 2 版，过邦辅主编，科学技术文献出版社，2004 年）。

1. 急性起病，寒战高热，重者可有昏迷与感染性休克。

2. 局部剧痛，皮温增高，压痛明显，邻近关节痛性活动受限。

3. 白细胞计数及中性粒细胞分类增高，红细胞沉降率、C 反应蛋白（CRP）升高。

4. 早期X线表现为阴性，后期可见局部骨质破坏或骨膜反应。
5. 血培养或局部穿刺检出病原菌，或穿刺抽出脓性液体。

释义

■ 急性骨髓炎多见于老人、儿童或者营养状态较差的患者。

■ 临床表现为高热、局部疼痛，初期局部不一定存在肿胀，病程发展到一定阶段可有相应部位肿胀。

■ 辅助检查：通常血白细胞、中性粒细胞比例、CRP、血沉等均可有变化。早期X线可以没有表现，后期可以见到软组织影，部分病例可以有骨质破坏、骨膜反应。必要时可以行B超、MRI检查以确定是否形成脓肿。降钙素原对于重症患者诊断有一定意义。MRI可用于帮助早期诊断。

■ 全身症状重、高热的患者需要进行血培养检查，以便确定患者是否合并菌血症或败血症。虽然早期病例局部穿刺不一定能取得培养阳性结果，但应尽可能进行局部穿刺或者活检以便得到标本进行细菌培养。当患者软组织肿胀、MRI上有脓肿表现时穿刺阳性率高，用以确定引起感染的细菌种类并得到药敏结果。

（三）治疗方案的选择

根据《坎贝尔骨科手术学（第1卷）》［第11版，（美）卡内尔，（美）贝帝原著，王岩主译，人民军医出版社，2011年］，《矫形外科学》（第2版，过邦辅，科学技术文献出版社，2004年）。
1. 抗菌药物治疗：应早期、足量、联合应用抗菌药物治疗。
2. 手术治疗，切开引流。

释义

■ 急性骨髓炎临床诊断成立后应早期联合、足量使用抗菌药物，应尽可能留取细菌学标本，并根据细菌培养与药敏结果调整抗菌药物的使用。

■ 急性骨髓炎的患者抗菌药物治疗后局部症状没有缓解，有局部脓肿形成时应考虑手术治疗，局部切开引流。

（四）标准住院日9~16天

释义

■ 单纯使用抗菌药物有效的患者，需在住院期间全程、足量、联合使用（或根据细菌培养药敏结果）抗菌药物进行治疗，时间为9~16天，出院后仍需继续静脉或口服使用抗菌药物并定期复查。

■ 需进行切开引流的患者术前一般1~5天、术后继续使用抗菌药物7~15天。出院后仍需要按照药敏结果（若药敏结果阴性根据经验用药）继续静脉或口服使用抗菌药物并定期复查。

（五）进入路径标准

1. 第一诊断必须符合急性骨髓炎疾病编码（ICD-10：M86.0）。

2. 当患者同时具有其他疾病诊断，但在住院期间不需要特殊处理也不影响第一诊断的临床路径流程实施时，可以进入路径。

释义

■ 第一诊断为急性骨髓炎，单纯使用抗菌药物治疗或者行局部切开引流的患者进入本临床路径。

■ 患者如合并高血压病、糖尿病等常规处理的疾病、则进入本临床路径；如存在菌血症、败血症或者感染中毒性休克等危重情况，则不进入本临床路径。

（六）住院期间的检查项目

1. 必需的检查项目

（1）血常规、尿常规、红细胞沉降率、CRP。

（2）肝功能、肾功能、电解质、血型、血糖、凝血功能、感染性疾病筛查（乙型肝炎、丙型肝炎、梅毒、艾滋病等）。

（3）病原学检查及药敏试验。

（4）局部 X 线片。

（5）胸部 X 线片、心电图。

2. 根据患者病情可进行以下检查项目

（1）血培养（寒战高热时）。

（2）分层穿刺，细菌培养（脓肿形成或需明确诊断、寻找病原菌时）。

（3）CT 检查或磁共振检查（需明确有无骨膜下脓肿时）。

释义

■ 无合并疾病的患者，术前行血常规、尿常规、肝功能、肾功能、凝血功能、X 线胸片、心电图检查。

■ 治疗过程中需要监测患者 CRP、红细胞沉降率的动态变化了解患者病情变化。

■ 急性骨髓炎起病急，进展快，部分患者需要接受手术治疗，因此有必要完善血型检查，以备必要时输血。需要手术的患者需要进行感染疾病的筛查。术后也需要观察患者肝功能、肾功能动态变化。

■ 急性骨髓炎的患者应尽可能完善细菌学检查，明确致病菌以及药敏结果，为后续治疗提供依据。部分形成脓肿的患者可局部穿刺取得标本，穿刺前可以进行 CT、MRI 检查明确有无骨膜下脓肿；高热的患者可以留取血培养；对于无上述情况的患者，可以通过 MRI 明确病灶部位，并采用硬针穿刺活检取得标本。

■ 当患者存在局部肿胀，明确存在脓肿时，或者手术切开引流时需要留取标本对感染病原菌进行检测并确定药敏结果。

■ 诊断急性骨髓炎的患者需要动态观察局部 X 线片，观察局部病情变化。

（七）治疗方案与药物选择

1. 支持治疗：患肢制动，解热镇痛，补液。

2. 抗菌药物治疗：应早期、足量、联合应用抗菌药物，根据经验选择抗菌药物，抗菌药物的抗菌谱应包括最可能的病原菌（金黄色葡萄球菌、乙型链球菌、革兰阴性杆菌等），获得病原菌结果后可根据药敏试验调整抗菌药物种类。

3. 手术治疗：有脓肿形成或抗菌药物治疗无效时应进行手术切开引流。如发现髓腔内有脓液，应在骨质上开窗，引流脓液。

释义

■ 急性骨髓炎的患者起病急、进展快，需要密切观察患者病情，同时给予全身支持、患肢制动，应关注患者水电解质平衡。

■ 急性骨髓炎的患者应用抗菌药物应符合早期、足量、联合应用的原则。在没有获得病原学证据和药敏结果时，应根据经验选择抗菌药物、此时的抗菌药物应尽可能覆盖引起急性骨髓炎的常见病原菌，同时做到尽可能广谱。在获得病原学证据和药敏结果后，应根据结果进行抗菌药物种类的调整。

■ 急性骨髓炎使用抗菌药物无效或者局部已经形成脓肿时需要进行手术治疗，手术原则为清除坏死组织，充分引流。部分患者骨髓炎累及髓腔时需要进行骨质开窗引流。

（八）出院标准

1. 症状明显缓解。
2. 病情稳定。

释义

■ 患者一般情况良好，局部疼痛、肿胀症状明显缓解。血常规中白细胞、中性粒细胞比例、血沉、CRP 明显下降。

■ 患者出院后仍需继续使用抗菌药物、定期复查。

（九）变异及原因分析

1. 入径后病情发生变化，无法按此路径相关流程进行治疗，应退出路径。
2. 存在合并症，需要进行相关诊断和治疗，并影响急性骨髓炎的诊治流程，应退出路径。
3. 术后出现手术并发症，需要延长治疗时间或者再次手术，应退出路径。
4. 达到出院标准，但因患者原因拒绝出院者应退出路径。

释义

■ 急性骨髓炎起病急、发展快，部分患者可以合并感染中毒性休克、肝衰竭、肾衰竭、弥散性血管内凝血等，这些情况均应退出本路径。

■ 急性骨髓炎患者手术后出现伤口不愈合、延迟愈合、感染复发、转归为慢性骨髓炎等情况，均应退出本路径。

五、急性骨髓炎临床路径给药方案

【用药选择】

针对细菌的抗菌药物治疗：急性骨髓炎为骨关节系统的细菌感染，应用抗菌药物治疗应尽可能根据细菌培养的药敏结果进行选择。如暂时没有细菌培养结果可以根据经验进行抗菌药物选择。对于考虑社区获得性感染的患者可以选用第二代头孢进行抗感染治疗。对于考虑高危因素的患者也可以选用万古霉素加用第三代头孢联合进行抗感染治疗。抗菌药物的治疗周期应至少为 4 周，可以根据病情适当延长使用时间。

【注意事项】

大多数抗菌药物均通过肝肾代谢，在给予长期抗菌药物治疗的过程中需要注意肝功能、肾功能的情况，可以预防性使用保肝保肾等药物。例如阿拓莫兰 1. 2g，静脉点滴。

六、急性骨髓炎患者护理规范

1. 急性骨髓炎的患者病情发展快，变化大，应及时，密切关注患者病情变化。包括体温、心率、血压等参数。及时做好医护沟通。
2. 急性骨髓炎患者局部可有明显的肿胀，需要关注患者病变部位肢体的感觉、运动功能以及局部血运情况。
3. 住院期间应尽可能鼓励患者正常饮食，保证一定营养状态，关注患者出入量。
4. 康复期需要关注患者患病部位的功能康复，协助医师进行功能康复锻炼。

七、急性骨髓炎患者营养治疗规范

1. 糖尿病的患者需要采用合理的糖尿病饮食。
2. 应鼓励患者早期正常饮食，注重合理的能量以及蛋白摄入。

八、急性骨髓炎患者健康宣教

1. 术前应对患者进行充分沟通，缓解患者的紧张、焦虑。
2. 术后应告知患者如何进行功能锻炼。
3. 出院时进行感染预防的宣教。
4. 出院时进行抗菌药物使用的宣教并告知患者复诊要求。

九、推荐表单

（一）医师表单

急性骨髓炎临床路径医师表单

适用对象：第一诊断为急性血源性骨髓炎（ICD-10：M86.0），急性骨髓炎（ICD-10：M86.1）
行切开引流术

患者姓名：	性别： 年龄： 住院号：	门诊号：
住院日期： 年 月 日	出院日期： 年 月 日	标准住院日：9~16天

时间	住院第1天	住院第2天 （术前准备日）	住院第3天 （手术日）
主要诊疗工作	□ 询问病史及体格检查 □ 上级医师查房 □ 初步的诊断和治疗方案 □ 完成病历书写 □ 开检查检验单 □ 尽快完成各项术前检查 □ 必要时请相关科室会诊	□ 上级医师查房与手术前评估 □ 收集检查结果并评估病情 □ 确定诊断和手术方案 □ 决定并做术前准备 □ 完成上级医师查房记录 □ 向患者及家属交代围手术期注意事项，并签署手术知情同意书、输血同意书、委托书 □ 麻醉医师查房，并与患者及家属交代麻醉注意事项，签署麻醉知情同意书	□ 手术 □ 术中留取标本送细菌培养及药敏试验 □ 向患者和/或家属交代手术过程概况及术后注意事项 □ 术后医嘱 □ 术者完成手术记录 □ 完成术后病程记录 □ 上级医师查房 □ 麻醉医师查房
重点医嘱	**长期医嘱：** □ 骨科护理常规 □ 二级护理 □ 饮食 **临时医嘱：** □ 血常规、血型、尿常规 □ 凝血功能、肝功能、肾功能 □ 感染性疾病筛查 □ 胸部X线片、心电图 □ 局部X线片 □ 细菌培养（脓肿形成时） □ 血培养（高热、寒战时） □ CT或MR（需明确诊断时）	**长期医嘱：** 同前日 **临时医嘱：** □ 明日在椎管内/全身麻醉下行切开引流术 □ 术前禁食、禁水 □ 术前用抗菌药物皮试 □ 术前备导尿包及抗菌药物 □ 术区备皮 □ 术前灌肠（必要时） □ 配血（必要时） □ 病灶组织细菌培养 □ 术后病理检查	**长期医嘱：** □ 骨科术后护理常规 □ 一级护理 □ 6小时后普通饮食 □ 患肢抬高 □ 留置引流管并计引流量 □ 抗菌药物 **临时医嘱：** □ 补液 □ 胃黏膜保护剂（必要时） □ 止吐、镇痛等对症处理 □ 急查血常规 □ 输血（必要时）
病情变异记录	□ 无 □ 有，原因： 1. 2.	□ 无 □ 有，原因： 1. 2.	□ 无 □ 有，原因： 1. 2.
医师签名			

时间	住院第4天 （术后第1天）	住院第5天 （术后第2天）	住院第6天 （术后第3天）
主要诊疗工作	□ 上级医师查房 □ 完成病程记录 □ 观察伤口、引流量、生命体征情况等，并作出相应处理	□ 上级医师查房 □ 完成病程记录 □ 观察体温变化 □ 伤口换药，观察皮缘血运、伤口渗出情况 □ 观察引流量及引流液性状 □ 拍摄局部X线片 □ 指导患者适当功能锻炼	□ 上级医师查房 □ 完成病程记录 □ 观察体温变化 □ 伤口换药（必要时） □ 观察引流量及引流液性状 □ 指导患者适当功能锻炼
重点医嘱	**长期医嘱：** □ 骨科术后护理常规 □ 一级护理 □ 普通饮食 □ 患肢抬高 □ 留置引流管并计引流量 □ 抗菌药物 **临时医嘱：** □ 复查血常规、红细胞沉降率、CRP □ 补液 □ 输血（必要时） □ 镇痛等对症处理	**长期医嘱：** □ 骨科术后护理常规 □ 二级护理 □ 普通饮食 □ 患肢抬高 □ 留置引流管并计引流量 □ 抗菌药物 **临时医嘱：** □ 复查血常规（必要时） □ 补液 □ 输血（必要时） □ 伤口换药，继续引流 □ 拍摄局部X线片 □ 镇痛等对症处理	**长期医嘱：** □ 骨科术后护理常规 □ 二级护理 □ 普通饮食 □ 患肢抬高 □ 留置引流管并计引流量 □ 抗菌药物 **临时医嘱：** □ 复查血常规、红细胞沉降率、CRP □ 补液 □ 伤口换药（必要时） □ 镇痛等对症处理
病情变异记录	□ 无 □ 有，原因： 1. 2.	□ 无 □ 有，原因： 1. 2.	□ 无 □ 有，原因： 1. 2.
医师签名			

时间	住院第7天 （术后第4天）	住院第8天 （术后第5天）	住院第9~16天 （出院日）
主要诊疗工作	□ 上级医师查房 □ 完成病程记录 □ 观察体温变化 □ 伤口换药（必要时） □ 观察引流量及引流液性状 □ 视情况拔除引流 □ 指导患者适当功能锻炼	□ 上级医师查房 □ 完成病程记录 □ 观察体温变化 □ 伤口换药（必要时） □ 指导患者适当功能锻炼	□ 上级医师查房，进行手术及伤口评估，确定有无手术并发症和切口愈合不良情况，明确能否出院 □ 完成出院志、病案首页、出院诊断证明书等病历书写 □ 向患者交代出院后的康复锻炼及注意事项，如复诊的时间、地点，发生紧急情况时的处理等
重点医嘱	**长期医嘱：** □ 骨科术后护理常规 □ 二级护理 □ 普通饮食 □ 患肢抬高 □ 抗菌药物（根据病原学结果调整用药） **临时医嘱：** □ 补液 □ 伤口换药（必要时） □ 拔除引流（引流量少时） □ 镇痛等对症处理	**长期医嘱：** □ 骨科术后护理常规 □ 二级护理 □ 普通饮食 □ 患肢抬高 □ 抗菌药物 **临时医嘱：** □ 复查血常规、红细胞沉降率、CRP □ 伤口换药（必要时）	**出院医嘱：** □ 出院带药 □ 嘱___日后拆线换药（根据伤口愈合情况） □ 1个月后门诊复查 □ 不适随诊
病情变异记录	□ 无 □ 有，原因： 1. 2.	□ 无 □ 有，原因： 1. 2.	□ 无 □ 有，原因： 1. 2.
医师签名			

（二）护士表单

急性骨髓炎临床路径护士表单

适用对象：第一诊断为急性血源性骨髓炎（ICD－10：M86.0），急性骨髓炎（ICD－10：M86.1）
行切开引流术

患者姓名：	性别： 年龄： 门诊号：	住院号：
住院日期： 年 月 日	出院日期： 年 月 日	标准住院日：9～16天

时间	住院第1天	住院第2天 （术前准备日）	住院第3天 （手术日）
健康宣教	□ 高血压，糖尿病的控制 □ 心理健康疏导	□ 术区皮肤准备	□ 疼痛处理宣教 □ 饮食宣教
护理处置	□ 入院介绍 □ 处置医嘱并执行	□ 术前心理护理 □ 处置术前医嘱	□ 向患者交代术后注意事项 □ 执行术后医嘱
基础护理	□ 指导患者完成相关检查 □ 关注病变部位的变化 □ 关注患者生命体征的变化 □ 按时巡视病房 □ 认真交接班	□ 指导患者完成术前准备 □ 按时巡视病房 □ 认真交接班	□ 记录患者病情变化 □ 按时巡视病房 □ 认真交接班
专科护理	□ 护理查体 □ 病情观察 □ 观察患者血运，局部肿胀情况 □ 需要时，填写跌倒及压疮防范表 □ 需要时，请家属陪伴 □ 确定饮食种类 □ 心理护理	□ 病情观察 □ 观察患者血运，局部肿胀情况 □ 遵医嘱完成相关检查 □ 心理护理	□ 遵医嘱予补液 □ 病情观察 □ 患者全身情况 □ 局部肢体血运、肿胀情况 □ 心理护理
重点医嘱	□ 详见医嘱执行单	□ 详见医嘱执行单	□ 详见医嘱执行单
病情变异记录	□ 无 □ 有，原因： 1. 2.	□ 无 □ 有，原因： 1. 2.	□ 无 □ 有，原因： 1. 2.
护士签名			

时间	住院第4天 （术后第1天）	住院第5天 （术后第2天）	住院第6天 （术后第3天）
健康宣教	□ 功能锻炼宣教 □ 饮食宣教	□ 功能锻炼宣教 □ 术后复查	□ 功能锻炼宣教
护理处置	□ 注意手术部位肿胀，出血等变化，关注引流是否通畅 □ 术后心理，生活护理	□ 注意手术部位肿胀，出血等变化，关注引流是否通畅 □ 指导患者功能锻炼 □ 术后心理，生活护理	□ 注意手术部位肿胀，出血等变化，关注引流是否通畅 □ 指导患者功能锻炼 □ 术后心理，生活护理
基础护理	□ 按时巡视病房 □ 认真交接班	□ 按时巡视病房 □ 出院指导	□ 按时巡视病房 □ 认真交接班
专科护理	□ 遵医嘱予补液 □ 病情观察 □ 患者全身情况 □ 局部肢体血运、肿胀情况 □ 心理护理	□ 遵医嘱予补液 □ 病情观察 □ 患者全身情况 □ 局部肢体血运、肿胀情况 □ 心理护理	□ 遵医嘱予补液 □ 病情观察 □ 患者全身情况 □ 局部肢体血运、肿胀情况 □ 心理护理
重点医嘱	□ 详见医嘱执行单	□ 详见医嘱执行单	□ 详见医嘱执行单
病情变异记录	□ 无 □ 有，原因： 1. 2.	□ 无 □ 有，原因： 1. 2.	□ 无 □ 有，原因： 1. 2.
护士签名			

时间	住院第7天 （术后第4天）	住院第8天 （术后第5天）	住院第9~16天 （出院日）
健康宣教	□ 功能锻炼宣教	□ 功能锻炼宣教	□ 功能锻炼宣教 □ 术后用药、复查指导
护理处置	□ 注意手术部位肿胀，出血等变化，关注引流是否通畅 □ 指导患者功能锻炼 □ 术后心理，生活护理	□ 注意手术部位肿胀，出血等变化，关注引流是否通畅 □ 指导患者功能锻炼 □ 术后心理，生活护理	□ 指导患者功能锻炼 □ 术后心理，生活护理
基础护理	□ 按时巡视病房 □ 认真交接班	□ 按时巡视病房 □ 认真交接班	□ 按时巡视病房 □ 出院指导
专科护理	□ 遵医嘱予补液 □ 病情观察 □ 患者全身情况 □ 局部肢体血运、肿胀情况 □ 心理护理 □ 指导功能锻炼	□ 遵医嘱予补液 □ 病情观察 □ 患者全身情况 □ 局部肢体血运、肿胀情况 □ 心理护理 □ 指导功能锻炼	□ 遵医嘱予补液 □ 病情观察 □ 患者全身情况 □ 局部肢体血运、肿胀情况 □ 心理护理 □ 指导功能锻炼
重点医嘱	□ 详见医嘱执行单	□ 详见医嘱执行单	□ 详见医嘱执行单
病情变异记录	□ 无　□ 有，原因： 1. 2.	□ 无　□ 有，原因： 1. 2.	□ 无　□ 有，原因： 1. 2.
护士签名			

（三）患者表单

急性骨髓炎临床路径患者表单

适用对象：第一诊断为急性血源性骨髓炎（ICD-10：M86.0），急性骨髓炎（ICD-10：M86.1）
行切开引流术

患者姓名：	性别： 年龄： 住院号：	门诊号：
住院日期： 年 月 日	出院日期： 年 月 日	标准住院日：9~16天

时间	入院	手术前	手术日
医患配合	□ 配合询问病史、收集资料，请务必详细告知既往史、用药史、过敏史 □ 配合进行体格检查 □ 有任何不适请告知医师	□ 配合完善手术前相关检查、化验，如采血、留尿、心电图、X线胸片 □ 医师与患者及家属介绍病情及手术前签字	□ 配合完善相关检查、化验，如采血、留尿 □ 配合医师进行手术
护患配合	□ 配合测量体温、脉搏、呼吸3次、血压、体重1次 □ 配合完成入院护理评估（简单询问病史、过敏史、用药史） □ 接受入院宣教（环境介绍、病室规定、订餐制度、贵重物品保管等） □ 配合执行探视和陪伴制度 □ 有任何不适请告知护士	□ 配合测量体温、脉搏、呼吸3次，询问大便次数1次 □ 接受手术前宣教 □ 接受饮食宣教 □ 接受药物宣教	□ 清晨测量体温、脉搏、呼吸、血压1次 □ 送手术室前，协助完成核对，带齐影像资料及用药 □ 返回病房后，配合接受生命体征的监测 □ 配合检查意识（全身麻醉者） □ 配合缓解疼痛 □ 接受手术后宣教 □ 接受饮食宣教接受药物宣教 □ 有任何不适请告知护士
饮食	□ 遵医嘱饮食	□ 遵医嘱饮食	□ 手术前禁食、禁水 □ 手术后，根据医嘱2小时后试饮水，无恶心、呕吐可进少量流质饮食或者半流质饮食
排泄	□ 正常排尿便	□ 正常排尿便	□ 正常排尿便
活动	□ 遵医嘱活动	□ 遵医嘱活动	□ 遵医嘱活动

时间	手术后	出院日
医患配合	□ 配合局部检查 □ 配合完善术后检查：如采血、影像学等 □ 配合进行功能锻炼	□ 接受出院前指导 □ 知道复查程序 □ 获取出院诊断书
护患配合	□ 配合定时监测生命体征，每日询问大便次数 □ 配合检查伤口 □ 接受输液、服药等治疗 □ 接受进食、进水、排便等生活护理 □ 配合活动，预防皮肤压力伤 □ 注意活动安全，避免坠床或跌倒 □ 配合执行探视及陪伴	□ 接受出院宣教 □ 办理出院手续 □ 获取出院带药 □ 知道服药方法、作用、注意事项 □ 知道复印病历程序
饮食	□ 遵医嘱饮食	□ 遵医嘱饮食
排泄	□ 正常排尿便	□ 正常排尿便
活动	□ 遵医嘱活动	□ 遵医嘱活动

附：原表单（2016年版）

急性骨髓炎临床路径表单

适用对象：第一诊断为急性骨髓炎（ICD-10：M86.0）
行切开引流术

患者姓名：	性别： 年龄： 住院号：	门诊号：
住院日期： 年 月 日	出院日期： 年 月 日	标准住院日：9~16天

时间	住院第1天	住院第2天 （术前准备日）	住院第3天 （手术日）
主要诊疗工作	□ 询问病史及体格检查 □ 上级医师查房 □ 初步的诊断和治疗方案 □ 完成病历书写 □ 开检查检验单 □ 尽快完成各项术前检查 □ 必要时请相关科室会诊	□ 上级医师查房与手术前评估 □ 收集检查结果并评估病情 □ 确定诊断和手术方案 □ 决定并做术前准备 □ 完成上级医师查房记录 □ 向患者及家属交代围手术期注意事项，并签署手术知情同意书、输血同意书、委托书 □ 麻醉医师查房，并与患者及家属交代麻醉注意事项，签署麻醉知情同意书	□ 手术 □ 术中留取标本送细菌培养及药敏试验 □ 向患者和/或家属交代手术过程概况及术后注意事项 □ 术后医嘱 □ 术者完成手术记录 □ 完成术后病程记录 □ 上级医师查房 □ 麻醉医师查房
重点医嘱	**长期医嘱：** □ 骨科护理常规 □ 二级护理 □ 饮食 **临时医嘱：** □ 血常规、血型、尿常规 □ 凝血功能、肝功能、肾功能 □ 感染性疾病筛查 □ 胸部X线片、心电图 □ 局部X线片 □ 细菌培养（脓肿形成时） □ 血培养（高热寒战时） □ CT或MR（需明确诊断时）	**长期医嘱：** 同前日 **临时医嘱：** □ 明日在椎管内/全身麻醉下行切开引流术 □ 术前禁食、禁水 □ 术前用抗菌药物皮试 □ 术前备导尿包及抗菌药物 □ 术区备皮 □ 术前灌肠（必要时） □ 配血（必要时） □ 病灶组织细菌培养 □ 术后病理检查	**长期医嘱：** □ 骨科术后护理常规 □ 一级护理 □ 6小时后普通饮食 □ 患肢抬高 □ 留置引流管并计引流量 □ 抗菌药物 **临时医嘱：** □ 补液 □ 胃黏膜保护剂（必要时） □ 止吐、镇痛等对症处理 □ 急查血常规 □ 输血（必要时）
主要护理工作	□ 入院介绍 □ 入院护理评估 □ 观察患肢血运、肿胀情况 □ 皮肤护理 □ 心理和生活护理	□ 遵医嘱完成术前准备 □ 提醒患者术前禁食、禁水 □ 术前心理护理	□ 观察患者生命体征 □ 观察患肢血运、肿胀情况 □ 观察伤口渗出及引流情况 □ 术后心理与生活护理
病情变异记录	□ 无 □ 有，原因： 1. 2.	□ 无 □ 有，原因： 1. 2.	□ 无 □ 有，原因： 1. 2.
护士签名			
医师签名			

时间	住院第4天 (术后第1天)	住院第5天 (术后第2天)	住院第6天 (术后第3天)
主要诊疗工作	□ 上级医师查房 □ 完成病程记录 □ 观察伤口、引流量、生命体征情况等，并作出相应处理	□ 上级医师查房 □ 完成病程记录 □ 观察体温变化 □ 伤口换药，观察皮缘血运、伤口渗出情况 □ 观察引流量及引流液性状 □ 拍摄局部X线片 □ 指导患者适当功能锻炼	□ 上级医师查房 □ 完成病程记录 □ 观察体温变化 □ 伤口换药（必要时） □ 观察引流量及引流液性状 □ 指导患者适当功能锻炼
重点医嘱	**长期医嘱：** □ 骨科术后护理常规 □ 一级护理 □ 普通饮食 □ 患肢抬高 □ 留置引流管并计引流量 □ 抗菌药物 **临时医嘱：** □ 复查血常规、红细胞沉降率、CRP □ 补液 □ 输血（必要时） □ 镇痛等对症处理	**长期医嘱：** □ 骨科术后护理常规 □ 二级护理 □ 普通饮食 □ 患肢抬高 □ 留置引流管并计引流量 □ 抗菌药物 **临时医嘱：** □ 复查血常规（必要时） □ 补液 □ 输血（必要时） □ 伤口换药，继续引流 □ 拍摄局部X线片 □ 镇痛等对症处理	**长期医嘱：** □ 骨科术后护理常规 □ 二级护理 □ 普通饮食 □ 患肢抬高 □ 留置引流管并计引流量 □ 抗菌药物 **临时医嘱：** □ 复查血常规、红细胞沉降率、CRP □ 补液 □ 伤口换药（必要时） □ 镇痛等对症处理
主要护理工作	□ 观察病情，重点监测体温 □ 记录引流量 □ 观察敷料渗出情况 □ 观察肢体肿胀情况及血运 □ 术后心理与生活护理	□ 观察病情，重点监测体温 □ 记录引流量 □ 观察敷料渗出情况 □ 观察肢体肿胀情况及血运 □ 术后心理与生活护理	□ 观察病情，重点监测体温 □ 记录引流量 □ 观察敷料渗出情况 □ 观察肢体肿胀情况及血运 □ 术后心理与生活护理
病情变异记录	□ 无　□ 有，原因： 1. 2.	□ 无　□ 有，原因： 1. 2.	□ 无　□ 有，原因： 1. 2.
护士签名			
医师签名			

时间	住院第 7 天 （术后第 4 天）	住院第 8 天 （术后第 5 天）	住院第 9~16 天 （出院日）
主要诊疗工作	□ 上级医师查房 □ 完成病程记录 □ 观察体温变化 □ 伤口换药（必要时） □ 观察引流量及引流液性状 □ 视情况拔除引流 □ 指导患者适当功能锻炼	□ 上级医师查房 □ 完成病程记录 □ 观察体温变化 □ 伤口换药（必要时） □ 指导患者适当功能锻炼	□ 上级医师查房，进行手术及伤口评估，确定有无手术并发症和切口愈合不良情况，明确能否出院 □ 完成出院志、病案首页、出院诊断证明书等病历书写 □ 向患者交代出院后的康复锻炼及注意事项，如复诊的时间、地点，发生紧急情况时的处理等
重点医嘱	**长期医嘱：** □ 骨科术后护理常规 □ 二级护理 □ 普通饮食 □ 患肢抬高 □ 抗菌药物（根据病原学结果调整用药） **临时医嘱：** □ 补液 □ 伤口换药（必要时） □ 拔除引流（引流量少时） □ 镇痛等对症处理	**长期医嘱：** □ 骨科术后护理常规 □ 二级护理 □ 普通饮食 □ 患肢抬高 □ 抗菌药物 **临时医嘱：** □ 复查血常规、红细胞沉降率、CRP □ 伤口换药（必要时）	**出院医嘱：** □ 出院带药 □ 嘱___日后拆线换药（根据伤口愈合情况） □ 1 个月后门诊复查 □ 不适随诊
主要护理工作	□ 观察病情，重点监测体温 □ 记录引流量 □ 观察敷料渗出情况 □ 观察肢体肿胀情况及血运 □ 术后心理与生活护理	□ 观察病情，重点监测体温 □ 记录引流量 □ 观察敷料渗出情况 □ 观察肢体肿胀情况及血运 □ 术后心理与生活护理	□ 协助患者办理出院手续 □ 出院宣教
病情变异记录	□ 无 □ 有，原因： 1. 2.	□ 无 □ 有，原因： 1. 2.	□ 无 □ 有，原因： 1. 2.
护士签名			
医师签名			

第七十章

髋关节发育不良临床路径释义

【医疗质量控制指标】

指标一、基础影像学检查、术前评估，确认手术适应证。

指标二、术前进行 Caprini 血栓风险因素评估，术前与术后采取措施预防深静脉血栓。

指标三、围手术期预防性抗菌药物的选择、应用节点及应用时长。

指标四、术中神经功能保护措施。

指标五、输血量。

指标六、术后并发症与再次手术情况。

指标七、术后影像学复查情况。

指标八、手术切口愈合情况。

指标九、术后康复治疗情况。

指标十、出院前完成完整神经功能评估和生活质量评估情况。

指标十一、住院期间为患者提供术前、术后健康教育与出院，教育告知五项要素情况。

指标十二、离院方式。

指标十三、住院天数与住院总费用。

指标十四、患者对服务的体验与评价。

一、髋关节发育不良编码

疾病名称及编码：髋关节发育不良（ICD-10：M16.2/M16.3）

手术操作名称及编码：全髋关节置换术（ICD-9-CM-3：81.51 另编 00.74-00.77）

二、临床路径检索方法

M16.2/M16.3 伴 81.51

三、国家医疗保障疾病诊断相关分组（CHS-DRG）

MDCI　肌肉、骨骼疾病及功能障碍

IU1　骨病及其他关节病

四、髋关节发育不良临床路径标准住院流程

（一）适用对象

第一诊断为髋关节发育不良继发骨关节炎或髋关节高位脱位（ICD-10：M16.2/M16.3），行全髋关节置换术（ICD-9-CM-3：81.51 另编 00.74-00.77）。

释义

■ 适用对象编码参见第一部分。

■ 髋关节发育不良早期关节软骨完好可以无临床症状，后期退化继发骨关节炎。髋关节发育不良可以无脱位、半脱位或高脱位。本路径适用对象是髋关节发育不良继发骨关节炎或髋关节高位脱位。

■ 髋关节发育不良的治疗方法包括非手术治疗、截骨手术和全髋关节置换术。本路径适用对象是行全髋关节置换术。

（二）诊断依据

根据《临床诊疗指南 · 骨科分册》（中华医学会编著，人民卫生出版社，2009 年），《外科学（下册）》（8 年制和 7 年制临床医学专用教材，赵玉沛、陈孝平主编，人民卫生出版社，2015 年）。

1. 病史：髋关节疼痛或跛行、腰部疼痛，疼痛加重，关节功能障碍。
2. 体格检查：髋关节活动可有不同程度受限，活动时髋关节周围疼痛，可以存在双下肢不等长，臀中肌肌力下降等情况。
3. 辅助检查：X 线检查发现髋关节发育不良，髋臼覆盖差，股骨头不同程度脱位或半脱位，骨关节炎改变。

释义

■ 髋关节发育不良女性多见。

■ 髋关节发育不良继发骨关节炎的主要表现为患髋疼痛、活动受限，股骨头脱位导致髋关节畸形、肢体短缩，出现关节功能障碍和跛行。

■ 通常 X 线片上有典型表现。对于髋关节发育不良程度严重的患者，可以行髋关节 CT 来明确诊断髋关节解剖结构和骨质骨量情况。

（三）选择治疗方案的依据

根据《临床诊疗指南 · 骨科分册》（中华医学会编著，人民卫生出版社，2009 年），《外科学（下册）》（8 年制和 7 年制临床医学专用教材，赵玉沛、陈孝平主编，人民卫生出版社，2015 年）。

1. 无全身其他部位感染。
2. 无严重的合并症。
3. 髋关节病变影响日常生活。

释义

■ 髋关节发育不良的治疗方案应根据患者年龄、活动水平、症状严重程度、股骨头有无脱位等进行选择。

■ 髋关节发育不良，无明显脱位，无继发骨关节炎，首先选择非手术治疗或截骨手术。

■ 髋关节发育不良，继发骨关节炎或髋关节高位脱位，症状严重影响生活质量及活动水平，可行全髋关节置换术。

（四）标准住院日≤21 天

释义

■ 术前准备 3~5 天，术后恢复 7~15 天。

■ 术前检查有条件最好在门诊进行。术前宣教告知患者住院、出院计划。术后早期活动，及时安排检查，指导功能锻炼，避免延迟出院。

（五）进入路径标准

1. 第一诊断必须符合 ICD-10：M16.2/M16.3 髋关节发育不良继发骨关节炎或髋关节高位脱位疾病编码。
2. 当患者合并其他疾病，但住院期间不需要特殊处理也不影响第一诊断的临床路径流程实施时，可以进入路径。

释义

■ 第一诊断为髋关节发育不良，继发骨关节炎或髋关节高位脱位，症状严重影响生活质量及活动水平，行全髋关节置换术的患者进入本路径。

■ 髋关节发育不良，行截骨术的患者不进入本路径。

（六）术前准备（术前评估）3~5 天

1. 必需的检查项目

（1）血常规、血型（ABO 血型+Rh 因子）、尿常规。

（2）肝功能、肾功能、凝血功能检查、感染性疾病筛查（乙型肝炎、丙型肝炎、梅毒、艾滋病）。

（3）胸部 X 线平片、心电图。

（4）双髋关节正位及患髋侧位 X 线检查。

2. 根据患者病情可选择的检查项目：必要时行髋关节 CT 检查；腰椎（病史、体查提示脊柱有病变时）X 线检查；双下肢全长 X 线片；红细胞沉降率、C 反应蛋白、血气分析、肺功能检查、超声心动图、动态心电图和动态血压、双下肢血管彩色超声等。

3. 有相关疾病时请相应专业科室会诊协助诊治。

释义

■ 无合并疾病的患者，术前行血常规、尿常规、肝功能、肾功能、X 线胸片、心电图检查。

■ 全髋关节置换术后有可能输血，术前行血型、凝血功能检查、感染性疾病筛查。

■ 合并内科疾病的患者，根据病情增加术前检查项目。如肺部疾病加做血气分析、肺功能检查等，心血管疾病加做超声心动图、动态心电图等。

■ 术前可疑髋关节感染的患者，行红细胞沉降率、CRP 检查。

■ 髋关节发育不良继发严重骨关节炎，患者活动量明显减少，或者有其他静脉血栓栓塞症危险因素的患者，术前行双下肢深静脉彩超检查。

■ 髋关节正位片要求拍摄双髋正位片，利于双侧对比和术前计划。有条件最好加行双下肢全长片检查，利于评估肢体长短和术前计划。

■ 髋关节病变严重的患者，术前行髋关节CT检查，利于明确髋关节解剖结构和骨质骨量情况；最好能测量股骨颈前倾角，以便决定是否需准备组配型股骨假体。

■ 术前检查有条件最好在门诊进行。

（七）预防性抗菌药物选择与使用时机

1. 按照《抗菌药物临床应用指导原则（2015年版）》（国卫办医发〔2015〕43号）执行，并根据患者的病情决定抗菌药物的选择与使用时间。建议使用第一、第二代头孢菌素类，如头孢唑林、头孢呋辛，对于感染高危患者或者其他药物过敏患者，也可以使用万古霉素进行预防。

2. 术前30分钟预防性用抗菌药物；手术超过3小时或者出血量> 1500ml时加用1次抗菌药物，对于万古霉素，建议术前1小时完成预防性抗菌药的使用。

释义

■ 全髋关节置换术首选第一、第二代头孢菌素类作为预防用药。如果对头孢菌素过敏可选用克林霉素或万古霉素。

■ 抗菌药物在术前0.5~2小时给药。如果手术时间超过3小时，或失血量大(> 1500ml)，可加用一次抗菌药物。

（八）手术日为入院后第4~6天

1. 麻醉方式：椎管内麻醉或全身麻醉。
2. 手术方式：全髋关节置换术。
3. 手术内植物：人工全髋关节假体、骨水泥、螺钉、异体骨、钢丝/捆绑带、股骨近端爪形钢板。
4. 术中用药：麻醉用药、抗菌药、抗出血药物（氨甲环酸）等。
5. 输血：根据术中出血情况决定是否需要输血。

释义

■ 尽量缩短术前住院日，住院后尽早安排手术。

■ 初次全髋关节置换术一般首选非水泥型人工髋关节。如术前测量股骨前倾角明显增大，需准备组配型股骨假体。对于高位脱位患者，如预计需要进行股骨粗隆下短缩截骨，应准备可同时固定髓腔近、远端的股骨假体。个别情况下股骨假体无法同时固定截骨近、远端，需要准备股骨钢板。

（九）术后住院恢复 7~15 天

1. 必须复查的项目：血常规、手术部位 X 线检查。

2. 必要时复查的项目：肝功能、肾功能、红细胞沉降率、C 反应蛋白，下肢血管彩超，D-二聚体等。

3. 术后用药

（1）抗菌药物：按照《抗菌药物临床应用指导原则（2015 年版）》（国卫办医发〔2015〕43 号）执行，并根据患者的病情决定抗菌药物的选择与使用时间。建议使用第一、第二代头孢菌素类，如头孢唑林、头孢呋辛，对于感染高危患者或者其他药物过敏患者，也可以使用万古霉素进行预防。

（2）术后镇痛：参照《骨科常见疼痛的处理专家建议》［《中华骨科杂志》. 2008 年 1 月 . 28 卷 . 1 期］。

（3）术后康复：以主动锻炼为主，被动锻炼为辅。

（4）术后预防深静脉血栓栓塞症的处理：参照《中国骨科大手术后静脉血栓栓塞症预防指南》［《中华骨科杂志》，2016，36（2）：65-71］。

释义

■ 术后复查血常规了解有无贫血。

■ 术后复查髋关节 X 线片了解关节假体位置。

■ 如果术后肢体明显肿胀，行下肢深静脉彩超、D-二聚体等检查。

■ 如果术后伤口红肿、渗出，行红细胞沉降率、CRP 等检查。

■ 全髋关节置换术首选第一、第二代头孢菌素类作为预防用药。

■ 术后镇痛采用多模式镇痛（外周神经阻滞、阿片类药物、非甾体抗炎药物、冰敷等），以提高镇痛效果，减少药物副作用。

■ 全髋关节置换术中失血会导致术后贫血。术中注意止血。可以使用自体血回输，以减少异体输血。

■ 全髋关节置换术后需要预防静脉血栓栓塞症，使用药物和物理预防措施。

■ 全髋关节置换术后应早期活动，指导患者进行功能锻炼，避免关节脱位。

（十）出院标准

1. 体温正常，血常规无明显异常。

2. 伤口无感染征象（或可在门诊处理的伤口情况）。

3. 髋关节功能改善。

4. 无需要住院处理的并发症和/或合并症。

释义

■ 患者一般情况良好，术后检查无明显异常，无全身和局部并发症，学会功能锻炼方法，可以出院。

（十一）变异及原因分析

1. 并发症：术中或术后骨折、术后关节脱位、术后坐骨神经或股神经损伤、大量出血需输血、深静脉血栓形成或肺栓塞、肺部或泌尿系感染、伤口并发症或假体周围感染等造成住院时间延长和医疗费用增加。

2. 合并症：如骨质疏松、糖尿病、心脑血管疾病等，需同时治疗而导致住院时间延长和医疗费用增加。

3. 内植物选择：根据患者髋臼及股骨骨质条件选择生物型假体、骨水泥型假体或混合型假体。如选择生物型假体，可根据患者年龄选择不同摩擦界面假体，可能导致住院费用存在差异。

释义

■ 全髋关节置换术后可能会出现局部并发症（骨折、脱位、神经血管损伤、伤口感染等）。如果并发症的诊治明显增加了住院时间和医疗费用，则应转出本路径。

■ 全髋关节置换术后可能会出现全身并发症（心肌梗死、脑梗死、肺栓塞、肺部感染等）。如果并发症的诊治明显增加了住院时间和医疗费用，或者需要转至内科治疗，则应转出本路径。

五、髋关节发育不良临床路径给药方案

【用药选择】

1. 抗菌药物选择主要针对革兰阳性球菌，首选第一、第二代头孢菌素类，如果对头孢菌素过敏可选用克林霉素或万古霉素。

2. 术后镇痛强调多模式镇痛：镇痛药物选择非甾体抗炎药和弱阿片类镇痛药联合应用，以提高镇痛效果并减少药物副作用。

3. 抗凝药物有低分子肝素、维生素 K 拮抗剂、Ⅹa 因子抑制剂等。低分子肝素具有可根据体重调整剂量，皮下注射，使用方便，严重出血并发症较少，较安全，一般无须常规血液学监测等特点，在临床上应用较广。

【药学提示】

1. 抗菌药物在术前 0.5~2 小时给药。如果手术时间超过 3 小时，或失血量大（＞1500ml），可手术中给予第 2 剂。预防用药时间通常不超过 24 小时，个别情况可延长至 48 小时。

2. 选用 NSAIDs 时需参阅药物说明书并评估 NSAIDs 的危险因素。如患者发生胃肠道不良反应的危险性较高，使用非选择性 NSAIDs 时加用 H_2受体阻断剂、质子泵抑制剂和胃黏膜保护剂等，或使用选择性 COX-2 抑制剂。应用 NSAIDs 时，对于心血管疾病高危患者，应权衡疗效和安全性因素。阿片类镇痛药最常见不良反应包括恶心、呕吐、便秘、嗜睡及过度镇静、呼吸抑制等。

3. 静脉血栓栓塞症的药物预防禁忌证

（1）绝对禁忌证：①大量出血：指能够改变患者治疗过程和治疗结果的出血，对于大量出血病例，如未开始抗凝，应推迟；如已经开始，应立即停止，同时停止康复训练，并予以制动。明确的活动性出血或多发创伤病情不稳定的患者是抗凝的禁忌证。②骨筋膜室综合征。③肝素诱发血小板减少症。④孕妇禁用华法林。⑤严重头颅外伤或急性脊髓损伤。

（2）相对禁忌证：①既往颅内出血；②既往胃肠道出血；③急性颅内损害/肿物；④血小板减少或凝血障碍；⑤类风湿视网膜病患者抗凝可能眼内出血。

【注意事项】

非甾体抗炎药物和抗凝药物的使用可能会增加术后出血，故术后需观察出血量和有无出血并

发症，及时调整用药。

六、髋关节发育不良患者护理规范

1. 术前护理规范

（1）遵医嘱完成相关检查。

（2）遵医嘱补液、使用抗菌药物等。

（3）指导患者摄入充足水分及热量，遵医嘱指导饮食。

（4）术前健康教育及术前准备。

（5）根据患者情绪状况进行相应心理护理，保持患者情绪平稳。

2. 术后护理规范

（1）术后患者返回病房后平卧位。

（2）严密观察生命体征变化。

（3）密切观察切口敷料的渗血情况。

（4）严密观察患肢血运、肿胀等情况。

（5）必要时遵医嘱使用镇痛药、消肿药。

（6）积极评估患肢状况，遵医嘱进行康复指导，鼓励患者尽早活动患肢。

七、髋关节发育不良患者营养治疗规范

1. 营养风险筛查，NRS 2002 评分>3 分者，应给以营养评估。

2. 营养诊断营养不良、低蛋白血症、贫血者，补充充足的热量、蛋白质，适量脂肪。补充优质蛋白质。营养不良者热量供给标准不低于 35kcal/kg。碳水化合物热量比不低于 50%，充足的蛋白质，不低于 1.2~1.5g/kg（标准体重），应以优质蛋白为主，不低于蛋白质总量的 1/3~1/2；脂肪热比以 25%~30%为宜，饱和脂肪酸、单不饱和脂肪酸、多不饱和脂肪酸间比例以 1∶1∶1 左右为宜，适当提高膳食 ω-3 脂肪酸的摄入，保证充足的维生素和矿物质。

3. NRS 2002 评分≤3 分者，能量供给标准以 25~30kcal/kg 为佳。

4. 恢复期根据不同治疗时期选择饮食种类如流质饮食、半流质饮食、软食或普通饮食等。饮食宜清淡，以温、热、软为佳，忌食生冷、肥甘、厚腻食物，限制刺激性食物、饮品及调味品。

5. 如经口进食量不足需要量的 50%~75%者，可提供口服营养营养补充剂，必要时给与管饲肠内营养补充或肠外营养补充。

6. 如有糖代谢异常，应减少精糖类的摄入量，适当增加蛋白质脂肪供能比，增加多糖类摄入。

八、髋关节发育不良患者健康宣教

1. 术后 3~5 天复查一次切口，根据切口情况酌情增加复查次数。

2. 如切口持续有渗出物或出现切口红肿、体温异常等情况，需及时处理。

3. 遵医嘱使用药物，如有内科合并症应专科就诊。

4. 术后两周拆除切口缝合线，复查 X 线片。

5. 术后进行关节活动度练习，根据实际康复情况调整活动方式及活动量。

6. 生活指导：采取合理的生活方式及饮食习惯，运动适宜，保证摄入充足的蛋白质、维生素及含钙食物。戒烟酒，避免咖啡因的摄入，少饮碳酸饮料。

九、推荐表单

（一）医师表单

髋关节发育不良临床路径医师表单

适用对象：第一诊断为髋关节发育不良（ICD-10：M16.2/M16.3）

行全髋关节置换术（ICD-9-CM-3：81.51 另编 00.74-00.77）

患者姓名：	性别： 年龄： 住院号：	门诊号：
住院日期： 年 月 日	出院日期： 年 月 日	标准住院日：≤21 天

时间	住院第 1 天	住院第 2 天	住院第 3~5 天 （术前日）
主要诊疗工作	□ 询问病史及体格检查 □ 上级医师查房 □ 初步的诊断和治疗方案 □ 完成住院志、首次病程记录、上级医师查房等病历书写 □ 开检查检验单 □ 必要时请相关科室会诊 □ 功能量表评分	□ 上级医师查房与手术前评估 □ 确定诊断和手术方案 □ 完成上级医师查房记录 □ 完善术前检查项目 □ 收集检查检验结果并评估病情 □ 请相关科室会诊	□ 上级医师查房，明确手术方案，完成上级医师查房记录 □ 向患者和/或家属交代围手术期注意事项，并签署手术知情同意书、输血同意书、委托书、自费用品协议书 □ 麻醉医师查房，并与患者和/或家属交代麻醉注意事项，签署麻醉知情同意书、麻醉药品使用知情同意书 □ 完成各项术前准备
重点医嘱	**长期医嘱：** □ 骨科护理常规 □ 二级护理 □ 饮食 **临时医嘱：** □ 血常规、尿常规 □ 血型、凝血功能、肝功能、肾功能 □ 感染性疾病筛查 □ 胸部 X 线平片、心电图 □ 双髋正位+患髋侧位片 □ 根据病情选择：下肢血管超声、肺功能、超声心动图、血气分析	**临时医嘱：** □ 骨科护理常规 □ 二级护理 □ 饮食 □ 患者既往内科基础疾病用药 **临时医嘱：** □ 根据会诊科室要求安排检查、化验和用药	**长期医嘱：** 同前日 **临时医嘱：** □ 术前医嘱：明日在椎管内或全身麻醉下行人工全髋关节置换术 □ 术前禁食、禁水 □ 术前用抗菌药物皮试 □ 术前备导尿包及抗菌药物 □ 术区备皮 □ 术前灌肠 □ 配血 □ 其他特殊医嘱
病情变异记录	□ 无 □ 有，原因： 1. 2.	□ 无 □ 有，原因： 1. 2.	□ 无 □ 有，原因： 1. 2.
医师签名			

时间	住院第4~6天 （手术日）	住院第5~7天 （术后第1天）	住院第6~8天 （术后第2天）
主要诊疗工作	□ 手术 □ 向患者和/或家属交代手术过程概况及术后注意事项 □ 术者完成手术记录 □ 完成术后病程记录 □ 上级医师查房 □ 麻醉医师查房 □ 观察有无术后并发症并作出处理	□ 上级医师查房 □ 完成常规病程记录 □ 观察伤口、引流量、生命体征情况等，并作出相应处理 □ 指导/辅助患者床上康复锻炼 □ 交代术后患肢安全体位及禁忌动作（如禁止患髋屈曲>90°及内收内旋）	□ 上级医师查房 □ 完成病程记录 □ 指导/辅助患者床上功能锻炼 □ 拍摄双髋正位+患髋侧位X线片（平车转运） □ 指导/辅助患者坐床边（根据康复进度） □ 交代术后生活注意事项（如穿裤袜、如厕、沐浴等）
重点医嘱	**长期医嘱：** □ 骨科术后护理常规 □ 一级护理 □ 饮食 □ 患肢抬高外展中立位 □ 留置引流管并记引流量 □ 抗菌药物 □ 抗凝 □ 下肢静脉泵/抗血栓弹力袜 □ 其他特殊医嘱 **临时医嘱：** □ 今日在椎管内或全身麻醉下行全髋关节置换术 □ 心电监测、吸氧（根据病情需要） □ 补液 □ 胃黏膜保护剂（酌情） □ 止吐、镇痛等对症处理（视情况） □ 急查血常规 □ 输血（根据病情需要）	**长期医嘱：** □ 骨科术后护理常规 □ 一级护理 □ 饮食 □ 患肢抬高外展中立位 □ 抗菌药物 □ 抗凝 □ 下肢静脉泵 □ 其他特殊医嘱 **临时医嘱：** □ 复查血常规（必要时） □ 输血和/或补晶体、胶体液（根据病情需要） □ 换药，拔除引流（或根据具体病情适当延长留置时间） □ 镇痛等对症处理	**长期医嘱：** □ 骨科术后护理常规 □ 一级护理 □ 饮食 □ 患肢抬高外展中立位 □ 抗菌药物 □ 抗凝 □ 下肢静脉泵 □ 其他特殊医嘱 **临时医嘱：** □ 复查血常规（必要时） □ 输血和/或补晶体、胶体液（必要时） □ 镇痛等对症处理
病情变异记录	□ 无　□ 有，原因： 1. 2.	□ 无　□ 有，原因： 1. 2.	□ 无　□ 有，原因： 1. 2.
医师签名			

时间	住院第7~9天 （术后第3天）	住院第8~10天 （术后第4天）	住院第9~21天 （术后第5~15天）
主要诊疗工作	□ 上级医师查房 □ 住院医师完成病程记录 □ 伤口换药（必要时） □ 指导/辅助患者床上功能锻炼 □ 指导/辅助患者坐床边 □ 指导/辅助患者下地站立（部分负重）	□ 上级医师查房 □ 住院医师完成病程记录 □ 伤口换药（必要时） □ 指导/辅助患者从床上—下地功能锻炼	□ 上级医师查房，进行手术及伤口评估，确定有无手术并发症和切口愈合不良情况，明确能否出院 □ 完成出院志、病案首页、出院诊断证明书等病历书写 □ 向患者交代出院后的康复锻炼及注意事项，如复诊的时间、地点，发生紧急情况时的处理等
重点医嘱	**长期医嘱：** □ 骨科术后护理常规 □ 二级护理 □ 饮食 □ 患肢抬高外展中立位 □ 抗菌药物：如体温正常，伤口情况良好，无明显红肿时可以停止抗菌药物治疗 □ 抗凝 □ 下肢静脉泵 □ 其他特殊医嘱 **临时医嘱：** □ 复查血常规、尿常规、生化（必要时） □ 补液（必要时） □ 换药（必要时） □ 镇痛等对症处理	**长期医嘱：** □ 骨科术后护理常规 □ 二级护理 □ 饮食 □ 抗菌药物：如体温正常，伤口情况良好，无明显红肿时可以停止抗菌药物治疗 □ 抗凝 □ 其他特殊医嘱 **临时医嘱：** □ 复查血常规、尿常规、生化（必要时） □ 补液（必要时） □ 换药（必要时） □ 镇痛等对症处理	**出院医嘱：** □ 出院带药 □ 嘱___日后拆线换药（根据伤口愈合情况，预约拆线时间） □ 1个月后门诊或康复科复查 □ 不适随诊
病情变异记录	□ 无 □ 有，原因： 1. 2.	□ 无 □ 有，原因： 1. 2.	□ 无 □ 有，原因： 1. 2.
医师签名			

（二）护士表单

髋关节发育不良临床路径护士表单

适用对象：第一诊断为髋关节发育不良（ICD-10：M16.2/M16.3）

行全髋关节置换术（ICD-9-CM-3：81.51 另编 00.74-00.77）

患者姓名：	性别：　　年龄：　　住院号：	门诊号：
住院日期：　　年　月　日	出院日期：　　年　月　日	标准住院日：≤21 天

时间	住院第 1 天	住院第 2~3 天	住院第 4~6 天 （手术日）
健康宣教	入院宣教： □ 介绍主管医师、护士 □ 介绍病室环境、设施 □ 介绍规章制度及注意事项	术前宣教： □ 宣教疾病知识、术前准备及手术过程 □ 指导术前保持良好睡眠 □ 告知准备物品 □ 告知术后饮食、活动及探视注意事项 □ 告知术后可能出现的情况及应对方式 □ 告知家属等候区位置	术后当日宣教： □ 告知监护设备、管路功能及注意事项 □ 告知饮食、体位要求 □ 告知术后可能出现的情况及应对方式 □ 再次明确探视陪伴须知
护理处置	□ 核对患者，佩戴腕带 □ 建立入院病历 □ 评估患者并书写护理评估单 □ 卫生处置：剪指（趾）甲、沐浴、更换病号服	□ 协助医师完成术前检查化验 术前准备： □ 配血 □ 抗菌药物皮试 □ 备皮 □ 药物灌肠 □ 禁食、禁水	□ 术前监测生命体征 送手术： □ 摘除患者各种活动物品 □ 核对患者资料及带药 □ 填写手术交接单，签字确认 接手术： □ 核对患者及资料，签字确认
基础护理	二级/一级护理： □ 晨晚间护理 □ 患者安全管理	二级/一级护理： □ 晨晚间护理 □ 患者安全管理	特级护理： □ 晨晚间护理 □ 卧位护理：协助翻身、床上移动、预防压疮、保持功能体位 □ 排泄护理 □ 患者安全管理
专科护理	□ 护理查体 □ 需要时填跌倒及压疮防范表 □ 遵医嘱指导康复锻炼 □ 训练床上排尿便、深呼吸、咳嗽、助行器的使用、翻身 □ 遵医嘱通知化验检查 □ 给予患者及家属心理支持 □ 需要时请家属陪伴	□ 遵医嘱完成相关检查 □ 遵医嘱指导康复锻炼 □ 训练床上排尿便、深呼吸、咳嗽、助行器的使用、翻身 □ 给予患者及家属心理支持	□ 病情观察，写特护记录：日间每 2 小时、夜间每 4 小时评估生命体征、意识、肢体感觉活动及血液循环、皮肤、伤口敷料、引流情况、出入量，如有病情变化随时记录 □ 遵医嘱予抗感染治疗 □ 遵医嘱指导康复锻炼 □ 给予患者及家属心理支持

续　表

时间	住院第 1 天	住院第 2~3 天	住院第 4~6 天 （手术日）
重点医嘱	□ 详见医师表单	□ 详见医师表单	□ 详见医师表单
病情变异记录	□ 无　□ 有，原因： 1. 2.	□ 无　□ 有，原因： 1. 2.	□ 无　□ 有，原因： 1. 2.
护士签名			

时间	住院第 5~10 天 （术后第 1~4 天）	住院第 9~21 天 （术后第 5~15 天）
健康宣教	**术后宣教：** □ 复查患者对术前宣教内容的掌握程度 □ 饮食、活动、安全指导 □ 药物作用及频率 □ 疾病恢复期注意事项 □ 拔尿管后注意事项	**出院宣教：** □ 复查时间 □ 服药方法 □ 活动休息 □ 指导饮食 □ 指导办理出院手续
护理处置	□ 遵医嘱完成相关检查 □ 夹闭尿管，锻炼膀胱功能	□ 办理出院手续 □ 书写出院小结
基础护理	**一级/二级护理：** □ 晨晚间护理 □ 协助进食、进水 □ 协助翻身、床上移动、预防压疮 □ 医嘱可下地时，协助或指导床旁活动 □ 排泄护理 □ 患者安全管理	**二级护理：** □ 晨晚间护理 □ 协助或指导进食、进水 □ 协助或指导床旁活动 □ 患者安全管理
专科护理	□ 病情观察，写护理记录：评估生命体征、意识、肢体感觉活动及血液循环、皮肤情况、伤口敷料、伤口引流情况、尿管情况 □ 遵医嘱予抗感染治疗 □ 遵医嘱予防深静脉血栓治疗 □ 遵医嘱指导康复锻炼 □ 需要时，联系主管医师给予相关治疗及用药 □ 给予患者及家属心理支持	□ 病情观察：评估生命体征、意识、肢体感觉活动及血液循环情况 □ 遵医嘱予防深静脉血栓治疗 □ 遵医嘱指导出院后康复锻炼 □ 给予患者及家属心理支持
重点医嘱	□ 详见医师表单	□ 详见医师表单
病情变异记录	□ 无 □ 有，原因： 1. 2.	□ 无 □ 有，原因： 1. 2.
护士签名		

（三）患者表单

髋关节发育不良临床路径患者表单

适用对象：第一诊断为髋关节发育不良（ICD-10：M16.2/M16.3）

行全髋关节置换术（ICD-9-CM-3：81.51 另编 00.74-00.77）

患者姓名：	性别：　　年龄：　　住院号：	门诊号：
住院日期：　　年　月　日	出院日期：　　年　月　日	标准住院日：≤21 天

时间	入院	手术前	手术日
医患配合	□ 配合询问病史、收集资料，请务必详细告知既往史、用药史、过敏史 □ 如服用抗凝剂，请明确告知 □ 配合进行体格检查 □ 有任何不适请告知医师	□ 配合完善术前相关检查、化验，如采血、留尿、心电图、B 超、胸片等 □ 医师与患者及家属介绍病情及手术谈话、术前签字 □ 麻醉师与患者进行术前访视	□ 如病情需要，配合术后转入监护病房 □ 配合评估手术效果 □ 配合检查意识、肢体活动 □ 有任何不适请告知医师
护患配合	□ 配合测量体温、脉搏、呼吸、血压、体重 1 次 □ 配合完成入院护理评估（简单询问病史、过敏史、用药史） □ 接受入院宣教（环境介绍、病室规定、订餐制度、贵重物品保管等，遵守医院的相关规定及家属探视制度 □ 配合术前康复锻炼 □ 配合练习床上排尿便、深呼吸、咳嗽、助行器的使用、翻身 □ 有任何不适请告知护士	□ 接受术前宣教 □ 接受配血，以备术中需要时用 □ 接受备皮 □ 接受药物灌肠 □ 配合禁食、禁水 □ 需要时配合进行抗菌药物皮试 □ 沐浴 □ 准备好必要用物，吸水管、尿壶、便盆、尿垫、纸巾等 □ 取下义齿、饰品等，贵重物品交家属保管 □ 配合康复锻炼 □ 术前保持良好睡眠	□ 清晨配合测量体温、脉搏、呼吸，遵医嘱测血压 □ 送手术室前，协助完成核对，脱去衣物，上手术车 □ 返回病房后，协助完成核对，配合过病床 □ 配合检查意识、肢体感觉活动及血液循环，询问出入量 □ 配合术后吸氧、监护仪监测、输液、尿管排尿（无尿管者自行排尿）、患肢可能有引流 □ 遵医嘱采取正确体位 □ 遵医嘱康复锻炼 □ 配合缓解疼痛 □ 有任何不适请告知护士
饮食	□ 普通饮食或遵医嘱糖尿病膳食等	□ 术前 12 小时禁食、禁水	□ 局部麻醉或区域阻滞麻醉，在不恶心、呕吐的情况下不影响进食、进水 □ 连硬外麻醉术后 6 小时少量进水，排气后可进流质饮食，逐渐过渡为普通饮食 □ 全身麻醉排气后可饮水，流质饮食逐渐过渡为普通饮食
排泄	□ 正常排尿便	□ 正常排尿便	□ 保留尿管或自行排尿
活动	□ 健肢自主活动 □ 患肢遵医嘱完成康复锻炼 □ 注意安全	□ 健肢自主活动 □ 患肢遵医嘱完成康复锻炼 □ 注意安全	□ 卧床休息，保护管路 □ 健肢自主活动，患肢遵医嘱完成康复锻炼 □ 注意安全

时间	手术后	出院日
医患配合	□ 配合检查肢体感觉活动及血液循环 □ 需要时，配合伤口换药 □ 配合拔除引流管、尿管 □ 配合伤口拆线 □ 配合康复锻炼	□ 接受出院前指导 □ 知道复查程序 □ 获取出院诊断书
护患配合	□ 配合定时监测生命体征，每日询问排便次数 □ 配合检查意识、肢体感觉活动及血液循环 □ 遵医嘱配合监测出入量 □ 配合康复锻炼 □ 配合防深静脉血栓治疗 □ 接受输液、服药等治疗 □ 配合夹闭尿管，锻炼膀胱功能 □ 接受进食、进水、排便等生活护理 □ 配合活动，预防皮肤压力伤 □ 注意活动安全，避免坠床或跌倒 □ 配合执行探视及陪伴制度	□ 接受出院宣教 □ 办理出院手续 □ 获取出院带药 □ 知道服药方法、作用、注意事项 □ 知道照顾伤口方法 □ 知道康复锻炼方法 □ 知道复印病历方法
饮食	□ 根据医嘱，由流质饮食逐渐过渡到普通饮食或糖尿病膳食等	□ 根据医嘱，普通饮食或糖尿病膳食等
排泄	□ 保留尿管或正常排尿便 □ 防治便秘	□ 正常排尿便 □ 防治便秘
活动	□ 根据医嘱，头高位-半坐位-床边或下床活动 □ 注意保护管路，勿牵拉、脱出、打折等 □ 功能锻炼原则：循序渐进、持之以恒 □ 注意动作禁忌	□ 遵医嘱适度活动，避免疲劳 □ 功能锻炼原则：循序渐进、持之以恒 □ 注意动作禁忌

附：原表单（2019 年版）

髋关节发育不良临床路径表单

适用对象：第一诊断为髋关节发育不良继发骨关节炎或髋关节高位脱位（ICD-10：M16.2/M16.3）

行全髋关节置换术（ICD-9-CM-3：81.51 另编 00.74-00.77）

患者姓名：	性别：　　年龄：　　门诊号：	住院号：
住院日期：　　年　月　日	出院日期：　　年　月　日	标准住院日：≤21 天

时间	住院第 1 天	住院第 2 天	住院第 3~5 天（术前日）
主要诊疗工作	□ 询问病史及体格检查 □ 上级医师查房 □ 初步的诊断和治疗方案 □ 完成住院志、首次病程、上级医师查房等病历书写 □ 开检查单 □ 必要时请相关科室会诊 □ 功能量表评分 □ 必要的术前用药	□ 上级医师查房与手术前评估 □ 确定诊断和手术方案 □ 完成上级医师查房记录 □ 收集检查结果并评估病情 □ 请相关科室会诊	□ 上级医师查房，术前评估和决定手术方案 □ 完成上级医师查房记录等 □ 向患者和/或家属交代围手术期注意事项并签署手术知情同意书、输血同意书、委托书（患者本人不能签字时）、自费用品协议书 □ 麻醉医师查房并与患者及/或家属交代麻醉注意事项并签署麻醉知情同意书 □ 完成各项术前准备
重点医嘱	**长期医嘱：** □ 骨科护理常规 □ 二级护理 □ 饮食 **临时医嘱：** □ 血常规、血型、尿常规 □ 凝血功能 □ 肝功能、肾功能 □ 感染性疾病筛查 □ 胸部 X 线平片、心电图 □ 手术部位 X 线检查 □ 根据病情：下肢血管超声、肺功能、超声心动图、血气分析等 □ 股骨全长正侧位（必要时）	**长期医嘱：** □ 骨科护理常规 □ 一级护理 □ 饮食 □ 患者既往内科基础疾病用药 **临时医嘱：** □ 根据会诊科室要求安排检查和化验 □ 镇痛等对症处理	**长期医嘱：** 同前日 **临时医嘱：** □ 术前医嘱：明日在椎管内麻醉或全身麻醉下行人工全髋关节置换术 □ 术前禁食、禁水 □ 术前用抗菌药物皮试 □ 必要时配血 □ 其他特殊医嘱
主要护理工作	□ 入院介绍（如病房环境、设施等） □ 入院护理评估 □ 观察患肢牵引、制动情况及护理	□ 观察患者病情变化 □ 防止皮肤压疮护理 □ 心理和生活护理	□ 做好备皮等术前准备 □ 提醒患者术前禁食、禁水 □ 术前心理护理
病情变异记录	□ 无　□ 有，原因： 1. 2.	□ 无　□ 有，原因： 1. 2.	□ 无　□ 有，原因： 1. 2.
护士签名			
医师签名			

时间	住院第 4~6 天 (手术日)	住院第 5~7 天 (术后第 1 天)	住院第 6~8 天 (术后第 2 天)
主要诊疗工作	□ 手术 □ 向患者和/或家属交代手术过程概况及术后注意事项 □ 术者完成手术记录 □ 完成术后病程 □ 上级医师查房 □ 麻醉医师查房 □ 观察有无术后并发症并作出相应处理	□ 上级医师查房 □ 完成常规病程记录 □ 观察伤口、引流量（留置引流时）、生命体征情况等并作出相应处理 □ 指导/辅助患者床上康复锻炼 □ 交代术后患肢安全体位及禁忌动作（如禁止患髋屈曲>90°及内收内旋）	□ 上级医师查房 □ 完成病程记录 □ 指导/辅助患者床上功能锻炼 □ 拍摄双髋正位+患髋侧位 X 线片（平车转运） □ 指导/辅助患者坐床边（根据康复进度） □ 交代术后生活注意事项（如穿裤袜、如厕、沐浴等）
重点医嘱	**长期医嘱：** □ 骨科术后护理常规 □ 一级护理 □ 饮食 □ 患肢抬高外展中立位 □ 留置引流管并记引流量（根据病情需要） □ 抗菌药物 □ 抗凝 □ 下肢静脉泵/抗血栓弹力袜 □ 其他特殊医嘱 **临时医嘱：** □ 今日在椎管内麻醉或全身麻醉下行人工全髋关节置换术 □ 心电监测、吸氧（根据病情需要） □ 补液 □ 胃黏膜保护剂（必要时） □ 止吐、镇痛等对症处理（必要时） □ 急查血常规 □ 输血（根据病情需要）	**长期医嘱：** □ 骨科术后护理常规 □ 一级护理 □ 饮食 □ 患肢抬高外展中立位 □ 抗菌药物 □ 抗凝 □ 下肢静脉泵 □ 其他特殊医嘱 **临时医嘱：** □ 复查血常规（必要时） □ 输血和/或补晶体、胶体液（根据病情需要） □ 换药，拔除引流（必要时或根据具体病情适当延长留置时间） □ 镇痛等对症处理	**长期医嘱：** □ 骨科术后护理常规 □ 一级护理 □ 饮食 □ 患肢抬高外展中立位 □ 抗菌药物 □ 抗凝 □ 下肢静脉泵 □ 其他特殊医嘱 **临时医嘱：** □ 复查血常规（必要时） □ 输血和/或补晶体、胶体液（必要时） □ 镇痛等对症处理
主要护理工作	□ 观察患者病情变化并及时报告医师 □ 术后心理与生活护理 □ 指导术后患者功能锻炼	□ 观察患者病情并做好引流量等相关记录 □ 术后心理与生活护理 □ 指导术后患者功能锻炼	□ 观察患者病情变化 □ 术后心理与生活护理 □ 指导术后患者功能锻炼
病情变异记录	□ 无　□ 有，原因： 1. 2.	□ 无　□ 有，原因： 1. 2.	□ 无　□ 有，原因： 1. 2.
护士签名			
医师签名			

时间	住院第7~9天 （术后第3天）	住院第8~10天 （术后第4天）	住院第9~21天 （术后第5~15天）
主要诊疗工作	□ 上级医师查房 □ 住院医师完成病程记录 □ 伤口换药（必要时） □ 指导/辅助患者床上功能锻炼 □ 指导/辅助患者坐床边 □ 指导/辅助患者下地站立（部分负重）	□ 上级医师查房 □ 住院医师完成病程记录 □ 伤口换药（必要时） □ 指导/辅助患者从床下地功能锻炼	□ 上级医师查房，进行手术及伤口评估，确定有无手术并发症和切口愈合不良情况，明确是否出院 □ 完成出院志、病案首页、出院诊断证明书等病历 □ 向患者交代出院后的康复锻炼及注意事项，复诊的时间、地点，发生紧急情况时的处理等
重点医嘱	**长期医嘱：** □ 骨科术后护理常规 □ 二级护理 □ 饮食 □ 患肢抬高外展中立位 □ 抗菌药物：如体温正常，伤口情况良好，无明显红肿时可以停止抗菌药物治疗 □ 抗凝 □ 下肢静脉泵 □ 其他特殊医嘱 **临时医嘱：** □ 复查血常规、尿常规、生化（必要时） □ 补液（必要时） □ 换药（必要时） □ 镇痛等对症处理	**长期医嘱：** □ 骨科术后护理常规 □ 二级护理 □ 饮食 □ 抗菌药物：如体温正常，伤口情况良好，无明显红肿时可以停止抗菌药物治疗 □ 抗凝 □ 其他特殊医嘱 **临时医嘱：** □ 复查血常规、尿常规、生化（必要时） □ 补液（必要时） □ 换药（必要时） □ 镇痛等对症处理	**出院医嘱：** □ 出院带药 □ 嘱____日后拆线换药（根据伤口愈合情况，预约拆线时间） □ 1个月后门诊或康复科复查 □ 不适随诊
主要护理工作	□ 观察患者病情变化 □ 术后心理与生活护理 □ 指导患者功能锻炼	□ 观察患者病情变化 □ 指导患者功能锻炼 □ 术后心理和生活护理	□ 指导患者办理出院手续 □ 出院宣教
病情变异记录	□ 无 □ 有，原因： 1. 2.	□ 无 □ 有，原因： 1. 2.	□ 无 □ 有，原因： 1. 2.
护士签名			
医师签名			

第七十一章

髋关节骨关节炎临床路径释义

【医疗质量控制指标】

指标一、术前评估。

指标二、围手术期预防性抗菌药物使用情况：

预防性抗菌药物种类选择；

首剂抗菌药物使用起始时间；

术中追加抗菌药物情况；

预防性抗菌药物停药时间。

指标三、术前进行 Caprini 血栓风险因素评估情况。

指标四、术前与术后实施预防深静脉血栓情况。

指标五、输血量。

指标六、术后康复治疗情况。

指标七、手术后并发症与再手术情况。

指标八、住院期间为患者提供术前、术后健康教育与出院时提供教育告知五要素情况。

指标九、手术切口愈合情况。

指标十、离院方式。

指标十一、患者对服务的体验与评价。

一、髋关节骨关节炎编码

疾病名称及编码：髋关节骨关节炎（ICD-10：M16）

手术操作名称及编码：全髋关节置换术（ICD-9-CM-3：81.51 另编 00.74~00.77）

二、临床路径检索方法

M16 伴 81.51

三、国家医疗保障疾病诊断相关分组（CHS-DRG）

MDCI　肌肉、骨骼疾病及功能障碍

IC2　髋、肩、膝、肘和踝关节置换术

四、髋关节骨关节炎临床路径标准住院流程

（一）适用对象

第一诊断为髋关节骨关节炎（原发性或继发性）（ICD-10：M16），行全髋关节置换术（ICD-9-CM-3：81.51 另编 00.74~00.77）。

释义

■ 髋关节为骨关节炎最常受累的关节之一。当髋关节骨关节炎有明确的原发病因时，称其为继发性髋关节骨关节炎。原发病因可分为 3 类：应力异常（如半脱位、

髋内翻、髋内陷等)、软骨破坏(如感染、类风湿等)、骨质异常(如骨折、骨坏死、Paget 病等)。当髋关节骨关节炎无明确原发病因时,称其为原发性骨关节炎。

■ 适用对象编码参见第一部分。

■ 本临床路径适用对象是诊断为原发性或继发性髋关节骨关节炎,且接受全髋关节置换术的患者。

(二)诊断依据

根据《临床诊疗指南·骨科分册》(中华医学会编著,人民卫生出版社,2009 年),《外科学(下册)》(8 年制和 7 年制临床医学专用教材,赵玉沛、陈孝平主编,人民卫生出版社,2015 年)。

1. 病史:慢性病程,髋关节疼痛、僵硬、功能障碍逐渐加重;肥胖、髋关节既往创伤、感染、先天畸形等病史。
2. 体格检查:患髋屈曲、外旋和内收畸形,髋关节前方压痛,患侧髋活动受限、跛行步态,患肢可有短缩。
3. 辅助检查:X 线检查关节间隙变窄,骨质增生,符合髋关节骨关节炎。

释义

■ 病史采集和查体是诊断髋关节骨关节炎的初步依据。患者常有腹股沟区疼痛,可向膝关节放射。疼痛常出现在活动后,休息可缓解,但严重时可为持续性,甚至影响睡眠。僵硬首先出现在休息后,随着疾病的进展,患者会感到穿拖鞋和袜子吃力。部分继发性髋关节骨关节炎,如继发于发育性髋关节发育不良或陈旧性股骨颈骨折,患者可觉患肢短缩,查体可见患侧肢体短缩。

■ 原发性髋关节骨关节炎患者年龄一般超过 50 岁,但继发性髋关节骨关节炎患者可在 20~30 岁即可发病。

■ 鉴别诊断:本病需与其他髋关节疾病,如股骨头缺血坏死、髋关节感染、炎性关节病(如强直性脊柱炎、类风湿关节炎等)等相鉴别。

(三)选择治疗方案的依据

根据《临床诊疗指南·骨科分册》(中华医学会编著,人民卫生出版社,2009 年),《外科学(下册)》(8 年制和 7 年制临床医学专用教材,赵玉沛、陈孝平主编,人民卫生出版社,2015 年)。

选择全髋关节置换术适应证:

1. 原发性骨关节炎原则上年龄在 50 岁以上。
2. 症状严重影响患者生活质量及活动水平。
3. 使用药物及其他非手术治疗措施,疼痛和活动受限不能缓解。
4. 全身状况允许手术。

释义

■ 髋关节骨关节炎的治疗包括3方面：一方面，患者首先需要改变生活方式，包括减少爬山、爬楼梯等对关节负担重的活动，也可以使用辅助助行器具，包括助行器、腋拐、手杖等。另一方面，可以口服营养软骨药、口服NSAIDs、口服镇痛药等对症治疗。如以上治疗均不能缓解患者症状，可考虑行全髋关节置换术。

■ 全髋关节置换术属于大手术，术中麻醉和手术操作对患者全身的影响大，要求患者心、肺、肝、肾等重要脏器有较好的功能，要求患者全身状况能耐受手术。

■ 该手术要求患者术前排除全身及局部感染，否则容易造成术后假体周围感染而严重影响手术效果。

（四）标准住院日≤18天

释义

■ 髋关节骨关节炎患者入院后，术前准备3~6天，在第4~7日接受手术，术后恢复5~14天出院。总住院时间不超过18天均符合路径要求。

■ 如果具备条件，可以在患者入院前在门诊完善相关术前化验及影像学检查，并在麻醉科门诊评估患者全身情况，安排入院后尽早接受手术，以尽量减少患者住院时间。

（五）进入路径标准

1. 第一诊断必须符合ICD-10：M16髋关节骨关节炎（原发性或继发性）疾病编码。
2. 当患者合并其他疾病，但住院期间不需要特殊处理也不影响第一诊断的临床路径流程实施时，可以进入路径。

释义

■ 进入本路径的患者第一诊断为髋关节骨关节炎，包括原发性和继发性两类。

■ 入院后常规检查发现以往没有发现的疾病或既往有基础病（如高血压、冠心病、糖尿病、肝功能不全、肾功能不全等），经系统评估后对骨关节炎的诊断治疗无特殊影响，仅需要药物维持治疗者，可进入路径。但可能会增加医疗费用，延长住院时间。

■ 经入院常规检查发现既往没有发现的疾病，而该疾病对患者健康的影响比髋关节骨关节炎更严重，或者该疾病可能影响手术实施，增加麻醉和手术风险，影响预后，则应优先考虑治疗该种疾病，暂且不宜进入路径。例如：较严重的高血压、糖尿病、心功能不全、肝功能不全、肾功能不全、凝血功能障碍等。

（六）术前准备（术前评估）3~6天

1. 必需的检查项目

（1）术前完成功能量表（Harris 评分）。
（2）血常规、血型（ABO 血型+Rh 因子）、尿常规。
（3）肝功能、肾功能、凝血功能检查、感染性疾病筛查（乙型肝炎、丙型肝炎、梅毒、艾滋病）。
（4）胸部 X 线平片、心电图。
（5）手术部位 X 线检查。
（6）术前根据患者情况，选用促红细胞生成素（EPO）。
2. 根据患者病情可选择的检查项目：如手术部位 CT 检查、红细胞沉降率、CRP、血气分析、肺功能检查、超声心动图、动态心电图、双下肢血管彩色超声等。

释义

■ 必查项目是确保手术治疗安全、有效开展的基础，在术前必须完成。相关人员应认真分析检查结果，以便及时发现异常情况并采取对应处置。

■ 术前 Harris 评分可提供术前的髋关节疼痛、功能、畸形、活动范围等患髋的基础信息，可为术后的疗效评价提供依据。

■ 血常规、尿常规是最基本的常规检查，每个进入路径的患者均需完成；肝功能、肾功能、电解质、血糖、凝血功能、心电图、胸部 X 线平片主要是评估有无基础病，可能会影响到住院时间、费用以及治疗预后；血型、Rh 因子、感染性疾病筛查主要用于输血前准备；髋关节 X 线检查是评估病情严重程度的重要依据。术前根据血色素水平及基础疾病情况（如肾性贫血），使用促红细胞生成素，可减少术后贫血，降低对异体输血的需求，用药期间可同时使用铁剂。

■ 手术部位 CT 检查可提供更详细的髋关节骨质形态信息，尤其对于 DDH 等髋臼有畸形的患者可以在 X 线片的基础上选用。红细胞沉降率、CRP 主要用于术前潜在感染的评价，以确保手术的安全性。通常年龄较大，或有明确心、肺等系统基础疾病的患者，术前应行超声心动图、动态心电图、血气分析、肺功能等检查，以明确合并症的严重程度及对手术风险的影响。双下肢血管彩色超声用于围手术期深静脉血栓形成的排查。

■ 术前配血是为术中及术后输血做准备。

（七）预防性抗菌药物选择与使用时机

1. 按照《抗菌药物临床应用指导原则（2015 年版）》（国卫办医发〔2015〕43 号）执行，并根据患者的病情决定抗菌药物的选择与使用时间。建议使用第一、第二代头孢菌素类，如头孢唑林、头孢呋辛，对于感染高危患者或者其他药物过敏患者，也可以使用万古霉素进行预防。
2. 术前 30 分钟预防性用抗菌药物；手术超过 3 小时加用 1 次抗菌药物；术中出血量大于 1500ml 时加用 1 次。对于万古霉素，建议术前 1 小时完成预防性抗菌药的使用。
3. 术后 3 天内停止使用预防性抗菌药物，可根据患者切口、体温等情况适当延长使用时间。

释义

■ 人工全髋关节置换术属于Ⅰ类切口手术，但该手术涉及关节内操作，且需要植入内植物，一旦发生感染可导致严重后果。因此，需参照上述原则预防性应用抗菌药物。

（八）手术日为入院第 4~7 天

1. 麻醉方式：椎管内麻醉或全身麻醉。
2. 手术方式：全髋关节置换术。
3. 手术内植物：人工全髋关节假体、骨水泥、异体骨、螺钉、钢丝/捆绑带。
4. 术中用药：麻醉用药、抗菌药物等，抗出血药物（氨甲环酸）。
5. 输血：视术中具体情况而定。

释义

■ 麻醉方式需要根据医院的条件、患者的基础心肺功能、患者要求等情况进行选择。如果患者有严重的心肺合并症，应尽量选择椎管内麻醉等对患者全身影响较少的麻醉方式，并鼓励采用围手术期多模式镇痛的方式，减少吗啡等阿片类药物的用药量。

■ 手术内植物的选择需根据患者的病情、经济条件等情况。

■ 一般而言，人工全髋关节置换术术中出血较多，使用氨甲环酸可减少术中出血，降低输血率。如果预计患者出血较多，在条件允许时，可在术中或术后采用自体血回吸收装置，同时，可根据术中的出血量及术后患者血常规及有无贫血等情况，考虑术中及术后输血。

（九）术后住院恢复 6~11 天

1. 必需复查的项目：血常规、双髋正位+患髋侧/斜位 X 线片。
2. 必要时复查的项目：双下肢血管彩超等。
3. 术后用药

（1）抗菌药物使用：按照《抗菌药物临床应用指导原则（2015 年版）》（国卫办医发〔2015〕43 号）执行，并根据患者的病情决定抗菌药物的选择与使用时间。建议使用第一、第二代头孢菌素类，如头孢唑林、头孢呋辛，对于感染高危患者或者其他药物过敏患者，也可以使用万古霉素进行预防。

（2）术后抗凝：参考《中国骨科大手术静脉血栓栓塞症预防指南》［《中华骨科杂志》，2016，36（2）：65-71］，对于高龄（年龄>60 岁）患者可考虑术后 12~24 小时后给予抗凝治疗。

（3）术后镇痛：参照《骨科常见疼痛的处理专家建议》（《中华骨科杂志》，2008 年 1 月第 28 卷第 1 期）。

（4）其他药物：消肿等。

4. 功能锻炼。

释义

■ 术后根据患者病情需要，开展相应的检查及治疗。检查内容不只限于路径中规定的必需复查项目，可根据需要增加，如血气分析、凝血功能等。必要时可增加同一项目的检查频次。

■ 术后血常规检查是判断是否需要输血的依据；术后双髋正位+患髋侧/斜位 X 线片是了解假体位置及角度等信息所必须的。

■ 如果患者术后有异常的发热、下肢肿胀等情况，应行红细胞沉降率、CRP 及双下肢深静脉彩超等检查，以便及时发现并处理可能的并发症。

■ 术后各种药物如抗菌、抗凝、镇痛药物的应用有各种相关的指南作为指导。

■ 术后康复鼓励患者进行主动的功能锻炼，且术后嘱患者避免过度屈曲、屈曲内收内旋、后伸外旋等易导致假体脱位体位。

（十）出院标准

1. 体温正常，血常规无明显异常。
2. 伤口无感染征象（或可在门诊处理的伤口情况）。
3. 髋关节功能改善。
4. 无需要住院处理的并发症和/或合并症。

释义

■ 患者出院前应完成必需复查项目，且复查项目应无明显异常。若检查结果有明显异常，主管医师应仔细分析并作出对应处置。

■ 术后红细胞沉降率及 CRP 的升高可能会持续一段时间，所以如果术后复查没有异常升高则可考虑患者出院，并在门诊密切随诊。

■ 如果患者伤口愈合在正常情况之内，且没有明显的感染迹象，可以在门诊换药至拆线。

■ 患者应于术后逐渐恢复下地及髋关节负重功能。如果患者住院期间的髋关节功能恢复情况在医师的预期内，可考虑出院并继续进行功能锻炼。

■ 如果患者住院期间出现需要处理的并发症和/或合并症，暂不考虑出院，应请相关科室会诊，或将患者转科至相关科室进一步诊疗。

（十一）变异及原因分析

1. 并发症：术中或术后骨折、术后关节脱位、大量出血需输血、深静脉血栓形成或肺栓塞、肺部或泌尿系感染、伤口并发症或假体周围感染等造成住院时间延长和医疗费用增加。
2. 合并症：如骨质疏松、糖尿病、心脑血管疾病等，需同时治疗而导致住院时间延长和医疗费用增加。
3. 内植物选择：根据患者髋臼及股骨骨质条件选择生物型假体、骨水泥型假体或混合型假体。如选择生物型假体，可根据患者年龄选择不同摩擦界面假体，可能导致住院费用存在差异。

释义

■ 变异是指入选临床路径的患者未能按路径流程完成医疗行为或未达到预期的医疗质量控制目标。这包含有 3 方面情况：①按路径流程完成治疗，但出现非预期结果，可能需要后续进一步处理，如人工髋关节置换术后出现了下肢较大深静脉的血栓，需要放置下腔静脉滤器；②按路径流程完成治疗，但超出了路径规定的时限或限定的费用，如实际住院日超出标准住院日要求，或未能在限定期限内接受手术等；③不能按路径流程完成治疗，患者需要中途退出本路径，如治疗过程中出现严重并发症，导致必须终止路径或需要转入其他路径进行治疗等。对这些患者，主管医师应进行变异原因分析，并在临床路径的表单中予以说明。

■ 人工全髋关节置换术可能出现的并发症有：人工关节感染、下肢深静脉血栓形成、伤口感染及延迟愈合、神经系统或其他重要脏器并发症等。

■ 因患者方面的主观原因导致执行路径出现变异，也需要医师在表单中予以说明。

五、髋关节骨关节炎临床路径给药方案

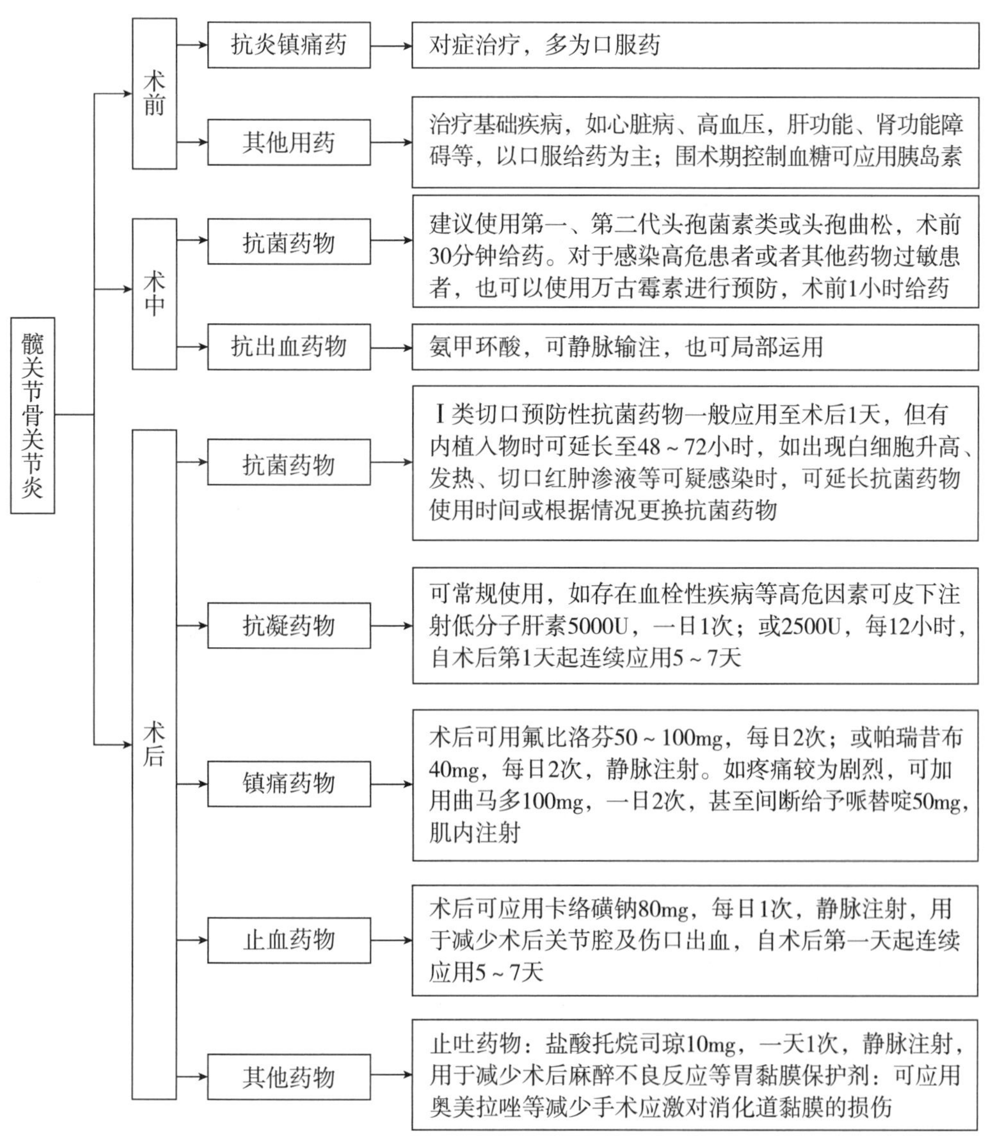

【用药选择】

1. 术前治疗基础疾病的药物应继续规律应用。

2. 术中抗菌药物应于术前 30 分钟滴注，骨关节感染以革兰阳性球菌为主，故首选第一、第二代头孢菌素类，若皮试阴性可选用头孢曲松。

【药学提示】

已知对磺胺类药物过敏患者禁用帕瑞昔布。

【注意事项】

术后应避免注射用非甾类镇痛药与口服非甾类镇痛药合用，以免增加胃肠道不良事件风险。

六、髋关节骨关节炎患者护理规范

1. 术前护理

（1）入院后常规病房宣教，引导患者熟悉病区环境，有助于减少患者术前焦虑情绪，缓解进入新环境的陌生感，提高住院满意度。熟悉相应环境设施，可减少患者住院期间非医疗相关损伤及意外。同时，术前具有较好日常生活能力的患者，熟悉病区环境后，可减少日常生活中的护理人员工作压力。

（2）对术前无严重基础疾病的患者，具有较好日常生活能力患者，常规二级护理。对于合并较重基础疾病（如陈旧心梗或陈旧脑梗后遗症患者等），或髋关节骨关节炎严重限制患者活动者，可调整为一级护理。

（3）住院期间，全程强调防跌倒宣教及护理工作。患者进入新的陌生环境，对环境及设备的不熟悉，导致跌倒风险增高，甚至带来严重不良后果。

（4）心理护理：心理护理主要指的是加强与患者的沟通，缓解术前焦虑情绪。可以通过介绍医护团队，病房宣教，组织观看术后康复视频等活动，进行心理干预，增强患者信心，并以良好的心态配合治疗与护理。

2. 术中护理

（1）完成入室交接工作及信息核对：患者接入手术室时，应做好患者基本信息核对及手术相关信息核对。

（2）体位护理及压疮预防：根据手术方案及体位要求，协助手术团队摆放患者体位，使用棉垫或泡沫敷料等保护措施，对较易受压的局部予相应保护。

（3）安全的术后转运：患者手术结束后，协助手术团队将患者转移至手术转接床，确保床位固定良好，避免牵拉尿管，伤口引流管等。根据手术术式，选择相应防脱位体位摆放患者患肢。与术者，麻醉医师确认可转出手术室后，开始转运患者。

3. 术后早期护理

（1）生命体征监测及患肢感觉功能评估：术后返回病房后，调整相应护理等级，根据患者年龄和基础合并症，手术时间及术中情况，调整为一级护理或更高级别护理。生命体征监测主要指的术后心电、血压及血氧饱和度检测，及时向医生汇报异常情况。根据病情选择监测时间长短，手术病情平稳者，常规监护 12 小时，病情存在不平稳因素者，可延长监测时间。患者下肢感觉及运动逐渐恢复后，评估患者下肢感觉，屈伸踝关节及足趾运动，及时向术者反馈。

（2）术后早期下地活动护理：患者术后早期下地活动，有助于术后康复，但应在保障患者安全，避免摔倒等条件下开展，尤其是术后前 3 天患者相对虚弱期间，可先行床上坐起，床旁坐起，床旁站立，再到拄拐或助步器辅助行走，全程需有护理人员或康复人员看护。

（3）体位护理：根据术者要求，摆放患者体位，术后多平卧位即可。后入路患者避免曲髋内收内旋体位，侧位位时可于两腿间加用枕头，保持外展位，避免术后脱位。

（4）伤口护理：保持伤口敷料清洁干燥，避免牵拉引流管。伤口渗液较多或引流量较多时，及时联系主管医师，更换敷料及查看伤口。

（5）疼痛护理：麻醉作用消失后，患者可感到伤口疼痛，护理人员需主动评估患者疼痛，及时遵医嘱使用静脉或口服止疼药，并予鼓励及安慰。并向主管医师汇报患者疼痛情况，必要时加强镇痛药物的使用。

（6）血栓预防护理：术后患者下肢恢复感觉及肌力后，鼓励卧床行股四头肌收缩，踝关节屈伸活动等，预防血栓形成。出现患肢明显肿胀及疼痛或腓肠肌压痛等不适，保持患肢制动，汇报主观医师，警惕血栓形成。

七、髋关节骨关节炎患者营养治疗规范

1. 根据基础疾病，选择适应的饮食方案。术前常规饮食，根据患者基础疾病情况，选择限盐限脂饮食或糖尿病饮食，注意监测围手术期血糖波动。

2. 高蛋白质，高纤维，易消化饮食，必要时选用流质饮食。选择高蛋白质饮食（如鸡肉，牛肉及鱼肉等），增加围手术期营养，加快术后恢复。选择高纤维食物，促进排便，必要时可予通便药物，保持围手术期大便通畅。对于咀嚼功能功能欠佳的高龄患者，必要时选用优质半流质饮食或流质饮食。

3. 根据病情需要，适量补液及静脉营养。对于进食情况差或基础营养状况差的患者，可选择静脉营养以补充必要的水，电解质及营养成分，注意老年患者检测心脏功能及水电解质平衡。

八、髋关节骨关节炎患者健康宣教

1. 避免不良体位：人工髋关节置换术后，避免不良体位主要指后入路患者避免髋关节过屈内收内旋，应避免如深蹲，坐矮凳或膝关节顶至胸前等动作；避免双腿交叉，特别是患肢放于健肢上，避免跷二郎腿；在侧卧位时，膝关节两腿之间可以放两个枕头，保持患侧髋关节一定的外展。

2. 拄拐或助步器辅助早期康复，避免跌倒。人工髋关节置换术后早期康复期间，应避免摔倒，早期功能锻炼时，可使用拄拐或助步器辅助行走，全程需有家人或康复人员看护。出现体力不支情况时，及时休息。

3. 控制体重：髋关节骨关节炎不管疾病发病早期或行人工关节置换术后，患者均应控制体重。

4. 选择合适运动：人工关节术后应减少关节负荷，避免大量的高强度运动，避免爬山，爬楼梯等运动，可选择散步，骑车，游泳等关节负荷较小的运动。

5. 术后感染预防：术后感染预防主要指当患者在人工关节置换术后，面临其他有创操作（如拔牙等）时，及时向医务人员说明，预防性使用抗生素。若身体其他部位出现感染病灶时（如肺炎，泌尿系感染等），及时抗感染治疗，避免血源性感染导致人工关节感染。

6. 术后定期复查，不适随诊。常规术后 3 个月，1 年、2 年返回门诊复查，如无特殊，此后可每 2 年返回门诊复查 1 次，评估术后康复情况，指导功能锻炼，拍摄 X 光片评估假体位置。首次复查时间，可根据术后恢复情况按需调整，如术后恢复欠佳，可尽早返回门诊复查，寻求进一步检查及康复指导意见。术后任何时期，如果突然出现所置换关节出现发红，肿胀，疼痛，流液及窦道等情况，及时返回门诊或就诊专门的关节外科。

九、推荐表单

（一）医师表单

髋关节骨关节炎临床路径医师表单

适用对象：第一诊断为髋关节骨关节炎（ICD-10：M16）

行全髋关节置换术（ICD-9-CM-3：81.51 另编 00.74~00.77））

患者姓名：	性别：　　年龄：　　门诊号：	住院号：
住院日期：　　年　月　日	出院日期：　　年　月　日	标准住院日：≤18 天

时间	住院第 1 天	住院第 2 天	住院第 3~6 天 （术前日）
主要诊疗工作	□ 询问病史及体格检查 □ 上级医师查房 □ 初步的诊断和治疗方案 □ 完成住院志、首次病程、上级医师查房等病历书写 □ 开检查单 □ 必要时请相关科室会诊 □ 必要的术前用药	□ 上级医师查房与手术前评估 □ 确定诊断和手术方案 □ 完成上级医师查房记录 □ 完善术前检查项目 □ 收集检查检验结果并评估病情 □ 相关科室会诊（酌情）	□ 上级医师查房，决定手术 □ 完成上级医师查房记录等 □ 向患者和/或家属交代围手术期注意事项并签署手术知情同意书、输血同意书、委托书、自费用品协议书 □ 麻醉医师查房并与患者和/或家属交代麻醉注意事项并签署麻醉知情同意书、麻醉药品使用知情同意书 □ 完成各项术前准备
重点医嘱	**长期医嘱：** □ 骨科护理常规 □ 二级护理 □ 饮食 **临时医嘱：** □ 血常规、血型、尿常规 □ 凝血功能、肝功能、肾功能 □ 感染性疾病筛查 □ 胸部 X 线平片、心电图 □ 双髋正位+患髋侧位 □ 根据患者病情选择：下肢血管超声、肺功能、超声心动图、血气分析（必要时） □ 根据是否贫血选择使用促红细胞生成素	**长期医嘱：** □ 骨科护理常规 □ 二级护理 □ 饮食 □ 患者既往内科基础疾病用药 **临时医嘱：** □ 根据会诊科室要求安排检查、检验和用药	**长期医嘱：** 同前日 **临时医嘱：** □ 术前医嘱：明日在椎管内/全身麻醉下行全髋关节置换术 □ 术前禁食、禁水 □ 术前用抗菌药物皮试 □ 术前备抗菌药物 □ 术区备皮（必要时） □ 配血 □ 其他特殊医嘱
病情变异记录	□ 无　□ 有，原因： 1. 2.	□ 无　□ 有，原因： 1. 2.	□ 无　□ 有，原因： 1. 2.
医师签名			

<table>
<tr><th>时间</th><th>住院第 4~7 天
（手术日）</th><th>住院第 5~8 天
（术后第 1 天）</th><th>住院第 6~9 天
（术后第 2 天）</th></tr>
<tr><td>主要诊疗工作</td><td>□ 手术
□ 向患者和/或家属交代手术过程概况及术后注意事项
□ 术者完成手术记录
□ 完成术后病程
□ 上级医师查房
□ 麻醉医师查房
□ 观察有无术后并发症并作出处理</td><td>□ 上级医师查房
□ 完成常规病程记录
□ 观察伤口、引流量（留置引流时）、生命体征情况等并作出相应处理
□ 指导/辅助患者床上康复锻炼
□ 交代术后患肢安全体位及禁忌动作（如禁止患髋屈曲>90°、内收、内旋）</td><td>□ 上级医师查房
□ 完成病程记录
□ 指导/辅助患者床上功能锻炼
□ 拍摄双髋正位+患髋侧位 X 光片（平车转运）
□ 指导/辅助患者坐床边（根据康复进度）
□ 交代术后生活注意事项（如穿裤袜、如厕、沐浴等）</td></tr>
<tr><td>重点医嘱</td><td>长期医嘱：
□ 骨科术后护理常规
□ 一级护理
□ 饮食
□ 患肢抬高外展中立位
□ 留置引流管并计引流量（根据病情需要）
□ 抗菌药物
□ 抗凝
□ 止血药物
□ 下肢静脉泵/抗血栓弹力袜
□ 其他特殊医嘱
临时医嘱：
□ 今日在椎管内/全身麻醉下行全髋关节置换术
□ 心电监测、吸氧（根据病情需要）
□ 补液
□ 胃黏膜保护剂（必要时）
□ 止吐、镇痛等对症处理
□ 急查血常规
□ 输血（根据病情需要）</td><td>长期医嘱：
□ 骨科术后护理常规
□ 一级护理
□ 饮食
□ 患肢抬高外展中立位
□ 抗菌药物
□ 抗凝
□ 止血药物
□ 下肢静脉泵（酌情）
□ 其他特殊医嘱
临时医嘱：
□ 复查血常规（必要时）
□ 输血和/或补晶体、胶体液（根据病情需要）
□ 换药/拔除引流（必要时或根据具体病情适当延长留置时间）
□ 镇痛等对症处理
□ 复查双下肢静脉彩超（必要时）</td><td>长期医嘱：
□ 骨科术后护理常规
□ 一级护理
□ 饮食
□ 患肢抬高外展中立位
□ 抗菌药物
□ 抗凝
□ 止血药物
□ 下肢静脉泵（酌情）
□ 其他特殊医嘱
临时医嘱：
□ 复查血常规（必要时）
□ 输血及或补晶体、胶体液（必要时）
□ 镇痛等对症处理
□ 复查双下肢静脉彩超（必要时）</td></tr>
<tr><td>病情变异记录</td><td>□ 无 □ 有，原因：
1.
2.</td><td>□ 无 □ 有，原因：
1.
2.</td><td>□ 无 □ 有，原因：
1.
2.</td></tr>
<tr><td>医师签名</td><td></td><td></td><td></td></tr>
</table>

时间	住院第7~10天 （术后第3天）	住院第8~11天 （术后第4天）	住院第9~18天 （出院日）
主要诊疗工作	□ 上级医师查房 □ 住院医师完成病程记录 □ 伤口换药（必要时） □ 指导/辅助患者床上功能锻炼 □ 指导/辅助患者坐床边 □ 指导/辅助患者下地站立	□ 上级医师查房 □ 住院医师完成病程记录 □ 伤口换药（必要时） □ 指导/辅助患者下地功能锻炼	□ 上级医师查房，进行手术及伤口评估，确定有无手术并发症和切口愈合不良情况，明确是否出院 □ 完成出院志、病案首页、出院诊断证明书等病历 □ 向患者交代出院后的康复锻炼及注意事项，如复诊的时间、地点，发生紧急情况时的处理等
重点医嘱	**长期医嘱：** □ 骨科术后护理常规 □ 二级护理 □ 饮食 □ 患肢抬高外展中立位 □ 抗菌药物：如体温正常，伤口情况良好，无明显红肿时可以停止抗菌药物治疗 □ 抗凝 □ 下肢静脉泵（酌情） □ 其他特殊医嘱 **临时医嘱：** □ 复查血常规、尿常规、生化（必要时） □ 补液（必要时） □ 换药（必要时） □ 镇痛等对症处理 □ 复查双下肢静脉彩超（必要时）	**长期医嘱：** □ 骨科术后护理常规 □ 二级护理 □ 饮食 □ 抗菌药物：如体温正常，伤口情况良好，无明显红肿时可以停止抗菌药物治疗 □ 抗凝 □ 其他特殊医嘱 **临时医嘱：** □ 复查血常规、尿常规、生化（必要时） □ 补液（必要时） □ 换药（必要时） □ 镇痛等对症处理 □ 复查双下肢静脉彩超（必要时）	**出院医嘱：** □ 出院带药 □ 嘱____日后拆线换药（根据伤口愈合情况，预约拆线时间） □ 1个月后门诊或康复科复查 □ 不适随诊
病情变异记录	□ 无 □ 有，原因： 1. 2.	□ 无 □ 有，原因： 1. 2.	□ 无 □ 有，原因： 1. 2.
医师签名			

（二）护士表单

髋关节骨关节炎临床路径护士表单

适用对象：第一诊断为髋关节骨关节炎（ICD-10：M16）
行全髋关节置换术（ICD-9-CM-3：81.51 另编 00.74~00.77）

患者姓名：	性别：　年龄：　住院号：	门诊号：
住院日期：　年　月　日	出院日期：　年　月　日	标准住院日：≤18 天

时间	住院第 1 天	住院第 2~6 天	住院第 4~7 天（手术日）
健康宣教	入院宣教： □ 介绍主管医师、护士 □ 介绍病室环境、设施 □ 介绍规章制度及注意事项	术前宣教： □ 宣教疾病知识、术前准备及手术过程 □ 指导术前保持良好睡眠 □ 告知准备物品 □ 告知术后饮食、活动及探视注意事项 □ 告知术后可能出现的情况及应对方式 □ 告知家属等候区位置	术后当日宣教： □ 告知监护设备、管路功能及注意事项 □ 告知饮食、体位要求 □ 告知术后可能出现的情况及应对方式 □ 再次明确探视陪伴须知
护理处置	□ 核对患者，佩戴腕带 □ 建立入院病历 □ 评估患者并书写护理评估单 □ 卫生处置：剪指（趾）甲、沐浴、更换病号服	□ 协助医师完成术前检查化验 术前准备： □ 配血 □ 抗菌药物皮试 □ 备皮 □ 药物灌肠 □ 禁食、禁水	□ 术前监测生命体征 送手术： □ 摘除患者各种活动物品 □ 核对患者资料及带药 □ 填写手术交接单，签字确认 接手术： □ 核对患者及资料，签字确认
基础护理	二级护理： □ 晨晚间护理 □ 患者安全管理	二级护理： □ 晨晚间护理 □ 患者安全管理	一级护理： □ 晨晚间护理 □ 卧位护理：协助翻身、床上移动、预防压疮、保持功能体位 □ 排泄护理 □ 患者安全管理
专科护理	□ 护理查体 □ 需要时填跌倒及压疮防范表 □ 遵医嘱指导康复锻炼 □ 训练床上排尿便、深呼吸、咳嗽、助行器的使用、翻身 □ 遵医嘱通知化验检查 □ 给予患者及家属心理支持 □ 需要时请家属陪伴	□ 遵医嘱完成相关检查 □ 遵医嘱指导康复锻炼 □ 训练床上排尿便、深呼吸、咳嗽、助行器的使用、翻身 □ 给予患者及家属心理支持	□ 病情观察，写特护记录：日间每 2 小时、夜间每 4 小时评估生命体征、意识、肢体感觉活动及血液循环、皮肤、伤口敷料、引流情况、出入量，如有病情变化随时记录 □ 遵医嘱予抗感染治疗 □ 遵医嘱指导康复锻炼 □ 给予患者及家属心理支持

续 表

时间	住院第 1 天	住院第 2~6 天	住院第 4~7 天 （手术日）
重点医嘱	□ 详见医嘱执行单	□ 详见医嘱执行单	□ 详见医嘱执行单
病情变异记录	□ 无 □ 有，原因： 1. 2.	□ 无 □ 有，原因： 1. 2.	□ 无 □ 有，原因： 1. 2.
护士签名			

时间	住院第 5~11 天 （术后第 1~4 天）	住院第 6~18 天 （术后第 5~14 天）
健康宣教	**术后宣教：** □ 复查患者对术前宣教内容的掌握程度 □ 饮食、活动、安全指导 □ 药物作用及频率 □ 疾病恢复期注意事项 □ 拔尿管后注意事项	**出院宣教：** □ 复查时间 □ 服药方法 □ 活动休息 □ 指导饮食 □ 指导办理出院手续
护理处置	□ 遵医嘱完成相关检查 □ 夹闭尿管，锻炼膀胱功能	□ 办理出院手续 □ 书写出院小结
基础护理	**一级/二级护理：** □ 晨晚间护理 □ 协助进食、进水 □ 协助翻身、床上移动，预防压疮 □ 医嘱可下地时，协助或指导床旁活动 □ 排泄护理 □ 患者安全管理	**二级护理：** □ 晨晚间护理 □ 协助或指导进食、进水 □ 协助或指导床旁活动 □ 患者安全管理
专科护理	□ 病情观察，写护理记录：评估生命体征、意识、肢体感觉活动及血液循环、皮肤情况、伤口敷料、伤口引流情况、尿管情况 □ 遵医嘱予抗感染治疗 □ 遵医嘱予防深静脉血栓治疗 □ 遵医嘱指导康复锻炼 □ 需要时，联系主管医师给予相关治疗及用药 □ 给予患者及家属心理支持	□ 病情观察：评估生命体征、意识、肢体感觉活动及血液循环情况 □ 遵医嘱予防深静脉血栓治疗 □ 遵医嘱指导出院后康复锻炼 □ 给予患者及家属心理支持
重点医嘱	□ 详见医嘱执行单	□ 详见医嘱执行单
病情变异记录	□ 无　□ 有，原因： 1. 2.	□ 无　□ 有，原因： 1. 2.
护士签名		

（三）患者表单

髋关节骨关节炎临床路径患者表单

适用对象：第一诊断为髋关节骨关节炎（ICD-10：M16）

行全髋关节置换术（ICD-9-CM-3：81.51 另编 00.74~00.77）

患者姓名：	性别：　　年龄：　　住院号：	门诊号：
住院日期：　　年　月　日	出院日期：　　年　月　日	标准住院日：≤18 天

时间	入院	手术前	手术日
医患配合	□ 配合询问病史、收集资料，请务必详细告知既往史、用药史、过敏史 □ 如服用抗凝剂，请明确告知 □ 配合进行体格检查 □ 有任何不适请告知医师	□ 配合完善术前相关检查、化验，如采血、留尿、心电图、B 超、胸片等 □ 医师与患者及家属介绍病情及手术谈话、术前签字 □ 麻醉医师与患者进行术前访视	□ 如病情需要，配合术后转入监护病房 □ 配合评估手术效果 □ 配合检查意识、肢体活动 □ 有任何不适请告知医师
护患配合	□ 配合测量体温、脉搏、呼吸、血压、体重 1 次 □ 配合完成入院护理评估（简单询问病史、过敏史、用药史） □ 接受入院宣教（环境介绍、病室规定、订餐制度、贵重物品保管等，遵守医院的相关规定及家属探视制度） □ 配合术前康复锻炼 □ 配合练习床上排尿便、深呼吸、咳嗽、助行器的使用、翻身 □ 有任何不适请告知护士	□ 接受术前宣教 □ 接受配血，以备术中需要时用 □ 接受备皮 □ 接受药物灌肠 □ 配合禁食、禁水 □ 需要时配合进行抗菌药物皮试 □ 沐浴 □ 准备好必要用物，吸水管、尿壶、便盆、尿垫、纸巾等 □ 取下义齿、饰品等，贵重物品交家属保管 □ 配合康复锻炼 □ 术前保持良好睡眠	□ 清晨配合测量体温、脉搏、呼吸，遵医嘱测血压 □ 送手术室前，协助完成核对，脱去衣物，上手术车 □ 返回病房后，协助完成核对，配合过病床 □ 配合检查意识、肢体感觉活动及血液循环，询问出入量 □ 配合术后吸氧、监护仪监测、输液、尿管排尿（无尿管者自行排尿）、患肢可能有引流 □ 遵医嘱采取正确体位 □ 遵医嘱康复锻炼 □ 配合缓解疼痛 □ 有任何不适请告知护士
饮食	□ 普通饮食或遵医嘱糖尿病膳食等	□ 术前 12 小时禁食、禁水	□ 局部麻醉或区域阻滞麻醉，在不恶心、呕吐的情况下不影响进食、进水 □ 连硬外麻醉术后 6 小时少量进水，排气后可进流质饮食，逐渐过渡为普通饮食 □ 全身麻醉排气后可饮水，流质饮食逐渐过渡为普通饮食
排泄	□ 正常排尿便	□ 正常排尿便	□ 保留尿管或自行排尿
活动	□ 健肢自主活动 □ 患肢遵医嘱完成康复锻炼 □ 注意安全	□ 健肢自主活动 □ 患肢遵医嘱完成康复锻炼 □ 注意安全	□ 卧床休息，保护管路 □ 健肢自主活动，患肢遵医嘱完成康复锻炼 □ 注意安全

时间	手术后	出院日
医患配合	□ 配合检查肢体感觉活动及血液循环 □ 需要时，配合伤口换药 □ 配合拔除引流管、尿管 □ 配合伤口拆线 □ 配合康复锻炼	□ 接受出院前指导 □ 知道复查程序 □ 获取出院诊断书
护患配合	□ 配合定时监测生命体征，每日询问排便次数 □ 配合检查意识、肢体感觉活动及血液循环 □ 遵医嘱配合监测出入量 □ 配合康复锻炼 □ 配合防深静脉血栓治疗 □ 接受输液、服药等治疗 □ 配合夹闭尿管，锻炼膀胱功能 □ 接受进食、进水、排便等生活护理 □ 配合活动，预防皮肤压力伤 □ 注意活动安全，避免坠床或跌倒 □ 配合执行探视及陪伴制度	□ 接受出院宣教 □ 办理出院手续 □ 获取出院带药 □ 知道服药方法、作用、注意事项 □ 知道照顾伤口方法 □ 知道康复锻炼方法 □ 知道复印病历方法
饮食	□ 根据医嘱，由流质饮食逐渐过渡到普通饮食或糖尿病膳食等	□ 根据医嘱，普通饮食或糖尿病膳食等
排泄	□ 保留尿管或正常排尿便 □ 防治便秘	□ 正常排尿便 □ 防治便秘
活动	□ 根据医嘱，头高位-半坐位-床边或下床活动 □ 注意保护管路，勿牵拉、脱出、打折等 □ 功能锻炼原则：循序渐进、持之以恒 □ 注意动作禁忌	□ 遵医嘱适度活动，避免疲劳 □ 功能锻炼原则：循序渐进、持之以恒 □ 注意动作禁忌

附：原表单（2019年版）

髋关节骨关节炎临床路径表单

适用对象：第一诊断为髋关节骨关节炎（ICD-10：M16）

行全髋关节置换术（ICD-9-CM-3：81.51 另编 00.74~00.77）

患者姓名：	性别：　　年龄：　　门诊号：	住院号：
住院日期：　　年　月　日	出院日期：　　年　月　日	标准住院日：≤18天

时间	住院第1天	住院第2天	住院第3~6天 （术前日）
主要诊疗工作	□ 询问病史及体格检查 □ 上级医师查房 □ 初步的诊断和治疗方案 □ 完成住院志、首次病程、上级医师查房等病历书写 □ 开检查单 □ 必要时请相关科室会诊 □ 必要的术前用药	□ 上级医师查房与手术前评估 □ 确定诊断和手术方案 □ 完成上级医师查房记录 □ 完善术前检查项目 □ 收集检查检验结果并评估病情 □ 相关科室会诊（酌情）	□ 上级医师查房，决定手术 □ 完成上级医师查房记录等 □ 向患者和/或家属交代围手术期注意事项并签署手术知情同意书、输血同意书、委托书、自费用品协议书 □ 麻醉医师查房并与患者和/或家属交代麻醉注意事项并签署麻醉知情同意书、麻醉药品使用知情同意书 □ 完成各项术前准备
重点医嘱	**长期医嘱：** □ 骨科护理常规 □ 二级护理 □ 饮食 **临时医嘱：** □ 血常规、血型、尿常规 □ 凝血功能、肝功能、肾功能 □ 感染性疾病筛查 □ 胸部X线平片、心电图 □ 双髋正位+患髋侧位 □ 根据患者病情选择：下肢血管超声、肺功能、超声心动图、血气分析（必要时） □ 根据是否贫血选择使用促红细胞生成素	**长期医嘱：** □ 骨科护理常规 □ 二级护理 □ 饮食 □ 患者既往内科基础疾病用药 **临时医嘱：** □ 根据会诊科室要求安排检查、检验和用药	**长期医嘱：** 同前日 **临时医嘱：** □ 术前医嘱：明日在椎管内/全身麻醉下行全髋关节置换术 □ 术前禁食、禁水 □ 术前用抗菌药物皮试 □ 术前备抗菌药物 □ 术区备皮（必要时） □ 配血 □ 其他特殊医嘱
主要护理工作	□ 入院介绍（病房环境、设施等） □ 入院护理评估 □ 观察步态和患肢活动情况	□ 观察患者病情变化 □ 防止皮肤压疮护理 □ 心理和生活护理	□ 做好备皮等术前准备 □ 提醒患者术前禁食、禁水 □ 术前心理护理
病情变异记录	□ 无　□ 有，原因： 1. 2.	□ 无　□ 有，原因： 1. 2.	□ 无　□ 有，原因： 1. 2.
护士签名			
医师签名			

时间	住院第 4~7 天 （手术日）	住院第 5~8 天 （术后第 1 天）	住院第 6~9 天 （术后第 2 天）
主要诊疗工作	□ 手术 □ 向患者和/或家属交代手术过程概况及术后注意事项 □ 术者完成手术记录 □ 完成术后病程 □ 上级医师查房 □ 麻醉医师查房 □ 观察有无术后并发症并做处理	□ 上级医师查房 □ 完成常规病程记录 □ 观察伤口、引流量（留置引流时）、生命体征情况等并作出相应处理 □ 指导/辅助患者床上康复锻炼 □ 交代术后患肢安全体位及禁忌动作（如禁止患髋屈曲>90°、内收、内旋）	□ 上级医师查房 □ 完成病程记录 □ 指导/辅助患者床上功能锻炼 □ 拍摄双髋正位+患髋侧位 X 光片（平车转运） □ 指导/辅助患者坐床边（根据康复进度） □ 交代术后生活注意事项（如穿裤袜、如厕、沐浴等）
重点医嘱	**长期医嘱：** □ 骨科术后护理常规 □ 一级护理 □ 饮食 □ 患肢抬高外展中立位 □ 留置引流管并计引流量（根据病情需要） □ 抗菌药物 □ 抗凝 □ 下肢静脉泵/抗血栓弹力袜 □ 其他特殊医嘱 **临时医嘱：** □ 今日在椎管内/全身麻醉下行全髋关节置换术 □ 心电监测、吸氧（根据病情需要） □ 补液 □ 胃黏膜保护剂（必要时） □ 止吐、镇痛等对症处理 □ 急查血常规 □ 输血（根据病情需要）	**长期医嘱：** □ 骨科术后护理常规 □ 一级护理 □ 饮食 □ 患肢抬高外展中立位 □ 抗菌药物 □ 抗凝 □ 下肢静脉泵（酌情） □ 其他特殊医嘱 **临时医嘱：** □ 复查血常规（必要时） □ 输血和/或补晶体、胶体液（根据病情需要） □ 换药/拔除引流（必要时或根据具体病情适当延长留置时间） □ 镇痛等对症处理	**长期医嘱：** □ 骨科术后护理常规 □ 一级护理 □ 饮食 □ 患肢抬高外展中立位 □ 抗菌药物 □ 抗凝 □ 下肢静脉泵（酌情） □ 其他特殊医嘱 **临时医嘱：** □ 复查血常规（必要时） □ 输血及或补晶体、胶体液（必要时） □ 镇痛等对症处理
主要护理工作	□ 观察患者病情变化并及时报告医师 □ 术后心理与生活护理 □ 指导术后患者功能锻炼	□ 观察患者病情并做好引流量等相关记录 □ 术后心理与生活护理 □ 指导术后患者功能锻炼	□ 观察患者病情变化 □ 术后心理与生活护理 □ 指导术后患者功能锻炼
病情变异记录	□ 无　□ 有，原因： 1. 2.	□ 无　□ 有，原因： 1. 2.	□ 无　□ 有，原因： 1. 2.
护士签名			
医师签名			

时间	住院第7~10天 （术后第3天）	住院第8~11天 （术后第4天）	住院第9~18天 （出院日）
主要诊疗工作	□ 上级医师查房 □ 住院医师完成病程记录 □ 伤口换药（必要时） □ 指导/辅助患者床上功能锻炼 □ 指导/辅助患者坐床边 □ 指导/辅助患者下地站立	□ 上级医师查房 □ 住院医师完成病程记录 □ 伤口换药（必要时） □ 指导/辅助患者下地功能锻炼	□ 上级医师查房，进行手术及伤口评估，确定有无手术并发症和切口愈合不良情况，明确是否出院 □ 完成出院志、病案首页、出院诊断证明书等病历 □ 向患者交代出院后的康复锻炼及注意事项，如复诊的时间、地点，发生紧急情况时的处理等
重点医嘱	**长期医嘱：** □ 骨科术后护理常规 □ 二级护理 □ 饮食 □ 患肢抬高外展中立位 □ 抗菌药物：如体温正常，伤口情况良好，无明显红肿时可以停止抗菌药物治疗抗凝 □ 下肢静脉泵（酌情） □ 其他特殊医嘱 **临时医嘱：** □ 复查血常规、尿常规、生化（必要时） □ 补液（必要时） □ 换药（必要时） □ 镇痛等对症处理	**长期医嘱：** □ 骨科术后护理常规 □ 二级护理 □ 饮食 □ 抗菌药物：如体温正常，伤口情况良好，无明显红肿时可以停止抗菌药物治疗 □ 抗凝 □ 其他特殊医嘱 **临时医嘱：** □ 复查血常规、尿常规、生化（必要时） □ 补液（必要时） □ 换药（必要时） □ 镇痛等对症处理	**出院医嘱：** □ 出院带药 □ 嘱____日后拆线换药（根据伤口愈合情况，预约拆线时间） □ 1个月后门诊或康复科复查 □ 不适随诊
主要护理工作	□ 观察患者病情变化 □ 术后心理与生活护理 □ 指导患者功能锻炼	□ 观察患者病情变化 □ 指导患者功能锻炼 □ 术后心理和生活护理	□ 指导患者办理出院手续 □ 出院宣教
病情变异记录	□ 无 □ 有，原因： 1. 2.	□ 无 □ 有，原因： 1. 2.	□ 无 □ 有，原因： 1. 2.
护士签名			
医师签名			

第七十二章

全髋关节置换临床路径释义

【医疗质量控制指标】

指标一、90 天内与手术相关并发症引起的再入院率。

指标二、全髋关节置换术后手术部位感染发生率。

一、全髋关节置换术编码

1. 原编码

疾病名称及编码：股骨颈骨折（ICD-10：S72.001）
髋关节骨性关节炎（ICD-10：M19.902）
类风湿关节炎（NOSICD-10：M06.902）
股骨头缺血性坏死（ICD-10 ：M87.901）
髋关节继发性骨关节炎
强直性脊柱炎
部分粗隆间骨折患者

手术操作名称及编码：全髋关节置换术（含股骨头置换术）（ICD-9-CM-3：81.5901）

2. 修改编码

疾病名称及编码：股骨颈骨折（ICD-10：S72.0）
髋关节骨性关节炎（ICD-10：M16）
血清反应阳性类风湿关节炎（ICD-10：M05）
类风湿关节炎（ICD-10：M06）
股骨头缺血性坏死（ICD-10：M87.902）
股骨头无菌性坏死（ICD-10：M87.002）
股骨头药物性坏死（ICD-10：M87.102）
股骨头创伤后坏死（ICD-10：M87.203）
继发性股骨头坏死（ICD-10：M87.301）
强直性脊柱炎（ICD-10：M45）
股骨粗隆间骨折（ICD-10：S72.1）

手术操作名称及编码：全髋关节置换术（ICD-9-CM-3：81.51）

二、临床路径检索方法

（S72.0/M16/M05/M87.902/M87.002/M87.102/M87.203/M87.301/M45/ S72.1）伴 81.51

三、国家医疗保障疾病诊断相关分组（CHS-DRG）

MDCI　肌肉、骨骼疾病及功能障碍

IR2　股骨颈骨折

四、全髋关节置换临床路径标准住院流程

（一）适用对象

1. 常见第一诊断：股骨颈骨折（ICD-10：S72001）；髋关节骨性关节炎（ICD-10：M19.902）；

类风湿关节炎 NOS（ICD-10：M06.902）；股骨头缺血性坏死（ICD-10：M87.901）；髋关节继发性骨关节炎；强直性脊柱炎；部分粗隆间骨折患者。
2. 第一诊断首选治疗为全髋关节置换术者（含股骨头置换术）（手术编码 ICD-9-CM-3：81.5901）。

释义

■ 本路径适用对象是行全髋关节置换术（包括股骨头置换术、髋关节表面置换术）的患者，此类患者为各种疾病导致的髋关节晚期病变，造成患者髋关节疼痛、功能障碍。

■ 造成髋关节晚期病变的疾病包括髋关节骨性关节炎、髋关节发育不良、强直性脊柱炎或者类风湿性关节炎累及髋关节、股骨头缺血坏死等。

■ 股骨颈骨折的患者当年龄超过60岁时，可以考虑进行人工全髋关节置换术进行治疗，部分高龄患者可以考虑进行股骨头置换术。

■ 部分粗隆间骨折的患者，高龄、内固定困难者或内固定失效者，或合并股骨头病变时可以考虑进行全髋关节置换术。

（二）诊断依据

根据《外科学（下册）》（8年制和7年制临床医学专用教材，陈孝平主编，人民卫生出版社，2005年8月第1版）。
1. 病史：髋关节疼痛、跛行或外伤史。
2. 体检有明确体征：患侧髋关节肿胀、疼痛、活动受限、下肢畸形、关节僵直或强直等。
3. 髋关节X线片：提示股骨颈骨折、关节间隙变窄或消失、股骨头变形、骨质增生或囊性变等。

释义

■ 需要进行全髋关节置换术的患者病变部位为髋关节。因骨折需要进行髋关节置换术的患者存在外伤史，患者活动受限，不能行走，影像学提示存在骨折线。其他病变需要进行全髋关节置换术的患者主要表现为患髋疼痛、活动受限、股骨头脱位导致髋关节畸形、肢体短缩、出现关节功能障碍和跛行。部分患者可以因疾病累及多关节而造成多个关节功能受损但以髋关节功能障碍为主，部分患者因为髋关节跛行引起腰椎代偿性侧弯而导致腰部疼痛。

■ 通常X线片上有典型表现。对于部分患者，可以行髋关节CT来明确诊断髋关节解剖结构和骨质骨量情况。部分患者因为既往进行过手术而存在骨质变化。

（三）选择治疗方案的依据

1. 髋骨性关节炎或其他关节炎引起的疼痛或功能障碍，保守治疗无效的。
2. 高龄、移位股骨颈骨折；部分粗隆间骨折（高龄、内固定困难者或内固定失效者）。
3. 各种原因引起的髋关节继发性骨关节炎。
4. 征得患者及家属同意。

释义

■ 第一诊断为髋关节骨关节炎、髋关节发育不良、强直性脊柱炎或者类风湿性关节炎累及髋关节、股骨头缺血坏死等，造成髋关节功能障碍；或者部分股骨颈和粗隆间骨折不及时恢复髋部功能可能危及患者生命的疾病，是全髋关节置换术（包括股骨头置换术）的适应证，部分髋关节骨性关节炎患者为髋关节表面置换术的适应证，此类患者进入本路径。

■ 部分股骨颈骨折、大部分粗隆间骨折的患者适用内固定术而非全髋关节置换术。

■ 强直性脊柱炎、类风湿关节炎累及髋关节的患者需要评估造成功能障碍的主要病变部位，部分髋关节病变较轻的患者可首先考虑内科保守治疗。

（四）标准住院日 7~14 天

释义

■ 术前准备 1~4 天，术后恢复 6~14 天。

■ 术前检查有条件最好在门诊进行。术前宣教告知患者住院、出院计划。术后早期活动，及时安排检查，指导功能锻炼，避免延迟出院。

■ 骨折的患者术前需要注意防止合并症的出现。

（五）进入路径标准

1. 第一诊断首选治疗为全髋关节置换术者（手术编码 ICD-9-CM-3：81.5901）。
2. 无快速破坏骨质的任何病变、神经性关节炎、外展肌力缺如或相对功能不足以及快速进展的神经性疾病。
3. 无髋关节或其他任何部位的活动性感染。
4. 当患者同时具有其他疾病诊断，但在住院期间不需要特殊处理，也不影响第一诊断的临床路径流程实施时，可以进入路径。

释义

■ 第一诊断为髋关节骨性关节炎、髋关节发育不良、强直性脊柱炎或者类风湿关节炎累及髋关节、股骨头缺血坏死、股骨颈骨折、粗隆间骨折等，行全髋关节置换术的患者进入本路径。

■ 当患者存在严重神经肌肉系统疾病即使完成髋关节手术也不能改善功能，或者存在髋关节活动感染等情况，为髋关节手术的禁忌证。

■ 股骨颈骨折、粗隆间骨折行内固定术的患者不进入本路径。

■ 患者术前存在高血压、糖尿病等合并症时，需要进行适当调整，但仍可以进入本路径。当存在深静脉栓血栓、严重肝功能、肾功能障碍等疾病，需要特殊处理方可接受全髋关节置换术或者股骨头置换术的患者，不进入本路径。

（六）术前准备 1~4 天，所必需的检查

1. 血常规、血型、尿常规、大便常规、血生化、术前免疫 8 项、凝血功能。
2. X 线胸片、心电图。
3. 影像学检查：骨盆平片、髋关节 X 线片、必要时 CT、MR 检查。
4. 特殊检查（根据具体情况）：肺功能检查，超声心动图，动态心电图，动态血压，血气分析，双下肢血管彩色 B 超。

释义

■ 无合并疾病的患者，术前行血常规、尿常规、肝功能、肾功能、凝血功能、X 线胸片、心电图检查。

■ 全髋关节置换术后有可能输血，尤其是高龄患者或者既往髋部手术的患者，术前行血型、传染性疾病筛查。

■ 有合并疾病的患者，根据病情增加术前检查项目。如肺部疾病加做血气分析、肺功能检查等，心血管疾病加做超声心动图、动态心电图等。

■ 术前可疑髋关节感染的患者，行红细胞沉降率、CRP 进行筛查，必要时可行髋关节穿刺明确诊断。

■ 股骨颈骨折、粗隆间骨折的患者，或者有其他静脉血栓栓塞症等危险因素的患者，术前行双下肢深静脉彩超检查。

■ 髋关节正位要求拍摄双髋正位，利于双侧对比和术前计划。有条件最好另行双下肢全长片检查，利于评估肢体长短和术前计划。

■ 髋关节病变严重的患者，术前行髋关节 CT 检查，利于明确髋关节解剖结构和骨质骨量情况。

■ 术前检查有条件最好在门诊进行。

（七）选择用药

1. 抗生素：第二代头孢菌素类、青霉素类，预防性用药时间为 0~1 天。按照《抗菌药物临床应用指导原则（2015 年版）》（国卫办医发〔2015〕43 号）执行。
2. 抗凝：按照《中国骨科大手术静脉血栓栓塞症预防指南》（中华医学会骨科学分会，2009 年）进行术前抗凝。

释义

■ 全髋关节置换术首选第一、第二代头孢菌素类作为预防用药。

■ 抗生素通常在切皮前 30 分钟输注完毕。

■ 手术超过 3 小时或者术中出血较多的患者可能造成抗生素血药浓度下降，可加用 1 次抗菌药物。

■ 全髋关节置换术后需要预防静脉血栓栓塞症，使用药物和/或物理预防措施，应针对患者进行个性化选择。

■ 股骨颈骨折、粗隆间骨折行全髋关节置换术（股骨头置换术）的患者术前就需要预防深静脉血栓。

（八）手术日为入院第 2~5 天

1. 麻醉方式：椎管内麻醉/全身麻醉。
2. 手术内固定物：人工髋关节假体。
3. 术中用药：麻醉常规用药、切皮前 30 分钟使用抗生素、术后镇痛泵。
4. 输血：视术中出血情况定。

释义

■ 尽量缩短术前住院日，住院后尽早安排手术。

■ 初次全髋关节置换术一般首选非水泥型人工髋关节，对于高龄、骨质疏松患者可以考虑骨水泥型假体。高龄患者适用于股骨头置换术以减少出血和手术时间。粗隆间骨折行全髋关节置换术的患者可以考虑使用远端固定的股骨假体。个别情况下需要准备股骨钢板。

■ 抗生素通常在切皮前 30 分钟输注完毕。术中可以进行关节周围局部浸润，术后可以采用神经阻滞等多模式镇痛方案减少患者疼痛。

■ 患者是否需要输血根据患者出血情况、术前血红蛋白浓度、心肺功能以及术后复查血红蛋白浓度综合考量。

（九）术后住院恢复，3~10 天必须复查的检查项目

1. 血常规。
2. 髋关节正侧位 X 线片。
3. 必要时查凝血功能、肝功能、肾功能、电解质。
4. 红细胞沉降率、C 反应蛋白。

释义

■ 术后复查血常规了解有无贫血。

■ 术后复查髋关节 X 线片了解关节假体位置。

■ 如果术后肢体肿胀，行下肢深静脉彩超、D-二聚体等检查。

■ 术后复查肝功能、肾功能、电解质等了解患者情况，避免并发症的出现。

■ 如果术后伤口红肿、渗出，行红细胞沉降率、CRP 等检查，并且可以延长抗菌药物使用时间。

（十）术后用药

1. 抗生素：第二代头孢菌素类、青霉素类类，预防性用药时间为0~1天。按照《抗菌药物临床应用指导原则（2015年版）》（国卫办医发〔2015〕43号）执行。
2. 抗凝：按照《中国骨科大手术静脉血栓栓塞症预防指南》（中华医学会骨科学分会，2009年）进行术后抗凝。

释义

■ 全髋关节置换术首选第一、第二代头孢菌素类作为预防用药。术后抗生素时间建议在24小时之内，特殊情况除外。

■ 全髋关节置换术后需要预防静脉血栓栓塞症，使用药物和/或物理预防措施，应针对患者进行个性化选择。

（十一）出院标准

1. 体温正常，常规化验指标无异常。
2. 伤口愈合好：引流管拔除，伤口无感染、无皮下积液（或门诊可处理的少量积液），无皮瓣坏死。
3. 术后X线片证实假体位置满意，置换侧髋关节稳定、无脱位。
4. 没有需要住院处理的并发症和/或合并症。

释义

■ 患者一般情况良好，术后检查无明显异常，无全身和局部并发症，学会功能锻炼方法，可以出院。

（十二）有无变异及原因分析

1. 深静脉血栓（DVT）和肺栓塞（PE）：是术后最常见的并发症，其高危因素为：①患者有PE或DVT病史或家族史；②恶性肿瘤；③长时间的固定或运动过少。术后6~8小时开始使用低分子肝素或华法林等可降低DVT发生率，但对PE的发生率无影响，同时可增加出血倾向从而增加患者风险。使用椎管内麻醉较全身麻醉可有效降低DVT发生率。需使用低分子肝素的患者使用前需先拔除椎管内置管预防椎管内血肿。
2. 假体脱位：术后过度内收内旋位可增加假体脱位风险。
3. 其他并发症：如出血量较大需输血、血肿造成的发热、切口愈合延迟、术后感染、脂肪栓塞综合征、压疮、神经血管损伤、假体松动或断裂、假体周围骨折等，并发症的出现可因患者个体差异及其他原因，存在不可预测性。
4. 合并症：老年人本身有许多合并症，如：糖尿病、高血压、心脏病、血栓等，患者在住院期间可能需要同时治疗上述疾病，长期服用抗凝药物患者需停药7~10天并且凝血功能正常，从而延长住院时间，增加治疗费用。
5. 节假日：由于患者住院后赶上节假日，从而使手术拖延，从而增加患者住院费用。
6. 假体选择不同：不同产地、不同厂家、不同类型的假体价格存在差异，依据情况需选择不同假体，因此在费用上会存在差异；全髋关节置换和人工股骨头置换的之间的费用价格存在一定差异。

7. 其他因素：由于交通事故、工伤等原因导致疾病需行全髋关节置换的患者，可因责任鉴定、赔偿等事宜延长住院时间，增加住院费用。

释义

■ 全髋关节置换术后需要预防静脉血栓栓塞症，使用药物和/或物理预防措施，应针对患者进行个性化选择。在抗凝的同时应避免出凝血功能障碍。

■ 全髋关节置换术后可能会出现局部并发症（骨折、脱位、神经血管损伤、伤口感染等、下肢深静脉血栓形成）。如果并发症的诊治明显增加了住院时间和医疗费用，则应转出本路径。

■ 全髋关节置换术后可能会出现全身并发症（心肌梗死、脑梗死、肺栓塞、肺部感染等）。如果并发症的诊治明显增加了住院时间和医疗费用，或者需要转至内科治疗，则应转出本路径。

五、全髋关节置换术（含股骨头置换）临床路径给药方案

【用药选择】

抗菌药物：全髋关节置换术的患者接受髋关节置换术围手术期应给予抗菌药物预防性抗感染治疗。首选第二代头孢菌素进行预防性抗感染治疗，高危患者可以选用万古霉素预防性抗感染治疗。推荐用药为头孢呋辛 1.5g 静脉使用，或者万古霉素 1g 静脉使用。使用头孢在手术开始前半小时内完成给药，使用万古霉素在手术开始前一小时完成给药。预防性抗菌药物使用时限建议在 24 小时内，特殊患者可以适当延长。

【药学提示】

1. 镇痛药物：髋关节置换术后可给予镇痛药物减少患者术后疼痛。
2. 抗深静脉血栓药物：髋关节置换术后应给予术后防止血栓的药物，推荐使用低分子肝素，部分凝血功能障碍的患者可以使用阿司匹林甚至仅使用物理方法防止血栓出现。
3. 止吐，抑酸药物：术后可以使用止吐、抑酸药物防止患者胃肠道功能障碍紊乱。

六、全髋关节置换患者护理规范

1. 全髋关节术后需要注意患者体位变化，防止因不合理体位或者搬动患者导致髋关节脱位。
2. 全髋关节置换术后应早期鼓励患者进饮食，尽可能早期下地活动，同时防止在功能锻炼时发生摔倒等意外。
3. 全髋关节置换术前需对患者进行充分沟通，缓解患者的紧张、焦虑。

七、全髋关节置换患者营养治疗规范

1. 糖尿病的患者在全髋关节置换术围手术期需要采用合理的糖尿病饮食。
2. 全髋关节置换术后应鼓励患者早期正常饮食，注重合理的能量以及蛋白摄入。

八、全髋关节置换患者健康宣教

1. 接受全髋关节置换术的患者，医护人员术前即需要向其告知如何配合完善围手术期准备，包括但不限于血压和血糖的控制、戒烟和戒酒、术前有条件应该进行沐浴等。
2. 术前即应鼓励患者学习如何进行功能锻炼。
3. 术后应告知患者如何锻炼髋关节周围肌肉力量，如何避免髋关节脱位等。
4. 术后应告知患者复查时间，鼓励患者定期复诊。

九、推荐表单

（一）医师表单

全髋关节置换术（含股骨头置换）临床路径医师表单

适用对象：第一诊断为股骨颈骨折（ICD-10：S72.0），髋关节骨性关节炎（ICD-10：M16），血清反应阳性类风湿关节炎（ICD-10：M05），类风湿关节炎（ICD-10：M06），股骨头缺血性坏死（ICD-10：M87.902），股骨头无菌性坏死（ICD-10：M87.002），股骨头药物性坏死（ICD-10：M87.102），股骨头创伤后坏死（ICD-10：M87.203），继发性股骨头坏死（ICD-10：M87.301），强直性脊柱炎（ICD-10：M45）股骨粗隆间骨折（ICD-10：S72.1）

行全髋关节置换术（ICD-9-CM-3：81.51）

患者姓名：	性别：　　年龄：　　门诊号：	住院号：
住院日期：　　年　月　日	出院日期：　　年　月　日	标准住院日：7～14天

时间	住院第1天	住院第2~4天 （术前日）	住院第2~5天 （手术日）
主要诊疗工作	□ 完成住院志，询问病史、体格检查、初步诊断 □ 完成首次病程记录 □ 完成住院病历 □ 上级医师查房、术前评估、确定诊断、手术日期 □ 完成上级医师查房记录 □ 开医嘱：常规化验、检查单	□ 上级医师查房 □ 继续完成检查及必要的会诊 □ 医师查房、手术前评估 □ 完成“术前小结”和上级医师查房记录 □ 签署手术知情同意书，向患者及家属交代术前注意事项 □ 手术准备 □ 麻醉医师访视患者进行评估并签署麻醉同意书	□ 手术：髋关节置换术 □ 完成手术记录和术后当天的病程记录 □ 交代术中情况及注意事项 □ 麻醉医师术后随访 □ 交班前医师查看术后患者情况并记录交班
重点医嘱	**长期医嘱：** □ 骨科护理常规 □ 二级护理 □ 饮食 □ 既往内科基础疾病用药 **临时医嘱：** □ 血常规、尿常规；凝血功能；感染性疾病筛查；肝功能、肾功能+电解质+血糖；心肌酶；X线胸片、心电图；超声心动；肺功能 □ 髋关节正侧位片 □ 髋关节CT及MRI（视情况而定） □ 根据病情：血管超声、血气分析，请相关科室会诊	**长期医嘱：** □ 骨科护理常规 □ 二级护理 □ 饮食 □ 内科基础疾病用药的调整 **临时医嘱：** □ 根据会诊要求开检查化验单 □ 术前医嘱：明日在____麻醉下行髋关节置换术 □ 术前禁食、禁水 □ 术前抗生素皮试 □ 术区备皮 □ 术中抗生素带入手术室 □ 术中抗凝药物带入手术室 □ 其他特殊医嘱	**长期医嘱：** □ 骨科护理常规 □ 一级护理 □ 饮食 □ 患肢抬高、制动 □ 抗生素 □ 抗凝药 □ 股神经管接镇痛泵 □ 镇痛药物 □ 内科基础疾病用药 **临时医嘱：** □ 今日在____麻醉下行全髋关节置换术 □ 耗材计费 □ 补液（必要时） □ 镇痛药物 □ 抗生素 □ 伤口换药（必要时）

续　表

时间	住院第1天	住院第2~4天 （术前日）	住院第2~5天 （手术日）
病情变异记录	□无　□有，原因： 1. 2.	□无　□有，原因： 1. 2.	□无　□有，原因： 1. 2.
医师签名			

时间	住院第 3~6 天 （术后第 1~3 天）	住院第 4~14 天 （术后第 2~10 天）
主要诊疗工作	□ 上级医师查房：进行患肢情况、并发症的评估 □ 完成日常病程记录、上级医师查房记录 □ 指导患者进行踝泵练习和股四头肌收缩练习，完成主动患侧直抬腿，指导患者下床 □ 如果血红蛋白< 8.5g/dl，并结合患者一般情况，可以给予输血 400~800ml	□ 伤口换药 □ 复查术后髋关节 X 线片 □ 主管医师查房，初步确定出院日期 □ 完成上级医师查房记录 □ 完成出院总结、病历首页的书写 □ 提前通知患者出院时间 □ 向患者及家属交代出院注意项、复查时间、拆线时间和康复程序
重点医嘱	**长期医嘱：** □ 运动医学术后护理常规 □ 二级护理 □ 饮食 □ 抗生素 □ 抗凝药物 □ 股神经管接镇痛泵 □ 镇痛药物 □ 内科基础疾病用药 **临时医嘱：** □ 根据情况：输血 400~800ml □ 伤口如果渗出，给予伤口换药	**长期医嘱：** □ 运动医学术后护理常规 □ 二级护理 □ 饮食 □ 抗生素 □ 抗凝药物 □ 股神经管推注局部麻醉药物 □ 镇痛药物 □ 内科基础疾病用药 **临时医嘱：** □ 根据情况：拔除股神经管 □ 复查术后 X 线片：髋关节正侧位 □ 伤口换药 □ 出院带药：抗生素和必要消炎镇痛药物
病情变异记录	□ 无 □ 有，原因： 1. 2.	□ 无 □ 有，原因： 1. 2.
医师签名		

（二）护士表单

全髋关节置换术（含股骨头置换）临床路径护士表单

适用对象：第一诊断为股骨颈骨折（ICD-10：S72.0），髋关节骨性关节炎（ICD-10：M16），血清反应阳性类风湿关节炎（ICD-10：M05），类风湿关节炎（ICD-10：M06），股骨头缺血性坏死（ICD-10：M87.902），股骨头无菌性坏死（ICD-10：M87.002），股骨头药物性坏死（ICD-10：M87.102），股骨头创伤后坏死（ICD-10：M87.203），继发性股骨头坏死（ICD-10：M87.301），强直性脊柱炎（ICD-10：M45）股骨粗隆间骨折（ICD-10：S72.1）

行全髋关节置换术（ICD-9-CM-3：81.51）

患者姓名：	性别： 年龄： 门诊号：	住院号：
住院日期： 年 月 日	出院日期： 年 月 日	标准住院日：7~14 天

时间	住院第 1 天	住院第 2~4 天 （术前日）	住院第 2~5 天 （手术日）
健康宣教	□ 高血压，糖尿病的控制 □ 戒烟、戒酒 □ 指导功能锻炼	□ 术区皮肤准备，沐浴、更衣等	□ 疼痛处理宣教 □ 饮食宣教
护理处置	□ 入院介绍 □ 术前心理护理 □ 处置医嘱并执行	□ 术前心理护理 □ 处置术前医嘱	□ 向患者交代术后注意事项 □ 执行术后医嘱
基础护理	□ 指导患者完成相关检查 □ 按时巡视病房 □ 认真交接班	□ 指导患者完成术前准备 □ 按时巡视病房 □ 认真交接班	□ 记录患者病情变化 □ 按时巡视病房 □ 认真交接班
专科护理	□ 护理查体 □ 术前指导功能锻炼 □ 需要时，填写跌倒及压疮防范表 □ 需要时，请家属陪伴 □ 确定饮食种类 □ 心理护理	□ 术前指导功能锻炼 □ 遵医嘱完成相关检查 □ 心理护理	□ 遵医嘱予补液 □ 病情观察 □ 患者全身情况 □ 局部肢体血运、肿胀情况 □ 心理护理
重点医嘱	□ 详见医嘱单	□ 详见医嘱单	□ 详见医嘱单
病情变异记录	□ 无 □ 有，原因： 1. 2.	□ 无 □ 有，原因： 1. 2.	□ 无 □ 有，原因： 1. 2.
护士签名			

时间	住院第3~6天 （术后第1~3天）	住院第4~14天 （术后第2~10天）
健康宣教	□ 功能锻炼宣教	□ 功能锻炼宣教 □ 术后复查
护理处置	□ 指导患者功能锻炼 □ 术后心理、生活护理	□ 指导患者功能锻炼 □ 术后心理、生活护理
基础护理	□ 按时巡视病房 □ 认真交接班	□ 按时巡视病房 □ 出院指导
专科护理	□ 遵医嘱予补液 □ 病情观察 患者全身情况 局部肢体血运、肿胀情况 □ 心理护理 □ 指导功能锻炼	□ 出院宣教 □ 病情观察 患者全身情况 局部肢体血运、肿胀情况 □ 心理护理 □ 指导功能锻炼
重点医嘱	□ 详见医嘱单	□ 详见医嘱单
病情变异记录	□ 无 □ 有，原因： 1. 2.	□ 无 □ 有，原因： 1. 2.
护士签名		

（三）患者表单

全髋关节置换术（含股骨头置换）临床路径患者表单

适用对象：第一诊断为股骨颈骨折（ICD-10：S72.0），髋关节骨性关节炎（ICD-10：M16），血清反应阳性类风湿关节炎（ICD-10：M05），类风湿关节炎（ICD-10：M06），股骨头缺血性坏死（ICD-10：M87.902），股骨头无菌性坏死（ICD-10：M87.002），股骨头药物性坏死（ICD-10：M87.102），股骨头创伤后坏死（ICD-10：M87.203），继发性股骨头坏死（ICD-10：M87.301），强直性脊柱炎（ICD-10：M45）股骨粗隆间骨折（ICD-10：S72.1）

行全髋关节置换术（ICD-9-CM-3：81.51）

患者姓名：	性别：　　年龄：　　门诊号：	住院号：
住院日期：　　年　月　日	出院日期：　　年　月　日	标准住院日：7~14 天

时间	入院	手术前	手术日
医患配合	□ 配合询问病史、收集资料，请务必详细告知既往史、用药史、过敏史 □ 配合进行体格检查 □ 有任何不适请告知医师	□ 配合完善手术前相关检查、化验，如采血、留尿、心电图、X 线胸片 □ 医师与患者及家属介绍病情及手术前签字	□ 配合完善相关检查、化验 □ 如采血、留尿 □ 配合医师进行手术
护患配合	□ 配合测量体温、脉搏、呼吸 3 次，血压、体重 1 次 □ 配合完成入院护理评估（简单询问病史、过敏史、用药史） □ 接受入院宣教（环境介绍、病室规定、订餐制度、贵重物品保管等） □ 配合执行探视和陪伴制度 有任何不适请告知护士	□ 配合测量体温、脉搏、呼吸 3 次，询问大便次数 1 次 □ 接受手术前宣教 □ 接受饮食宣教 □ 接受药物宣教	□ 配合测量体温、脉搏、呼吸 3 次，询问大便次数 1 次 □ 送手术室前，协助完成核对，带齐影像资料及用药 □ 返回病房后，配合接受生命体征的测量 □ 配合检查意识（全身麻醉者） □ 配合缓解疼痛 □ 接受手术后宣教 □ 接受饮食宣教接受药物宣教 □ 有任何不适请告知护士
饮食	□ 遵医嘱饮食	□ 遵医嘱饮食	□ 手术前禁食、禁水 □ 手术后，根据医嘱 2 小时后试饮水，无恶心呕吐进少量流质饮食或者半流质饮食
排泄	□ 正常排尿便	□ 正常排尿便	□ 正常排尿便
活动	□ 遵医嘱活动	□ 遵医嘱活动	□ 遵医嘱活动

时间	手术后	出院日
医患配合	□ 配合局部检查 □ 配合完善术后检查：如采血、影像学等 □ 配合进行功能锻炼	□ 接受出院前指导 □ 知道复查程序 □ 获取出院诊断书
护患配合	□ 配合定时监测生命体征，每日询问大便次数 □ 配合检查伤口 □ 接受输液、服药等治疗 □ 接受进食、进水、排便等生活护理 □ 配合活动，预防皮肤压力伤 □ 注意活动安全，避免坠床或跌倒 □ 配合执行探视及陪伴	□ 接受出院宣教 □ 办理出院手续 □ 获取出院带药 □ 知道服药方法、作用、注意事项 □ 知道复印病历程序
饮食	□ 遵医嘱饮食	□ 遵医嘱饮食
排泄	□ 正常排尿便	□ 正常排尿便
活动	□ 遵医嘱活动	□ 遵医嘱活动

附：原表单（2016年版）

全髋关节置换术（含股骨头置换）临床路径表单

适用对象：股骨颈骨折（ICD-10：S72001）；髋关节骨性关节炎（ICD-10：M19.902）；类风湿关节炎 NOS（ICD-10：M06.902）；股骨头无菌性坏死（ICD-10：M87.001）；股骨头缺血性坏死（ICD-10：M87.901）；髋关节继发性骨性关节炎；强直性脊柱炎；部分粗隆间骨折患者等

首选治疗为全髋关节置换术者（含股骨头置换）（手术编码 ICD-9-CM-0：81.5901）

患者姓名：	性别：　年龄：　门诊号：	住院号：
住院日期：　年　月　日	出院日期：　年　月　日	标准住院日：7~14天

时间	住院第1天	住院第2~4天 （术前日）	住院第2~5天 （手术日）
主要诊疗工作	□ 完成住院志，询问病史、体格检查、初步诊断 □ 完成首次病程记录 □ 完成住院病历 □ 上级医师查房、术前评估、确定诊断、手术日期 □ 完成上级医师查房记录 □ 开医嘱：常规化验、检查单	□ 上级医师查房 □ 继续完成检查及必要的会诊 □ 医师查房、手术前评估 □ 完成术前小结和上级医师查房记录 □ 签署手术知情同意书，向患者及家属交代术前注意事项 □ 手术准备 □ 麻醉医师访视患者进行评估并签署麻醉同意书	□ 手术：髋关节置换术 □ 完成手术记录和术后当天的病程记录 □ 交代术中情况及注意事项 □ 麻醉医师术后随访 □ 交班前医师查看术后患者情况并记录交班
重点医嘱	**长期医嘱：** □ 骨科护理常规 □ 二级护理 □ 饮食 □ 既往内科基础疾病用药 **临时医嘱：** □ 血常规、尿常规；凝血功能；感染性疾病筛查；肝功能、肾功能+电解质+血糖；心肌酶；X线胸片、心电图；超声心动；肺功能 □ 髋关节正侧位片 □ 髋关节CT及MRI（视情况而定） □ 根据病情：血管超声、血气分析，请相关科室会诊	**长期医嘱：** 同前日 □ 内科基础疾病用药的调整 **临时医嘱：** □ 根据会诊要求开检查化验单 □ 术前医嘱：明日在____麻醉下行髋关节置换术 □ 术前禁食、禁水 □ 术前抗生素皮试 □ 术区备皮 □ 术中抗生素带入手术室 □ 术中抗凝药物带入手术室 □ 其他特殊医嘱	**长期医嘱：** □ 骨科护理常规 □ 一级护理 □ 饮食 □ 患肢抬高、制动 □ 抗生素 □ 抗凝药 □ 股神经管接镇痛泵 □ 镇痛药物 □ 内科基础疾病用药 **临时医嘱：** □ 今日在____麻醉下行膝关节置换术 □ 耗材计费 □ 补液（必要时） □ 镇痛药物 □ 抗生素 □ 伤口换药（必要时）

续 表

时间	住院第1天	住院第2~4天 （术前日）	住院第2~5天 （手术日）
主要护理工作	□ 入院介绍 □ 完成护理评估并记录 □ 处理医嘱、并执行 □ 健康宣教 □ 指导患者到相关科室进行检查心电图、X线胸片等 □ 按时巡视病房 □ 认真完成交接班	□ 常规护理 □ 术前心理护理（紧张、焦虑） □ 术前备皮、沐浴、更衣、灌肠 □ 术前物品准备 □ 完成护理记录 □ 完成责任制护理记录 □ 认真完成交接班 □ 按时巡视病房	□ 观察患者病情变化：生命体征，足背动脉搏动，患肢皮肤温度、感觉及运动情况，如有异常通知医师 □ 向患者交代术后注意事项 □ 术后生活及心理护理 □ 处理执行医嘱 □ 完成责任制护理 □ 按时巡视病房认真完成交接班
病情变异记录	□ 无 □ 有，原因： 1. 2.	□ 无 □ 有，原因： 1. 2.	□ 无 □ 有，原因： 1. 2.
护士签名			
医师签名			

时间	住院第 3~6 天 （术后第 1~3 天）	住院第 4~14 天 （术后第 2~10 天）
主要诊疗工作	□ 上级医师查房：进行患肢情况、并发症的评估 □ 完成日常病程记录、上级医师查房记录 □ 指导患者进行踝泵练习和股四头肌收缩练习，完成主动患侧直抬腿，指导患者下床 □ 如果血红蛋白< 8.5g/dl，并结合患者一般情况，可以给予输血 400~800ml	□ 伤口换药 □ 复查术后髋关节 X 线片 □ 主管医师查房，初步确定出院日期 □ 完成上级医师查房记录 □ 完成出院总结、病历首页的书写 □ 提前通知患者出院时间 □ 向患者及家属交代出院注意项、复查时间、拆线时间和康复程序
重点医嘱	**长期医嘱：** □ 运动医学术后护理常规 □ 二级护理 □ 饮食 □ 抗生素 □ 抗凝药物 □ 股神经管接镇痛泵 □ 镇痛药物 □ 内科基础疾病用药 **临时医嘱：** □ 根据情况：输血 400~800ml □ 伤口如果渗出，给予伤口换药	**长期医嘱：** □ 运动医学术后护理常规 □ 二级护理 □ 饮食 □ 抗生素 □ 抗凝药物 □ 股神经管推注局部麻醉药物 □ 镇痛药物 □ 内科基础疾病用药 **临时医嘱：** □ 根据情况：拔除股神经管 □ 复查术后 X 线片：膝关节正侧位、双下肢全长位 X 线片 □ 伤口换药 □ 出院带药：抗生素和必要消炎镇痛药物
主要护理工作	□ 协助康复医师完成下列康复：①踝泵；②股四头肌收缩和放松；③直抬腿；④下地 □ 协助医师伤口换药 □ 协助患者持拐下地行走 □ 处理执行医嘱 □ 术后心理、生活护理 □ 完成病情观察护理记录 □ 认真完成交接班	□ 协助医师伤口换药 □ 协助康复医师指导患者下床活动 □ 出院指导 □ 协助患者家属办理出院手续
病情变异记录	□ 无　□ 有，原因： 1. 2.	□ 无　□ 有，原因： 1. 2.
护士签名		
医师签名		

第七十三章

全膝关节置换临床路径释义

【医疗质量控制指标】

指标一、90 天内与手术相关并发症引起的再入院率。

指标二、全膝关节置换术后手术部位感染（SSI：Surgical Site Infection）发生率。

一、全膝关节置换编码

1. 原编码

手术操作名称及编码：全膝关节表面置换术（ICD-9-CM-3：81.54002）

膝关节单髁置换术（ICD-9-CM-3：81.54004）

膝关节髌股关节置换术（ICD-9-CM-3：81.54005）

膝关节双间室置换术（ICD-9-CM-3：81.54007）

铰链式人工膝关节置换术（ICD-9-CM-3：81.54008）

2. 修改编码

疾病名称及编码：膝关节骨性关节炎（ICD-10：M17）

血清反应阳性类风湿关节炎（ICD-10：M05）

类风湿关节炎（ICD-10：M06）

膝关节僵硬（ICD-10：M25.607）

手术操作名称及编码：膝关节置换术（ICD-9-CM-3：81.54））

二、临床路径检索方法

（M17/M05/M06/M25.607）81.54

三、国家医疗保障疾病诊断相关分组（CHS-DRG）

MDCI　肌肉、骨骼疾病及功能障碍

IC2　髋、肩、膝、肘和踝关节置换术

四、全膝关节置换临床路径标准住院流程

（一）适用对象

第一诊断为严重骨性关节炎，严重类风湿关节炎，其他原因导致的严重膝关节炎，严重膝关节僵直或强直，行膝关节置换术，或含以下诊断和术式：

81.54002	全膝关节表面置换术
81.54004	膝关节单髁置换术
81.54005	膝关节髌股关节置换术
81.54007	膝关节双间室置换术
81.54008	铰链式人工膝关节置换术

释义

■ 本路径适用对象是行膝关节置换术的患者，此类患者为各种疾病导致的膝关节晚期病变，造成患者膝关节疼痛、功能障碍。

■ 造成膝关节晚期病变的疾病包括膝关节骨性关节炎（其中包括膝关节内侧间室、外侧间室、髌股关节单独病变或者混合病变）、强直性脊柱炎或者类风湿关节炎累及膝关节、膝关节创伤性关节炎或者其他各种原因导致的膝关节疼痛功能障碍等。

■ 膝关节单髁置换术包括膝关节内侧单髁或者外侧单髁置换术。

■ 膝关节双间室置换术包括膝关节内外侧单髁同时置换术，或者膝关节内侧单髁联合髌股关节置换术，膝关节外侧单髁联合髌股关节置换术。

■ 以上各种膝关节病变行膝关节截骨术的患者不适用本路径。

■ 采用铰链式人工膝关节置换术，患者的诊断需符合以上适用对象方可纳入本路径。因膝关节肿瘤进行该手术的患者不适用本路径。

（二）诊断依据

1. 病史：多见老年患者，长期反复的膝关节疼痛或者肿胀，严重的膝关节活动受限。
2. 体检：膝关节比较严重的内外翻畸形，严重的膝关节活动受限。
3. 辅助检查：双膝 X 线片，单膝负重位 X 线片，双下肢全长 X 线片，髌骨轴位片，必要时 CT 及 MRI 检查。

释义

■ 需要进行膝关节置换术的患者病变部位为膝关节。通常为老年患者，保守治疗无效。部分创伤性关节炎等可能年龄较轻，但存在外伤病史或者其他特殊原因。

■ 膝关节内翻屈曲畸形为膝关节病变最常见的畸形，小部分患者或者部分类风湿关节炎患者表现为外翻畸形。膝关节活动受限是指患者存在膝关节屈曲伸直明显受限。

■ 通常 X 线片上有典型表现，通常表现为软骨下骨硬化、骨质增生、关节间隙消失等。对于部分患者，可以行膝关节 CT 来明确诊断膝关节骨质骨量情况或者是 MRI 明确膝关节周围软组织情况。

（三）治疗方案的选择及依据

1. 诊断明确的骨关节炎，症状明显，保守治疗无效，影响正常生活和运动。
2. 无手术禁忌证。

释义

■ 通常晚期骨性关节炎的主要症状是疼痛、功能障碍。通过休息、服用非甾体抗炎药等保守治疗仍无好转，行走距离相对于正常人明显缩短，影响日常生活。

■ 手术禁忌证指全身状况不允许手术，包括严重心脑血管疾病、严重肺功能障碍、出凝血功能障碍等。或者患者存在神经肌肉系统疾病影响下肢功能，以及膝关节存在感染等情况不能进行手术。

（四）标准住院日 7~14 天

释义

■ 术前准备 1~4 天，术后恢复 6~14 天。

■ 术前检查有条件最好在门诊进行。术前宣教告知患者住院、出院计划。术后早期活动，及时安排检查，指导功能锻炼，避免延迟出院。

（五）进入路径标准

1. 第一诊断骨性关节炎、类风湿关节炎、其他原因严重关节炎、膝关节僵直或强直。

2. 当患者同时具有其他疾病诊断时，但在住院期间不需要特殊处理也不影响第一诊断的临床路径流程实施时，可以进入路径。

释义

■ 第一诊断包括膝关节骨性关节炎、强直性脊柱炎或者类风湿关节炎累及膝关节、膝关节创伤性关节炎或者其他各种原因导致的膝关节疼痛功能障碍等。

■ 以上疾病的患者需要接受全膝关节置换术、膝关节单髁置换术、膝关节髌股关节置换术、膝关节双间室置换术以及铰链人工膝关节置换术的患者适用于本路径。行膝关节周围截骨术的患者不适用于本路径。因膝关节肿瘤采用铰链式人工膝关节置换术的患者不适用本路径。

（六）术前准备 1~4 天

1. 必需的检查项目

（1）血常规、尿常规。

（2）肝功能、肾功能、电解质、血糖、心肌酶。

（3）凝血功能Ⅲ号。

（4）感染性疾病筛查（乙型肝炎、丙型肝炎、梅毒、艾滋病等）。

（5）单膝负重位 X 线片，双下肢全长 X 线片，膝关节侧位 X 线片，髌骨轴位片。

（6）X 线胸片、心电图、超声心动、肺功能。

2. 根据患者病情可选择

（1）血气分析、下肢彩超。

（2）有相关疾病者必要时请相关科室会诊。

释义

■ 无合并疾病的患者，术前行血常规、尿常规、肝功能、肾功能、凝血功能、X 线胸片、心电图检查。

■ 膝关节 X 线有助于评估患者膝关节病变程度，双下肢全长 X 线可以测量膝关节力线。

■ 膝关节置换术后有可能输血，尤其是高龄患者或者既往膝关节部位手术的患者，行铰链人工膝关节的患者，术前应行血型、感染性疾病筛查。

■ 有合并疾病的患者，根据病情增加术前检查项目。如肺部疾病加做血气分析、肺功能检查等，心血管疾病加做超声心动图、动态心电图等。

■ 术前可疑膝关节感染的患者，行红细胞沉降率、CRP 检查。必要时可行膝关节穿刺明确有无感染。

■ 存在静脉血栓栓塞症危险因素的患者，术前行双下肢深静脉彩超检查。

■ 术前检查有条件最好在门诊进行。

（七）选择用药

抗菌药物：按照《抗菌药物临床应用指导原则（2015 年版）》（国卫办医发〔2015〕43 号）执行。

释义

■ 全膝关节置换术首选第一、第二代头孢菌素类作为预防用药。

■ 抗生素通常在切皮前 30 分钟输注完毕。

■ 手术超过 3 小时或者术中出血较多的患者可能造成抗生素血药浓度下降，可加用 1 次抗菌药物。

（八）手术日为入院第 2~5 天

1. 麻醉方式：椎管内麻醉、神经阻滞或全身麻醉。
2. 手术方式：膝关节置换术。
3. 手术内植物：人工假体（可包括髌骨假体）。
4. 输血：根据患者具体情况而定。

释义

■ 尽量缩短术前住院日，住院后尽早安排手术。

■ 全膝关节置换术可根据髌骨病变程度选择是否进行髌骨置换。

■ 患者是否需要输血根据患者出血情况、术前血红蛋白浓度、心肺功能以及术后复查血红蛋白浓度综合考量。

（九）术后住院恢复 3~10 天

1. 必需复查的检查项目：双下肢全长 X 线片，膝关节正侧位 X 线片，髌骨轴位片。
2. 查血常规、红细胞沉降率、CRP、凝血Ⅲ号、电解质、心肌酶及 TNT。
3. 术后处理

（1）抗菌药物：按照《抗菌药物临床应用指导原则（2015 年版）》（国卫办医发〔2015〕43 号）执行。

（2）术后镇痛：参照《骨科常见疼痛的处理专家建议》。

（3）术后康复：根据手术状况按相应康复计划康复。

释义

■ 术后复查膝关节 X 线片、下肢全长 X 线等了解关节假体位置。

■ 术后复查血常规了解有无贫血，复查电解质了解患者全身情况，部分高危患者或者有症状患者需要查心肌酶及 TNT 除外相关疾病。

■ 膝关节置换术首选第一、第二代头孢菌素类作为预防用药。术后抗生素时间建议在 24 小时之内，特殊情况除外。

■ 如果术后伤口红肿、渗出，行红细胞沉降率、CRP 等检查，并且可以延长抗菌药物使用时间。

■ 如果术后肢体肿胀，行下肢深静脉彩超、D-二聚体等检查。

■ 术后镇痛采用多模式镇痛（外周神经阻滞、阿片类药物、非甾体抗炎药物、冰敷等），以提高镇痛效果，减少药物副作用。应注意阿片类镇痛药与苯二氮䓬类或其他 CNS 抑制剂联合使用的风险，可用于其他疗法不充分的患者。临床研究显示，在常规自控镇痛基础上加用美索巴莫可有效提高关节活动度，有助于早期功能恢复，不良反应少。

■ 膝关节置换术后应早期活动，指导患者进行膝关节功能锻炼。

（十）出院标准

1. 体温正常，足趾活动正常。
2. 伤口愈合良好，伤口无感染征象（或可在门诊处理的伤口情况），关节无感染征象。
3. 没有需要住院处理的并发症和/或合并症。
4. 关节活动范围 0°~90°。
5. 可下地扶拐行走。

释义

■ 患者一般情况良好，术后检查无明显异常，无全身和局部并发症，学会功能锻炼方法，可以出院。

■ 膝关节屈伸活动为膝关节功能锻炼的重点，术后要避免膝关节僵直。

（十一）变异及原因分析

1. 围手术期并发症：深静脉血栓形成、伤口感染、关节感染、神经血管损伤等，造成住院日延长和费用增加。
2. 内科合并症：老年患者常合并内科疾病，如脑血管或心血管病、糖尿病、高血压、血栓等，手术可能导致基础疾病加重而需要进一步治疗，从而延长治疗时间，并增加住院费用。
3. 植入材料的选择：术中根据术者判断可置换髌骨，也可不置换髌骨，因此导致住院费用存在差异。

释义

■ 膝关节置换术后应注意患者合并症的出现，防止心脑血管意外、血栓形成。应注意控制患者血压、血糖等情况。

■ 膝关节置换术后可能会出现局部并发症（神经血管损伤、伤口感染、假体周围感染、下肢深静脉血栓形成）。如果并发症的诊治明显增加了住院时间和医疗费用，则应转出本路径。

■ 全髋关节置换术后可能会出现全身并发症（心肌梗死、脑梗死、肺栓塞、肺部感染等）。如果并发症的诊治明显增加了住院时间和医疗费用，或者需要转至内科治疗，则应转出本路径。

五、全膝关节置换术临床路径给药方案

【用药选择】

抗菌药物：全膝关节置换术的患者接受膝关节置换术围手术期应给予抗菌药物预防性抗感染治疗。首选第二代头孢菌素类进行预防性抗感染治疗，高危患者可以选用万古霉素预防性抗感染治疗。推荐用药为头孢呋辛 1.5g 静脉使用，或者万古霉素 1g 静脉使用。使用头孢菌素类在手术开始前半小时内完成给药，使用万古霉素在手术开始前 1 小时完成给药。预防性抗菌药物使用时限建议在 24 小时内，特殊患者可以适当延长。

【药学提示】

1. 镇痛药物：膝关节置换术后可给予镇痛药物减少患者术后疼痛。
2. 抗深静脉血栓药物：膝关节置换术后应给予术后防止血栓的药物，推荐使用低分子肝素，部分凝血功能障碍的患者可以使用阿司匹林甚至仅使用物理方法防止血栓出现。
3. 止吐、抑酸药物：术后可以使用止吐、抑酸药物防止患者胃肠道功能障碍紊乱。

六、全膝关节置换患者护理规范

1. 全膝关节术后需要注意患者疼痛、伤口情况，局部可以使用冰敷减低疼痛与肿胀。关注患者伤口有无渗出，减少术后感染的发生率。
2. 全膝关节置换术后应早期鼓励患者进饮食，尽可能早期下地活动，同时防止在功能锻炼时发生摔倒等意外。

七、全膝关节置换患者营养治疗规范

1. 糖尿病的患者在全膝关节置换术围手术期需要采用合理的糖尿病饮食。
2. 全膝关节置换术后应鼓励患者早期正常饮食，注重合理的能量以及蛋白摄入。

八、全膝关节置换患者健康宣教

1. 接受全膝关节置换术的患者，医护人员术前即需要向其告知如何配合完善围手术期准备，包括但不限于血压和血糖的控制、戒烟和戒酒、术前有条件应该进行沐浴等。
2. 术前即应鼓励患者学习如何进行功能锻炼，减少术后僵直的发生率。
3. 术后应告知患者如何锻炼膝关节周围肌肉力量，避免术后摔倒。
4. 术后应告知患者复查时间，鼓励患者定期复诊。
5. 全膝关节置换术前需对患者进行充分沟通，缓解患者的紧张、焦虑。

九、推荐表单

（一）医师表单

全膝关节置换临床路径医师表单

适用对象：第一诊断为膝关节骨性关节炎（ICD-10：M17），血清反应阳性类风湿关节炎（ICD-10：M05），类风湿关节炎（ICD-10：M06），膝关节僵硬（ICD-10：M25.607）
行膝关节置换术（ICD-9-CM-3：81.54）

患者姓名：	性别： 年龄： 门诊号：	住院号：
住院日期： 年 月 日	出院日期： 年 月 日	标准住院日：7~14天

时间	住院第1天	住院第2~4天 （术前日）	住院第2~5天 （手术日）
主要诊疗工作	□ 完成住院志，询问病史、体格检查、初步诊断 □ 完成首次病程记录 □ 完成住院病历 □ 上级医师查房、术前评估、确定诊断、手术日期 □ 完成上级医师查房记录 □ 开医嘱：常规化验、检查单	□ 上级医师查房 □ 继续完成检查及必要的会诊 □ 医师查房、手术前评估 □ 完成术前小结和上级医师查房记录 □ 签署手术知情同意书，向患者及家属交代术前注意事项 □ 手术准备 □ 麻醉医师访视患者进行评估，并签署麻醉同意书	□ 手术：膝关节置换术 □ 完成手术记录和术后当天的病程记录 □ 交代术中情况及注意事项 □ 麻醉医师术后随访 □ 交班前医师查看术后患者情况并记录交班
重点医嘱	**长期医嘱：** □ 骨科护理常规 □ 二级护理 □ 饮食 □ 既往内科基础疾病用药 **临时医嘱：** □ 血常规、尿常规；凝血功能；感染性疾病筛查；肝功能、肾功能+电解质+血糖；心肌酶；X线胸片、心电图；超声心动；肺功能 □ 单膝负重位X线片，双下肢全长X线片，膝关节侧位X线片 □ 膝关节CT及MRI（视情况而定） □ 根据病情：血管超声、血气分析，请相关科室会诊	**长期医嘱：** □ 骨科护理常规 □ 二级护理 □ 饮食 □ 内科基础疾病用药的调整 **临时医嘱：** □ 根据会诊要求开检查化验单 □ 术前医嘱：明日在____麻醉下行膝关节置换术 □ 术前禁食、禁水 □ 术前抗生素皮试 □ 术区备皮 □ 术中抗生素带入手术室 □ 术中抗凝药物带入手术室 □ 其他特殊医嘱	**长期医嘱：** □ 骨科护理常规 □ 一级护理 □ 饮食 □ 患肢抬高、制动 □ 抗生素 □ 抗凝药 □ 股神经管接镇痛泵 □ 镇痛药物 □ 内科基础疾病用药 **临时医嘱：** □ 今日在____麻醉下行膝关节置换术 □ 耗材计费 □ 补液（必要时） □ 镇痛药物 □ 抗生素 □ 伤口换药（必要时）
病情变异记录	□ 无 □ 有，原因： 1. 2.	□ 无 □ 有，原因： 1. 2.	□ 无 □ 有，原因： 1. 2.
医师签名			

时间	住院第 3~6 天 （术后第 1~3 天）	住院第 4~14 天 （术后第 2~10 天）
主要诊疗工作	□ 上级医师查房：进行患肢情况、并发症的评估 □ 完成日常病程记录、上级医师查房记录 □ 指导患者进行踝泵练习和股四头肌收缩练习，完成主动患侧直抬腿，指导患者下床，逐渐开始膝关节屈伸功能锻炼 □ 如果血红蛋白< 8.5g/dl，并结合患者一般情况，可以给予输血 400~800ml	□ 伤口换药 □ 复查术后 X 线片（膝关节正侧位、双下肢全长位） □ 主管医师查房，初步确定出院日期 □ 完成上级医师查房记录 □ 完成出院总结、病历首页的书写 □ 提前通知患者出院时间 □ 向患者及家属交代出院注意项、复查时间、拆线时间和康复程序
重点医嘱	**长期医嘱：** □ 运动医学术后护理常规 □ 二级护理 □ 饮食 □ 抗生素 □ 抗凝药物 □ 股神经管接镇痛泵 □ 镇痛药物 □ 内科基础疾病用药 **临时医嘱：** □ 根据情况：输血 400~800ml □ 伤口如果渗出，给予伤口换药	**长期医嘱：** □ 运动医学术后护理常规 □ 二级护理 □ 饮食 □ 抗生素 □ 抗凝药物 □ 股神经管推注局部麻醉药物 □ 镇痛药物 □ 内科基础疾病用药 **临时医嘱：** □ 根据情况：拔除股神经管 □ 复查术后 X 线片：膝关节正侧位、双下肢全长位 X 线片 □ 伤口换药 □ 出院带药：抗生素和必要消炎镇痛药物
病情变异记录	□ 无　□ 有，原因： 1. 2.	□ 无　□ 有，原因： 1. 2.
医师签名		

（二）护士表单

全膝关节置换临床路径护士表单

适用对象：第一诊断为膝关节骨性关节炎（ICD-10：M17），血清反应阳性类风湿关节炎（ICD-10：M05），类风湿关节炎（ICD-10：M06），膝关节僵硬（ICD-10：M25.607）
行膝关节置换术（ICD-9-CM-3：81.54）

患者姓名：	性别：　　年龄：　　门诊号：	住院号：
住院日期：　　年　月　日	出院日期：　　年　月　日	标准住院日：7~14 天

时间	住院第 1 天	住院第 2~4 天 （术前日）	住院第 2~5 天 （手术日）
健康宣教	□ 高血压，糖尿病的控制 □ 戒烟、戒酒 □ 指导功能锻炼	□ 术区皮肤准备，沐浴、更衣等	□ 疼痛处理宣教 □ 饮食宣教
护理处置	□ 入院介绍 □ 术前心理护理 □ 处置医嘱并执行	□ 术前心理护理 □ 处置术前医嘱	□ 向患者交代术后注意事项 □ 执行术后医嘱
基础护理	□ 指导患者完成相关检查 □ 按时巡视病房 □ 认真交接班	□ 指导患者完成术前准备 □ 按时巡视病房 □ 认真交接班	□ 记录患者病情变化 □ 按时巡视病房 □ 认真交接班
专科护理	□ 护理查体 □ 术前指导功能锻炼 □ 需要时，填写跌倒及压疮防范表 □ 需要时，请家属陪伴 □ 确定饮食种类 □ 心理护理	□ 术前指导功能锻炼 □ 遵医嘱完成相关检查 □ 心理护理	□ 遵医嘱予补液 □ 病情观察 □ 患者全身情况 □ 局部肢体血运、肿胀情况 □ 心理护理
重点医嘱	□ 详见医嘱单	□ 详见医嘱单	□ 详见医嘱单
病情变异记录	□ 无　□ 有，原因： 1. 2.	□ 无　□ 有，原因： 1. 2.	□ 无　□ 有，原因： 1. 2.
护士签名			

时间	住院第 3~6 天 （术后第 1~3 天）	住院第 4~14 天 （术后第 2~10 天）
健康宣教	□ 功能锻炼宣教	□ 功能锻炼宣教 □ 术后复查
护理处置	□ 指导患者功能锻炼 □ 术后心理，生活护理	□ 指导患者功能锻炼 □ 术后心理，生活护理
基础护理	□ 按时巡视病房 □ 认真交接班	□ 按时巡视病房 □ 出院指导
专科护理	□ 遵医嘱予补液 □ 病情观察 □ 患者全身情况 □ 局部肢体血运、肿胀情况 □ 心理护理 □ 指导功能锻炼	□ 出院宣教 □ 病情观察 □ 患者全身情况 □ 局部肢体血运、肿胀情况 □ 心理护理 □ 指导功能锻炼
重点医嘱	□ 详见医嘱单	□ 详见医嘱单
病情变异记录	□ 无 □ 有，原因： 1. 2.	□ 无 □ 有，原因： 1. 2.
护士签名		

（三）患者表单

全膝关节置换临床路径患者表单

适用对象：第一诊断为膝关节骨性关节炎（ICD-10：M17），血清反应阳性类风湿关节炎（ICD-10：M05），类风湿关节炎（ICD-10：M06），膝关节僵硬（ICD-10：M25.607）

行膝关节置换术（ICD-9-CM-3：81.54）

患者姓名：	性别：　　年龄：　　门诊号：	住院号：
住院日期：　　年　月　日	出院日期：　　年　月　日	标准住院日：7~14 天

时间	入院	手术前	手术日
医患配合	□ 配合询问病史、收集资料，请务必详细告知既往史、用药史、过敏史 □ 配合进行体格检查 □ 配合进行提前戒烟、戒酒 □ 有任何不适请告知医师	□ 配合完善手术前相关检查、化验，如采血、留尿、心电图、X 线胸片 □ 医师与患者及家属介绍病情及手术前签字	□ 配合完善相关检查、化验，如采血、留尿 □ 配合医师进行手术
护患配合	□ 配合测量体温、脉搏、呼吸 3 次，血压、体重 1 次 □ 配合完成入院护理评估（简单询问病史、过敏史、用药史） □ 接受入院宣教（环境介绍、病室规定、订餐制度、贵重物品保管等） □ 配合执行探视和陪伴制度 □ 有任何不适请告知护士	□ 配合测量体温、脉搏、呼吸 3 次，询问大便次数 1 次 □ 接受手术前宣教 □ 接受饮食宣教 □ 接受药物宣教	□ 配合测量体温、脉搏、呼吸 3 次，询问大便次数 1 次 □ 送手术室前，协助完成核对，带齐影像资料及用药 □ 返回病房后，配合接受生命体征的监测 □ 配合检查意识（全身麻醉者） □ 配合缓解疼痛 □ 接受手术后宣教 □ 接受饮食宣教接受药物宣教 □ 有任何不适请告知护士
饮食	□ 遵医嘱饮食	□ 遵医嘱饮食	□ 手术前禁食、禁水 □ 手术后，根据医嘱 2 小时后试饮水，无恶心、呕吐进少量流质饮食或者半流质饮食
排泄	□ 正常排尿便	□ 正常排尿便	□ 正常排尿便
活动	□ 遵医嘱活动	□ 遵医嘱活动	□ 遵医嘱活动

时间	手术后	出院日
医患配合	□ 配合局部检查 □ 配合完善术后检查，如采血、影像学等 □ 配合进行功能锻炼	□ 接受出院前指导 □ 知道复查程序 □ 获取出院诊断书
护患配合	□ 配合定时监测生命体征，每日询问大便次数 □ 配合检查伤口 □ 接受输液、服药等治疗 □ 接受进食、进水、排便等生活护理 □ 配合活动，预防皮肤压力伤 □ 注意活动安全，避免坠床或跌倒 □ 配合执行探视及陪伴	□ 接受出院宣教 □ 办理出院手续 □ 获取出院带药 □ 知道服药方法、作用、注意事项 □ 知道复印病历程序
饮食	□ 遵医嘱饮食	□ 遵医嘱饮食
排泄	□ 正常排尿便	□ 正常排尿便
活动	□ 遵医嘱活动	□ 遵医嘱活动

附：原表单（2016年版）

全膝关节置换临床路径表单

适用对象：第一诊断为严重骨性关节炎，严重类风湿关节炎，其他原因导致的严重关节炎，严重膝关节僵直

行膝关节置换术

患者姓名：	性别：　　年龄：　　门诊号：	住院号：
住院日期：　　年　月　日	出院日期：　　年　月　日	标准住院日：7~14天

时间	住院第1天	住院第2~4天 （术前日）	住院第2~5天 （手术日）
主要诊疗工作	□ 完成住院志，询问病史、体格检查、初步诊断 □ 完成首次病程记录 □ 完成住院病历 □ 上级医师查房、术前评估、确定诊断、手术日期 □ 完成上级医师查房记录 □ 开医嘱：常规化验、检查单	□ 上级医师查房 □ 继续完成检查及必要的会诊 □ 医师查房、手术前评估 □ 完成术前小结和上级医师查房记录 □ 签署手术知情同意书，向患者及家属交代术前注意事项 □ 手术准备 □ 麻醉医师访视患者进行评估，并签署麻醉同意书	□ 手术：膝关节置换术 □ 完成手术记录和术后当天的病程记录 □ 交代术中情况及注意事项 □ 麻醉医师术后随访 □ 交班前医师查看术后患者情况并记录交班
重点医嘱	**长期医嘱：** □ 骨科护理常规 □ 二级护理 □ 饮食 □ 既往内科基础疾病用药 **临时医嘱：** □ 血常规、尿常规；凝血功能；感染性疾病筛查；肝功能、肾功能+电解质+血糖；心肌酶；X线胸片、心电图；超声心动；肺功能 □ 单膝负重位X线片，双下肢全长X线片，膝关节侧位X线片 □ 膝关节CT及MRI（视情况而定） □ 根据病情：血管超声、血气分析，请相关科室会诊	**长期医嘱：** □ 骨科护理常规 □ 二级护理 □ 饮食 □ 内科基础疾病用药的调整 **临时医嘱：** □ 根据会诊要求开检查化验单 □ 术前医嘱：明日在____麻醉下行膝关节置换术 □ 术前禁食、禁水 □ 术前抗生素皮试 □ 术区备皮 □ 术中抗生素带入手术室 □ 术中抗凝药物带入手术室 □ 其他特殊医嘱	**长期医嘱：** □ 骨科护理常规 □ 一级护理 □ 饮食 □ 患肢抬高、制动 □ 抗生素 □ 抗凝药 □ 股神经管接镇痛泵 □ 镇痛药物 □ 内科基础疾病用药 **临时医嘱：** □ 今日在____麻醉下行膝关节置换术 □ 耗材计费 □ 补液（必要时） □ 镇痛药物 □ 抗生素 □ 伤口换药（必要时）
主要护理工作	□ 入院介绍 □ 完成护理评估并记录 □ 处理医嘱、并执行 □ 健康宣教 □ 指导患者到相关科室进行检查心电图、X线胸片等 □ 按时巡视病房 □ 认真完成交接班	□ 常规护理 □ 术前心理护理（紧张、焦虑） □ 术前备皮、沐浴、更衣、灌肠 □ 术前物品准备 □ 完成护理记录 □ 完成责任制护理记录 □ 认真完成交接班 □ 按时巡视病房	□ 观察患者病情变化：生命体征，足背动脉搏动，患肢皮肤温度、感觉及运动情况，如有异常通知医师 □ 向患者交代术后注意事项 □ 术后生活及心理护理 □ 处理执行医嘱 □ 完成责任制护理 □ 按时巡视病房认真完成交接班

续　表

时间	住院第 1 天	住院第 2~4 天 （术前日）	住院第 2~5 天 （手术日）
病情变异记录	□ 无　□ 有，原因： 1. 2.	□ 无　□ 有，原因： 1. 2.	□ 无　□ 有，原因： 1. 2.
护士签名			
医师签名			

时间	住院第 3~6 天 （术后第 1~3 天）	住院第 4~14 天 （术后第 2~10 天）
主要诊疗工作	□ 上级医师查房：进行患肢情况、并发症的评估 □ 完成日常病程记录、上级医师查房记录 □ 指导患者进行踝泵练习和股四头肌收缩练习，完成主动患侧直抬腿，指导患者下床 □ 如果血红蛋白< 8.5g/dl，并结合患者一般情况，可以给予输血 400~800ml	□ 伤口换药 □ 复查术后 X 线片（膝关节正侧位、双下肢全长位） □ 主管医师查房，初步确定出院日期 □ 完成上级医师查房记录 □ 完成出院总结、病历首页的书写 □ 提前通知患者出院时间 □ 向患者及家属交代出院注意项、复查时间、拆线时间和康复程序
重点医嘱	**长期医嘱：** □ 运动医学术后护理常规 □ 二级护理 □ 饮食 □ 抗生素 □ 抗凝药物 □ 股神经管接镇痛泵 □ 镇痛药物 □ 内科基础疾病用药 **临时医嘱：** □ 根据情况：输血 400~800ml □ 伤口如果渗出，给予伤口换药	**长期医嘱：** □ 运动医学术后护理常规 □ 二级护理 □ 饮食 □ 抗生素 □ 抗凝药物 □ 股神经管推注局部麻醉药物 □ 镇痛药物 □ 内科基础疾病用药 **临时医嘱：** □ 根据情况：拔除股神经管 □ 复查术后 X 线片：膝关节正侧位、双下肢全长位 X 线片 □ 伤口换药 □ 出院带药：抗生素和必要消炎镇痛药物
主要护理工作	□ 协助康复医师完成下列康复：①踝泵；②股四头肌收缩和放松；③直抬腿；④下地 □ 协助医师伤口换药 □ 协助患者持拐下地行走 □ 处理执行医嘱 □ 术后心理、生活护理 □ 完成病情观察护理记录 □ 认真完成交接班	□ 协助医师伤口换药 □ 协助康复医师指导患者下床活动 □ 出院指导 □ 协助家属办理出院手续
病情变异记录	□ 无 □ 有，原因： 1. 2.	□ 无 □ 有，原因： 1. 2.
护士签名		
医师签名		

第七十四章

膝内翻临床路径释义

【医疗质量控制指标】

指标一、术前评估。

指标二、围手术期预防性抗菌药物使用情况。

指标三、预防性抗菌药物种类选择。

指标四、首剂抗菌药物使用起始时间。

指标五、术中追加抗菌药物情况。

指标六、预防性抗菌药物停药时间。

指标七、术前进行 Caprini 血栓风险因素评估情况。

指标八、术前与术后实施预防深静脉血栓情况。

指标九、输血量。

指标十、手术后康复治疗情况。

指标十一、术后并发症与再手术情况。

指标十二、住院期间为患者提供术前、术后健康教育情况。

一、膝内翻行胫骨高位截骨术编码

1. 原编码

疾病名称及编码：膝关节膝内翻畸形（ICD-10：M21.103/Q74.104/E64.302）

手术操作名称及编码：胫骨高位截骨术（ICD-9-CM-3：77.2701）

2. 修改编码

疾病名称及编码：膝内翻（ICD-10：M21.104/Q74.101）

手术操作名称及编码：胫骨上端楔形截骨内固定或外固定术（ICD-9-CM-3：77.27）

二、临床路径检索方法

M21.104/Q74.101 伴 77.27

三、国家医疗保障疾病诊断相关分组（CHS-DRG）

MDCI　肌肉、骨骼疾病及功能障碍

IV1　除脊柱外先天性骨骼肌肉系统疾患

四、膝内翻行胫骨高位截骨术临床路径标准住院流程

（一）适用对象

第一诊断为膝内翻（ICD-10：M21.104/Q74.101），行胫骨上端楔形截骨内固定或外固定术（ICD-9-CM-3：77.27）。

释义

■ 膝内翻编码参见第一部分。

■ 膝关节内翻畸形是指由于骨骼发育异常形成下肢向外的弓形，表现为双足并拢站立时双膝关节不能接触。膝关节内翻畸形多来源于胫骨近端，也可来源于胫骨中段或股骨，此处特指由于胫骨近端内翻导致的膝关节内翻畸形。

■ 胫骨上端楔形截骨术包括外侧闭合楔形截骨或内侧开放楔形截骨，多采用钢板内固定，也可因骨质等情况选择外固定。

（二）诊断依据

根据《临床诊疗指南·骨科分册》（中华医学会编著，人民卫生出版社，2009年），《外科学（下册）》（8年制和7年制临床医学专用教材，赵玉沛、陈孝平主编，人民卫生出版社，2015年）。

1. 病史：膝内翻畸形，伴或不伴有关节痛。
2. 体格检查：膝关节活动正常，关节稳定，内翻畸形。
3. 辅助检查：X线检查发现膝内翻畸形，内侧关节间隙无明显狭窄，X线正位片测量胫骨MPTA≤85°。

释义

■ 部分患者可无明显膝关节疼痛，或仅于劳累后出现，休息后可缓解。关节活动度需重点检查有无屈曲畸形，关节稳定性需重点检查有无外侧松弛及膝反屈。MPTA指胫骨近端内侧角，即胫骨平台连线与胫骨机械轴的内侧夹角。X线检查除MPTA≤85°以外，还应关注关节间隙狭窄程度及骨赘形成。

（三）选择治疗方案的依据

根据《临床诊疗指南·骨科分册》（中华医学会编著，人民卫生出版社，2009年），《外科学（下册）》（8年制和7年制临床医学专用教材，赵玉沛、陈孝平主编，人民卫生出版社，2015年）。

1. 膝关节内翻畸形。
2. 膝关节内侧单间室轻度病变。
3. 膝关节屈曲活动>90°。
4. 膝关节屈曲挛缩<5°。
5. 年龄一般在60岁以下。
6. 可以选择钢板内固定，也可根据具体情况选择外固定或者其他内固定形式。

释义

■ 膝关节内翻畸形导致内侧间室过度受力，矫正力线有利于改善应力分布。如病变同时累及外侧间室或髌股关节，矫正力线并不能缓解关节疼痛症状，故不适合进行截骨手术。膝关节活动度较小的患者多数伴有骨赘形成、关节间隙明显狭窄等较严重骨关节炎表现，亦不适合进行截骨手术。截骨手术一般选择活动量较大、年龄较轻的患者，但年龄并非绝对标准。手术一般选择钢板内固定，也可视固定的稳定情况加用石膏或支具外固定，极少数情况下（如皮肤条件太差）用外固定架固定。对于存在患侧肢体明显短缩的病例，可选择外固定架固定，同时进行肢体延长，但存在角度丢失、截骨不愈合、神经血管损伤等风险。

（四）标准住院日≤16 天

释义

■ 有条件的医院可在征得患者同意后，在门诊完成术前检查以缩短住院时间，术后观察伤口无红肿渗液、复查 X 线片及内固定物位置良好即可出院。

（五）进入路径标准

1. 第一诊断必须符合 ICD-10：M21. 103 /Q74. 104/E64. 302 膝内翻畸形疾病编码。
2. 膝内翻畸形、膝关节单间室受累。
3. 除外膝关节及周围感染、严重的膝关节不稳、髌股关节骨关节炎、膝关节严重屈曲畸形。
4. 当患者合并其他疾病，但住院期间不需要特殊处理也不影响第一诊断的临床路径流程实施时，可以进入路径。
5. X 线正位片测量胫骨 MPTA≤85°。

释义

■ 如患者同时存在外侧间室或髌股关节病变，不适合行胫骨高位截骨术。活动感染为此类手术绝对禁忌。严重的膝关节不稳、髌股关节骨关节炎及膝关节屈曲畸形患者无法在术后得到无痛、稳定、功能良好的关节，故不适合截骨手术。如 MPTA＞85°，说明胫骨近端无明显关节外内翻畸形，故不适合行胫骨高位截骨术。

（六）术前准备（术前评估）3~5 天

1. 必需的检查项目
（1）血常规、血型（ABO 血型+Rh 因子）、尿常规。
（2）肝功能、肾功能、凝血功能检查、感染性疾病筛查（乙型肝炎、丙型肝炎、梅毒、艾滋病）。
（3）胸部 X 线平片、心电图。
（4）手术部位 X 线检查：患侧膝关节正侧位片及双下肢站立位全长片。
2. 根据患者病情可选择的检查项目：如手术部位 CT 检查、血气分析、肺功能检查、超声心动图、双下肢血管彩色超声等。

释义

■ 如膝关节存在复杂畸形或可疑存在骨缺损，可行CT检查。老年、活动量小或既往有心肺疾病或血栓性疾病病史患者需有针对性选择血气分析、肺功能检查、超声心动图、双下肢血管彩色超声等。术前双下肢站立位全长片检查非常重要，通过这项检查，可以评估下肢整体力线，也可明确是否合并下肢其他部位畸形，且通过下肢全长片进行截骨量或撑开角度的术前设计更为准确。

（七）预防性抗菌药物选择与使用时机

1. 按照《抗菌药物临床应用指导原则（2015年版）》（国卫办医发〔2015〕43号）执行，并根据患者的病情决定抗菌药物的选择与使用时间。建议使用第一、第二代头孢菌素类，如头孢唑林、头孢呋辛，对于感染高危患者或者其他药物过敏患者，也可以使用万古霉素进行预防。

2. 术前30分钟预防性用抗菌药物；手术超过3小时加用1次抗菌药物。

释义

■ 骨与关节手术感染多为革兰阳性球菌，故首选第一、第二代头孢菌素类作为预防用药，不需联合用药。

■ 抗菌药物应在术前30分钟、上止血带之前输注完毕，使手术切口暴露时局部组织中已达到足以杀灭手术过程中入侵切口细菌的药物浓度。

（八）手术日为入院第4~6天

1. 麻醉方式：椎管内麻醉或全身麻醉。

2. 手术方式：胫骨上端楔形截骨内固定或外固定术。

3. 手术内植物：T形钢板或角钢板、U形钢板内固定，或外固定支架固定、螺钉、异体骨、人工骨。

4. 术中用药：麻醉用药、抗菌药、术中止血药物等。

（1）抗菌药物使用：按照《抗菌药物临床应用指导原则（2015年版）》（国卫办医发〔2015〕43号）执行，并根据患者的病情决定抗菌药物的选择与使用时间。建议使用第一、第二代头孢菌素类，如头孢唑林、头孢呋辛，对于感染高危患者或者其他药物过敏患者，也可以使用万古霉素进行预防。

（2）氨甲环酸可以减少术中术后出血，可以静脉使用也可以局部使用。

5. 输血：视术中具体情况而定。

释义

■ 应根据患者具体情况选择麻醉方式，尽可能选择全身影响小的麻醉方式。

■ 截骨方式包括外侧闭合楔形截骨和内侧开放楔形截骨，内侧开放楔形截骨对固定材料要求更高，一般采用双平面截骨以增加截骨面接触面积，如撑开角度较大，可以选择取自体髂骨植骨或人工骨植骨。截骨后一般用钢板内固定，也可用外固定架固定。截骨要求尽可能保留对侧合页，如合页保留不好建议用锁定钢板固定。

■ 氨甲环酸可有效减少骨科手术术中或术后出血，但其应用方式目前并无统一的应用方法，可局部应用，也可静脉滴注，也可两种方式合用，且并不增加术后下肢深静脉血栓的风险，不需改变术后血栓预防策略。

（九）术后住院恢复6~10天

1. 必须复查的项目：血常规、手术部位X线检查。
2. 必要时复查的项目：肝功能、肾功能、D-二聚体、下肢深静脉B超等。
3. 术后用药

（1）抗菌药物使用：按照《抗菌药物临床应用指导原则（2015年版）》（国卫办医发〔2015〕43号）执行，并根据患者的病情决定抗菌药物的选择与使用时间。建议使用第一、第二代头孢菌素类，如头孢唑林、头孢呋辛，过敏者可使用克林霉素。

（2）术后镇痛：参照《骨科常见疼痛的处理专家建议》（《中华骨科杂志》2008年1月.28卷.1期）。

（3）其他药物：消肿、促骨折愈合等。

4. 功能锻炼。

释义

■ 术后可根据恢复情况适当缩短住院天数。

■ 至少在术后第1天或第2天复查一次血常规，以了解有无明显贫血、白细胞计数增多等异常情况。术后必须复查手术部位正侧位X线片，重点检查下肢力线、截骨面对合情况、内固定位置等，有条件的医院可以加做下肢全长X线片以更好地判断下肢力线。

■ 如患者既往有肝病或肾病病史，或术后出现少尿、下肢或眼睑水肿等情况，应复查肝功能、肾功能。如术后患肢肿胀明显，应复查D-二聚体或下肢深静脉彩超以除外血栓形成。

■ 选择抗菌药物时要根据手术部位的常见病原菌、患者病理生理状况、抗菌药物的抗菌谱、抗菌药物的药动学特点、抗菌药物的不良反应等综合考虑。原则上应选择相对抗菌谱广、效果肯定、安全及价格相对低廉的抗菌药物。

■ 多模式镇痛可有效缓解术后疼痛，包括局部冰敷、股神经置管、口服非甾体抗炎镇痛药或复方镇痛药、单次注射哌替啶等强效镇痛药等。值得关注的是术后口服非甾体抗炎镇痛药有诱发应激性溃疡的风险。

■ 如术后肿胀明显，可口服消肿药物1~2周。

■ 如固定良好，应鼓励患者早期非负重活动，包括肌肉收缩、屈伸关节。单侧手术如身体情况允许可拄双拐、患肢免负重行走，双侧同时手术建议至少6周后拄双拐行走。

（十）出院标准

1. 体温正常，血常规无明显异常。
2. 伤口无感染征象、外固定针道无渗液（或可在门诊处理的伤口情况）。
3. 术后X线片显示截骨矫形角度及固定满意。

4. 无需要住院处理的并发症和/或合并症。

释义

■ 体温高应首先应考虑有无感染可能，可结合血常规、局部伤口情况及患者主诉综合分析。应当注意明显贫血、伤口局部血肿吸收也是发热的原因，但体温一般不高于39℃。

■ 出院前应仔细观察伤口情况，确定伤口无明显红肿、持续渗液方可出院。出院前还应再次确认截骨角度和固定效果满意。

（十一）变异及原因分析

1. 并发症：伴有其他部位损伤，如腓总神经损伤、血肿引起体温增高或感染等，导致术前检查和准备时间延长。
2. 合并症：如术前存在一些合并症如骨质疏松、糖尿病、心脑血管疾病等，截骨后合并症可能加重，需同时治疗，导致住院时间延长和住院费用增加。
3. 内植物选择：根据畸形严重程度、截骨类型可选择适当的内植物或外固定器械，可能导致治疗费用的差别。

释义

■ 因并发症、合并症延长住院时间或明显增加治疗费用则归类为变异，如对住院时间和治疗费用无明显影响，则不应归类于变异。

五、膝内翻临床路径给药方案

【用药选择】

1. 术前治疗基础疾病的药物应继续规律应用。
2. 术中抗菌药物应于术前30分钟滴注，骨关节感染以革兰阳性球菌为主，故首选第一、第二代头孢菌素类，若皮试阴性可选用头孢曲松。

【药学提示】

已知对磺胺类药物过敏患者禁用帕瑞昔布。

【注意事项】

术后应避免注射用非甾类镇痛药与口服非甾类镇痛药合用，以免增加胃肠道不良事件风险。

六、膝内翻患者护理规范

1. 一般护理：监测生命体征。监测患者术后排尿情况，及时发现并处理尿潴留。协助患者翻身，防止压疮。
2. 手术部位护理：疼痛监测。观察敷料渗血情况，妥善固定引流管，防止脱落，记录引流量及引流液性状、颜色。观察患侧肢体肿胀情况，观察并记录患侧肢体末端血运，感觉和活动。

七、膝内翻患者营养治疗规范

1. 营养风险筛查：①NRS 2002评分＜3分者，需1周后复筛。NRS 2002评分≥3分者，应进

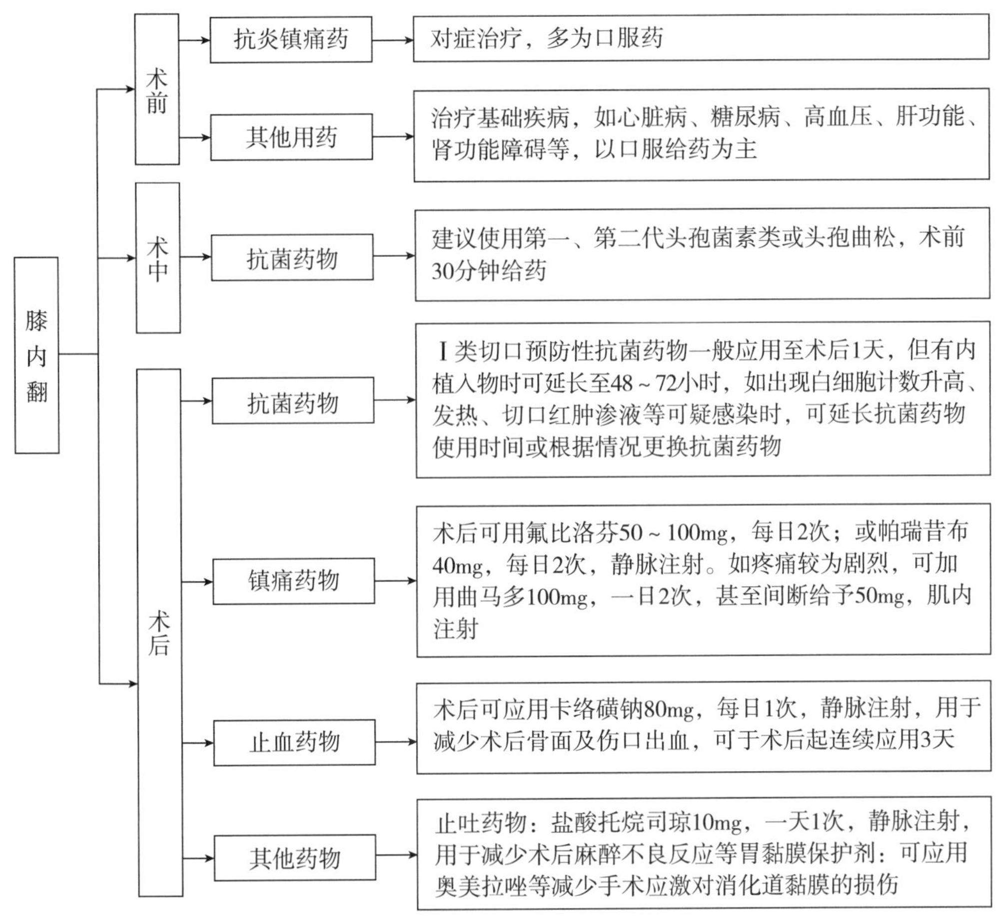

一步进行营养评估并给予积极的营养干预。②NRS 2002 评分＜3 分者，合理饮食，平衡膳食。如有内科合并症，应根据合并症的营养治疗原则给予相应治疗膳食，积极控制合并症。③NRS 2002评分≥3 分者，根据营养诊断，给予个体化营养干预。以适宜的热量、脂肪，充足的蛋白质、维生素和矿物质为原则。能量供给标准为 25～35kcal/kg 标准体重，建议根据患者年龄、性别、体重、身体活动水平个体化调整热量的摄入。碳水化合物供能比 45%～60%；蛋白质摄入量宜在 1.0～1.5g/kg 标准体重，若存在蛋白质代谢异常可酌情增加蛋白质摄入，最高至 2.0g/kg 标准体重，其中优质蛋白质不低于蛋白质总量的 1/3～1/2；脂肪供能比以 25%～35%为宜，适当提高膳食单不饱和脂肪酸及 ω-3 脂肪酸的摄入。如有内科合并症，营养素摄入应根据合并症的营养治疗原则进行调整。

2. 加速康复外科围手术期营养支持。术前予 12.5%碳水化合物饮品，术后早期恢复口服营养及补充蛋白质。推荐应用产品营养制剂以保证蛋白质摄入。术后饮食根据不同治疗时期选择饮食种类由流质饮食、半流质饮食逐步过渡至普通饮食等。饮食宜清淡，以温、热、软为佳，忌食生冷、肥甘、厚腻食物，限制刺激性食物、饮品及调味品。

3. 如经口进食量不足需要量的 50%～75%者，可提供口服营养营养补充剂，必要时给予管饲肠内营养补充或肠外营养补充。

八、膝内翻患者健康宣教

1. 切口管理：出院后应注意保持切口干燥，切口愈合过程中可能有少量渗血渗液，及时换药即可，如切口周围红肿疼痛，持续渗液或渗液量大，应回医院复诊。切口拆线不早于术后

14 天，也可适当推迟，如有糖尿病、营养不良、老年体弱等可能影响切口愈合的情况，可推迟到术后 21 天拆线。如切口愈合过程中出现持续渗液渗血，拆线时间应遵从医师建议。

2. 功能锻炼：术后可每日进行患侧膝关节屈伸活动及踝关节主动背伸活动，还需卧床做直腿抬高练习。可拄双拐下地行走，患肢部分负重，约 20kg，以不出现明显疼痛为宜。根据术后复查情况按医嘱决定何时可完全负重。康复过程中如出现疼痛或肢体肿胀明显加重，应及时复诊。

九、推荐表单

（一）医师表单

膝内翻胫骨高位截骨临床路径医师表单

适用对象：第一诊断为膝内翻畸形（ICD-10：M21.104/Q74.101）
行胫骨上端楔形截骨内固定或外固定术（ICD-9-CM-3：77.27）

患者姓名：	性别：　年龄：　门诊号：	住院号：
住院日期：　年　月　日	出院日期：　年　月　日	标准住院日：≤16 天

时间	住院第 1 天	住院第 2 天	住院第 3~5 天 （术前日）
主要诊疗工作	□ 询问病史及体格检查 □ 上级医师查房 □ 初步的诊断和治疗方案 □ 完成住院志、首次病程、上级医师查房等病历书写 □ 开检查单 □ 完成必要的相关科室会诊 □ 行患肢牵引或制动	□ 上级医师查房与术前评估 □ 确定诊断和手术方案 □ 完成上级医师查房记录 □ 实施所有需要检查的项目 □ 收集检查结果并评估病情 □ 请相关科室会诊	□ 上级医师查房，术前评估和决定手术方案 □ 完成上级医师查房记录等 □ 向患者和/或家属交代围手术期注意事项并签署手术知情同意书、输血同意书、委托书（患者本人不能签字时）、自费用品协议书 □ 麻醉医师查房并与患者和/或家属交代麻醉注意事项并签署麻醉知情同意书 □ 完成各项术前准备
重点医嘱	**长期医嘱：** □ 骨科护理常规 □ 一级/二级护理 □ 饮食 **临时医嘱：** □ 血常规、血型、尿常规 □ 凝血功能 □ 肝功能、肾功能 □ 感染性疾病筛查 □ 患侧膝关节正侧位片及双下肢站立位全长片 □ 胸部 X 线平片、心电图 □ 股骨全长正侧位（必要时） □ 根据病情：下肢血管超声、肺功能、超声心动图、血气分析	**长期医嘱：** □ 骨科护理常规 □ 一级/二级护理 □ 饮食 □ 患者既往内科基础疾病用药 **临时医嘱：** □ 根据会诊科室要求安排检查和检验 □ 镇痛等对症处理	**长期医嘱：** 同前日 □ **临时医嘱：** □ 术前医嘱：明日在椎管内麻醉或全身麻醉下行胫骨上端楔形截骨内固定或外固定术 □ 术前禁食、禁水 □ 术前用抗菌药物皮试 □ 术前留置导尿管（必要时） □ 术区备皮（必要时） □ 配血（必要时） □ 其他特殊医嘱
病情变异记录	□ 无　□ 有，原因： 1. 2.	□ 无　□ 有，原因： 1. 2.	□ 无　□ 有，原因： 1. 2.
医师签名			

时间	住院第 4~6 天 （手术日）	住院第 5~7 天 （术后第 1 天）	住院第 6~8 天 （术后第 2 天）
主要诊疗工作	□ 手术 □ 向患者和/或家属交代手术过程概况及术后注意事项 □ 术者完成手术记录 □ 完成术后病程 □ 上级医师查房 □ 麻醉医师查房 □ 观察有无术后并发症并作出相应处理	□ 上级医师查房 □ 完成常规病程记录 □ 观察伤口、引流量、体温、生命体征情况等并作出相应处理	□ 上级医师查房 □ 完成病程记录 □ 拔除引流管，伤口换药 □ 指导患者功能锻炼
重点医嘱	**长期医嘱：** □ 骨科术后护理常规 □ 一级护理 □ 饮食 □ 患肢抬高 □ 留置引流管并记引流量（病情需要时） □ 抗菌药物 □ 其他特殊医嘱 **临时医嘱：** □ 今日在椎管内麻醉或全身麻醉下行胫骨上端楔形截骨内固定或外固定术 □ 心电监测、吸氧（根据病情需要） □ 补液 □ 胃黏膜保护剂（必要时） □ 止吐、镇痛等对症处理 □ 急查血常规 □ 输血（根据病情需要）	**长期医嘱：** □ 骨科术后护理常规 □ 一级护理 □ 饮食 □ 患肢抬高 □ 留置引流管并记引流量（必要时） □ 抗菌药物 □ 其他特殊医嘱 **临时医嘱：** □ 复查血常规（必要时） □ 输血及/或补晶体、胶体液（根据病情需要） □ 换药 □ 镇痛等对症处理	**长期医嘱：** □ 骨科术后护理常规 □ 一级护理 □ 饮食 □ 患肢抬高 □ 抗菌药物 □ 其他特殊医嘱 **临时医嘱：** □ 复查血常规（必要时） □ 输血及或补晶体、胶体液（必要时） □ 换药，拔引流管 □ 镇痛等对症处理
病情变异记录	□ 无 □ 有，原因： 1. 2.	□ 无 □ 有，原因： 1. 2.	□ 无 □ 有，原因： 1. 2.
医师签名			

时间	住院第 7~9 天 （术后第 3 天）	住院第 8~10 天 （术后第 4 天）	住院第 9~16 天 （出院日）
主要诊疗工作	□ 上级医师查房 □ 住院医师完成病程记录 □ 伤口换药（必要时） □ 指导/辅助患者床上功能锻炼 □ 指导/辅助患者坐床边 □ 指导/辅助患者下地站立（部分负重）	□ 上级医师查房 □ 住院医师完成病程记录 □ 伤口换药（必要时） □ 指导/辅助患者从床上至下地功能锻炼	□ 上级医师查房，进行手术及伤口评估，确定有无手术并发症和切口愈合不良情况，明确是否出院 □ 完成出院志、病案首页、出院诊断证明书等病历 □ 向患者交代出院后的康复锻炼及注意事项，如复诊的时间、地点，发生紧急情况时的处理等
重点医嘱	**长期医嘱：** □ 骨科术后护理常规 □ 二级护理 □ 饮食 □ 患肢抬高外展中立位 □ 抗菌药物：如体温正常，伤口情况良好，无明显红肿时可以停止抗菌药物治疗 □ 抗凝 □ 下肢静脉泵（酌情） □ 其他特殊医嘱 **临时医嘱：** □ 复查血常规、尿常规、生化（必要时） □ 补液（必要时） □ 换药（必要时） □ 镇痛等对症处理	**长期医嘱：** □ 骨科术后护理常规 □ 二级护理 □ 饮食 □ 抗菌药物：如体温正常，伤口情况良好，无明显红肿时可以停止抗菌药物治疗 □ 抗凝 □ 其他特殊医嘱 □ **临时医嘱：** □ 复查血常规、尿常规、生化（必要时） □ 补液（必要时） □ 换药（必要时） □ 镇痛等对症处理	**出院医嘱：** □ 出院带药 □ 嘱____天后拆线换药（根据伤口愈合情况，预约拆线时间） □ 1 个月后门诊或康复科复查 □ 不适随诊
病情变异记录	□ 无　□ 有，原因： 1. 2.	□ 无　□ 有，原因： 1. 2.	□ 无　□ 有，原因： 1. 2.
医师签名			

（二）护士表单

膝内翻胫骨高位截骨临床路径护士表单

适用对象：第一诊断为膝内翻畸形（ICD-10：M21.104/Q74.101）
行胫骨上端楔形截骨内固定或外固定术（ICD-9-CM-3：77.27）

患者姓名：	性别： 年龄： 住院号：	门诊号：
住院日期： 年 月 日	出院日期： 年 月 日	标准住院日：≤16 天

时间	住院第 1 天	住院第 2 天	住院第 3~5 天 （术前日）
健康宣教	入院宣教： □ 介绍主管医师、护士 □ 介绍环境、设施 □ 介绍住院注意事项 □ 介绍探视和陪伴制度 □ 介绍贵重物品制度	□ 告知术前检查注意事项	术前宣教： □ 告知术前准备及术后注意事项 □ 告知术后饮食 □ 加强沟通，减轻患者紧张情绪
护理处置	□ 核对患者，佩戴腕带 □ 建立入院护理病历 □ 协助患者留取各种标本 □ 协助患者完成各项检查	□ 协助患者完成各项检查 □ 遵医嘱监测血压、血糖	□ 遵医嘱完成各项术前准备
基础护理	二级护理： □ 晨晚间护理 □ 排泄管理 □ 患者安全管理	二级护理： □ 晨晚间护理 □ 排泄管理 □ 患者安全管理	二级护理： □ 晨晚间护理 □ 排泄管理 □ 患者安全管理
专科护理	□ 护理查体 □ 病情观察 □ 需要时，填写跌倒及压疮防范表 □ 需要时，请家属陪伴 □ 确定饮食种类 □ 心理护理	□ 病情观察 □ 遵医嘱完成相关检查 □ 心理护理 □ 指导手术切口周围皮肤清洁	□ 护理查体 □ 心理护理
重点医嘱	□ 详见医嘱执行单	□ 详见医嘱执行单	□ 详见医嘱执行单
病情变异记录	□ 无 □ 有，原因： 1. 2.	□ 无 □ 有，原因： 1. 2.	□ 无 □ 有，原因： 1. 2.
护士签名			

时间	住院第 4~6 天 （手术日）	住院第 5~7 天 （术后第 1 天）	住院第 6~8 天 （术后第 2 天）
健康宣教	**手术当日宣教：** □ 告知患者术前及术后禁食要求 □ 指导患者开始术后功能锻炼	**手术后宣教：** □ 指导术后功能锻炼 □ 指导术后用药	**手术后宣教：** □ 指导术后功能锻炼 □ 指导术后用药
护理处置	□ 送患者，核对患者资料及术中带药 □ 接患者，核对患者资料，监测生命体征，检查引流管通常情况	□ 监测并记录生命体征 □ 记录引流量 □ 监测血糖（必要时）	□ 监测并记录生命体征 □ 记录引流量 □ 监测血糖（必要时）
基础护理	**一级护理：** □ 晨晚间护理 □ 排泄管理 □ 患者安全管理	**一级/二级护理：** □ 晨晚间护理 □ 排泄管理 □ 患者安全管理	**二级护理：** □ 晨晚间护理 □ 排泄管理 □ 患者安全管理
专科护理	□ 遵医嘱补液、抗炎等治疗 □ 检查肢体活动和血运	□ 病情观察 □ 协助医师进行伤口管理 □ 护理查体 □ 心理护理	□ 病情观察 □ 协助医师进行伤口管理 □ 护理查体 □ 心理护理
重点医嘱	□ 详见医嘱执行单	□ 详见医嘱执行单	□ 详见医嘱执行单
病情变异记录	□ 无　□ 有，原因： 1. 2.	□ 无　□ 有，原因： 1. 2.	□ 无　□ 有，原因： 1. 2.
护士签名			

时间	住院第 7~9 天 （术后第 3 天）	住院第 8~10 天 （术后第 4 天）	住院第 9~16 天 （出院日）
健康宣教	手术后宣教： □ 指导术后功能锻炼 □ 指导术后用药	手术后宣教： □ 指导术后功能锻炼 □ 指导术后用药	出院宣教： □ 告知复查时间及流程 □ 告知居家康复方法 □ 告知服药方法 □ 指导办理出院手续
护理处置	□ 测量并记录生命体征 □ 监测血糖（必要时）	□ 测量并记录生命体征 □ 监测血糖（必要时）	□ 办理出院手续 □ 指导并协助患者转运
基础护理	二级护理： □ 晨晚间护理 □ 排泄管理 □ 患者安全管理	一级/二级护理： □ 晨晚间护理 □ 排泄管理 □ 患者安全管理	二级护理： □ 患者安全管理
专科护理	□ 病情观察 □ 协助医生进行伤口管理 □ 护理查体 □ 心理护理	□ 病情观察 □ 协助医生进行伤口管理 □ 护理查体 □ 心理护理	□ 病情观察 □ 伤口愈合情况 □ 出院指导 □ 心理护理
重点医嘱	□ 详见医嘱执行单	□ 详见医嘱执行单	□ 详见医嘱执行单
病情变异记录	□ 无 □ 有，原因： 1. 2.	□ 无 □ 有，原因： 1. 2.	□ 无 □ 有，原因： 1. 2.
护士签名			

（三）患者表单

膝内翻胫骨高位截骨临床路径患者表单

适用对象：第一诊断为膝内翻畸形（ICD-10：M21.104/Q74.101）
行胫骨上端楔形截骨内固定或外固定术（ICD-9-CM-3：77.27）

患者姓名：	性别：　　年龄：　　住院号：	门诊号：
住院日期：　　年　月　日	出院日期：　　年　月　日	标准住院日：≤16 天

时间	入院	术前	手术日
医患配合	□ 配合询问病史、收集资料，详细告知既往史、用药史、过敏史 □ 配合进行体格检查 □ 完成术前各项检查及抽血化验	□ 医生与患者及家属交代病情、手术方案，签署手术同意书等相关文书	□ 按医嘱禁食、禁水 □ 配合麻醉医师进行麻醉 □ 手术时配合医师摆体位 □ 术中及术后不适及时告知医师
护患配合	□ 配合测量体温、脉搏、呼吸、血压、身高、体重 □ 配合完成入院护理评估单（简单询问病史、过敏史、用药史） □ 接受入院宣教（环境介绍、病室规定、订餐制度、贵重物品保管等） □ 配合执行探视和陪伴制度	□ 配合完成各项术前准备，备皮、抗生素皮试等 □ 配合标记手术侧别 □ 配合护士进行术前心理护理	□ 配合进行术后各项生命体征监测 □ 配合查看肢体血运、活动、感觉等情况 □ 配合查看敷料包扎情况
饮食	□ 正常饮食，或遵医嘱低糖、低盐饮食	□ 正常饮食，或遵医嘱低糖、低盐饮食	□ 术前禁饮食，术后 6 小时内禁饮食
排泄	□ 正常排尿便	□ 正常排尿便	□ 床上排尿便
活动	□ 正常活动	□ 正常活动	□ 适当活动，注意休息

时间	术后	出院日
医患配合	□ 配合进行伤口换药 □ 遵医嘱进行功能锻炼	□ 接受出院指导、康复方案等 □ 知道复查时间和程序 □ 获取诊断证明书
护患配合	□ 配合生命体征监测 □ 配合术后抽血化验 □ 完成术后 X 线检查 □ 完成下肢深静脉彩超检查（必要时）	□ 接受出院宣教 □ 办理出院手续 □ 获取出院带药 □ 了解服药方法、作用、注意事项 □ 知道病历复印程序
饮食	□ 正常饮食，或遵医嘱低糖、低盐饮食，避免油腻食物	□ 正常饮食，或遵医嘱低糖、低盐饮食，避免油腻食物
排泄	□ 正常排尿便	□ 正常排尿便
活动	□ 拄拐活动，部分负重	□ 拄拐活动，部分负重

附：原表单（2019年版）

膝内翻胫骨高位截骨临床路径表单

适用对象：第一诊断为膝内翻畸形（ICD-10：M21.104/Q74.101）
行胫骨上端楔形截骨内固定或外固定术（ICD-9-CM-3：77.27）

患者姓名：	性别： 年龄： 门诊号：	住院号：
住院日期： 年 月 日	出院日期： 年 月 日	标准住院日：≤16天

时间	住院第1天	住院第2天	住院第3~5天（术前日）
主要诊疗工作	□ 询问病史及体格检查 □ 上级医师查房 □ 初步的诊断和治疗方案 □ 完成住院志、首次病程、上级医师查房等病历书写 □ 开检查单 □ 完成必要的相关科室会诊 □ 行患肢牵引或制动	□ 上级医师查房与术前评估 □ 确定诊断和手术方案 □ 完成上级医师查房记录 □ 实施所有需要检查的项目 □ 收集检查结果并评估病情 □ 请相关科室会诊	□ 上级医师查房，术前评估和决定手术方案 □ 完成上级医师查房记录等 □ 向患者和/或家属交代围手术期注意事项并签署手术知情同意书、输血同意书、委托书（患者本人不能签字时）、自费用品协议书 □ 麻醉医师查房并与患者和/或家属交代麻醉注意事项并签署麻醉知情同意书 □ 完成各项术前准备
重点医嘱	**长期医嘱：** □ 骨科护理常规 □ 一级/二级护理 □ 饮食 **临时医嘱：** □ 血常规、血型、尿常规 □ 凝血功能 □ 肝功能、肾功能 □ 感染性疾病筛查 □ 患侧膝关节正侧位片及双下肢站立位全长片 □ 胸部X线平片、心电图 □ 股骨全长正侧位（必要时） □ 根据病情：下肢血管超声、肺功能、超声心动图、血气分析	**长期医嘱：** □ 骨科护理常规 □ 一级/二级护理 □ 饮食 □ 患者既往内科基础疾病用药 **临时医嘱：** □ 根据会诊科室要求安排检查和检验 □ 镇痛等对症处理	**长期医嘱：** 同前日 □ **临时医嘱：** □ 术前医嘱：明日在椎管内麻醉或全身麻醉下行胫骨上端楔形截骨内固定或外固定术 □ 术前禁食、禁水 □ 术前用抗菌药物皮试 □ 术前留置导尿管（必要时） □ 术区备皮（必要时） □ 配血（必要时） □ 其他特殊医嘱
主要护理工作	□ 入院介绍（病房环境、设施等） □ 入院护理评估	□ 观察患者病情变化 □ 心理和生活护理	□ 做好备皮等术前准备 □ 提醒患者术前禁食、禁水 □ 术前心理护理
病情变异记录	□ 无 □ 有，原因： 1. 2.	□ 无 □ 有，原因： 1. 2.	□ 无 □ 有，原因： 1. 2.
护士签名			
医师签名			

时间	住院第 4~6 天 （手术日）	住院第 5~7 天 （术后第 1 天）	住院第 6~8 天 （术后第 2 天）
主要诊疗工作	□ 手术 □ 向患者和/或家属交代手术过程概况及术后注意事项 □ 术者完成手术记录 □ 完成术后病程 □ 上级医师查房 □ 麻醉医师查房 □ 观察有无术后并发症并作出相应处理	□ 上级医师查房 □ 完成常规病程记录 □ 观察伤口、引流量、体温、生命体征情况等并作出相应处理	□ 上级医师查房 □ 完成病程记录 □ 拔除引流管，伤口换药 □ 指导患者功能锻炼
重点医嘱	**长期医嘱：** □ 骨科术后护理常规 □ 一级护理 □ 饮食 □ 患肢抬高 □ 留置引流管并记引流量（病情需要时） □ 抗菌药物 □ 其他特殊医嘱 **临时医嘱：** □ 今日在椎管内麻醉或全身麻醉下行胫骨上端楔形截骨内固定或外固定术 □ 心电监测、吸氧（根据病情需要） □ 补液 □ 胃黏膜保护剂（必要时） □ 止吐、镇痛等对症处理 □ 急查血常规 □ 输血（根据病情需要）	**长期医嘱：** □骨科术后护理常规 □ 一级护理 □ 饮食 □ 患肢抬高 □ 留置引流管并记引流量（必要时） □ 抗菌药物 □ 其他特殊医嘱 **临时医嘱：** □ 复查血常规（必要时） □ 输血及/或补晶体、胶体液（根据病情需要） □ 换药 □ 镇痛等对症处理	**长期医嘱：** □ 骨科术后护理常规 □ 一级护理 □ 饮食 □ 患肢抬高 □ 抗菌药物 □ 其他特殊医嘱 **临时医嘱：** □ 复查血常规（必要时） □ 输血及或补晶体、胶体液（必要时） □ 换药，拔引流管 □ 镇痛等对症处理
主要护理工作	□ 观察患者病情变化并及时报告医师 □ 术后心理与生活护理 □ 指导术后患者功能锻炼	□ 观察患者病情并做好引流量等相关记录 □ 术后心理与生活护理 □ 指导术后患者功能锻炼	□ 观察患者病情变化 □ 术后心理与生活护理 □ 指导术后患者功能锻炼
病情变异记录	□ 无 □ 有，原因： 1. 2.	□ 无 □ 有，原因： 1. 2.	□ 无 □ 有，原因： 1. 2.
护士签名			
医师签名			

时间	住院第 7~9 天 （术后第 3 天）	住院第 8~10 天 （术后第 4 天）	住院第 9~16 天 （出院日）
主要诊疗工作	□ 上级医师查房 □ 住院医师完成病程记录 □ 伤口换药（必要时） □ 指导/辅助患者床上功能锻炼 □ 指导/辅助患者坐床边 □ 指导/辅助患者下地站立（部分负重）	□ 上级医师查房 □ 住院医师完成病程记录 □ 伤口换药（必要时） □ 指导/辅助患者从床上至下地功能锻炼	□ 上级医师查房，进行手术及伤口评估，确定有无手术并发症和切口愈合不良情况，明确是否出院 □ 完成出院志、病案首页、出院诊断证明书等病历 □ 向患者交代出院后的康复锻炼及注意事项，如复诊的时间、地点，发生紧急情况时的处理等
重点医嘱	**长期医嘱：** □ 骨科术后护理常规 □ 二级护理 □ 饮食 □ 患肢抬高外展中立位 □ 抗菌药物：如体温正常，伤口情况良好，无明显红肿时可以停止抗菌药物治疗 □ 抗凝 □ 下肢静脉泵（酌情） □ 其他特殊医嘱 **临时医嘱：** □ 复查血常规、尿常规、生化（必要时） □ 补液（必要时） □ 换药（必要时） □ 镇痛等对症处理	**长期医嘱：** □ 骨科术后护理常规 □ 二级护理 □ 饮食 □ 抗菌药物：如体温正常，伤口情况良好，无明显红肿时可以停止抗菌药物治疗 □ 抗凝 □ 其他特殊医嘱 **临时医嘱：** □ 复查血常规、尿常规、生化（必要时） □ 补液（必要时） □ 换药（必要时） □ 镇痛等对症处理	**出院医嘱：** □ 出院带药 □ 嘱____天后拆线换药（根据伤口愈合情况，预约拆线时间） □ 1 月后门诊或康复科复查 □ 不适随诊
主要护理工作	□ 观察患者病情变化 □ 术后心理与生活护理 □ 指导患者功能锻炼	□ 观察患者病情变化 □ 指导患者功能锻炼 □ 术后心理和生活护理	□ 指导患者办理出院手续 □ 出院宣教
病情变异记录	□ 无　□ 有，原因： 1. 2.	□ 无　□ 有，原因： 1. 2.	□ 无　□ 有，原因： 1. 2.
护士签名			
医师签名			

第七十五章

重度膝关节骨关节炎临床路径释义

【医疗质量控制指标】

指标一、实施手术前的评估与术前准备。

指标二、预防性抗菌药物选择与应用时机。

指标三、预防手术后深静脉血栓形成。

指标四、术后康复治疗。

指标五、内科原有疾病治疗。

指标六、手术后并发症治疗。

指标七、为患者提供膝关节置换术的健康教育。

指标八、切口Ⅰ/甲愈合。

指标九、患者住院天数与住院费用。

一、重度膝关节骨关节炎编码

疾病名称及编码：重度膝关节骨关节炎（ICD-10：M17）

手术操作名称及编码：全膝关节置换术（ICD-9-CM-3：81.54）

二、临床路径检索方法

M17 伴（81.54）

三、国家医疗保障疾病诊断相关分组（CHS-DRG）

MDCI 肌肉、骨骼疾病及功能障碍

IU1 骨病及其他关节病

IC2 髋、肩、膝、肘和踝关节置换术

四、重度膝关节骨关节炎临床路径标准住院流程

（一）适用对象

第一诊断为重度膝关节骨关节炎（ICD-10：M17），行全膝关节置换术（ICD-9-CM-3：81.54）。

释义

■ 重度膝关节骨关节炎：膝关节是骨关节炎最常累及的大关节之一，该病可有关节面损伤、半月板撕裂、韧带不稳定、关节存在畸形等易感因素。当膝关节骨关节炎进一步进展，膝关节负重活动时出现明显的疼痛，有膝关节活动受限，伴有明显的膝内、外翻等畸形时，可诊断为重度膝关节骨关节炎。

■ 全膝关节置换术作为治疗膝关节骨关节炎的手术治疗方法之一，能为患者带来很可靠的治疗效果。

■ 适用对象需同时满足：①重度膝关节骨关节炎；②接受全膝关节置换术。

（二）诊断依据

根据《临床诊疗指南·骨科分册》（中华医学会编著，人民卫生出版社，2009年），《骨关节炎诊治指南（2018年版）》[中华医学会骨科学分会关节外科学组. 中华骨科杂志，2018，6，38（12）]，《现代人工关节外科学》（吕厚山，人民卫生出版社，2006年）。

1. 病史：膝关节间断疼痛多年，近期加重伴活动受限。
2. 体检有明确体征：膝关节肿胀、出现屈曲挛缩及内翻或者外翻畸形，膝关节活动度不同程度受限，过屈过伸时疼痛明显。
3. 辅助检查：膝关节负重位X线片可见明显的髌股关节病变，内侧、外侧或双侧关节间隙明显变窄或消失。

释义

■ 病史采集和骨科查体是诊断膝关节骨关节炎的初步依据。患者常有膝关节疼痛，常与活动相关，休息可缓解，但重度关节炎患者可有静息痛和夜间痛。

■ X线片是诊断该病的必备检查，可根据以下几方面明确诊断：①膝关节内外侧关节间隙不对称狭窄；②软骨下骨硬化带形成；③软骨下骨囊性变；④骨赘形成。

■ 鉴别诊断：本病需与其他膝关节疾病，如类风湿关节炎、膝关节感染、痛风等相鉴别。

（三）治疗方案的选择及依据

根据《临床诊疗指南·骨科分册》（中华医学会编著，人民卫生出版社，2009年），《骨关节炎诊治指南（2018年版）》[中华医学会骨科学分会关节外科学组. 中华骨科杂志，2018，6，38（12）]，《现代人工关节外科学》（吕厚山，人民卫生出版社，2006年）。

1. 无全身或局部的近期感染。
2. 无严重的合并症。
3. 膝关节病变影响术前生活质量及活动水平。

释义

■ 膝关节骨关节炎的治疗包括3方面：一方面，患者首先需要改变生活方式，包括减少爬山、爬楼梯等对关节负担重的活动，也可以使用辅助助行器具，包括助行器、腋拐、手杖等。另一方面，可以口服营养软骨药、口服NSAIDs、口服镇痛药、局部外敷药等对症治疗。如以上治疗均不能缓解患者症状，可考虑行全膝关节置换术。

■ 当患者存在全身感染或局部感染（如牙周炎、足癣等）时，致病菌可通过血液循环到达假体周围，造成灾难性的后果——假体周围感染。所以在选择治疗方案和手术时机时应除外全身或局部近期感染，必要时应延迟手术。

■ 膝关节置换术要求患者具备良好的全身情况，以耐受手术。如患者有严重的心、肺、肝、肾等重要脏器的基础疾病，则会大大增加手术的风险和术后并发症的发生率，故在选择治疗方案时应权衡利弊。

■ 由于膝关节骨关节炎的病理改变会对患者活动产生不同程度的影响，因而术前的生活质量和活动水平为选择治疗方案的重要参考因素，应客观评估，以明确手术的必要性。

（四）标准住院日 14~20 天

释义

■ 重度膝关节骨关节炎患者入院后，术前准备 3~5 天，在第 4~6 日接受手术，术后恢复 10~14 天出院。总住院时间不超过 20 天均符合路径要求。

■ 如果具备条件，可以在患者入院前在门诊完善相关术前化验及影像学检查，并在麻醉科门诊评估患者全身情况，安排入院后尽早接受手术，以尽量减少患者住院时间。

（五）进入路径标准

1. 第一诊断必须符合 ICD-10：M17 重度膝关节骨关节炎疾病编码。
2. 当患有其他疾病时，但在住院期间不需要特殊处理也不影响第一诊断的临床路径流程实施时，可以进入路径。

释义

■ 进入本路径的患者第一诊断为重度膝关节骨关节炎。

■ 入院后常规检查发现以往没有发现的疾病或既往有基础病（如高血压、冠心病、糖尿病、肝功能不全、肾功能不全等），经系统评估后对骨关节炎的诊断治疗无特殊影响，仅需要药物维持治疗者，可进入本路径。但可能会增加医疗费用，延长住院时间。

■ 经入院常规检查发现既往没有发现的疾病，而该疾病对患者健康的影响比膝关节骨关节炎更严重，或者该疾病可能影响手术实施，增加麻醉和手术风险，影响预后，则应优先考虑治疗该种疾病，暂且不宜进入路径。例如：较严重的高血压、糖尿病、心功能不全、肝功能不全、肾功能不全、凝血功能障碍等。

（六）术前准备 3~5 天

1. 必需的检查项目
（1）血常规、尿常规。
（2）肝功能、肾功能、电解质、血糖、血脂。
（3）红细胞沉降率、C 反应蛋白。
（4）凝血功能。
（5）感染性疾病筛查（乙型肝炎、丙型肝炎、梅毒、艾滋病等）。
（6）X 线胸片、心电图。
（7）双侧膝关节正侧位 X 线片及髌骨轴位片。
2. 根据患者病情可选择
（1）必要时行负重位 X 线片或双下肢全长片。
（2）超声心动图、血气和肺功能、动态心电图和血压监测。
（3）腰椎或颈椎正侧位 X 线片、MRI 检查（病史或体检提示有脊柱病变者）。
（4）术前配血。
（5）有相关疾病者及时请相关科室会诊。

（6）术前药物治疗，如患者术前合并贫血，可提前使用促红细胞生成素（EPO）来减少术后输血率。

释义

■ 必查项目是确保手术治疗安全、有效开展的基础，在术前必须完成。相关人员应认真分析检查结果，以便及时发现异常情况并采取对应处置。

■ 血常规、尿常规是最基本的常规检查，每个进入本路径的患者均需完成；肝功能、肾功能、电解质、血糖、血脂、凝血功能、心电图、X 线胸片主要是评估有无基础病，可能会影响到住院时间、费用以及治疗预后；血型、Rh 因子、感染性疾病筛查主要用于输血前准备；红细胞沉降率、CRP 是骨关节感染的敏感指标，可以用于术前排除膝关节感染，或为术后评估感染情况提供基线值；双膝关节 X 线检查是评估病情严重程度的重要依据。

■ 目前，负重位 X 线片和双下肢全长片在一些医院已经作为术前的常规检查项目，可以更准确地了解病变程度、下肢力线等情况，并对于术中截骨角度的确定有重要意义。脊柱的影像学检查可以帮助排查膝关节的症状是否是脊柱疾病引起。

■ 通常年龄较大，或有明确心、肺等系统基础疾病的患者，术前应行超声心动图、动态心电图、动态血压、血气分析、肺功能等检查，以明确合并症的严重程度及对手术风险的影响，必要时需请相关科室会诊协助诊治。

■ 术前配血是为术中及术后输血做准备。对于术前检查血色素较低的患者可以给与术前促红细胞生成素提前进行贫血治疗，提升血色素，增加有效循环血量，减少术后输血率。

（七）选择用药

1. 抗菌药物：按照《抗菌药物临床应用指导原则（2016 年版）》（国卫办医发〔2015〕43 号）执行。并根据患者的病情决定抗菌药物的选择与使用时间。建议使用第一、第二代头孢菌素类，如头孢唑林、头孢呋辛，如为高危患者，或者对头孢类抗菌药过敏，也可直接使用万古霉素。抗菌药使用时间一般为术前 30 分钟，如使用万古霉素一般为术前 1 小时。
2. 止血药物：氨甲环酸。目前的研究提示，氨甲环酸的使用可以显著减少出血，并且不增加术后血栓的风险。

释义

■ 人工全膝关节置换术属于Ⅰ类切口手术，但该手术涉及关节内操作，且需要植入内植物，一旦发生感染可导致严重后果。因此需参照上述原则预防性应用抗菌药物。

■ 人工全膝关节置换术本身手术较大，术中出血及术后隐形失血总量高，因而根据既往大量询证医学证据，建议术中、术后使用氨甲环酸减少手术所造成的失血，在不增加术后血栓发生率的前提下，减少出血。

（八）手术日为入院第 3~5 天

1. 麻醉方式：神经阻滞麻醉、椎管内麻醉或全身麻醉。
2. 手术方式：全膝关节置换术。

3. 手术内植物：人工膝关节假体、骨水泥、螺钉、金属填充块。
4. 输血：视术中放松止血带后出血情况而定。

释义

■ 麻醉方式需要根据医院的条件、患者的基础心肺功能、患者要求等情况进行选择。如果患者有严重的心肺基础合并症，应尽量选择椎管内麻醉等对患者全身影响较少的麻醉方式，并鼓励采用围手术期多模式镇痛的方式，减少吗啡等阿片类药物的用药量。

■ 手术内植物的选择需根据患者的病情、经济条件等情况。

■ 一般而言，人工全膝关节置换术后，可根据术中的出血量及术后患者血常规及有无贫血等情况，考虑术中及术后输血。

（九）术后住院恢复 10~14 天

1. 术后复查患侧膝关节正侧位 X 线片，有条件的医院复查负重位下肢全长 X 线片。
2. 术后复查的检查项目：血常规、肾功能、电解质、凝血功能、红细胞沉降率、CRP、D-二聚体、双下肢深静脉彩超/CTPA。
3. 术后处理
(1) 抗菌药物：按照《抗菌药物临床应用指导原则（2015 年版）》（国卫办医发〔2015〕43 号）执行。根据患者的病情决定抗菌药物的选择与使用时间。建议使用第一、第二代头孢菌素类，如头孢唑林、头孢呋辛，如为高危患者，或者对头孢类抗菌药物过敏，也可直接使用万古霉素。
(2) 术后预防静脉血栓栓塞症处理：参照《中国骨科大手术后静脉血栓栓塞症预防指南》[《中华骨科杂志》, 2016, 36 (2): 65-71]。低分子肝素是最常用的抗凝药物，也可以选用其他的化学药物，或者评估患者的出凝血状态来综合决定采用物理方法还是药物疗法抗凝治疗。
(3) 术后康复：以主动锻炼为主，被动锻炼为辅。
(4) 术后镇痛：参照《骨科常见疼痛的处理专家建议》(《中华骨科杂志》. 2008 年 1 月 . 28 卷 . 1 期)。

释义

■ 术后根据患者病情需要，开展相应的检查及治疗。检查内容不只限于路径中规定的必需复查项目，可根据需要增加，如血气分析、凝血功能分析等。必要时可增加同一项目的检查频次。

■ 术后血常规检查是判断是否需要输血的依据；术后双膝正侧位 X 线片是了解假体大小及假体位置等信息所必需的，有条件的医院可以拍摄负重位下肢全长 X 线片，以便更为准确地判断术后下肢力线。

■ 全膝关节置换术失血量大，贫血发生率高，会影响患者术后恢复、增加各种合并症的发生风险，故需要积极纠正贫血。例如，应用促红细胞生成素（EPO），补充铁剂、叶酸等，自体血回输，急性等容稀释等，以减少异体输血，促进患者术后恢复。

■ 如果患者术后有异常的发热、下肢肿胀等情况，应行红细胞沉降率、CRP 及双下肢深静脉彩超等检查，以便及时发现并处理可能的并发症。

■ 术后各种药物如抗菌、抗凝、镇痛药物的应用有各种相关的指南作为指导。

■ 术后康复鼓励患者进行主动的功能锻炼，而不应过分依赖 CPM 等被动锻炼的方式。

（十）出院标准

1. 体温正常，常规实验室检查指标无明显异常（红细胞沉降率、CRP 除外）。
2. 伤口愈合良好：引流管拔除，伤口无感染征象（或可在门诊处理的伤口情况）、无皮瓣坏死。
3. 膝关节功能改善。
4. 无需要住院处理的并发症和/或合并症。

释义

■ 患者出院前应完成必需复查项目，且复查项目应无明显异常。若检查结果有明显异常，主管医师应仔细分析并作出对应处置。

■ 术后红细胞沉降率及 CRP 的升高可能会持续一段时间，所以如果术后复查没有异常升高则可考虑患者出院，并在门诊密切随诊。

■ 如果患者伤口愈合在正常的情况之内，且没有明显的感染迹象，可以在门诊换药至拆线。

■ 患者术后在病床上开始膝关节屈伸锻炼，可开始下地活动，逐渐恢复膝关节负重功能。如果患者住院期间的膝关节功能恢复情况在医师的预期内，可考虑出院后继续进行功能锻炼。

■ 如果患者住院期间出现需要处理的并发症和/或合并症，暂不考虑出院，应请相关科室会诊，或将患者转科至相关科室进一步诊疗。

（十一）变异及原因分析

1. 内科合并症：晚期重度骨关节炎的患者常合并内科基础疾病，围手术期需要详细检查内科情况并请相关科室会诊，术前准备时间需延长；同时使用相关药物，将增加住院费用。
2. 围手术期并发症：患者骨质条件、畸形类型、关节炎病变的严重程度差异，有可能出现手术相关并发症，如骨折、韧带损伤、神经血管损伤、深静脉血栓形成、感染等。术后需要延长下地和康复时间，可能造成住院日延长和费用增加。
3. 人工膝关节假体的选择：目前可供选择的人工膝关节假体较多，适用于不同类型的关节病损，可导致住院费用存在差异。

释义

■ 变异是指入选临床路径的患者未能按路径流程完成医疗行为或未达到预期的医疗质量控制目标。这包含有 3 方面情况：①按路径流程完成治疗，但出现非预期结果，可能需要后续进一步处理，如人工髋关节置换术后出现了下肢较大深静脉的血栓，需要放置下腔静脉滤器；②按路径流程完成治疗，但超出了路径规定的时限或限定的费用，如实际住院日超出标准住院日要求，或未能在限定期限内接受手术等；③不能按路径流程完成治疗，患者需要中途退出路径，如治疗过程中出现严重并发症，导致必须终止路径或需要转入其他路径进行治疗等。对这些患者，主管医师应进行变异原因分析，并在临床路径的表单中予以说明。

■ 人工全膝关节置换术可能出现的并发症：人工关节感染、下肢深静脉血栓形成、伤口感染及延迟愈合、神经系统或其他重要脏器并发症等。

■ 因患者方面的主观原因导致执行路径出现变异，也需要医师在表单中予以说明。

五、重度膝关节骨关节炎临床路径给药方案

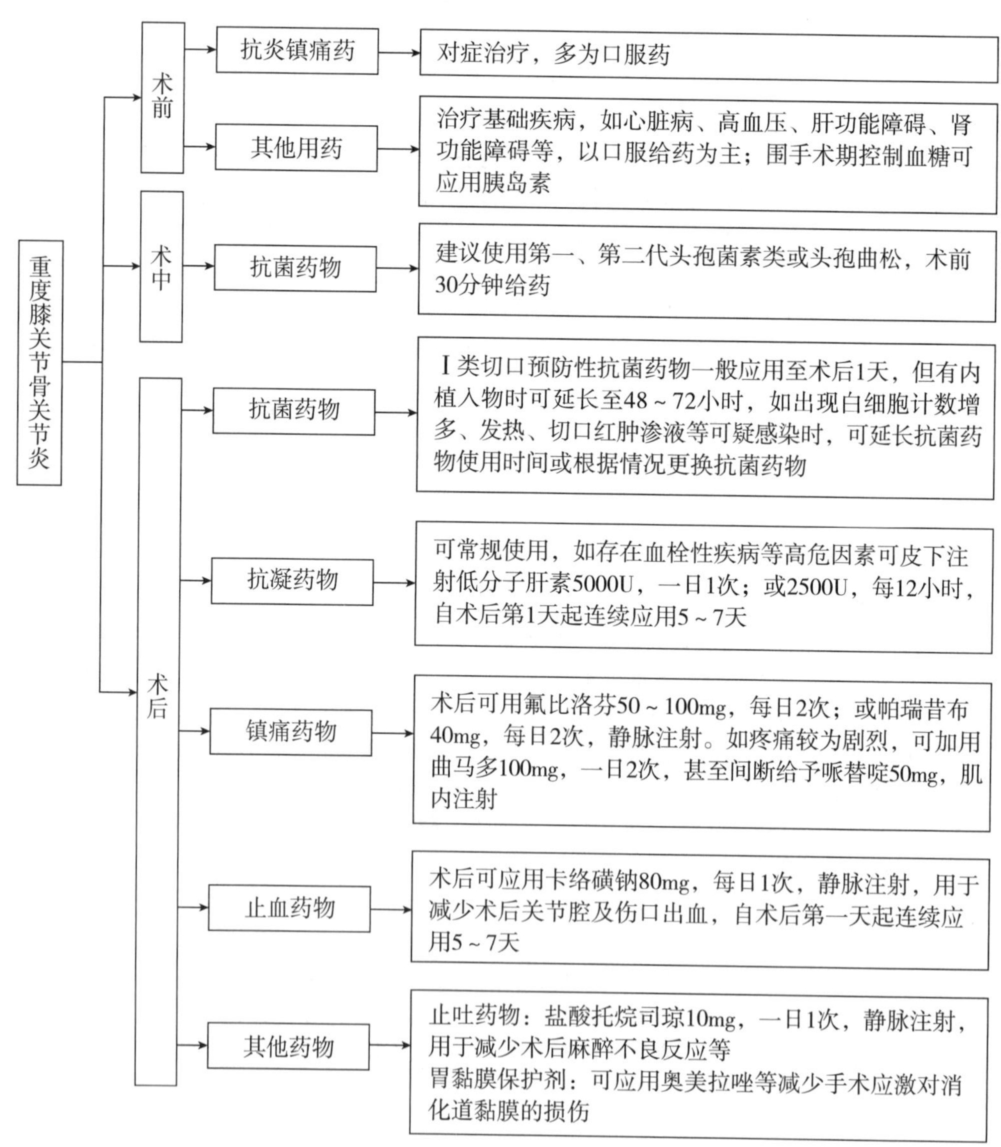

【用药选择】

1. 术前治疗基础疾病的药物应继续规律应用。

2. 术中抗菌药物应于术前 30 分钟滴注，骨关节感染以革兰阳性球菌为主，故首选第一、第二代头孢菌素类，若皮试阳性可选用头孢曲松。按照《抗菌药物临床应用指导原则（2015 年版）》（国卫办医发〔2015〕43 号）执行。选择药物时，首选判断是否为 MRSA 感染高危机构的高危患者，若是则选择（去甲）万古霉素；若不是则首选第一、第二代头孢菌素类。若头孢菌素皮试阳性，则选择克林霉素。

3. 根据病情需要选用镇痛药、消肿药、预防血栓、止血药、预防应激性溃疡、改善微循环等药物。术后镇痛药常用 NSAIDs 和阿片类镇痛药。消肿药物可根据情况酌情选择七叶皂苷钠等。预防血栓可根据相应指南选用低分子肝素、阿司匹林或利伐沙班（阿哌沙班）等。止血药物可选用氨甲环素、卡络磺钠等。预防应激性溃疡常选择奥美拉唑等抑酸剂。

【药学提示】

1. 第一、第二代头孢菌素类主要针对膝关节置换术中可能污染的金黄色葡萄球菌、凝固酶阴性葡萄球菌、链球菌属等。

2. 若为 MRSA 感染高危机构的高危患者，直接选择（去甲）万古霉素作为预防用抗菌药物。

3. 术前一剂预防用药最为重要，应根据抗菌药物的药代动力学作用的不同，提前输入。特别要在止血带充气前输完，并保证药物在体内有足够时间进行多次循环后再给止血带充气。

4. 已知对磺胺类药物过敏患者禁用帕瑞昔布。

【注意事项】

术后应避免注射用非甾类镇痛药与口服非甾类镇痛药合用，以免增加胃肠道不良事件风险。

六、重度膝关节骨关节炎患者护理规范

1. 术前护理

（1）术前宣教：宣教负重及功能锻炼循序渐进的重要性；宣教手术的目的、意义；讲解术后石膏、支具、矫形鞋、拐杖的使用。

（2）术前准备：皮肤准备、药敏试验、生命体征监测。

2. 术后护理

（1）常规护理：生命体征监测、饮食指导、专科护理。

（2）患肢护理：观察患侧膝关节渗血情况及远端血供情况，必要时给予更换敷料；术后患侧给予冰敷护理，抬高患肢，以缓解疼痛及肿胀。

（3）指导术后负重及功能锻炼：膝关节置换术后主张进行术后早期功能锻炼。住院期间在充分保护、支撑前提下鼓励下地，且早期患肢需部分负重，患者下地时可拄双拐。鼓励膝关节屈伸活动及抬高患肢，健侧可负重及正常活动，以预防深静脉血栓。

七、重度膝关节骨关节炎患者营养治疗规范

1. 正常饮食，保证蛋白质及维生素摄入。

2. 有内科基础病者注意调整饮食，如高血压病患者低盐饮食、肾病患者低蛋白饮食、糖尿病患者低糖饮食等。

八、重度膝关节骨关节炎患者健康宣教

1. 告知患者术后康复时间约 3 个月。

2. 为了提高人工膝关节使用寿命，减轻体重，避免跑步或跳跃等冲撞活动，避免对膝关节造成扭转的体育运动。

3. 术后住院期间或出院后早期，患肢不宜长时间下垂或下地，尽可能抬高患肢体以利于

消肿。

4. 术后关注伤口愈合情况，定期换药，一般于2~4周拆线。

5. 评估患者血栓风险，低风险患者建议多饮水、抬高患肢及踝关节活动物理预防，使用双下肢弹力袜，并给予药物预防。

九、推荐表单

（一）医师表单

重度膝关节骨关节炎临床路径医师表单

适用对象：第一诊断为重度膝关节骨关节炎（ICD-10：M17）
行全膝关节置换术（ICD-9-CM-3：81.54）

患者姓名：	性别：　年龄：　门诊号：	住院号：
住院日期：　年　月　日	出院日期：　年　月　日	标准住院日：14~20 天

时间	住院第 1 天	住院第 2 天 （术前日）	住院第 3~5 天 （手术日）
主要诊疗工作	□ 询问病史及体格检查 □ 完成住院志、首次病程记录、上级医师查房等病历书写 □ 完善术前检查 □ 上级医师查房与术前评估 □ 初步确定手术方式和日期	□ 上级医师查房 □ 完成必要的相关科室会诊 □ 完成术前准备与术前评估 □ 根据症状、体检、膝关节 X 线片及术前各项化验行术前讨论，确定手术方案 □ 完成术前小结、上级医师查房记录等病历书写 □ 向患者及家属交代病情和围手术期注意事项，签署手术知情同意书、自费用品协议书、输血同意书等	□ 手术 □ 术者完成手术记录 □ 向患者及家属交代手术过程概况及术后注意事项 □ 完成术后病程记录 □ 上级医师查房
重点医嘱	**长期医嘱：** □ 骨科护理常规 □ 饮食 □ 脚癣患者每日碘酊涂患处 **临时医嘱：** □ 血常规、尿常规 □ 凝血功能 □ 感染性疾病筛查、肝功能、肾功能、电解质、血糖、血脂 □ 红细胞沉降率、CRP □ X 线胸片、心电图 □ 双膝负重正侧位片及髌骨轴位片 □ 肺功能、超声心动（视患者情况而定） □ 必要时行腰椎或颈椎 MRI	**长期医嘱：** □ 患者既往内科疾病基础用药 **临时医嘱：** □ 术前医嘱：常规准备明日在神经阻滞麻醉/椎管内麻醉/全身麻醉下行人工全膝关节置换术 □ 术前禁食、禁水 □ 抗菌药物（视病情） □ 术前留置导尿管 □ 术前备皮 □ 术前灌肠 □ 其他特殊医嘱	**长期医嘱：** □ 骨科术后护理常规 □ 明日普通饮食 □ 引流管记引流量 □ 尿管记尿量 **临时医嘱：** □ 今日在神经阻滞麻/椎管内麻醉/全身麻醉下进行人工全膝关节置换术 □ 心电监测、吸氧 □ 补液（视病情） □ 胃黏膜保护剂 □ 抗菌药物 □ 术后抗凝
病情变异记录	□ 无　□ 有，原因： 1. 2.	□ 无　□ 有，原因： 1. 2.	□ 无　□ 有，原因： 1. 2.
医师签名			

时间	住院第4~7天 （术后第1~2天）	住院第6~8天 （术后第3~4天）	住院第8~20天 （术后第5~14天，出院日）
主要诊疗工作	□ 上级医师查房，注意病情变化 □ 完成常规病程记录 □ 注意引流量 □ 注意观察体温、血压等	□ 上级医师查房 □ 完成常规病程记录 □ 根据引流情况决定是否拔除引流管 □ 观察伤口情况，是否存在渗出、红肿等情况 □ 复查血常规、凝血功能，如贫血严重及时输血 □ 开始CPM等功能康复练习	□ 上级医师查房，进行手术及伤口评估，确定有无手术并发症和伤口愈合不良情况，明确能否出院 □ 完成出院记录、病案首页、出院诊断证明书等 □ 向患者交代出院后的注意事项，如复诊的时间、地点，发生紧急情况时处理等
重点医嘱	**长期医嘱：** □ 骨科术后护理常规 □ 普通饮食 □ 引流管记引流量 □ 尿管记尿量 □ 抗菌药物 □ 术后抗凝 **临时医嘱：** □ 止吐 □ 镇痛 □ 伤口换药（必要时）	**长期医嘱：** □ 骨科术后护理常规 □ 普通饮食 □ 停引流记量 □ 拔除尿管 □ 术后抗凝 **临时医嘱：** □ 伤口换药 □ 抗菌药物（预防性使用1~3天） □ 功能锻炼 □ 复查血常规、尿常规、肝功能、肾功能、电解质（必要时） □ 双膝负重正侧位片及髌骨轴位片，有条件拍摄双下肢负重位全长片	**出院医嘱：** □ 出院带药 □ 嘱____日后拆线换药（根据出院时间决定） □ 门诊复查 □ 如有不适，随时来诊
病情变异记录	□ 无 □ 有，原因： 1. 2.	□ 无 □ 有，原因： 1. 2.	□ 无 □ 有，原因： 1. 2.
医师签名			

（二）护士表单

重度膝关节骨关节炎临床路径护士表单

适用对象：第一诊断为重度膝关节骨关节炎（ICD-10：M17）
　　　　　行全膝关节置换术（ICD-9-CM-3：81.54）

患者姓名：	性别：　　年龄：　　门诊号：	住院号：
住院日期：　　年　　月　　日	出院日期：　　年　　月　　日	标准住院日：14~20 天

时间	住院第 1 天	住院第 2~3 天	住院第 4 天 （手术日）
健康宣教	**入院宣教：** □ 介绍主管医师、护士 □ 介绍病室环境、设施 □ 介绍规章制度及注意事项	**术前宣教：** □ 宣教疾病知识、术前准备及手术过程 □ 指导术前保持良好睡眠 □ 告知准备物品 □ 告知术后饮食、活动及探视注意事项 □ 告知术后可能出现的情况及应对方式 □ 告知家属等候区位置	**术后当日宣教：** □ 告知监护设备、管路功能及注意事项 □ 告知饮食、体位要求 □ 告知术后可能出现的情况及应对方式 □ 再次明确探视陪伴须知
护理处置	□ 核对患者，佩戴腕带 □ 建立入院病历 □ 评估患者并书写护理评估单 □ 卫生处置：剪指（趾）甲、沐浴、更换病号服	□ 协助医师完成术前检查化验 **术前准备：** □ 配血 □ 抗菌药物皮试 □ 备皮 □ 药物灌肠 □ 禁食、禁水	□ 术前监测生命体征 **送手术：** □ 摘除患者各种活动物品 □ 核对患者资料及带药 □ 填写手术交接单，签字确认 **接手术：** □ 核对患者及资料，签字确认
基础护理	**二级/三级护理：** □ 晨晚间护理 □ 患者安全管理	**二级护理：** □ 晨晚间护理 □ 患者安全管理	**特级护理：** □ 晨晚间护理 □ 卧位护理：协助翻身、床上移动、预防压疮、保持功能体位 □ 排泄护理 □ 患者安全管理
专科护理	□ 护理查体 □ 需要时填跌倒及压疮防范表 □ 遵医嘱指导康复锻炼 □ 训练深呼吸、咳嗽、助行器的使用、翻身 □ 遵医嘱通知化验检查 □ 给予患者及家属心理支持 □ 需要时请家属陪伴	□ 遵医嘱完成相关检查 □ 遵医嘱指导康复锻炼 □ 训练深呼吸、咳嗽、助行器的使用、翻身 □ 给予患者及家属心理支持	□ 病情观察，写特护记录：日间每 2 小时、夜间每 4 小时评估生命体征、意识、肢体感觉活动及血液循环、皮肤、伤口敷料、引流情况、出入量，如有病情变化随时记录 □ 遵医嘱予抗感染治疗 □ 遵医嘱指导康复锻炼 □ 给予患者及家属心理支持

续 表

时间	住院第1天	住院第2~3天	住院第4天 (手术日)
重点医嘱	□ 详见医嘱执行单	□ 详见医嘱执行单	□ 详见医嘱执行单
病情变异记录	□ 无 □ 有，原因： 1. 2.	□ 无 □ 有，原因： 1. 2.	□ 无 □ 有，原因： 1. 2.
护士签名			

时间	住院第 4~16 天 （术后第 1~9 天）	住院第 16~20 天 （术后第 10~14 天）
健康宣教	**术后宣教：** □ 复查患者对术前宣教内容的掌握程度 □ 饮食、活动、安全指导 □ 药物作用及频率 □ 疾病恢复期注意事项 □ 拔尿管后注意事项	**出院宣教：** □ 复查时间 □ 服药方法 □ 活动休息 □ 指导饮食 □ 指导办理出院手续
护理处置	□ 遵医嘱完成相关检查 □ 夹闭尿管，锻炼膀胱功能	□ 办理出院手续 □ 书写出院小结
基础护理	**一级/二级护理：** □ 晨晚间护理 □ 协助进食、进水 □ 协助翻身、床上移动、预防压疮 □ 医嘱可下地时，协助或指导床旁活动 □ 排泄护理 □ 安全管理	**二级护理：** □ 晨晚间护理 □ 协助或指导进食、进水 □ 协助或指导床旁活动 □ 患者安全管理
专科护理	□ 病情观察，写护理记录 □ 评估生命体征、意识、肢体感觉活动及血液循环、皮肤情况、伤口敷料、伤口引流情况、尿管情况 □ 评估患者术后疼痛及相关护理 □ 遵医嘱予抗感染治疗 □ 遵医嘱予防深静脉血栓治疗 □ 遵医嘱指导康复锻炼 □ 需要时，联系主管医师给予相关治疗及用药 □ 给予患者及家属心理支持	□ 病情观察 □ 评估生命体征、意识、肢体感觉活动及血液循环情况 □ 评估患者术后疼痛及相关护理 □ 遵医嘱予防深静脉血栓治疗 □ 遵医嘱指导出院后康复锻炼 □ 给予患者及家属心理支持
重点医嘱	□ 详见医嘱执行单	□ 详见医嘱执行单
病情变异记录	□ 无　□ 有，原因： 1. 2.	□ 无　□ 有，原因： 1. 2.
护士签名		

（三）患者表单

重度膝关节骨关节炎临床路径患者表单

适用对象：第一诊断为重度膝关节骨关节炎（ICD-10：M17）
行全膝关节置换术（ICD-9-CM-3：81.54）

患者姓名：	性别： 年龄： 门诊号：	住院号：
住院日期： 年 月 日	出院日期： 年 月 日	标准住院日：14~20天

时间	入院	手术前	手术日
医患配合	□配合询问病史、收集资料，请务必详细告知既往史、用药史、过敏史 □如服用抗凝剂，请明确告知 □配合进行体格检查 □有任何不适请告知医师	□配合完善术前相关检查、化验，如采血、留尿、心电图、B超、X线胸片等 □医师与患者及家属介绍病情及手术谈话、术前签字 □麻醉师与患者进行术前访视	□如病情需要，配合术后转入监护病房 □配合评估手术效果 □配合检查意识、肢体活动 □有任何不适请告知医师
护患配合	□配合测量体温、脉搏、呼吸、血压、体重1次 □配合完成入院护理评估（简单询问病史、过敏史、用药史） □接受入院宣教（环境介绍、病室规定、订餐制度、贵重物品保管等） □配合术前康复锻炼 □配合练习深呼吸、咳嗽、助行器的使用、翻身 □有任何不适请告知护士	□接受术前宣教 □接受配血，以备术中需要时用 □接受备皮 □接受药物灌肠 □配合禁食、禁水 □需要时配合进行抗菌药物皮试 □沐浴 □准备好必要用物，吸水管、尿壶、便盆、尿垫、纸巾等 □取下义齿、饰品等，贵重物品交家属保管 □配合康复锻炼 □术前保持良好睡眠	□清晨配合测量体温、脉搏、呼吸，遵医嘱测血压 □送手术室前，协助完成核对，脱去衣物，上手术车 □返回病房后，协助完成核对，配合过病床 □配合检查意识、肢体感觉活动及血液循环，询问出入量 □配合术后吸氧、监护仪监测、 □输液、尿管排尿（无尿管者自行排尿）、患肢可能有引流 □遵医嘱采取正确体位 □遵医嘱康复锻炼 □配合缓解疼痛 □有任何不适请告知护士
饮食	□普通饮食或遵医嘱糖尿病膳食等	□术前12小时禁食、禁水	□局部麻醉或区域阻滞麻醉，在不恶心呕吐的情况下不影响进食、进水 □连硬外麻醉术后6小时少量进水，排气后可进流质饮食，逐渐过渡为普通饮食 □全身麻醉排气后可饮水，流质饮食逐渐过渡为普通饮食
排泄	□正常排尿便	□正常排尿便	□保留尿管或自行排尿
活动	□正常活动或遵医嘱活动 □注意安全	□正常活动或遵医嘱活动 □注意安全	□卧床休息，保护管路 □健肢自主活动，患肢遵医嘱完成康复锻炼 □注意安全

时间	手术后	出院日
医患配合	□ 配合检查肢体感觉活动及血液循环 □ 需要时，配合伤口换药 □ 配合拔除引流管、尿管 □ 配合伤口拆线 □ 配合康复锻炼	□ 接受出院前指导 □ 知道复查程序 □ 获取出院诊断书
护患配合	□ 配合定时监测生命体征，每日询问排便次数 □ 配合检查意识、肢体感觉活动及血液循环 □ 遵医嘱配合监测出入量 □ 配合康复锻炼 □ 配合防深静脉血栓治疗 □ 接受输液、服药等治疗 □ 配合夹闭尿管，锻炼膀胱功能 □ 接受进食、进水、排便等生活护理 □ 配合活动，预防皮肤压力伤 □ 注意活动安全，避免坠床或跌倒 □ 配合执行探视及陪伴制度	□ 接受出院宣教 □ 办理出院手续 □ 获取出院带药 □ 知道服药方法、作用、注意事项 □ 知道照顾伤口方法 □ 知道康复锻炼方法 □ 知道复印病历方法
饮食	□ 根据医嘱，由流质饮食逐渐过渡到普通饮食或糖尿病饮食等	□ 根据医嘱，普通饮食或糖尿病膳食等
排泄	□ 保留尿管或正常排尿便 □ 避免便秘	□ 正常排尿便 □ 避免便秘
活动	□ 根据医嘱，头高位-半坐位-床边或下床活动 □ 注意保护管路，勿牵拉、脱出、打折等 □ 功能锻炼原则：循序渐进、持之以恒 □ 注意运动禁忌	□ 遵医嘱适度活动，避免疲劳 □ 功能锻炼原则：循序渐进、持之以恒 □ 注意运动禁忌

附：原表单（2019年版）

重度膝关节骨关节炎临床路径表单

适用对象：第一诊断为重度膝关节骨关节炎（ICD-10：M17）
行全膝关节置换术（ICD-9-CM-3：81.54）

患者姓名：	性别： 年龄： 门诊号：	住院号：
住院日期： 年 月 日	出院日期： 年 月 日	标准住院日：14~20天

时间	住院第1~2天	住院第2~5天 （术前日）	住院第3~5天 （手术日）
主要诊疗工作	□ 询问病史及体格检查 □ 完成住院志、首次病程、上级医师查房等病历书写 □ 完善术前检查 □ 上级医师查房与术前评估 □ 初步确定手术方式和日期	□ 上级医师查房 □ 完成必要的相关科室会诊 □ 完成术前准备与术前评估 □ 根据症状、体检、膝关节X线片及术前各项实验室检查，行术前讨论，确定手术方案 □ 完成术前小结、上级医师查房记录等病历书写 □ 向患者及家属交代病情和围手术期注意事项，签署手术知情同意书、自费用品协议书、输血同意书等	□ 手术 □ 术者完成手术记录 □ 向患者及家属交代手术过程概况及术后注意事项 □ 完成术后病程 □ 上级医师查房
重点医嘱	**长期医嘱：** □ 骨科护理常规 □ 二级护理 □ 饮食 **临时医嘱：** □ 血常规、尿常规 □ 凝血功能 □ 感染性疾病筛查、肝功能、肾功能、电解质、血糖、血脂 □ 红细胞沉降率、CRP □ X线胸片、心电图 □ 双膝负重正侧位片及髌骨轴位片 □ 肺功能、超声心动（视患者情况而定） □ 必要时行腰椎或颈椎MRI	**长期医嘱：** □ 患者既往内科疾病基础用药 **临时医嘱：** □ 术前医嘱：常规准备明日在神经阻滞麻醉/椎管内麻醉/全身麻醉下行人工全膝关节置换术 □ 术前禁食、禁水 □ 抗菌药物（视病情） □ 术前留置导尿管（必要时） □ 术前备皮（必要时） □ 其他特殊医嘱 □ 术前备血（必要时）	**长期医嘱：** □ 骨科术后护理常规 □ 明日普通饮食 □ 引流管记引流量（必要时） □ 尿管记尿量（必要时） **临时医嘱：** □ 今日在神经阻滞麻/椎管内麻醉/全身麻醉下进行人工全膝关节置换术 □ 心电监测、吸氧 □ 补液（视病情） □ 胃黏膜保护剂 □ 抗菌药物 □ 术后抗凝
主要护理工作	□ 入院宣教：介绍病房环境、设施和设备 □ 入院护理评估	□ 宣教、备皮等术前准备 □ 提醒患者明晨禁水	□ 观察患者病情变化 □ 术后心理与生活护理
病情变异记录	□ 无 □ 有，原因： 1. 2.	□ 无 □ 有，原因： 1. 2.	□ 无 □ 有，原因： 1. 2.
护士签名			
医师签名			

时间	住院第 4~7 天 （术后第 1~2 天）	住院第 6~8 天 （术后第 3~4 天）	住院第 8~20 天 （术后第 5~14 天，出院日）
主要诊疗工作	□ 上级医师查房，注意病情变化 □ 完成常规病程记录 □ 注意引流量 □ 注意观察体温、血压等	□ 上级医师查房 □ 完成常规病程记录 □ 根据引流情况决定是否拔除引流管 □ 观察伤口情况，是否存在渗出、红肿等情况 □ 复查血常规、凝血功能，如贫血严重及时输血 □ 开始 CPM 等功能康复练习	□ 上级医师查房，进行手术及伤口评估，确定有无手术并发症和伤口愈合不良情况，明确是否出院 □ 完成出院记录、病案首页、出院诊断证明书等 □ 向患者交代出院后的注意事项，如复诊的时间、地点，发生紧急情况时处理等
重点医嘱	**长期医嘱：** □ 骨科术后护理常规 □ 一级/二级护理 □ 普通饮食 □ 引流管记引流量（必要时） □ 尿管记尿量（必要时） □ 抗菌药物 □ 术后抗凝 **临时医嘱：** □ 止吐 □ 镇痛 □ 伤口换药（必要时）	**长期医嘱：** □ 骨科术后护理常规 □ 普通饮食 □ 二级护理 □ 停引流记量（如留置引流管） □ 拔除尿管（如留置尿管） □ 术后抗凝 **临时医嘱：** □ 伤口换药 □ 抗菌药物（预防性使用 1~3 天） □ 功能锻炼 □ 复查血常规、尿常规、肝功能、肾功能、电解质（必要时）	**出院医嘱：** □ 出院带药 □ 嘱___日后拆线换药（根据出院时间决定） □ 门诊复查 □ 如有不适，随时来诊
主要护理工作	□ 观察患者情况 □ 术后心理与生活护理 □ 指导患者术后功能锻炼	□ 观察患者情况 □ 术后心理与生活护理 □ 指导患者术后功能锻炼	□ 指导患者办理出院手续
病情变异记录	□ 无　□ 有，原因： 1. 2.	□ 无　□ 有，原因： 1. 2.	□ 无　□ 有，原因： 1. 2.
护士签名			
医师签名			

第七十六章

肩关节复发性前脱位临床路径释义

【医疗质量控制指标】

指标一、行盂唇修复手术者，盂唇需完全修复，无残余松弛。

指标二、行肌腱固定手术者，肌腱需固定牢靠。

指标三、行骨块移位手术者，骨块固定需牢靠，且与肩盂水平面齐平。

指标四、监测 D-二聚体定量，预防下肢深静脉血栓。

一、肩关节复发性前脱位编码

1. 原编码

疾病名称及编码：肩关节复发性前脱位（ICD-10：M24.411）

肩关节脱位［盂肱关节脱位］（ICD-10：S43.001）

手术操作名称及编码：肩关节脱位复位术、修补术

肩关节脱位闭合复位术（ICD-9-CM-3：79.71001）

肩关节脱位切开复位术（ICD-9-CM-3：79.81002）

肩关节脱位切开复位内固定术（ICD-9-CM-3：79.81003）

复发性肩关节脱位修补术（ICD-9-CM-3：81.82001）

2. 修改编码

疾病名称及编码：复发性肩关节脱位（ICD-10：M24.401）

复发性肩关节不全脱位（ICD-10：M24.402）

肩关节脱位（ICD-10：S43.0）

手术操作名称及编码：肩脱位闭合性复位术（ICD-9-CM-3：79.71）

肩脱位开放性复位术（ICD-9-CM-3：79.81）

复发性肩脱位的修补术（ICD-9-CM-3：81.8200）

关节镜习惯性肩关节脱位修补术（ICD-9-CM-3：81.8201）

二、临床路径检索方法

（M24.4 / S43.0 / S43.001）伴（79.71/ 79.81 / 81.82）

三、国家医疗保障疾病诊断相关分组（CHS-DRG）

MDCI　肌肉、骨骼疾病及功能障碍

IS2　除前臂、腕、手足外的损伤

IC3　除置换/翻修外的髋、肩、膝、肘、踝的关节手术

四、肩关节复发性前脱位临床路径标准住院流程

（一）适用对象

第一诊断为肩关节复发性前脱位（ICD-10：M24.411），行肩关节镜下关节镜检，盂唇缝合修复，或含以下诊断和术式：

M24.411	肩关节复发性脱位	79.71001	肩关节脱位闭合复位术
M24.811	陈旧性肩关节脱位	79.81002	肩关节脱位切开复位术
S43.001	肩关节脱位［盂肱关节脱位］	79.81003	肩关节脱位切开复位内固定术
S43.002	肩关节半脱位	79.81004	肩锁关节脱位切开复位术
S43.101	肩锁关节脱位	79.81006	肩锁关节脱位切开复位内固定术
S43.301	肩胛骨脱位	81.82001	复发性肩关节脱位修补术

释义

■ 适用对象编码参见第一部分。

■ 本路径适用对象为临床诊断为复发性肩关节脱位的患者，需进行手术治疗时。肩关节脱位中，95%以上为前脱位。

（二）诊断依据

1. 病史：肩关节外伤史，肩关节反复前向脱位，关节不稳感，某些姿势或者动作会导致再次脱位，常可自行复位或者需要到医院急诊复位，是否合并损伤，注意有无癫痫病史。
2. 体检：恐惧试验阳性，复位试验阳性，关节活动度一般正常，没有肩袖损伤的表现。
3. 辅助检查：肩关节前后位像，侧位和腋位像，磁共振造影和 CT 三维重建判断损伤程度。

释义

■ 本路径的制订主要参考国内权威参考书籍和诊疗指南。

■ 症状和体格检查是诊断肩关节复发性前脱位的初步依据。影像学检查，特别是 CT 检查有助于评估骨性结构的损伤，如骨性 Bankart 损伤、Hill-Sachs 损伤和肩盂缺损程度，有助于手术计划的制订。

（三）治疗方案的选择及依据

1. 诊断明确的肩关节脱位，症状明显，保守治疗无效。
2. 无手术禁忌证。

释义

■ 保守治疗效果不佳，严重的肩关节不稳定，影响患者生活和运动时需考虑手术治疗。

■ 手术治疗包括 Bankart 修复、喙突移位、冈下肌填充和取髂骨植骨等术式。

■ 影像学检查可以协助手术方式的制订。对肩盂骨缺损<25%的患者，可以采用 Bankart 修补术式，直接修补撕裂的盂唇和韧带组织；对存在骨性 Bankart 损伤的患者，

可以将撕脱的骨块重新缝合到肩盂上；对合并巨大肱骨头 Hill-Sachs 损伤的患者，需行冈下肌填充或骨移植手术；对肩盂骨缺损>25%的患者，可考虑行喙突移位手术；若肩盂缺损巨大，预计喙突移位无法恢复骨性肩盂时，可进行取髂骨植骨手术。手术方式的制订也需要参考患者运动水平，对运动水平较高的患者，为防止 Bankart 修补失效，也可以直接选择喙突移位手术。

（四）标准住院日 3~5 天

释义

■ 明确肩关节复发性前脱位损伤的患者入院后，术前检查 0~2 天，第 1~2 天行手术治疗，第 3~5 天主要观察切口情况和有无术后早期并发症，总住院时间不超过 5 天符合本路径要求。如果具备条件，可以在患者入院前在门诊完善相关术前化验及影像学检查，并在麻醉科门诊评估患者全身情况，安排入院后尽早接受手术，以尽量减少患者住院时间。

（五）进入路径标准

1. 第一诊断必须符合肩关节复发性前脱位。
2. 当患者同时具有其他疾病诊断时，但在住院期间不需要特殊处理也不影响第一诊断的临床路径流程实施时，可以进入路径。

释义

■ 部分患者入院后常规检查发现有基础疾病，如高血压、糖尿病、肝功能不全、肾功能不全等，经系统评估后对复发性肩关节前脱位诊断治疗无特殊影响者，可进入路径。如合并肩关节其他损伤时，如肩袖或上盂唇损伤时，可手术中一并处理，也可进入路径。癫痫是造成肩关节脱位的主要原因之一，对经药物控制良好、近期无癫痫复发的患者，也可进入路径。但以上可能增加医疗费用，延长住院时间。

■ 经入院常规检查发现既往没有发现的疾病，而该疾病对患者健康的影响比肩关节复发性前脱位更严重，或者该疾病可能影响手术实施，增加麻醉和手术风险，影响预后，则应优先考虑治疗该种疾病，暂且不宜进入路径。例如较严重的高血压、糖尿病、心功能不全、肝功能、肾功能不全、凝血功能障碍等。

（六）术前准备 0~2 天

1. 术前检查项目
（1）血常规、尿常规。
（2）肝功能、肾功能、电解质、血糖。
（3）凝血功能。

（4）感染性疾病筛查（乙型肝炎、丙型肝炎、梅毒、艾滋病等）。
（5）肩关节前后位，侧位和腋位像（必要时）。
（6）肩关节 MRI（必要时）。
（7）X 线胸片、心电图。
2. 根据患者病情可选择
（1）超声心动图、血气分析和肺功能（高龄或既往有心、肺部病史者）；肩关节 CT 三维表面重建，肱骨头和肩胛盂分别重建（骨性 Bankart 损伤时）。
（2）有相关疾病者必要时请相关科室会诊。

释义

■ 血常规、尿常规最基本的两个常规检查，进入路径的患者均需完成。肝功能、肾功能、电解质、血糖、凝血功能、心电图、X 线胸片可评估有无基础疾病，是否影响住院时间、费用及其治疗预后，也是进行麻醉手术的基础检查；感染性疾病筛查可指导对同病房患者、医护人员的防护、手术顺序的安排和术后手术器械的消毒；肩关节 CT 检查有助于明确肩关节骨性情况，指导制订手术计划。

■ 对年龄较大患者或基础检查发现异常的患者，可进行超声心动图、血气分析和肺功能，以进一步评估患者身体状况；对二聚体升高的患者，可行双下肢深静脉彩超检查，以排除下肢深静脉血栓；对合并高血压、糖尿病或其他内科疾病的患者，可请相关科室会诊以确保患者围手术期安全。

（七）选择用药

抗菌药物：按照《抗菌药物临床应用指导原则（2015 年版）》（国卫办医发〔2015〕43 号）执行。

释义

■ Ⅰ类切口手术抗菌药物使用不应超过术后 24 小时。

（八）手术日为入院第 1~2 天

1. 麻醉方式：神经阻滞麻醉或全身麻醉。
2. 手术方式：肩关节镜下肩关节脱位矫正术，盂唇缝合修复术。
3. 手术内植物：带线锚钉：GII，SutureTak 螺钉等。
4. 输血：无。

释义

■ 肩关节手术一般在全身麻醉下进行。神经阻滞麻醉可协助术中控制性降压，并有助于术后患者的疼痛管理。

（九）术后住院恢复 2~4 天

1. 必需复查的检查项目：肩关节前后位、侧位和腋位 X 线片。

2. 肩关节 CT+三维重建。
3. 必要时查血常规、红细胞沉降率、CRP、凝血，电解质。
4. 术后处理
（1）抗菌药物：按照《抗菌药物临床应用指导原则（2015 年版）》（国卫办医发〔2015〕43 号）执行。
（2）术后镇痛：参照《骨科常见疼痛的处理专家建议》。
（3）术后康复：根据手术状况按相应康复计划康复。

释义

■ 术后肩关节平片确认内植物的位置；肩关节 CT 可以评估喙突移位或取髂骨植骨手术后骨块的位置。

■ 术后血常规、红细胞沉降率、CRP、凝血、电解质等检查可以观察患者有无感染、电解质紊乱等。骨科手术是导致术后患者下肢深静脉血栓的危险因素，对联合有其他高危因素的患者，或术后出现小腿肿痛的患者，应行双下肢深静脉 B 超检查以排除深静脉血栓。

■ Ⅰ类切口手术抗菌药物使用不应超过术后 24 小时；术后根据患者疼痛情况进行疼痛管理；根据手术情况指导患者开始术后早期康复。

（十）出院标准

1. 体温正常，上肢感觉正常，手部和肘部活动正常。
2. 伤口无感染征象（或可在门诊处理的伤口情况），关节无感染征象。
3. 没有需要住院处理的并发症和/或合并症。

释义

■ 患者出院前应完成所有必需检查项目，无发热，切口情况满意，且无明显术后并发症。

（十一）变异及原因分析

1. 围手术期并发症：深静脉血栓形成、伤口感染、关节感染、神经血管损伤等，造成住院日延长和费用增加。
2. 内科合并症：老年患者常合并内科疾病，如脑血管或心血管病、糖尿病、血栓等，手术可能导致基础疾病加重而需要进一步治疗，从而延长治疗时间，并增加住院费用。
3. 植入材料的选择：当盂唇缝合、骨性 bankart 修补时，由于缝合位置、大小和损伤性质不同，使用不同的内植物材料以及数目的不同，可能导致住院费用存在差异。

释义

■ 深静脉血栓可能造成肺栓塞，是骨科手术后严重的并发症之一，此时需请相关科室协助处理深静脉血栓情况。

■ 认可的变异原因主要是指患者入选路径后，在检查及治疗过程中发现患者合并存在事前未预知的、对本路径治疗可能产生影响的情况，需要终止执行路径或延长治疗时间、增加治疗费用。医师需在表单中明确说明。

■ 因患者方面的主观原因导致执行路径出现变异，需医师在表单中予以说明。

五、肩关节复发性前脱位临床路径给药方案

1. 术前用药：治疗基础疾病，如心脏病、高血压等，以口服给药为主；围手术期控制血糖可应用胰岛素。术前 30 分钟及术后 24 小时内可预防性应用抗菌药物。

2. 术中用药：无特殊必要时可应用控制性减压用药。

3. 术后用药：术后可用非甾体类镇痛药，并按照患者疼痛程度进行阶梯镇痛。老年患者可因麻醉药反应出现呕吐、恶心等不适，可予相应止吐药物处理。

【用药选择】

术前治疗基础疾病的药物应继续规律应用。

【药学提示】

应注意患者长时间服用药物与围手术期用药的药理作用，以及围手术期药物之间的相互作用。

【注意事项】

术后应避免注射用非甾类镇痛药与口服非甾类镇痛药合用，以免增加胃肠道不良事件风险。

六、肩关节复发性前脱位患者护理规范

1. 术前护理

(1) 术前宣教：宣教功能锻炼重要性；宣教手术的目的、意义；宣教术后护理用具的使用及注意事项。

(2) 术前准备：皮肤准备、药敏试验、生命体征监测，术后骨科专科用具的试戴。

2. 术后护理

(1) 常规护理：生命体征监测、饮食指导、专科护理。

(2) 患肢护理：观察患肢伤口敷料有无渗血，如患肢肿胀明显，应观察伤口敷料包扎的松紧度，如渗血较多、敷料过紧及时通知医师。应密切观察生命体征变化，观察患肢手指血运及桡动脉搏动情况，患肢用颈腕吊带置肘关节屈曲 90°的功能位悬吊于胸前，保持患肢制动，肘关节垫一个 4~5cm 厚的棉垫，增加患者舒适度。伤口给予冰敷，减轻患肢肿胀。指导使用冰袋，并告知其意义及注意事项，观察有无冻伤。

(3) 指导院内功能锻炼：指导患者加强练习用力握拳、充分伸指以及前臂和掌指肌力运动，使其了解并能正确掌握训练的方法。每次动作要做到位，坚持 30 秒以上。术后第一天在麻醉恢复后即指导患者行患肢肌肉收缩和放松运动，促进末梢血液循环，指导患者进行手指和腕关节的屈伸运动，并以健肢做示范。用力握拳，持续 6 秒，然后用力伸手指，持续 6 秒，连续锻炼 5~6 次，每天 4~5 次。双手对掌练习背伸腕关节活动。在颈腕吊带制动下练习屈伸肘关节活动。术后功能锻炼应遵医嘱，循序渐进。

七、肩关节复发性前脱位患者营养治疗规范

1. 正常饮食，保证蛋白质及维生素摄入。

2. 有内科基础病者注意调整饮食，如高血压病患者低盐饮食、肾病患者低蛋白饮食、糖尿病患者低糖饮食等。

八、肩关节复发性前脱位患者健康宣教

1. 肩关节吊带保护 6 周，然后开始关节活动度锻炼。

2. 预防下肢深静脉血栓，如出现下肢深静脉血栓需口服溶栓药物，必要时行下腔静脉滤器置入。
3. 重视上肢功能锻炼。
4. 术后按时换药、拆线。
5. 正确佩戴肩关节吊带。
6. 定期门诊复查。

九、推荐表单

（一）医师表单

肩关节复发性前脱位临床路径医师表单

适用对象：第一诊断为复发性肩关节脱位（ICD-10：M24.401），复发性肩关节不全脱位（ICD-10：M24.402），肩关节脱位（ICD-10：S43.0）

行肩脱位闭合性复位术（ICD-9-CM-3：79.71），肩脱位开放性复位术（ICD-9-CM-3：79.81），复发性肩脱位的修补术（ICD-9-CM-3：81.8200），关节镜习惯性肩关节脱位修补术（ICD-9-CM-3：81.8201）

患者姓名：	性别：　　年龄：　　门诊号：	住院号：
住院日期：　　年　月　日	出院日期：　　年　月　日	标准住院日：6~8 天

时间	住院第 1~3 天	住院第 3~4 天 （术前日）	住院第 4~5 天 （手术日）
主要诊疗工作	□ 完成住院志，询问病史、体格检查、初步诊断 □ 完成首次病程记录 □ 完成住院病历 □ 上级医师查房、术前评估、确定诊断、手术日期 □ 完成上级医师查房记录 □ 开医嘱：常规化验、检查单	□ 上级医师查房 □ 继续完成检查及必要的会诊 □ 医师查房、手术前评估 □ 完成术前小结、术前查房和上级医师查房记录 □ 签署手术知情同意书，向患者及家属交代术前注意事项 □ 手术准备 □ 麻醉医师访视患者进行评估并签署麻醉同意书	□ 手术：Bankart 修复、喙突移位、冈下肌填充或取髂骨植骨等术式 □ 完成手术记录和术后当天的病程记录 □ 交代术中情况及注意事项 □ 上级医师查房完成手术日病程记录和上级医师查房记录 □ 麻醉医师术后随访 □ 交班前医师查看术后患者情况并记录交班
重点医嘱	**长期医嘱：** □ 运动医学科护理常规 □ 二级护理 □ 饮食 **临时医嘱：** □ 血常规、尿常规；凝血功能；感染性疾病筛查；肝功能、肾功能+电解质+血糖；X 线胸片、心电图 □ 肩关节前后位、侧位和腋位 X 线片 □ 肩关节 CT 三维重建（必要时） □ 根据病情：肺功能、超声心动、血气分析、双下肢深静脉 B 超	**长期医嘱：** □ 运动医学科护理常规 □ 二级护理 □ 饮食 □ 既往内科基础疾病用药 **临时医嘱：** □ 根据会诊要求开检查化验单 □ 术前医嘱：明日在___麻醉下行肩关节镜下 Bankart 修复、喙突移位、冈下肌填充或取髂骨植骨等术式 □ 术前禁食、禁水 □ 术前抗菌药物皮试（必要时） □ 术区备皮 □ 灌肠和尿管留置（必要时） □ 其他特殊医嘱	**长期医嘱：** □ 运动医学护理常规 □ 二级护理 □ 饮食 □ 患肢抬高、制动 □ 抗菌药物（必要时） □ 其他特殊医嘱 **临时医嘱：** □ 今日在___麻醉下行 Bankart 修复、喙突移位、冈下肌填充或取髂骨植骨等术式 □ 耗材计费 □ 补液（必要时） □ 伤口换药（必要时）

续 表

时间	住院第1~3天	住院第3~4天 (术前日)	住院第4~5天 (手术日)
病情变异记录	□无 □有，原因： 1. 2.	□无 □有，原因： 1. 2.	□无 □有，原因： 1. 2.
医师签名			

时间	住院第 5~7 天 （术后）	住院第 8 天 （出院日）
主要诊疗工作	□ 上级医师查房：进行患肢情况、感染、并发症的评估 □ 完成日常病程记录、上级医师查房记录及确定患者可以出院，完成出院总结、病历首页的填写 □ 向患者交代出院注意事项、复查时间及拆线时间	□ 主管医师查房 □ 完成日常病程记录、上级医师查房记录、检查出院总结、病历首页的书写是否完善 □ 通知出院 □ 向患者及家属交代出院注意项、复查时间及拆线时间和康复程序
重点医嘱	**长期医嘱：** □ 运动医学术后护理常规 □ 二级护理 □ 饮食 □ 静脉抗菌药物下午停（必要时） **临时医嘱：** □ 伤口换药 □ 术后肩关节前后位、侧位和腋位 X 线片 □ 患肩 CT（必要时） □ 双下肢深静脉 B 超 □ 出院带药 □ 明日出院	□ 出院带药
病情变异记录	□ 无　□ 有，原因： 1. 2.	□ 无　□ 有，原因： 1. 2.
医师签名		

（二）护士表单

肩关节复发性前脱位临床路径护士表单

适用对象：第一诊断为复发性肩关节脱位（ICD-10：M24.401），复发性肩关节不全脱位（ICD-10：M24.402），肩关节脱位（ICD-10：S43.0）
行肩脱位闭合性复位术（ICD-9-CM-3：79.71），肩脱位开放性复位术（ICD-9-CM-3：79.81），复发性肩脱位的修补术（ICD-9-CM-3：81.8200），关节镜习惯性肩关节脱位修补术（ICD-9-CM-3：81.8201）

患者姓名：	性别：　　年龄：　　门诊号：	住院号：
住院日期：　　年　月　日	出院日期：　　年　月　日	标准住院日：6~8 天

时间	住院第 1~3 天	住院第 3~4 天 （术前日）	住院第 4~5 天 （手术日）
健康宣教	**入院宣教：** □ 介绍主管医师、护士 □ 介绍病室环境、设施 □ 介绍规章制度及注意事项	**术前宣教：** □ 宣教疾病知识、术前准备及手术过程 □ 指导术前保持良好睡眠 □ 告知准备物品 □ 告知家属等候区位置	**术后当日宣教：** □ 告知监护设备、管路功能及注意事项 □ 告知饮食、体位要求 □ 告知术后可能出现的情况及应对方式 □ 告知术后饮食、活动及探视注意事项
护理处置	□ 核对患者，佩戴腕带 □ 建立入院病历 □ 评估患者并书写护理评估单	□ 协助医师完成术前检查化验 **术前准备：** □ 备皮 □ 禁食、禁水	□ 术前监测生命体征 **送手术：** □ 摘除患者各种活动物品 □ 核对患者资料及带药 □ 填写手术交接单，签字确认 **接手术：** □ 核对患者及资料，签字确认
基础护理	**二级/三级护理：** □ 晨晚间护理 □ 患者安全管理	**二级护理：** □ 晨晚间护理 □ 患者安全管理	**一级/二级护理：** □ 晨晚间护理 □ 体位护理：患者平卧，患肢抬高及冰敷，以促进静脉和淋巴回流，防止患肢肿胀 □ 排泄护理 □ 患者安全管理
专科护理	□ 需要时填跌倒及压疮防范表 □ 遵医嘱通知化验检查 □ 给予患者及家属心理支持	□ 遵医嘱完成相关检查 □ 给予患者及家属心理支持	□ 病情观察，写护理记录：日间及夜间评估生命体征、意识、肢体感觉活动及血液循环、皮肤、伤口敷料，如有病情变化随时记录 □ 支具护理：支具常规护理，指导患者使用 □ 给予患者及家属心理支持

续　表

时间	住院第 1~3 天	住院第 3~4 天 （术前日）	住院第 4~5 天 （手术日）
重点医嘱	□ 详见医嘱执行单	□ 详见医嘱执行单	□ 详见医嘱执行单
病情变异记录	□ 无　□ 有，原因： 1. 2.	□ 无　□ 有，原因： 1. 2.	□ 无　□ 有，原因： 1. 2.
护士签名			

时间	住院第5~7天 （术后）	住院第8天 （出院日）
健康宣教	**术后宣教：** □ 指导患者术后遵医嘱功能锻炼 □ 饮食、活动、安全指导 □ 药物作用及频率 □ 疾病恢复期注意事项	**出院宣教：** □ 复查时间 □ 功能锻炼 □ 饮食指导：禁烟酒，忌生冷辛辣刺激性食物 □ 指导办理出院手续
护理处置	□ 遵医嘱完成相关检查	□ 办理出院手续 完善护理记录
基础护理	**二级护理：** □ 晨晚间护理 □ 协助进食、进水 □ 预防压疮 □ 医嘱可下地时，协助或指导床旁活动 □ 排泄护理 □ 安全管理	**二级护理：** □ 晨晚间护理 □ 协助或指导进食、进水 □ 协助或指导床旁活动 □ 患者安全管理
专科护理	□ 病情观察，写护理记录：评估生命体征、意识、肢体感觉活动及血液循环、皮肤情况、伤口敷料情况 □ 疼痛护理：若患肢疼痛，可视情况遵医嘱合理使用镇痛药 □ 症状护理：告知术后出现肢体肿胀是手术的正常反应 □ 用药观察：告知术后药物应用意义 □ 给予患者及家属心理支持	□ 协助指导功能锻炼 □ 出院指导 □ 告知随诊的意义 □ 告知出院流程
重点医嘱	□ 详见医嘱执行单	□ 详见医嘱执行单
病情变异记录	□ 无 □ 有，原因： 1. 2.	□ 无 □ 有，原因： 1. 2.
护士签名		

（三）患者表单

肩关节复发性前脱位临床路径患者表单

适用对象：第一诊断为复发性肩关节脱位（ICD-10：M24.401），复发性肩关节不全脱位（ICD-10：M24.402），肩关节脱位（ICD-10：S43.0）

行肩脱位闭合性复位术（ICD-9-CM-3：79.71），肩脱位开放性复位术（ICD-9-CM-3：79.81），复发性肩脱位的修补术（ICD-9-CM-3：81.8200），关节镜习惯性肩关节脱位修补术（ICD-9-CM-3：81.8201）

患者姓名：	性别：　　年龄：　　门诊号：	住院号：
住院日期：　　年　月　日	出院日期：　　年　月　日	标准住院日：6~8 天

时间	住院第 1~3 天	住院第 3~4 天 （术前日）	住院第 4~5 天 （手术日）
医患配合	□ 配合询问病史、收集资料，请务必详细告知既往史、用药史、过敏史 □ 如服用抗凝药物，请明确告知 □ 配合进行体格检查 □ 有任何不适请告知医师	□ 配合完善术前相关检查、化验，如采血、留尿、心电图、B 超、X 线胸片等 □ 医师与患者及家属介绍病情及手术谈话、术前签字 □ 麻醉医师进行术前访视	□ 配合评估手术效果 □ 配合检查意识、肢体活动 □ 有任何不适请告知医师
护患配合	□ 配合测量体温、脉搏、呼吸、血压、体重 1 次 □ 配合完成入院护理评估（简单询问病史、过敏史、用药史） □ 接受入院宣教（环境介绍、病室规定、订餐制度、贵重物品保管等） □ 有任何不适请告知护士	□ 接受术前宣教 □ 接受备皮 □ 配合禁食、禁水 □ 沐浴 □ 准备好必要用物，如吸管、尿壶、便盆、尿垫、纸巾等 □ 取下义齿、饰品等，贵重物品交家属保管 □ 术前保持良好睡眠	□ 清晨配合测量体温、脉搏、呼吸，遵医嘱测血压 □ 送手术室前，协助完成核对，脱去衣物，上手术车 □ 返回病房后，协助完成核对，配合过病床 □ 配合检查意识、肢体感觉活动及血液循环，询问出入量 □ 配合术后吸氧、监护仪监测、输液 □ 遵医嘱采取正确体位 □ 配合缓解疼痛 □ 有任何不适请告知护士
饮食	□ 普通饮食或遵医嘱特殊膳食等	□ 术前 12 小时禁食、禁水	□ 全身麻醉术后 6 小时可饮水，由流质饮食逐渐过渡为普通饮食
排泄	□ 正常排尿便	□ 正常排尿便	□ 自行排尿
活动	□ 正常活动	□ 正常活动	□ 床上活动，术后肩关节吊带固定

时间	住院第5~7天 （术后）	住院第8天 （出院日）
医患配合	□ 配合检查肢体感觉、活动及血液循环 □ 配合切口评估及换药	□ 接受出院前指导 □ 知道复查程序 □ 获取出院诊断书
护患配合	□ 配合定时监测生命体征，每日询问排便次数 □ 配合检查意识、肢体感觉活动及血液循环 □ 遵医嘱配合监测出入量 □ 接受输液、服药等治疗 □ 接受进食、进水、排便等生活护理 □ 配合活动，预防皮肤压疮 □ 注意活动安全，避免坠床或跌倒 □ 配合执行探视及陪伴制度	□ 接受出院宣教 □ 办理出院手续 □ 获取出院带药 □ 知道服药方法、作用、注意事项 □ 知道照顾伤口方法 □ 知道复印病历方法
饮食	□ 根据医嘱，由流质饮食逐渐过渡到普通饮食或糖尿病饮食等	□ 根据医嘱，给予普通饮食或糖尿病膳食等
排泄	□ 正常排尿便 □ 避免便秘	□ 正常排尿便 □ 避免便秘
活动	□ 可下地活动，患肢吊带固定	□ 可下地活动，患肢吊带固定

附：原表单（2016 年版）

肩关节复发性前脱位临床路径表单

适用对象：第一诊断为肩关节复发性前脱位

行肩关节镜检、肩关节脱位矫正术、盂唇缝合修复术

患者姓名：	性别：　年龄：　门诊号：	住院号：
住院日期：　年　月　日	出院日期：　年　月　日	标准住院日：4~6 天

时间	住院第 1 天	住院第 1~2 天 （术前日）	住院第 1~2 天 （手术日）
主要诊疗工作	□ 完成住院志，询问病史、体格检查、初步诊断 □ 完成首次病程记录 □ 完成住院病历 □ 上级医师查房、术前评估、确定诊断、手术日期 □ 完成上级医师查房记录 □ 开医嘱：常规化验、检查单	□ 上级医师查房 □ 继续完成检查及必要的会诊 □ 医师查房、手术前评估 □ 完成术前小结、术前查房和上级医师查房记录 □ 签署手术知情同意书，向患者及家属交代术前注意事项 □ 手术准备 □ 麻醉医师访视患者进行评估并签署麻醉同意书	□ 手术：肩关节镜检，脱位矫正术，盂唇缝合修复术 □ 完成手术记录和术后当天的病程记录 □ 交代术中情况及注意事项 □ 上级医师查房完成手术日病程记录和上级医师查房记录 □ 麻醉医师术后随访 □ 交班前医师查看术后患者情况并记录交班
重点医嘱	**长期医嘱：** □ 运动医学科护理常规 □ 二级护理 □ 饮食 **临时医嘱：** □ 血常规、尿常规；凝血功能；感染性疾病筛查；肝功能、肾功能+电解质+血糖；X 线胸片、心电图 □ 肩关节前后位和 Y 位、腋轴位（必要时）X 线片 □ 肩关节 MRI，MRI 造影及 CT 三维重建（必要时） □ 根据病情：血管超声、肺功能、超声心动、血气分析	**长期医嘱：** 同前日 □ 既往内科基础疾病用药 **临时医嘱：** □ 根据会诊要求开检查化验单 □ 术前医嘱：明日在____麻醉下行肩关节镜下脱位矫正术 □ 术前禁食、禁水 □ 术前抗菌药物皮试（必要时） □ 术区备皮 □ 灌肠和尿管留置（必要时） □ 其他特殊医嘱	**长期医嘱：** □ 运动医学护理常规 □ 二级护理 □ 饮食 □ 患肢抬高、制动 □ 抗菌药物（必要时） □ 其他特殊医嘱 **临时医嘱：** □ 今日在___麻醉下行肩关节镜检脱位矫正术 □ 耗材计费 □ 补液（必要时） □ 伤口换药（必要时）
主要护理工作	□ 入院介绍 □ 完成护理评估并记录 □ 处理医嘱、并执行 □ 健康宣教 □ 指导患者到相关科室进行检查心电图、X 线胸片等 □ 按时巡视病房 □ 认真完成交接班	□ 常规护理 □ 术前心理护理（紧张、焦虑） □ 术前备皮、沐浴、更衣 □ 术前物品准备 □ 完成护理记录 □ 完成责任制护理记录 □ 认真完成交接班 □ 按时巡视病房	□ 观察患者病情变化：生命体征，足背动脉搏动，患肢皮肤温度、感觉，如有异常通知医师 □ 向患者交代术后注意事项 □ 术后生活及心理护理 □ 处理执行医嘱 □ 完成责任制护理 □ 按时巡视病房认真完成交接班

续 表

时间	住院第1天	住院第1~2天 （术前日）	住院第1~2天 （手术日）
病情变异记录	□无 □有，原因： 1. 2.	□无 □有，原因： 1. 2.	□无 □有，原因： 1. 2.
护士签名			
医师签名			

时间	住院第 2~3 天 (术后第 1 天)	住院第 3~4 天 (术后第 2 天)	住院第 4~5 天 (术后第 3 天)
主要诊疗工作	□ 上级医师查房：进行患肢情况、感染、并发症的评估 □ 完成日常病程记录、上级医师查房记录	□ 主管医师查房 □ 完成日常病程记录、上级医师查房记录及确定患者可以出院 □ 了解 X 线情况 □ 通知出院 □ 向患者及家属交代康复程序	□ 主管医师查房 □ 完成日常病程记录、上级医师查房记录，检查出院总结、病历首页的书写是否完善 □ 通知出院 □ 向患者及家属交代出院注意项、复查时间及拆线时间和康复程序
重点医嘱	**长期医嘱：** □ 运动医学术后护理常规 □ 二级护理 □ 饮食 □ 静脉抗菌药物（必要时） **临时医嘱：** □ 伤口换药 □ 肩关节前后位和 Y 位片 □ 肩关节 CT 三维重建（必要时）	**长期医嘱：** □ 运动医学术后护理常规 □ 二级护理 □ 饮食 □ 静脉抗菌药物（必要时） **临时医嘱：** □ 伤口换药 □ 出院带药 □ 明日出院	**长期医嘱：** □ 运动医学术后护理常规 □ 二级护理 □ 饮食 □ 静脉抗菌药物明日停（必要时） **临时医嘱：**
主要护理工作	□ 处理执行医嘱 □ 术后心理、生活护理 □ 康复医师指导训练 □ 完成病情观察护理记录 □ 出院指导 □ 认真完成交接班 □ 协助医师伤口换药	□ 协助家属办理出院手续 □ 出院单位处理	
病情变异记录	□ 无　□ 有，原因： 1. 2.	□ 无　□ 有，原因： 1. 2.	
护士签名			
医师签名			

第七十七章

肩袖损伤临床路径释义

【医疗质量控制指标】

指标一、肩袖组织完全或部分修复。

指标二、肩关节功能得到完全或部分恢复疼痛症状得到缓解。

指标三、监测 D-二聚体定量，预防下肢深静脉血栓。

一、肩袖损伤编码

1. 原编码

疾病名称及编码：肩袖损伤

非创伤性肩袖撕裂（ICD-10：M75.101）

非创伤性肩袖破裂（ICD-10：M75.102）

非创伤性冈上肌撕裂（ICD-10：M75.103）

非创伤性冈上肌破裂（ICD-10：M75.104）

旋转环带综合征（ICD-10：M75.105）

冈上肌综合征（ICD-10：M75.106）

肩袖关节囊扭伤（ICD-10：S43.403）

肩袖肌腱损伤（ICD-10：S46.001）

肩袖损伤后遗症（ICD-10：T92.516）

手术操作名称及编码：肩关节镜下关节镜检，肩峰成形、肩袖缝合术

肩关节成形术（ICD-9-CM-3：81.83001）

肩关节囊修复重建术（ICD-9-CM-3：81.83003）

肩关节修补术（ICD-9-CM-3：81.83004）

肩关节成形翻修术（ICD-9-CM-3：81.83005）

肩袖修补术（ICD-9-CM-3：81.83006）

肩关节镜下关节囊热紧缩术（ICD-9-CM-3：81.83007）

肩关节镜下肩袖修补术（ICD-9-CM-3：81.83008）

2. 修改编码

疾病名称及编码：旋转袖综合征（ICD-10：M75.100）

非创伤性冈上肌撕裂（ICD-10：M75.101）

冈上肌综合征（ICD-10：M75.102）

肩袖自发性破裂（ICD-10：M75.103）

肩关节扭伤和劳损（ICD-10：S43.400）

肩关节扭伤（ICD-10：S43.401）

肩回旋套肌腱损伤（ICD-10：S46.000）

肩袖损伤（ICD-10：S46.002）

手术操作名称及编码：肩关节修补术（ICD-9-CM-3：81.8300）

肩峰成形术（ICD-9-CM-3：81.8301）

肩关节韧带缝合术（ICD-9-CM-3：81.9302）

回旋肌环带修补术（ICD-9-CM-3：83.6300）
冈上肌修补术（ICD-9-CM-3：83.6301）

二、临床路径检索方法

（M75.1／S43.4／S46.0）伴（81.8300／81.8301／81.9302／83.63）

三、国家医疗保障疾病诊断相关分组（CHS-DRG）

MDCI　肌肉、骨骼疾病及功能障碍
IS2　除前臂、腕、手足外的损伤
IC3　除置换/翻修外的髋、肩、膝、肘、踝的关节手术

四、肩袖损伤临床路径标准住院流程

（一）适用对象

第一诊断为肩袖损伤，行肩关节镜下关节镜检、肩峰成形、肩袖缝合术，或含以下诊断和术式：

M75.101	非创伤性肩袖撕裂	81.83001	肩关节成形术
M75.102	非创伤性肩袖破裂	81.83003	肩关节囊修复重建术
M75.103	非创伤性冈上肌撕裂	81.83004	肩关节修补术
M75.104	非创伤性冈上肌破裂	81.83005	肩关节成形翻修术
M75.105	旋转环带综合征	81.83006	肩袖修补术
M75.106	冈上肌综合征	81.83007	肩关节镜下关节囊热紧缩术
S43.403	肩袖关节囊扭伤	81.83008	肩关节镜下肩袖修补术
S46.001	肩袖肌腱损伤		
T92.516	肩袖损伤后遗症		

释义

■ 适用对象编码参见第一部分。

■ 本路径适用对象为临床诊断为肩袖损伤的患者，需进行手术治疗时，术式为关节镜下肩袖修复术（包含/不包含肩峰成形或长头腱切断或固定）。肩关节肩袖肌腱包括冈上肌、冈下肌、肩胛下肌和小圆肌。非创伤性肩袖损伤和创伤性肩袖损伤均需进行手术治疗。

（二）诊断依据

1. 病史：肩关节疼痛、无力，活动不利史。
2. 体检：Jobe 试验（+），压腹试验（+），吹号征（+），speed' test(+)，Lift-off 试验（+）。
3. 辅助检查：肩关节 CT 造影、磁共振或磁共振造影可以确定肩袖损伤的部位及程度。

释义

■ 本路径的制订主要参考国内权威参考书籍和诊疗指南。

■ 症状和体格检查是诊断肩袖损伤的初步依据。影像学检查，特别是 MRI 检查有助于评估肩袖损伤的范围和程度，CTA、MRA 和超声对肩袖损伤的诊断也有一定作用。

■ Jobe 试验阳性提示冈上肌损伤，压腹试验和 Lift-off 试验阳性提示肩胛下肌损伤，吹号征阳性提示冈下肌损伤（包含/不包含小圆肌损伤）。

（三）治疗方案的选择及依据

1. 诊断明确的肩袖损伤，症状明显，持续不缓解，影响正常生活和运动。
2. 无手术禁忌证。

释义

■ 保守治疗效果不佳，症状严重，影响患者生活和运动时需考虑手术治疗。

■ 大多数肩袖损伤可以在关节镜下完成修复，关节镜下手术还可以同时处理其他合并损伤，如长头腱病变和肩峰下骨刺等。术前 MRI 检查可以判断肩袖损伤的范围和严重程度，如果 MRI 显示肩袖肌肉脂肪浸润严重，则考虑为巨大不可修复肩袖损伤，关节镜下手术通常不能完成修复，此时可考虑其他手术治疗方式。患者进入其他路径。

■ 肩袖损伤的手术方式一般为关节镜下肩袖修复术。常用的修复方法是通过缝合锚钉把撕裂的肩袖组织重新固定到大小结节上。常见的修复技术包括单排固定、双排固定和缝线桥技术。

（四）标准住院日 3~5 天

释义

■ 明确肩袖损伤的患者入院后，术前检查 0~2 天，第 1~2 天行手术治疗，第3~4 天主要观察切口情况和有无术后早期并发症，总住院时间不超过 5 天符合本路径要求。如果具备条件，可以在患者入院前在门诊完善相关术前化验及影像学检查，并在麻醉科门诊评估患者全身情况，安排入院后尽早接受手术，以尽量减少患者住院时间。

（五）进入路径标准

1. 第一诊断必须符合肩袖损伤。
2. 当患者同时具有其他疾病诊断时，但在住院期间不需要特殊处理也不影响第一诊断的临床路径流程实施时，可以进入路径。

释义

■ 部分患者入院后常规检查发现有基础疾病，如高血压、糖尿病、肝功能不全、肾功能不全等，经系统评估后对肩袖损伤诊断治疗无特殊影响者可进入路径。如合并肩关节其他损伤时，如肩峰下骨刺或上盂唇损伤时可手术中一并处理，也可进入路径。但以上可能增加医疗费用，延长住院时间。

■ 经入院常规检查发现既往没有发现的疾病，而该疾病对患者健康的影响比肩袖损伤更严重，或者该疾病可能影响手术实施、增加麻醉和手术风险、影响预后，则应优先考虑治疗该种疾病，暂且不宜进入路径。例如较严重的高血压、糖尿病、心功能不全、肝功能不全、肾功能不全、凝血功能障碍等。

（六）术前准备 0~2 天

1. 术前检查项目

（1）血常规、尿常规。

（2）肝功能、肾功能、电解质、血糖。

（3）凝血功能。

（4）感染性疾病筛查（乙型肝炎、丙型肝炎、梅毒、艾滋病等）。

（5）肩关节前后位、冈上肌出口位和腋位片。

（6）肩关节 MRI 或 MRI 造影（必要时）。

（7）X 线胸片、心电图。

2. 根据患者病情可选择

（1）超声心动图、血气分析和肺功能（高龄或既往有心、肺部病史者）；肩关节 CT 检查。

（2）有相关疾病者必要时请相关科室会诊。

释义

■ 血常规、尿常规最基本的两个常规检查，进入路径的患者均需完成。肝功能、肾功能、电解质、血糖、凝血功能、心电图、X 线胸片可评估有无基础疾病，是否影响住院时间、费用及其治疗预后，也是进行麻醉手术的基础检查；感染性疾病筛查可指导对同病房患者、医护人员的防护、手术顺序的安排和术后手术器械的消毒；肩关节 CT 检查有助于明确肩关节骨性情况，指导制订手术计划。

■ 对年龄较大患者或基础检查发现异常的患者，可进行超声心动图、血气分析和肺功能，以进一步评估患者身体状况；对 D-二聚体升高的患者，可行双下肢深静脉彩超检查，以排除下肢深静脉血栓；对合并高血压、糖尿病或其他内科疾病的患者，可请相关科室会诊以确保患者围手术期安全。

（七）选择用药

抗菌药物：按照《抗菌药物临床应用指导原则（2015 年版）》（国卫办医发〔2015〕43 号）执行。

释义

■ Ⅰ类切口手术抗菌药物使用不应超过术后24小时。

（八）手术日为入院第1~2天

1. 麻醉方式：全身麻醉或全身麻醉+神经阻滞麻醉。
2. 手术方式：肩关节镜下肩峰成型，肩袖缝合修补术。
3. 手术内植物：各种缝合锚钉，bio-corkscrew+pushlock锚钉，GII锚钉等。
4. 输血：无。

释义

■ 肩关节手术一般在全身麻醉下进行。神经阻滞麻醉可协助术中控制性降压，并有助于术后患者的疼痛管理。

■ 二头肌长头腱也可能是肩关节疼痛的原因之一，在肩袖损伤患者中二头肌长头腱的病变并不少见。根据患者年龄、活动水平和长头腱质量，可以行长头腱切断或固定手术。肩峰下骨刺被认为是非创伤性肩袖损伤的原因之一，因此，在完成肩袖修复以后进行肩峰成形，磨除增生的肩峰下骨刺可以保护修复好的肩袖肌腱。但对巨大肩袖损伤，为防止肱骨头进一步上移，再完成肩袖修复后不建议进行肩峰成形。

（九）术后住院恢复3~4天

1. 必需复查的检查项目：肩关节X线片。
2. 必要时查血常规、红细胞沉降率、CRP、凝血、电解质。
3. 术后处理

（1）抗菌药物：按照《抗菌药物临床应用指导原则（2015年版）》（国卫办医发〔2015〕43号）执行。

（2）术后镇痛：参照《骨科常见疼痛的处理专家建议》。

（3）术后康复：根据手术状况按相应康复计划康复。

释义

■ 术后肩关节平片确认缝合锚钉的位置；冈上肌出口位可以评估肩峰下骨刺情况。

■ 术后血常规、红细胞沉降率、CRP、凝血、电解质等检查可以观察患者有无感染、电解质紊乱等。骨科手术是导致术后患者下肢深静脉血栓的危险因素，对联合有其他高危因素的患者或术后出现小腿肿痛的患者，应行双下肢深静脉B超检查以排除深静脉血栓。

■ Ⅰ类切口手术抗菌药物使用不应超过术后24小时；术后根据患者疼痛情况进行疼痛管理；根据手术情况指导患者开始术后早期康复。

（十）出院标准

1. 体温正常，手指活动正常。
2. 伤口无感染征象（或可在门诊处理的伤口情况），关节无感染征象。
3. 没有需要住院处理的并发症和/或合并症。

释义

■ 患者出院前应完成所有必需检查项目，无发热，切口情况满意，且无明显术后并发症。

（十一）变异及原因分析

1. 围手术期并发症：深静脉血栓形成、伤口感染、关节感染、神经血管损伤等，造成住院日延长和费用增加。
2. 内科合并症：老年患者常合并内科疾病，如脑血管或心血管病、糖尿病、血栓等，手术可能导致基础疾病加重而需要进一步治疗，从而延长治疗时间，并增加住院费用。
3. 植入材料的选择：肩袖修复时，由于损伤位置、范围和严重程度不同，使用不同的内植物材料，可能导致住院费用存在差异。

释义

■ 深静脉血栓可能造成肺栓塞，是骨科手术后严重的并发症之一，此时需请相关科室协助处理深静脉血栓情况。

■ 认可的变异原因主要是指患者入选路径后，在检查及治疗过程中发现患者合并存在事前未预知的、对本路径治疗可能产生影响的情况，需要中止执行路径或延长治疗时间、增加治疗费用。医师需在表单中明确说明。

■ 因患者方面的主观原因导致执行路径出现变异，需医师在表单中予以说明。

五、肩袖损伤临床路径给药方案

1. 术前用药：治疗基础疾病，如心脏病、高血压等，以口服给药为主；围手术期控制血糖可应用胰岛素。术前 30 分钟及术后 24 小时内可预防性应用抗菌药物。
2. 术中用药：无特殊，必要时使用控制性减压药。
3. 术后用药：术后可用非甾体类镇痛药，并按照患者疼痛程度进行阶梯镇痛。老年患者可因麻醉药反应出现呕吐、恶心等不适，可予相应止吐药物处理。

【用药选择】

术前治疗基础疾病的药物应继续规律应用。

【药学提示】

应注意患者长时间服用药物与围手术期用药的药理作用，以及围手术期药物之间的相互作用。

【注意事项】

术后应避免注射用非甾类镇痛药与口服非甾类镇痛药合用，以免增加胃肠道不良事件风险。

六、肩袖损伤患者护理规范

1. 术前护理

（1）术前宣教：宣教功能锻炼重要性；宣教手术的目的、意义；宣教术后护理用具的使用及注意事项。

（2）术前准备：皮肤准备、药敏试验、生命体征监测，术后骨科专科用具的试戴。

2. 术后护理

（1）常规护理：生命体征监测、饮食指导、专科护理。

（2）患肢护理：观察患肢伤口敷料有无渗血，如患肢肿胀明显，应观察伤口敷料包扎的松紧度，如渗血较多、敷料过紧及时通知医师。观察患肢手指血运及桡动脉搏动情况，患肢如用颈腕吊带置肘关节屈曲90°的功能位悬吊于胸前，肘关节垫一个4~5cm厚的棉垫，增加患者舒适度，保持患肢制动；如用外展（和/或旋）包固定，肘下垫一个4~5cm厚的棉垫，增加患者舒适度，预防压疮。注意外展（和/或旋）包的位置，如佩戴位置不合适应随时调整，以保证患肢处于外展外旋位。伤口给予冰敷，减轻患肢肿胀。指导使用冰袋，并告知其意义及注意事项，观察有无冻伤。

（3）指导院内功能锻炼：术后第一天在麻醉恢复后即指导患者行患肢肌肉收缩和放松运动，促进末梢血液循环，指导患者进行手指和腕关节的屈伸运动，并以健肢做示范。用力握拳，持续6秒，然后用力伸手指，持续6秒，连续锻炼5~6次，每天4~5次。双手对掌练习背伸腕关节活动。在颈腕吊带制动下练习屈伸肘关节活动。术后功能锻炼应遵医嘱，循序渐进。向患者说明功能锻炼的必要性。中小肩袖损伤患者术后第1天开始肩关节被动活动锻炼。被动前屈上举：患者平卧于床上，伸直患侧上臂，健侧手扶患肢肘部。在患肢不用力的情况下由健侧手用力使患肢尽可能上举，达到最角度，并在该角度维持两分钟，然后逐渐回到休息位，重复4次为1组，2组/天。被动体侧外旋：患者平卧床上，患侧肘关节屈曲90°并紧贴在体侧。健侧手用一根木棒顶住患侧手掌。在维持患侧肘关节紧贴体侧的同时，尽力向外推患侧手，达到最大限度时，同样维持2分钟，然后逐渐回到休息位，重复4次为1组，2组/天。每次肩关节活动后使用一次性化学冰袋冰敷1小时，起到使患肢消肿止疼的作用。此阶段除训练时间外，均须佩带颈腕吊带。

（4）注意事项：告知患者巨大肩袖损伤术后佩戴外展（和/或旋）包需4~6周，4~6周后开始肩关节功能锻炼。出院后应注意患肢保持外展外旋位。如外展（和/或旋）包佩戴位置不对应随时调整，以保证患肢角度。如患者感觉约束带紧勒，可在颈部垫一块纯棉吸汗手帕，也可垫柔软纱布，不可随意将约束带松开。佩戴期间为保证腋下皮肤舒适，可将婴儿爽身粉轻涂在腋下，或在腋下垫一块吸汗手帕，使该处皮肤清洁干燥为宜。佩戴时间长短应严格遵医嘱，不可随意拆除。

七、肩袖损伤患者营养治疗规范

1. 正常饮食，保证蛋白质及维生素摄入。

2. 有内科基础病者注意调整饮食，如高血压病患者低盐饮食、肾病患者低蛋白饮食、糖尿病患者低糖饮食等。

八、肩袖损伤患者健康宣教

1. 肩关节支具或外展包需佩戴6周。

2. 遵医嘱进行功能锻炼。

3. 预防下肢深静脉血栓，如出现下肢深静脉血栓需口服溶栓药物，必要时行下腔静脉滤器置入。

4. 术后按时换药、拆线。

5. 定期门诊复查。

九、推荐表单

（一）医师表单

肩袖损伤临床路径医师表单

适用对象：第一诊断为旋转袖综合征（ICD-10：M75.100），非创伤性冈上肌撕裂（ICD-10：M75.101），冈上肌综合征（ICD-10：M75.102），肩袖自发性破裂（ICD-10：M75.103），肩关节扭伤和劳损（ICD-10：S43.400），肩关节扭伤（ICD-10：S43.401），肩回旋套肌腱损伤（ICD-10：S46.000），肩袖损伤（ICD-10：S46.002）

行肩关节修补术（ICD-9-CM-3：81.8300），肩峰成形术（ICD-9-CM-3：81.8301），肩关节韧带缝合术（ICD-9-CM-3：81.9302），回旋肌环带修补术（ICD-9-CM-3：83.6300），冈上肌修补术（ICD-9-CM-3：83.6301）

患者姓名：	性别：　年龄：　门诊号：	住院号：
住院日期：　年　月　日	出院日期：　年　月　日	标准住院日：6~8 天

时间	住院第 1~3 天	住院第 3~4 天 （术前日）	住院第 4~5 天 （手术日）
主要诊疗工作	□ 完成入院记录，询问病史、体格检查、初步诊断 □ 完成首次病程记录 □ 完成住院病历 □ 上级医师查房、术前评估、确定诊断、手术日期 □ 完成上级医师查房记录 □ 开医嘱：常规化验、检查单	□ 上级医师查房 □ 继续完成检查及必要的会诊 □ 医师查房、手术前评估 □ 完成术前小结和上级医师查房记录 □ 签署手术知情同意书，向患者及家属交代术前注意事项 □ 手术准备 □ 麻醉医师访视患者进行评估并签署麻醉同意书	□ 手术：关节镜检，肩袖清理或缝合术 □ 完成手术记录和术后当天的病程记录 □ 交代术中情况及注意事项 □ 上级医师查房完成手术日病程记录和上级医师查房记录 □ 麻醉医师术后随访 □ 交班前医师查看术后患者情况并记录交班
重点医嘱	**长期医嘱：** □ 运动医学科护理常规 □ 二级护理 □ 饮食 **临时医嘱：** □ 血常规、尿常规；凝血功能；感染性疾病筛查；肝功能、肾功能+电解质+血糖；X 线胸片、心电图 □ 肩关节前后、冈上肌出口位和腋位 X 线片 □ 肩关节 MRI 或造 MRI 影 □ 根据病情：双下肢深静脉 B 超、肺功能、超声心动、血气分析等	**长期医嘱：** □ 运动医学科护理常规 □ 二级护理 □ 饮食 □ 既往内科基础疾病用药 **临时医嘱：** □ 根据会诊要求开检查化验单 □ 术前医嘱：明日在____麻醉下行肩关节镜下肩袖修复术 □ 术前禁食、禁水 □ 术前抗菌药物皮试（必要时） □ 术区备皮 □ 其他特殊医嘱 □ 肩关节支具（必要时）	**长期医嘱：** □ 运动医学护理常规 □ 二级护理 □ 饮食 □ 抗菌药物（必要时） □ 其他特殊医嘱 **临时医嘱：** □ 今日在____麻醉下行肩关节镜下肩袖修复术 □ 耗材计费 □ 补液（必要时） □ 伤口换药（必要时）

续　表

时间	住院第 1~3 天	住院第 3~4 天 （术前日）	住院第 4~5 天 （手术日）
病情 变异 记录	□无　□有，原因： 1. 2.	□无　□有，原因： 1. 2.	□无　□有，原因： 1. 2.
医师 签名			

时间	住院第 5~7 天 （术后）	住院第 8 天 （出院日）
主要诊疗工作	□ 上级医师查房：进行患肢情况、感染、并发症的评估 □ 完成日常病程记录、上级医师查房记录及确定患者可以出院，完成出院总结、病历首页的填写 □ 向患者交代出院注意事项、复查时间及拆线时间	□ 主管医师查房 □ 完成日常病程记录、上级医师查房记录，检查出院总结、病历首页的书写是否完善 □ 通知出院 □ 向患者及家属交代出院注意项、复查时间及拆线时间和康复程序
重点医嘱	**长期医嘱：** □ 运动医学术后护理常规 □ 二级护理 □ 饮食 □ 静脉抗菌药物下午停（必要时） **临时医嘱：** □ 伤口换药 □ 术后肩关节前后位、冈上肌出口位和腋位 X 线片 □ 患肩 MRI、CT（必要时） □ 双下肢深静脉 B 超 □ 出院带药 □ 明日出院	□ 出院带药
病情变异记录	□ 无　□ 有，原因： 1. 2.	□ 无　□ 有，原因： 1. 2.
医师签名		

（二）护士表单

肩袖损伤临床路径护士表单

适用对象：第一诊断为旋转袖综合征（ICD-10：M75.100），非创伤性冈上肌撕裂（ICD-10：M75.101），冈上肌综合征（ICD-10：M75.102），肩袖自发性破裂（ICD-10：M75.103），肩关节扭伤和劳损（ICD-10：S43.400），肩关节扭伤（ICD-10：S43.401），肩回旋套肌腱损伤（ICD-10：S46.000），肩袖损伤（ICD-10：S46.002）

行肩关节修补术（ICD-9-CM-3：81.8300），肩峰成形术（ICD-9-CM-3：81.8301），肩关节韧带缝合术（ICD-9-CM-3：81.9302），回旋肌环带修补术（ICD-9-CM-3：83.6300），冈上肌修补术（ICD-9-CM-3：83.6301）

患者姓名：	性别： 年龄： 门诊号：	住院号：
住院日期： 年 月 日	出院日期： 年 月 日	标准住院日：6~8 天

时间	住院第 1~3 天	住院第 3~4 天 （术前日）	住院第 4~5 天 （手术日）
健康宣教	入院宣教： □ 介绍主管医师、护士 □ 介绍病室环境、设施 □ 介绍规章制度及注意事项	术前宣教： □ 宣教疾病知识、术前准备及手术过程 □ 指导术前保持良好睡眠 □ 告知准备物品 □ 告知家属等候区位置	术后当日宣教： □ 告知监护设备、管路功能及注意事项 □ 告知饮食、体位要求 □ 告知术后可能出现的情况及应对方式 □ 告知术后饮食、活动及探视注意事项
护理处置	□ 核对患者，佩戴腕带 □ 建立入院病历 □ 评估患者并书写护理评估单	□ 协助医师完成术前检查化验 术前准备： □ 备皮 □ 禁食、禁水	□ 术前监测生命体征 送手术： □ 摘除患者各种活动物品 □ 核对患者资料及带药 □ 填写手术交接单，签字确认 接手术： □ 核对患者及资料，签字确认
基础护理	二级/三级护理： □ 晨晚间护理 □ 患者安全管理	二级护理： □ 晨晚间护理 □ 患者安全管理	一级/二级护理： □ 晨晚间护理 □ 体位护理：患者平卧，患肢抬高及冰敷，以促进静脉和淋巴回流，防止患肢肿胀 □ 排泄护理 □ 患者安全管理

续　表

时间	住院第 1~3 天	住院第 3~4 天 （术前日）	住院第 4~5 天 （手术日）
专科护理	□ 需要时填跌倒及压疮防范表 □ 遵医嘱通知化验检查 □ 给予患者及家属心理支持	□ 遵医嘱完成相关检查 □ 给予患者及家属心理支持	□ 病情观察，写护理记录：日间及夜间评估生命体征、意识、肢体感觉活动及血液循环、皮肤、伤口敷料，如有病情变化随时记录 □ 支具护理：支具常规护理，指导患者使用 □ 给予患者及家属心理支持
重点医嘱	□ 详见医嘱执行单	□ 详见医嘱执行单	□ 详见医嘱执行单
病情变异记录	□ 无　□ 有，原因： 1. 2.	□ 无　□ 有，原因： 1. 2.	□ 无　□ 有，原因： 1. 2.
护士签名			

时间	住院第 5~7 天 （术后）	住院第 8 天 （出院日）
健康宣教	术后宣教： □ 指导患者术后遵医嘱功能锻炼 □ 饮食、活动、安全指导 □ 药物作用及频率 □ 疾病恢复期注意事项	出院宣教： □ 复查时间 □ 功能锻炼 □ 饮食指导：禁烟酒，忌生冷辛辣刺激性食物 □ 指导办理出院手续
护理处置	□ 遵医嘱完成相关检查	□ 办理出院手续 □ 完善护理记录
基础护理	二级护理： □ 晨晚间护理 □ 协助进食、进水 □ 预防压疮 □ 医嘱可下地时，协助或指导床旁活动 □ 排泄护理 □ 安全管理	二级护理： □ 晨晚间护理 □ 协助或指导进食、进水 □ 协助或指导床旁活动 □ 患者安全管理
专科护理	□ 病情观察，写护理记录：评估生命体征、意识、肢体感觉活动及血液循环、皮肤情况、伤口敷料情况 □ 疼痛护理：若患肢疼痛，可视情况遵医嘱合理使用镇痛药 □ 症状护理：告知术后出现肢体肿胀是手术的正常反应 □ 用药观察：告知术后药物应用意义 □ 给予患者及家属心理支持	□ 协助指导功能锻炼 □ 出院指导 □ 告知随诊的意义 □ 告知出院流程
重点医嘱	□ 详见医嘱执行单	□ 详见医嘱执行单
病情变异记录	□ 无 □ 有，原因： 1. 2.	□ 无 □ 有，原因： 1. 2.
护士签名		

（三）患者表单

肩袖损伤临床路径患者表单

适用对象：第一诊断为旋转袖综合征（ICD-10：M75.100），非创伤性冈上肌撕裂（ICD-10：M75.101），冈上肌综合征（ICD-10：M75.102），肩袖自发性破裂（ICD-10：M75.103），肩关节扭伤和劳损（ICD-10：S43.400），肩关节扭伤（ICD-10：S43.401），肩回旋套肌腱损伤（ICD-10：S46.000），肩袖损伤（ICD-10：S46.002）行肩关节修补术（ICD-9-CM-3：81.8300），肩峰成形术（ICD-9-CM-3：81.8301），肩关节韧带缝合术（ICD-9-CM-3：81.9302），回旋肌环带修补术（ICD-9-CM-3：83.6300），冈上肌修补术（ICD-9-CM-3：83.6301）

患者姓名：	性别：　年龄：　门诊号：	住院号：
住院日期：　年　月　日	出院日期：　年　月　日	标准住院日：6~8 天

时间	住院第 1~3 天	住院第 3~4 天 （术前日）	住院第 4~5 天 （手术日）
医患配合	□ 配合询问病史、收集资料，请务必详细告知既往史、用药史、过敏史 □ 如服用抗凝药物，请明确告知 □ 配合进行体格检查 □ 有任何不适请告知医师	□ 配合完善术前相关检查、化验，如采血、留尿、心电图、B 超、X 线胸片等 □ 医师与患者及家属介绍病情及手术谈话、术前签字 □ 麻醉医师进行术前访视	□ 配合评估手术效果 □ 配合检查意识、肢体活动 □ 有任何不适请告知医师
护患配合	□ 配合测量体温、脉搏、呼吸、血压、体重 1 次 □ 配合完成入院护理评估（简单询问病史、过敏史、用药史） □ 接受入院宣教（环境介绍、病室规定、订餐制度、贵重物品保管等） □ 有任何不适请告知护士	□ 接受术前宣教 □ 接受备皮 □ 配合禁食、禁水 □ 沐浴 □ 准备好必要用物，如吸管、尿壶、便盆、尿垫、纸巾等 □ 取下义齿、饰品等，贵重物品交家属保管 □ 术前保持良好睡眠	□ 清晨配合测量体温、脉搏、呼吸，遵医嘱测血压 □ 送手术室前，协助完成核对，脱去衣物，上手术车 □ 返回病房后，协助完成核对，配合过病床 □ 配合检查意识、肢体感觉活动及血液循环，询问出入量 □ 配合术后吸氧、监护仪监测、输液 □ 遵医嘱采取正确体位 □ 配合缓解疼痛 □ 有任何不适请告知护士
饮食	□ 普通饮食或遵医嘱特殊膳食等	□ 术前 12 小时禁食、禁水	□ 全身麻醉术后 6 小时可饮水，由流质饮食逐渐过渡为普通饮食
排泄	□ 正常排尿便	□ 正常排尿便	□ 自行排尿
活动	□ 正常活动	□ 正常活动	□ 床上活动，术后肩关节吊带或外展包固定

时间	住院第5~7天 （术后）	住院第8天 （出院日）
医患配合	□ 配合检查肢体感觉活动及血液循环 □ 配合切口评估及换药	□ 接受出院前指导 □ 知道复查程序 □ 获取出院诊断书
护患配合	□ 配合定时监测生命体征，每日询问排便次数 □ 配合检查意识、肢体感觉活动及血液循环 □ 遵医嘱配合监测出入量 □ 接受输液、服药等治疗 □ 接受进食、进水、排便等生活护理 □ 配合活动，预防皮肤压疮 □ 注意活动安全，避免坠床或跌倒 □ 配合执行探视及陪伴制度	□ 接受出院宣教 □ 办理出院手续 □ 获取出院带药 □ 知道服药方法、作用、注意事项 □ 知道照顾伤口方法 □ 知道复印病历方法
饮食	□ 根据医嘱，由流质饮食逐渐过渡到普通饮食或糖尿病饮食等	□ 根据医嘱，普通饮食或糖尿病膳食等
排泄	□ 正常排尿便 □ 避免便秘	□ 正常排尿便 □ 避免便秘
活动	□ 可下地活动，患肢吊带或外展包固定	□ 可下地活动，患肢吊带或外展包固定

附：原表单（2016 年版）

肩袖损伤临床路径表单

适用对象：第一诊断为肩袖损伤
行肩关节镜检，肩峰成型，肩袖缝合术

患者姓名：	性别： 年龄： 门诊号：	住院号：
住院日期： 年 月 日	出院日期： 年 月 日	标准住院日：3~5 天

时间	住院第 1 天	住院第 1~2 天 （术前日）	住院第 1~2 天 （手术日）
主要诊疗工作	□ 完成住院志，询问病史、体格检查、初步诊断 □ 完成首次病程记录 □ 完成住院病历 □ 上级医师查房、术前评估、确定诊断、手术日期 □ 完成上级医师查房记录 □ 开医嘱：常规化验、检查单	□ 上级医师查房 □ 继续完成检查及必要的会诊 □ 医师查房、手术前评估 □ 完成术前小结和上级医师查房记录 □ 签署手术知情同意书，向患者及家属交代术前注意事项 □ 手术准备 □ 麻醉医师访视患者进行评估并签署麻醉同意书	□ 手术：关节镜检，肩袖清理或缝合术 □ 完成手术记录和术后当天的病程记录 □ 交代术中情况及注意事项 □ 上级医师查房完成手术日病程记录和上级医师查房记录 □ 麻醉医师术后随访 □ 交班前医师查看术后患者情况并记录交班
重点医嘱	**长期医嘱：** □ 运动医学科护理常规 □ 二级护理 □ 饮食 **临时医嘱：** □ 血常规、尿常规检查；凝血功能；感染性疾病筛查；肝功能、肾功能+电解质+血糖；X 线胸片、心电图 □ 肩关节正、Y 位 X 线片 □ 肩关节 MRI 或 MRI 造影（必要时） □ 根据病情：血管超声、肺功能、超声心动、血气分析等	**长期医嘱：** □ 运动医学科护理常规 □ 二级护理 □ 饮食 □ 既往内科基础疾病用药 **临时医嘱：** □ 根据会诊要求开检查化验单 □ 术前医嘱：明日在____麻醉下行肩关节镜下肩袖修复术 □ 术前禁食、禁水 □ 术前抗菌药物皮试（必要时） □ 术区备皮 □ 其他特殊医嘱 □ 肩关节支具（必要时）	**长期医嘱：** □ 运动医学护理常规 □ 二级护理 □ 饮食 □ 抗菌药物（必要时） □ 其他特殊医嘱 **临时医嘱：** □ 今日在____麻醉下行肩关节镜下肩袖修复术 □ 耗材计费 □ 补液（必要时） □ 伤口换药（必要时）
主要护理工作	□ 入院介绍 □ 完成护理评估并记录 □ 处理医嘱、并执行 □ 健康宣教 □ 指导患者到相关科室进行检查心电图、X 线胸片等 □ 按时巡视病房 □ 认真完成交接班	□ 常规护理 □ 术前心理护理（紧张、焦虑） □ 术前备皮、沐浴、更衣 □ 术前物品准备 □ 完成护理记录 □ 完成责任制护理记录 □ 认真完成交接班 □ 按时巡视病房	□ 观察患者病情变化：生命体征，桡动脉搏动，患肢皮肤温度、感觉及手指活动，如有异常通知医师 □ 向患者交代术后注意事项 □ 术后生活及心理护理 □ 处理执行医嘱 □ 完成责任制护理 □ 按时巡视病房认真完成交接班

续　表

时间	住院第 1 天	住院第 1~2 天 （术前日）	住院第 1~2 天 （手术日）
病情变异记录	□无　□有，原因： 1. 2.	□无　□有，原因： 1. 2.	□无　□有，原因： 1. 2.
护士签名			
医师签名			

时间	住院第 2~3 天 （术后第 1 天）	住院第 3~5 天 （术后第 2 天）
主要诊疗工作	□ 上级医师查房：进行患肢情况、感染、并发症的评估 □ 完成日常病程记录、上级医师查房记录及确定患者可以出院：完成出院总结、病历首页的填写 □ 向患者交代出院注意事项、复查时间及拆线时间	□ 主管医师查房 □ 完成日常病程记录、上级医师查房记录检查出院总结、病历首页的书写是否完善 □ 通知出院 □ 向患者及家属交代出院注意项、复查时间及拆线时间和康复程序
重点医嘱	**长期医嘱：** □ 运动医学术后护理常规 □ 二级护理 □ 饮食 □ 静脉抗菌药物下午停（必要时） **临时医嘱：** □ 伤口换药 □ 术后 X 线片（正位与 Y 位） □ 患肩 MRI、CT（必要时） □ 出院带药 □ 明日出院	**长期医嘱：** □ 运动医学术后护理常规 □ 二级护理 □ 饮食 □ 静脉抗菌药物下午停（必要时） **临时医嘱：** □ 伤口换药 □ 术后 X 线片（正位与 Y 位） □ 患肩 MRI、CT（必要时） □ 出院带药
主要护理工作	□ 处理执行医嘱 □ 术后心理、生活护理 □ 康复医师指导训练 □ 完成病情观察护理记录 □ 出院指导 □ 认真完成交接班 □ 协助医师伤口换药	□ 协助家属办理出院手续 □ 出院单位处理
病情变异记录	□ 无 □ 有，原因： 1. 2.	□ 无 □ 有，原因： 1. 2.
护士签名		
医师签名		

第七十八章

肘关节镜临床路径释义

【医疗质量控制指标】

指标一、术后肘关节可进行全范围屈伸活动。

指标二、术后肘关节周围疼痛症状可部分或全部缓解。

指标三、监测D-二聚体定量，预防下肢深静脉血栓。

一、肘关节镜编码

1. 原编码

手术操作名称及编码：肘关节镜下游离体取出术（ICD-9-CM-3：80.12001）
肘关节镜检查（ICD-9-CM-3：80.22001）
肘关节镜下关节松解术（ICD-9-CM-3：80.42002）
肘关节镜下滑膜切除术（ICD-9-CM-3：80.72002）
肘关节镜下病损切除术（ICD-9-CM-3：80.82001）
肘关节镜下微骨折术（ICD-9-CM-3：80.82003）
肘关节镜下软骨成形术（ICD-9-CM-3：81.85004）
肘关节镜下软骨修复术（ICD-9-CM-3：81.85005）
肘关节镜下异体骨软骨移植术（ICD-9-CM-3：81.85006）
肘关节镜下自体骨软骨移植术（ICD-9-CM-3：81.85007）
肘关节镜下软骨细胞移植术（ICD-9-CM-3：81.85008）
肘关节镜下韧带重建术（ICD-9-CM-3：81.93009）

2. 修改编码

手术操作名称及编码：关节镜肘关节游离体取出术（ICD-9-CM-3：80.1201）
关节镜肘关节检查（ICD-9-CM-3：80.2200）
关节镜肘关节松解术（ICD-9-CM-3：80.4202）
关节镜肘关节滑膜切除术（ICD-9-CM-3：80.7201）
关节镜肘关节病损切除术（ICD-9-CM-3：80.8202）
肘关节镜下微骨折术（ICD-9-CM-3：81.85001）
肘关节镜下软骨成形术（ICD-9-CM-3：81.85002）
肘关节镜下软骨修复术（ICD-9-CM-3：81.85003）
肘关节镜下异体骨软骨移植术（ICD-9-CM-3：81.85004）
肘关节镜下自体骨软骨移植术（ICD-9-CM-3：81.85005）
肘关节镜下软骨细胞移植术（ICD-9-CM-3：81.85006）
肘关节镜下韧带重建术（ICD-9-CM-3：81.93003）
肘关节镜下肘关节全部置换术（ICD-9-CM-3：81.8402）
肘关节镜下肘关节部分置换术（ICD-9-CM-3：81.8403）

二、临床路径检索方法

80.1201/80.2200/80.4202/80.7201/80.8202/81.85001-80.8206/81.93003/81.8402/81.8403

三、国家医疗保障疾病诊断相关分组（CHS-DRG）

MDCI　肌肉、骨骼疾病及功能障碍

IS2　除前臂、腕、手足外的损伤

IC3　除置换/翻修外的髋、肩、膝、肘、踝的关节手术

四、肘关节镜临床路径标准住院流程

（一）适用对象

第一诊断为肘关节游离体，肘关节强直，肘关节软骨损伤，肘关节骨关节病，肘关节滑膜炎（类风湿性、创伤性、色素沉着绒毛结节性等），行肘关节镜下病灶清理，滑膜切除，游离体取出，肘关节松解术，或含以下诊断和术式：

80.12001	肘关节镜下游离体取出术
80.22001	肘关节镜检查
80.42002	肘关节镜下关节松解术
80.72002	肘关节镜下滑膜切除术
80.82001	肘关节镜下病损切除术
80.82003	肘关节镜下微骨折术
81.85004	肘关节镜下软骨成形术
81.85005	肘关节镜下软骨修复术
81.85006	肘关节镜下异体骨软骨移植术
81.85007	肘关节镜下自体骨软骨移植术
81.85008	肘关节镜下软骨细胞移植术
81.93009	肘关节镜下韧带重建术

释义

■ 适用对象编码参见第一部分。

■ 本路径适用对象为临床进行肘关节镜手术的患者。

（二）诊断依据

1. 病史：肘关节交锁，肘关节疼痛，肘关节肿胀，肘关节活动受限。
2. 体检：肘关节间隙压痛，肘关节肿胀，肘关节活动受限。
3. 辅助检查：肘关节 X 线可见明确游离体或肘关节骨关节病，MRI 可见游离体或软骨损伤。

释义

■ 肘关节镜手术近年来发展迅速，越来越多的肘关节疾病逐渐被大家所认识并接受。肘关节镜可以治疗的疾病包括肘关节骨关节病、软骨损伤、肘关节游离体、网球肘等。

（三）治疗方案的选择及依据

1. 诊断明确的肘关节游离体，肘关节强直，肘关节软骨损伤，肘关节骨关节病，肘关节滑膜炎（类风湿性、创伤性、色素沉着绒毛结节性等），症状明显，持续不缓解，影响正常生活和运动。
2. 无手术禁忌证。

释义

■ 保守治疗效果不佳，严重的肘关节疼痛、肿胀、活动受限，影响患者生活和运动时需考虑手术治疗。

（四）标准住院日 2~4 天

释义

■ 明确需进行肘关节镜手术的患者入院后，术前检查 0~2 天，第 0~2 天行手术治疗，第 3~4 天主要观察切口情况和有无术后早期并发症，总住院时间不超过 4 天符合本路径要求。如果具备条件，可以在患者入院前在门诊完善相关术前化验及影像学检查，并在麻醉科门诊评估患者全身情况，安排入院后尽早接受手术，以尽量减少患者住院时间。

（五）进入路径标准

1. 第一诊断必须符合肘关节游离体，肘关节强直，肘关节软骨损伤，肘关节骨关节病，肘关节滑膜炎（类风湿性、创伤性、色素沉着绒毛结节性等）。
2. 当患者同时具有其他疾病诊断时，但在住院期间不需要特殊处理也不影响第一诊断的临床路径流程实施时，可以进入路径。

释义

■ 部分患者入院后常规检查发现有基础疾病，如高血压、糖尿病、肝功能不全、肾功能不全等，经系统评估后对肘关节镜治疗无特殊影响者，可进入路径，但可能增加医疗费用，延长住院时间。

■ 经入院常规检查发现既往没有发现的疾病，而该疾病对患者健康的影响比肘关节疾病更严重，或者该疾病可能影响手术实施，增加麻醉和手术风险，影响预后，则应优先考虑治疗该种疾病，暂且不宜进入路径。例如：较严重的高血压、糖尿病、心功能不全、肝功能、肾功能不全、凝血功能障碍等。

（六）术前准备 0~2 天

1. 必需的检查项目

（1）血常规、尿常规。

（2）肝功能、肾功能、电解质、血糖。

（3）凝血功能。

（4）感染性疾病筛查（乙型肝炎、丙型肝炎、梅毒、艾滋病等）。

（5）肘关节正侧位 X 线片。

（6）X 线胸片、心电图。

2. 根据患者病情可选择

（1）超声心动图、血气分析和肺功能（高龄或既往有心、肺部病史者）。

（2）有相关疾病者必要时请相关科室会诊。

释义

■ 血常规、尿常规最基本的两个常规检查，进入路径的患者均需完成。肝功能、肾功能、电解质、血糖、凝血功能、心电图、X 线胸片可评估有无基础疾病，是否影响住院时间、费用及其治疗预后，也是进行麻醉手术的基础检查；感染性疾病筛查可指导对同病房患者、医护人员的防护、手术顺序的安排和术后手术器械的消毒；肘关节影像学检查有助于明确髋关节其他疾病或损伤情况，指导制订治疗计划。

■ 对年龄较大患者或基础检查发现异常的患者，可进行超声心动图、血气分析和肺功能，以进一步评估患者身体状况；对 D-二聚体升高的患者，可行双下肢深静脉彩超检查，以排除下肢深静脉血栓；对合并高血压、糖尿病或其他内科疾病的患者，可请相关科室会诊以确保患者围手术期安全。

（七）选择用药

抗菌药物：按照《抗菌药物临床应用指导原则（2015 年版）》（国卫办医发〔2015〕43 号）执行。

释义

■ Ⅰ类切口手术抗菌药物使用不应超过术后 24 小时。

（八）手术日为入院第 0~2 天

1. 麻醉方式：臂丛麻醉或全身麻醉。

2. 手术方式：肘关节镜探查，病灶清理，滑膜切除，游离体取出。
3. 手术内植物：带线锚钉或内固定用螺钉。
4. 输血：无。

释义

■ 麻醉一般选择臂丛麻醉或全身麻醉。

■ 肘关节镜下治疗网球肘可能使用带线锚钉修复撕裂的伸肌腱，肘关节骨折可能使用内固定螺钉。

（九）术后住院恢复1~2天

1. 必需复查的检查项目：无。
2. 必要时查血常规、红细胞沉降率、CRP、凝血、电解质。
3. 术后处理

（1）抗菌药物：按照《抗菌药物临床应用指导原则（2015年版）》（国卫办医发〔2015〕43号）执行。

（2）术后镇痛：参照《骨科常见疼痛的处理专家建议》。

（3）术后康复：根据手术状况按相应康复计划康复。

释义

■ 术后影像学检查可以评估肘关节骨关节病时骨赘切除的程度，以及其他手术中内固定的位置。

■ 术后血常规、红细胞沉降率、CRP、凝血功能、电解质等检查可以观察患者有无感染、电解质紊乱等。骨科手术是导致术后患者下肢深静脉血栓的危险因素，对联合有其他高危因素的患者或术后出现小腿肿痛的患者，应行双下肢深静脉B超检查以排除深静脉血栓。

■ Ⅰ类切口手术抗菌药物使用不应超过术后24小时；术后根据患者疼痛情况进行疼痛管理；根据手术情况指导患者开始术后早期康复。

（十）出院标准

1. 体温正常，手指活动正常。
2. 伤口无感染征象（或可在门诊处理的伤口情况），关节无感染征象。
3. 没有需要住院处理的并发症和/或合并症。

释义

■ 患者出院前应完成所有必需检查项目，无发热，切口情况满意，且无明显术后并发症。

（十一）变异及原因分析

1. 围手术期并发症：深静脉血栓形成、伤口感染、关节感染、神经血管损伤等，造成住院日延长和费用增加。

2. 内科合并症：老年患者常合并内科疾病，如脑血管或心血管病、糖尿病、血栓等，手术可能导致基础疾病加重而需要进一步治疗，从而延长治疗时间，并增加住院费用。

3. 肘关节关节出现其他疾病：肘关节内外侧副韧带损伤，肘关节骨折，切口感染。

释义

■ 深静脉血栓可能造成肺栓塞，是骨科手术后严重的并发症之一，此时需请相关科室协助处理深静脉血栓情况。

■ 认可的变异原因主要是指患者入选路径后，在检查及治疗过程中发现患者合并存在事前未预知的、对本路径治疗可能产生影响的情况，需要终止执行路径或延长治疗时间、增加治疗费用。医师需在表单中明确说明。

■ 因患者方面的主观原因导致执行路径出现变异，需医师在表单中予以说明。

五、肘关节镜临床路径给药方案

1. 术前用药：治疗基础疾病，如心脏病、高血压等，以口服给药为主；围手术期控制血糖可应用胰岛素。术前 30 分钟及术后 24 小时内可预防性应用抗菌药物。

2. 术中用药：无特殊。

3. 术后用药：术后可用非甾体类镇痛药，并按照患者疼痛程度进行阶梯镇痛。术后可根据患者具体情况进行抗凝用药。

【用药选择】

术前治疗基础疾病的药物应继续规律应用。

【药学提示】

应注意患者长时间服用药物与围手术期用药的药理作用，以及围手术期药物之间的相互作用。

【注意事项】

术后应避免注射用非甾类镇痛药与口服非甾类镇痛药合用，以免增加胃肠道不良事件风险。

六、肘关节镜患者护理规范

1. 术前护理

(1) 术前宣教：宣教功能锻炼重要性；宣教手术的目的、意义；宣教术后护理用具的使用及注意事项。

(2) 术前准备：皮肤准备、药敏试验、生命体征监测。

2. 术后护理

(1) 常规护理：生命体征监测、饮食指导、专科护理。

(2) 患肢护理：观察患肢渗血情况，手术部位敷料包扎松紧度是否适宜，必要时给予更换敷料；观察患肢是否发生肿胀，评估肿胀部位及程度，应注意观察患肢皮肤温度，末梢神经感觉，评估患肢活动度及皮肤感觉，如发生患肢不能活动或患肢麻痹，需寻找原因及时处理。患肢有石膏制动时，注意石膏护理，定时按摩石膏边缘，保持石膏的清洁、干燥，严密观察患肢手指血运情况，手指感觉情况，如有异常，及时通知医师。将患肢抬高，高于患者心脏水平。患者术后第二天给予拆除石膏患肢换药，换药后改用支具固定患肢。佩戴支具后，观察支具的松紧度，有无不适，如有不适及时进行支具的调整。肘关节处神经血管丰富，有神经血管损伤的危险。严密观察患者患肢的桡动脉搏动、手指的感觉、腕关节活动的情况。肘关节术后患者要求持续冰敷，以消肿镇痛，辅助患者功能锻炼。

（3）指导院内功能锻炼：术后 48 小时之内，鼓励患者开始主动进行肘关节活动度训练，包括相邻关节的活动，但应该在无痛状态下进行训练，训练后即可给予冰敷 20 分钟。

七、肘关节镜患者营养治疗规范

1. 正常饮食，保证蛋白质及维生素摄入。

2. 有内科基础病者注意调整饮食，如高血压病患者低盐饮食、肾病患者低蛋白饮食、糖尿病患者低糖饮食等。

八、肘关节镜患者健康宣教

1. 术后即刻开始关节活动度锻炼。

2. 视手术情况决定支具佩戴时间。

3. 预防下肢深静脉血栓，如出现下肢深静脉血栓需口服溶栓药物，必要时行下腔静脉滤器置入。

4. 术后按时换药、拆线。

5. 定期门诊复查。

九、推荐表单

（一）医师表单

肘关节镜临床路径医师表单

适用对象：第一诊断为肘关节游离体，肘关节强直，肘关节软骨损伤，肘关节骨关节病，肘关节滑膜炎（类风湿性、创伤性、色素沉着绒毛结节性等）

行肘关节镜检，病灶清理，滑膜切除，游离体取出术，肘关节松解术

患者姓名：	性别：　　年龄：　　门诊号：	住院号：
住院日期：　　年　月　日	出院日期：　　年　月　日	标准住院日：2~4 天

时间	住院第 1 天	住院第 1~2 天 （术前日）	住院第 2~3 天 （手术日）
主要诊疗工作	□ 完成住院志，询问病史、体格检查、初步诊断 □ 完成首次病程记录 □ 完成住院病历 □ 上级医师查房、术前评估、确定诊断、手术日期 □ 完成上级医师查房记录 □ 开医嘱：常规化验、检查单	□ 上级医师查房 □ 继续完成检查及必要的会诊 □ 医师查房、手术前评估 □ 完成术前小结和上级医师查房记录 □ 签署手术知情同意书，向患者及家属交代术前注意事项 □ 手术准备 □ 麻醉医师访视患者进行评估，并签署麻醉同意书	□ 手术：关节镜检，病灶清理，滑膜切除，游离体取出，肘关节松解 □ 完成手术记录和术后当天的病程记录 □ 交代术中情况及注意事项 □ 上级医师查房，完成手术日病程记录和上级医师查房记录 □ 麻醉医师术后随访 □ 交班前医师查看术后患者情况并记录交班
重点医嘱	**长期医嘱：** □ 运动医学科护理常规 □ 二级护理 □ 饮食 **临时医嘱：** □ 血常规、尿常规检查；凝血功能；感染性疾病筛查；肝功能、肾功能+电解质+血糖；X 线胸片、心电图 □ 肘关节正侧位 X 线片 □ 肘关节 CT 和 MRI（必要时） □ 根据病情：双下肢深静脉 B 超、肺功能、超声心动、血气分析	**长期医嘱：** □ 运动医学科护理常规 □ 二级护理 □ 饮食 □ 既往内科基础疾病用药 **临时医嘱：** □ 根据会诊要求开检查化验单 □ 术前医嘱：明日在____麻醉下行肘关节镜探查 □ 术前禁食、禁水 □ 术前抗菌药物皮试（必要时） □ 术区备皮 □ 其他特殊医嘱	**长期医嘱：** □ 运动医学护理常规 □ 二级护理 □ 饮食 □ 患肢抬高、制动 □ 抗菌药物（必要时） □ 其他特殊医嘱 **临时医嘱：** □ 今日在____麻醉下行肘关节镜探查术 □ 耗材计费 □ 补液（必要时） □ 伤口换药（必要时）
病情变异记录	□ 无　□ 有，原因： 1. 2.	□ 无　□ 有，原因： 1. 2.	□ 无　□ 有，原因： 1. 2.
医师签名			

时间	住院第 3~5 天 （术后）	住院第 6 天 （出院日）
主要诊疗工作	□ 上级医师查房：进行患肢情况、感染、并发症的评估 □ 完成日常病程记录、上级医师查房记录及确定患者可以出院；完成出院总结、病历首页的填写 □ 向患者交代出院注意事项、复查时间及拆线时间	□ 主管医师查房 □ 完成日常病程记录、上级医师查房记录，检查出院总结、病历首页的书写是否完善 □ 通知出院 □ 向患者及家属交代出院注意项、复查时间及拆线时间和康复程序
重点医嘱	**长期医嘱：** □ 运动医学术后护理常规 □ 二级护理 □ 饮食 □ 静脉抗菌药物下午停（必要时） **临时医嘱：** □ 伤口换药 □ 肘关节 X 线片或 CT □ 双下肢深静脉 B 超 □ 出院带药（必要时） □ 明日出院	
病情变异记录	□ 无　□ 有，原因： 1. 2.	□ 无　□ 有，原因： 1. 2.
医师签名		

（二）护士表单

肘关节镜临床路径护士表单

适用对象：第一诊断为肘关节游离体，肘关节强直，肘关节软骨损伤，肘关节骨关节病，肘关节滑膜炎（类风湿性、创伤性、色素沉着绒毛结节性等）
行肘关节镜检，病灶清理，滑膜切除，游离体取出术，肘关节松解术

患者姓名：	性别：　　年龄：　　门诊号：	住院号：
住院日期：　　年　月　日	出院日期：　　年　月　日	标准住院日：2~4天

时间	住院第1天	住院第1~2天 （术前日）	住院第2~3天 （手术日）
健康宣教	**入院宣教：** □ 介绍主管医师、护士 □ 介绍病室环境、设施 □ 介绍规章制度及注意事项	**术前宣教：** □ 宣教疾病知识、术前准备及手术过程 □ 指导术前保持良好睡眠 □ 告知准备物品 □ 告知家属等候区位置	**术后当日宣教：** □ 告知监护设备、管路功能及注意事项 □ 告知饮食、体位要求 □ 告知术后可能出现的情况及应对方式 □ 告知术后饮食、活动及探视注意事项
护理处置	□ 核对患者，佩戴腕带 □ 建立入院病历 □ 评估患者并书写护理评估单	□ 协助医师完成术前检查化验 **术前准备：** □ 备皮 □ 禁食、禁水	□ 术前监测生命体征 **送手术：** □ 摘除患者各种活动物品 □ 核对患者资料及带药 □ 填写手术交接单，签字确认 **接手术：** □ 核对患者及资料，签字确认
基础护理	**二级/三级护理：** □ 晨晚间护理 □ 患者安全管理	**二级护理：** □ 晨晚间护理 □ 患者安全管理	**一级/二级护理：** □ 晨晚间护理 □ 体位护理：患者平卧，患肢抬高，以促进静脉和淋巴回流，防止患肢肿胀 □ 排泄护理 □ 患者安全管理
专科护理	□ 需要时填跌倒及压疮防范表 □ 遵医嘱通知化验检查 □ 给予患者及家属心理支持	□ 遵医嘱完成相关检查 □ 给予患者及家属心理支持	□ 病情观察，写护理记录：日间及夜间评估生命体征、意识、肢体感觉活动及血液循环、皮肤、伤口敷料，如有病情变化随时记录 □ 石膏托或支具护理：注意压疮预防和石膏或支具常规护理 □ 给予患者及家属心理支持
重点医嘱	□ 详见医嘱执行单	□ 详见医嘱执行单	□ 详见医嘱执行单
病情变异记录	□ 无　□ 有，原因： 1. 2.	□ 无　□ 有，原因： 1. 2.	□ 无　□ 有，原因： 1. 2.
护士签名			

时间	住院第3~5天 （术后）	住院第6天 （出院日）
健康宣教	**术后宣教：** □ 指导患者术后遵医嘱功能锻炼 □ 饮食、活动、安全指导 □ 药物作用及频率 □ 疾病恢复期注意事项	**出院宣教：** □ 复查时间 □ 功能锻炼 □ 饮食指导：禁烟酒，忌生冷辛辣刺激性食物 □ 指导办理出院手续
护理处置	□ 遵医嘱完成相关检查	□ 办理出院手续 □ 完善护理记录
基础护理	**二级护理：** □ 晨晚间护理 □ 协助进食、进水 □ 预防压疮 □ 医嘱可下地时，协助或指导床旁活动 □ 排泄护理 □ 安全管理	**二级护理：** □ 晨晚间护理 □ 协助或指导进食、进水 □ 协助或指导床旁活动 □ 患者安全管理
专科护理	□ 病情观察，写护理记录：评估生命体征、意识、肢体感觉活动及血液循环、皮肤情况、伤口敷料情况 □ 疼痛护理：若患肢疼痛，可视情况遵医嘱合理使用镇痛药 □ 症状护理：告知术后出现肢体肿胀是手术的正常反应 □ 用药观察：告知术后药物应用意义 □ 给予患者及家属心理支持	□ 协助指导功能锻炼 □ 出院指导 □ 告知随诊的意义 □ 告知出院流程
重点医嘱	□ 详见医嘱执行单	□ 详见医嘱执行单
病情变异记录	□ 无 □ 有，原因： 1. 2.	□ 无 □ 有，原因： 1. 2.
护士签名		

（三）患者表单

肘关节镜临床路径患者表单

适用对象：第一诊断为肘关节游离体，肘关节强直，肘关节软骨损伤，肘关节骨关节病，肘关节滑膜炎（类风湿性、创伤性、色素沉着绒毛结节性等）
行肘关节镜检，病灶清理，滑膜切除，游离体取出术，肘关节松解术

患者姓名：	性别： 年龄： 门诊号：	住院号：
住院日期： 年 月 日	出院日期： 年 月 日	标准住院日：2~4 天

时间	住院第 1 天	住院第 1~2 天 （术前日）	住院第 2~3 天 （手术日）
医患配合	□ 配合询问病史、收集资料，请务必详细告知既往史、用药史、过敏史 □ 如服用抗凝药物，请明确告知 □ 配合进行体格检查 □ 有任何不适请告知医师	□ 配合完善术前相关检查、化验，如采血、留尿、心电图、B 超、X 线胸片等 □ 医师与患者及家属介绍病情及手术谈话、术前签字 □ 麻醉医师进行术前访视	□ 配合评估手术效果 □ 配合检查意识、肢体活动 □ 有任何不适请告知医师
护患配合	□ 配合测量体温、脉搏、呼吸、血压、体重 1 次 □ 配合完成入院护理评估（简单询问病史、过敏史、用药史） □ 接受入院宣教（环境介绍、病室规定、订餐制度、贵重物品保管等） □ 有任何不适请告知护士	□ 接受术前宣教 □ 接受备皮 □ 配合禁食、禁水 □ 沐浴 □ 准备好必要用物，吸管、尿壶、便盆、尿垫、纸巾等 □ 取下义齿、饰品等，贵重物品交家属保管 □ 术前保持良好睡眠	□ 清晨配合测量体温、脉搏、呼吸，遵医嘱测血压 □ 送手术室前，协助完成核对，脱去衣物，上手术车 □ 返回病房后，协助完成核对，配合过病床 □ 配合检查意识、肢体感觉和活动及血液循环，询问出入量 □ 配合术后吸氧、监护仪监测、输液 □ 遵医嘱采取正确体位 □ 配合缓解疼痛 □ 有任何不适请告知护士
饮食	□ 正常饮食或遵医嘱特殊膳食等	□ 术前 12 小时禁食、禁水	□ 局部麻醉或区域阻滞麻醉，在不恶心、呕吐的情况下不影响进食、进水 □ 全身麻醉术后 6 小时可进食、饮水
排泄	□ 正常排尿便	□ 正常排尿便	□ 自行排尿
活动	□ 正常活动	□ 正常活动	□ 床上活动

时间	住院第3~5天 （术后）	住院第6天 （出院日）
医患配合	□ 配合检查肢体感觉、活动及血液循环 □ 配合切口评估及换药	□ 接受出院前指导 □ 知道复查程序 □ 获取出院诊断书
护患配合	□ 配合定时监测生命体征，每日询问排便次数 □ 配合检查意识、肢体感觉和活动及血液循环 □ 遵医嘱配合监测出入量 □ 接受输液、服药等治疗 □ 接受进食、进水、排便等生活护理 □ 配合活动，预防皮肤压疮 □ 注意活动安全，避免坠床或跌倒 □ 配合执行探视及陪伴制度	□ 接受出院宣教 □ 办理出院手续 □ 获取出院带药 □ 知道服药方法、作用、注意事项 □ 知道照顾伤口方法 □ 知道复印病历方法
饮食	□ 根据医嘱，由流质饮食逐渐过渡到普通饮食或糖尿病饮食等	□ 根据医嘱，普通饮食或糖尿病膳食等
排泄	□ 正常排尿便 □ 避免便秘	□ 正常排尿便 □ 避免便秘
活动	□ 可下地活动	□ 可下地活动

附：原表单（2016 年版）

肘关节镜临床路径表单

适用对象：第一诊断为肘关节游离体，肘关节强直，肘关节软骨损伤，肘关节骨关节病，肘关节滑膜炎（类风湿性、创伤性、色素沉着绒毛结节性等）

行肘关节镜检，病灶清理，滑膜切除，游离体取出术，肘关节松解术

患者姓名：	性别：　　年龄：　　门诊号：	住院号：
住院日期：　　年　月　日	出院日期：　　年　月　日	标准住院日：2~4 天

时间	住院第 1 天	住院第 1~2 天 （术前日）	住院第 1~2 天 （手术日）
主要诊疗工作	□ 完成住院志询问病史、体格检查、初步诊断 □ 完成首次病程记录 □ 完成住院病历 □ 上级医师查房、术前评估、确定诊断、手术日期 □ 完成上级医师查房记录 □ 开医嘱：常规化验、检查单	□ 上级医师查房 □ 继续完成检查及必要的会诊 □ 医师查房、手术前评估 □ 完成术前小结和上级医师查房记录 □ 签署手术知情同意书，向患者及家属交代术前注意事项 □ 手术准备 □ 麻醉医师访视患者进行评估，并签署麻醉同意书	□ 手术：关节镜检，病灶清理，滑膜切除，游离体取出，肘关节松解 □ 完成手术记录和术后当天的病程记录 □ 交代术中情况及注意事项 □ 上级医师查房，完成手术日病程记录和上级医师查房记录 □ 麻醉医师术后随访 □ 交班前医师查看术后患者情况并记录交班
重点医嘱	**长期医嘱：** □ 运动医学科护理常规 □ 二级护理 □ 饮食 **临时医嘱：** □ 血常规、尿常规；凝血功能；感染性疾病筛查；肝功能、肾功能+电解质+血糖；X 线胸片、心电图 □ 肘关节正侧位 X 线片 □ 肘关节 MRI（必要时） □ 根据病情：血管超声、肺功能、超声心动、血气分析	**长期医嘱：** □ 运动医学科护理常规 □ 二级护理 □ 饮食 □ 既往内科基础疾病用药 **临时医嘱：** □ 根据会诊要求开检查化验单 □ 术前医嘱：明日在____麻醉下行肘关节镜探查 □ 术前禁食、禁水 □ 术前抗菌药物皮试（必要时） □ 术区备皮 □ 其他特殊医嘱	**长期医嘱：** □ 运动医学护理常规 □ 二级护理 □ 饮食 □ 患肢抬高、制动 □ 抗菌药物（必要时） □ 其他特殊医嘱 **临时医嘱：** □ 今日在____麻醉下行肘关节镜探查术 □ 耗材计费 □ 补液（必要时） □ 伤口换药（必要时）
主要护理工作	□ 入院介绍 □ 完成护理评估并记录 □ 处理医嘱、并执行 □ 健康宣教 □ 指导患者到相关科室进行检查心电图、X 线胸片等 □ 按时巡视病房 □ 认真完成交接班	□ 常规护理 □ 术前心理护理（紧张、焦虑） □ 术前备皮、沐浴、更衣 □ 术前物品准备 □ 完成护理记录 □ 完成责任制护理记录 □ 认真完成交接班 □ 按时巡视病房	□ 观察患者病情变化：生命体征，上肢动脉搏动，患肢皮肤温度、感觉，如有异常通知医师 □ 向患者交代术后注意事项 □ 术后生活及心理护理 □ 处理执行医嘱 □ 完成责任制护理 □ 按时巡视病房认真完成交接班

续 表

时间	住院第 1 天	住院第 1~2 天 （术前日）	住院第 1~2 天 （手术日）
病情变异记录	□ 无 □ 有，原因： 1. 2.	□ 无 □ 有，原因： 1. 2.	□ 无 □ 有，原因： 1. 2.
护士签名			
医师签名			

时间	住院第 2~3 天 （术后第 1 天）	住院第 3~4 天 （术后第 2 天）
主要诊疗工作	□ 上级医师查房：进行患肢情况、感染、并发症的评估 □ 完成日常病程记录上级医师查房记录及确定患者可以出院：完成出院总结、病历首页的填写 □ 向患者交代出院注意事项、复查时间及拆线时间	□ 主管医师查房 □ 完成日常病程记录、上级医师查房记录，检查出院总结、病历首页的书写是否完善 □ 通知出院 □ 向患者及家属交代出院注意项、复查时间及拆线时间和康复程序
重点医嘱	**长期医嘱：** □ 运动医学术后护理常规 □ 二级护理 □ 饮食 □ 静脉抗菌药物下午停（必要时） **临时医嘱：** □ 伤口换药 □ 出院带药（必要时） □ 明日出院	
主要护理工作	□ 处理执行医嘱 □ 术后心理、生活护理 □ 康复医师指导训练 □ 完成病情观察护理记录 □ 出院指导 □ 认真完成交接班 □ 协助医师伤口换药	□ 协助家属办理出院手续 □ 出院单位处理
病情变异记录	□ 无　□ 有，原因： 1. 2.	□ 无　□ 有，原因： 1. 2.
护士签名		
医师签名		

第七十九章

髋关节滑膜炎临床路径释义

【医疗质量控制指标】

指标一、需取出可做病理分析的足够标本。

指标二、监测 D-二聚体定量，预防下肢深静脉血栓。

一、髋关节滑膜炎编码

1. 原编码

疾病名称及编码：髋关节滑膜炎（ICD-10：M65.905）

手术操作名称及编码：髋关节滑膜切除术（ICD-9-CM-3：80.75001）

2. 修改编码

疾病名称及编码：髋关节滑膜炎（ICD-10：M65.905）

手术操作名称及编码：髋关节滑膜切除术（ICD-9-CM-3：80.75）

二、临床路径检索方法

M65.905 伴 80.75

三、国家医疗保障疾病诊断相关分组（CHS-DRG）

MDCI　肌肉、骨骼疾病及功能障碍

IS2　除前臂、腕、手足外的损伤

IC3　除置换/翻修外的髋、肩、膝、肘、踝的关节手术

四、髋关节滑膜炎临床路径标准住院流程

（一）适用对象

第一诊断为髋关节滑膜炎（ICD-10：M65.905），行髋关节滑膜切除术（ICD-9-CM-3：80.75001）。

释义

■ 适用对象编码参见第一部分。

■ 本路径适用对象为临床诊断为髋关节滑膜炎的患者，需进行手术治疗时。

（二）诊断依据

根据《临床诊疗指南·骨科分册》（中华医学会编著，人民卫生出版社，2009 年），《外科学（下册）》（8 年制和 7 年制临床医学专用教材，赵玉沛、陈孝平主编，人民卫生出版社，2015 年）。

1. 病史：单侧或双侧髋关节或腹股沟疼痛。

2. 体征：髋关节主动活动、被动活动时出现疼痛，“4”字征阳性。

3. 影像学检查：X 线检查：骨质无明显异常表现，可表现为骨盆轻度倾斜、关节间隙增宽。

MRI 检查：磁共振检查显示患侧髋关节间隙增宽和关节腔积液。

释义

■ 本路径的制订主要参考国内权威参考书籍和诊疗指南。

■ 症状和体格检查是诊断髋关节滑膜炎的初步依据。X 线检查可以排除髋臼股骨撞击症，MRI 检查有助于评估关节内情况，排除髋臼盂唇损伤。滑膜炎一般为非特异性炎症，诊断需排除其他可能存在的髋关节损伤。髋关节色素沉着绒毛结节性滑膜炎在髋关节发生率较低，关节穿刺液为血性，需行关节镜下全滑膜切除手术，如果病变侵及关节外，则需行切开手术，患者进入其他路径。

（三）治疗方案的选择及依据

根据《临床诊疗指南·骨科分册》（中华医学会编著，人民卫生出版社，2009 年），《外科学（下册）》（8 年制和 7 年制临床医学专用教材，赵玉沛、陈孝平主编，人民卫生出版社，2015 年）。

1. 髋关节滑膜炎诊断明确。
2. 经严格正规非手术治疗无效。

释义

■ 保守治疗效果不佳，严重的髋关节疼痛、肿胀、活动受限，影响患者生活和运动时需考虑手术治疗。

■ 手术治疗包括滑膜切除术，可术中留取部分滑膜组织做病理检查，为后续治疗提供依据。

（四）标准住院日 7~10 天

释义

■ 明确髋关节滑膜炎的患者入院后，术前检查 1~3 天，第 3~5 天行手术治疗，第 4~8 天主要观察切口情况和有无术后早期并发症，总住院时间不超过 10 天符合本路径要求。如果具备条件，可以在患者入院前在门诊完善相关术前化验及影像学检查，并在麻醉科门诊评估患者全身情况，安排入院后尽早接受手术，以尽量减少患者住院时间。

（五）进入路径标准

1. 第一诊断必须符合髋关节滑膜炎（ICD-10：M65.905）。
2. 如患有其他疾病，但住院期间不需要特殊处理，也不影响第一诊断的临床路径流程实施时，可以进入路径。
3. 不合并髋关节骨性关节炎及股骨头坏死。

释义

■ 部分患者入院后常规检查发现有基础疾病，如高血压、糖尿病、肝功能、肾功能不全等，经系统评估后对髋关节滑膜炎诊断治疗无特殊影响者可进入路径，但可能增加医疗费用，延长住院时间。若术前检查发现合并中重度髋关节骨性关节炎、股骨头坏死、髋臼盂唇损伤或髋臼股骨撞击症等其他病变或损伤时，患者进入其他路径。

■ 经入院常规检查发现既往没有发现的疾病，而该疾病对患者健康的影响比髋关节滑膜炎更严重，或者该疾病可能影响手术实施，增加麻醉和手术风险，影响预后，则应优先考虑治疗该种疾病，暂且不宜进入路径。例如较严重的高血压、糖尿病、心功能不全、肝功能、肾功能不全、凝血功能障碍等。

（六）术前准备3~5天

1. 术前检查项目

（1）血常规、尿常规、大便常规。

（2）肝功能、肾功能、血电解质、血糖、红细胞沉降率、C反应蛋白。

（3）凝血功能。

（4）感染性疾病筛查（乙型肝炎、丙型肝炎、梅毒、艾滋病等）。

（5）胸片、心电图。

（6）双髋正位、蛙式位、MRI。

（7）HLA-B27。

2. 根据患者病情可选择

（1）肺功能、超声心动图、动态心电图（老年人或既往有相关病史者）。

（2）对于部分诊断不明确的患者，术前可能需要髋关节造影、髋关节腔穿刺以确诊。

（3）有相关疾病者必要时请相应科室会诊。

释义

■ 血常规、尿常规最基本的两个常规检查，进入路径的患者均需完成必要时还可增加便常规检查。肝功能、肾功能、电解质、血糖、凝血功能、心电图、X线胸片可评估有无基础疾病，是否影响住院时间、费用及其治疗预后，也是进行麻醉手术的基础检查；感染性疾病筛查可指导对同病房患者、医护人员的防护、手术顺序的安排和术后手术器械的消毒；髋关节影像学检查有助于明确髋关节其他疾病或损伤情况，指导制订治疗计划。HLA-B27、CCP检查可以排除因强直性脊柱炎或类风湿病造成的髋关节疼痛。

■ 对年龄较大患者或基础检查发现异常的患者，可进行超声心动图、血气分析和肺功能，以进一步评估患者身体状况；对D-二聚体升高的患者，可行双下肢深静脉彩超检查，以排除下肢深静脉血栓；对合并高血压、糖尿病或其他内科疾病的患者，可请相关科室会诊以确保患者围手术期安全。

■ 对活动期结核引起的结核性滑膜炎，应转结核病医院首先进行结核方面的治疗。患者进入其他路径。

（七）选择用药

抗菌药物：按照《抗菌药物临床应用指导原则（2015年版）》（国卫办医发〔2015〕43号）执行。

释义

■ Ⅰ类切口手术抗菌药物使用不应超过术后24小时。

（八）手术日为入院第3~5天

1. 麻醉方式：全身麻醉或椎管内麻醉。
2. 手术方式：髋关节滑膜切除术（ICD-9-CM-3：80.75001）。
3. 输血：原则上不需要输血，但可视术中情况而定。

释义

■ 麻醉一般选择神经阻滞麻醉或椎管内麻醉，但对肥胖、既往腰椎手术史患者，可酌情选择全身麻醉。

（九）术后住院恢复1~5天

1. 必需复查的检查项目：双髋正位片、蛙式位片、MRI、血常规、红细胞沉降率、C反应蛋白。
2. 术后处理
（1）抗菌药物：按照《抗菌药物临床应用指导原则（2015年版）》（国卫办医发〔2015〕43号）执行。
（2）术后镇痛：参照《骨科常见疼痛的处理专家建议》。
（3）抗凝药物；参照《中国骨科大手术后静脉血栓栓塞症预防指南》。
（4）术后康复：逐渐进行功能锻炼。

释义

■ 术后血常规、红细胞沉降率、C反应蛋白、凝血、电解质等检查可以观察患者有无感染、电解质紊乱等。下肢手术是导致术后患者下肢深静脉血栓的危险因素，对联合有其他高危因素的患者，或术后出现小腿肿痛的患者，应行双下肢深静脉彩超检查以排除深静脉血栓。

■ Ⅰ类切口手术抗菌药物使用不应超过术后24小时；术后根据患者疼痛情况进行疼痛管理；根据手术情况指导患者开始术后早期康复。

（十）出院标准

1. 体温正常，常规化验指标无明显异常。
2. 伤口愈合良好：引流管拔除（如果术中放置引流），伤口无感染征象（或可在门诊处理的伤口情况），无皮瓣坏死。

3. 没有需要住院处理的并发症和/或合并症。

释义

■ 患者出院前应完成所有必需检查项目，无发热，切口情况满意，且无明显术后并发症。

（十一）变异及原因分析

1. 围手术期并发症：伤口感染、深静脉血栓、神经血管输尿管损伤等造成住院日延长和费用增加。
2. 内科合并症：老年患者常合并基础疾病，如脑血管或心血管病、糖尿病、血栓等，手术可能导致这些疾病加重而需要进一步治疗，从而延长治疗时间，并增加住院费用。
3. 患者拒绝手术，要求保守治疗。

释义

■ 下肢深静脉血栓可能造成肺栓塞，是骨科手术后严重的并发症之一，此时需请相关科室协助处理深静脉血栓情况。

■ 认可的变异原因主要是指患者入选路径后，在检查及治疗过程中发现患者合并存在事前未预知的、对本路径治疗可能产生影响的情况，需要终止执行路径或延长治疗时间、增加治疗费用。医师需在表单中明确说明。

■ 因患者方面的主观原因导致执行路径出现变异，需医师在表单中予以说明。

五、髋关节滑膜炎临床路径给药方案

1. 术前用药：治疗基础疾病，如心脏病、高血压等，以口服给药为主；围手术期控制血糖可应用胰岛素。术前 30 分钟及术后 24 小时内可预防性应用抗菌药物。
2. 术中用药：无特殊，可根据情况使用氨甲环酸。
3. 术后用药：术后可用非甾体类镇痛药，并按照患者疼痛程度进行阶梯镇痛。老年患者可因麻醉药反应出现呕吐、恶心等不适，可予相应止吐药物处理。

【用药选择】

术前治疗基础疾病的药物应继续规律应用。

【药学提示】

应注意患者长时间服用药物与围手术期用药的药理作用，以及围手术期药物之间的相互作用。

【注意事项】

术后应避免注射用非甾类镇痛药与口服非甾类镇痛药合用，以免增加胃肠道不良事件风险。

六、髋关节滑膜炎患者护理规范

1. 术前护理

（1）术前宣教：宣教功能锻炼重要性；宣教手术的目的、意义。

（2）术前准备：皮肤准备、药敏试验、生命体征监测。

2. 术后护理

（1）常规护理：生命体征监测、饮食指导、专科护理。

（2）患肢护理：观察患侧髋关节渗血情况，必要时给予更换敷料；髋关节术后疼痛较重，患侧给予冰敷护理，缓解疼痛。

（3）指导院内功能锻炼：术后第二天开始，持续 4 周，进行被动屈髋、被动屈髋内旋、被动屈髋外旋、被动伸髋。被动训练可每天分早、中、晚 3 组，每个动作应达到能忍受的范围内逐渐增加角度。在达到终末点后可以维持半分钟。每组视情况可练 5~10 次。每组练完后如存在肿胀可冰敷。

七、髋关节滑膜炎患者营养治疗规范

1. 正常饮食，保证蛋白质及维生素摄入。

2. 有内科基础病者注意调整饮食，如高血压病患者低盐饮食、肾病患者低蛋白饮食、糖尿病患者低糖饮食等。

八、髋关节滑膜炎患者健康宣教

1. 术后即开始关节活动度锻炼。

2. 术后患肢可完全负重。

3. 预防下肢深静脉血栓，如出现下肢深静脉血栓需口服溶栓药物，必要时行下腔静脉滤器置入。

4. 重视下肢功能锻炼。

5. 术后按时换药、拆线。

6. 定期门诊复查。

九、推荐表单

（一）医师表单

髋关节滑膜炎临床路径医师表单

适用对象：第一诊断为髋关节滑膜炎（ICD-10：M65.905）
行髋关节滑膜切除术（ICD-9-CM-3：80.75）

患者姓名：	性别： 年龄： 门诊号：	住院号：
住院日期： 年 月 日	出院日期： 年 月 日	标准住院日：6~8 天

时间	住院第 1~3 天	住院第 3~4 天 （术前日）	住院第 4~5 天 （手术日）
主要诊疗工作	□ 询问病史及体格检查 □ 完成住院志、首次病程、上级医师查房等病历书写 □ 完善术前检查 □ 上级医师查房与术前评估 □ 初步确定手术方式和日期	□ 上级医师查房 □ 完成必要的相关科室会诊 □ 完成术前准备与术前评估 □ 根据症状、体检、髋关节 MRI 及 X 线片及术前各项化验行术前讨论，确定手术方案 □ 完成术前小结、上级医师查房记录等病历书写 □ 向患者及家属交代病情和围手术期注意事项，签署手术知情同意书、自费用品协议书等	□ 手术 □ 术者完成手术记录 □ 向患者及家属交代手术过程概况及术后注意事项 □ 完成术后病程 □ 上级医师查房
重点医嘱	**长期医嘱：** □ 骨科护理常规 □ 二级护理 □ 饮食 □ 患肢减少活动 **临时医嘱：** □ 血常规、尿常规 □ 凝血功能 □ 感染性疾病筛查、肝功能、肾功能、电解质、血糖、血脂 □ 红细胞沉降率、C 反应蛋白、HLA-27 □ 类风湿全套、结明三项 □ X 线胸片、心电图 □ 髋关节 MRI 及正侧位 X 线片 □ 双下肢深静脉彩超、肺功能、超声心动图（视患者情况而定）	**长期医嘱：** □ 患者既往内科疾病基础用药 **临时医嘱：** □ 术前医嘱：常规准备明日在椎管内麻醉/全身麻醉下行关节镜下髋关节滑膜切除术 □ 术前禁食、禁水 □ 术前备皮 □ 其他特殊医嘱	**长期医嘱：** □ 骨科术后护理常规 □ 明日普通饮食 □ 引流管记引流量 **临时医嘱：** □ 今日在椎管内麻醉/全身麻醉下进行关节镜下髋关节滑膜切除术 □ 心电监测、吸氧 □ 补液（视病情） □ 胃黏膜保护剂 □ 消肿改善血液循环 □ 术后抗凝（视病情）
病情变异记录	□ 无 □ 有，原因： 1. 2.	□ 无 □ 有，原因： 1. 2.	□ 无 □ 有，原因： 1. 2.
医师签名			

时间	住院第 5~7 天 （术后）	住院第 8 天 （出院日）
主要诊疗工作	□ 上级医师查房：进行患肢情况、感染、并发症的评估 □ 完成日常病程记录、上级医师查房记录及确定患者可以出院：完成出院总结、病历首页的填写 □ 向患者交代出院注意事项、复查时间及拆线时间	□ 主管医师查房 □ 完成日常病程记录、上级医师查房记录，检查、出院总结、病历首页的书写是否完善 □ 通知出院 □ 向患者及家属交代出院注意项、复查时间及拆线时间和康复程序
重点医嘱	**长期医嘱：** □ 运动医学术后护理常规 □ 二级护理 □ 饮食 □ 静脉抗菌药物下午停（必要时） **临时医嘱：** □ 伤口换药 □ 术后双髋关节正位、患髋关节侧位片 □ 髋关节 CT（必要时） □ 下肢深静脉彩超 □ 出院带药 □ 明日出院	□ 出院带药
病情变异记录	□ 无　□ 有，原因： 1. 2.	□ 无　□ 有，原因： 1. 2.
医师签名		

（二）护士表单

髋关节滑膜炎临床路径护士表单

适用对象：第一诊断为髋关节滑膜炎（ICD-10：M65.905）
行髋关节滑膜切除术（ICD-9-CM-3：80.75）

患者姓名：	性别： 年龄： 门诊号：	住院号：
住院日期： 年 月 日	出院日期： 年 月 日	标准住院日：6~8 天

时间	住院第 1~3 天	住院第 3~4 天 （术前日）	住院第 4~5 天 （手术日）
健康宣教	**入院宣教：** □ 介绍主管医师、护士 □ 介绍病室环境、设施 □ 介绍规章制度及注意事项	**术前宣教：** □ 宣教疾病知识、术前准备及手术过程 □ 指导术前保持良好睡眠 □ 告知准备物品 □ 告知家属等候区位置	**术后当日宣教：** □ 告知监护设备、管路功能及注意事项 □ 告知饮食、体位要求 □ 告知术后可能出现的情况及应对方式 □ 告知术后饮食、活动及探视注意事项
护理处置	□ 核对患者，佩戴腕带 □ 建立入院病历 □ 评估患者并书写护理评估单	□ 协助医师完成术前检查化验 **术前准备：** □ 备皮 □ 禁食、禁水	□ 术前监测生命体征 **送手术：** □ 摘除患者各种活动物品 □ 核对患者资料及带药 □ 填写手术交接单，签字确认 **接手术：** □ 核对患者及资料，签字确认
基础护理	**二级/三级护理：** □ 晨晚间护理 □ 患者安全管理	**二级护理：** □ 晨晚间护理 □ 患者安全管理	**一级/二级护理：** □ 晨晚间护理 □ 体位护理：患者平卧，患肢抬高及冰敷，以促进静脉和淋巴回流，防止患肢肿胀 □ 排泄护理 □ 患者安全管理
专科护理	□ 需要时填跌倒及压疮防范表 □ 遵医嘱通知化验检查 □ 给予患者及家属心理支持	□ 遵医嘱完成相关检查 □ 给予患者及家属心理支持	□ 病情观察，写护理记录：日间及夜间评估生命体征、意识、肢体感觉活动及血液循环、皮肤、伤口敷料，如有病情变化随时记录 □ 给予患者及家属心理支持
重点医嘱	□ 详见医嘱执行单	□ 详见医嘱执行单	□ 详见医嘱执行单
病情变异记录	□ 无 □ 有，原因： 1. 2.	□ 无 □ 有，原因： 1. 2.	□ 无 □ 有，原因： 1. 2.
护士签名			

时间	住院第 5~7 天 （术后）	住院第 8 天 （出院日）
健康宣教	**术后宣教：** □ 指导患者术后遵医嘱功能锻炼 □ 饮食、活动、安全指导 □ 药物作用及频率 □ 疾病恢复期注意事项	**出院宣教：** □ 复查时间 □ 功能锻炼 □ 饮食指导：禁烟酒，忌生冷辛辣刺激性食物。 □ 指导办理出院手续
护理处置	□ 遵医嘱完成相关检查	□ 办理出院手续 □ 完善护理记录
基础护理	**二级护理：** □ 晨晚间护理 □ 协助进食、进水 □ 预防压疮 □ 医嘱可下地时，协助或指导床旁活动 □ 排泄护理 □ 安全管理	**二级护理：** □ 晨晚间护理 □ 协助或指导进食、进水 □ 协助或指导床旁活动 □ 患者安全管理
专科护理	□ 病情观察，写护理记录：评估生命体征、意识、肢体感觉活动及血液循环、皮肤情况、伤口敷料情况 □ 疼痛护理：若患肢疼痛，可视情况遵医嘱合理使用镇痛药 □ 症状护理：告知术后出现肢体肿胀是手术的正常反应 □ 用药观察：告知术后药物应用意义 □ 给予患者及家属心理支持	□ 协助指导功能锻炼 □ 出院指导 □ 告知随诊的意义 □ 告知出院流程
重点医嘱	□ 详见医嘱执行单	□ 详见医嘱执行单
病情变异记录	□ 无　□ 有，原因： 1. 2.	□ 无　□ 有，原因： 1. 2.
护士签名		

（三）患者表单

髋关节滑膜炎临床路径患者表单

适用对象：第一诊断为髋关节滑膜炎（ICD-10：M65.905）
行髋关节滑膜切除术（ICD-9-CM-3：80.75）

患者姓名：	性别： 年龄： 门诊号：	住院号：
住院日期： 年 月 日	出院日期： 年 月 日	标准住院日：6~8 天

时间	住院第 1~3 天	住院第 3~4 天 （术前日）	住院第 4~5 天 （手术日）
医患配合	□ 配合询问病史、收集资料，请务必详细告知既往史、用药史、过敏史 □ 如服用抗凝药物，请明确告知 □ 配合进行体格检查 □ 有任何不适请告知医师	□ 配合完善术前相关检查、化验，如采血、留尿、心电图、B 超、X 线胸片等 □ 医师与患者及家属介绍病情及手术谈话、术前签字 □ 麻醉医师进行术前访视	□ 配合评估手术效果 □ 配合检查意识、肢体活动 □ 有任何不适请告知医师
护患配合	□ 配合测量体温、脉搏、呼吸、血压、体重 1 次 □ 配合完成入院护理评估（简单询问病史、过敏史、用药史） □ 接受入院宣教（环境介绍、病室规定、订餐制度、贵重物品保管等） □ 有任何不适请告知护士	□ 接受术前宣教 □ 接受备皮 □ 配合禁食、禁水 □ 沐浴 □ 准备好必要用物，吸管、尿壶、便盆、尿垫、纸巾等 □ 取下义齿、饰品等，贵重物品交家属保管 □ 术前保持良好睡眠	□ 清晨配合测量体温、脉搏、呼吸，遵医嘱测血压 □ 送手术室前，协助完成核对，脱去衣物，上手术车 □ 返回病房后，协助完成核对，配合过病床 □ 配合检查意识、肢体感觉活动及血液循环，询问出入量 □ 配合术后吸氧、监护仪监测、输液 □ 遵医嘱采取正确体位 □ 配合缓解疼痛 □ 有任何不适请告知护士
饮食	□ 普通饮食或遵医嘱特殊膳食等	□ 术前 12 小时禁食、禁水	□ 全身麻醉术后 6 小时可饮水，流质饮食逐渐过渡为普通饮食
排泄	□ 正常排尿便	□ 正常排尿便	□ 自行排尿
活动	□ 正常活动	□ 正常活动	□ 床上活动

时间	住院第 5~7 天 （术后）	住院第 8 天 （出院日）
医患配合	□ 配合检查肢体感觉活动及血液循环 □ 配合切口评估及换药	□ 接受出院前指导 □ 知道复查程序 □ 获取出院诊断书
护患配合	□ 配合定时监测生命体征，每日询问排便次数 □ 配合检查意识、肢体感觉活动及血液循环 □ 遵医嘱配合监测出入量 □ 接受输液、服药等治疗 □ 接受进食、进水、排便等生活护理 □ 配合活动，预防皮肤压疮 □ 注意活动安全，避免坠床或跌倒 □ 配合执行探视及陪伴制度	□ 接受出院宣教 □ 办理出院手续 □ 获取出院带药 □ 知道服药方法、作用、注意事项 □ 知道照顾伤口方法 □ 知道复印病历方法
饮食	□ 根据医嘱，由流质饮食逐渐过渡到普通饮食或糖尿病饮食等	□ 根据医嘱，普通饮食或糖尿病膳食等
排泄	□ 正常排尿便 □ 避免便秘	□ 正常排尿便 □ 避免便秘
活动	□ 可下地活动，患肢完全负重	□ 可下地活动，患肢完全负重

附：原表单（2016年版）

髋关节滑膜炎临床路径表单

适用对象：第一诊断为髋关节滑膜炎（M65.905）
行髋关节滑膜切除术（80.75001）

患者姓名：	性别： 年龄： 门诊号：	住院号：
住院日期： 年 月 日	出院日期： 年 月 日	标准住院日：7~10天

时间	住院第1天	住院第2天 （术前日）	住院第3~5天 （手术日）
主要诊疗工作	□ 询问病史及体格检查 □ 完成住院志、首次病程、上级医师查房等病历书写 □ 完善术前检查 □ 上级医师查房与术前评估 □ 初步确定手术方式和日期	□ 上级医师查房 □ 完成必要的相关科室会诊 □ 完成术前准备与术前评估 □ 根据症状、体检、髋关节MRI及X线片和术前各项化验，行术前讨论，确定手术方案 □ 完成术前小结、上级医师查房记录等病历书写 □ 向患者及家属交代病情和围手术期注意事项，签署手术知情同意书、自费用品协议书等	□ 手术 □ 术者完成手术记录 □ 向患者及家属交代手术过程概况及术后注意事项 □ 完成术后病程记录 □ 上级医师查房
重点医嘱	**长期医嘱：** □ 骨科护理常规 □ 二级护理 □ 饮食 □ 患肢减少活动 **临时医嘱：** □ 血常规、尿常规 □ 凝血功能 □ 感染性疾病筛查、肝功能、肾功能、电解质、血糖、血脂 □ 红细胞沉降率、CRP、HLA-27 □ 类风湿全套、结明三项 □ X线胸片、心电图 □ 膝关节MRI及正侧位X线片 □ 肺功能、超声心动（视患者情况而定）	**长期医嘱：** □ 患者既往内科疾病基础用药 **临时医嘱：** □ 术前医嘱：常规准备明日在椎管内麻醉/全身麻醉下行关节镜下髋关节滑膜切除术 □ 术前禁食、禁水 □ 术前备皮 □ 其他特殊医嘱	**长期医嘱：** □ 骨科术后护理常规 □ 明日普通饮食 □ 引流管记引流量 **临时医嘱：** □ 今日在椎管内麻醉/全身麻醉下进行关节镜下髋关节滑膜切除术 □ 心电监测、吸氧 □ 补液（视病情） □ 胃黏膜保护剂 □ 消肿改善血液循环 □ 术后抗凝（视病情）
主要护理工作	□ 入院宣教：介绍病房环境、设施和设备 □ 入院护理评估	□ 宣教、备皮等术前准备 □ 提醒患者明晨禁水	□ 观察患者病情变化 □ 术后心理与生活护理
病情变异记录	□ 无 □ 有，原因： 1. 2.	□ 无 □ 有，原因： 1. 2.	□ 无 □ 有，原因： 1. 2.
护士签名			
医师签名			

时间	住院第 4~5 天 （术后第 1~2 天）	住院第 6~8 天 （术后第 3~4 天）	住院第 9~10 天 （术后第 5~6 天，出院日）
主要诊疗工作	□ 上级医师查房，注意病情变化 □ 完成常规病程记录 □ 注意引流量 □ 注意观察体温、血压等 □ 拔除引流管	□ 上级医师查房 □ 完成常规病程记录 □ 观察伤口情况，是否存在渗出、红肿等情况 □ 复查血常规、凝血功能，如贫血严重及时输血	□ 上级医师查房，进行手术及伤口评估，确定有无手术并发症和伤口愈合不良情况，明确能否出院 □ 完成出院记录、病案首页、出院诊断证明书等 □ 向患者交代出院后的注意事项，如复诊的时间、地点，发生紧急情况时处理等
重点医嘱	**长期医嘱：** □ 骨科术后护理常规 □ 一级/二级护理 □ 普通饮食引流管记引流量 □ 术后抗凝（视病情） □ 胃黏膜保护剂 □ 消肿改善血液循环药物 **临时医嘱：** □ 止吐 □ 镇痛 □ 伤口换药（必要时）	**长期医嘱：** □ 骨科术后护理常规 □ 普通饮食 □ 二级护理 □ 术后抗凝（视病情） **临时医嘱：** □ 伤口换药 □ 功能锻炼 □ 复查血常规、尿常规、肝功能、肾功能、电解质（必要时）	**出院医嘱：** □ 出院带药 □ 嘱____日后拆线换药（根据出院时间决定） □ 门诊复查 □ 如有不适，随时来诊
主要护理工作	□ 观察患者情况 □ 术后心理与生活护理 □ 指导患者术后功能锻炼	□ 观察患者情况 □ 术后心理与生活护理 □ 指导患者术后功能锻炼	□ 指导患者办理出院手续
病情变异记录	□ 无　□ 有，原因： 1. 2.	□ 无　□ 有，原因： 1. 2.	□ 无　□ 有，原因： 1. 2.
护士签名			
医师签名			

第八十章

髋关节镜手术临床路径释义

【医疗质量控制指标】

指标一、行关节镜镜下髋关节成形术者，术后 CE 角和 α 角需在正常范围内。

指标二、行关节镜下盂唇修复手术者，盂唇需完全修复。

指标三、监测 D-二聚体定量，预防下肢深静脉血栓。

一、髋关节镜手术编码

1. 原编码

手术操作名称及编码：关节镜下关节镜检，盂唇缝合修复，股骨髋臼成形术
髋关节镜下游离体取出术（ICD-9-CM-3：80.15001）
髋关节镜检查（ICD-9-CM-3：80.25001）
髋关节镜下滑膜切除术（ICD-9-CM-3：80.75002）
髋关节镜下病损切除术（ICD-9-CM-3：80.85004）
髋关节镜下髋关节成形术（ICD-9-CM-3：81.40004）
髋关节镜下盂唇修补术（ICD-9-CM-3：81.40005）
髋关节镜下软骨成形术（ICD-9-CM-3：81.40006）
髋关节镜下髂腰肌松解术（ICD-9-CM-3：83.19023）

2. 修改编码

手术操作名称及编码：关节镜髋关节游离体取出术（ICD-9-CM-3：80.1501）
关节镜髋关节检查（ICD-9-CM-3：80.2500）
关节镜髋关节松解术（ICD-9-CM-3：80.4502）
关节镜髋关节滑膜切除术（ICD-9-CM-3：80.7501）
关节镜髋关节病损切除术（ICD-9-CM-3：80.8502）
髋关节镜下髋臼成形（ICD-9-CM-3：81.4001）
髋关节镜下髋关节成形术（ICD-9-CM-3：81.4002）
髋关节镜下盂唇修补术（ICD-9-CM-3：81.4003）
髋关节镜下软骨成形术（ICD-9-CM-3：81.4004）
髋关节镜下股骨髋臼成形（ICD-9-CM-3：81.4005）
髋关节镜下髂腰肌松解术（ICD-9-CM-3：83.1905）
髋关节镜下全髋转换（ICD-9-CM-3：81.5101）
髋关节镜下部分髋转换（ICD-9-CM-3：81.5203）

注：髋关节镜所列编码可能不全，医院可根据自己情况增加。

二、临床路径检索方法

80.1501 / 80.25/ 80.4502 / 80.7501 / 80.8502/81.4001-81.4005/83.1905/81.5101/81.5203

三、国家医疗保障疾病诊断相关分组（CHS-DRG）

MDCI　肌肉、骨骼疾病及功能障碍

IS2　除前臂、腕、手足外的损伤

IC3　除置换/翻修外的髋、肩、膝、肘、踝的关节手术

四、髋关节镜手术临床路径标准住院流程

（一）适用对象

第一诊断为髋关节镜手术，行髋关节镜下关节镜检，盂唇缝合修复，股骨髋臼成形术，或含以下诊断和术式：

80.15001	髋关节镜下游离体取出术
80.25001	髋关节镜检查
80.75002	髋关节镜下滑膜切除术
80.85004	髋关节镜下病损切除术
81.40004	髋关节镜下髋关节成形术
81.40005	髋关节镜下盂唇修补术
81.40006	髋关节镜下软骨成形术
83.19023	髋关节镜下髂腰肌松解术

释义

■ 适用对象编码参见第一部分。

■ 本路径适用对象为临床进行髋关节镜手术的患者。

（二）诊断依据

1. 病史：髋关节疼痛、活动受限、肿胀史，可有或无外伤因素。

2. 体检：髋关节活动度受限，局部压痛阳性，“4”字试验阳性，屈曲内旋挤压试验阳性。

3. 辅助检查：髋关节正位、蛙式位 X 线、Dunn 位 MRI 及造影（必要时）和 CT 三维表面重建检查判断损伤情况及程度。

释义

■ 髋关节镜手术近年来发展迅速，越来越多的髋关节疾病逐渐被大家所认识并接受。髋关节镜可以治疗的疾病包括髋臼股骨撞击症、髋臼盂唇损伤、髋关节游离体、髋关节滑膜炎、髋关节软骨损伤和弹响髋等。

■ X 线检查可发现髋臼股骨撞击症或髋关节游离体。MRI 检查：可发现髋臼盂唇损伤。

（三）治疗方案的选择及依据

1. 诊断明确的髋关节撞击表现或软骨、盂唇、滑膜病变，症状明显，保守治疗无效。
2. 无手术禁忌证。

释义

■ 保守治疗效果不佳，严重的髋关节疼痛、肿胀、活动受限，影响患者生活和运动时需考虑手术治疗。

（四）标准住院日 6~8 天

释义

■ 明确需进行髋关节镜手术的患者入院后，术前检查 0~2 天，第 0~2 天行手术治疗，第 3~5 天主要观察切口情况和有无术后早期并发症，总住院时间不超过 6 天符合本路径要求。如果具备条件，可以在患者入院前在门诊完善相关术前化验及影像学检查，并在麻醉科门诊评估患者全身情况，安排入院后尽早接受手术，以尽量减少患者住院时间。

（五）进入路径标准

1. 第一诊断必须符合髋关节撞击综合征，或软骨、盂唇、滑膜病变（或关节内游离体）。
2. 当患者同时具有其他疾病诊断时，但在住院期间不需要特殊处理也不影响第一诊断的临床路径流程实施时，可以进入路径。

释义

■ 部分患者入院后常规检查发现有基础疾病，如高血压、糖尿病、肝功能不全、肾功能不全等，经系统评估后对髋关节镜治疗无特殊影响者可进入路径，但可能增加医疗费用，延长住院时间。若术前检查发现髋关节骨性关节炎、股骨头坏死等其他需切开手术的情况时，患者进入其他路径。

■ 经入院常规检查发现既往没有发现的疾病，而该疾病对患者健康的影响比髋关节疾病更严重，或者该疾病可能影响手术实施，增加麻醉和手术风险，影响预后，则应优先考虑治疗该种疾病，暂且不宜进入路径。例如较严重的高血压、糖尿病、心功能不全、肝功能不全、肾功能不全、凝血功能障碍等。

（六）术前准备 1~3 天

1. 术前检查项目

（1）血常规、尿常规。

（2）肝功能、肾功能、电解质、血糖。

（3）凝血功能。

（4）感染性疾病筛查（乙型肝炎、丙型肝炎、梅毒、艾滋病等）。

（5）髋关节正位、蛙式位，dunn 位 X 线片。
（6）磁共振及造影（必要时）和 CT 三维重建。
（7）X 线胸片、心电图。
2. 根据患者病情可选择
（1）超声心动图、血气分析和肺功能（高龄或既往有心、肺部病史者）。
（2）有相关疾病者必要时请相关科室会诊。

释义

■ 血常规、尿常规最基本的两个常规检查，进入路径的患者均需完成。肝功能、肾功能、电解质、血糖、凝血功能、心电图、X 线胸片可评估有无基础疾病，是否影响住院时间、费用及其治疗预后，也是进行麻醉手术的基础检查；感染性疾病筛查可指导对同病房患者、医护人员的防护、手术顺序的安排和术后手术器械的消毒；髋关节影像学检查有助于明确髋关节其他疾病或损伤情况，指导制订治疗计划。

■ 对年龄较大患者或基础检查发现异常的患者，可进行超声心动图、血气分析和肺功能，以进一步评估患者身体状况；D-二聚体升高的患者，可行双下肢深静脉彩超检查，以排除下肢深静脉血栓；对合并高血压、糖尿病或其他内科疾病的患者，可请相关科室会诊以确保患者围手术期安全。

（七）选择用药

抗菌药物：按照《抗菌药物临床应用指导原则（2015 年版）》（国卫办医发〔2015〕43 号）执行。

释义

■ Ⅰ类切口手术抗菌药物使用不应超过术后 24 小时。

（八）手术日为入院第 4~5 天

1. 麻醉方式：神经阻滞麻醉或者全身麻醉。
2. 手术方式：髋关节镜下关节镜检，盂唇缝合修复，股骨髋臼成形术，游离体取出，滑膜切除。
3. 手术内植物：带线锚钉，如 GII，螺钉等。
4. 输血：无。

释义

■ 麻醉一般选择神经阻滞麻醉或椎管内麻醉，但对肥胖、既往腰椎手术史患者，可酌情选择全身麻醉。

■ 髋关节镜下进行盂唇修补时一般采用带线锚钉进行固定。

（九）术后住院恢复 5~7 天

1. 必须复查的检查项目：髋关节 X 线。

2. 必要时检查髋关节 CT，三维表面重建。
3. 必要时查血常规、红细胞沉降率、C 反应蛋白、凝血、电解质。
4. 术后处理
（1）抗菌药物：按照《抗菌药物临床应用指导原则（2015 年版）》（国卫办医发〔2015〕43 号执行。
（2）术后镇痛：参照《骨科常见疼痛的处理专家建议》。
（3）术后康复：根据手术状况按相应康复计划康复。

释义

■ 术后影像学检查可以评估髋臼股骨撞击症时骨赘切除的程度。

■ 术后血常规、红细胞沉降率、CRP、凝血、电解质等检查可以观察患者有无感染、电解质紊乱等。下肢手术是导致术后患者下肢深静脉血栓的危险因素，对联合有其他高危因素的患者，或术后出现小腿肿痛的患者，应行下肢深静脉彩超检查以排除深静脉血栓。

■ Ⅰ类切口手术抗菌药物使用不应超过术后 24 小时；术后根据患者疼痛情况进行疼痛管理；根据手术情况指导患者开始术后早期康复。

（十）出院标准

1. 体温正常，髋部，下肢感觉正常，足踝部活动正常。
2. 伤口无感染征象（或可在门诊处理的伤口情况），关节无感染征象。
3. 没有需要住院处理的并发症和/或合并症。

释义

■ 患者出院前应完成所有必需检查项目，无发热，切口情况满意，且无明显术后并发症。

（十一）变异及原因分析

1. 围手术期并发症：深静脉血栓形成、伤口感染、关节感染、神经血管损伤等，造成住院日延长和费用增加。
2. 内科合并症：老年患者常合并内科疾病，如脑血管或心血管病、糖尿病、血栓等，手术可能导致基础疾病加重而需要进一步治疗，从而延长治疗时间，并增加住院费用。
3. 植入材料的选择：当盂唇缝合时，由于缝合位置、大小和损伤性质不同，使用不同的内植物材料以及数目的不同，可能导致住院费用存在差异。

释义

■ 深静脉血栓可能造成肺栓塞，是骨科手术后严重的并发症之一，此时需请相关科室协助处理深静脉血栓情况。

■ 认可的变异原因主要是指患者入选路径后，在检查及治疗过程中发现患者合并存在事前未预知的、对本路径治疗可能产生影响的情况，需要中止执行路径或延长治疗时间、增加治疗费用。医师需在表单中明确说明。

■ 因患者方面的主观原因导致执行路径出现变异，需医师在表单中予以说明。

五、髋关节镜手术临床路径给药方案

1. 术前用药：治疗基础疾病，如心脏病、高血压等，以口服给药为主；围手术期控制血糖可应用胰岛素。术前 30 分钟及术后 24 小时内可预防性应用抗菌药物。

2. 术中用药：无特殊。

3. 术后用药：术后可用非甾体类镇痛药，并按照患者疼痛程度进行阶梯镇痛。老年患者可因麻醉药反应出现呕吐、恶心等不适，可予相应止吐药物处理。

【用药选择】

术前治疗基础疾病的药物应继续规律应用。

【药学提示】

应注意患者长时间服用药物与围手术期用药的药理作用，以及围手术期药物之间的相互作用。

【注意事项】

术后应避免注射用非甾类镇痛药与口服非甾类镇痛药合用，以免增加胃肠道不良事件风险。

六、髋关节镜手术患者护理规范

1. 术前护理

（1）术前宣教：宣教功能锻炼重要性；宣教手术的目的、意义；讲解骨科专科用具的使用方法。

（2）术前准备：皮肤准备、药敏试验、生命体征监测，术后骨科专科用具的使用。

2. 术后护理

（1）常规护理：生命体征监测、饮食指导、专科护理。

（2）患肢护理：观察患侧髋关节渗血情况，必要时给予更换敷料；髋关节术后疼痛较重，患侧给予冰敷护理，缓解疼痛。

（3）指导院内功能锻炼：行关节镜下盂唇修复者在 2 个月内禁行直腿抬高。髋关节术后训练从术后第二天开始，持续 4 周，进行被动屈髋、被动屈髋内旋、被动屈髋外旋、被动伸髋。以上功能锻炼适用于大多数髋关节镜术后患者，但如果进行了关节囊修补的患者，术后需要限制外旋和外展。被动训练可每天分早、中、晚 3 组，每个动作应达到能忍受的范围内逐渐增加角度。在达到终末点后可以维持半分钟。每组视情况可练 5~10 次。每组练完后如存在肿胀可冰敷。未做盂唇修补的患者可在无助行器的情况下部分负重行走，遵循循序渐进的原则逐渐增加负重重量，直至完全负重行走。对于盂唇修补的患者术后患肢不可负重，行走需借助助行器。

七、髋关节镜手术患者营养治疗规范

1. 正常饮食，保证蛋白质及维生素摄入。

2. 有内科基础病者注意调整饮食，如高血压病患者低盐饮食、肾病患者低蛋白饮食、糖尿病患者低糖饮食等。

八、髋关节镜手术患者健康宣教

1. 术后即开始关节活动度锻炼。

2. 术后患肢视手术情况决定负重时机。

3. 预防下肢深静脉血栓，如出现下肢深静脉血栓需口服溶栓药物，必要时行下腔静脉滤器置入。

4. 重视下肢功能锻炼。

5. 术后按时换药、拆线。

6. 定期门诊复查。

九、推荐表单

（一）医师表单

髋关节镜手术临床路径医师表单

适用对象：第一诊断为髋关节镜手术

行髋关节镜下关节镜检，盂唇缝合修复，股骨髋臼成形，滑膜切除或游离体取出术

患者姓名：	性别： 年龄： 门诊号：	住院号：
住院日期： 年 月 日	出院日期： 年 月 日	标准住院日：6~8 天

时间	住院第 1~3 天	住院第 3~4 天 （术前日）	住院第 4~5 天 （手术日）
主要诊疗工作	□ 完成住院志，询问病史、体格检查、初步诊断 □ 完成首次病程记录 □ 完成住院病历 □ 上级医师查房、术前评估、确定诊断、手术日期 □ 完成上级医师查房记录 □ 开医嘱：常规化验、检查单	□ 上级医师查房 □ 继续完成检查及必要的会诊 □ 医师查房、手术前评估 □ 完成术前小结、术前查房和上级医师查房记录 □ 签署手术知情同意书，向患者及家属交代术前注意事项 □ 手术准备 □ 麻醉医师访视患者进行评估，并签署麻醉同意书	□ 手术：髋关节镜下关节镜检，盂唇缝合修复，股骨髋臼成形，滑膜切除或游离体取出术 □ 完成手术记录和术后当天的病程记录 □ 交代术中情况及注意事项 □ 上级医师查房，完成手术日病程记录和上级医师查房记录 □ 麻醉医师术后随访 □ 交班前医师查看术后患者情况并记录交班
重点医嘱	**长期医嘱：** □ 运动医学科护理常规 □ 二级护理 □ 饮食 **临时医嘱：** □ 血常规、尿常规；凝血功能；感染性疾病筛查；肝功能、肾功能+电解质+血糖；X 线胸片、心电图 □ 髋关节正位、蛙式位片 □ 髋关节 MRI 及造影（必要时）及 CT 三维重建 □ 根据病情：下肢深静脉彩超、血管超声、肺功能、超声心动、血气分析	**长期医嘱：** □ 运动医学科护理常规 □ 二级护理 □ 饮食 □ 既往内科基础疾病用药 **临时医嘱：** □ 根据会诊要求开检查化验单 □ 术前医嘱：明日在___麻醉下行髋关节镜手术 □ 术前禁食、禁水 □ 术前抗菌药物皮试（必要时） □ 术区备皮 □ 灌肠（必要时）和尿管留置（必要时） □ 其他特殊医嘱	**长期医嘱：** □ 运动医学护理常规 □ 二级护理 □ 饮食 □ 患肢抬高、制动 □ 沙袋压患处（必要时） □ 抗菌药物（必要时） □ 其他特殊医嘱 **临时医嘱：** □ 今日在___麻醉下行髋关节镜手术 □ 耗材计费 □ 补液（必要时） □ 伤口换药（必要时）

续　表

时间	住院第 1~3 天	住院第 3~4 天 （术前日）	住院第 4~5 天 （手术日）
病情变异记录	□无　□有，原因： 1. 2.	□无　□有，原因： 1. 2.	□无　□有，原因： 1. 2.
医师签名			

时间	住院第5~7天 （术后）	住院第8天 （出院日）
主要诊疗工作	□ 上级医师查房：进行患肢情况、感染、并发症的评估 □ 完成日常病程记录、上级医师查房记录及确定患者可以出院，完成出院总结、病历首页的书写 □ 向患者交代出院注意事项、复查时间及拆线时间	□ 主管医师查房 □ 完成日常病程记录、上级医师查房记录，检查出院总结、病历首页的书写是否完善 □ 通知出院 □ 向患者及家属交代出院注意项、复查时间及拆线时间和康复程序
重点医嘱	**长期医嘱：** □ 运动医学术后护理常规 □ 二级护理 □ 饮食 □ 静脉抗菌药物下午停（必要时） **临时医嘱：** □ 伤口换药 □ 术后双髋关节正位、患髋关节侧位片 □ 髋关节 CT（必要时） □ 双下肢深静脉彩超 □ 出院带药 □ 明日出院	□ 伤口换药 □ 出院带药
病情变异记录	□ 无 □ 有，原因： 1. 2.	□ 无 □ 有，原因： 1. 2.
医师签名		

（二）护士表单

髋关节镜手术临床路径护士表单

适用对象：第一诊断为髋关节镜手术
行髋关节镜下关节镜检，盂唇缝合修复，股骨髋臼成形，滑膜切除或游离体取出术

患者姓名：	性别： 年龄： 门诊号：	住院号：
住院日期： 年 月 日	出院日期： 年 月 日	标准住院日：6~8 天

时间	住院第 1~3 天	住院第 3~4 天 （术前日）	住院第 4~5 天 （手术日）
健康宣教	**入院宣教：** □ 介绍主管医师、护士 □ 介绍病室环境、设施 □ 介绍规章制度及注意事项	**术前宣教：** □ 宣教疾病知识、术前准备及手术过程 □ 指导术前保持良好睡眠 □ 告知准备物品 □ 告知家属等候区位置	**术后当日宣教：** □ 告知监护设备、管路功能及注意事项 □ 告知饮食、体位要求 □ 告知术后可能出现的情况及应对方式 □ 告知术后饮食、活动及探视注意事项
护理处置	□ 核对患者，佩戴腕带 □ 建立入院病历 □ 评估患者并书写护理评估单	□ 协助医师完成术前检查化验 **术前准备：** □ 备皮 □ 禁食、禁水	□ 术前监测生命体征 **送手术：** □ 摘除患者各种活动物品 □ 核对患者资料及带药 □ 填写手术交接单，签字确认 **接手术：** □ 核对患者及资料，签字确认
基础护理	**二级/三级护理：** □ 晨晚间护理 □ 患者安全管理	**二级护理：** □ 晨晚间护理 □ 患者安全管理	**一级/二级护理：** □ 晨晚间护理 □ 体位护理：患者平卧，患肢抬高及冰敷，以促进静脉和淋巴回流，防止患肢肿胀 □ 排泄护理 □ 患者安全管理
专科护理	□ 需要时填跌倒及压疮防范表 □ 遵医嘱通知化验检查 □ 给予患者及家属心理支持	□ 遵医嘱完成相关检查 □ 给予患者及家属心理支持	□ 病情观察，写护理记录：日间及夜间评估生命体征、意识、肢体感觉活动及血液循环、皮肤、伤口敷料，如有病情变化随时记录 □ 给予患者及家属心理支持

续 表

时间	住院第 1~3 天	住院第 3~4 天 （术前日）	住院第 4~5 天 （手术日）
重点医嘱	□ 详见医嘱执行单	□ 详见医嘱执行单	□ 详见医嘱执行单
病情变异记录	□ 无 □ 有，原因： 1. 2.	□ 无 □ 有，原因： 1. 2.	□ 无 □ 有，原因： 1. 2.
护士签名			

时间	住院第 5~7 天 （术后）	住院第 8 天 （出院日）
健康宣教	**术后宣教：** □ 指导患者术后遵医嘱功能锻炼 □ 饮食、活动、安全指导 □ 药物作用及频率 □ 疾病恢复期注意事项	**出院宣教：** □ 复查时间 □ 功能锻炼 □ 饮食指导：禁烟酒，忌生冷辛辣刺激性食物 □ 指导办理出院手续
护理处置	□ 遵医嘱完成相关检查	□ 办理出院手续 □ 完善护理记录
基础护理	**二级护理：** □ 晨晚间护理 □ 协助进食、进水 □ 预防压疮 □ 医嘱可下地时，协助或指导床旁活动 □ 排泄护理 □ 安全管理	**二级护理：** □ 晨晚间护理 □ 协助或指导进食、进水 □ 协助或指导床旁活动 □ 患者安全管理
专科护理	□ 病情观察，写护理记录：评估生命体征、意识、肢体感觉活动及血液循环、皮肤情况、伤口敷料情况 □ 疼痛护理：若患肢疼痛，可视情况遵医嘱合理使用镇痛药 □ 症状护理：告知术后出现肢体肿胀是手术的正常反应 □ 用药观察：告知术后药物应用意义 □ 给予患者及家属心理支持	□ 协助指导功能锻炼 □ 出院指导 □ 告知随诊的意义 □ 告知出院流程
重点医嘱	□ 详见医嘱执行单	□ 详见医嘱执行单
病情变异记录	□ 无　□ 有，原因： 1. 2.	□ 无　□ 有，原因： 1. 2.
护士签名		

（三）患者表单

髋关节镜手术临床路径患者表单

适用对象：第一诊断为髋关节镜手术

行髋关节镜下关节镜检，盂唇缝合修复，股骨髋臼成形，滑膜切除或游离体取出术

患者姓名：	性别： 年龄： 门诊号：	住院号：
住院日期： 年 月 日	出院日期： 年 月 日	标准住院日：6~8 天

时间	住院第 1~3 天	住院第 3~4 天 （术前日）	住院第 4~5 天 （手术日）
医患配合	□ 配合询问病史、收集资料，请务必详细告知既往史、用药史、过敏史 □ 如服用抗凝药物，请明确告知 □ 配合进行体格检查 □ 有任何不适请告知医师	□ 配合完善术前相关检查、化验，如采血、留尿、心电图、B 超、X 线胸片等 □ 医师与患者及家属介绍病情及手术谈话、术前签字 □ 麻醉医师进行术前访视	□ 配合评估手术效果 □ 配合检查意识、肢体活动 □ 有任何不适请告知医师
护患配合	□ 配合测量体温、脉搏、呼吸、血压、体重 1 次 □ 配合完成入院护理评估（简单询问病史、过敏史、用药史） □ 接受入院宣教（环境介绍、病室规定、订餐制度、贵重物品保管等） □ 有任何不适请告知护士	□ 接受术前宣教 □ 接受备皮 □ 配合禁食、禁水 □ 沐浴 □ 准备好必要用物，吸管、尿壶、便盆、尿垫、纸巾等 □ 取下义齿、饰品等，贵重物品交家属保管 □ 术前保持良好睡眠	□ 清晨配合测量体温、脉搏、呼吸，遵医嘱测血压 □ 送手术室前，协助完成核对，脱去衣物，上手术车 □ 返回病房后，协助完成核对，配合过病床 □ 配合检查意识、肢体感觉活动及血液循环，询问出入量 □ 配合术后吸氧、监护仪监测、输液 □ 遵医嘱采取正确体位 □ 配合缓解疼痛 □ 有任何不适请告知护士
饮食	□ 正常饮通饮食或遵医嘱特殊膳食等	□ 术前 12 小时禁食、禁水	□ 全身麻醉术后 6 小时可饮水，流质饮食逐渐过渡为普通饮食
排泄	□ 正常排尿便	□ 正常排尿便	□ 自行排尿
活动	□ 正常活动	□ 正常活动	□ 床上活动

时间	住院第 5~7 天 （术后）	住院第 8 天 （出院日）
医患配合	□ 配合检查肢体感觉活动及血液循环 □ 配合切口评估及换药	□ 接受出院前指导 □ 知道复查程序 □ 获取出院诊断书
护患配合	□ 配合定时监测生命体征，每日询问排便次数 □ 配合检查意识、肢体感觉活动及血液循环 □ 遵医嘱配合监测出入量 □ 接受输液、服药等治疗 □ 接受进食、进水、排便等生活护理 □ 配合活动，预防皮肤压疮 □ 注意活动安全，避免坠床或跌倒 □ 配合执行探视及陪伴制度	□ 接受出院宣教 □ 办理出院手续 □ 获取出院带药 □ 知道服药方法、作用、注意事项 □ 知道照顾伤口方法 □ 知道复印病历方法
饮食	□ 根据医嘱，由流质饮食逐渐过渡到普通饮食或糖尿病饮食等	□ 根据医嘱，普通饮食或糖尿病膳食等
排泄	□ 正常排尿便 □ 避免便秘	□ 正常排尿便 □ 避免便秘
活动	□ 可下地活动，患肢视手术情况免负重或部分负重	□ 可下地活动，患肢视手术情况免负重或部分负重

附：原表单（2016 年版）

髋关节镜手术临床路径表单

适用对象：第一诊断为髋关节镜手术

行髋关节镜下关节镜检，盂唇缝合修复，股骨髋臼成形，滑膜切除或游离体取出术

患者姓名：	性别： 年龄： 门诊号：	住院号：
住院日期： 年 月 日	出院日期： 年 月 日	标准住院日：4~6 天

时间	住院第 1 天	住院第 1~2 天 （术前日）	住院第 2~3 天 （手术日）
主要诊疗工作	□ 完成住院志，询问病史、体格检查、初步诊断 □ 完成首次病程记录 □ 完成住院病历 □ 上级医师查房、术前评估、确定诊断、手术日期 □ 完成上级医师查房记录 □ 开医嘱：常规化验、检查单	□ 上级医师查房 □ 继续完成检查及必要的会诊 □ 医师查房、手术前评估 □ 完成术前小结、术前查房和上级医师查房记录 □ 签署手术知情同意书向患者及家属交代术前注意事项 □ 手术准备 □ 麻醉医师访视患者进行评估，并签署麻醉同意书	□ 手术：髋关节镜下关节镜检，盂唇缝合修复，股骨髋臼成形，滑膜切除或游离体取出术 □ 完成手术记录和术后当天的病程记录 □ 交代术中情况及注意事项 □ 上级医师查房完成手术日病程记录和上级医师查房记录 □ 麻醉医师术后随访 □ 交班前医师查看术后患者情况并记录交班
重点医嘱	**长期医嘱：** □ 运动医学科护理常规 □ 二级护理 □ 饮食 **临时医嘱：** □ 血常规、尿常规；凝血功能；感染性疾病筛查；肝功能、肾功能+电解质+血糖；X 线胸片、心电图 □ 髋关节正位、蛙式位、dunn 位 □ 髋关节 MRI 及造影（必要时）及 CT 三维重建 □ 根据病情：血管超声、肺功能、超声心动、血气分析	**长期医嘱：** □ 运动医学科护理常规 □ 二级护理 □ 饮食 □ 既往内科基础疾病用药 **临时医嘱：** □ 根据会诊要求开检查化验单 □ 术前医嘱：明日在____麻醉下行髋关节镜手术 □ 术前禁食、禁水 □ 术前抗菌药物皮试（必要时） □ 术区备皮 □ 灌肠（必要时）和尿管留置（必要时） □ 其他特殊医嘱	**长期医嘱：** □ 运动医学护理常规 □ 二级护理 □ 饮食 □ 患肢抬高、制动 □ 沙袋压患处（必要时） □ 抗菌药物（必要时） □ 其他特殊医嘱 **临时医嘱：** □ 今日在____麻醉下行髋关节镜手术 □ 耗材计费 □ 补液（必要时） □ 伤口换药（必要时）
主要护理工作	□ 入院介绍 □ 完成护理评估并记录 □ 处理医嘱、并执行 □ 健康宣教 □ 指导患者到相关科室进行检查心电图、X 线胸片等 □ 按时巡视病房 □ 认真完成交接班	□ 常规护理 □ 术前心理护理（紧张、焦虑） □ 术前备皮、沐浴、更衣 □ 术前物品准备 □ 完成护理记录 □ 完成责任制护理记录 □ 认真完成交接班 □ 按时巡视病房	□ 观察患者病情变化：生命体征，足背动脉搏动，患肢皮肤温度、感觉，如有异常通知医师 □ 向患者交代术后注意事项 □ 术后生活及心理护理 □ 处理执行医嘱 □ 完成责任制护理 □ 按时巡视病房认真完成交接班

续　表

时间	住院第 1 天	住院第 1~2 天 （术前日）	住院第 2~3 天 （手术日）
病情变异记录	□ 无　□ 有，原因： 1. 2.	□ 无　□ 有，原因： 1. 2.	□ 无　□ 有，原因： 1. 2.
护士签名			
医师签名			

时间	住院第3~4天 （术后第1天）	住院第4~5天 （术后第2天）	住院第5~6天 （术后第3天）
主要诊疗工作	□ 上级医师查房：进行患肢情况、感染、并发症的评估 □ 完成日常病程记录、上级医师查房记录	□ 主管医师查房 □ 完成日常病程记录、上级医师查房记录及确定患者可以出院 □ 了解X线情况 □ 通知出院 □ 向患者及家属交代康复程序	□ 主管医师查房 □ 完成日常病程记录、上级医师查房记录，检查出院总结、病历首页的书写是否完善 □ 通知出院 □ 向患者及家属交代出院注意项、复查时间及拆线时间和康复程序
重点医嘱	**长期医嘱：** □ 运动医学术后护理常规 □ 二级护理 □ 饮食 □ 静脉抗菌药物（必要时） **临时医嘱：** □ 伤口换药 □ 髋关节X线片 □ 髋关节CT三维重建（必要时）	**长期医嘱：** □ 运动医学术后护理常规 □ 二级护理 □ 饮食 □ 静脉抗菌药物（必要时） **临时医嘱：** □ 伤口换药 □ 出院带药 □ 明日出院	**长期医嘱：** □ 运动医学术后护理常规 □ 二级护理 □ 饮食 □ 静脉抗菌药物明日停（必要时） **临时医嘱：**
主要护理工作	□ 处理执行医嘱 □ 术后心理、生活护理 □ 康复医师指导训练 □ 完成病情观察护理记录 □ 出院指导 □ 认真完成交接班 □ 协助医师伤口换药	□ 协助家属办理出院手续 □ 出院单位处理	
病情变异记录	□ 无 □ 有，原因： 1. 2.	□ 无 □ 有，原因： 1. 2.	
护士签名			
医师签名			

第八十一章

半月板损伤临床路径释义

【医疗质量控制指标】

指标一、半月板切除或成形术后，屈伸旋转活动膝关节无弹响或交锁。

指标二、半月板缝合术后半月板组织对合良好。

指标三、半月板移植术后，移植物固定牢固。

指标四、监测 D-二聚体定量，预防下肢深静脉血栓。

一、半月板损伤编码

1. 原编码

疾病名称及编码：陈旧性膝内侧半月板损伤（ICD-10：M23.231）
陈旧性膝外侧半月板损伤（ICD-10：M23.261）
陈旧性膝半月板损伤（ICD-10：M23.291）
陈旧性桶柄状撕裂（ICD-10：M23.292）
膝半月板撕裂（ICD-10：S83.201）
膝外侧半月板桶柄状撕裂（ICD-10：S83.202）
膝内侧半月板桶柄状撕裂（ICD-10：S83.203）
膝半月板桶柄状撕裂（ICD-10：S83.204）
膝内侧半月板撕裂（ICD-10：S83.205）
膝外侧半月板撕裂（ICD-10：S83.206）

手术操作名称及编码：膝半月板部分切除术（ICD-9-CM-3：80.6001）
膝半月板切除术（ICD-9-CM-3：80.6002）
膝关节镜下内侧半月板部分切除术（ICD-9-CM-3：80.6004）
膝关节镜下半月板部分切除术（ICD-9-CM-3：80.6005）
膝关节镜下半月板切除术（ICD-9-CM-3：80.6006）
膝内侧半月板切除术（ICD-9-CM-3：80.6007）
膝外侧半月板切除术（ICD-9-CM-3：80.6008）
膝关节镜下外侧半月板部分切除术（ICD-9-CM-3：80.6009）
膝关节镜下外侧半月板切除术（ICD-9-CM-3：80.6010）
膝关节镜下内侧半月板切除术（ICD-9-CM-3：80.6011）
膝关节半月板成形术（ICD-9-CM-3：81.4700）
膝关节镜下半月板成形术（ICD-9-CM-3：81.47005）
膝关节镜下异体外侧半月板移植术（ICD-9-CM-3：81.47012）
膝关节镜下半月板缝合术（ICD-9-CM-3：81.47013）
膝关节镜下半月板移植术（ICD-9-CM-3：81.47014）

2. 修改编码

疾病名称及编码：半月板陈旧性损伤（ICD-10：M23.2）
半月板损伤（ICD-10：S83.2）

手术操作名称及编码：半月板切除术（ICD-9-CM-3：80.6）
膝关节修补术（ICD-9-CM-3：81.47）

二、临床路径检索方法

（M23.2/S83.2）伴（80.6/81.47）

三、国家医疗保障疾病诊断相关分组（CHS-DRG）

MDCI 肌肉、骨骼疾病及功能障碍

IS2 除前臂、腕、手足外的损伤

IC3 除置换/翻修外的髋、肩、膝、肘、踝的关节手术

四、半月板损伤临床路径标准住院流程

（一）适用对象

第一诊断为半月板损伤，行膝关节镜下关节镜检，半月板成形、切除或缝合术，或含以下诊断和术式：

M23.231	陈旧性膝内侧半月板损伤	80.6001	膝半月板部分切除术
M23.261	陈旧性膝外侧半月板损伤	80.6002	膝半月板切除术
M23.291	陈旧性膝半月板损伤	80.6004	膝关节镜下内侧半月板部分切除术
M23.292	陈旧性桶柄状撕裂	80.6005	膝关节镜下半月板部分切除术
S83.201	膝半月板撕裂	80.6006	膝关节镜下半月板切除术
S83.202	膝外侧半月板桶柄状撕裂	80.6007	膝内侧半月板切除术
S83.203	膝内侧半月板桶柄状撕裂	80.6008	膝外侧半月板切除术
S83.204	膝半月板桶柄状撕裂	80.6009	膝关节镜下外侧半月板部分切除术
S83.205	膝内侧半月板撕裂	80.6010	膝关节镜下外侧半月板切除术
S83.206	膝外侧半月板撕裂	80.6011	膝关节镜下内侧半月板切除术
		81.47001	膝关节半月板成形术
		81.47005	膝关节镜下半月板成形术
		81.47012	膝关节镜下异体外侧半月板移植术
		81.47013	膝关节镜下半月板缝合术
		81.47014	膝关节镜下半月板移植术

释义

■ 适用对象编码参见第一部分。

■ 本路径适用对象为临床诊断为膝关节半月板损伤的患者，需进行手术治疗时。

（二）诊断依据

1. 病史：膝关节常有外伤史，关节肿痛，活动受限，膝关节常有位置较固定的绞索及弹响。
2. 体检：股四头肌常常萎缩，半月板摇摆试验（+），K. S. 征（+），麦氏征（+），过伸过屈痛等。
3. 辅助检查：关节造影或磁共振可以确定半月板损伤的部位及程度。

释义

■ 本路径的制订主要参考国内权威参考书籍和诊疗指南。

■ 症状和体格检查是诊断膝关节半月板损伤的初步依据，MRI 检查是诊断半月板损伤的金标准。

（三）治疗方案的选择及依据

1. 诊断明确的半月板损伤，症状明显，持续不缓解，影响正常生活和运动。
2. 无手术禁忌证。

释义

■ 保守治疗效果不佳，严重的膝关节疼痛、肿胀和交锁，影响患者生活和运动时需考虑手术治疗。

■ 手术治疗包括半月板部分切除、全切除，半月板缝合和半月板移植。

（四）标准住院日 4~6 天

释义

■ 明确半月板损伤的患者入院后，术前检查 0~2 天，第 0~2 天行手术治疗，第 3~4 天主要观察切口情况和有无术后早期并发症，总住院时间不超过 4 天符合本路径要求。如果具备条件，可以在患者入院前在门诊完善相关术前化验及影像学检查，并在麻醉科门诊评估患者全身情况，安排入院后尽早接受手术，以尽量减少患者住院时间。

（五）进入路径标准

1. 第一诊断必须符合膝关节半月板损伤。
2. 当患者同时具有其他疾病诊断时，但在住院期间不需要特殊处理也不影响第一诊断的临床路径流程实施时，可以进入路径。

释义

■ 部分患者入院后常规检查发现有基础疾病，如高血压、糖尿病、肝功能不全、肾功能不全等，经系统评估后对膝关节半月板损伤诊断治疗无特殊影响者，可进入路径。但以上可能增加医疗费用，延长住院时间。

■ 半月板损伤常合并膝关节交叉韧带损伤，此时需进入其他路径。

■ 半月板移植手术更为复杂，术前需对患者进行更为详尽的检查以设计手术方式，术后也需要一定时间观察患者术区变化，因此，暂不进入半月板损伤临床路径。

■ 经入院常规检查发现既往没有发现的疾病，而该疾病对患者健康的影响比半月板损伤更严重，或者该疾病可能影响手术实施，增加麻醉和手术风险，影响预后，则应优先考虑治疗该种疾病，暂且不宜进入路径。例如较严重的高血压、糖尿病、心功能不全、肝功能不全、肾功能不全、凝血功能障碍等。

（六）术前准备 1~2 天

1. 术前检查项目

（1）血常规、尿常规。

（2）肝功能、肾功能、电解质、血糖。

（3）凝血功能。

（4）感染性疾病筛查（乙型肝炎、丙型肝炎、梅毒、艾滋病等）。

（5）膝关节正侧位 X 线。

（6）膝关节 MRI。

（7）X 线胸片、心电图。

2. 根据患者病情可选择

（1）超声心动图、血气分析和肺功能（高龄或既往有心、肺部病史者）。

（2）有相关疾病者必要时请相关科室会诊。

释义

■ 血常规、尿常规最基本的两个常规检查，进入路径的患者均需完成。肝功能、肾功能、电解质、血糖、凝血功能、心电图、X 线胸片可评估有无基础疾病，是否影响住院时间、费用及其治疗预后，也是进行麻醉手术的基础检查；感染性疾病筛查可指导对同病房患者、医护人员的防护、手术顺序的安排和术后手术器械的消毒；MRI 检查有助于明确损伤部位和合并损伤，指导制订手术计划。

■ 对年龄较大患者或基础检查发现异常的患者，可进行超声心动图、血气分析和肺功能，以进一步评估患者身体状况；对 D-二聚体升高的患者，可行双下肢深静脉彩超检查，以排除下肢深静脉血栓；对合并高血压、糖尿病或其他内科疾病的患者，可请相关科室会诊以确保患者围手术期安全。

（七）选择用药

抗菌药物：按照《抗菌药物临床应用指导原则（2015 年版）》（国卫办医发〔2015〕43 号）

执行。

释义

■ Ⅰ类切口手术抗菌药物使用不应超过术后24小时。

（八）手术日为入院第2~3天

1. 麻醉方式：神经阻滞麻醉、椎管内麻醉或全身麻醉。
2. 手术方式：膝关节镜下半月板成形、切除或缝合术。
3. 手术内植物：Fast-fix、半月板箭、Rapid-lock等。
4. 输血：无。

释义

■ 麻醉一般选择神经阻滞麻醉或椎管内麻醉，但对肥胖、既往腰椎手术史患者，可酌情选择全身麻醉。

（九）术后住院恢复为第3~5天

1. 必需复查的检查项目：无。
2. 必要时查血常规、红细胞沉降率、C反应蛋白、凝血功能、电解质。
3. 术后处理

（1）抗菌药物：按照《抗菌药物临床应用指导原则（2015年版）》（国卫办医发〔2015〕43号）执行。

（2）术后镇痛：参照《骨科常见疼痛的处理专家建议》。

（3）术后康复：根据手术状况按相应康复计划康复。

释义

■ 术后血常规、红细胞沉降率、C反应蛋白、凝血功能、电解质等检查可以观察患者有无感染、电解质紊乱等。下肢手术是导致术后患者下肢深静脉血栓的危险因素，对联合有其他高危因素的患者或术后出现小腿肿痛的患者，应行双下肢深静脉B超检查以排除深静脉血栓。

■ Ⅰ类切口手术抗菌药物使用不应超过术后24小时；术后根据患者疼痛情况进行疼痛管理；根据手术情况指导患者开始术后早期康复。

（十）出院标准

1. 体温正常，足趾活动正常。
2. 伤口愈合良好，伤口无感染征象（或可在门诊处理的伤口情况），关节无感染征象。
3. 没有需要住院处理的并发症和/或合并症。

释义

■ 患者出院前应完成所有必需检查项目，无发热，切口情况满意，且无明显术后并发症。

（十一）变异及原因分析

1. 围手术期并发症：深静脉血栓形成、伤口感染、关节感染、神经血管损伤等，造成住院日延长和费用增加。
2. 内科合并症：老年患者常合并内科疾病，如脑血管或心血管病、糖尿病、血栓等，手术可能导致基础疾病加重而需要进一步治疗，从而延长治疗时间，并增加住院费用。
3. 植入材料的选择：当半月板需要缝合时，由于缝合位置、大小和损伤性质不同，使用不同的内植物材料，可能导致住院费用存在差异。

释义

■ 深静脉血栓可能造成肺栓塞，是骨科手术后严重的并发症之一，此时需请相关科室协助处理深静脉血栓情况。

■ 认可的变异原因主要是指患者入选路径后，在检查及治疗过程中发现患者合并存在事前未预知的、对本路径治疗可能产生影响的情况，需要中止执行路径或延长治疗时间、增加治疗费用。医师需在表单中明确说明。

■ 因患者方面的主观原因导致执行路径出现变异，需医师在表单中予以说明。

五、半月板损伤临床路径给药方案

1. 术前用药：治疗基础疾病，如心脏病、高血压等，以口服给药为主；围手术期控制血糖可应用胰岛素。术前30分钟及术后24小时内可预防性应用抗菌药物。
2. 术中用药：无特殊。
3. 术后用药：术后可用非甾体类镇痛药，并按照患者疼痛程度进行阶梯镇痛。术后可根据患者具体情况进行抗凝用药。

【用药选择】

术前治疗基础疾病的药物应继续规律应用。

【药学提示】

应注意患者长时间服用药物与围手术期用药的药理作用，以及围手术期药物之间的相互作用。

【注意事项】

术后应避免注射用非甾类镇痛药与口服非甾类镇痛药合用，以免增加胃肠道不良事件风险。

六、半月板损伤患者护理规范

1. 术前护理

（1）术前宣教：宣教功能锻炼重要性；宣教手术的目的、意义；宣教术后护理用具的使用及注意事项。

（2）术前准备：皮肤准备、药敏试验、生命体征监测，术后骨科专科用具的试戴。

2. 术后护理

（1）常规护理：生命体征监测、饮食指导、专科护理。

（2）患肢护理：观察患肢渗血情况，手术部位敷料包扎松紧度是否适宜，必要时给予更换敷料；观察患肢是否发生肿胀，评估肿胀部位及程度，及时发现术后静脉血栓；评估患肢活动度及皮肤感觉，如发生患肢不能活动或患肢麻痹，需寻找原因及时处理。防止术后神经损伤；对半月板缝合或移植患者，评估膝关节支具佩戴是否正确，松紧度是否适宜，避免影响患肢肢端血运及活动。

（3）指导院内功能锻炼：指导患者进行床上踝泵及直腿抬高练习。指导行半月板部分切除术后患者在无助行器的情况下行走，遵循循序渐进的原则，逐步增加行走距离，行走速度，逐步增加患肢负重力量，注意保护患者勿发生跌倒，功能锻炼后即刻冰敷患肢膝关节，缓解运动后的关节内渗出及肿胀。指导半月板缝合或移植术后患者佩戴膝关节支具，并在助行器辅助下行走。患侧肢体不负重，逐步增加行走距离及行走速度，注意保护患者勿发生跌倒。功能锻炼后即刻冰敷患肢膝关节，缓解运动后的关节内渗出及肿胀。

七、半月板损伤患者营养治疗规范

1. 正常饮食，保证蛋白质及维生素摄入。

2. 有内科基础病者注意调整饮食，如高血压病患者低盐饮食、肾病患者低蛋白饮食、糖尿病患者低糖饮食等。

八、半月板损伤患者健康宣教

1. 尽早关节活动度锻炼，避免关节粘连。

2. 根据手术情况决定负重时间。

3. 预防下肢深静脉血栓，如出现下肢深静脉血栓需口服溶栓药物，必要时行下腔静脉滤器置入。

4. 重视下肢功能锻炼。

5. 术后按时换药、拆线。

6. 正确佩戴膝关节支具。

7. 定期门诊复查。

九、推荐表单

（一）医师表单

半月板损伤临床路径医师表单

适用对象：第一诊断为半月板陈旧性损伤（ICD-10：M23.2），半月板损伤（ICD-10：S83.2）
行半月板切除术（ICD-9-CM-3：80.6），膝关节修补术（ICD-9-CM-3：81.47）

患者姓名：	性别：　年龄：　门诊号：	住院号：
住院日期：　年　月　日	出院日期：　年　月　日	标准住院日：4~6天

时间	住院第1天	住院第1~2天（术前日）	住院第2~3天（手术日）
主要诊疗工作	□ 完成住院志，询问病史、体格检查、初步诊断 □ 完成首次病程记录 □ 完成住院病历 □ 上级医师查房、术前评估、确定诊断、手术日期 □ 完成上级医师查房记录 □ 开医嘱：常规化验、检查单	□ 上级医师查房 □ 继续完成检查及必要的会诊 □ 医师查房、手术前评估 □ 完成术前小结和上级医师查房记录 □ 签署手术知情同意书向患者及家属交代术前注意事项 □ 手术准备 □ 麻醉医师访视患者进行评估并签署麻醉同意书	□ 手术：膝关节镜检，半月板成形、切除或缝合术 □ 完成手术记录和术后当天的病程记录 □ 交代术中情况及注意事项 □ 上级医师查房，完成手术日病程记录和上级医师查房记录 □ 麻醉医师术后随访 □ 交班前医师查看术后患者情况并记录交班
重点医嘱	**长期医嘱：** □ 运动医学科护理常规 □ 二级护理 □ 饮食 **临时医嘱：** □ 血常规、尿常规；凝血功能；感染性疾病筛查；肝功能、肾功能+电解质+血糖；X线胸片、心电图 □ 膝关节正侧位X线片，等速运动测试、KT2000关节松弛度检查 □ 根据病情：双下肢深静脉B超、肺功能、超声心动、血气分析	**长期医嘱：** □ 运动医学科护理常规 □ 二级护理 □ 饮食 □ 既往内科基础疾病用药 **临时医嘱：** □ 根据会诊要求开检查化验单 □ 术前医嘱：明日在____麻醉下行膝关节镜检，半月板成形、切除或缝合术 □ 术前禁食、禁水 □ 术前抗菌药物皮试 □ 术区备皮 □ 其他特殊医嘱	**长期医嘱：** □ 运动医学护理常规 □ 二级护理 □ 饮食 □ 患肢抬高、制动 □ 抗菌药物 □ 其他特殊医嘱 **临时医嘱：** □ 今日在____麻醉下行膝关节镜检，半月板成形、切除或缝合术 □ 耗材计费 □ 补液（必要时） □ 伤口换药（必要时）
病情变异记录	□ 无　□ 有，原因： 1. 2.	□ 无　□ 有，原因： 1. 2.	□ 无　□ 有，原因： 1. 2.
医师签名			

时间	住院第 3~5 天 （术后）	住院第 6 天 （出院日）
主要诊疗工作	□ 上级医师查房：进行患肢情况、感染、并发症的评估 □ 完成日常病程记录、上级医师查房记录及确定患者可以出院：完成出院总结、病历首页的填写 □ 向患者交代出院注意事项、复查时间及拆线时间	□ 主管医师查房 □ 完成日常病程记录、上级医师查房记录，检查出院总结、病历首页的书写是否完善 □ 通知出院 □ 向患者及家属交代出院注意项、复查时间及拆线时间和康复程序
重点医嘱	**长期医嘱：** □ 运动医学术后护理常规 □ 二级护理 □ 饮食 □ 静脉抗菌药物下午停 **临时医嘱：** □ 伤口换药 □ 膝关节正侧位平片 □ 双下肢深静脉 B 超 □ 出院带药 □ 明日出院	
病情变异记录	□ 无　□ 有，原因： 1. 2.	□ 无　□ 有，原因： 1. 2.
医师签名		

（二）护士表单

半月板损伤临床路径护士表单

适用对象：第一诊断为半月板陈旧性损伤（ICD-10：M23.2），半月板损伤（ICD-10：S83.2）

行半月板切除术（ICD-9-CM-3：80.6），膝关节修补术（ICD-9-CM-3：81.47）

患者姓名：	性别：　　年龄：　　门诊号：	住院号：
住院日期：　　年　月　日	出院日期：　　年　月　日	标准住院日：4~6天

时间	住院第1天	住院第1~2天 （术前日）	住院第2~3天 （手术日）
健康宣教	**入院宣教：** □ 介绍主管医师、护士 □ 介绍病室环境、设施 □ 介绍规章制度及注意事项	**术前宣教：** □ 宣教疾病知识、术前准备及手术过程 □ 指导术前保持良好睡眠 □ 告知准备物品 □ 告知家属等候区位置	**术后当日宣教：** □ 告知监护设备、管路功能及注意事项 □ 告知饮食、体位要求 □ 告知术后可能出现的情况及应对方式 □ 告知术后饮食、活动及探视注意事项
护理处置	□ 核对患者，佩戴腕带 □ 建立入院病历 □ 评估患者并书写护理评估单	□ 协助医师完成术前检查化验 **术前准备：** □ 备皮 □ 禁食、禁水	□ 术前监测生命体征 **送手术：** □ 摘除患者各种活动物品 □ 核对患者资料及带药 □ 填写手术交接单，签字确认 **接手术：** □ 核对患者及资料，签字确认
基础护理	**二级/三级护理：** □ 晨晚间护理 □ 患者安全管理	**二级护理：** □ 晨晚间护理 □ 患者安全管理	**一级/二级护理：** □ 晨晚间护理 □ 体位护理：患者平卧，患肢抬高，以促进静脉和淋巴回流，防止患肢肿胀 □ 排泄护理 □ 患者安全管理
专科护理	□ 需要时填跌倒及压疮防范表 □ 遵医嘱通知化验检查 □ 给予患者及家属心理支持	□ 遵医嘱完成相关检查 □ 给予患者及家属心理支持	□ 病情观察，写护理记录：日间及夜间评估生命体征、意识、肢体感觉活动及血液循环、皮肤、伤口敷料，如有病情变化随时记录 □ 石膏托或支具护理：注意压疮预防和石膏或支具护理常规 □ 给予患者及家属心理支持

续　表

时间	住院第 1 天	住院第 1~2 天 （术前日）	住院第 2~3 天 （手术日）
重点医嘱	□ 详见医嘱执行单	□ 详见医嘱执行单	□ 详见医嘱执行单
病情变异记录	□ 无　□ 有，原因： 1. 2.	□ 无　□ 有，原因： 1. 2.	□ 无　□ 有，原因： 1. 2.
护士签名			

时间	住院第3~5天 （术后）	住院第6天 （出院日）
健康宣教	术后宣教： □ 指导患者术后遵医嘱功能锻炼 □ 饮食、活动、安全指导 □ 药物作用及频率 □ 疾病恢复期注意事项	出院宣教： □ 复查时间 □ 功能锻炼 □ 饮食指导：禁烟酒，忌生冷辛辣刺激性食物 □ 指导办理出院手续
护理处置	□ 遵医嘱完成相关检查	□ 办理出院手续 □ 完善护理记录
基础护理	二级护理： □ 晨晚间护理 □ 协助进食、进水 □ 预防压疮 □ 医嘱可下地时，协助或指导床旁活动 □ 排泄护理 □ 安全管理	二级护理： □ 晨晚间护理 □ 协助或指导进食、进水 □ 协助或指导床旁活动 □ 患者安全管理
专科护理	□ 病情观察，写护理记录 □ 评估生命体征、意识、肢体感觉活动及血液循环、皮肤情况、伤口敷料情况 □ 疼痛护理：若患肢疼痛，可视情况遵医嘱合理使用镇痛药 □ 症状护理：告知术后出现肢体肿胀是手术的正常反应 □ 用药观察：告知术后药物应用意义 □ 给予患者及家属心理支持	□ 协助指导功能锻炼 □ 出院指导 □ 告知随诊的意义 □ 告知出院流程
重点医嘱	□ 详见医嘱执行单	□ 详见医嘱执行单
病情变异记录	□ 无 □ 有，原因： 1. 2.	□ 无 □ 有，原因： 1. 2.
护士签名		

（三）患者表单

半月板损伤临床路径患者表单

适用对象：第一诊断为半月板陈旧性损伤（ICD－10：M23.2），半月板损伤（ICD－10：S83.2）
行半月板切除术（ICD－9－CM－3：80.6），膝关节修补术（ICD－9－CM－3：81.47）

患者姓名：	性别：　　年龄：　　门诊号：	住院号：
住院日期：　　年　月　日	出院日期：　　年　月　日	标准住院日：4~6天

时间	住院第1天	住院第1~2天 （术前日）	住院第2~3天 （手术日）
医患配合	□ 配合询问病史、收集资料，请务必详细告知既往史、用药史、过敏史 □ 如服用抗凝药物，请明确告知 □ 配合进行体格检查 □ 有任何不适请告知医师	□ 配合完善术前相关检查、化验，如采血、留尿、心电图、B超、X线胸片等 □ 医师与患者及家属介绍病情及手术谈话、术前签字 □ 麻醉医师进行术前访视	□ 配合评估手术效果 □ 配合检查意识、肢体活动 □ 有任何不适请告知医师
护患配合	□ 配合测量体温、脉搏、呼吸、血压、体重1次 □ 配合完成入院护理评估（简单询问病史、过敏史、用药史） □ 接受入院宣教（环境介绍、病室规定、订餐制度、贵重物品保管等） □ 有任何不适请告知护士	□ 接受术前宣教 □ 接受备皮 □ 配合禁食、禁水 □ 沐浴 □ 准备好必要用物，吸管、尿壶、便盆、尿垫、纸巾等 □ 取下义齿、饰品等，贵重物品交家属保管 □ 术前保持良好睡眠	□ 清晨配合测量体温、脉搏、呼吸，遵医嘱测血压 □ 送手术室前，协助完成核对，脱去衣物，上手术车 □ 返回病房后，协助完成核对，配合过病床 □ 配合检查意识、肢体感觉活动及血液循环，询问出入量 □ 配合术后吸氧、监护仪监测、输液 □ 遵医嘱采取正确体位 □ 配合缓解疼痛 □ 有任何不适请告知护士
饮食	□ 普通饮食或遵医嘱特殊膳食等	□ 术前12小时禁食、禁水	□ 局部麻醉或区域阻滞麻醉，在不恶心、呕吐的情况下不影响进食、进水 □ 连硬外麻醉或全身麻醉术后6小时可进食饮水
排泄	□ 正常排尿便	□ 正常排尿便	□ 自行排尿
活动	□ 正常活动	□ 正常活动	□ 床上活动

时间	住院第3~5天 （术后）	住院第6天 （出院日）
医患配合	□ 配合检查肢体感觉活动及血液循环 □ 配合切口评估及换药	□ 接受出院前指导 □ 知道复查程序 □ 获取出院诊断书
护患配合	□ 配合定时监测生命体征，每日询问排便次数 □ 配合检查意识、肢体感觉活动及血液循环 □ 遵医嘱配合监测出入量 □ 接受输液、服药等治疗 □ 接受进食、进水、排便等生活护理 □ 配合活动，预防皮肤压疮 □ 注意活动安全，避免坠床或跌倒 □ 配合执行探视及陪伴制度	□ 接受出院宣教 □ 办理出院手续 □ 获取出院带药 □ 知道服药方法、作用、注意事项 □ 知道照顾伤口方法 □ 知道复印病历方法
饮食	□ 根据医嘱，由流质饮食逐渐过渡到普通饮食或糖尿病饮食等	□ 根据医嘱，普通饮食或糖尿病膳食等
排泄	□ 正常排尿便 □ 避免便秘	□ 正常排尿便 □ 避免便秘
活动	□ 下地活动，视手术情况决定患肢是否负重	□ 下地活动，视手术情况决定患肢是否负重

附：原表单（2016年版）

半月板损伤临床路径表单

适用对象：第一诊断为半月板损伤
　　　　　行膝关节镜检，半月板成形、损伤和缝合术

患者姓名：	性别：　　年龄：　　门诊号：	住院号：
住院日期：　　年　月　日	出院日期：　　年　月　日	标准住院日：2~4天

时间	住院第1~2天（包括术前日）	住院第2~3天（包括手术日）	住院第3~4天
主要诊疗工作	□ 询问病史及体格检查 □ 完成住院志、首次病程、上级医师查房等病历书写 □ 完善术前检查 □ 上级医师查房与术前评估 □ 初步确定手术方式和日期 □ 根据症状、体检、膝关节X线片及术前各项化验，行术前讨论，确定手术方案	□ 上级医师查房 □ 完成必要的相关科室会诊 □ 完成术前准备与术前评估 □ 完成术前小结、上级医师查房记录等病历书写 □ 向患者及家属交代病情和围手术期注意事项，签署手术知情同意书、自费用品协议书等 □ 手术 □ 术者完成手术记录 □ 向患者及家属交代手术过程概况及术后注意事项 □ 完成术后病程记录	□ 上级医师查房 □ 办理出院及康复指导 □ 预约门诊复查和伤口拆线时间
重点医嘱	**长期医嘱：** □ 骨科护理常规 □ 二级护理 □ 测血压每日2次（视情况） □ 测血糖每日5次（视情况） □ 饮食 □ 脚癣患者每日碘酊涂患处 **临时医嘱：** □ 血常规、尿常规 □ 凝血功能 □ 感染性疾病筛查、肝功能、肾功能、电解质、血糖、血脂 □ 红细胞沉降率、CRP（必要时） □ X线胸片、心电图 □ 患膝关节MRI（必要时） □ 患膝正侧位片 □ 双膝髌骨轴位片（必要时） □ 肺功能、超声心动（视患者情况而定） □ 根据会诊情况进行必要检查 □ 双下肢动静脉彩超（必要时）	**临时医嘱：** □ 患者既往内科疾病基础用药 □ 潜在感染疾病的控制（泌尿系，牙龈炎等） □ 骨科术后护理常规 □ 麻醉后护理常规 □ 一级/二级护理 □ 测血压每日2次（视情况） □ 测血糖每日5次（视情况） □ 患者既往内科疾病基础用药 □ 饮食 □ 心电监测、吸氧（视病情） □ 尿管记尿量（如有） □ 冰敷 **临时医嘱：** □ 术前医嘱：常规准备明日在神经阻滞麻醉/椎管内麻醉/全身麻醉下行膝关节镜检查术 □ 术前禁食、禁水 □ 领用术前0.5~2小时使用的抗菌药物（如有内植物） □ 预估手术超过3小时，加领抗菌药物	**出院医嘱：**

续 表

时间	住院第 1~2 天 （包括术前日）	住院第 2~3 天 （包括手术日）	住院第 3~4 天
重点医嘱		□ 术前留置导尿管（必要时） □ 术前备皮 □ 其他特殊医嘱 □ 相关科室会诊 □ 药物医嘱： 【1 级】抗菌药物（必要时） 【2 级】解热镇痛及非甾体抗炎药（必要时） 【2 级】镇痛药（必要时）	
主要护理工作	□ 入院宣教：介绍病房环境、设施和设备 □ 入院护理评估	□ 宣教、备皮等术前准备 □ 提醒患者明晨禁水	□ 观察患者病情变化 □ 术后心理与生活护理
病情变异记录	□ 无 □ 有，原因： 1. 2.	□ 无 □ 有，原因： 1. 2.	□ 无 □ 有，原因： 1. 2.
护士签名			
医师签名			

第八十二章

膝关节滑膜炎临床路径释义

【医疗质量控制指标】

指标一、需取出可做病理分析的足够标本。

指标二、监测 D-二聚体定量，预防下肢深静脉血栓。

一、膝关节滑膜炎编码

1. 原编码

疾病名称及编码：膝关节滑膜炎（ICD-10：M65）

手术操作名称及编码：关节镜下膝关节滑膜切除术（ICD-9-CM-3：80.7602）

2. 修改编码

疾病名称及编码：膝关节绒毛结节色素沉着性滑膜炎（ICD-10：M12.2）

膝关节滑膜炎（ICD-10：M65.906）

手术操作名称及编码：关节镜下膝关节滑膜切除术（ICD-9-CM-3：80.76）

二、临床路径检索方法

（M12.2/ M65.906）伴 80.76

三、国家医疗保障疾病诊断相关分组（CHS-DRG）

MDCI　肌肉、骨骼疾病及功能障碍

IS2　除前臂、腕、手足外的损伤

IC3　除置换/翻修外的髋、肩、膝、肘、踝的关节手术

四、膝关节滑膜炎临床路径标准住院流程

（一）适用对象

第一诊断为膝关节滑膜炎（ICD-10：M65），行关节镜下膝关节滑膜切除术（ICD-9-CM-3：80.7602）。

释义

■ 适用对象编码参见第一部分。

■ 本路径适用对象为临床诊断为膝关节滑膜炎和膝关节绒毛结节色素沉着性滑膜炎的患者，需进行手术治疗时。

（二）诊断依据

根据《临床诊疗指南·骨科分册》（中华医学会编著，人民卫生出版社，2009 年），《膝关节镜基础》（潘海乐、刘玉杰主编，人民卫生出版社，2011 年），《膝关节镜手术学》（陈坚主编，人民卫生出版社，2014 年）。

1. 病史：膝关节疼痛，肿胀，伴活动受限。

2. 体检有明确体征：膝关节肿胀、浮髌试验阳性 。
3. 辅助检查：膝关节负重位 X 线片无异常，膝关节 MRI 显示关节积液、滑膜增生。

释义

■ 本路径的制订主要参考国内权威参考书籍和诊疗指南。

■ 症状和体格检查是诊断膝关节滑膜炎的初步依据。X 线检查可以排除骨关节病，MRI 检查有助于评估关节内情况，排除半月板损伤等。滑膜炎一般为非特异性炎症，诊断需排除其他可能存在膝关节损伤。色素沉着绒毛结节性滑膜炎在膝关节发生率较高，关节穿刺液为血性，需行关节镜下全滑膜切除手术，如果病变侵及关节外，则需行切开手术，患者进入其他路径。

（三）治疗方案的选择及依据

根据《临床诊疗指南·骨科分册》（中华医学会编著，人民卫生出版社，2009 年），《膝关节镜基础》（潘海乐、刘玉杰主编，人民卫生出版社，2011 年），《膝关节镜手术学》（陈坚主编，人民卫生出版社，2014 年）。

1. 膝关节反复积液，经保守治疗效果不佳。
2. 无严重的合并症。
3. 术前生活质量及活动水平评估。
4. 除外感染性疾患。

释义

■ 保守治疗效果不佳，严重的膝关节疼痛、肿胀、活动受限，影响患者生活和运动时需考虑手术治疗。

■ 手术治疗包括滑膜切除术，也可术中留取部分滑膜组织做病理检查，为后续治疗提供依据。

（四）标准住院日 7~10 天

释义

■ 明确膝关节滑膜炎的患者入院后，术前检查 1~3 天，第 3~5 天行手术治疗，第3~5 天主要观察切口情况和有无术后早期并发症，总住院时间不超过 10 天符合本路径要求。如果具备条件，可以在患者入院前在门诊完善相关术前化验及影像学检查，并在麻醉科门诊评估患者全身情况，安排入院后尽早接受手术，以尽量减少患者住院时间。

（五）进入路径标准

1. 第一诊断必须符合 ICD-10：M65 膝滑膜炎疾病编码。
2. 当患有其他疾病时，但在住院期间不需要特殊处理也不影响第一诊断的临床路径流程实施时，可以进入路径。

释义

■ 部分患者入院后常规检查发现有基础疾病，如高血压、糖尿病、肝功能不全、肾功能不全等，经系统评估后对膝关节滑膜炎诊断治疗无特殊影响者，可进入本路径，但可能增加医疗费用，延长住院时间。

■ 经入院常规检查发现既往没有发现的疾病，而该疾病对患者健康的影响比膝滑膜炎更严重，或者该疾病可能影响手术实施，增加麻醉和手术风险，影响预后，则应优先考虑治疗该种疾病，暂且不宜进入本路径。例如较严重的高血压、糖尿病、心功能不全、肝功能不全、肾功能不全、凝血功能障碍等。

（六）术前准备 1~3 天

1. 术前检查项目

（1）血常规、尿常规。

（2）肝功能、肾功能、电解质、血糖、血脂。

（3）红细胞沉降率、C 反应蛋白。

（4）凝血功能。

（5）类风湿全套。

（6）结核三项。

（7）感染性疾病筛查（乙型肝炎、丙型肝炎、梅毒、艾滋病等）。

（8）X 线胸片、心电图。

（9）膝关节 MRI 及正侧位 X 线片。

（10）HLA-B27。

2. 根据患者病情可选择

（1）超声心动图、血气和肺功能。

（2）膝关节穿刺检查。

（3）关节液细菌培养。

（4）有相关疾病者及时请相关科室会诊。

释义

■ 血常规、尿常规最基本的两个常规检查，进入路径的患者均需完成。肝功能、肾功能、电解质、血糖、凝血功能、心电图、X 线胸片可评估有无基础疾病，是否影响住院时间、费用及其治疗预后，也是进行麻醉手术的基础检查；感染性疾病筛查可指导对同病房患者、医护人员的防护、手术顺序的安排和术后手术器械的消毒；膝关节影像学检查有助于明确膝关节其他疾病或损伤情况，指导制订治疗计划。HLA-B27 检查可以排除因强直性脊柱炎造成的膝关节疼痛。

■ 对年龄较大患者或基础检查发现异常的患者，可进行超声心动图、血气分析和肺功能，以进一步评估患者身体状况；对 D-二聚体升高的患者，可行双下肢深静脉彩超检查，以排除下肢深静脉血栓；对合并高血压、糖尿病或其他内科疾病的患者，可请相关科室会诊以确保患者围手术期安全。

■ 对活动期结核引起的结核性滑膜炎，应转结核病医院首先进行结核方面的治疗。患者出路径。

（七）选择用药

抗菌药物：按照《抗菌药物临床应用指导原则（2015 年版）》（国卫办医发〔2015〕43 号）执行。

释义

■ Ⅰ类切口手术抗菌药物使用不应超过术后 24 小时，无内植物入者可以不使用抗菌药物。

（八）手术日为入院第 3~5 天

1. 麻醉方式：局部阻滞、椎管内麻醉或全身麻醉。
2. 手术方式：关节镜下膝关节滑膜切除术；除外感染情况下关节腔内可注射甾体类激素；取滑膜组织常规病理检查。

释义

■ 麻醉一般选择神经阻滞麻醉或椎管内麻醉，但对肥胖、既往腰椎手术史患者可酌情选择全身麻醉。

（九）术后住院恢复为第 1~5 天

1. 必要时查血沉、CRP、D-二聚体、双下肢深静脉彩超/CTPA。
2. 术后处理

（1）抗菌药物：按照《抗菌药物临床应用指导原则（2015 年版）》（国卫办医发〔2015〕43 号）执行。

（2）术后预防静脉血栓栓塞症处理：参照《中国骨科大手术后静脉血栓栓塞症预防指南》。

（3）术后康复：以卧床休息为主，少量锻炼为辅。

（4）术后镇痛：参照《骨科常见疼痛的处理专家建议》。

释义

■ 术后血常规、红细胞沉降率、CRP、凝血功能、电解质等检查可以观察患者有无感染、电解质紊乱等。下肢手术是导致术后患者下肢深静脉血栓的危险因素，对联合有其他高危因素的患者，或术后出现小腿肿痛的患者，应行双下肢深静脉 B 超检查以排除深静脉血栓。

■ Ⅰ类切口手术抗菌药物使用不应超过术后 24 小时；术后根据患者疼痛情况进行疼痛管理；根据手术情况指导患者开始术后早期康复。

（十）出院标准

1. 体温正常，常规化验指标无明显异常（红细胞沉降率、CRP 除外）。
2. 伤口愈合良好：引流管拔除（如果术中放置引流），伤口无感染征象（或可在门诊处理的伤口情况）。

3. 膝关节疼痛、肿胀症状有所缓解。
4. 无需要住院处理的并发症和/或合并症。

释义

■ 患者出院前应完成所有必需检查项目，无发热，切口情况满意，且无明显术后并发症。

（十一）变异及原因分析

1. 内科合并症：膝滑膜炎的患者常合并内科基础疾病，围手术期需要详细检查内科情况并请相关科室会诊，术前准备时间需延长；同时使用相关药物，将增加住院费用。
2. 围手术期并发症：患者体质条件、滑膜增生严重程度差异，有可能出现手术相关并发症，如感染、深静脉血栓形成、关节软骨损伤，韧带损伤、神经血管损伤等。术后需要延长康复时间，可能造成住院日延长和费用增加。

释义

■ 深静脉血栓可能造成肺栓塞，是骨科手术后严重的并发症之一，此时需请相关科室协助处理深静脉血栓情况。

■ 认可的变异原因主要是指患者入选路径后，在检查及治疗过程中发现患者合并存在事前未预知的、对本路径治疗可能产生影响的情况，需要终止执行路径或延长治疗时间、增加治疗费用。医师需在表单中明确说明。

■ 因患者方面的主观原因导致执行路径出现变异，需医师在表单中予以说明。

五、膝关节滑膜炎临床路径给药方案

1. 术前用药：治疗基础疾病，如心脏病、高血压等，以口服给药为主；围手术期控制血糖可应用胰岛素。术前 30 分钟及术后 24 小时内可预防性应用抗菌药物，无内植物入者可以不使用抗菌药物。
2. 术中用药：无特殊。
3. 术后用药：术后可用非甾体类镇痛药，并按照患者疼痛程度进行阶梯镇痛。术后可根据患者具体情况进行抗凝用药。

【用药选择】

术前治疗基础疾病的药物应继续规律应用。

【药学提示】

应注意患者长时间服用药物与围手术期用药的药理作用，以及围手术期药物之间的相互作用。

【注意事项】

术后应避免注射用非甾类镇痛药与口服非甾类镇痛药合用，以免增加胃肠道不良事件风险。

六、膝关节滑膜炎患者护理规范

1. 术前护理

（1）术前宣教：宣教功能锻炼重要性；宣教手术的目的、意义；宣教术后护理用具的使用及注意事项。

（2）术前准备：皮肤准备、药敏试验、生命体征监测。

2. 术后护理

（1）常规护理：生命体征监测、饮食指导、专科护理。

（2）患肢护理：观察患肢渗血情况，手术部位敷料包扎松紧度是否适宜，必要时给予更换敷料；观察患肢是否发生肿胀，评估肿胀部位及程度，及时发现术后发生静脉血栓；评估患肢活动度及皮肤感觉，如发生患肢不能活动或患肢麻痹，需寻找原因及时处理。防止术后神经损伤；评估膝关节铰链支具佩戴是否正确，松紧度是否适宜，避免影响患肢肢端血运及活动。此类患者术后引流量较多，关节肿胀情况较重，应密切观察患者引流液性质、量、颜色。根据患者引流情况及时查患者血红蛋白情况，及时对患者进行补液治疗和物理消肿治疗。

（3）指导院内功能锻炼：指导患者进行床上踝泵及直腿抬高练习。踝泵练习要求患者做最大限度的踝关节背伸和跖屈动作，向患者解释这个动作可以带动下肢各大肌群尤其是胫前肌、腓肠肌做动态的舒缩训练，以促进血液循环，减轻肢体肿胀；直腿抬高练习要求患者保持踝关节背伸，膝关节伸直，抬高至足跟离开床面10~15厘米处，保持30秒/次，两个练习数量没有严格要求，以患者不感疲劳，不感疼痛或疼痛可以忍受为宜。术后功能锻炼应遵医嘱，循序渐进。术后患者遵循循序渐进的原则，逐步增加行走距离及行走速度，注意保护患者勿发生跌倒。功能锻炼后即刻冰敷患肢膝关节，缓解运动后的关节内渗出及肿胀。

七、膝关节滑膜炎患者营养治疗规范

1. 正常饮食，保证蛋白质及维生素摄入。

2. 有内科基础病者注意调整饮食，如高血压病患者低盐饮食、肾病患者低蛋白饮食、糖尿病患者低糖饮食等。

八、膝关节滑膜炎患者健康宣教

1. 术后即刻开始关节活动度锻炼。

2. 预防下肢深静脉血栓，如出现下肢深静脉血栓需口服溶栓药物，必要时行下腔静脉滤器置入。

3. 重视下肢功能锻炼。

4. 术后按时换药、拆线。

5. 定期门诊复查。

九、推荐表单

（一）医师表单

膝关节滑膜炎临床路径医师表单

适用对象：第一诊断为膝关节绒毛结节色素沉着性滑膜炎（ICD-10：M12.2），膝关节滑膜炎（ICD-10：M65.906）

行关节镜下膝关节滑膜切除术（ICD-9-CM-3：80.76）

患者姓名：	性别：　　年龄：　　门诊号：	住院号：
住院日期：　　年　月　日	出院日期：　　年　月　日	标准住院日：4~6天

时间	住院第1天	住院第1~2天 （术前日）	住院第2~3天 （手术日）
主要诊疗工作	□ 询问病史及体格检查 □ 完成住院志、首次病程记录、上级医师查房等病历书写 □ 完善术前检查 □ 上级医师查房与术前评估 □ 初步确定手术方式和日期	□ 上级医师查房 □ 完成必要的相关科室会诊 □ 完成术前准备与术前评估 □ 根据症状、体检、膝关节MRI及X线片和术前各项化验行术前讨论，确定手术方案 □ 完成术前小结、上级医师查房记录等病历书写 □ 向患者及家属交代病情和围手术期注意事项，签署手术知情同意书、自费用品协议书等	□ 手术 □ 术者完成手术记录 □ 向患者及家属交代手术过程概况及术后注意事项 □ 完成术后病程记录 □ 上级医师查房
重点医嘱	**长期医嘱：** □ 骨科护理常规 □ 二级护理 □ 饮食 □ 患肢减少活动 **临时医嘱：** □ 血常规、尿常规 □ 凝血功能 □ 感染性疾病筛查、肝功能、肾功能、电解质、血糖、血脂 □ 红细胞沉降率、CRP、HLA-27 □ 类风湿全套、结明三项 □ X线胸片、心电图 □ 膝关节MRI及正侧位X线片 □ 双下肢深静脉B超、肺功能、超声心动（视患者情况而定）	**长期医嘱：** □ 患者既往内科疾病基础用药 **临时医嘱：** □ 术前医嘱：常规准备明日在神经阻滞麻醉、椎管内麻醉/全身麻醉下行关节镜下膝关节滑膜切除术 □ 术前禁食、禁水 □ 术前备皮 □ 其他特殊医嘱	**长期医嘱：** □ 骨科术后护理常规 □ 明日普通饮食 □ 引流管记引流量 **临时医嘱：** □ 今日在神经阻滞麻醉、椎管内麻醉/全身麻醉下进行关节镜下膝关节滑膜切除术 □ 心电监测、吸氧 □ 补液（视病情） □ 胃黏膜保护剂 □ 消肿改善血液循环 □ 术后抗凝（视病情）

续　表

时间	住院第 1 天	住院第 1~2 天 （术前日）	住院第 2~3 天 （手术日）
病情变异记录	□无　□有，原因： 1. 2.	□无　□有，原因： 1. 2.	□无　□有，原因： 1. 2.
医师签名			

时间	住院第 3~5 天 （术后）	住院第 6 天 （出院日）
主要诊疗工作	□ 上级医师查房：进行患肢情况、感染、并发症的评估 □ 完成日常病程记录、上级医师查房记录及确定患者可以出院：完成出院总结、病历首页的填写 □ 向患者交代出院注意事项、复查时间及拆线时间	□ 主管医师查房 □ 完成日常病程记录、上级医师查房记录，检查出院总结、病历首页”的书写是否完善 □ 通知出院 □ 向患者及家属交代出院注意项、复查时间及拆线时间和康复程序
重点医嘱	**长期医嘱：** □ 运动医学术后护理常规 □ 二级护理 □ 饮食 □ 静脉抗菌药物下午停 **临时医嘱：** □ 伤口换药 □ 膝关节正侧位平片 □ 双下肢深静脉 B 超 □ 出院带药 □ 明日出院	
病情变异记录	□ 无　□ 有，原因： 1. 2.	□ 无　□ 有，原因： 1. 2.
医师签名		

（二）护士表单

膝关节滑膜炎临床路径护士表单

适用对象：第一诊断为膝关节绒毛结节色素沉着性滑膜炎（ICD-10：M12.2），膝关节滑膜炎（ICD-10：M65.906）

行关节镜下膝关节滑膜切除术（ICD-9-CM-3：80.76）

患者姓名：	性别： 年龄： 门诊号：	住院号：
住院日期： 年 月 日	出院日期： 年 月 日	标准住院日：4~6天

时间	住院第1天	住院第1~2天 （术前日）	住院第2~3天 （手术日）
健康宣教	**入院宣教：** □ 介绍主管医师、护士 □ 介绍病室环境、设施 □ 介绍规章制度及注意事项	**术前宣教：** □ 宣教疾病知识、术前准备及手术过程 □ 指导术前保持良好睡眠 □ 告知准备物品 □ 告知家属等候区位置	**术后当日宣教：** □ 告知监护设备、管路功能及注意事项 □ 告知饮食、体位要求 □ 告知术后可能出现的情况及应对方式 □ 告知术后饮食、活动及探视注意事项
护理处置	□ 核对患者，佩戴腕带 □ 建立入院病历 □ 评估患者并书写护理评估单	□ 协助医师完成术前检查化验 **术前准备：** □ 备皮 □ 禁食、禁水	□ 术前监测生命体征 **送手术：** □ 摘除患者各种活动物品 □ 核对患者资料及带药 □ 填写手术交接单，签字确认 **接手术：** □ 核对患者及资料，签字确认
基础护理	**二级/三级护理：** □ 晨晚间护理 □ 患者安全管理	**二级护理：** □ 晨晚间护理 □ 患者安全管理	**一级/二级护理：** □ 晨晚间护理 □ 体位护理：患者平卧，患肢抬高，以促进静脉和淋巴回流，防止患肢肿胀 □ 排泄护理 □ 患者安全管理
专科护理	□ 需要时填跌倒及压疮防范表 □ 遵医嘱通知化验检查 □ 给予患者及家属心理支持	□ 遵医嘱完成相关检查 □ 给予患者及家属心理支持	□ 病情观察，写护理记录：日间及夜间评估生命体征、意识、肢体感觉活动及血液循环、皮肤、伤口敷料，如有病情变化随时记录 □ 石膏托或支具护理：注意压疮预防和石膏或支具常规护理 □ 给予患者及家属心理支持
重点医嘱	□ 详见医嘱执行单	□ 详见医嘱执行单	□ 详见医嘱执行单
病情变异记录	□ 无 □ 有，原因： 1. 2.	□ 无 □ 有，原因： 1. 2.	□ 无 □ 有，原因： 1. 2.
护士签名			

时间	住院第 3~5 天 （术后）	住院第 6 天 （出院日）
健康宣教	**术后宣教：** □ 指导患者术后遵医嘱功能锻炼 □ 饮食、活动、安全指导 □ 药物作用及频率 □ 疾病恢复期注意事项	**出院宣教：** □ 复查时间 □ 功能锻炼 □ 饮食指导：禁烟酒，忌生冷辛辣刺激性食物 □ 指导办理出院手续
护理处置	□ 遵医嘱完成相关检查	□ 办理出院手续 完善护理记录
基础护理	**二级护理：** □ 晨晚间护理 □ 协助进食、进水 □ 预防压疮 □ 医嘱可下地时，协助或指导床旁活动 □ 排泄护理 □ 安全管理	**二级护理：** □ 晨晚间护理 □ 协助或指导进食、进水 □ 协助或指导床旁活动 □ 患者安全管理
专科护理	□ 病情观察，写护理记录：评估生命体征、意识、肢体感觉活动及血液循环、皮肤情况、伤口敷料情况 □ 疼痛护理：若患肢疼痛，可视情况遵医嘱合理使用镇痛药 □ 症状护理：告知术后出现肢体肿胀是手术的正常反应 □ 用药观察：告知术后药物应用意义 □ 给予患者及家属心理支持	□ 协助指导功能锻炼 □ 出院指导 □ 告知随诊的意义 □ 告知出院流程
重点医嘱	□ 详见医嘱执行单	□ 详见医嘱执行单
病情变异记录	□ 无　□ 有，原因： 1. 2.	□ 无　□ 有，原因： 1. 2.
护士签名		

（三）患者表单

膝关节滑膜炎临床路径患者表单

适用对象：第一诊断为膝关节绒毛结节色素沉着性滑膜炎（ICD-10：M12.2），膝关节滑膜炎（ICD-10：M65.906）
行关节镜下膝关节滑膜切除术（ICD-9-CM-3：80.76）

患者姓名：	性别： 年龄： 门诊号：	住院号：
住院日期： 年 月 日	出院日期： 年 月 日	标准住院日：4~6天

时间	住院第1天	住院第1~2天 （术前日）	住院第2~3天 （手术日）
医患配合	□ 配合询问病史、收集资料，请务必详细告知既往史、用药史、过敏史 □ 如服用抗凝药物，请明确告知 □ 配合进行体格检查 □ 有任何不适请告知医师	□ 配合完善术前相关检查、化验，如采血、留尿、心电图、B超、X线胸片等 □ 医师与患者及家属介绍病情及手术谈话、术前签字 □ 麻醉医师进行术前访视	□ 配合评估手术效果 □ 配合检查意识、肢体活动 □ 有任何不适请告知医师
护患配合	□ 配合测量体温、脉搏、呼吸、血压、体重1次 □ 配合完成入院护理评估（简单询问病史、过敏史、用药史） □ 接受入院宣教（环境介绍、病室规定、订餐制度、贵重物品保管等） □ 有任何不适请告知护士	□ 接受术前宣教 □ 接受备皮 □ 配合禁食、禁水 □ 沐浴 □ 准备好必要用物，如吸管、尿壶、便盆、尿垫、纸巾等 □ 取下义齿、饰品等，贵重物品交家属保管 □ 术前保持良好睡眠	□ 清晨配合测量体温、脉搏、呼吸，遵医嘱测血压 □ 送手术室前，协助完成核对，脱去衣物，上手术车 □ 返回病房后，协助完成核对，配合过病床 □ 配合检查意识、肢体感觉活动及血液循环，询问出入量 □ 配合术后吸氧、监护仪监测、输液 □ 遵医嘱采取正确体位 □ 配合缓解疼痛 □ 有任何不适请告知护士
饮食	□ 普通饮食或遵医嘱特殊膳食等	□ 术前12小时禁食、禁水	□ 局部麻醉或区域阻滞麻醉，在不恶心、呕吐的情况下不影响进食水 □ 连硬外麻醉或全身麻醉术后6小时可进食、饮水
排泄	□ 正常排尿便	□ 正常排尿便	□ 自行排尿
活动	□ 正常活动	□ 正常活动	□ 床上活动

时间	住院第 3~5 天 （术后）	住院第 6 天 （出院日）
医患配合	□ 配合检查肢体感觉活动及血液循环 □ 配合切口评估及换药	□ 接受出院前指导 □ 知道复查程序 □ 获取出院诊断书
护患配合	□ 配合定时监测生命体征，每日询问排便次数 □ 配合检查意识、肢体感觉活动及血液循环 □ 遵医嘱配合监测出入量 □ 接受输液、服药等治疗 □ 接受进食、进水、排便等生活护理 □ 配合活动，预防皮肤压疮 □ 注意活动安全，避免坠床或跌倒 □ 配合执行探视及陪伴制度	□ 接受出院宣教 □ 办理出院手续 □ 获取出院带药 □ 知道服药方法、作用、注意事项 □ 知道照顾伤口方法 □ 知道复印病历方法
饮食	□ 根据医嘱，由流质饮食逐渐过渡到普通饮食或糖尿病饮食等	□ 根据医嘱，普通饮食或糖尿病膳食等
排泄	□ 正常排尿便 □ 避免便秘	□ 正常排尿便 □ 避免便秘
活动	□ 可下地活动	□ 可下地活动

附：原表单（2016年版）

膝关节滑膜炎临床路径表单

适用对象：第一诊断为膝滑膜炎（ICD-10：M65）

行关节镜下膝关节滑膜切除术（ICD-9-CM-3：80.7602）

患者姓名：	性别： 年龄： 门诊号：	住院号：
住院日期： 年 月 日	出院日期： 年 月 日	标准住院日：7~10天

时间	住院第1天	住院第2天 （术前日）	住院第3~5天 （手术日）
主要诊疗工作	□ 询问病史及体格检查 □ 完成住院志、首次病程记录、上级医师查房等病历书写 □ 完善术前检查 □ 上级医师查房与术前评估 □ 初步确定手术方式和日期	□ 上级医师查房 □ 完成必要的相关科室会诊 □ 完成术前准备与术前评估 □ 根据症状、体检、膝关节MRI及X线片及术前各项化验行术前讨论，确定手术方案 □ 完成术前小结、上级医师查房记录等病历书写 □ 向患者及家属交代病情和围手术期注意事项，签署手术知情同意书、自费用品协议书等	□ 手术 □ 术者完成手术记录 □ 向患者及家属交代手术过程概况及术后注意事项 □ 完成术后病程记录 □ 上级医师查房
重点医嘱	**长期医嘱：** □ 骨科护理常规 □ 二级护理 □ 饮食 □ 患肢减少活动 **临时医嘱：** □ 血常规、尿常规 □ 凝血功能 □ 感染性疾病筛查、肝功能、肾功能、电解质、血糖、血脂 □ 红细胞沉降率、CRP、HLA-B27 □ 类风湿全套、结明三项 □ X线胸片、心电图 □ 膝关节MRI及正侧位X线片 □ 肺功能、超声心动（视患者情况而定）	**长期医嘱：** □ 患者既往内科疾病基础用药 **临时医嘱：** □ 术前医嘱：常规准备明日在神经阻滞麻醉、椎管内麻醉/全身麻醉下行关节镜下膝关节滑膜切除术 □ 术前禁食、禁水 □ 术前备皮 □ 其他特殊医嘱	**长期医嘱：** □ 骨科术后护理常规 □ 明日普通饮食 □ 引流管记引流量 **临时医嘱：** □ 今日在神经阻滞麻醉、椎管内麻醉/全身麻醉下进行关节镜下膝关节滑膜切除术 □ 心电监测、吸氧 □ 补液（视病情） □ 胃黏膜保护剂 □ 消肿改善血液循环 □ 术后抗凝（视病情）
主要护理工作	□ 入院宣教：介绍病房环境、设施和设备 □ 入院护理评估	□ 宣教、备皮等术前准备 □ 提醒患者明晨禁水	□ 观察患者病情变化 □ 术后心理与生活护理
病情变异记录	□ 无 □ 有，原因： 1. 2.	□ 无 □ 有，原因： 1. 2.	□ 无 □ 有，原因： 1. 2.
护士签名			
医师签名			

时间	住院第 4~5 天 （术后第 1~2 天）	住院第 6~8 天 （术后第 3~4 天）	住院第 9~10 天 （术后第 5~6 天，出院日）
主要诊疗工作	□ 上级医师查房，注意病情变化 □ 完成常规病程记录 □ 注意引流量 □ 注意观察体温、血压等 □ 拔除引流管	□ 上级医师查房 □ 完成常规病程记录 □ 观察伤口情况，是否存在渗出、红肿等情况 □ 复查血常规、凝血功能，如贫血严重及时输血	□ 上级医师查房，进行手术及伤口评估，确定有无手术并发症和伤口愈合不良情况，明确能否出院 □ 完成出院记录、病案首页、出院诊断证明书等 □ 向患者交代出院后的注意事项，如复诊的时间、地点，发生紧急情况时处理等
重点医嘱	**长期医嘱：** □ 骨科术后护理常规 □ 一级/二级护理 □ 普通饮食引流管记引流量 □ 术后抗凝（视病情） □ 胃黏膜保护剂 □ 消肿改善血液循环药物 **临时医嘱：** □ 止吐 □ 镇痛 □ 伤口换药（必要时）	**长期医嘱：** □ 骨科术后护理常规 □ 普通饮食 □ 二级护理 □ 术后抗凝（视病情） **临时医嘱：** □ 伤口换药 □ 功能锻炼 □ 复查血常规、尿常规、肝功能、肾功能、电解质（必要时）	**出院医嘱：** □ 出院带药 □ 嘱___日后拆线换药（根据出院时间决定） □ 门诊复查 □ 如有不适，随时来诊
主要护理工作	□ 观察患者情况 □ 术后心理与生活护理 □ 指导患者术后功能锻炼	□ 观察患者情况 □ 术后心理与生活护理 □ 指导患者术后功能锻炼	□ 指导患者办理出院手续
病情变异记录	□ 无　□ 有，原因： 1. 2.	□ 无　□ 有，原因： 1. 2.	□ 无　□ 有，原因： 1. 2.
护士签名			
医师签名			

第八十三章

膝关节髌骨脱位临床路径释义

【医疗质量控制指标】

指标一、髌股关节恢复正常对合关系。

指标二、屈伸膝关节髌骨不会脱位。

指标三、监测 D-二聚体定量，预防下肢深静脉血栓。

一、髌骨脱位编码

1. 原编码

疾病名称及编码：髌骨脱位（ICD-10：S83.001）

髌骨半脱位（ICD-10：S83.002）

复发性髌骨脱位（ICD-10：M22.001）

复发性髌骨不全脱位（ICD-10：M22.101）

陈旧性髌骨脱位（ICD-10：M24.861）

先天性髌骨脱位（ICD-10：Q74.103）

手术操作名称及编码：髌骨稳定术（ICD-9-CM-3：81.44002）

膝关节镜下膝关节内侧髌股韧带重建术（ICD-9-CM-3：81.96022）

膝关节内侧髌股韧带重建术（ICD-9-CM-3：81.96023）

膝关节镜下髌骨内侧支持带紧缩缝合术（ICD-9-CM-3：81.96026）

髌骨内侧支持带紧缩缝合术（ICD-9-CM-3：81.96027）

膝关节镜下髌韧带移位术（ICD-9-CM-3：81.96028）

髌韧带移位术（ICD-9-CM-3：81.96029）

膝关节镜下髌骨外侧支持带松解术（ICD-9-CM-3：81.96030）

髌骨外侧支持带松解术（ICD-9-CM-3：81.96031）

髌韧带缝合术（ICD-9-CM-3：81.95001）

髌韧带重建术（ICD-9-CM-3：81.96003）

2. 修改编码

疾病名称及编码：复发性髌骨脱位（ICD-10：M22.0）

复发性髌骨不全脱位（ICD-10：M22.1）

外伤性髌骨脱位（ICD-10：S83.0）

先天性髌骨脱位（ICD-10：Q74.1）

手术操作名称及编码：髌骨稳定术（ICD-9-CM-3：81.44）

膝关节囊缝合术（ICD-9-CM-3：81.95）

二、临床路径检索方法

（M22.0 / M22.1 / S83.0 / Q74.1）+（81.44 / 81.95）

三、国家医疗保障疾病诊断相关分组（CHS-DRG）

MDCI　肌肉、骨骼疾病及功能障碍

IS2　除前臂、腕、手足外的损伤

IC3　除置换/翻修外的髋、肩、膝、肘、踝的关节手术

四、髌骨脱位临床路径标准住院流程

（一）适用对象

第一诊断为髌骨脱位（包括髌骨外伤性脱位、复发性脱位、习惯性脱位），行膝关节镜下关节镜检，外侧支持带松解，髌骨脱位矫正术（包括胫骨结节移位、股四头肌腱移位、内侧支持带紧缩、内侧支持带重建术），或含以下诊断和术式：

S83.001	髌骨脱位	81.44002	髌骨稳定术
S83.002	髌骨半脱位	81.96022	膝关节镜下膝关节内侧髌股韧带重建术
M22.001	复发性髌骨脱位	81.96023	膝关节内侧髌股韧带重建术
M22.101	复发性髌骨不全脱位	81.96026	膝关节镜下髌骨内侧支持带紧缩缝合术
M24.861	陈旧性髌骨脱位	81.96027	髌骨内侧支持带紧缩缝合术
Q74.103	先天性髌骨脱位	81.96028	膝关节镜下髌韧带移位术
		81.96029	髌韧带移位术
		81.96030	膝关节镜下髌骨外侧支持带松解术
		81.96031	髌骨外侧支持带松解术
		81.95001	髌韧带缝合术
		81.96003	髌韧带重建术

释义

■ 适用对象编码参见第一部分。

■ 本路径适用对象为临床诊断为髌骨脱位的患者需进行手术治疗时。常见的髌骨脱位手术包括外侧支持带松解、胫骨结节移位、内侧髌股韧带重建等。对部分髌骨脱位病例，如需进行近来发展起来的针对髌骨脱位骨性结构异常的其他手术，则不进入本路径。

（二）诊断依据

1. 病史：膝关节有外伤史，髌骨有脱出史，关节肿痛，活动受限。

2. 体检：股四头肌常常萎缩，髌骨活动度增大（向外侧），髌骨恐惧试验（+）。

3. 辅助检查：膝关节正侧位片，双髌骨轴位片、关节造影或磁共振可以确定髌骨轨迹以及关节内软骨损伤情况，膝关节 CT 检查评价脱位的原因。

释义

■ 本路径的制订主要参考国内权威参考书籍和诊疗指南。

■ 症状和体格检查是诊断髌骨脱位的初步依据，影像学检查是制订手术方案的依据。髌骨脱位病因复杂，诸多异常可能造成髌骨脱位。X 线可以评估髌骨高度，CT 可以评估 TT-TG 值和髌骨外倾程度和下肢扭转畸形，进而帮助制订相应手术计划。

（三）治疗方案的选择及依据

1. 诊断明确的髌骨脱位，症状明显，持续不缓解，影响正常生活和运动。
2. 无手术禁忌证。

释义

■ 保守治疗效果不佳，反复的髌骨脱位，影响患者生活和运动时需考虑手术治疗。

■ 手术治疗包括外侧支持带松解、胫骨结节移位、内侧髌股韧带重建等术式。

（四）标准住院日 6~8 天

释义

■ 明确髌骨脱位的患者入院后，术前检查 1~3 天，第 4~5 天行手术治疗，第5~7 天主要观察切口情况和有无术后早期并发症，总住院时间不超过 8 天符合本路径要求。

如果具备条件，可以在患者入院前在门诊完善相关术前化验及影像学检查，并在麻醉科门诊评估患者全身情况，安排入院后尽早接受手术，以尽量减少患者住院时间。

（五）进入路径标准

1. 第一诊断必须符合髌骨脱位。
2. 当患者同时具有其他疾病诊断时，但在住院期间不需要特殊处理也不影响第一诊断的临床路径流程实施时，可以进入路径。

释义

■ 部分患者入院后常规检查发现有基础疾病，如高血压、糖尿病、肝功能不全、肾功能不全等，经系统评估后对髌骨脱位诊断治疗无特殊影响者，可进入路径。但以上可能增加医疗费用，延长住院时间。

■ 复杂的髌骨脱位，如骨性异常导致的习惯性髌骨脱位，可能还需联合截骨手术。此时患者接受的手术较大，恢复时间长，不进入本路径。

■ 经入院常规检查发现既往没有发现的疾病，而该疾病对患者健康的影响比髌骨脱位更严重，或者该疾病可能影响手术实施，增加麻醉和手术风险，影响预后，则应优先考虑治疗该种疾病，暂且不宜进入路径。例如：较严重的高血压、糖尿病、心功能不全、肝功能不全、肾功能不全、凝血功能障碍等。

（六）术前准备 0~2 天

1. 术前检查项目

（1）血常规、尿常规。

（2）肝功能、肾功能、电解质、血糖。

（3）凝血功能。

（4）感染性疾病筛查（乙型肝炎、丙型肝炎、梅毒、艾滋病等）。

（5）双膝关节正侧位 X 线片、髌骨轴位片。

（6）膝关节 CT 测量 TT-TG 间距、膝关节 MRI。

（7）X 线胸片、心电图。

2. 根据患者病情可选择

（1）超声心动图、血气分析和肺功能（高龄或既往有心、肺部病史者）。

（2）有相关疾病者必要时请相关科室会诊。

释义

■ 血常规、尿常规最基本的两个常规检查，进入路径的患者均需完成。肝功能、肾功能、电解质、血糖、凝血功能、心电图、X 线胸片可评估有无基础疾病，是否影响住院时间、费用及其治疗预后，也是进行麻醉手术的基础检查；感染性疾病筛查可指导对同病房患者、医护人员的防护、手术顺序的安排和术后手术器械的消毒；膝关节 X 线、CT 和 MRI 检查有助于明确致病因素，指导制订手术计划。髋膝踝 CT 测量 TT-TG 值、髌骨外倾程度和下肢扭转畸形。

■ 对年龄较大患者或基础检查发现异常的患者，可进行超声心动图、血气分析和肺功能，以进一步评估患者身体状况；对 D-二聚体升高的患者，可行双下肢深静脉彩超检查，以排除下肢深静脉血栓；对合并高血压、糖尿病或其他内科疾病的患者，可请相关科室会诊以确保患者围手术期安全。

（七）选择用药

抗菌药物：按照《抗菌药物临床应用指导原则（2015 年版）》（国卫办医发〔2015〕43 号）执行。

释义

■ Ⅰ类切口手术抗菌药物使用不应超过术后 24 小时。

（八）手术日为入院第1~3天

1. 麻醉方式：神经阻滞麻醉、椎管内麻醉或全身麻醉。
2. 手术方式：膝关节镜下病灶清理术，髌骨脱位矫正术。
3. 手术内植物：Endobutton 襻、可吸收挤压螺钉、带线锚钉、松质骨螺钉等。
4. 输血：无。
5. 引流（视情况）。

释义

■ 麻醉一般选择神经阻滞麻醉或椎管内麻醉，但对肥胖、既往腰椎手术史患者，可酌情选择全身麻醉。

■ 根据具体术式，采用的内固定材料也各不相同。

■ 膝关节引流一般术后24小时内拔除。

（九）术后住院恢复2~5天

1. 必需复查的检查项目：无。
2. 必要时查血常规、红细胞沉降率、C反应蛋白、凝血、电解质。
3. 术后处理

（1）抗菌药物：按照《抗菌药物临床应用指导原则（2015年版）》（国卫办医发〔2015〕43号）执行。

（2）术后镇痛：参照《骨科常见疼痛的处理专家建议》。

（3）术后康复：根据手术状况按相应康复计划康复。

释义

■ 结合患者病情复查膝关节X线检查、CT检查。膝关节X线可确认内固定的位置，联合CT检查可以评估病因纠正的程度。

■ 术后血常规、红细胞沉降率、C反应蛋白、凝血、电解质等检查可以观察患者有无感染、电解质紊乱等。下肢手术是导致术后患者下肢深静脉血栓的危险因素，对联合有其他高危因素的患者，或术后出现小腿肿痛的患者，应行双下肢深静脉B超检查以排除深静脉血栓。

■ Ⅰ类切口手术抗菌药物使用不应超过术后24小时；术后根据患者疼痛情况进行疼痛管理；根据手术情况指导患者开始术后早期康复。

（十）出院标准

1. 体温正常，足趾活动正常。
2. 伤口无感染征象（或可在门诊处理的伤口情况），关节无感染征象。
3. 没有需要住院处理的并发症和/或合并症。

释义

■ 患者出院前应完成所有必需检查项目，无发热，切口情况满意，且无明显术后并发症。

（十一）变异及原因分析

1. 围手术期并发症：深静脉血栓形成、伤口感染、关节感染、神经血管损伤等，造成住院日延长和费用增加。

2. 内科合并症：老年患者常合并内科疾病，如脑血管或心血管病、糖尿病、血栓等，手术可能导致基础疾病加重而需要进一步治疗，从而延长住院治疗时间，并增加住院费用。

3. 植入材料的选择：由于创伤不同，手术方式不同，所使用不同的内植物材料，可能导致住院费用存在差异。

释义

■ 深静脉血栓可能造成肺栓塞，是骨科手术后严重的并发症之一，此时需请相关科室协助处理深静脉血栓情况。

■ 认可的变异原因主要是指患者入选路径后，在检查及治疗过程中发现患者合并存在事前未预知的、对本路径治疗可能产生影响的情况，需要终止执行路径或延长治疗时间、增加治疗费用。医师需在表单中明确说明。

■ 因患者方面的主观原因导致执行路径出现变异，需医师在表单中予以说明。

五、髌骨脱位临床路径给药方案

1. 术前用药：治疗基础疾病，如心脏病、高血压等，以口服给药为主；围手术期控制血糖可应用胰岛素。术前 30 分钟及术后 24 小时内可预防性应用抗菌药物。

2. 术中用药：无特殊。

3. 术后用药：术后可用非甾体类镇痛药，并按照患者疼痛程度进行阶梯镇痛。术后可根据患者具体情况进行抗凝用药。

【用药选择】

术前治疗基础疾病的药物应继续规律应用。

【药学提示】

应注意患者长时间服用药物与围手术期用药的药理作用，以及围手术期药物之间的相互作用。

【注意事项】

术后应避免注射用非甾类镇痛药与口服非甾类镇痛药合用，以免增加胃肠道不良事件风险。

六、膝关节髌骨脱位患者护理规范

1. 术前护理

(1) 术前宣教：宣教功能锻炼重要性；宣教手术的目的、意义；宣教术后护理用具的使用及注意事项。

（2）术前准备：皮肤准备、药敏试验、生命体征监测，术后骨科专科用具的试戴。

2. 术后护理

（1）常规护理：生命体征监测、饮食指导、专科护理。

（2）患肢护理：观察患肢渗血情况，手术部位敷料包扎松紧度是否适宜，必要时给予更换敷料；观察患肢是否发生肿胀，评估肿胀部位及程度，及时发现术后发生静脉血栓；评估患肢活动度及皮肤感觉，如发生患肢不能活动或患肢麻痹，需寻找原因及时处理，防止术后神经损伤。评估膝关节支具佩戴是否正确，松紧度是否适宜，避免影响患肢肢端血运及活动。截骨手术患者术中出血量比关节镜手术患者多，故术后严密观察患者皮温、血运、足背动脉搏动、患肢踝关节跖屈背伸活动情况，评估患肢肿胀情况，对比观察健侧与患侧足背动脉搏动情况，及时发现骨筋膜室综合症及血肿的发生。

（3）指导院内功能锻炼：指导患者进行床上踝泵及直腿抬高练习。踝泵练习要求患者做最大限度的踝关节背伸和跖屈动作，向患者解释这个动作可以带动下肢各大肌群尤其是胫前肌、腓肠肌做动态的舒缩训练，以促进血液循环，减轻肢体肿胀；直腿抬高练习要求患者保持踝关节背伸，膝关节伸直，抬高至足跟离开床面 10~15 厘米处，保持 30 秒/次，两个练习数量没有严格要求，以患者不感疲劳，不感疼痛或疼痛可以忍受为宜。术后功能锻炼应遵医嘱，循序渐进。指导术后患者佩戴膝关节支具，并在助行器辅助下行走。患侧肢体不负重，遵循循序渐进的原则，逐步增加行走距离及行走速度，注意保护患者勿发生跌倒。功能锻炼后即刻冰敷患肢膝关节，缓解运动后的关节内渗出及肿胀。

（4）用药指导：髌骨脱位术后依据手术方式、术后引流量、血色素变化而确定患者是否口服铁剂和补液治疗。

七、膝关节髌骨脱位营养治疗规范

1. 正常饮食，保证蛋白质及维生素摄入。

2. 有内科基础病者注意调整饮食，如高血压病患者低盐饮食、肾病患者低蛋白饮食、糖尿病患者低糖饮食等。

八、膝关节髌骨脱位患者健康宣教

1. 术后即开始关节活动度锻炼，其余时间膝关节伸直位固定 6 周。

2. 1 个月后患肢部分负重。

3. 预防下肢深静脉血栓，如出现下肢深静脉血栓需口服溶栓药物，必要时行下腔静脉滤器置入。

4. 重视下肢功能锻炼。

5. 术后按时换药、拆线。

6. 正确佩戴膝关节支具。

7. 定期门诊复查。

九、推荐表单

（一）医师表单

髌骨脱位临床路径医师表单

适用对象：第一诊断为复发性髌骨脱位（ICD-10：M22.0），复发性髌骨不全脱位（ICD-10：M22.1），外伤性髌骨脱位（ICD-10：S83.0），先天性髌骨脱位（ICD-10：Q74.1）

行髌骨稳定术（ICD-9-CM-3：81.44），膝关节囊缝合术（ICD-9-CM-3：81.95）

患者姓名：	性别：　　年龄：　　门诊号：	住院号：
住院日期：　　年　月　日	出院日期：　　年　月　日	标准住院日：6~8 天

时间	住院第 1~3 天	住院第 3~4 天 （术前日）	住院第 4~5 天 （手术日）
主要诊疗工作	□ 完成住院志，询问病史、体格检查、初步诊断 □ 完成首次病程记录 □ 完成住院病历 □ 上级医师查房、术前评估、确定诊断、手术日期 □ 完成上级医师查房记录 □ 开医嘱：常规化验、检查单	□ 上级医师查房 □ 继续完成检查及必要的会诊 □ 医师查房、手术前评估 □ 完成术前小结和上级医师查房记录 □ 签署手术知情同意书，向患者及家属交代术前注意事项 □ 手术准备 □ 麻醉医师访视患者进行评估，并签署麻醉同意书	□ 手术：关节镜检，病灶清理术，髌骨脱位矫正术 □ 完成手术记录和术后当天的病程记录 □ 交代术中情况及注意事项 □ 上级医师查房，完成手术日病程记录和上级医师查房记录 □ 麻醉医师术后随访 □ 交班前医师查看术后患者情况并记录交班
重点医嘱	**长期医嘱：** □ 运动医学科护理常规 □ 三级护理 □ 饮食 **临时医嘱：** □ 血常规、尿常规；凝血功能；感染性疾病筛查；肝功能、肾功能+电解质+血糖；X 线胸片、心电图 □ 双膝关节正侧位 X 线片、双膝轴位 X 线片、双下肢全长 X 线片 □ 膝关节 MRI（视情况而定）、双膝 CT □ 根据病情：双下肢深静脉 B 超、肺功能、超声心动、血气分析	**长期医嘱：** □ 运动医学科护理常规 □ 三级护理 □ 饮食 □ 既往内科基础疾病用药 **临时医嘱：** □ 根据会诊要求开检查化验单 □ 术前医嘱：明日在____麻醉下行膝关节镜下病灶清理、髌骨脱位矫正术 □ 术前禁食、禁水 □ 术前抗菌药物皮试（视所用药物） □ 术区备皮 □ 其他特殊医嘱	**长期医嘱：** □ 运动医学护理常规 □ 二级护理 □ 饮食 □ 患肢抬高、制动 □ 抗菌药物（必要时） □ 其他特殊医嘱 □ 引流（必要时） **临时医嘱：** □ 今日在____麻醉下行膝关节镜下髌骨脱位矫正术 □ 耗材计费 □ 补液（必要时） □ 伤口换药（必要时） □ 拔引流（必要时）

续　表

时间	住院第 1~3 天	住院第 3~4 天 （术前日）	住院第 4~5 天 （手术日）
病情变异记录	□无　□有，原因： 1. 2.	□无　□有，原因： 1. 2.	□无　□有，原因： 1. 2.
医师签名			

时间	住院第 5~7 天 （术后）	住院第 8 天 （出院日）
主要诊疗工作	□ 上级医师查房：进行患肢情况、感染、并发症的评估 □ 完成日常病程记录、上级医师查房记录及确定患者可以出院：完成出院总结、病历首页的填写 □ 向患者交代出院注意事项、复查时间及拆线时间	□ 主管医师查房 □ 完成日常病程记录、上级医师查房记录、检查出院总结、病历首页的书写是否完善 □ 通知出院 □ 向患者及家属交代出院注意项、复查时间及拆线时间和康复程序
重点医嘱	**长期医嘱：** □ 运动医学术后护理常规 □ 二级护理 □ 饮食 □ 静脉抗菌药物下午停 **临时医嘱：** □ 伤口换药 □ 膝关节正侧位平片 □ 膝关节 CT □ 下肢深静脉彩超 □ 出院带药 □ 明日出院	
病情变异记录	□ 无　□ 有，原因： 1. 2.	□ 无　□ 有，原因： 1. 2.
医师签名		

（二）护士表单

髌骨脱位临床路径护士表单

适用对象：第一诊断为复发性髌骨脱位（ICD-10：M22.0），复发性髌骨不全脱位（ICD-10：M22.1），外伤性髌骨脱位（ICD-10：S83.0），先天性髌骨脱位（ICD-10：Q74.1）
行髌骨稳定术（ICD-9-CM-3：81.44），膝关节囊缝合术（ICD-9-CM-3：81.95）

患者姓名：	性别： 年龄： 门诊号：	住院号：
住院日期： 年 月 日	出院日期： 年 月 日	标准住院日：6~8 天

时间	住院第 1~3 天	住院第 3~4 天 （术前日）	住院第 4~5 天 （手术日）
健康宣教	**入院宣教：** □ 介绍主管医师、护士 □ 介绍病室环境、设施 □ 介绍规章制度及注意事项	**术前宣教：** □ 宣教疾病知识、术前准备及手术过程 □ 指导术前保持良好睡眠 □ 告知准备物品 □ 告知家属等候区位置	**术后当日宣教：** □ 告知监护设备、管路功能及注意事项 □ 告知饮食、体位要求 □ 告知术后可能出现的情况及应对方式 □ 告知术后饮食、活动及探视注意事项
护理处置	□ 核对患者，佩戴腕带 □ 建立入院病历 □ 评估患者并书写护理评估单	□ 协助医师完成术前检查化验 **术前准备：** □ 备皮 □ 禁食、禁水	□ 术前监测生命体征 **送手术：** □ 摘除患者各种活动物品 □ 核对患者资料及带药 □ 填写手术交接单，签字确认 **接手术：** □ 核对患者及资料，签字确认
基础护理	**二级/三级护理：** □ 晨晚间护理 □ 患者安全管理	**二级护理：** □ 晨晚间护理 □ 患者安全管理	**一级/二级护理：** □ 晨晚间护理 □ 体位护理：患者平卧，患肢抬高，以促进静脉和淋巴回流，防止患肢肿胀 □ 排泄护理 □ 患者安全管理
专科护理	□ 需要时填跌倒及压疮防范表 □ 遵医嘱通知化验检查 □ 给予患者及家属心理支持	□ 遵医嘱完成相关检查 □ 给予患者及家属心理支持	□ 病情观察，写护理记录：日间及夜间评估生命体征、意识、肢体感觉活动及血液循环、皮肤、伤口敷料，如有病情变化随时记录 □ 石膏托或支具护理：注意压疮预防和石膏或支具常规护理 □ 给予患者及家属心理支持

续　表

时间	住院第 1~3 天	住院第 3~4 天 （术前日）	住院第 4~5 天 （手术日）
重点医嘱	□ 详见医嘱执行单	□ 详见医嘱执行单	□ 详见医嘱执行单
病情变异记录	□ 无　□ 有，原因： 1. 2.	□ 无　□ 有，原因： 1. 2.	□ 无　□ 有，原因： 1. 2.
护士签名			

时间	住院第 5~7 天 （术后）	住院第 8 天 （出院日）
健康宣教	**术后宣教：** □ 指导患者术后遵医嘱功能锻炼 □ 饮食、活动、安全指导 □ 药物作用及频率 □ 疾病恢复期注意事项	**出院宣教：** □ 复查时间 □ 功能锻炼 □ 饮食指导：禁烟酒，忌生冷辛辣刺激性食物 □ 指导办理出院手续
护理处置	□ 遵医嘱完成相关检查	□ 办理出院手续 □ 完善护理记录
基础护理	**二级护理：** □ 晨晚间护理 □ 协助进食、进水 □ 预防压疮 □ 医嘱可下地时，协助或指导床旁活动 □ 排泄护理 □ 安全管理	**二级护理：** □ 晨晚间护理 □ 协助或指导进食、进水 □ 协助或指导床旁活动 □ 患者安全管理
专科护理	□ 病情观察，写护理记录：评估生命体征、意识、肢体感觉活动及血液循环、皮肤情况、伤口敷料情况 □ 疼痛护理：若患肢疼痛，可视情况遵医嘱合理使用镇痛药 □ 症状护理：告知术后出现肢体肿胀是手术的正常反应 □ 用药观察：告知术后药物应用意义 □ 给予患者及家属心理支持	□ 协助指导功能锻炼 □ 出院指导 □ 告知随诊的意义 □ 告知出院流程
重点医嘱	□ 详见医嘱执行单	□ 详见医嘱执行单
病情变异记录	□ 无 □ 有，原因： 1. 2.	□ 无 □ 有，原因： 1. 2.
护士签名		

（三）患者表单

髌骨脱位临床路径患者表单

适用对象：第一诊断为复发性髌骨脱位（ICD-10：M22.0），复发性髌骨不全脱位（ICD-10：M22.1），外伤性髌骨脱位（ICD-10：S83.0），先天性髌骨脱位（ICD-10：Q74.1）

行髌骨稳定术（ICD-9-CM-3：81.44），膝关节囊缝合术（ICD-9-CM-3：81.95）

患者姓名：	性别：　　年龄：　　门诊号：	住院号：
住院日期：　　年　月　日	出院日期：　　年　月　日	标准住院日：6~8天

时间	住院第1~3天	住院第3~4天 （术前日）	住院第4~5天 （手术日）
医患配合	□ 配合询问病史、收集资料，请务必详细告知既往史、用药史、过敏史 □ 如服用抗凝药物，请明确告知 □ 配合进行体格检查 □ 有任何不适请告知医师	□ 配合完善术前相关检查、化验，如采血、留尿、心电图、B超、X线胸片等 □ 医师与患者及家属介绍病情及手术谈话、术前签字 □ 麻醉医师进行术前访视	□ 配合评估手术效果 □ 配合检查意识、肢体活动 □ 有任何不适请告知医师
护患配合	□ 配合测量体温、脉搏、呼吸、血压、体重1次 □ 配合完成入院护理评估（简单询问病史、过敏史、用药史） □ 接受入院宣教（环境介绍、病室规定、订餐制度、贵重物品保管等） □ 有任何不适请告知护士	□ 接受术前宣教 □ 接受备皮 □ 配合禁食、禁水 □ 沐浴 □ 准备好必要用物，如吸管、尿壶、便盆、尿垫、纸巾等 □ 取下义齿、饰品等，贵重物品交家属保管 □ 术前保持良好睡眠	□ 清晨配合测量体温、脉搏、呼吸，遵医嘱测血压 □ 送手术室前，协助完成核对，脱去衣物，上手术车 □ 返回病房后，协助完成核对，配合过病床 □ 配合检查意识、肢体感觉活动及血液循环，询问出入量 □ 配合术后吸氧、监护仪监测、输液 □ 遵医嘱采取正确体位 □ 配合缓解疼痛 □ 有任何不适请告知护士
饮食	□ 普通饮食或遵医嘱特殊膳食等	□ 术前12小时禁食、禁水	□ 局部麻醉或区域阻滞麻醉，在不恶心、呕吐的情况下不影响进食、进水 □ 连硬外麻醉或全身麻醉术后6小时可进食、饮水
排泄	□ 正常排尿便	□ 正常排尿便	□ 自行排尿
活动	□ 正常活动	□ 正常活动	□ 床上活动，患肢佩戴支具

时间	住院第5~7天 （术后）	住院第8天 （出院日）
医患配合	□ 配合检查肢体感觉、活动及血液循环 □ 配合切口评估及换药	□ 接受出院前指导 □ 知道复查程序 □ 获取出院诊断书
护患配合	□ 配合定时监测生命体征，每日询问排便次数 □ 配合检查意识、肢体感觉和活动及血液循环 □ 遵医嘱配合监测出入量 □ 接受输液、服药等治疗 □ 接受进食、进水、排便等生活护理 □ 配合活动，预防皮肤压疮 □ 注意活动安全，避免坠床或跌倒 □ 配合执行探视及陪伴制度	□ 接受出院宣教 □ 办理出院手续 □ 获取出院带药 □ 知道服药方法、作用、注意事项 □ 知道照顾伤口方法 □ 知道复印病历方法
饮食	□ 根据医嘱，由流质饮食逐渐过渡到普通饮食或糖尿病饮食等	□ 根据医嘱，普通饮食或糖尿病膳食等
排泄	□ 正常排尿便 □ 避免便秘	□ 正常排尿便 □ 避免便秘
活动	□ 可下地活动，患肢支具固定且免负重	□ 可下地活动，患肢支具固定且免负重

附：原表单（2016 年版）

髌骨脱位临床路径表单

适用对象：第一诊断为髌骨脱位

行膝关节镜检，病灶清理术，髌骨脱位矫正术

患者姓名：	性别：　年龄：　门诊号：	住院号：
住院日期：　年　月　日	出院日期：　年　月　日	标准住院日：6~8 天

时间	住院第 1 天	住院第 1~2 天 （术前日）	住院第 2~3 天 （手术日）
主要诊疗工作	□ 完成住院志，询问病史、体格检查、初步诊断 □ 完成首次病程记录 □ 完成住院病历 □ 上级医师查房、术前评估、确定诊断、手术日期 □ 完成上级医师查房记录 □ 开医嘱：常规化验、检查单	□ 上级医师查房 □ 继续完成检查及必要的会诊 □ 医师查房、手术前评估 □ 完成术前小结和上级医师查房记录 □ 签署手术知情同意书，向患者及家属交代术前注意事项 □ 手术准备 □ 麻醉医师访视患者进行评估，并签署麻醉同意书	□ 手术：关节镜检，病灶清理术，髌骨脱位矫正术 □ 完成手术记录和术后当天的病程记录 □ 交代术中情况及注意事项 □ 上级医师查房完成手术日病程记录和上级医师查房记录 □ 麻醉医师术后随访 □ 交班前医师查看术后患者情况并记录交班
重点医嘱	**长期医嘱：** □ 运动医学科护理常规 □ 三级护理 □ 饮食 **临时医嘱：** □ 血常规、尿常规；凝血功能；感染性疾病筛查；肝功能、肾功能+电解质+血糖；X 线胸片、心电图 □ 双膝关节正侧位 X 线片、双膝轴位 X 线片、双下肢全长 X 线片 □ 膝关节 MRI（视情况而定）、双膝 CT □ 根据病情：血管超声、肺功能、超声心动、血气分析	**长期医嘱：** □ 运动医学科护理常规 □ 三级护理 □ 饮食 □ 既往内科基础疾病用药 **临时医嘱：** □ 根据会诊要求开检查化验单 □ 术前医嘱：明日在____麻醉下行膝关节镜下病灶清理、髌骨脱位矫正术 □ 术前禁食、禁水 □ 术前抗菌药物皮试（视所用药物） □ 术区备皮 □ 其他特殊医嘱	**长期医嘱：** □ 运动医学护理常规 □ 二级护理 □ 饮食 □ 患肢抬高、制动 □ 抗菌药物（必要时） □ 其他特殊医嘱 □ 引流（必要时） **临时医嘱：** □ 今日在____麻醉下行膝关节镜下下病灶清理、髌骨脱位矫正术 □ 耗材计费 □ 补液（必要时） □ 伤口换药（必要时） □ 拔引流（必要时）
主要护理工作	□ 入院介绍 □ 完成护理评估并记录 □ 处理医嘱、并执行 □ 健康宣教 □ 指导患者到相关科室进行检查心电图、X 线胸片等 □ 按时巡视病房 □ 认真完成交接班	□ 常规护理 □ 术前心理护理（紧张、焦虑） □ 术前备皮、沐浴、更衣 □ 术前物品准备 □ 完成护理记录 □ 完成责任制护理记录 □ 认真完成交接班 □ 按时巡视病房	□ 观察患者病情变化：生命体征，足背动脉搏动，患肢皮肤温度、感觉，如有异常通知医师 □ 向患者交代术后注意事项 □ 术后生活及心理护理 □ 处理执行医嘱 □ 完成责任制护理 □ 按时巡视病房认真完成交接班

续 表

时间	住院第 1 天	住院第 1~2 天 （术前日）	住院第 2~3 天 （手术日）
病情变异记录	□无 □有，原因： 1. 2.	□无 □有，原因： 1. 2.	□无 □有，原因： 1. 2.
护士签名			
医师签名			

时间	住院第 3~4 天 （术后第 1 天）	住院第 4~5 天 （术后第 2 天）	住院第 5~6 天 （术后第 3 天）
主要诊疗工作	□ 上级医师查房：患肢情况、感染、并发症的评估 □ 完成日常病程记录、上级医师查房记录及确定患者可以出院：完成出院总结、病历首页的填写 □ 向患者交代出院注意事项、复查时间及拆线时间	□ 主管医师查房 □ 完成日常病程记录、上级医师查房记录，检查出院总结、病历首页的书写是否完善 □ 通知出院 □ 向患者及家属交代出院注意项、复查时间及拆线时间和康复程序	□ 主管医师查房 □ 完成日常病程记录、上级医师查房记录，检查出院总结、病历首页的书写是否完善 □ 通知出院 □ 向患者及家属交代出院注意项、复查时间及拆线时间和康复程序
重点医嘱	**长期医嘱：** □ 运动医学术后护理常规 □ 二级护理 □ 饮食 □ 静脉抗菌药物下午停（无植入物） **临时医嘱：** □ 伤口换药 □ 出院带药 □ 明日出院	**长期医嘱：** □ 运动医学术后护理常规 □ 二级护理 □ 饮食 □ 静脉抗菌药物下午停（有植入物） **临时医嘱：** □ 伤口换药 □ 出院带药 □ 明日出院	
主要护理工作	□ 处理执行医嘱 □ 术后心理、生活护理 □ 康复医师指导训练 □ 完成病情观察护理记录 □ 出院指导 □ 协助患者持拐下地行走 □ 认真完成交接班 □ 协助医师伤口换药	□ 协助家属办理出院手续 □ 出院单位处理	□ 协助家属办理出院手续 □ 出院单位处理
病情变异记录	□ 无 □ 有，原因： 1. 2.	□ 无 □ 有，原因： 1. 2.	□ 无 □ 有，原因： 1. 2.
护士签名			
医师签名			

第八十四章

膝关节骨关节病关节镜下病灶清理临床路径释义

【医疗质量控制指标】

指标一、术后无关节内游离体残留。

指标二、监测 D-二聚体定量，预防下肢深静脉血栓。

一、膝关节骨关节病关节镜下病灶清理编码

1. 原编码

疾病名称及编码：膝关节骨关节病

手术操作名称及编码：膝关节病损切除术（ICD-9-CM-3：80.86003）

膝关节镜下病损切除术（ICD-9-CM-3：80.86005）

2. 修改编码

疾病名称及编码：膝关节骨关节病（ICD-10：M17）

手术操作名称及编码：关节镜膝关节病损切除术（ICD-9-CM-3：80.8602）

二、临床路径检索方法

M17 伴 80.8602

三、国家医疗保障疾病诊断相关分组（CHS-DRG）

MDCI　肌肉、骨骼疾病及功能障碍

IS2　除前臂、腕、手足外的损伤

IC3　除置换/翻修外的髋、肩、膝、肘、踝的关节手术

四、膝关节骨关节病关节镜下病灶清理临床路径标准住院流程

（一）适用对象

第一诊断为膝关节骨关节病，行膝关节镜下关节镜检，病灶清理术，或含以下诊断和术式：

80.86003	膝关节病损切除术
80.86005	膝关节镜下病损切除术

释义

■ 适用对象编码参见第一部分。

■ 本路径适用对象为临床诊断为膝关节骨关节病的患者，进行关节镜下清理手术治疗时。

（二）诊断依据

1. 病史：膝关节疼痛，保守治疗无效。

2. 体检：股四头肌常萎缩，关节间隙压痛，压髌试验阳性，过伸过屈痛等。
3. 辅助检查：X 线片或磁共振可以确定关节退变、骨赘形成的部位及程度。

释义

■ 本路径的制订主要参考国内权威参考书籍和诊疗指南。

■ 症状和体格检查是诊断膝关节骨关节病的初步依据，X 线检查可见关节间隙大小、游离体和骨赘形成程度等，MRI 可以评估软骨和软骨下骨损伤程度、关节内合并损伤等。

（三）治疗方案的选择及依据

1. 诊断明确的膝关节骨关节病，症状明显，保守治疗后持续不缓解，影响正常生活和运动。
2. 无手术禁忌证。

释义

■ 保守治疗效果不佳，严重的膝关节疼痛，影响患者生活和运动时需考虑手术治疗。

■ 手术治疗包括软骨损伤清理、半月板清理和滑膜清理术。

■ 关节镜下骨关节病清理仅适用于关节退变程度较轻的患者，对严重的骨关节病患者，可能考虑膝关节置换或融合手术，需进入其他路径。

（四）标准住院日 4~6 天

释义

■ 明确膝关节骨关节病的患者入院后，术前检查 1~2 天，第 2~3 天行手术治疗，第 3~5 天主要观察切口情况和有无术后早期并发症，总住院时间不超过 6 天符合本路径要求。如果具备条件，可以在患者入院前在门诊完善相关术前化验及影像学检查，并在麻醉科门诊评估患者全身情况，安排入院后尽早接受手术，以尽量减少患者住院时间。

（五）进入路径标准

1. 第一诊断必须符合膝关节骨关节病。
2. 当患者同时具有其他疾病诊断时，但在住院期间不需要特殊处理也不影响第一诊断的临床路径流程实施时，可以进入路径。

释义

■ 部分患者入院后常规检查发现有基础疾病，如高血压、糖尿病、肝功能不全、肾功能不全等，经系统评估后对膝关节骨关节病损伤诊断治疗无特殊影响者，可进入本路径。但以上可能增加医疗费用，延长住院时间。

■ 严重的骨关节病，可能考虑膝关节置换或融合手术，需进入其他路径。

■ 经入院常规检查发现既往没有发现的疾病，而该疾病对患者健康的影响比膝关节骨关节病更严重，或者该疾病可能影响手术实施，增加麻醉和手术风险，影响预后，则应优先考虑治疗该种疾病，暂且不宜进入路径。例如较严重的高血压、糖尿病、心功能不全、肝功能、肾功能不全、凝血功能障碍等。

（六）术前准备1~2天

1. 术前检查项目

（1）血常规、尿常规。

（2）肝功能、肾功能、电解质、血糖（可在门诊完成）。

（3）凝血功能。

（4）感染性疾病筛查（乙型肝炎、丙型肝炎、梅毒、艾滋病等，可在门诊完成）。

（5）膝关节正侧位X线片。

（6）膝关节MRI。

（7）X线胸片、心电图。

2. 根据患者病情可选择

（1）双下肢深静脉彩超、超声心动图、血气分析和肺功能（高龄或既往有心、肺部病史者）。

（2）有相关疾病者必要时请相关科室会诊。

释义

■ 血常规、尿常规最基本的两个常规检查，进入本路径的患者均需完成。肝功能、肾功能、电解质、血糖、凝血功能、心电图、X线胸片可评估有无基础疾病，是否影响住院时间、费用及其治疗预后，也是进行麻醉手术的基础检查；感染性疾病筛查可指导对同病房患者、医护人员的防护、手术顺序的安排和术后手术器械的消毒；膝关节X线和MRI检查有助于明确病变程度和合并损伤，指导制订手术计划。

■ 对年龄较大患者或基础检查发现异常的患者，可进行超声心动图、血气分析和肺功能，以进一步评估患者身体状况；对D-二聚体升高的患者，可行双下肢深静脉彩超检查，以排除下肢深静脉血栓；对合并高血压、糖尿病或其他内科疾病的患者，可请相关科室会诊以确保患者围手术期安全。

（七）选择用药

抗菌药物：按照《抗菌药物临床应用指导原则（2015年版）》（国卫办医发〔2015〕43号）执行。

释义

■ Ⅰ类切口手术抗菌药物使用不应超过术后24小时。

（八）手术日为入院第 2~3 天

1. 麻醉方式：神经阻滞麻醉、椎管内麻醉或全身麻醉。
2. 手术方式：膝关节镜下病灶清理术。
3. 手术内植物：无。
4. 输血：无。

释义

■ 麻醉一般选择神经阻滞麻醉或椎管内麻醉，但对肥胖、既往腰椎手术史患者，可酌情选择全身麻醉。

（九）术后住院恢复 3~5 天

1. 必需复查的检查项目：无。
2. 必要时查血常规、红细胞沉降率、C 反应蛋白、凝血、电解质。
3. 术后处理

（1）抗菌药物：按照《抗菌药物临床应用指导原则（2015 年版）》（国卫办医发〔2015〕43 号）执行。

（2）术后镇痛：参照《骨科常见疼痛的处理专家建议》。

（3）术后康复：根据手术状况按相应康复计划康复。

释义

■ 膝关节 X 线有助于评估关节清理术后的即刻效果。

■ 术后血常规、红细胞沉降率、C 反应蛋白、凝血功能、电解质等检查可以观察患者有无感染、电解质紊乱等。下肢手术是导致术后患者下肢深静脉血栓的危险因素，对联合有其他高危因素的患者，或术后出现小腿肿痛的患者，应行双下肢深静脉 B 超检查以排除深静脉血栓。

■ Ⅰ类切口手术抗菌药物使用不应超过术后 24 小时；术后根据患者疼痛情况进行疼痛管理；根据手术情况指导患者开始术后早期康复。

■ 膝关节骨关节炎患者保守治疗或关节镜下清理术治疗时，为减轻软骨破坏、抑制炎症反应，延缓病程，消肿镇痛，可使用鹿瓜多肽注射液等药物。如术后肿胀明显，可口服水肿药物 1~2 周。

■ 可使用软骨保护剂及改善病情的药物，如透明质酸钠、壮骨关节胶囊、恒古骨伤愈合剂、金乌骨通胶囊等，发挥抗炎、阵痛、保护关节软骨等作用。

（十）出院标准

1. 体温正常，足趾活动正常。
2. 伤口无感染征象（或可在门诊处理的伤口情况），关节无感染征象。
3. 没有需要住院处理的并发症和/或合并症。

释义

■ 患者出院前应完成所有必需检查项目，无发热，切口情况满意，且无明显术后并发症。

（十一）变异及原因分析

1. 围手术期并发症：深静脉血栓形成、伤口感染、关节感染、神经血管损伤等，造成住院日延长和费用增加。

2. 内科合并症：老年患者常合并内科疾病，如脑血管或心血管病、糖尿病、血栓等，手术可能导致基础疾病加重而需要进一步治疗，从而延长治疗时间，并增加住院费用。

3. 植入材料的选择：无。

释义

■ 深静脉血栓可能造成肺栓塞，是骨科手术后严重的并发症之一，此时需请相关科室协助处理深静脉血栓情况。

■ 认可的变异原因主要是指患者入选路径后，在检查及治疗过程中发现患者合并存在事前未预知的、对本路径治疗可能产生影响的情况，需要中止执行路径或延长治疗时间、增加治疗费用。医师需在表单中明确说明。

■ 因患者方面的主观原因导致执行路径出现变异，需医师在表单中予以说明

五、膝关节骨关节病关节镜下病灶清理临床路径给药方案

1. 术前用药：治疗基础疾病，如心脏病、高血压等，以口服给药为主；围手术期控制血糖可应用胰岛素。术前30分钟及术后24小时内可预防性应用抗菌药物。

2. 术中用药：无特殊。

3. 术后用药：术后可用非甾体类镇痛药，并按照患者疼痛程度进行阶梯镇痛。术后可根据患者具体情况进行抗凝用药。

【用药选择】

术前治疗基础疾病的药物应继续规律应用。

【药学提示】

应注意患者长时间服用药物与围手术期用药的药理作用，以及围手术期药物之间的相互作用。

【注意事项】

术后应避免注射用非甾类镇痛药与口服非甾类镇痛药合用，以免增加胃肠道不良事件风险。

六、膝关节骨关节病关节镜下病灶清理患者护理规范

1. 术前护理

（1）术前宣教：宣教功能锻炼重要性；宣教手术的目的、意义；宣教术后护理用具的使用及注意事项。

（2）术前准备：皮肤准备、药敏试验、生命体征监测，术后骨科专科用具的使用。

2. 术后护理

（1）常规护理：生命体征监测、饮食指导、专科护理。

（2）患肢护理：观察患肢渗血情况，手术部位敷料包扎松紧度是否适宜，必要时给予更换敷料；观察患肢是否发生肿胀，评估肿胀部位及程度，及时发现术后静脉血栓；评估患肢活动度及皮肤感觉，如发生患肢不能活动或患肢麻痹，需寻找原因及时处理。防止术后神经损伤。

（3）指导院内功能锻炼：指导患者进行床上踝泵及直腿抬高练习。指导行半月板部分切除术后患者在无助行器的情况下行走，遵循循序渐进的原则，逐步增加行走距离，行走速度，逐步增加患肢负重力量，注意保护患者勿发生跌倒，功能锻炼后即刻冰敷患肢膝关节，缓解运动后的关节内渗出及肿胀。

七、膝关节骨关节病关节镜下病灶清理患者营养治疗规范

1. 正常饮食，保证蛋白质及维生素摄入。

2. 有内科基础病者注意调整饮食，如高血压病患者低盐饮食、肾病患者低蛋白饮食、糖尿病患者低糖饮食等。

八、膝关节骨关节病关节镜下病灶清理患者健康宣教

1. 术后即刻开始关节活动度锻炼。

2. 患肢可完全负重。

3. 预防下肢深静脉血栓，如出现下肢深静脉血栓需口服溶栓药物，必要时行下腔静脉滤器置入。

4. 重视下肢功能锻炼。

5. 术后按时换药、拆线。

6. 定期门诊复查。

九、推荐表单

（一）医师表单

膝关节骨关节病关节镜下病灶清理临床路径医师表单

适用对象：第一诊断为膝关节骨关节病（ICD-10：M17）
行关节镜膝关节病损切除术（ICD-9-CM-3：80.8602）

患者姓名：	性别：　　年龄：　　门诊号：	住院号：
住院日期：　　年　月　日	出院日期：　　年　月　日	标准住院日：4~6 天

时间	住院第 1 天	住院第 1~2 天 （术前日）	住院第 2~3 天 （手术日）
主要诊疗工作	□ 完成住院志，询问病史、体格检查、初步诊断 □ 完成首次病程记录 □ 完成住院病历 □ 上级医师查房、术前评估、确定诊断、手术日期 □ 完成上级医师查房记录 □ 开医嘱：常规化验、检查单	□ 上级医师查房 □ 继续完成检查及必要的会诊 □ 医师查房、手术前评估 □ 完成术前小结和上级医师查房记录 □ 签署手术知情同意书，向患者及家属交代术前注意事项 □ 手术准备 □ 麻醉医师访视患者进行评估，并签署麻醉同意书	□ 手术：膝关节镜检，病灶清理术 □ 完成手术记录和术后当天的病程记录 □ 交代术中情况及注意事项 □ 上级医师查房，完成手术日病程记录和上级医师查房记录 □ 麻醉医师术后随访 □ 交班前医师查看术后患者情况并记录交班
重点医嘱	**长期医嘱：** □ 运动医学科护理常规 □ 二级护理 □ 饮食 **临时医嘱：** □ 血常规、尿常规；凝血功能；感染性疾病筛查；肝功能、肾功能+电解质+血糖；X 线胸片、心电图 □ 膝关节正侧位 X 线片 □ 膝关节 MRI（视情况而定） □ 根据病情：双下肢深静脉 B 超、肺功能、超声心动、血气分析	**长期医嘱：** □ 运动医学科护理常规 □ 二级护理 □ 饮食 □ 既往内科基础疾病用药 **临时医嘱：** □ 根据会诊要求开检查化验单 □ 术前医嘱：明日在____麻醉下行膝关节镜下病灶清理术 □ 术前禁食、禁水 □ 术前抗菌药物皮试（必要时） □ 术区备皮 □ 其他特殊医嘱	**长期医嘱：** □ 运动医学护理常规 □ 二级护理 □ 饮食 □ 患肢抬高、制动 □ 抗菌药物 □ 其他特殊医嘱 **临时医嘱：** □ 今日在____麻醉下行膝关节镜下病灶清理术 □ 耗材计费 □ 补液（必要时） □ 伤口换药（必要时）
病情变异记录	□ 无　□ 有，原因： 1. 2.	□ 无　□ 有，原因： 1. 2.	□ 无　□ 有，原因： 1. 2.
医师签名			

时间	住院第 3~5 天 （术后）	住院第 6 天 （出院日）
主要诊疗工作	□ 上级医师查房：进行患肢情况、感染、并发症的评估 □ 完成日常病程记录、上级医师查房记录及确定患者可以出院，完成出院总结、病历首页的填写 □ 向患者交代出院注意事项、复查时间及拆线时间	□ 主管医师查房 □ 完成日常病程记录、上级医师查房记录，检查出院总结、病历首页的书写是否完善 □ 通知出院 □ 向患者及家属交代出院注意项、复查时间及拆线时间和康复程序
重点医嘱	**长期医嘱：** □ 运动医学术后护理常规 □ 二级护理 □ 饮食 □ 静脉抗菌药物下午停（必要时） **临时医嘱：** □ 伤口换药 □ 膝关节正侧位 X 线片 □ 双下肢深静脉 B 超 □ 出院带药 □ 明日出院	
病情变异记录	□ 无　□ 有，原因： 1. 2.	□ 无　□ 有，原因： 1. 2.
医师签名		

（二）护士表单

膝关节骨关节病关节镜下病灶清理临床路径护士表单

适用对象：第一诊断为膝关节骨关节病（ICD-10：M17）
行关节镜膝关节病损切除术（ICD-9-CM-3：80.8602）

患者姓名：	性别：　　年龄：　　门诊号：	住院号：
住院日期：　　年　月　日	出院日期：　　年　月　日	标准住院日：4~6天

时间	住院第1天	住院第1~2天 （术前日）	住院第2~3天 （手术日）
健康宣教	入院宣教： □ 介绍主管医师、护士 □ 介绍病室环境、设施 □ 介绍规章制度及注意事项	术前宣教： □ 宣教疾病知识、术前准备及手术过程 □ 指导术前保持良好睡眠 □ 告知准备物品 □ 告知家属等候区位置	术后当日宣教： □ 告知监护设备、管路功能及注意事项 □ 告知饮食、体位要求 □ 告知术后可能出现的情况及应对方式 □ 告知术后饮食、活动及探视注意事项
护理处置	□ 核对患者，佩戴腕带 □ 建立入院病历 □ 评估患者并书写护理评估单	□ 协助医师完成术前检查化验 术前准备： □ 备皮 □ 禁食、禁水	□ 术前监测生命体征 送手术： □ 摘除患者各种活动物品 □ 核对患者资料及带药 □ 填写手术交接单，签字确认 接手术： □ 核对患者及资料，签字确认
基础护理	二级/三级护理： □ 晨晚间护理 □ 患者安全管理	二级护理： □ 晨晚间护理 □ 患者安全管理	一级/二级护理： □ 晨晚间护理 □ 体位护理：患者平卧，患肢抬高，以促进静脉和淋巴回流，防止患肢肿胀 □ 排泄护理 □ 患者安全管理
专科护理	□ 需要时填跌倒及压疮防范表 □ 遵医嘱通知化验检查 □ 给予患者及家属心理支持	□ 遵医嘱完成相关检查 □ 给予患者及家属心理支持	□ 病情观察，写护理记录：日间及夜间评估生命体征、意识、肢体感觉活动及血液循环、皮肤、伤口敷料，如有病情变化随时记录 □ 石膏托或支具护理：注意压疮预防和石膏或支具常规护理 □ 给予患者及家属心理支持
重点医嘱	□ 详见医嘱执行单	□ 详见医嘱执行单	□ 详见医嘱执行单
病情变异记录	□ 无　□ 有，原因： 1. 2.	□ 无　□ 有，原因： 1. 2.	□ 无　□ 有，原因： 1. 2.
护士签名			

时间	住院第 3~5 天 （术后）	住院第 6 天 （出院日）
健康宣教	**术后宣教：** □ 指导患者术后遵医嘱功能锻炼 □ 饮食、活动、安全指导 □ 药物作用及频率 □ 疾病恢复期注意事项	**出院宣教：** □ 复查时间 □ 功能锻炼 □ 饮食指导：禁烟酒，忌生冷辛辣刺激性食物 □ 指导办理出院手续
护理处置	□ 遵医嘱完成相关检查	□ 办理出院手续 □ 完善护理记录
基础护理	**二级护理：** □ 晨晚间护理 □ 协助进食、进水 □ 预防压疮 □ 医嘱可下地时，协助或指导床旁活动 □ 排泄护理 □ 安全管理	**二级护理：** □ 晨晚间护理 □ 协助或指导进食、进水 □ 协助或指导床旁活动 □ 患者安全管理
专科护理	□ 病情观察，写护理记录：评估生命体征、意识、肢体感觉活动及血液循环、皮肤情况、伤口敷料情况 □ 疼痛护理：若患肢疼痛，可视情况遵医嘱合理使用镇痛药 □ 症状护理：告知术后出现肢体肿胀是手术的正常反应 □ 用药观察：告知术后药物应用意义 □ 给予患者及家属心理支持	□ 协助指导功能锻炼 □ 出院指导 □ 告知随诊的意义 □ 告知出院流程
重点医嘱	□ 详见医嘱执行单	□ 详见医嘱执行单
病情变异记录	□ 无　□ 有，原因： 1. 2.	□ 无　□ 有，原因： 1. 2.
护士签名		

（三）患者表单

膝关节骨关节病关节镜下病灶清理临床路径患者表单

适用对象：第一诊断为膝关节骨关节病（ICD-10：M17）
行关节镜膝关节病损切除术（ICD-9-CM-3：80.8602）

患者姓名：	性别：　　年龄：　　门诊号：	住院号：
住院日期：　　年　月　日	出院日期：　　年　月　日	标准住院日：4~6天

时间	住院第1天	住院第1~2天 （术前日）	住院第2~3天 （手术日）
医患配合	□配合询问病史、收集资料，请务必详细告知既往史、用药史、过敏史 □如服用抗凝药物，请明确告知 □配合进行体格检查 □有任何不适请告知医师	□配合完善术前相关检查、化验，如采血、留尿、心电图、B超、X线胸片等 □医师与患者及家属介绍病情及手术谈话、术前签字 □麻醉医师进行术前访视	□配合评估手术效果 □配合检查意识、肢体活动 □有任何不适请告知医师
护患配合	□配合测量体温、脉搏、呼吸、血压、体重1次 □配合完成入院护理评估（简单询问病史、过敏史、用药史） □接受入院宣教（环境介绍、病室规定、订餐制度、贵重物品保管等） □有任何不适请告知护士	□接受术前宣教 □接受备皮 □配合禁食、禁水 □沐浴 □准备好必要用物，如吸管、尿壶、便盆、尿垫、纸巾等 □取下义齿、饰品等，贵重物品交家属保管 □术前保持良好睡眠	□清晨配合测量体温、脉搏、呼吸，遵医嘱测血压 □送手术室前，协助完成核对，脱去衣物，上手术车 □返回病房后，协助完成核对，配合过病床 □配合检查意识、肢体感觉活动及血液循环，询问出入量 □配合术后吸氧、监护仪监测、输液 □遵医嘱采取正确体位 □配合缓解疼痛 □有任何不适请告知护士
饮食	□普通饮食或遵医嘱特殊膳食等	□术前12小时禁食、禁水	□局部麻醉或区域阻滞麻醉，在不恶心、呕吐的情况下不影响进食、进水 □连硬外麻醉或全身麻醉术后6小时可进食、饮水
排泄	□正常排尿便	□正常排尿便	□自行排尿
活动	□正常活动	□正常活动	□床上活动

时间	住院第 3~5 天 （术后）	住院第 6 天 （出院日）
医患配合	□ 配合检查肢体感觉活动及血液循环 □ 配合切口评估及换药	□ 接受出院前指导 □ 知道复查程序 □ 获取出院诊断书
护患配合	□ 配合定时监测生命体征，每日询问排便次数 □ 配合检查意识、肢体感觉和活动及血液循环 □ 遵医嘱配合监测出入量 □ 接受输液、服药等治疗 □ 接受进食、进水、排便等生活护理 □ 配合活动，预防皮肤压疮 □ 注意活动安全，避免坠床或跌倒 □ 配合执行探视及陪伴制度	□ 接受出院宣教 □ 办理出院手续 □ 获取出院带药 □ 知道服药方法、作用、注意事项 □ 知道照顾伤口方法 □ 知道复印病历方法
饮食	□ 根据医嘱，由流质饮食逐渐过渡到普通饮食或糖尿病饮食等	□ 根据医嘱，普通饮食或糖尿病膳食等
排泄	□ 正常排尿便 □ 避免便秘	□ 正常排尿便 □ 避免便秘
活动	□ 可下地活动	□ 可下地活动

附：原表单（2016年版）

膝关节骨关节病关节镜下病灶清理临床路径表单

适用对象：第一诊断为膝关节骨关节病
　　　　　行膝关节镜检，病灶清理术

患者姓名：	性别：　年龄：　门诊号：	住院号：
住院日期：　年　月　日	出院日期：　年　月　日	标准住院日：2~4天

时间	住院第1天	住院第1~2天（术前日）	住院第1~2天（手术日）
主要诊疗工作	□ 完成住院志，询问病史、体格检查、初步诊断 □ 完成首次病程记录 □ 完成住院病历 □ 上级医师查房、术前评估、确定诊断、手术日期 □ 完成上级医师查房记录 □ 开医嘱：常规化验、检查单	□ 上级医师查房 □ 继续完成检查及必要的会诊 □ 医师查房、手术前评估 □ 完成术前小结和上级医师查房记录 □ 签署手术知情同意书，向患者及家属交代术前注意事项 □ 手术准备 □ 麻醉医师访视患者进行评估，并签署麻醉同意书	□ 手术：关节镜检，病灶清理术 □ 完成手术记录和术后当天的病程记录 □ 交代术中情况及注意事项 □ 上级医师查房完成手术日病程记录和上级医师查房记录 □ 麻醉医师术后随访 □ 交班前医师查看术后患者情况并记录交班
重点医嘱	**长期医嘱：** □ 运动医学科护理常规 □ 二级护理 □ 饮食 **临时医嘱：** □ 血常规、尿常规；凝血功能；感染性疾病筛查；肝功能、肾功能+电解质+血糖；X线胸片、心电图 □ 膝关节正侧位X线片 □ 膝关节MRI（视情况而定） □ 根据病情：血管超声、肺功能、超声心动、血气分析	**长期医嘱：** □ 运动医学科护理常规 □ 二级护理 □ 饮食 □ 既往内科基础疾病用药 **临时医嘱：** □ 根据会诊要求开检查化验单 □ 术前医嘱：明日在____麻醉下行膝关节镜病灶清理术 □ 术前禁食、禁水 □ 术前抗菌药物皮试（必要时） □ 术区备皮 □ 其他特殊医嘱	**长期医嘱：** □ 运动医学护理常规 □ 二级护理 □ 饮食 □ 患肢抬高、制动 □ 抗菌药物 □ 其他特殊医嘱 **临时医嘱：** □ 今日在____麻醉下行膝关节镜下病灶清理术 □ 耗材计费 □ 补液（必要时） □ 伤口换药（必要时）
主要护理工作	□ 入院介绍 □ 完成护理评估并记录 □ 处理医嘱、并执行 □ 健康宣教 □ 指导患者到相关科室进行检查心电图、X线胸片等 □ 按时巡视病房 □ 认真完成交接班	□ 常规护理 □ 术前心理护理（紧张、焦虑） □ 术前备皮、沐浴、更衣 □ 术前物品准备 □ 完成护理记录 □ 完成责任制护理记录 □ 认真完成交接班 □ 按时巡视病房	□ 观察患者病情变化：生命体征足背动脉搏动，患肢皮肤温度、感觉，如有异常通知医师 □ 向患者交代术后注意事项 □ 术后生活及心理护理 □ 处理执行医嘱 □ 完成责任制护理 □ 按时巡视病房认真完成交接班
病情变异记录	□ 无　□ 有，原因： 1. 2.	□ 无　□ 有，原因： 1. 2.	□ 无　□ 有，原因： 1. 2.
护士签名			
医师签名			

时间	住院第 2~3 天 （术后第 1 天）	住院第 3~4 天 （术后第 2 天）
主要诊疗工作	□ 上级医师查房：进行患肢情况、感染、并发症的评估 □ 完成日常病程记录、上级医师查房记录及确定患者可以出院，完成出院总结、病历首页的填写 □ 向患者交代出院注意事项、复查时间及拆线时间	□ 主管医师查房 □ 完成日常病程记录、上级医师查房记录，检查出院总结、病历首页的书写是否完善 □ 通知出院 □ 向患者及家属交代出院注意项、复查时间及拆线时间和康复程序
重点医嘱	**长期医嘱：** □ 运动医学术后护理常规 □ 二级护理 □ 饮食 □ 静脉抗菌药物下午停（必要时） **临时医嘱：** □ 伤口换药 □ 出院带药 □ 明日出院	
主要护理工作	□ 处理执行医嘱 □ 术后心理、生活护理 □ 康复医师指导训练 □ 完成病情观察护理记录 □ 出院指导 □ 协助患者持拐下地行走 □ 认真完成交接班 □ 协助医师伤口换药	□ 协助家属办理出院手续 □ 出院单位处理
病情变异记录	□ 无 □ 有，原因： 1. 2.	□ 无 □ 有，原因： 1. 2.
护士签名		
医师签名		

第八十五章

膝关节前交叉韧带断裂临床路径释义

【医疗质量控制指标】

指标一、术后 Lachman 试验阴性，可感受到硬性终末点。

指标二、膝关节可做全范围屈伸活动。

指标三、监测 D-二聚体定量，预防下肢深静脉血栓。

一、膝关节前交叉韧带断裂编码

1. 原编码

疾病名称及编码：膝关节前十字韧带部分断裂
　　　　　　　　膝关节前十字韧带完全断裂
　　　　　　　　陈旧性膝前十字韧带断裂

手术操作名称及编码：膝关节镜下前十字韧带重建术（ICD-9-CM-3：81.45009）
　　　　　　　　　　膝前十字韧带重建术（ICD-9-CM-3：81.45004）

2. 修改编码

疾病名称及编码：膝关节前交叉韧带自发性断裂（ICD-10：M23.61）
　　　　　　　　膝关节前交叉韧带陈旧性断裂（ICD-10：M23.81）
　　　　　　　　膝关节前交叉韧带外伤性破裂（ICD-10：S83.5）

手术操作名称及编码：膝关节前交叉韧带重建术（ICD-9-CM-3：81.45）

二、临床路径检索方法

（M23.61／M23.81／S83.5）伴 81.45

三、国家医疗保障疾病诊断相关分组（CHS-DRG）

MDCI　肌肉、骨骼疾病及功能障碍

IS2　除前臂、腕、手足外的损伤

IC3　除置换/翻修外的髋、肩、膝、肘、踝的关节手术

四、膝关节前交叉韧带断裂临床路径标准住院流程

（一）适用对象

第一诊断为前交叉韧带断裂，行膝关节镜下关节镜检，前交叉韧带重建术，或含以下诊断和术式：

膝关节前十字韧带部分断裂	81.45009	膝关节镜下前十字韧带重建术
膝关节前十字韧带完全断裂	81.45004	膝前十字韧带重建术
陈旧性膝前十字韧带断裂		

释义

■ 适用对象编码参见第一部分。

■ 本路径适用对象为临床诊断前交叉韧带损伤的患者，需进行手术治疗时。

（二）诊断依据

1. 病史：膝关节外伤史，急性期关节肿痛、活动受限，慢性期关节不稳、错动感或交锁，不能急跑急停。
2. 体检：股四头肌常常萎缩，前抽屉试验（+），Lachman 试验（+），轴移试验（+）等，这些结果阳性非必须有。
3. 辅助检查：X 线检查可以了解有无韧带止点（髁间嵴）撕脱骨折及关节囊撕脱骨折（Segond 征），MRI 检查可以明确前交叉韧带损伤部位和程度及合并损伤情况。

释义

■ 本路径的制订主要参考国内权威参考书籍和诊疗指南。

■ 症状和体格检查是诊断后交叉韧带损伤的初步依据，X 线和 CT 检查可见前交叉韧带胫骨止点处的撕脱骨折，而 Segond 骨折是前交叉韧带损伤的等位征；MRI 可见前交叉韧带实质部的损伤或断裂。

（三）治疗方案的选择及依据

1. 诊断明确的前交叉韧带断裂，症状明显，影响正常生活和运动能力。
2. 无手术禁忌证。

释义

■ 保守治疗效果不佳，严重的膝关节疼痛、肿胀、不稳定，影响患者生活和运动时需考虑手术治疗。

■ 手术治疗包括前交叉韧带重建术。

■ 前交叉韧带损伤后无自愈能力，一般建议进行重建手术。

（四）标准住院日 6~8 天

释义

■ 明确前交叉韧带断裂的患者入院后，术前检查 1~3 天，第 4~5 天行手术治疗，第 5~7 天主要观察切口情况和有无术后早期并发症，总住院时间不超过 8 天符合本路径要求。如果具备条件，可以在患者入院前在门诊完善相关术前化验及影像学检查，并在麻醉科门诊评估患者全身情况，安排入院后尽早接受手术，以尽量减少患者住院时间。

（五）进入路径标准

1. 第一诊断必须符合膝关节前交叉韧带断裂。

2. 当患者同时具有其他疾病诊断时，但在住院期间不需要特殊处理也不影响第一诊断的临床路径流程实施时，可以进入路径。

释义

■ 部分患者入院后常规检查发现有基础疾病，如高血压、糖尿病、肝功能不全、肾功能不全等，经系统评估后对踝关节软骨损伤诊断治疗无特殊影响者，可进入本路径。如合并半月板损伤时，可手术中一并处理，也可进入路径。但以上可能增加医疗费用，延长住院时间。

■ 经入院常规检查发现既往没有发现的疾病，而该疾病对患者健康的影响比前交叉韧带断裂更严重，或者该疾病可能影响手术实施，增加麻醉和手术风险，影响预后，则应优先考虑治疗该种疾病，暂且不宜进入路径。例如较严重的高血压、糖尿病、心功能不全、肝功能不全、肾功能不全、凝血功能障碍等。

（六）术前准备 1~3 天

1. 术前检查项目

（1）血常规+红细胞沉降率、尿常规。

（2）生化组合。

（3）凝血功能。

（4）感染性疾病筛查（乙型肝炎、丙型肝炎、梅毒、艾滋病等）。

（5）膝关节正侧位 X 线片。

（6）膝关节 MRI。

（7）X 线胸片、心电图。

2. 根据患者病情可选择

（1）超声心动图、血气分析和肺功能、血管超声（高龄或既往有心、肺部病史者）。

（2）有相关疾病者必要时请相关科室会诊。

（3）部分患者需增加膝关节 X 线轴位片、双下肢全长片、双膝负重位片及髁间窝位片。

释义

■ 血常规、尿常规最基本的两个常规检查，进入路径的患者均需完成。肝功能、肾功能、电解质、血糖、凝血功能、心电图、X 线胸片可评估有无基础疾病，是否影响住院时间、费用及其治疗预后，也是进行麻醉手术的基础检查；感染性疾病筛查可指导对同病房患者、医护人员的防护、手术顺序的安排和术后手术器械的消毒；膝关节 X 线和 MRI 检查有助于明确损伤程度和合并损伤，指导制订手术计划。

■ 对年龄较大患者或基础检查发现异常的患者，可进行超声心动图、血气分析和肺功能，以进一步评估患者身体状况；对 D-二聚体升高的患者，可行双下肢深静脉彩超检查，以排除下肢深静脉血栓；对合并高血压、糖尿病或其他内科疾病的患者，可请相关科室会诊以确保患者围手术期安全。

（七）选择用药

抗菌药物：按照《抗菌药物临床应用指导原则（2015 年版）》（国卫办医发〔2015〕43 号）执行。

释义

■ Ⅰ类切口手术抗菌药物使用不应超过术后 24 小时。

（八）手术日为入院第 4~5 天

1. 麻醉方式：神经阻滞麻醉、椎管内麻醉或全身麻醉。
2. 手术方式：膝关节镜下前交叉韧带重建术。
3. 手术内植物：EndoButton，IntraFix，羟基磷灰石界面螺钉，可吸收界面螺钉，金属界面螺钉；AO 螺钉及 U 形钉；半月板箭、FastFix、Rapidlock；GⅡ带线锚钉等。
4. 输血：无。

释义

■ 麻醉一般选择神经阻滞麻醉或椎管内麻醉，但对肥胖、既往腰椎手术史患者可酌情选择全身麻醉。

■ 前交叉韧带重建手术中，移植物的固定可以采用多种方式。若同时合并半月板损伤，则可能进行半月板的缝合手术。

（九）术后住院恢复为第 5~7 天

1. 必须复查的检查项目：血常规、红细胞沉降率、纤维蛋白原、CRP、降钙素原；膝关节 X 线正侧位。
2. 必要时查下肢血管彩超、膝关节 MR、膝关节 CT+三维重建。（非必须）
3. 术后处理

（1）抗菌药物：按照《抗菌药物临床应用指导原则（2015 年版）》（国卫办医发〔2015〕43 号）执行。

（2）术后镇痛：参照《骨科常见疼痛的处理专家建议》。

（3）术后康复：根据手术状况按相应康复计划康复。

释义

■ 术后膝关节平片可确认内固定的位置。

■ 术后血常规、红细胞沉降率、C 反应蛋白、凝血、电解质等检查可以观察患者有无感染、电解质紊乱等。下肢手术是导致术后患者下肢深静脉血栓的危险因素，对联合有其他高危因素的患者或术后出现小腿肿痛的患者，应行双下肢深静脉 B 超检查以排除深静脉血栓。

■ Ⅰ类切口手术抗菌药物使用不应超过术后 24 小时；术后根据患者疼痛情况进行疼痛管理；根据手术情况指导患者开始术后早期康复。

（十）出院标准

1. 体温正常，足趾活动正常。
2. 伤口无感染征象（或可在门诊处理的伤口情况），关节无感染征象。
3. 复查化验检查，结果在术后合理范围内。
4. 没有需要住院处理的并发症和/或合并症。

释义

■ 患者出院前应完成所有必需检查项目，无发热，切口情况满意，且无明显术后并发症。

（十一）变异及原因分析

1. 围手术期并发症：深静脉血栓形成、伤口感染、关节感染、神经血管损伤等，造成住院日延长和费用增加。
2. 内科合并症：老年患者常合并内科疾病，如脑血管或心血管病、糖尿病、血栓等，手术可能导致基础疾病加重而需要进一步治疗，从而延长治疗时间，并增加住院费用。
3. 植入材料的选择：当前交叉韧带需要双束重建时，或当合并半月板、软骨或其他韧带损伤需要治疗时，所需内植物材料种类数量有所不同，可能导致住院费用存在差异。

释义

■ 深静脉血栓可能造成肺栓塞，是骨科手术后严重的并发症之一，此时需请相关科室协助处理深静脉血栓情况。

■ 认可的变异原因主要是指患者入选路径后，在检查及治疗过程中发现患者合并存在事前未预知的、对本路径治疗可能产生影响的情况，需要中止执行路径或延长治疗时间、增加治疗费用。医师需在表单中明确说明。

■ 因患者方面的主观原因导致执行路径出现变异，需医师在表单中予以说明。

五、膝关节前交叉韧带断裂临床路径给药方案

1. 术前用药：治疗基础疾病，如心脏病、高血压等，以口服给药为主；围手术期控制血糖可应用胰岛素。术前30分钟及术后24小时内可预防性应用抗菌药物。
2. 术中用药：无特殊。
3. 术后用药：术后可用非甾体类镇痛药，并按照患者疼痛程度进行阶梯镇痛。术后可根据患者具体情况进行抗凝用药。

【用药选择】

术前治疗基础疾病的药物应继续规律应用。

【药学提示】

应注意患者长时间服用药物与围手术期用药的药理作用，以及围手术期药物之间的相互作用。

【注意事项】

术后应避免注射用非甾类镇痛药与口服非甾类镇痛药合用，以免增加胃肠道不良事件风险。

六、膝关节前交叉韧带断裂患者护理规范

1. 术前护理

（1）术前宣教：宣教功能锻炼重要性；宣教手术的目的、意义；宣教术后护理用具的使用及注意事项。

（2）术前准备：皮肤准备、药敏试验、生命体征监测，术后骨科专科用具的试戴。

2. 术后护理

（1）常规护理：生命体征监测、饮食指导、专科护理。

（2）患肢护理：观察患肢渗血情况，手术部位敷料包扎松紧度是否适宜，必要时给予更换敷料；观察患肢是否发生肿胀，评估肿胀部位及程度，及时发现术后发生的静脉血栓；评估患肢活动度及皮肤感觉，如发生患肢不能活动或患肢麻痹，需寻找原因及时处理。

（3）指导院内功能锻炼：麻醉清醒后，做患肢足趾的主动活动及踝足部肌肉的舒缩训练。同时鼓励患者做髋及膝关节的功能活动。指导患者做直腿抬高练习，保持踝关节背伸，膝关节伸直，抬高至足跟离开床面 10~15 厘米处，保持 30 秒/次，数量没有严格要求，以患者不感疲劳，不感疼痛或疼痛可以忍受为宜。术后功能锻炼应遵医嘱，循序渐进。指导术后患者佩戴膝关节支具，并在助行器辅助下行走。患侧肢体不负重，遵循循序渐进的原则，逐步增加行走距离及行走速度，注意保护患者勿发生跌倒。功能锻炼后即刻冰敷患肢膝关节，缓解运动后的关节内渗出及肿胀。

七、膝关节前交叉韧带断裂患者营养治疗规范

1. 正常饮食，保证蛋白质及维生素摄入。

2. 有内科基础病者注意调整饮食，如高血压病患者低盐饮食、肾病患者低蛋白饮食、糖尿病患者低糖饮食等。

八、膝关节前交叉韧带断裂患者健康宣教

1. 术后即刻开始关节活动度锻炼，膝关节伸直位固定 6 周。

2. 1 个月后患肢部分负重。

3. 预防下肢深静脉血栓，如出现下肢深静脉血栓需口服溶栓药物，必要时行下腔静脉滤器置入。

4. 重视下肢功能锻炼。

5. 术后按时换药、拆线。

6. 正确佩戴膝关节支具。

7. 定期门诊复查。

九、推荐表单

（一）医师表单

膝关节前交叉韧带断裂临床路径医师表单

适用对象：第一诊断为膝关节前交叉韧带自发性断裂（ICD-10：M23.61），膝关节前交叉韧带陈旧性断裂（ICD-10：M23.81），膝关节前交叉韧带外伤性破裂（ICD-10：S83.5）

行膝关节前交叉韧带重建术（ICD-9-CM-3：81.45）

患者姓名：	性别：　年龄：　门诊号：	住院号：
住院日期：　年　月　日	出院日期：　年　月　日	标准住院日：6~8 天

时间	住院第 1~3 天	住院第 3~4 天 （术前日）	住院第 4~5 天 （手术日）
主要诊疗工作	□ 完成住院志，询问病史、体格检查、初步诊断 □ 完成首次病程记录 □ 完成住院病历 □ 上级医师查房、术前评估、确定诊断、手术日期 □ 完成上级医师查房记录 □ 开医嘱：常规化验、检查单 □ 上级医师查房 □ 继续完成检查及必要的会诊 □ 医师查房、手术前评估	□ 完成术前小结和上级医师查房记录 □ 签署手术知情同意书，向患者及家属交代术前注意事项 □ 手术准备 □ 麻醉医师访视患者进行评估，并签署麻醉同意书	□ 手术：关节镜检，前交叉韧带重建术 □ 完成手术记录和术后当天的病程记录 □ 交代术中情况及注意事项 □ 上级医师查房，完成手术日病程记录和上级医师查房记录 □ 麻醉医师术后随访 □ 交班前医师查看术后患者情况并记录交班
重点医嘱	**长期医嘱：** □ 运动医学科护理常规 □ 二级护理 □ 饮食 **临时医嘱：** □ 血常规、尿常规，红细胞沉降率；凝血功能；术前免疫八项；生化组合；X 线胸片、心电图 □ 膝关节正侧位 X 线片、MRI □ 膝关节双下肢全长片、双膝负重位片（视情况而定） □ 根据病情：双下肢深静脉 B 超、肺功能、超声心动、血气分析	**长期医嘱：** □ 运动医学科护理常规 □ 二级护理 □ 饮食 □ 既往内科基础疾病用药 **临时医嘱：** □ 根据会诊要求开检查化验单 □ 术前医嘱：明日在____麻醉下行膝关节镜下前交叉韧带重建术 □ 术前禁食、禁水 □ 术前抗菌药物皮试（视所用药物） □ 术区备皮 □ 其他特殊医嘱 □ 直夹板/弯夹板/石膏托（视情况）	**长期医嘱：** □ 运动医学护理常规 □ 二级护理 □ 饮食 □ 患肢抬高、制动 □ 抗菌药物 □ 其他特殊医嘱 **临时医嘱：** □ 今日在____麻醉下行膝关节镜下前交叉韧带重建术 □ 耗材计费 □ 镇痛治疗（必要时） □ 补液（必要时） □ 伤口换药（必要时）
病情变异记录	□ 无　□ 有，原因： 1. 2.	□ 无　□ 有，原因： 1. 2.	□ 无　□ 有，原因： 1. 2.
医师签名			

时间	住院第 5~7 天 （术后）	住院第 8 天 （出院日）
主要诊疗工作	□ 上级医师查房：进行患肢情况、感染、并发症的评估 □ 完成日常病程记录、上级医师查房记录及确定患者可以出院：完成出院总结、病历首页的填写 □ 向患者交代出院注意事项、复查时间及拆线时间	□ 主管医师查房 □ 完成日常病程记录、上级医师查房记录，检查出院总结、病历首页的书写是否完善 □ 通知出院 □ 向患者及家属交代出院注意项、复查时间及拆线时间和康复程序
重点医嘱	**长期医嘱：** □ 运动医学术后护理常规 □ 二级护理 □ 饮食 □ 静脉抗菌药物下午停 **临时医嘱：** □ 伤口换药 □ 膝关节正侧位平片 □ 双下肢深静脉 B 超 □ 出院带药 □ 明日出院	
病情变异记录	□ 无　□ 有，原因： 1. 2.	□ 无　□ 有，原因： 1. 2.
医师签名		

（二）护士表单

膝关节前交叉韧带断裂临床路径护士表单

适用对象：第一诊断为膝关节前交叉韧带自发性断裂（ICD-10：M23.61），膝关节前交叉韧带陈旧性断裂（ICD-10：M23.81），膝关节前交叉韧带外伤性破裂（ICD-10：S83.5）

行膝关节前交叉韧带重建术（ICD-9-CM-3：81.45）

患者姓名：	性别：　　年龄：　　门诊号：	住院号：
住院日期：　　年　月　日	出院日期：　　年　月　日	标准住院日：6~8 天

时间	住院第 1~3 天	住院第 3~4 天 （术前日）	住院第 4~5 天 （手术日）
健康宣教	**入院宣教：** □ 介绍主管医师、护士 □ 介绍病室环境、设施 □ 介绍规章制度及注意事项	**术前宣教：** □ 宣教疾病知识、术前准备及手术过程 □ 指导术前保持良好睡眠 □ 告知准备物品 □ 告知家属等候区位置	**术后当日宣教：** □ 告知监护设备、管路功能及注意事项 □ 告知饮食、体位要求 □ 告知术后可能出现的情况及应对方式 □ 告知术后饮食、活动及探视注意事项
护理处置	□ 核对患者，佩戴腕带 □ 建立入院病历 □ 评估患者并书写护理评估单	□ 协助医师完成术前检查化验 **术前准备：** □ 备皮 □ 禁食、禁水	□ 术前监测生命体征 **送手术：** □ 摘除患者各种活动物品 □ 核对患者资料及带药 □ 填写手术交接单，签字确认 **接手术：** □ 核对患者及资料，签字确认
基础护理	**二级/三级护理：** □ 晨晚间护理 □ 患者安全管理	**二级护理：** □ 晨晚间护理 □ 患者安全管理	**一级/二级护理：** □ 晨晚间护理 □ 体位护理：患者平卧，患肢抬高，以促进静脉和淋巴回流，防止患肢肿胀 □ 排泄护理 □ 患者安全管理
专科护理	□ 需要时填跌倒及压疮防范表 □ 遵医嘱通知化验检查 □ 给予患者及家属心理支持	□ 遵医嘱完成相关检查 □ 给予患者及家属心理支持	□ 病情观察，写护理记录：日间及夜间评估生命体征、意识、肢体感觉活动及血液循环、皮肤、伤口敷料，如有病情变化随时记录 □ 石膏托或支具护理：注意压疮预防和石膏或支具常规护理 □ 给予患者及家属心理支持
重点医嘱	□ 详见医嘱执行单	□ 详见医嘱执行单	□ 详见医嘱执行单
病情变异记录	□ 无　□ 有，原因： 1. 2.	□ 无　□ 有，原因： 1. 2.	□ 无　□ 有，原因： 1. 2.
护士签名			

时间	住院第 5~7 天 （术后）	住院第 8 天 （出院日）
健康宣教	**术后宣教：** □ 指导患者术后遵医嘱功能锻炼 □ 饮食、活动、安全指导 □ 药物作用及频率 □ 疾病恢复期注意事项	**出院宣教：** □ 复查时间 □ 功能锻炼 □ 饮食指导：禁烟酒，忌生冷辛辣刺激性食物 □ 指导办理出院手续
护理处置	□ 遵医嘱完成相关检查	□ 办理出院手续 □ 完善护理记录
基础护理	**二级护理：** □ 晨晚间护理 □ 协助进食、进水 □ 预防压疮 □ 医嘱可下地时，协助或指导床旁活动 □ 排泄护理 □ 安全管理	**二级护理：** □ 晨晚间护理 □ 协助或指导进食、进水 □ 协助或指导床旁活动 □ 患者安全管理
专科护理	□ 病情观察，写护理记录：评估生命体征、意识、肢体感觉活动及血液循环、皮肤情况、伤口敷料情况 □ 疼痛护理：若患肢疼痛，可视情况遵医嘱合理使用镇痛药 □ 症状护理：告知术后出现肢体肿胀是手术的正常反应 □ 用药观察：告知术后药物应用意义 □ 给予患者及家属心理支持	□ 协助指导功能锻炼 □ 出院指导 □ 告知随诊的意义 □ 告知出院流程
重点医嘱	□ 详见医嘱执行单	□ 详见医嘱执行单
病情变异记录	□ 无　□ 有，原因： 1. 2.	□ 无　□ 有，原因： 1. 2.
护士签名		

（三）患者表单

膝关节前交叉韧带断裂临床路径患者表单

适用对象：第一诊断为膝关节前交叉韧带自发性断裂（ICD-10：M23.61），膝关节前交叉韧带陈旧性断裂（ICD-10：M23.81），膝关节前交叉韧带外伤性破裂（ICD-10：S83.5）

行膝关节前交叉韧带重建术（ICD-9-CM-3：81.45）

患者姓名：	性别：　　年龄：　　门诊号：	住院号：
住院日期：　　年　月　日	出院日期：　　年　月　日	标准住院日：6~8天

时间	住院第1~3天	住院第3~4天 （术前日）	住院第4~5天 （手术日）
医患配合	□ 配合询问病史、收集资料，请务必详细告知既往史、用药史、过敏史 □ 如服用抗凝药物，请明确告知 □ 配合进行体格检查 □ 有任何不适请告知医师	□ 配合完善术前相关检查、化验，如采血、留尿、心电图、B超、X线胸片等 □ 医师与患者及家属介绍病情及手术谈话、术前签字 □ 麻醉医师进行术前访视	□ 配合评估手术效果 □ 配合检查意识、肢体活动 □ 有任何不适请告知医师
护患配合	□ 配合测量体温、脉搏、呼吸、血压、体重1次 □ 配合完成入院护理评估（简单询问病史、过敏史、用药史） □ 接受入院宣教（环境介绍、病室规定、订餐制度、贵重物品保管等） □ 有任何不适请告知护士	□ 接受术前宣教 □ 接受备皮 □ 配合禁食、禁水 □ 沐浴 □ 准备好必要用物，如吸管、尿壶、便盆、尿垫、纸巾等 □ 取下义齿、饰品等，贵重物品交家属保管 □ 术前保持良好睡眠	□ 清晨配合测量体温、脉搏、呼吸，遵医嘱测血压 □ 送手术室前，协助完成核对，脱去衣物，上手术车 □ 返回病房后，协助完成核对，配合过病床 □ 配合检查意识、肢体感觉活动及血液循环，询问出入量 □ 配合术后吸氧、监护仪监测、输液 □ 遵医嘱采取正确体位 □ 配合缓解疼痛 □ 有任何不适请告知护士
饮食	□ 普通饮食或遵医嘱特殊膳食等	□ 术前12小时禁食、禁水	□ 局部麻醉或区域阻滞麻醉，在不恶心、呕吐的情况下不影响进食、进水 □ 连硬外麻醉或全身麻醉术后6小时可进食、饮水
排泄	□ 正常排尿便	□ 正常排尿便	□ 自行排尿
活动	□ 正常活动	□ 正常活动	□ 床上活动，患肢佩戴支具

时间	住院第 5~7 天 （术后）	住院第 8 天 （出院日）
医患配合	□ 配合检查肢体感觉、活动及血液循环 □ 配合切口评估及换药	□ 接受出院前指导 □ 知道复查程序 □ 获取出院诊断书
护患配合	□ 配合定时监测生命体征，每日询问排便次数 □ 配合检查意识、肢体感觉和活动及血液循环 □ 遵医嘱配合监测出入量 □ 接受输液、服药等治疗 □ 接受进食、进水、排便等生活护理 □ 配合活动，预防皮肤压疮 □ 注意活动安全，避免坠床或跌倒 □ 配合执行探视及陪伴制度	□ 接受出院宣教 □ 办理出院手续 □ 获取出院带药 □ 知道服药方法、作用、注意事项 □ 知道照顾伤口方法 □ 知道复印病历方法
饮食	□ 根据医嘱，由流质饮食逐渐过渡到普通饮食或糖尿病饮食等	□ 根据医嘱，普通饮食或糖尿病膳食等
排泄	□ 正常排尿便 □ 避免便秘	□ 正常排尿便 □ 避免便秘
活动	□ 可下地活动，患肢支具固定且免负重	□ 可下地活动，患肢支具固定且免负重

附：原表单（2016 年版）

前交叉韧带断裂临床路径表单

适用对象：第一诊断为前交叉韧带断裂
行膝关节镜检，前交叉韧带断裂重建术

患者姓名：	性别：　年龄：　门诊号：	住院号：
住院日期：　年　月　日	出院日期：　年　月　日	标准住院日：4~7 天

时间	住院第 1 天	住院第 1~2 天 （术前日）	住院第 1~2 天 （手术日）
主要诊疗工作	□ 完成住院志，询问病史、体格检查、初步诊断 □ 完成首次病程记录 □ 完成住院病历 □ 上级医师查房、术前评估、确定诊断、手术日期 □ 完成上级医师查房记录 □ 开医嘱：常规化验、检查单	□ 上级医师查房 □ 继续完成检查及必要的会诊 □ 医师查房、手术前评估 □ 完成术前小结和上级医师查房记录 □ 签署手术知情同意书，向患者及家属交代术前注意事项 □ 手术准备 □ 麻醉医师访视患者进行评估，并签署麻醉同意书	□ 手术：关节镜检，前交叉韧带重建术 □ 完成手术记录和术后当天的病程记录 □ 交代术中情况及注意事项 □ 上级医师查房，完成手术日病程记录和上级医师查房记录 □ 麻醉医师术后随访 □ 交班前医师查看术后患者情况并记录交班
重点医嘱	**长期医嘱：** □ 运动医学科护理常规 □ 二级护理 □ 饮食 **临时医嘱：** □ 血常规、尿常规，红细胞沉降率；凝血功能；术前免疫八项；生化组合；X 线胸片、心电图 □ 膝关节正侧位 X 线片、MRI □ 膝关节 X 线轴位片、双下肢全长片、双膝负重位片及髁间窝位片（视情况而定） □ 根据病情：血管超声、肺功能、超声心动、血气分析	**长期医嘱：** □ 运动医学科护理常规 □ 二级护理 □ 饮食 □ 既往内科基础疾病用药 **临时医嘱：** □ 根据会诊要求开检查化验单 □ 术前医嘱：明日在____麻醉下行膝关节镜下前交叉韧带重建术 □ 术前禁食、禁水 □ 术前抗菌药物皮试（视所用药物） □ 术区备皮 □ 其他特殊医嘱 □ 直夹板/弯夹板/石膏托（视情况）	**长期医嘱：** □ 运动医学护理常规 □ 二级护理 □ 饮食 □ 患肢抬高、制动 □ 抗菌药物 □ 其他特殊医嘱 **临时医嘱：** □ 今日在____麻醉下行膝关节镜下前交叉韧带重建术 □ 耗材计费 □ 镇痛治疗（必要时） □ 补液（必要时） □ 伤口换药（必要时）
主要护理工作	□ 入院介绍 □ 完成护理评估并记录 □ 处理医嘱、并执行 □ 健康宣教 □ 指导患者到相关科室进行检查心电图、X 线胸片等 □ 按时巡视病房 □ 认真完成交接班	□ 常规护理 □ 术前心理护理（紧张、焦虑） □ 术前备皮、沐浴、更衣 □ 术前物品准备 □ 完成护理记录 □ 完成责任制护理记录 □ 认真完成交接班 □ 按时巡视病房	□ 观察患者病情变化：生命体征，足背动脉搏动，患肢皮肤温度、感觉，如有异常通知医师 □ 向患者交代术后注意事项 □ 术后生活及心理护理 □ 处理执行医嘱 □ 完成责任制护理 □ 按时巡视病房认真完成交接班

续 表

时间	住院第1天	住院第1~2天 （术前日）	住院第1~2天 （手术日）
病情变异记录	□无 □有，原因： 1. 2.	□无 □有，原因： 1. 2.	□无 □有，原因： 1. 2.
护士签名			
医师签名			

时间	住院第 2~3 天 （术后第 1 天）	住院第 3~5 天 （术后第 2~3 天）	住院第 5~7 天 （术后第 4~5 天）
主要诊疗工作	□ 上级医师查房：进行患肢情况、感染、并发症的评估 □ 完成日常病程记录、上级医师查房记录 □ 指导患者进行股四头肌收缩练习及踝泵练习	□ 向患者康复程序，康复师进行康复治疗 □ 血常规、血沉、纤维蛋白原、C 反应蛋白、降钙素原；膝关节 X 线正侧位片 □ 膝关节 CT+三维重建（去股骨内髁）（必要时） □ 伤口换药、去除加压辅料、固定好夹板/石膏	□ 主管医师查房 □ 评估术后化验结果及影像学复查结果，确定患者可以出院，通知出院 □ 完成日常病程记录、上级医师查房记录、出院总结、病历首页的填写 □ 向患者交代出院注意事项、复查时间及拆线时间
重点医嘱	**长期医嘱：** □ 运动医学术后护理常规 □ 二级护理 □ 饮食 □ 静脉抗菌药物 **临时医嘱：** □ 一对一康复指导 □ 镇痛治疗（必要时）	**长期医嘱：** □ 运动医学术后护理常规 □ 二级护理 □ 饮食 □ 静脉抗菌药物（必要时） **临时医嘱：** □ 血常规、红细胞沉降率、纤维蛋白原、C 反应蛋白、降钙素原；膝关节 X 线正侧位 □ 膝关节 CT+三维重建（去股骨内髁）（必要时） □ 患膝 MRI（必要时） □ 一对一康复指导 □ 镇痛治疗（必要时） □ 伤口换药、弹力绷带	**临时医嘱：** □ 出院带药 □ 口服抗菌药物（必要时） □ 消炎镇痛药 □ 2~4 周到门诊复查 □ 不适随诊
主要护理工作	□ 处理执行医嘱 □ 术后心理、生活护理 □ 康复医师指导训练 □ 完成病情观察护理记录 □ 协助患者持拐下地行走 □ 认真完成交接班	□ 处理执行医嘱 □ 术后心理、生活护理 □ 康复医师指导训练 □ 完成病情观察护理记录 □ 协助医师伤口换药	□ 出院指导 □ 协助家属办理出院手续 □ 出院单位处理
病情变异记录	□ 无 □ 有，原因： 1. 2.	□ 无 □ 有，原因： 1. 2.	□ 无 □ 有，原因： 1. 2.
护士签名			
医师签名			

第八十六章

膝关节后交叉韧带断裂临床路径释义

【医疗质量控制指标】

指标一、移植物固定后，无胫骨后沉，股骨内髁及胫骨内侧平台形成的台阶恢复。

指标二、监测 D-二聚体定量，预防下肢深静脉血栓。

一、膝关节后交叉韧带断裂编码

1. 原编码

疾病名称及编码：膝关节后十字韧带部分断裂（ICD-10：S83.541）

膝关节后十字韧带完全断裂（ICD-10：S83.542）

陈旧性膝后十字韧带断裂（ICD-10：M23.821）

手术操作名称及编码：膝关节镜下后十字韧带重建术（ICD-9-CM-3：81.45008）

膝后十字韧带重建术（ICD-9-CM-3：81.4500）

2. 修改编码

疾病名称及编码：膝关节后交叉韧带自发性断裂（ICD-10：M23.62）

膝关节后交叉韧带陈旧性断裂（ICD-10：M23.82）

膝关节后交叉韧带外伤性破裂（ICD-10：S83.5）

手术操作名称及编码：膝关节后交叉韧带重建术（ICD-9-CM-3：81.45）

二、临床路径检索方法

（M23.62／M23.82／S83.5）伴 81.45

三、国家医疗保障疾病诊断相关分组（CHS-DRG）

MDCI　肌肉、骨骼疾病及功能障碍

IS2　除前臂、腕、手足外的损伤

IC3　除置换/翻修外的髋、肩、膝、肘、踝的关节手术

四、膝关节后交叉韧带断裂临床路径标准住院流程

（一）适用对象

第一诊断为后交叉韧带断裂，行膝关节镜下关节镜检，后交叉韧带重建术，或含以下诊断和术式：

S83.541	膝关节后十字韧带部分断裂	81.45008	膝关节镜下后十字韧带重建术
S83.542	膝关节后十字韧带完全断裂	81.45001	膝后十字韧带重建术
M23.821	陈旧性膝后十字韧带断裂		

释义

■ 适用对象编码参见第一部分。

■ 本路径适用对象为临床诊断为后交叉韧带损伤的患者，需进行手术治疗时。

（二）诊断依据

1. 病史：膝关节常有外伤史，急性期关节肿痛、活动受限，慢性期关节不稳、错动感或交锁。

2. 体检：股四头肌常常萎缩，胫骨结节塌陷征（+），后抽屉试验（+）等。

3. 辅助检查：X线检查可以了解胫骨结节塌陷程度及有无韧带止点撕脱骨折，MRI检查可以明确后交叉韧带损伤部位及程度。

释义

■ 本路径的制订主要参考国内权威参考书籍和诊疗指南。

■ 症状和体格检查是诊断后交叉韧带损伤的初步依据，X线和CT检查可见后交叉韧带胫骨止点处的撕脱骨折，MRI可见后交叉韧带实质部的损伤或断裂。

（三）治疗方案的选择及依据

1. 诊断明确的后交叉韧带断裂，症状明显，影响正常生活和运动能力。

2. 无手术禁忌证。

释义

■ 保守治疗效果不佳，严重的膝关节疼痛、肿胀、不稳定，影响患者生活和运动时需考虑手术治疗。

■ 手术治疗包括后交叉韧带重建术。

■ 手术治疗只针对Ⅲ度的后交叉韧带损伤，Ⅰ度和Ⅱ度的后交叉韧带损伤可以通过保守治疗。

■ 后交叉韧带重建技术一般包括两种：经胫骨隧道技术和Inlay技术。

（四）标准住院日6~8天

释义

■ 明确后交叉韧带损伤的患者入院后，术前检查1~3天，第4~5天行手术治疗，第3~7天主要观察切口情况和有无术后早期并发症，总住院时间不超过8天符合本路径要求。如果具备条件，可以在患者入院前在门诊完善相关术前化验及影像学检查，并在麻醉科门诊评估患者全身情况，安排入院后尽早接受手术，以尽量减少患者住院时间。

（五）进入路径标准

1. 第一诊断必须符合膝关节后交叉韧带断裂。
2. 当患者同时具有其他疾病诊断时，但在住院期间不需要特殊处理也不影响第一诊断的临床路径流程实施时，可以进入路径。

释义

■ 部分患者入院后常规检查发现有基础疾病，如高血压、糖尿病、肝功能、肾功能不全等，经系统评估后对踝关节软骨损伤诊断治疗无特殊影响者，可进入路径。如合并半月板损伤时，可手术中一并处理，也可进入路径。但以上可能增加医疗费用，延长住院时间。

■ 后交叉韧带损伤常合并后外复合体损伤，此时需进入其他路径。

■ 经入院常规检查发现既往没有发现的疾病，而该疾病对患者健康的影响比后交叉韧带断裂更严重，或者该疾病可能影响手术实施，增加麻醉和手术风险，影响预后，则应优先考虑治疗该种疾病，暂且不宜进入路径。例如较严重的高血压、糖尿病、心功能不全、肝功能不全、肾功能不全、凝血功能障碍等。

（六）术前准备 1~3 天

1. 术前检查项目
（1）血常规+红细胞沉降率、尿常规。
（2）生化组合。
（3）凝血功能。
（4）感染性疾病筛查（乙型肝炎、丙型肝炎、梅毒、艾滋病等）。
（5）膝关节正侧位 X 线片。
（6）膝关节 MRI。
（7）X 线胸片、心电图。
2. 根据患者病情可选择
（1）超声心动图、血气分析和肺功能、血管超声（高龄或既往有心、肺部病史者）。
（2）有相关疾病者必要时请相关科室会诊。
（3）部分患者需增加膝关节 X 线轴位片、双下肢全长片、双膝负重位片及髁间窝位片。

释义

■ 血常规、尿常规最基本的两个常规检查，进入路径的患者均需完成。肝功能、肾功能、电解质、血糖、凝血功能、心电图、X 线胸片可评估有无基础疾病，是否影响住院时间、费用及其治疗预后，也是进行麻醉手术的基础检查；感染性疾病筛查可指导对同病房患者、医护人员的防护、手术顺序的安排和术后手术器械的消毒；膝关节 X 线和 MRI 检查有助于明确损伤程度和合并损伤，指导制订手术计划。

■ 对年龄较大患者或基础检查发现异常的患者，可进行超声心动图、血气分析和肺功能检查，以进一步评估患者身体状况；对 D-二聚体升高的患者，可行双下肢深静脉彩超检查，以排除下肢深静脉血栓；对合并高血压、糖尿病或其他内科疾病的患者，可请相关科室会诊以确保患者围手术期安全。

（七）选择用药

抗菌药物：按照《抗菌药物临床应用指导原则（2015年版）》（国卫办医发〔2015〕43号）执行。

释义

■ Ⅰ类切口手术抗菌药物使用不应超过术后24小时。

（八）手术日为入院第4~5天

1. 麻醉方式：神经阻滞麻醉、椎管内麻醉或全身麻醉。
2. 手术方式：膝关节镜下后交叉韧带重建术。
3. 手术内植物：EndoButton，IntraFix，羟基磷灰石界面螺钉可吸收界面螺钉，金属界面螺钉；AO螺钉及U形钉；半月板箭、FastFix、Rapidlock；GⅡ带线锚钉等。
4. 输血：无。

释义

■ 麻醉一般选择神经阻滞麻醉或椎管内麻醉，但对肥胖、既往腰椎手术史患者，可酌情选择全身麻醉。

■ 后交叉韧带重建手术中，移植物的固定可以采用多种方式。若同时合并半月板损伤，则可能进行半月板的缝合手术。

（九）术后住院恢复为第5~7天

1. 必需复查的检查项目：血常规、红细胞沉降率、纤维蛋白原、CRP、降钙素原；膝关节X线正侧位。
2. 血常规、红细胞沉降率、纤维蛋白原、CRP、降钙素原；膝关节X线正侧位、膝关节CT+三维重建（去股骨外髁）（非必须）。
3. 术后处理

（1）抗菌药物：按照《抗菌药物临床应用指导原则（2015年版）》（国卫办医发〔2015〕43号）执行。

（2）术后镇痛：参照《骨科常见疼痛的处理专家建议》。

（3）术后康复：根据手术状况按相应康复计划康复。

释义

■ 术后膝关节平片可确认内固定的位置。

■ 术后血常规、红细胞沉降率、C反应蛋白、凝血功能、电解质等检查可以观察患者有无感染、电解质紊乱等。下肢手术是导致术后患者下肢深静脉血栓的危险因素，对联合有其他高危因素的患者或术后出现小腿肿痛的患者，应行双下肢深静脉B超检查以排除深静脉血栓。

■ Ⅰ类切口手术抗菌药物使用不应超过术后24小时；术后根据患者疼痛情况进行疼痛管理；根据手术情况指导患者开始术后早期康复。

（十）出院标准

1. 体温正常，足趾活动正常。
2. 伤口无感染征象（或可在门诊处理的伤口情况），关节无感染征象。
3. 复查化验检查，其检查结果在术后合理范围内。
4. 没有需要住院处理的并发症和/或合并症。

释义

■ 患者出院前应完成所有必需检查项目，无发热，切口情况满意，且无明显术后并发症。

（十一）变异及原因分析

1. 围手术期并发症：深静脉血栓形成、伤口感染、关节感染、神经血管损伤等，造成住院日延长和费用增加。
2. 内科合并症：老年患者常合并内科疾病，如脑血管或心血管病、糖尿病、血栓等，手术可能导致基础疾病加重而需要进一步治疗，从而延长治疗时间，并增加住院费用。
3. 植入材料的选择：当后交叉韧带需要双束重建时，或当合并半月板、软骨或其他韧带损伤需要治疗时，所需内植物材料种类数量有所不同，可能导致住院费用存在差异。

释义

■ 深静脉血栓可能造成肺栓塞，是骨科手术后严重的并发症之一，此时需请相关科室协助处理深静脉血栓情况。

■ 认可的变异原因主要是指患者入选路径后，在检查及治疗过程中发现患者合并存在事前未预知的、对本路径治疗可能产生影响的情况，需要中止执行路径或延长治疗时间、增加治疗费用。医师需在表单中明确说明。

■ 因患者方面的主观原因导致执行路径出现变异，需医师在表单中予以说明。

五、膝关节后交叉韧带断裂临床路径给药方案

1. 术前用药：治疗基础疾病，如心脏病、高血压等，以口服给药为主；围手术期控制血糖可应用胰岛素。术前30分钟及术后24小时内可预防性应用抗菌药物。
2. 术中用药：无特殊。
3. 术后用药：术后可用非甾体类镇痛药，并按照患者疼痛程度进行阶梯镇痛。术后可根据患者具体情况进行抗凝用药。

【用药选择】

术前治疗基础疾病的药物应继续规律应用。

【药学提示】

应注意患者长时间服用药物与围手术期用药的药理作用，以及围手术期药物之间的相互作用。

【注意事项】

术后应避免注射用非甾类镇痛药与口服非甾类镇痛药合用，以免增加胃肠道不良事件风险。

六、膝关节后交叉韧带断裂患者护理规范

1. 术前护理

（1）术前宣教：宣教功能锻炼重要性；宣教手术的目的、意义；宣教术后护理用具的使用及注意事项。讲解、指导并监督患者在入院后练习股四头肌等长收缩、直腿抬高训练、踝泵运动，为术后康复奠定良好基础。

（2）术前准备：皮肤准备、药敏试验、生命体征监测，术后骨科专科用具的试戴。

2. 术后护理

（1）常规护理：生命体征监测、饮食指导、专科护理。

（2）患肢护理：小腿后侧放置软垫，保持胫骨上段前向移动的倾向，减轻重建后的后交叉韧带的张力。患肢应尽量保持足尖向上，中立位，以免压迫神经。观察患肢渗血情况，手术部位敷料包扎松紧度是否适宜，必要时给予更换敷料；观察患肢是否发生肿胀，评估肿胀部位及程度，及时发现术后发生的静脉血栓；评估患肢活动度及皮肤感觉，如发生患肢不能活动或患肢麻痹，需寻找原因及时处理。防止术后神经损伤；评估膝关节铰链支具佩戴是否正确，松紧度是否适宜，避免影响患肢肢端血运及活动。

（3）指导院内功能锻炼：指导患者进行床上踝泵及直腿抬高练习。踝泵练习要求患者做最大限度的踝关节背伸和跖屈动作，向患者解释这个动作可以带动下肢各大肌群尤其是胫前肌、腓肠肌做动态的舒缩训练，以促进血液循环，减轻肢体肿胀；直腿抬高练习要求患者保持踝关节背伸，膝关节伸直，抬高至足跟离开床面 10~15 厘米处，保持 30 秒/次，两个练习数量没有严格要求，以患者不感疲劳，不感疼痛或疼痛可以忍受为宜。术后功能锻炼应遵医嘱，循序渐进。指导术后患者佩戴膝关节支具，并在助行器辅助下行走。患侧肢体不负重，遵循循序渐进的原则，逐步增加行走距离及行走速度，注意保护患者勿发生跌倒。功能锻炼后即刻冰敷患肢膝关节，缓解运动后的关节内渗出及肿胀。

七、膝关节后交叉韧带断裂患者营养治疗规范

1. 正常饮食，保证蛋白质及维生素摄入。

2. 有内科基础病者注意调整饮食，如高血压病患者低盐饮食、肾病患者低蛋白饮食、糖尿病患者低糖饮食等。

八、膝关节后交叉韧带断裂患者健康宣教

1. 膝关节伸直位固定 1 个月，1 个月后开始关节活动度锻炼。

2. 1 个月后患肢部分负重。

3. 预防下肢深静脉血栓，如出现下肢深静脉血栓需口服溶栓药物，必要时行下腔静脉滤器置入。

4. 重视下肢功能锻炼。

5. 术后按时换药、拆线。

6. 正确佩戴膝关节支具。

7. 定期门诊复查。

九、推荐表单

（一）医师表单

膝关节后交叉韧带断裂临床路径医师表单

适用对象：第一诊断为膝关节后交叉韧带自发性断裂（ICD-10：M23.62），膝关节后交叉韧带陈旧性断裂（ICD-10：M23.82），膝关节后交叉韧带外伤性破裂（ICD-10：S83.5）

行膝关节后交叉韧带重建术（ICD-9-CM-3：81.45）

患者姓名：	性别：　　年龄：　　门诊号：	住院号：
住院日期：　　年　月　日	出院日期：　　年　月　日	标准住院日：6~8天

时间	住院第1~3天	住院第3~4天 （术前日）	住院第4~5天 （手术日）
主要诊疗工作	□ 完成住院志，询问病史、体格检查、初步诊断 □ 完成首次病程记录 □ 完成住院病历 □ 上级医师查房、术前评估、确定诊断、手术日期 □ 完成上级医师查房记录 □ 开医嘱：常规化验、检查单 □ 上级医师查房	□ 继续完成检查及必要的会诊 □ 医师查房、手术前评估 □ 完成术前小结和上级医师查房记录 □ 签署手术知情同意书，向患者及家属交代术前注意事项 □ 手术准备 □ 麻醉医师访视患者进行评估，并签署麻醉同意书	□ 手术：关节镜检，后交叉韧带重建术 □ 完成手术记录和术后当天的病程记录 □ 交代术中情况及注意事项 □ 上级医师查房，完成手术日病程记录和上级医师查房记录 □ 麻醉医师术后随访 □ 交班前医师查看术后患者情况并记录交班
重点医嘱	**长期医嘱：** □ 运动医学科护理常规 □ 二级护理 □ 饮食 **临时医嘱：** □ 血常规、尿常规，红细胞沉降率；凝血功能；术前输血八项；生化组合；X线胸片、心电图 □ 膝关节正侧位X线片、MRI □ 膝关节双下肢全长片和双膝负重位片（视情况而定） □ 根据病情：双下肢深静脉B超、肺功能、超声心动、血气分析	**长期医嘱：** □ 运动医学科护理常规 □ 二级护理 □ 饮食 □ 既往内科基础疾病用药 **临时医嘱：** □ 根据会诊要求开检查化验单 □ 术前医嘱：明日在____麻醉下行膝关节镜下后交叉韧带重建术 □ 术前禁食、禁水 □ 术前抗菌药物皮试 □ 术区备皮 □ 其他特殊医嘱 □ 直夹板/弯夹板/石膏托	**长期医嘱：** □ 运动医学护理常规 □ 二级护理 □ 饮食 □ 患肢抬高、制动 □ 抗菌药物 □ 其他特殊医嘱 **临时医嘱：** □ 今日在____麻醉下行膝关节镜下后交叉韧带重建术 □ 耗材计费 □ 镇痛治疗（必要时） □ 补液（必要时） □ 伤口换药（必要时）
病情变异记录	□ 无　□ 有，原因： 1. 2.	□ 无　□ 有，原因： 1. 2.	□ 无　□ 有，原因： 1. 2.
医师签名			

时间	住院第 5~7 天 （术后）	住院第 8 天 （出院日）
主要诊疗工作	□ 上级医师查房：进行患肢情况、感染、并发症的评估 □ 完成日常病程记录、上级医师查房记录及确定患者可以出院：完成出院总结、病历首页的填写 □ 向患者交代出院注意事项、复查时间及拆线时间	□ 主管医师查房 □ 完成日常病程记录、上级医师查房记录，检查出院总结、病历首页的书写是否完善 □ 通知出院 □ 向患者及家属交代出院注意项、复查时间及拆线时间和康复程序
重点医嘱	**长期医嘱：** □ 运动医学术后护理常规 □ 二级护理 □ 饮食 □ 静脉抗菌药物下午停 **临时医嘱：** □ 伤口换药 □ 膝关节正侧位平片 □ 双下肢深静脉 B 超 □ 出院带药 □ 明日出院	
病情变异记录	□ 无　□ 有，原因： 1. 2.	□ 无　□ 有，原因： 1. 2.
医师签名		

（二）护士表单

膝关节后交叉韧带断裂临床路径护士表单

适用对象：第一诊断为膝关节后交叉韧带自发性断裂（ICD-10：M23.62），膝关节后交叉韧带陈旧性断裂（ICD-10：M23.82），膝关节后交叉韧带外伤性破裂（ICD-10：S83.5）

行膝关节后交叉韧带重建术（ICD-9-CM-3：81.45）

患者姓名：	性别：　　年龄：　　门诊号：	住院号：
住院日期：　　年　月　日	出院日期：　　年　月　日	标准住院日：6~8 天

时间	住院第 1~3 天	住院第 3~4 天 （术前日）	住院第 4~5 天 （手术日）
健康宣教	**入院宣教：** □ 介绍主管医师、护士 □ 介绍病室环境、设施 □ 介绍规章制度及注意事项	**术前宣教：** □ 宣教疾病知识、术前准备及手术过程 □ 指导术前保持良好睡眠 □ 告知准备物品 □ 告知家属等候区位置	**术后当日宣教：** □告知监护设备、管路功能及注意事项 □ 告知饮食、体位要求 □ 告知术后可能出现的情况及应对方式 □ 告知术后饮食、活动及探视注意事项
护理处置	□ 核对患者，佩戴腕带 □ 建立入院病历 □ 评估患者并书写护理评估单	□ 协助医师完成术前检查化验 **术前准备：** □ 备皮 □ 禁食、禁水	□ 术前监测生命体征 **送手术：** □ 摘除患者各种活动物品 □ 核对患者资料及带药 □ 填写手术交接单，签字确认 **接手术：** □ 核对患者及资料，签字确认
基础护理	**二级/三级护理：** □ 晨晚间护理 □ 患者安全管理	**二级护理：** □ 晨晚间护理 □ 患者安全管理	**一级/二级护理：** □ 晨晚间护理 □ 体位护理：患者平卧，患肢抬高，以促进静脉和淋巴回流，防止患肢肿胀 □ 排泄护理 □ 患者安全管理
专科护理	□ 需要时填跌倒及压疮防范表 □ 遵医嘱通知化验检查 □ 给予患者及家属心理支持	□ 遵医嘱完成相关检查 □ 给予患者及家属心理支持	□ 病情观察，写护理记录：日间及夜间评估生命体征、意识、肢体感觉活动及血液循环、皮肤、伤口敷料，如有病情变化随时记录 □ 石膏托或支具护理：注意压疮预防和石膏或支具常规护理 □ 给予患者及家属心理支持
重点医嘱	□ 详见医嘱执行单	□ 详见医嘱执行单	□ 详见医嘱执行单
病情变异记录	□ 无　□ 有，原因： 1. 2.	□ 无　□ 有，原因： 1. 2.	□ 无　□ 有，原因： 1. 2.
护士签名			

时间	住院第5~7天 （术后）	住院第8天 （出院日）
健康宣教	术后宣教： □ 指导患者术后遵医嘱功能锻炼 □ 饮食、活动、安全指导 □ 药物作用及频率 □ 疾病恢复期注意事项	出院宣教： □ 复查时间 □ 功能锻炼 □ 饮食指导：禁烟酒，忌生冷辛辣刺激性食物 □ 指导办理出院手续
护理处置	□ 遵医嘱完成相关检查	□ 办理出院手续 □ 完善护理记录
基础护理	二级护理： □ 晨晚间护理 □ 协助进食、进水 □ 预防压疮 □ 医嘱可下地时，协助或指导床旁活动 □ 排泄护理 □ 安全管理	二级护理： □ 晨晚间护理 □ 协助或指导进食、进水 □ 协助或指导床旁活动 □ 患者安全管理
专科护理	□ 病情观察，写护理记录：评估生命体征、意识、肢体感觉活动及血液循环、皮肤情况、伤口敷料情况 □ 疼痛护理：若患肢疼痛，可视情况遵医嘱合理使用镇痛药 □ 症状护理：告知术后出现肢体肿胀是手术的正常反应 □ 用药观察：告知术后药物应用意义 □ 给予患者及家属心理支持	□ 协助指导功能锻炼 □ 出院指导 □ 告知随诊的意义 □ 告知出院流程
重点医嘱	□ 详见医嘱执行单	□ 详见医嘱执行单
病情变异记录	□ 无 □ 有，原因： 1. 2.	□ 无 □ 有，原因： 1. 2.
护士签名		

（三）患者表单

膝关节后交叉韧带断裂临床路径患者表单

适用对象：第一诊断为膝关节后交叉韧带自发性断裂（ICD-10：M23.62），膝关节后交叉韧带陈旧性断裂（ICD-10：M23.82），膝关节后交叉韧带外伤性破裂（ICD-10：S83.5）
行膝关节后交叉韧带重建术（ICD-9-CM-3：81.45）

患者姓名：	性别：　　年龄：　　门诊号：	住院号：
住院日期：　　年　月　日	出院日期：　　年　月　日	标准住院日：6~8天

时间	住院第1~3天	住院第3~4天 （术前日）	住院第4~5天 （手术日）
医患配合	□ 配合询问病史、收集资料，请务必详细告知既往史、用药史、过敏史 □ 如服用抗凝药物，请明确告知 □ 配合进行体格检查 □ 有任何不适请告知医师	□ 配合完善术前相关检查、化验，如采血、留尿、心电图、B超、X线胸片等 □ 医师与患者及家属介绍病情及手术谈话、术前签字 □ 麻醉医师进行术前访视	□ 配合评估手术效果 □ 配合检查意识、肢体活动 □ 有任何不适请告知医师
护患配合	□ 配合测量体温、脉搏、呼吸、血压、体重1次 □ 配合完成入院护理评估（简单询问病史、过敏史、用药史） □ 接受入院宣教（环境介绍、病室规定、订餐制度、贵重物品保管等） □ 有任何不适请告知护士	□ 接受术前宣教 □ 接受备皮 □ 配合禁食、禁水 □ 沐浴 □ 准备好必要用物，如吸管、尿壶、便盆、尿垫、纸巾等 □ 取下义齿、饰品等，贵重物品交家属保管 □ 术前保持良好睡眠	□ 清晨配合测量体温、脉搏、呼吸，遵医嘱测血压 □ 送手术室前，协助完成核对，脱去衣物，上手术车 □ 返回病房后，协助完成核对，配合过病床 □ 配合检查意识、肢体感觉和活动及血液循环，询问出入量 □ 配合术后吸氧、监护仪监测、输液 □ 遵医嘱采取正确体位 □ 配合缓解疼痛 □ 有任何不适请告知护士
饮食	□ 普通饮食或遵医嘱特殊膳食等	□ 术前12小时禁食、禁水	□ 局部麻醉或区域阻滞麻醉，在不恶心、呕吐的情况下不影响进食、进水 □ 连硬外麻醉或全身麻醉术后6小时可进食、饮水
排泄	□ 正常排尿便	□ 正常排尿便	□ 自行排尿
活动	□ 正常活动	□ 正常活动	□ 床上活动，术后膝关节支具固定

时间	住院第 5~7 天 （术后）	住院第 8 天 （出院日）
医患配合	□ 配合检查肢体感觉、活动及血液循环 □ 配合切口评估及换药	□ 接受出院前指导 □ 知道复查程序 □ 获取出院诊断书
护患配合	□ 配合定时监测生命体征，每日询问排便次数 □ 配合检查意识、肢体感觉和活动及血液循环 □ 遵医嘱配合监测出入量 □ 接受输液、服药等治疗 □ 接受进食、进水、排便等生活护理 □ 配合活动，预防皮肤压疮 □ 注意活动安全，避免坠床或跌倒 □ 配合执行探视及陪伴制度	□ 接受出院宣教 □ 办理出院手续 □ 获取出院带药 □ 知道服药方法、作用、注意事项 □ 知道照顾伤口方法 □ 知道复印病历方法
饮食	□ 根据医嘱，由流质饮食逐渐过渡到普通饮食或糖尿病饮食等	□ 根据医嘱，普通饮食或糖尿病膳食等
排泄	□ 正常排尿便 □ 避免便秘	□ 正常排尿便 □ 避免便秘
活动	□ 可下地活动，患肢支具固定且免负重	□ 可下地活动，患肢支具固定且免负重

附：原表单（2016 年版）

膝关节后交叉韧带断裂临床路径表单

适用对象：第一诊断为膝关节后交叉韧带断裂

行膝关节镜检，后交叉韧带断裂重建术

患者姓名：	性别：　　年龄：　　门诊号：	住院号：
住院日期：　　年　月　日	出院日期：　　年　月　日	标准住院日：4~7 天

时间	住院第 1 天	住院第 1~2 天 （术前日）	住院第 1~2 天 （手术日）
主要诊疗工作	□ 完成住院志，询问病史、体格检查、初步诊断 □ 完成首次病程记录 □ 完成住院病历 □ 上级医师查房、术前评估、确定诊断、手术日期 □ 完成上级医师查房记录 □ 开医嘱：常规化验、检查单	□ 上级医师查房 □ 继续完成检查及必要的会诊 □ 医师查房、手术前评估 □ 完成术前小结和上级医师查房记录 □ 签署手术知情同意书，向患者及家属交代术前注意事项 □ 手术准备 □ 麻醉医师访视患者进行评估，并签署麻醉同意书	□ 手术：关节镜检，后交叉韧带重建术 □ 完成手术记录和术后当天的病程记录 □ 交代术中情况及注意事项 □ 上级医师查房，完成手术日病程记录和上级医师查房记录 □ 麻醉医师术后随访 □ 交班前医师查看术后患者情况并记录交班
重点医嘱	**长期医嘱：** □ 运动医学科护理常规 □ 二级护理 □ 饮食 **临时医嘱：** □ 血常规、尿常规，红细胞沉降率；凝血功能；术前输血八项；生化组合；X 线胸片、心电图 □ 膝关节正侧位 X 线片、MRI □ 膝关节 X 线轴位片、双下肢全长片、双膝负重位片及髁间窝位片（视情况而定） □ 根据病情：血管超声、肺功能、超声心动、血气分析	**长期医嘱：** □ 运动医学科护理常规 □ 二级护理 □ 饮食 □ 既往内科基础疾病用药 **临时医嘱：** □ 根据会诊要求开检查化验单 □ 术前医嘱：明日在____麻醉下行膝关节镜下后交叉韧带重建术 □ 术前禁食、禁水 □ 术前抗菌药物皮试 □ 术区备皮 □ 其他特殊医嘱 □ 直夹板/弯夹板/石膏托	**长期医嘱：** □ 运动医学护理常规 □ 二级护理 □ 饮食 □ 患肢抬高、制动 □ 抗菌药物 □ 其他特殊医嘱 **临时医嘱：** □ 今日在____麻醉下行膝关节镜下后交叉韧带重建术 □ 耗材计费 □ 镇痛治疗（必要时） □ 补液（必要时） □ 伤口换药（必要时）
主要护理工作	□ 入院介绍 □ 完成护理评估并记录 □ 处理医嘱、并执行 □ 健康宣教 □ 指导患者到相关科室进行检查心电图、X 线胸片等 □ 按时巡视病房 □ 认真完成交接班	□ 常规护理 □ 术前心理护理（紧张、焦虑） □ 术前备皮、沐浴、更衣 □ 术前物品准备 □ 完成护理记录 □ 完成责任制护理记录 □ 认真完成交接班 □ 按时巡视病房	□ 观察患者病情变化：生命体征，足背动脉搏动，患肢皮肤温度、感觉，如有异常通知医师 □ 向患者交代术后注意事项 □ 术后生活及心理护理 □ 处理执行医嘱 □ 完成责任制护理 □ 按时巡视病房认真完成交接班

续 表

时间	住院第1天	住院第1~2天 （术前日）	住院第1~2天 （手术日）
病情变异记录	□无 □有，原因： 1. 2.	□无 □有，原因： 1. 2.	□无 □有，原因： 1. 2.
护士签名			
医师签名			

时间	住院第 2~3 天 （术后第 1 天）	住院第 3~5 天 （术后第 2~3 天）	住院第 5~7 天 （术后第 4~5 天）
主要诊疗工作	□ 上级医师查房：进行患肢情况、感染、并发症的评估 □ 完成日常病程记录、上级医师查房记录 □ 指导患者进行股四头肌收缩练习及踝泵练习	□ 向患者介绍康复程序，康复师进行康复治疗 □ 血常规、红细胞沉降率、纤维蛋白原、C 反应蛋白、降钙素原；膝关节 X 线正侧位片 □ 膝关节 CT+三维重建（必要时） □ 患膝 MRI（必要时） □ 伤口换药、去除加压敷料、固定好夹板/石膏	□ 主管医师查房 □ 评估术后化验结果及影像学复查结果，确定患者可以出院，通知出院 □ 完成日常病程记录、上级医师查房记录、出院总结、病历首页的填写 □ 向患者交代出院注意事项、复查时间及拆线时间
重点医嘱	**长期医嘱：** □ 运动医学术后护理常规 □ 二级护理 □ 饮食 □ 静脉用抗菌药物 **临时医嘱：** □ 一对一康复指导 □ 镇痛治疗（必要时）	**长期医嘱：** □ 运动医学术后护理常规 □ 二级护理 □ 饮食 □ 静脉用抗菌药物 **临时医嘱：** □ 血常规、红细胞沉降率、纤维蛋白原、C 反应蛋白、降钙素原；膝关节 X 线正侧位片 □ 膝关节 CT（去股骨外髁）（必要时） □ 患膝 MRI（必要时） □ 一对一康复指导 □ 镇痛治疗（必要时） □ 伤口换药、使用弹力绷带	**临时医嘱：** □ 出院带药 □ 口服抗菌药物 □ 消炎镇痛药 □ 2~4 周到门诊复查 □ 康复科复查 □ 不适随诊
主要护理工作	□ 处理执行医嘱 □ 术后心理、生活护理 □ 康复医师指导训练 □ 完成病情观察护理记录 □ 协助患者持拐下地行走 □ 认真完成交接班	□ 处理执行医嘱 □ 术后心理、生活护理 □ 康复医师指导训练 □ 完成病情观察护理记录 □ 协助医师伤口换药	□ 出院指导 □ 协助家属办理出院手续 □ 出院单位处理
病情变异记录	□ 无 □ 有，原因： 1. 2.	□ 无 □ 有，原因： 1. 2.	□ 无 □ 有，原因： 1. 2.
护士签名			
医师签名			

第八十七章

膝关节交叉韧带内固定异物反应临床路径释义

【医疗质量控制指标】

指标一、无内固定残留。

指标二、监测 D-二聚体定量，预防下肢深静脉血栓。

一、膝关节交叉韧带内固定异物反应编码

1. 原编码

疾病名称及编码：膝关节交叉韧带重建术后异物反应

手术操作名称及编码：膝关节镜下内固定物取出术（ICD-9-CM-3：78.66003）

关节内固定物取出术（ICD-9-CM-3：78.66002）

2. 修改编码

疾病名称及编码：膝关节交叉韧带重建术后异物反应（ICD-10：T84.8）

手术操作名称及编码：膝关节交叉韧带重建后股骨内固定物取出术（ICD-9-CM-3：78.6501）

膝关节交叉韧带重建后胫骨内固定物取出术（ICD-9-CM-3：78.6701）

二、临床路径检索方法

T84.8 伴（78.6501／78.6701）

三、国家医疗保障疾病诊断相关分组（CHS-DRG）

MDCI　肌肉、骨骼疾病及功能障碍

IS2　除前臂、腕、手足外的损伤

IC3　除置换/翻修外的髋、肩、膝、肘、踝的关节手术

四、膝关节交叉韧带内固定异物反应临床路径标准住院流程

（一）适用对象

第一诊断为膝关节前交叉韧带重建术后异物反应或膝关节后交叉韧带重建术后异物反应，行膝关节镜下关节镜检，内固定物取出术，或含以下诊断和术式：

78.66003	膝关节镜下内固定物取出术
78.66002	膝关节内固定物取出术

释义

■ 适用对象编码参见第一部分。

■ 本路径适用对象为临床诊断前交叉韧带损伤的患者，需进行手术治疗时。

（二）诊断依据

1. 病史：曾因膝关节前、后交叉韧带断裂进行手术，手术后内固定物出现异物反应，或要求取出内固定物。
2. 体检：膝关节切口下内固定物位置压痛或有肿胀。
3. 辅助检查：X线片可见内固定。

释义

■ 既往交叉韧带重建手术史。交叉韧带重建手术胫骨隧道内固定螺钉可能出现异物反应，可取出内固定。

（三）治疗方案的选择及依据

1. 诊断明确的前、后交叉韧带重建后内固定物异物反应，症状明显，持续不缓解，影响正常生活和运动。
2. 无手术禁忌证。

释义

■ 保守治疗效果不佳时考虑取出内固定。

（四）标准住院日4~6天

释义

■ 明确交叉韧带内固定异物反应的患者入院后，术前检查1~2天，第2~3天行手术治疗，第3~5天主要观察切口情况和有无术后早期并发症，总住院时间不超过6天符合本路径要求。如果具备条件，可以在患者入院前在门诊完善相关术前化验及影像学检查，并在麻醉科门诊评估患者全身情况，安排入院后尽早接受手术，以尽量减少患者住院时间。

（五）进入路径标准

1. 第一诊断必须符合膝关节前、后交叉韧带重建术后内固定物异物反应。
2. 当患者同时具有其他疾病诊断时，但在住院期间不需要特殊处理也不影响第一诊断的临床路径流程实施时，可以进入路径。

释义

■ 部分患者入院后常规检查发现有基础疾病，如高血压、糖尿病、肝功能不全、肾功能不全等，经系统评估后对踝关节软骨损伤诊断治疗无特殊影响者，可进入路径。但以上可能增加医疗费用，延长住院时间。

■ 经入院常规检查发现既往没有发现的疾病，而该疾病对患者健康的影响比交叉韧带内固定异物反应更严重，或者该疾病可能影响手术实施，增加麻醉和手术风险，影响预后，则应优先考虑治疗该种疾病，暂且不宜进入路径。例如较严重的高血压、糖尿病、心功能不全、肝功能不全、肾功能不全、凝血功能障碍等。

（六）术前准备 1~2 天

1. 术前检查项目

（1）血常规、尿常规。

（2）肝功能、肾功能、血糖。

（3）凝血功能。

（4）感染性疾病筛查（乙型肝炎、丙型肝炎、梅毒、艾滋病等）。

（5）膝关节正侧位 X 线片。

（6）X 线胸片、心电图。

2. 根据患者病情可选择

（1）超声心动图、血气分析和肺功能（高龄或既往有心、肺部病史者）。

（2）有相关疾病者必要时请相关科室会诊。

释义

■ 血常规、尿常规最基本的两个常规检查，进入路径的患者均需完成。肝功能、肾功能、电解质、血糖、凝血功能、心电图、X 线胸片可评估有无基础疾病，是否影响住院时间、费用及其治疗预后，也是进行麻醉手术的基础检查；感染性疾病筛查可指导对同病房患者、医护人员的防护、手术顺序的安排和术后手术器械的消毒；膝关节 X 线可见内固定螺钉。

■ 对年龄较大患者或基础检查发现异常的患者，可进行超声心动图、血气分析和肺功能检查，以进一步评估患者身体状况；对 D-二聚体升高的患者，可行双下肢深静脉彩超检查，以排除下肢深静脉血栓；对合并高血压、糖尿病或其他内科疾病的患者，可请相关科室会诊以确保患者围手术期安全。

（七）选择用药

抗菌药物：按照《抗菌药物临床应用指导原则（2015 年版）》（国卫办医发〔2015〕43 号）执行。

释义

■ Ⅰ类切口手术抗菌药物使用不应超过术后 24 小时，无内植物植入者可以不使用抗菌药物。

（八）手术日为入院第 2~3 天

1. 麻醉方式：神经阻滞麻醉、椎管内麻醉或全身麻醉。

2. 手术方式：膝关节探查，病灶清理，滑膜切除，内固定物取出。
3. 手术内植物：无。
4. 输血：无。

释义

■ 麻醉一般选择神经阻滞麻醉或椎管内麻醉，但对肥胖、既往腰椎手术史患者可酌情选择全身麻醉。

■ 行内固定取出手术的同时可行关节镜下膝关节清理术。

（九）术后住院恢复为 3~5 天

1. 必需复查的检查项目：无。
2. 必要时查血常规、红细胞沉降率、C 反应蛋白、凝血功能、电解质。
3. 术后处理
（1）抗菌药物：按照《抗菌药物临床应用指导原则（2015 年版）》（国卫办医发〔2015〕43 号）执行。
（2）术后镇痛：参照《骨科常见疼痛的处理专家建议》。
（3）术后康复：根据手术状况按相应康复计划康复。

释义

■ 术后血常规、红细胞沉降率、C 反应蛋白、凝血功能、电解质等检查可以观察患者有无感染、电解质紊乱等。下肢手术是导致术后患者下肢深静脉血栓的危险因素，对联合有其他高危因素的患者，或术后出现小腿肿痛的患者，应行双下肢深静脉 B 超检查以排除深静脉血栓。

■ Ⅰ类切口手术抗菌药物使用不应超过术后 24 小时；术后根据患者疼痛情况进行疼痛管理；根据手术情况指导患者开始术后早期康复。

（十）出院标准

1. 体温正常，足趾活动正常。
2. 伤口无感染征象（或可在门诊处理的伤口情况），关节无感染征象。
3. 没有需要住院处理的并发症和/或合并症。

释义

■ 患者出院前应完成所有必需检查项目，无发热，切口情况满意，且无明显术后并发症。

（十一）变异及原因分析

1. 围手术期并发症：深静脉血栓形成、伤口感染、关节感染、神经血管损伤等，造成住院日延长和费用增加。

2. 内科合并症：老年患者常合并内科疾病，如脑血管或心血管病、糖尿病、血栓等，手术可能导致基础疾病加重而需要进一步治疗，从而延长治疗时间，并增加住院费用。
3. 膝关节出现其他疾病：半月板损伤，交叉韧带再次断裂，严重的膝关节滑膜炎，膝关节感染，切口感染。

释义

■ 深静脉血栓可能造成肺栓塞，是骨科手术后严重的并发症之一，此时需请相关科室协助处理深静脉血栓情况。

■ 认可的变异原因主要是指患者入选路径后，在检查及治疗过程中发现患者合并存在事前未预知的、对本路径治疗可能产生影响的情况，需要终止执行路径或延长治疗时间、增加治疗费用。医师需在表单中明确说明。

■ 因患者方面的主观原因导致执行路径出现变异，需医师在表单中予以说明。

五、膝关节交叉韧带内固定异物反应临床路径给药方案

1. 术前用药：治疗基础疾病，如心脏病、高血压等，以口服给药为主；围手术期控制血糖可应用胰岛素。术前30分钟及术后24小时内可预防性应用抗菌药物。
2. 术中用药：无特殊。
3. 术后用药：术后可用非甾体类镇痛药，并按照患者疼痛程度进行阶梯镇痛。术后可根据患者具体情况进行抗凝用药。

【用药选择】

术前治疗基础疾病的药物应继续规律应用。

【药学提示】

应注意患者长时间服用药物与围手术期用药的药理作用，以及围手术期药物之间的相互作用。

【注意事项】

术后应避免注射用非甾类镇痛药与口服非甾类镇痛药合用，以免增加胃肠道不良事件风险。

六、膝关节交叉韧带内固定异物反应患者护理规范

1. 术前护理
（1）术前宣教：宣教功能锻炼重要性；宣教手术的目的、意义；宣教术后护理用具的使用及注意事项。
（2）术前准备：皮肤准备（注意避开伤口）、药敏试验、生命体征监测。
2. 术后护理
（1）常规护理：生命体征监测、饮食指导、专科护理。
（2）患肢护理：观察患肢渗血、渗出分泌物颜色情况，手术部位敷料包扎松紧度是否适宜，必要时给予更换敷料；观察患肢是否发生肿胀，评估肿胀部位及程度，及时发现术后静脉血栓；评估患肢活动度及皮肤感觉，如发生患肢不能活动或患肢麻痹，需寻找原因及时处理。防止术后神经损伤；如使用VSD时，注意维持负压压力，观察负压管路是否通畅，VSD是否有漏气情况，及时反馈给医生。并且记录24小时负压引流量。
（3）指导院内功能锻炼：指导患者进行床上踝泵练习。VSD拆除后，遵循循序渐进的原则，逐步增加行走距离，行走速度，逐步增加患肢负重力量，注意保护患者勿发生跌倒，功能锻

炼后即刻冰敷患肢膝关节，缓解运动后的关节内渗出及肿胀。

七、膝关节交叉韧带内固定异物反应患者营养治疗规范

1. 正常饮食，保证蛋白质及维生素摄入。

2. 有内科基础病者注意调整饮食，如高血压病患者低盐饮食、肾病患者低蛋白饮食、糖尿病患者低糖饮食等。

八、膝关节交叉韧带内固定异物反应患者健康宣教

1. 术后即刻开始关节活动度锻炼。

2. 患肢可完全负重。

3. 预防下肢深静脉血栓，如出现下肢深静脉血栓需口服溶栓药物，必要时行下腔静脉滤器置入。

4. 重视下肢功能锻炼。

5. 术后按时换药、拆线。

6. 定期门诊复查。

九、推荐表单

（一）医师表单

膝关节前、后交叉韧带重建术后内固定物异物反应临床路径医师表单

适用对象：第一诊断为膝关节交叉韧带重建术后异物反应（ICD-10：T84.8）
行膝关节交叉韧带重建后股骨内固定物取出术（ICD-9-CM-3：78.6501），膝关节交叉韧带重建后胫骨内固定物取出术（ICD-9-CM-3：78.6701）

患者姓名：	性别：　　年龄：　　门诊号：	住院号：
住院日期：　　年　月　日	出院日期：　　年　月　日	标准住院日：4~6天

时间	住院第1天	住院第1~2天 （术前日）	住院第2~3天 （手术日）
主要诊疗工作	□ 完成住院志，询问病史、体格检查、初步诊断 □ 完成首次病程记录 □ 完成住院病历 □ 上级医师查房、术前评估、确定诊断、手术日期 □ 完成上级医师查房记录 □ 开医嘱：常规化验、检查单	□ 上级医师查房 □ 继续完成检查及必要的会诊 □ 医师查房、手术前评估 □ 完成术前小结和上级医师查房记录 □ 签署手术知情同意书，向患者及家属交代术前注意事项 □ 手术准备 □ 麻醉医师访视患者进行评估，并签署麻醉同意书	□ 手术：膝关节镜检，内固定取出术 □ 完成手术记录和术后当天的病程记录 □ 交代术中情况及注意事项 □ 上级医师查房，完成手术日病程记录和上级医师查房记录 □ 麻醉医师术后随访 □ 交班前医师查看术后患者情况并记录交班
重点医嘱	**长期医嘱：** □ 运动医学科护理常规 □ 二级护理 □ 饮食 **临时医嘱：** □ 血常规、尿常规；凝血功能；感染性疾病筛查；肝功能、肾功能+电解质+血糖；X线胸片、心电图 □ 膝关节正侧位X线片、等速运动测试、KT2000关节松弛度检查 □ 根据病情：双下肢深静脉B超、肺功能、超声心动、血气分析	**长期医嘱：** □ 运动医学科护理常规 □ 二级护理 □ 饮食 □ 既往内科基础疾病用药 **临时医嘱：** □ 根据会诊要求开检查化验单 □ 术前医嘱：明日____麻醉下行内固定取出术 □ 术前禁食、禁水 □ 术前抗菌药物皮试 □ 术区备皮 □ 其他特殊医嘱	**长期医嘱：** □ 运动医学护理常规 □ 二级护理 □ 饮食 □ 患肢抬高、制动 □ 抗菌药物 □ 其他特殊医嘱 **临时医嘱：** □ 今日____麻醉下行内固定取出术 □ 耗材计费 □ 补液（必要时） □ 伤口换药（必要时）
病情变异记录	□ 无　□ 有，原因： 1. 2.	□ 无　□ 有，原因： 1. 2.	□ 无　□ 有，原因： 1. 2.
医师签名			

时间	住院第 3~5 天 （术后）	住院第 6 天 （出院日）
主要诊疗工作	□ 上级医师查房：进行患肢情况、感染、并发症的评估 □ 完成日常病程记录、上级医师查房记录及确定患者可以出院：完成出院总结、病历首页的填写 □ 向患者交代出院注意事项、复查时间及拆线时间	□ 主管医师查房 □ 完成日常病程记录、上级医师查房记录，检查出院总结、病历首页的书写是否完善 □ 通知出院 □ 向患者及家属交代出院注意事项、复查时间及拆线时间和康复程序
重点医嘱	**长期医嘱：** □ 运动医学术后护理常规 □ 二级护理 □ 饮食 □ 静脉用抗菌药物下午停 **临时医嘱：** □ 伤口换药 □ 膝关节正侧位平片 □ 双下肢深静脉 B 超 □ 出院带药 □ 明日出院	
病情变异记录	□ 无　□ 有，原因： 1. 2.	□ 无　□ 有，原因： 1. 2.
医师签名		

（二）护士表单

膝关节前、后交叉韧带重建术后内固定物异物反应临床路径护士表单

适用对象：第一诊断为膝关节交叉韧带重建术后异物反应（ICD-10：T84.8）

行膝关节交叉韧带重建后股骨内固定物取出术（ICD-9-CM-3：78.6501），膝关节交叉韧带重建后胫骨内固定物取出术（ICD-9-CM-3：78.6701）

患者姓名：	性别：　　年龄：　　门诊号：	住院号：
住院日期：　　年　月　日	出院日期：　　年　月　日	标准住院日：4~6天

时间	住院第1天	住院第1~2天 （术前日）	住院第2~3天 （手术日）
健康宣教	**入院宣教：** □ 介绍主管医师、护士 □ 介绍病室环境、设施 □ 介绍规章制度及注意事项	**术前宣教：** □ 宣教疾病知识、术前准备及手术过程 □ 指导术前保持良好睡眠 □ 告知准备物品 □ 告知家属等候区位置	**术后当日宣教：** □ 告知监护设备、管路功能及注意事项 □ 告知饮食、体位要求 □ 告知术后可能出现的情况及应对方式 □ 告知术后饮食、活动及探视注意事项
护理处置	□ 核对患者，佩戴腕带 □ 建立入院病历 □ 评估患者并书写护理评估单	□ 协助医师完成术前检查化验 **术前准备：** □ 备皮 □ 禁食、禁水	□ 术前监测生命体征 **送手术：** □ 摘除患者各种活动物品 □ 核对患者资料及带药 □ 填写手术交接单，签字确认 **接手术：** □ 核对患者及资料，签字确认
基础护理	**二级/三级护理：** □ 晨晚间护理 □ 患者安全管理	**二级护理：** □ 晨晚间护理 □ 患者安全管理	**一级/二级护理：** □ 晨晚间护理 □ 体位护理：患者平卧，患肢抬高，以促进静脉和淋巴回流，防止患肢肿胀 □ 排泄护理 □ 患者安全管理
专科护理	□ 需要时填跌倒及压疮防范表 □ 遵医嘱通知化验检查 □ 给予患者及家属心理支持	□ 遵医嘱完成相关检查 □ 给予患者及家属心理支持	□ 病情观察，写护理记录：日间及夜间评估生命体征、意识、肢体感觉活动及血液循环、皮肤、伤口敷料，如有病情变化随时记录 □ 石膏托或支具护理：注意压疮预防和石膏或支具常规护理 □ 给予患者及家属心理支持
重点医嘱	□ 详见医嘱执行单	□ 详见医嘱执行单	□ 详见医嘱执行单
病情变异记录	□ 无　□ 有，原因： 1. 2.	□ 无　□ 有，原因： 1. 2.	□ 无　□ 有，原因： 1. 2.
护士签名			

时间	住院第 3~5 天 （术后）	住院第 6 天 （出院日）
健康宣教	**术后宣教：** □ 指导患者术后遵医嘱功能锻炼 □ 饮食、活动、安全指导 □ 药物作用及频率 □ 疾病恢复期注意事项	**出院宣教：** □ 复查时间 □ 功能锻炼 □ 饮食指导：禁烟酒，忌生冷辛辣刺激性食物 □ 指导办理出院手续
护理处置	□ 遵医嘱完成相关检查	□ 办理出院手续 □ 完善护理记录
基础护理	**二级护理：** □ 晨晚间护理 □ 协助进食、进水 □ 预防压疮 □ 医嘱可下地时，协助或指导床旁活动 □ 排泄护理 □ 安全管理	**二级护理：** □ 晨晚间护理 □ 协助或指导进食、进水 □ 协助或指导床旁活动 □ 患者安全管理
专科护理	□ 病情观察，写护理记录：评估生命体征、意识、肢体感觉活动及血液循环、皮肤情况、伤口敷料情况 □ 疼痛护理：若患肢疼痛，可视情况遵医嘱合理使用镇痛药 □ 症状护理：告知术后出现肢体肿胀是手术的正常反应 □ 用药观察：告知术后药物应用意义 □ 给予患者及家属心理支持	□ 协助指导功能锻炼 □ 出院指导 □ 告知随诊的意义 □ 告知出院流程
重点医嘱	□ 详见医嘱执行单	□ 详见医嘱执行单
病情变异记录	□ 无　□ 有，原因： 1. 2.	□ 无　□ 有，原因： 1. 2.
护士签名		

（三）患者表单

膝关节前、后交叉韧带重建术后内固定物异物反应临床路径患者表单

适用对象：第一诊断为膝关节交叉韧带重建术后异物反应（ICD-10：T84.8）

行膝关节交叉韧带重建后股骨内固定物取出术（ICD-9-CM-3：78.6501），膝关节交叉韧带重建后胫骨内固定物取出术（ICD-9-CM-3：78.6701）

患者姓名：	性别： 年龄： 门诊号：	住院号：
住院日期： 年 月 日	出院日期： 年 月 日	标准住院日：4~6 天

时间	住院第 1 天	住院第 1~2 天 （术前日）	住院第 2~3 天 （手术日）
医患配合	□ 配合询问病史、收集资料，请务必详细告知既往史、用药史、过敏史 □ 如服用抗凝药物，请明确告知 □ 配合进行体格检查 □ 有任何不适请告知医师	□ 配合完善术前相关检查、化验，如采血、留尿、心电图、B 超、X 线胸片等 □ 医师与患者及家属介绍病情及手术谈话、术前签字 □ 麻醉医师进行术前访视	□ 配合评估手术效果 □ 配合检查意识、肢体活动 □ 有任何不适请告知医师
护患配合	□ 配合测量体温、脉搏、呼吸、血压、体重 1 次 □ 配合完成入院护理评估（简单询问病史、过敏史、用药史） □ 接受入院宣教（环境介绍、病室规定、订餐制度、贵重物品保管等） □ 有任何不适请告知护士	□ 接受术前宣教 □ 接受备皮 □ 配合禁食、禁水 □ 沐浴 □ 准备好必要用物，如吸管、尿壶、便盆、尿垫、纸巾等 □ 取下义齿、饰品等，贵重物品交家属保管 □ 术前保持良好睡眠	□ 清晨配合测量体温、脉搏、呼吸，遵医嘱测血压 □ 送手术室前，协助完成核对，脱去衣物，上手术车 □ 返回病房后，协助完成核对，配合过病床 □ 配合检查意识、肢体感觉和活动及血液循环，询问出入量 □ 配合术后吸氧、监护仪监测、输液 □ 遵医嘱采取正确体位 □ 配合缓解疼痛 □ 有任何不适请告知护士
饮食	□ 普通饮食或遵医嘱特殊膳食等	□ 术前 12 小时禁食、禁水	□ 局部麻醉或区域阻滞麻醉，在不恶心、呕吐的情况下不影响进食、进水 □ 连硬外麻醉或全身麻醉术后 6 小时可进食、饮水
排泄	□ 正常排尿便	□ 正常排尿便	□ 自行排尿
活动	□ 正常活动	□ 正常活动	□ 床上活动

时间	住院第3~5天 （术后）	住院第6天 （出院日）
医患配合	□ 配合检查肢体感觉活动及血液循环 □ 配合切口评估及换药	□ 接受出院前指导 □ 知道复查程序 □ 获取出院诊断书
护患配合	□ 配合定时监测生命体征，每日询问排便次数 □ 配合检查意识、肢体感觉活动及血液循环 □ 遵医嘱配合监测出入量 □ 接受输液、服药等治疗 □ 接受进食、进水、排便等生活护理 □ 配合活动，预防皮肤压疮 □ 注意活动安全，避免坠床或跌倒 □ 配合执行探视及陪伴制度	□ 接受出院宣教 □ 办理出院手续 □ 获取出院带药 □ 知道服药方法、作用、注意事项 □ 知道照顾伤口方法 □ 知道复印病历方法
饮食	□ 根据医嘱，由流质饮食逐渐过渡到普通饮食或糖尿病饮食等	□ 根据医嘱，普通饮食或糖尿病膳食等
排泄	□ 正常排尿便 □ 避免便秘	□ 正常排尿便 □ 避免便秘
活动	□ 可下地活动，患肢完全负重	□ 可下地活动，患肢完全负重

附：原表单（2016年版）

膝关节前、后交叉韧带重建术后内固定物异物反应临床路径表单

适用对象：第一诊断为膝关节前、后交叉韧带重建术后异物反应
行膝关节镜检，病灶清理，滑膜切除，内固定取出术

患者姓名：	性别： 年龄： 门诊号：	住院号：
住院日期： 年 月 日	出院日期： 年 月 日	标准住院日：3~4天

时间	住院第1~2天 （包括术前日）	住院第2~3天 （包括手术日）	住院第3~4天
主要诊疗工作	□ 询问病史及体格检查 □ 完成住院志、首次病程记录、上级医师查房等病历书写 □ 完善术前检查 □ 上级医师查房与术前评估 □ 初步确定手术方式和日期 □ 根据症状、体检、膝关节X线片及术前各项化验行术前讨论，确定手术方案	□ 上级医师查房 □ 完成必要的相关科室会诊 □ 完成术前准备与术前评估 □ 完成术前小结、上级医师查房记录等病历书写 □ 向患者及家属交代病情和围手术期注意事项，签署手术知情同意书、自费用品协议书等 □ 手术 □ 术者完成手术记录 □ 向患者及家属交代手术过程概况及术后注意事项 □ 完成术后病程	□ 上级医师查房 □ 办理出院及康复指导 □ 预约门诊复查和伤口拆线时间
重点医嘱	**长期医嘱：** □ 骨科护理常规 □ 二级护理 □ 测血压每日2次（视情况） □ 测血糖每日5次（视情况） □ 饮食 □ 脚癣患者每日碘酊涂患处 **临时医嘱：** □ 血常规、尿常规 □ 凝血功能 □ 感染性疾病筛查、肝功能、肾功能、电解质、血糖、血脂 □ 红细胞沉降率 □ C反应蛋白（必要时） □ X线胸片、心电图 □ 患膝关节MRI（必要时） □ 患膝正侧位片 □ 双膝髌骨轴位片（必要时） □ 肺功能、超声心动（视患者情况而定） □ 根据会诊情况进行必要检查 □ 双下肢动静脉彩超（必要时）	**长期医嘱：** □ 患者既往内科疾病基础用药 □ 潜在感染疾病的控制（泌尿系感染、牙龈炎等） □ 骨科术后护理常规 □ 麻醉后护理常规 □ 一级/二级护理 □ 测血压每日2次（视情况） □ 测血糖每日5次（视情况） □ 患者既往内科疾病基础用药 □ 饮食 □ 心电监测、吸氧（视病情） □ 放置尿管者需记尿量（如有） □ 冰敷 **临时医嘱：** □ 术前医嘱：常规准备明日在神经阻滞麻醉/椎管内麻醉/全身麻醉下行膝关节镜检查术 □ 术前禁食、禁水 □ 领用术前0.5~2小时使用的抗菌药物（如有内植物） □ 预估手术超过3小时，加抗菌药物	**出院医嘱：**

续 表

时间	住院第 1~2 天 （包括术前日）	住院第 2~3 天 （包括手术日）	住院第 3~4 天
重点医嘱		□ 术前留置导尿管（必要时） □ 术前备皮 □ 其他特殊医嘱 □ 相关科室会诊 □ 药物医嘱： 【1 级】抗菌药物（必要时） 【2 级】解热镇痛及非甾体抗炎药（必要时） 【2 级】镇痛药（必要时）	
主要护理工作	□ 入院宣教：介绍病房环境、设施和设备 □ 入院护理评估	□ 宣教、备皮等术前准备 □ 提醒患者明晨禁水	□ 观察患者病情变化 □ 术后心理与生活护理
病情变异记录	□ 无 □ 有，原因： 1. 2.	□ 无 □ 有，原因： 1. 2.	□ 无 □ 有，原因： 1. 2.
护士签名			
医师签名			

第八十八章

踝关节侧副韧带损伤临床路径释义

【医疗质量控制指标】

指标一、术后即刻踝关节恢复前向和/或侧方稳定性，前抽屉试验和/或距骨倾斜试验阴性。

指标二、监测 D-二聚体定量，预防下肢深静脉血栓。

一、踝关节侧副韧带损伤编码

1. 原编码

疾病名称及编码：陈旧性踝外侧副韧带断裂（ICD-10：M24.271）
踝和足韧带断裂（ICD-10：S93.201）
踝部韧带断裂（ICD-10：S93.202）
踝距腓前韧带断裂（ICD-10：S93.204）
跟腓韧带断裂（ICD-10：S93.205）
踝内侧副韧带扭伤（ICD-10：S93.404）
踝内侧副韧带损伤（ICD-10：S93.405）
踝三角韧带扭伤（ICD-10：S93.411）
踝三角韧带损伤（ICD-10：S93.412）
跟腓韧带扭伤（ICD-10：S93.421）
跟腓韧带损伤（ICD-10：S93.422）
胫腓远端韧带扭伤（ICD-10：S93.431）
胫腓远端韧带损伤（ICD-10：S93.432）

手术操作名称及编码：踝关节韧带修补术（ICD-9-CM-3：81.94001）
踝关节镜下韧带修补术（ICD-9-CM-3：81.94006）
踝关节镜下韧带重建术（ICD-9-CM-3：81.94007）
踝韧带缝合术（ICD-9-CM-3：81.94004）
距腓韧带缝合修补术（ICD-9-CM-3：83.88010）

2. 修改编码

疾病名称及编码：踝关节侧副韧带损伤
陈旧性踝外侧副韧带断裂（ICD-10：M24.202）
在踝和足水平的韧带破裂（ICD-10：S93.2）
踝扭伤和劳损（ICD-10：S93.4）

手术操作名称及编码：踝关节的其他修补术（ICD-9-CM-3：81.49）

二、临床路径检索方法

（M24.202 / S93.2/ S93.4）伴 81.49

三、国家医疗保障疾病诊断相关分组（CHS-DRG）

MDCI　肌肉、骨骼疾病及功能障碍

IS2　除前臂、腕、手足外的损伤

IC3 除置换/翻修外的髋、肩、膝、肘、踝的关节手术

四、踝关节侧副韧带损伤临床路径标准住院流程

（一）适用对象

第一诊断为踝关节侧副韧带损伤，行踝关节镜检查，踝关节侧副韧带修补或重建术，或含以下诊断和术式：

M24.271	陈旧性踝外侧副韧带断裂	81.94001	踝关节韧带修补术
S93.201	踝和足韧带断裂	81.94006	踝关节镜下韧带修补术
S93.202	踝部韧带断裂	81.94007	踝关节镜下韧带重建术
S93.204	踝距腓前韧带断裂	81.94004	踝韧带缝合术
S93.205	跟腓韧带断裂	83.88010	距腓韧带缝合修补术
S93.404	踝内侧副韧带扭伤		
S93.405	踝内侧副韧带损伤		
S93.411	踝三角韧带扭伤		
S93.412	踝三角韧带损伤		
S93.421	跟腓韧带扭伤		
S93.422	跟腓韧带损伤		
S93.431	胫腓远端韧带扭伤		
S93.432	胫腓远端韧带损伤		

释义

■ 适用对象编码参见第一部分。

■ 本路径适用对象为临床诊断为踝关节侧副韧带损伤的患者，主要包括踝关节外侧的距腓前韧带、跟腓韧带和内侧的三角韧带损伤，需进行手术治疗时。

（二）诊断依据

1. 病史：踝关节有急性外伤史或是反复扭伤病史，关节肿痛，活动受限。
2. 体检：踝关节抽屉试验阳性，关节内外翻应力试验阳性。
3. 辅助检查：磁共振可以确定侧副韧带损伤的部位及程度。

释义

■本路径的制订主要参考国内权威参考书籍和诊疗指南。

■症状和体格检查是诊断踝关节外侧韧带损伤的初步依据，多数患者表现为外伤史、踝关节反复扭伤史、疼痛等症状。MRI 检查可见踝关节侧副韧带信号松弛或不连续。

（三）治疗方案的选择及依据

1. 诊断明确的踝关节侧副韧带损伤，症状明显，持续不缓解，影响正常生活和运动。
2. 无手术禁忌证。

释义

■保守治疗效果不佳，严重的踝关节不稳定，影响患者生活和运动时需考虑手术治疗。

■手术治疗包括侧副韧带的修补或重建。

■急性的侧副韧带损伤一般可进行保守治疗，但要注意急性侧副韧带损伤可能合并踝关节骨折，需要排除。慢性侧副韧带损伤可视韧带质量选择直接修补、再张力化或韧带重建。

（四）标准住院日 6~8 天

释义

■明确踝关节侧副韧带损伤的患者入院后，术前检查 1~3 天，第 4~5 天行手术治疗，第3~6 天主要观察切口情况和有无术后早期并发症，总住院时间不超过 8 天符合本路径要求。

■如果具备条件，可以在患者入院前在门诊完善相关术前化验及影像学检查，并在麻醉科门诊评估患者全身情况，安排入院后尽早接受手术，以尽量减少患者住院时间。

（五）进入路径标准

1. 第一诊断必须符合踝关节侧副韧带损伤。
2. 当患者同时具有其他疾病诊断，但在住院期间不需要特殊处理也不影响第一诊断的临床路径流程实施时，可以进入路径。

释义

■ 部分患者入院后常规检查发现有基础疾病，如高血压、糖尿病、肝功能不全、肾功能不全等，经系统评估后对踝关节侧副韧带损伤诊断治疗无特殊影响者，可进入本路径。如合并踝关节其他损伤时，如距骨软骨损伤或踝关节撞击症时，可手术中一并处理，也可进入本路径。但以上可能增加医疗费用，延长住院时间。

■ 经入院常规检查发现既往没有发现的疾病，而该疾病对患者健康的影响比踝关节侧副韧带损伤更严重，或者该疾病可能影响手术实施，增加麻醉和手术风险，影响预后，则应优先考虑治疗该种疾病，暂且不宜进入本路径。如较严重的高血压、糖尿病、心功能不全、肝功能不全、肾功能不全、凝血功能障碍等。

（六）术前准备 1~3 天

1. 术前检查项目

（1）血常规、尿常规。

（2）肝功能、肾功能、电解质、血糖。

（3）凝血功能。

（4）感染性疾病筛查（乙型肝炎、丙型肝炎、梅毒、艾滋病等）。

（5）踝关节正侧位 X 线片。

（6）踝关节 MRI。

（7）X 线胸片、心电图。

（8）等速运动测试、关节松弛度检查。

2. 根据患者病情可选择

（1）双下肢深静脉彩超、超声心动图、血气分析和肺功能（高龄或既往有心、肺部病史者）。

（2）有相关疾病者必要时请相关科室会诊。

释义

■ 血常规、尿常规最基本的两个常规检查，进入路径的患者均需完成。肝功能、肾功能、电解质、血糖、凝血功能、心电图、X 线胸片可评估有无基础疾病，是否影响住院时间、费用及其治疗预后，也是进行麻醉手术的基础检查；感染性疾病筛查可指导对同病房患者、医护人员的防护、手术顺序的安排和术后手术器械的消毒；踝关节 X 线和 MRI 检查有助于明确损伤部位和合并损伤，指导制订手术计划；等速运动测试、应力像检查有助于术前评估踝关节功能。

■ 对年龄较大患者或基础检查发现异常的患者，可进行超声心动图、血气分析和肺功能，以进一步评估患者身体状况；对 D-二聚体升高的患者，可行双下肢深静脉彩超检查，以排除下肢深静脉血栓；对合并高血压、糖尿病或其他内科疾病的患者，可请相关科室会诊以确保患者围手术期安全。

（七）选择用药

抗菌药物：按照《抗菌药物临床应用指导原则（2015 年版）》（国卫办医发〔2015〕43 号）执行。

释义

■ Ⅰ类切口手术抗菌药物使用不应超过术后24小时。

（八）手术日为入院第4~5天

1. 麻醉方式：神经阻滞麻醉、椎管内麻醉或全身麻醉。
2. 手术方式：踝关节镜检查，侧副韧带缝合修补或重建术。
3. 手术内植物：关节带线锚钉、mini GⅡ。
4. 输血：无。

释义

■ 麻醉一般选择神经阻滞麻醉或椎管内麻醉，但对肥胖、既往腰椎手术史患者，可酌情选择全身麻醉。

■ 关节镜检查可以排除踝关节内可能存在的合并损伤并进行相应处理，有的侧副韧带重建手术也可以在关节镜下完成。韧带重建手术包括解剖重建和非解剖重建，重建的移植物可以选择自体或异体移植物，移植物的固定也存在多种方式。

（九）术后住院恢复为第5~7天

1. 必需复查的检查项目：踝关节正侧位平片。
2. 必要时查血常规、红细胞沉降率、C反应蛋白、凝血、电解质和双下肢深静脉B超检查。
3. 术后处理

（1）抗菌药物：按照《抗菌药物临床应用指导原则（2015年版）》（国卫办医发〔2015〕43号）执行。

（2）术后镇痛：参照《骨科常见疼痛的处理专家建议》。

（3）术后康复：根据手术状况按相应康复计划康复。

释义

■ 术后踝关节平片确认内植物的位置。

■ 术后血常规、红细胞沉降率、C反应蛋白、凝血、电解质等检查可以观察患者有无感染、电解质紊乱等。下肢手术是导致术后患者下肢深静脉血栓的危险因素，对联合有其他高危因素的患者或术后出现小腿肿痛的患者，应行双下肢深静脉B超检查以排除深静脉血栓。

■ Ⅰ类切口手术抗菌药物使用不应超过术后24小时；术后根据患者疼痛情况进行疼痛管理；根据手术情况指导患者开始术后早期康复。

（十）出院标准

1. 体温正常，足趾活动正常。
2. 伤口愈合良好，伤口无感染征象（或可在门诊处理的伤口情况），关节无感染征象。

3. 没有需要住院处理的并发症和/或合并症。

释义

■ 患者出院前应完成所有必需检查项目，无发热，切口情况满意，且无明显术后并发症。

（十一）变异及原因分析

1. 围手术期并发症：石膏固定造成踝关节胫前综合征、深静脉血栓形成、伤口感染、关节感染、神经血管损伤等，造成住院日延长和费用增加。
2. 内科合并症：老年患者常合并内科疾病，如脑血管或心血管病、糖尿病、血栓等，手术可能导致基础疾病加重而需要进一步治疗，从而延长治疗时间，并增加住院费用。
3. 植入材料的选择：当韧带需要重建时，由于缝合位置、大小和损伤性质不同，使用不同的内植物材料，可能导致住院费用存在差异。

释义

■ 深静脉血栓可能造成肺栓塞，是骨科手术后严重的并发症之一，此时需请相关科室协助处理深静脉血栓情况。

■ 认可的变异原因主要是指患者入选路径后，在检查及治疗过程中发现患者合并存在事前未预知的、对本路径治疗可能产生影响的情况，需要中止执行路径或延长治疗时间、增加治疗费用。医师需在表单中明确说明。

■ 因患者方面的主观原因导致执行路径出现变异，需医师在表单中予以说明。

五、踝关节侧副韧带损伤临床路径给药方案

1. 术前用药：治疗基础疾病，如心脏病、高血压等，以口服给药为主；围手术期控制血糖可应用胰岛素。术前 30 分钟及术后 24 小时内可预防性应用抗菌药物。
2. 术中用药：无特殊。
3. 术后用药：术后可用非甾体类镇痛药，并按照患者疼痛程度进行阶梯镇痛。术后可根据患者具体情况进行抗凝用药。

【用药选择】

术前治疗基础疾病的药物应继续规律应用。

【药学提示】

应注意患者长时间服用药物与围手术期用药的药理作用，以及围手术期药物之间的相互作用。

【注意事项】

术后应避免注射用非甾类镇痛药与口服非甾类镇痛药合用，以免增加胃肠道不良事件风险。

六、踝关节侧副韧带损伤患者护理规范

1. 术前护理

（1）术前宣教：宣教功能锻炼重要性；宣教手术的目的、意义；宣教术后护理用具的使用及

注意事项。

（2）术前准备：皮肤准备、药敏试验、生命体征监测，术后骨科专科用具的试戴。

2. 术后护理

（1）常规护理：生命体征监测、饮食指导、专科护理。

（2）患肢护理：观察患侧踝关节渗血情况，手术部位敷料包扎松紧度是否适宜，观察患肢是否发生肿胀，评估肿胀部位及程度，必要时给予更换敷料；评估患肢活动度及皮肤感觉，如发生患肢不能活动或患肢麻痹，需寻找原因及时处理，防止术后神经损伤。观察患肢足趾血运情况，发现异常查找原因，及时采取措施。

（3）指导院内功能锻炼：指导患者术后第2天开始进行床上踝关节被动活动练习及直腿抬高练习。

七、踝关节侧副韧带损伤患者营养治疗规范

1. 正常饮食，保证蛋白质及维生素摄入。

2. 有内科基础病者注意调整饮食，如高血压病患者低盐饮食、肾病患者低蛋白饮食、糖尿病患者低糖饮食等。

八、踝关节侧副韧带损伤患者健康宣教

1. 踝关节支具固定，根据手术方式决定关节活动度锻炼时机，避免关节粘连。

2. 根据手术情况决定负重时间。

3. 预防下肢深静脉血栓，如出现下肢深静脉血栓需口服溶栓药物，必要时行下腔静脉滤器置入。

4. 重视下肢功能锻炼。

5. 术后按时换药、拆线。

6. 正确佩戴踝关节支具。

7. 定期门诊复查。

九、推荐表单

（一）医师表单

踝关节侧副韧带损伤临床路径医师表单

适用对象：第一诊断为踝关节侧副韧带损伤
行踝关节的其他修补术（ICD-9-CM-3：81.49）

患者姓名：	性别： 年龄： 门诊号：	住院号：
住院日期： 年 月 日	出院日期： 年 月 日	标准住院日：6~8 天

时间	住院第 1~3 天	住院第 3~4 天 （术前日）	住院第 4~5 天 （手术日）
主要诊疗工作	□ 完成住院志询问病史、体格检查、初步诊断 □ 完成首次病程记录 □ 完成住院病历 □ 上级医师查房、术前评估、确定诊断、手术日期 □ 完成上级医师查房记录 □ 开医嘱：常规化验、检查单	□ 上级医师查房 □ 继续完成检查及必要的会诊 □ 医师查房、手术前评估 □ 完成术前小结和上级医师查房记录 □ 签署手术知情同意书，向患者及家属交代术前注意事项 □ 手术准备 □ 麻醉医师访视患者进行评估并签署麻醉同意书	□ 手术：关节镜检，侧副韧带缝合修补或重建 □ 完成手术记录和术后当天的病程记录 □ 交代术中情况及注意事项 □ 上级医师查房完成手术日病程记录和上级医师查房记录 □ 麻醉医师术后随访 □ 交班前医师查看术后患者情况并记录交班
重点医嘱	**长期医嘱：** □ 运动医学科护理常规 □ 二级护理 □ 饮食 **临时医嘱：** □ 血常规、尿常规；凝血功能；感染性疾病筛查；肝功能、肾功能+电解质+血糖；X 线胸片、心电图 □ 踝关节正侧位 X 线片，等速运动测试、KT2000 关节松弛度检查 □ 踝关节 MRI（视情况而定） □ 根据病情：双下肢深静脉 B 超、肺功能、超声心动、血气分析	**长期医嘱：** □ 运动医学科护理常规 □ 二级护理 □ 饮食 □ 既往内科基础疾病用药 **临时医嘱：** □ 根据会诊要求开检查化验单 □ 术前医嘱：明日在___麻醉下行踝关节镜探查，侧副韧带缝合修补或重建术 □ 术前禁食、禁水 □ 术前抗菌药物皮试 □ 术区备皮 □ 其他特殊医嘱	**长期医嘱：** □ 运动医学护理常规 □ 二级护理 □ 饮食 □ 患肢抬高、制动 □ 抗菌药物 □ 其他特殊医嘱 **临时医嘱：** □ 今日在___麻醉下行踝关节镜探查，侧副韧带缝合修补或重建术 □ 耗材计费 □ 补液（必要时） □ 伤口换药（必要时）
病情变异记录	□ 无 □ 有，原因： 1. 2.	□ 无 □ 有，原因： 1. 2.	□ 无 □ 有，原因： 1. 2.
医师签名			

时间	住院第5~7天 （术后）	住院第8天 （出院日）
主要诊疗工作	□ 上级医师查房：进行患肢情况、感染、并发症的评估 □ 完成日常病程记录、上级医师查房记录及确定患者可以出院：完成出院总结完成病历首页的填写 □ 向患者交代出院注意事项、复查时间及拆线时间	□ 主管医师查房 □ 完成日常病程记录上级医师查房记录，检查出院总结、病历首页的书写是否完善 □ 通知出院 □ 向患者及家属交代出院注意项、复查时间及拆线时间和康复程序
重点医嘱	**长期医嘱：** □ 运动医学术后护理常规 □ 二级护理 □ 饮食 □ 静脉抗菌药物下午停 **临时医嘱：** □ 伤口换药 □ 踝关节正侧位平片 □ 双下肢深静脉B超 □ 出院带药 □ 明日出院	
病情变异记录	□ 无 □ 有，原因： 1. 2.	□ 无 □ 有，原因： 1. 2.
医师签名		

（二）护士表单

踝关节侧副韧带损伤临床路径护士表单

适用对象：第一诊断为踝关节侧副韧带损伤
　　　　　行踝关节的其他修补术（ICD-9-CM-3：81.49）

患者姓名：	性别：　年龄：　门诊号：	住院号：
住院日期：　年　月　日	出院日期：　年　月　日	标准住院日：6~8 天

时间	住院第 1~3 天	住院第 3~4 天 （术前日）	住院第 4~5 天 （手术日）
健康宣教	**入院宣教：** □ 介绍主管医师、护士 □ 介绍病室环境、设施 □ 介绍规章制度及注意事项	**术前宣教：** □ 宣教疾病知识、术前准备及手术过程 □ 指导术前保持良好睡眠 □ 告知准备物品 □ 告知家属等候区位置	**术后当日宣教：** □ 告知监护设备、管路功能及注意事项 □ 告知饮食、体位要求 □ 告知术后可能出现的情况及应对方式 □ 告知术后饮食、活动及探视注意事项
护理处置	□ 核对患者，佩戴腕带 □ 建立入院病历 □ 评估患者并书写护理评估单	□ 协助医师完成术前检查化验 **术前准备：** □ 备皮 □ 禁食、禁水	□ 术前监测生命体征 **送手术：** □ 摘除患者各种活动物品 □ 核对患者资料及带药 □ 填写手术交接单，签字确认 **接手术：** □ 核对患者及资料，签字确认
基础护理	**二级/三级护理：** □ 晨晚间护理 □ 患者安全管理	**二级护理：** □ 晨晚间护理 □ 患者安全管理	**一级/二级护理：** □ 晨晚间护理 □ 体位护理：患者平卧，患肢抬高，以促进静脉和淋巴回流，防止患肢肿胀 □ 排泄护理 □ 患者安全管理
专科护理	□ 需要时填跌倒及压疮防范表 □ 遵医嘱通知化验检查 □ 给予患者及家属心理支持	□ 遵医嘱完成相关检查 □ 给予患者及家属心理支持	□ 病情观察，写护理记录：日间及夜间评估生命体征、意识、肢体感觉活动及血液循环、皮肤、伤口敷料，如有病情变化随时记录 □ 石膏托或支具护理：注意压疮预防和石膏或支具护理常规 □ 给予患者及家属心理支持
重点医嘱	□ 详见医嘱执行单	□ 详见医嘱执行单	□ 详见医嘱执行单
病情变异记录	□ 无　□ 有，原因： 1. 2.	□ 无　□ 有，原因： 1. 2.	□ 无　□ 有，原因： 1. 2.
护士签名			

时间	住院第5~7天 （术后）	住院第8天 （出院日）
健康宣教	术后宣教： □ 指导患者术后遵医嘱功能锻炼 □ 饮食、活动、安全指导 □ 药物作用及频率 □ 疾病恢复期注意事项	出院宣教： □ 复查时间 □ 功能锻炼 □ 饮食指导：禁烟酒，忌生冷辛辣刺激性食物 □ 指导办理出院手续
护理处置	□ 遵医嘱完成相关检查	□办理出院手续 完善护理记录
基础护理	二级护理： □ 晨晚间护理 □ 协助进食、进水 □ 预防压疮 □ 医嘱可下地时，协助或指导床旁活动 □ 排泄护理 □ 安全管理	二级护理： □ 晨晚间护理 □ 协助或指导进食、进水 □ 协助或指导床旁活动 □ 患者安全管理
专科护理	□ 病情观察，写护理记录：评估生命体征、意识、肢体感觉活动及血液循环、皮肤情况、伤口敷料情况 □ 疼痛护理：若患肢疼痛，可视情况遵医嘱合理使用镇痛药 □ 症状护理：告知术后出现肢体肿胀是手术的正常反应 □ 用药观察：告知术后药物应用意义 □ 给予患者及家属心理支持	□ 协助指导功能锻炼 □ 出院指导 □ 告知随诊的意义 □ 告知出院流程
重点医嘱	□ 详见医嘱执行单	□ 详见医嘱执行单
病情变异记录	□ 无　□ 有，原因： 1. 2.	□ 无　□ 有，原因： 1. 2.
护士签名		

（三）患者表单

踝关节侧副韧带损伤临床路径患者表单

适用对象：第一诊断为踝关节侧副韧带损伤

行踝关节的其他修补术（ICD-9-CM-3：81.49）

患者姓名：	性别： 年龄： 门诊号：	住院号：
住院日期： 年 月 日	出院日期： 年 月 日	标准住院日：6~8天

时间	住院第1~3天	住院第3~4天 （术前日）	住院第4~5天 （手术日）
医患配合	□ 配合询问病史、收集资料，请务必详细告知既往史、用药史、过敏史 □ 如服用抗凝药物，请明确告知 □ 配合进行体格检查 □ 有任何不适请告知医师	□ 配合完善术前相关检查、化验，如采血、留尿、心电图、B超、X线胸片等 □ 医师与患者及家属介绍病情及手术谈话、术前签字 □ 麻醉医师进行术前访视	□ 配合评估手术效果 □ 配合检查意识、肢体活动 □ 有任何不适请告知医师
护患配合	□ 配合测量体温、脉搏、呼吸、血压、体重1次 □ 配合完成入院护理评估（简单询问病史、过敏史、用药史） □ 接受入院宣教（环境介绍、病室规定、订餐制度、贵重物品保管等） □ 有任何不适请告知护士	□ 接受术前宣教 □ 接受备皮 □ 配合禁食、禁水 □ 沐浴 □ 准备好必要用物，吸管、尿壶、便盆、尿垫、纸巾等 □ 取下义齿、饰品等，贵重物品交家属保管 □ 术前保持良好睡眠	□ 清晨配合测量体温、脉搏、呼吸，遵医嘱测血压 □ 送手术室前，协助完成核对，脱去衣物，上手术车 □ 返回病房后，协助完成核对，配合过病床 □ 配合检查意识、肢体感觉活动及血液循环，询问出入量 □ 配合术后吸氧、监护仪监测、输液 □ 遵医嘱采取正确体位 □ 配合缓解疼痛 □ 有任何不适请告知护士
饮食	□ 正常饮食或遵医嘱特殊膳食等	□ 术前12小时禁食、禁水	□ 局部麻醉或区域阻滞麻醉，在不恶心呕吐的情况下不影响进食、进水 □ 连硬外麻醉或全身麻醉术后6小时可进食、饮水
排泄	□ 正常排尿便	□ 正常排尿便	□ 自行排尿
活动	□ 正常活动	□ 正常活动	□ 床上活动，患肢踝关节支具固定

时间	住院第 5~7 天 （术后）	住院第 8 天 （出院日）
医患配合	□ 配合检查肢体感觉活动及血液循环 □ 配合切口评估及换药	□ 接受出院前指导 □ 知道复查程序 □ 获取出院诊断书
护患配合	□ 配合定时监测生命体征，每日询问排便次数 □ 配合检查意识、肢体感觉活动及血液循环 □ 遵医嘱配合监测出入量 □ 接受输液、服药等治疗 □ 接受进食、进水、排便等生活护理 □ 配合活动，预防皮肤压疮 □ 注意活动安全，避免坠床或跌倒 □ 配合执行探视及陪伴制度	□ 接受出院宣教 □ 办理出院手续 □ 获取出院带药 □ 知道服药方法、作用、注意事项 □ 知道照顾伤口方法 □ 知道复印病历方法
饮食	□ 根据医嘱，由流质饮食逐渐过渡到普通饮食或糖尿病饮食等	□ 根据医嘱，普通饮食或糖尿病膳食等
排泄	□ 正常排尿便 □ 避免便秘	□ 正常排尿便 □ 避免便秘
活动	□ 可下地活动，患肢支具固定且免负重	□ 可下地活动，患肢支具固定且免负重

附：原表单（2016年版）

踝关节侧副韧带损伤临床路径表单

适用对象：第一诊断为踝关节侧副韧带损伤
　　　　　侧副韧带缝合修补或重建术

患者姓名：	性别：　　年龄：　　门诊号：	住院号：
住院日期：　　年　月　日	出院日期：　　年　月　日	标准住院日：6~8天

时间	住院第1天	住院第1~2天 （术前日）	住院第1~2天 （手术日）
主要诊疗工作	□ 完成住院志询问病史、体格检查、初步诊断 □ 完成首次病程记录 □ 完成住院病历 □ 上级医师查房、术前评估、确定诊断、手术日期 □ 完成上级医师查房记录 □ 开医嘱：常规化验、检查单	□ 上级医师查房 □ 继续完成检查及必要的会诊 □ 医师查房、手术前评估 □ 完成术前小结和上级医师查房记录 □ 签署手术知情同意书向患者及家属交代术前注意事项 □ 手术准备 □ 麻醉医师访视患者进行评估并签署麻醉同意书	□ 手术：关节镜检，切开侧副韧带缝合修补或重建 □ 完成手术记录和术后当天的病程记录 □ 交代术中情况及注意事项 □ 上级医师查房完成手术日病程记录和上级医师查房记录 □ 麻醉医师术后随访 □ 交班前医师查看术后患者情况并记录交班
重点医嘱	**长期医嘱：** □ 运动医学科护理常规 □ 二级护理 □ 饮食 **临时医嘱：** □ 血常规、尿常规；凝血功能；感染性疾病筛查；肝功能、肾功能+电解质+血糖；胸片、心电图 □ 踝关节正侧位X线片，等速运动测试、KT2000关节松弛度检查 □ 踝关节MRI（视情况而定） □ 根据病情：血管超声、肺功能、超声心动、血气分析	**长期医嘱：** □ 运动医学科护理常规 □ 二级护理 □ 饮食 □ 既往内科基础疾病用药 **临时医嘱：** □ 根据会诊要求开检查化验单 □ 术前医嘱：明日在____麻醉下行踝关节镜探查，切开侧副韧带缝合修补或重建术 □ 术前禁食、禁水 □ 术前抗菌药物皮试 □ 术区备皮 □ 其他特殊医嘱	**长期医嘱：** □ 运动医学护理常规 □ 二级护理 □ 饮食 □ 患肢抬高、制动 □ 抗菌药物 □ 其他特殊医嘱 **临时医嘱：** □ 今日在____麻醉下行踝关节镜探查，切开侧副韧带缝合修补或重建术耗材计费 □ 补液（必要时） □ 伤口换药（必要时）
主要护理工作	□ 入院介绍 □ 完成护理评估并记录 □ 处理医嘱、并执行 □ 健康宣教 □ 指导患者到相关科室进行检查心电图、胸片等 □ 按时巡视病房 □ 认真完成交接班	□ 常规护理 □ 术前心理护理（紧张、焦虑） □ 术前备皮、沐浴、更衣 □ 术前物品准备 □ 完成护理记录 □ 完成责任制护理记录 □ 认真完成交接班 □ 按时巡视病房	□ 观察患者病情变化：生命体征，患肢足趾活动情况，患肢皮肤温度、感觉如有异常通知医师 □ 向患者交代术后注意事项 □ 术后生活及心理护理 □ 处理执行医嘱 □ 完成责任制护理 □ 按时巡视病房认真完成交接班

续 表

时间	住院第 1 天	住院第 1~2 天 （术前日）	住院第 1~2 天 （手术日）
病情变异记录	□ 无 □ 有，原因： 1. 2.	□ 无 □ 有，原因： 1. 2.	□ 无 □ 有，原因： 1. 2.
护士签名			
医师签名			

时间	住院第 2~3 天 （术后第 1 天）	住院第 3~4 天 （术后第 2 天）
主要诊疗工作	□ 上级医师查房：进行患肢情况、感染、并发症的评估 □ 完成日常病程、记录上级医师查房记录及确定患者可以出院，完成出院总结、完成病历首页的填写 □ 向患者交代出院注意事项、复查时间及拆线时间	□ 主管医师查房 □ 完成日常病程记录、上级医师查房记录，检查出院总结、病历首页的书写是否完善 □ 通知出院 □ 向患者及家属交代出院注意项、复查时间及拆线时间和康复程序
重点医嘱	**长期医嘱：** □ 运动医学术后护理常规 □ 二级护理 □ 饮食 □ 静脉抗菌药物下午停 **临时医嘱：** □ 伤口换药 □ 出院带药 □ 明日出院	
主要护理工作	□ 处理执行医嘱 □ 术后心理、生活护理 □ 康复医师指导训练 □ 完成病情观察护理记录 □ 出院指导 □ 协助患者持拐下地行走 □ 认真完成交接班 □ 协助医师伤口换药	□ 协助家属办理出院手续 □ 出院单位处理
病情变异记录	□ 无　□ 有，原因： 1. 2.	□ 无　□ 有，原因： 1. 2.
护士签名		
医师签名		

第八十九章

踝关节软骨损伤临床路径释义

【医疗质量控制指标】

指标一、术区确认无游离或软化软骨。

指标二、微骨折手术，需有血液从微骨折孔内渗出。

指标三、自体或异体骨软骨移植，移植软骨需与周围软骨平齐。

指标四、骨膜移植，移植物需固定稳定。

指标五、行内踝截骨者，需牢固固定内踝截骨处；行外踝韧带切开者，需牢固重建外踝韧带。

指标六、监测 D-二聚体定量，预防下肢深静脉血栓。

一、踝关节软骨损伤编码

1. 原编码

疾病名称及编码：踝关节软骨损伤：
陈旧性踝距骨软骨损伤（ICD-10：M24.171）
陈旧性踝胫骨软骨损伤（ICD-10：M24.172）
踝距骨剥脱性骨软骨炎（ICD-10：M93.201）

手术操作名称及编码：踝关节镜下软骨成形术（ICD-9-CM-3：81.49002）
踝关节镜下软骨修复术（ICD-9-CM-3：81.49003）
踝关节镜下异体骨软骨移植术（ICD-9-CM-3：81.49004）
踝关节镜下自体骨软骨移植术（ICD-9-CM-3：81.49005）
踝关节软骨镜下软骨细胞移植术（ICD-9-CM-3：81.49006）

2. 修改编码

疾病名称及编码：踝关节游离体（ICD-10：M24.006）
踝关节软骨疾患（ICD-10：M24.1）
剥脱性骨软骨炎（ICD-10：M93.2）

手术操作名称及编码：踝关节病损切除术（ICD-9-CM-3：80.87）
踝关节的其他切除术（ICD-9-CM-3：80.97）

二、临床路径检索方法

（M24.006 / M24.1 / M93.2）伴（80.87 / 80.97）

三、国家医疗保障疾病诊断相关分组（CHS-DRG）

MDCI　肌肉、骨骼疾病及功能障碍

IS2　除前臂、腕、手足外的损伤

IC3　除置换/翻修外的髋、肩、膝、肘、踝的关节手术

四、踝关节软骨损伤临床路径标准住院流程

（一）适用对象

第一诊断为踝关节软骨损伤，行踝关节镜下关节镜检，软骨修整、清理或微骨折术，或含以

下诊断和术式：

M24.171	陈旧性踝距骨软骨损伤	81.49002	踝关节镜下软骨成形术
M24.172	陈旧性踝胫骨软骨损伤	81.49003	踝关节镜下软骨修复术
M93.201	踝距骨剥脱性骨软骨炎	81.49004	踝关节镜下异体骨软骨移植术
		81.49005	踝关节镜下自体骨软骨移植术
		81.49006	踝关节软骨镜下软骨细胞移植术

释义

■ 适用对象编码参见第一部分。

■ 本路径适用对象为临床诊断为踝关节软骨损伤的患者，需进行手术治疗时。其中最常见的是距骨软骨的损伤。

（二）诊断依据

1. 病史：踝关节常有外伤史，关节肿痛，可能活动受限，踝关节可能有位置较固定的弹响。
2. 查体：踝关节可以出现肿胀，距骨内上角经常有压痛，关节间隙可以有压痛、弹响，可以出现轻度活动受限等。
3. 辅助检查：磁共振一般可以确定踝关节软骨损伤的部位及程度。有时候 X 线片也可以显示比较严重的软骨损伤部位。

释义

■ 本路径的制订主要参考国内权威参考书籍和诊疗指南。

■ 症状和体格检查是诊断踝关节软骨损伤的初步依据，但骨软骨损伤患者体格检查通常缺乏特异性的表现，影像学检查可见相应部分的软骨病变。

（三）治疗方案的选择及依据

1. 诊断明确的踝关节软骨损伤，症状明显，经过保守治疗至少 3 个月效果不明显，持续不缓解，影响正常生活和运动。
2. 患者有改善患踝症状的要求。
3. 无手术禁忌证。

释义

■ 保守治疗效果不佳，严重的踝关节疼痛，影响患者生活和运动时需考虑手术治疗。

■ 手术治疗包括软骨损伤清理、微骨折术和自体骨软骨移植。

■根据软骨损伤病变的范围选择手术方式。对面积较小、病变表浅的骨软骨损伤，可以选择清理或者微骨折技术；对损伤范围较大、病变涉及软骨下骨的患者，可以选择骨软骨移植手术；对更为严重的骨软骨损伤，可能考虑踝关节置换或融合手术，需进入其他路径。

（四）标准住院日6~8天

释义

■明确踝关节侧副韧带损伤的患者入院后，术前检查1~3天，第4~5天行手术治疗，第5~7天主要观察切口情况和有无术后早期并发症，总住院时间不超过8天符合本路径要求。如果具备条件，可以在患者入院前在门诊完善相关术前化验及影像学检查，并在麻醉科门诊评估患者全身情况，安排入院后尽早接受手术，以尽量减少患者住院时间。

（五）进入路径标准

1. 第一诊断必须符合踝关节软骨损伤。

2. 当患者同时具有其他疾病诊断时，但在住院期间不需要特殊处理也不影响第一诊断的临床路径流程实施时，可以进入路径。

释义

■部分患者入院后常规检查发现有基础疾病，如高血压、糖尿病、肝功能不全、肾功能不全等，经系统评估后对踝关节软骨损伤诊断治疗无特殊影响者，可进入路径。如合并踝关节其他损伤时，如踝关节撞击症时，可手术中一并处理，也可进入路径。但以上可能增加医疗费用，延长住院时间。

■严重的骨软骨损伤，可能考虑踝关节置换或融合手术，需进入其他路径。

■经入院常规检查发现既往没有发现的疾病，而该疾病对患者健康的影响比踝关节软骨损伤更严重，或者该疾病可能影响手术实施，增加麻醉和手术风险，影响预后，则应优先考虑治疗该种疾病，暂且不宜进入路径。例如：较严重的高血压、糖尿病、心功能不全、肝功能不全、肾功能不全、凝血功能障碍等。

（六）术前准备1~3天

1. 术前检查项目

（1）血常规、尿常规。

（2）肝功能、肾功能、电解质、血糖。

（3）凝血功能。

（4）感染性疾病筛查（乙型肝炎、丙型肝炎、梅毒、艾滋病等）。

（5）踝关节正侧位X线片。

(6) 踝关节 MRI。
(7) X 线胸片、心电图。
2. 根据患者病情可选择
(1) 超声心动图、血气分析和肺功能（高龄或既往有心、肺部病史者）。
(2) 有相关疾病者必要时请相关科室会诊。

释义

■ 血常规、尿常规最基本的两个常规检查，进入路径的患者均需完成。肝功能、肾功能、电解质、血糖、凝血功能、心电图、X 线胸片可评估有无基础疾病，是否影响住院时间、费用及其治疗预后，也是进行麻醉手术的基础检查；感染性疾病筛查可指导对同病房患者、医护人员的防护、手术顺序的安排和术后手术器械的消毒；踝关节 X 线和 MRI 检查有助于明确损伤部位和合并损伤，指导制订手术计划。

■ 对年龄较大患者或基础检查发现异常的患者，可进行超声心动图、血气分析和肺功能，以进一步评估患者身体状况；对 D-二聚体升高的患者，可行双下肢深静脉彩超检查，以排除下肢深静脉血栓；对合并高血压、糖尿病或其他内科疾病的患者，可请相关科室会诊以确保患者围手术期安全。

（七）选择用药

抗菌药物：按照《抗菌药物临床应用指导原则（2015 年版）》（国卫办医发〔2015〕43 号）执行。

释义

■ Ⅰ类切口手术抗菌药物使用不应超过术后 24 小时。

（八）手术日为入院第 4~5 天

1. 麻醉方式：神经阻滞麻醉、椎管内麻醉或全身麻醉。
2. 手术方式：踝关节镜下修整、软骨修整、清理或微骨折术。
3. 手术内植物：无。
4. 输血：无。

释义

■ 麻醉一般选择神经阻滞麻醉或椎管内麻醉，但对肥胖、既往腰椎手术史患者，可酌情选择全身麻醉。

■ 关节镜检查可以排除踝关节内可能存在的合并损伤并进行相应处理。

（九）术后住院恢复为第 5~7 天

1. 必需复查的检查项目：无。
2. 必要时查血常规、红细胞沉降率、C 反应蛋白、凝血、电解质和双下肢深静脉 B 超检查。

3. 术后处理

（1）抗菌药物：按照《抗菌药物临床应用指导原则（2015 年版）》（国卫办医发〔2015〕43 号）执行。

（2）术后镇痛：参照《骨科常见疼痛的处理专家建议》。

（3）术后康复：根据手术状况按相应康复计划康复。

释义

■ 若进行了内踝截骨，术后踝关节平片可确认截骨块复位情况和内固定螺钉的位置。

■ 术后血常规、红细胞沉降率、C 反应蛋白、凝血、电解质等检查可以观察患者有无感染、电解质紊乱等。下肢手术是导致术后患者下肢深静脉血栓的危险因素，对联合有其他高危因素的患者，或术后出现小腿肿痛的患者，应行双下肢深静脉 B 超检查以排除深静脉血栓。

■ Ⅰ类切口手术抗菌药物使用不应超过术后 24 小时；术后根据患者疼痛情况进行疼痛管理；根据手术情况指导患者开始术后早期康复。

（十）出院标准

1. 体温正常，足趾活动正常。
2. 伤口愈合良好，伤口无感染征象（或可在门诊处理的伤口情况），关节无感染征象。
3. 没有需要住院处理的并发症和/或合并症。

释义

■ 患者出院前应完成所有必需检查项目，无发热，切口情况满意，且无明显术后并发症。

（十一）变异及原因分析

1. 围手术期并发症：深静脉血栓形成、伤口感染、关节感染、神经血管损伤等，造成住院日延长和费用增加。
2. 内科合并症：老年患者常合并内科疾病，如脑血管或心血管病、糖尿病、血栓等，手术可能导致基础疾病加重而需要进一步治疗，从而延长治疗时间，并增加住院费用。

释义

■ 深静脉血栓可能造成肺栓塞，是骨科手术后严重的并发症之一，此时需请相关科室协助处理深静脉血栓情况。

■ 认可的变异原因主要是指患者入选路径后，在检查及治疗过程中发现患者合并存在事前未预知的、对本路径治疗可能产生影响的情况，需要中止执行路径或延长治疗时间、增加治疗费用。医师需在表单中明确说明。

■ 因患者方面的主观原因导致执行路径出现变异，需医师在表单中予以说明。

■ 当进行内踝截骨，需要固定截骨块时，或进行外踝韧带切开，需行外踝韧带重建，或需进行体外细胞培养者，需要使用不同的内植物材料或不同细胞培养技术，可能导致住院费用存在差异。

五、踝关节软骨损伤临床路径给药方案

1. 术前用药：治疗基础疾病，如心脏病、高血压等，以口服给药为主；围手术期控制血糖可应用胰岛素。术前 30 分钟及术后 24 小时内可预防性应用抗菌药物。

2. 术中用药：无特殊。

3. 术后用药：术后可用非甾体类镇痛药，并按照患者疼痛程度进行阶梯镇痛。术后可根据患者具体情况进行抗凝用药。

【用药选择】

术前治疗基础疾病的药物应继续规律应用。

【药学提示】

应注意患者长时间服用药物与围手术期用药的药理作用，以及围手术期药物之间的相互作用。

【注意事项】

术后应避免注射用非甾类镇痛药与口服非甾类镇痛药合用，以免增加胃肠道不良事件风险。

六、踝关节软骨损伤患者护理规范

1. 术前护理

（1）术前宣教：宣教功能锻炼重要性；宣教手术的目的、意义；宣教术后护理用具的使用及注意事项。

（2）术前准备：皮肤准备、药敏试验、生命体征监测，术后骨科专科用具的试戴。

2. 术后护理

（1）常规护理：生命体征监测、饮食指导、专科护理。

（2）患肢护理：观察患侧踝关节渗血情况，手术部位敷料包扎或踝关节支具佩戴松紧度是否适宜，观察患肢是否发生肿胀，评估肿胀部位及程度，必要时给予更换敷料或重新佩戴支具；评估患肢活动度及皮肤感觉，如发生患肢不能活动或患肢麻痹，需寻找原因及时处理，防止术后神经损伤。观察患肢足趾血运情况，发现异常查找原因，及时采取措施。

（3）指导院内功能锻炼：指导患者术后第 2 天开始进行床上踝关节被动踝关节练习。要求患者被动训练，最大限度的做踝关节背伸和跖屈动作，被动训练可每天分早、中、晚 3 组，每个动作应达到能忍受的范围内逐渐增加角度。在达到终末点后可以维持半分钟。每组视情况可练 5~10 次。每组练完后如存在肿胀可冰敷。指导患者术后在助行器帮助情况下不负重行走。告知患者术后佩戴踝关节支具。

七、踝关节软骨损伤患者营养治疗规范

1. 正常饮食，保证蛋白质及维生素摄入。

2. 有内科基础病者注意调整饮食，如高血压病患者低盐饮食、肾病患者低蛋白饮食、糖尿病患者低糖饮食等。

八、踝关节软骨损伤患者健康宣教

1. 踝关节中立位固定 6~8 周，适时开始关节活动度锻炼。
2. 6~8 周后患肢部分负重。
3. 预防下肢深静脉血栓，如出现下肢深静脉血栓需口服溶栓药物，必要时行下腔静脉滤器置入。
4. 重视下肢功能锻炼。
5. 术后按时换药、拆线。
6. 正确佩戴膝关节支具。
7. 定期门诊复查。

九、推荐表单

（一）医师表单

踝关节软骨损伤临床路径医师表单

适用对象：第一诊断为关节游离体（ICD-10：M24.006），踝关节软骨疾患（ICD-10：M24.1），剥脱性骨软骨炎（ICD-10：M93.2）
行踝关节病损切除术（ICD-9-CM-3：80.87），踝关节的其他切除术（ICD-9-CM-3：80.97）

患者姓名：	性别： 年龄： 门诊号：	住院号：
住院日期： 年 月 日	出院日期： 年 月 日	标准住院日：6~8 天

时间	住院第 1~3 天	住院第 3~4 天 （术前日）	住院第 4~5 天 （手术日）
主要诊疗工作	□ 完成住院志。询问病史、体格检查、初步诊断 □ 完成首次病程记录 □ 完成住院病历 □ 上级医师查房、术前评估、确定诊断、手术日期 □ 完成上级医师查房记录 □ 开医嘱：常规化验、检查单	□ 上级医师查房 □ 继续完成检查及必要的会诊 □ 医师查房、手术前评估 □ 完成术前小结和上级医师查房记录 □ 签署手术知情同意书向患者及家属交代术前注意事项 □ 手术准备 □ 麻醉医师访视患者进行评估并签署麻醉同意书	□ 手术：关节镜检，软骨清理、微骨折或骨软骨移植术 □ 完成手术记录和术后当天的病程记录 □ 交代术中情况及注意事项 □ 上级医师查房完成手术日病程记录和上级医师查房记录 □ 麻醉医师术后随访 □ 交班前医师查看术后患者情况并记录交班
重点医嘱	**长期医嘱：** □ 运动医学科护理常规 □ 二级护理 □ 饮食 **临时医嘱：** □ 血常规、尿常规；凝血功能；感染性疾病筛查；肝功能、肾功能+电解质+血糖；胸片、心电图 □ 踝关节正侧位 X 线片 □ 踝关节 MRI（视情况而定） □ 根据病情：双下肢深静脉 B 超、肺功能、超声心动、血气分析	**长期医嘱：** □ 运动医学科护理常规 □ 二级护理 □ 饮食 □ 既往内科基础疾病用药 **临时医嘱：** □ 根据会诊要求开检查化验单 □ 术前医嘱：明日在_____麻醉下行踝关节镜下手术 □ 术前禁食、禁水 □ 术前抗菌药物皮试 □ 术区备皮 □ 其他特殊医嘱	**长期医嘱：** □ 运动医学护理常规 □ 二级护理 □ 饮食 □ 患肢抬高、制动 □ 抗菌药物 □ 其他特殊医嘱 **临时医嘱：** □ 今日在___麻醉下行踝关节镜下手术 □ 耗材计费 □ 补液（必要时） □ 伤口换药（必要时）
病情变异记录	□ 无 □ 有，原因： 1. 2.	□ 无 □ 有，原因： 1. 2.	□ 无 □ 有，原因： 1. 2.
医师签名			

时间	住院第 5~7 天 （术后）	住院第 8 天 （出院日）
主要诊疗工作	□ 上级医师查房：进行患肢情况、感染、并发症的评估 □ 完成日常病程记录、上级医师查房记录及确定患者可以出院 □ 完成出院总结、完成病历首页的填写 □ 向患者交代出院注意事项、复查时间及拆线时间	□ 主管医师查房 □ 完成日常病程记录、上级医师查房记录检查出院总结、病历首页的书写是否完善 □ 通知出院 □ 向患者及家属交代出院注意项、复查时间、拆线时间和康复程序
重点医嘱	**长期医嘱：** □ 运动医学术后护理常规 □ 二级护理 □ 饮食 □ 静脉抗菌药物下午停 **临时医嘱：** □ 伤口换药 □ 踝关节影像学检查 □ 双下肢深静脉 B 超 □ 出院带药 □ 明日出院	
病情变异记录	□ 无 □ 有，原因： 1. 2.	□ 无 □ 有，原因： 1. 2.
医师签名		

（二）护士表单

踝关节软骨损伤临床路径护士表单

适用对象：第一诊断为关节游离体（ICD-10：M24.006），踝关节软骨疾患（ICD-10：M24.1），剥脱性骨软骨炎（ICD-10：M93.2）
行踝关节病损切除术（ICD-9-CM-3：80.87），踝关节的其他切除术（ICD-9-CM-3：80.97）

患者姓名：	性别：　　年龄：　　门诊号：	住院号：
住院日期：　　年　月　日	出院日期：　　年　月　日	标准住院日：6~8天

时间	住院第1~3天	住院第3~4天 （术前日）	住院第4~5天 （手术日）
健康宣教	**入院宣教：** □ 介绍主管医师、护士 □ 介绍病室环境、设施 □ 介绍规章制度及注意事项	**术前宣教：** □ 宣教疾病知识、术前准备及手术过程 □ 指导术前保持良好睡眠 □ 告知准备物品 □ 告知家属等候区位置	**术后当日宣教：** □ 告知监护设备、管路功能及注意事项 □ 告知饮食、体位要求 □ 告知术后可能出现的情况及应对方式 □ 告知术后饮食、活动及探视注意事项
护理处置	□ 核对患者，佩戴腕带 □ 建立入院病历 □ 评估患者并书写护理评估单	□ 协助医师完成术前检查化验 **术前准备：** □ 备皮 □ 禁食、禁水	□ 术前监测生命体征 **送手术：** □ 摘除患者各种活动物品 □ 核对患者资料及带药 □ 填写手术交接单，签字确认 **接手术：** □ 核对患者及资料，签字确认
基础护理	**二级/三级护理：** □ 晨晚间护理 □ 患者安全管理	**二级护理：** □ 晨晚间护理 □ 患者安全管理	**一级/二级护理：** □ 晨晚间护理 □ 体位护理：患者平卧，患肢抬高，以促进静脉和淋巴回流，防止患肢肿胀排泄护理 □ 患者安全管理
专科护理	□ 需要时填跌倒及压疮防范表 □ 遵医嘱通知化验检查 □ 给予患者及家属心理支持	□ 遵医嘱完成相关检查 □ 给予患者及家属心理支持	□ 病情观察，写护理记录：日间及夜间评估生命体征、意识、肢体感觉活动及血液循环、皮肤情况、伤口敷料，如有病情变化随时记录 □ 石膏托或支具护理：注意压疮预防和石膏或支具护理常规 □ 给予患者及家属心理支持
重点医嘱	□ 详见医嘱执行单	□ 详见医嘱执行单	□ 详见医嘱执行单
病情变异记录	□ 无　□ 有，原因： 1. 2.	□ 无　□ 有，原因： 1. 2.	□ 无　□ 有，原因： 1. 2.
护士签名			

时间	住院第5~7天 （术后）	住院第8天 （出院日）
健康宣教	术后宣教： □ 指导患者术后遵医嘱功能锻炼 □ 饮食、活动、安全指导 □ 药物作用及频率 □ 疾病恢复期注意事项	出院宣教： □ 复查时间 □ 功能锻炼 □ 饮食指导：禁烟酒，忌生冷辛辣刺激性食物。 □ 指导办理出院手续
护理处置	□ 遵医嘱完成相关检查	□ 办理出院手续 □ 完善护理记录
基础护理	二级护理： □ 晨晚间护理 □ 协助进食、进水 □ 预防压疮 □ 医嘱可下地时，协助或指导床旁活动 □ 排泄护理 □ 安全管理	二级护理： □ 晨晚间护理 □ 协助或指导进食、进水 □ 协助或指导床旁活动 □ 患者安全管理
专科护理	□ 病情观察，写护理记录：评估生命体征、意识、肢体感觉活动及血液循环、皮肤情况、伤口敷料情况 □ 疼痛护理：若患肢疼痛，可视情况遵医嘱合理使用镇痛药 □ 症状护理：告知术后出现肢体肿胀是手术的正常反应 □ 用药观察：告知术后药物应用意义 □ 给予患者及家属心理支持	□ 协助指导功能锻炼 □ 出院指导 □ 告知随诊的意义 □ 告知出院流程
重点医嘱	□ 详见医嘱执行单	□ 详见医嘱执行单
病情变异记录	□ 无 □ 有，原因： 1. 2.	□ 无 □ 有，原因： 1. 2.
护士签名		

（三）患者表单

踝关节软骨损伤临床路径患者表单

适用对象：第一诊断为关节游离体（ICD-10：M24.006），踝关节软骨疾患（ICD-10：M24.1），剥脱性骨软骨炎（ICD-10：M93.2）

行踝关节病损切除术（ICD-9-CM-3：80.87），踝关节的其他切除术（ICD-9-CM-3：80.97）

患者姓名：	性别：　年龄：　门诊号：	住院号：
住院日期：　年　月　日	出院日期：　年　月　日	标准住院日：6~8天

时间	住院第1~3天	住院第3~4天 （术前日）	住院第4~5天 （手术日）
医患配合	□ 配合询问病史、收集资料，请务必详细告知既往史、用药史、过敏史 □ 如服用抗凝药物，请明确告知 □ 配合进行体格检查 □ 有任何不适请告知医师	□ 配合完善术前相关检查、化验，如采血、留尿、心电图、B超、X线胸片等 □ 医师与患者及家属介绍病情及手术谈话、术前签字 □ 麻醉医师进行术前访视	□ 配合评估手术效果 □ 配合检查意识、肢体活动 □ 有任何不适请告知医师
护患配合	□ 配合测量体温、脉搏、呼吸、血压、体重1次 □ 配合完成入院护理评估（简单询问病史、过敏史、用药史） □ 接受入院宣教（环境介绍、病室规定、订餐制度、贵重物品保管等） □ 有任何不适请告知护士	□ 接受术前宣教 □ 接受备皮 □ 配合禁食、禁水 □ 沐浴 □ 准备好必要用物，如吸管、尿壶、便盆、尿垫、纸巾等 □ 取下义齿、饰品等，贵重物品交家属保管 □ 术前保持良好睡眠	□ 清晨配合测量体温、脉搏、呼吸，遵医嘱测血压 □ 送手术室前协助完成核对，脱去衣物，上手术车 □ 返回病房后协助完成核对，配合过病床 □ 配合检查意识、肢体感觉活动及血液循环，询问出入量 □ 配合术后吸氧、监护仪监测、输液 □ 遵医嘱采取正确体位 □ 配合缓解疼痛 □ 有任何不适请告知护士
饮食	□ 普通饮食或遵医嘱特殊膳食等	□ 术前12小时禁食、禁水	□ 局部麻醉或区域阻滞麻醉，在不恶心、呕吐的情况下不影响进食、进水 □ 连硬外麻醉或全身麻醉术后6小时可进食、进水
排泄	□ 正常排尿便	□ 正常排尿便	□ 自行排尿
活动	□ 正常活动	□ 正常活动	□ 床上活动，术后踝关节支具固定

时间	住院第 5~7 天 （术后）	住院第 8 天 （出院日）
医患配合	□ 配合检查肢体感觉活动及血液循环 □ 配合切口评估及换药	□ 接受出院前指导 □ 知道复查程序 □ 获取出院诊断书
护患配合	□ 配合定时监测生命体征，每日询问排便次数 □ 配合检查意识、肢体感觉活动及血液循环 □ 遵医嘱配合监测出入量 □ 接受输液、服药等治疗 □ 接受进食、进水、排便等生活护理 □ 配合活动，预防皮肤压疮 □ 注意活动安全，避免坠床或跌倒 □ 配合执行探视及陪伴制度	□ 接受出院宣教 □ 办理出院手续 □ 获取出院带药 □ 知道服药方法、作用、注意事项 □ 知道照顾伤口方法 □ 知道复印病历方法
饮食	□ 根据医嘱，由流质饮食逐渐过渡到普通饮食或糖尿病饮食等	□ 根据医嘱，普通饮食或糖尿病膳食等
排泄	□ 正常排尿便 □ 避免便秘	□ 正常排尿便 □ 避免便秘
活动	□ 可下地活动，患肢支具固定且免负重	□ 可下地活动，患肢支具固定且免负重

附：原表单（2016 年版）

踝关节软骨损伤临床路径表单

适用对象：第一诊断为踝关节软骨损伤
　　　　　行踝关节镜检，软骨修整、清理或微骨折术

患者姓名：	性别：　　年龄：　　门诊号：	住院号：
住院日期：　　年　月　日	出院日期：　　年　月　日	标准住院日：2~4 天

时间	住院第 1 天	住院第 1~2 天 （术前日）	住院第 1~2 天 （手术日）
主要诊疗工作	□ 完成住院志，询问病史、体格检查、初步诊断 □ 完成首次病程记录 □ 完成住院病历 □ 上级医师查房、术前评估、确定诊断、手术日期 □ 完成上级医师查房记录 □ 开医嘱：常规化验、检查单	□ 上级医师查房 □ 继续完成检查及必要的会诊 □ 医师查房、手术前评估 □ 完成术前小结和上级医师查房记录 □ 签署手术知情同意书向患者及家属交代术前注意事项 □ 手术准备 □ 麻醉医师访视患者进行评估并签署麻醉同意书	□ 手术：关节镜检，软骨修整、清理或微骨折术 □ 完成手术记录和术后当天的病程记录 □ 交代术中情况及注意事项 □ 上级医师查房完成手术日病程记录和上级医师查房记录 □ 麻醉医师术后随访 □ 交班前医师查看术后患者情况并记录交班
重点医嘱	**长期医嘱：** □ 运动医学科护理常规 □ 二级护理 □ 饮食 **临时医嘱：** □ 血常规、尿常规；凝血功能；感染性疾病筛查；肝功能、肾功能+电解质+血糖；X 线胸片、心电图 □ 踝关节正侧位 X 线片 □ 踝关节 MRI（视情况而定） □ 根据病情：血管超声、肺功能、超声心动、血气分析	**长期医嘱：** □ 运动医学科护理常规 □ 二级护理 □ 饮食 □ 既往内科基础疾病用药 **临时医嘱：** □ 根据会诊要求开检查化验单 □ 术前医嘱：明日在___麻醉下行踝关节镜下软骨修整术 □ 术前禁食、禁水 □ 术前抗菌药物皮试 □ 术区备皮 □ 其他特殊医嘱	**长期医嘱：** □ 运动医学护理常规 □ 二级护理 □ 饮食 □ 患肢抬高、制动 □ 抗菌药物 □ 其他特殊医嘱 **临时医嘱：** □ 今日在___麻醉下行踝关节镜下软骨修整术 □ 耗材计费 □ 补液（必要时） □ 伤口换药（必要时）
主要护理工作	□ 入院介绍 □ 完成护理评估并记录 □ 处理医嘱、并执行 □ 健康宣教 □ 指导患者到相关科室进行检查心电图、X 线胸片等 □ 按时巡视病房 □ 认真完成交接班	□ 常规护理 □ 术前心理护理（紧张、焦虑） □ 术前备皮、沐浴、更衣 □ 术前物品准备 □ 完成护理记录 □ 完成责任制护理记录 □ 认真完成交接班 □ 按时巡视病房	□ 观察患者病情变化：生命体征、足背动脉搏动、患肢皮肤温度、感觉，如有异常通知医师 □ 向患者交代术后注意事项 □ 术后生活及心理护理 □ 处理执行医嘱 □ 完成责任制护理 □ 按时巡视病房认真完成交接班

续 表

时间	住院第 1 天	住院第 1~2 天 （术前日）	住院第 1~2 天 （手术日）
病情变异记录	□无 □有，原因： 1. 2.	□无 □有，原因： 1. 2.	□无 □有，原因： 1. 2.
护士签名			
医师签名			

时间	住院第 2~3 天 （术后第 1 天）	住院第 3~4 天 （术后第 2 天）
主要诊疗工作	□ 上级医师查房：进行患肢情况、感染、并发症的评估 □ 完成日常病程记录、上级医师查房记录及确定患者可以出院。完成出院总结、病历首页的填写 □ 向患者交代出院注意事项、复查时间及拆线时间	□ 主管医师查房 □ 完成日常病程记录、上级医师查房记录，检查出院总结、病历首页的书写是否完善 □ 通知出院 □ 向患者及家属交代出院注意项、复查时间、拆线时间和康复程序
重点医嘱	**长期医嘱：** □ 运动医学术后护理常规 □ 二级护理 □ 饮食 □ 静脉抗菌药物下午停 **临时医嘱：** □ 伤口换药 □ 出院带药 □ 明日出院	
主要护理工作	□ 处理执行医嘱 □ 术后心理、生活护理 □ 康复医师指导训练 □ 完成病情观察护理记录 □ 出院指导 □ 协助患者拄拐下地行走 □ 认真完成交接班 □ 协助医师伤口换药	□ 协助家属办理出院手续 □ 出院单位处理
病情变异记录	□ 无　□ 有，原因： 1. 2.	□ 无　□ 有，原因： 1. 2.
护士签名		
医师签名		

第九十章

恶性肿瘤骨转移临床路径释义

【医疗质量控制指标】

指标一、术前评估。

指标二、围手术期预防性抗菌药物使用情况：

预防性抗菌药物种类选择；

首剂抗菌药物使用起始时间；

术中追加抗菌药物情况。

指标三、术前与术后实施预防深静脉血栓情况。

指标四、术后康复治疗情况。

指标五、手术后并发症与再手术情况。

指标六、住院期间为患者提供术前、术后健康教育与出院时提供教育告知五要素情况。

指标七、手术切口愈合情况。

指标八、患者对服务的体验与评价。

一、恶性肿瘤骨转移编码

1. 原编码

疾病名称及编码：恶性肿瘤骨转移（ICD-10：C79.500）

2. 修改编码

疾病名称及编码：恶性肿瘤骨转移（ICD-10：C79.5）

二、临床路径检索方法

C79.500

三、国家医疗保障疾病诊断相关分组（CHS-DRG）

MDCI　肌肉、骨骼疾病及功能障碍

IU3　骨骼、肌肉、结缔组织恶性病损、病理性骨折

四、恶性肿瘤骨转移手术治疗临床路径标准住院流程

（一）适用对象

第一诊断为骨继发恶性肿瘤（ICD-10：C79.500），具有手术治疗指征。

释义

■ 恶性肿瘤骨转移的治疗目标：①缓解疼痛，恢复功能，改善生活质量；②预防或延缓骨相关事件的发生。

■ 手术治疗也是恶性肿瘤骨转移治疗的重要手段。在患者发生病理骨折前进行手术治疗，能极大提高生存质量，使患者免受骨折痛苦。

■ 恶性肿瘤骨转移手术治疗原则：①预计患者可以存活3月以上；②全身状况可，能够耐受手术创伤及麻醉；③预计手术治疗后较手术治疗前有更好生存质量，能够立即活动，有助于进一步治疗和护理；④预计原发肿瘤治疗后有较长无瘤期；⑤孤立性骨转移病灶；⑥病理骨折风险高者。

■ 恶性肿瘤骨转移的手术时机：①有癌症病史，影像学及组织学检查为单发骨转移患者；②负重骨出现X线片可见的破坏；③保守治疗后，骨破坏继续加重患者；④保守治疗后，疼痛持续加重患者；⑤保守治疗后，运动系统功能仍不能恢复的患者；⑥已经出现病理骨折患者；⑦有神经压迫症状患者；⑧脊柱溶骨破坏，截瘫危险性大患者；⑨放化疗不敏感骨转移灶。

（二）诊断依据

根据中华医学会骨科学分会骨肿瘤学组《骨转移瘤外科治疗专家共识》（2009年）等。

1. 临床症状：早期可无明显症状。常见的症状有癌性骨痛、活动障碍等。
2. 辅助检查：X线、CT、MRI、全身骨显像、PET-CT、肿瘤标志物等。
3. 有明确癌症病史，影像学符合骨转移典型表现。
4. 病理学检查可明确诊断。

释义

■ 恶性肿瘤骨转移的诊断要点：放射性核素全身骨扫描是初步诊断骨转移的筛查方法，进一步确诊需要根据情况选择X线片、MRI或CT等方法，必要时还可以行骨穿刺活检。

■ 恶性肿瘤骨转移诊断一般需同时具备两项条件：①经组织病理学或细胞学检查诊断为非骨骼系统恶性肿瘤，或骨病灶穿刺活检或细胞学诊断为恶性肿瘤骨转移。②骨病灶经X线片或MRI或CT或PET-CT检查，诊断为恶性肿瘤骨转移。

（三）进入路径标准

1. 第一诊断符合骨继发恶性肿瘤（ICD-10：C79.500）疾病编码。
2. 无手术禁忌，当患者原发肿瘤及同时具有其他疾病诊断，但在住院期间不需特殊处理、不影响第一诊断的临床路径流程实施时，可以进入路径。

释义

■ 恶性肿瘤骨转移手术适应证：

1. 负重长管状骨：①即将发生骨折；②已经发生骨折；③病变直径＞2.5cm；④病变范围＞50%骨皮质；⑤完全溶骨破坏；⑥负重下疼痛；⑦放疗后疼痛。

2. 脊柱转移：①神经功能受损；②脊柱不稳定；③即将发生骨折；④重试疼痛。

3. 骨盆转移：①髋臼即将或已经发生病理骨折；②顽固性重度疼痛；③对侧即将发生骨折而需要手术治疗。

■ 对于以下因素应考虑非手术治疗：①原发肿瘤高度恶性；②预计原发肿瘤治疗后无瘤生存期很短；③多器官转移；④全身一般条件差，不耐受手术。

（四）标准住院日≤16 天

释义

■ 如果患者条件允许，住院时间可以低于上述住院天数。

（五）住院期间的检查项目

1. 必需的检查项目

（1）血常规、尿常规、血型。

（2）凝血功能、肝功能、肾功能、血电解质、血糖、感染性疾病筛查（乙型肝炎、丙型肝炎、梅毒、艾滋病等）、肿瘤标志物系列。

（3）心电图、胸部 CT。

（4）肿瘤部位 X 线片、CT、MRI 检查，包括强化或增强扫描。

（5）全身骨显像。

2. 根据患者病情进行的检查项目：根据患者病情，必要时行心、肺功能检查、血气分析、PET-CT 检查、病理学检查。

释义

■ 没有原发病灶，骨病变应该常规行穿刺活检。有原发病灶，影像学不典型的骨病变，行穿刺活检也是必要的。

（六）治疗方案的选择

根据中华医学会骨科学分会骨肿瘤学组《骨转移瘤外科治疗专家共识》（2009 年）等。

1. 符合骨继发恶性肿瘤需手术治疗者。根据肿瘤的具体部位选择合适的手术方式。脊柱转移瘤可选：椎板切除、椎体部分切除、全脊椎切除、经皮椎体成形术及后凸成形术；四肢骨转移瘤可选病灶灭活刮除、病灶灭活切除术，并根据病情选择固定方式外固定支架、骨水泥、髓内针、钢板螺钉、关节假体等。

2. 手术风险较大者（高龄、妊娠期、合并较严重内科疾病），需向患者或家属交代病情；如不同意手术，应当充分告知风险，履行签字手续，并予严密观察。

释义

■ 手术治疗恶性肿瘤骨转移的主要目的是恢复运动系统功能，提高患者生存质量，对于多发骨转移患者，手术方式去除肿瘤组织不是主要目的。

（七）预防性抗菌药物选择与使用时机

1. 按照《抗菌药物临床应用指导原则（2015 年版）》（国卫办医发〔2015〕43 号）选择用药。建议使用第一、第二代头孢菌素类，头孢曲松等；明确感染患者，可根据药敏试验结果调整抗菌药物。
2. 预防性用抗菌药物，时间为术前 30 分钟，手术超过 3 小时可加用 1 次。

释义

■ 外科手术预防用药目的：预防手术后切口感染，以及清洁-污染或污染手术后手术部位感染及术后可能发生的全身性感染。

■ 清洁手术在下列情况时可考虑预防用药：①手术范围大、时间长、污染机会增加；②异物植入手术，如异体骨、人工骨植骨、内固定物植入术等；③高龄或免疫缺陷者等高危人群。

■ 外科预防用抗菌药物的选择及给药方法：抗菌药物的选择视预防目的而定。为预防术后切口感染，应针对金黄色葡萄球菌（以下简称金葡菌）选用药物。预防手术部位感染或全身性感染，则需依据手术野污染或可能的污染菌种类选用，选用的抗菌药物必须是疗效肯定、安全、使用方便及价格相对较低的品种。

■ 给药方法：接受清洁手术者，在术前 0.5~2 小时给药或麻醉开始时给药，使手术切口暴露时局部组织中已达到足以杀灭手术过程中入侵切口细菌的药物浓度。如果手术时间超过 3 小时，或失血量大（>1500ml），可手术中给予第 2 剂。抗菌药物的有效覆盖时间应包括整个手术过程和手术结束后 4 小时，总的预防用药时间不超过 24 小时，个别情况可延长至 48 小时。手术时间较短（<2 小时）的清洁手术，术前用药一次即可。

（八）手术日

1. 麻醉方式：局部麻醉、神经阻滞麻醉或全身麻醉。
2. 手术方式及手术内植物：脊柱转移瘤可选椎板切除、椎体部分切除、全脊椎切除、经皮椎体成形术及后凸成形术并根据病情选择内植物，如椎弓根钉棒、钢板螺钉等；四肢骨转移瘤可选病灶刮除、病灶切除术，并根据病情选择固定方式外固定支架、骨水泥、髓内针、钢板螺钉、关节假体等。
3. 术中用药：麻醉用药、抗菌药物。
4. 术后病理：所切除肿瘤组织送病理科做病理检查。

释义

■ 术中抗菌药物应用：接受清洁手术者，在术前 0.5~2 小时给药或麻醉开始时给药，使手术切口暴露时局部组织中已达到足以杀灭手术过程中入侵切口细菌的药物浓度。如果手术时间超过 3 小时，或失血量大（>1500ml），可手术中给予第 2 剂。抗菌药物的有效覆盖时间应包括整个手术过程和手术结束后 4 小时。

（九）术后恢复

1. 术后复查的检查项目：X 线片、MRI、CT、全身骨显像、PET-CT、血常规、尿常规、肝功能、肾功能、电解质、血糖。

2. 术后用药：根据病情选用激素、脱水药、抗菌药物。

释义

■ 血常规、肝功能、肾功能、血糖、血生化等化验为评估术后失血、感染及基础疾病状况提供临床提示及依据。

■ 术后用药：接受清洁手术者，抗菌药物的有效覆盖时间应包括整个手术过程和手术结束后4小时，总的预防用药时间不超过24小时，个别情况可延长至48小时。手术时间较短（<2小时）的清洁手术，术前用药1次即可。

（十）出院标准

1. 患者病情稳定，体温正常，手术切口愈合良好，生命体征平稳。
2. 没有需要住院处理的并发症和/或合并症。

释义

■ 需要住院处理的手术并发症，如感染、伤口愈合不良、静脉血栓栓塞症等。

（十一）变异及原因分析

1. 术后血肿等并发症，严重者需要二次手术，导致住院时间延长、费用增加。
2. 术后切口感染、切口渗液、脑脊液漏和神经功能障碍等，导致住院时间延长与费用增加。
3. 术后继发其他内、外科疾病需进一步诊治，导致住院时间延长。
4. 植入物选择：根据病变的部位和大小选择适当的内固定物，植入物材料费用可能会较高。
5. 病理情况：若病理回报结果不符合，则需要退出临床路径。
6. 术前行病理检查患者，因病理结果需多日方回报，需延长住院时间。

释义

■ 转移癌患者全身情况复杂，容易出现各种并发症，需要积极处理，必要时延长住院时间，或者退出路径。

五、恶性肿瘤骨转移临床路径给药方案

1. 术前用药

【用药选择】

根据《恶性肿瘤骨转移及骨相关疾病临床诊疗专家共识》，可以使用双膦酸盐类药物预防与治疗骨相关事件。地舒单抗也被用于治疗实体瘤骨转移引起的骨相关事件。

【药学提示】

双膦酸盐是一种骨吸收抑制剂，被用于多种溶骨性病变。双磷酸盐是天然焦磷酸盐的类似物，焦磷酸盐中P-O-P化学键中的氧原子被替换成碳原子，形成不可水解的P-C-P键，从而成为双膦酸盐。机体接受双膦酸盐治疗后的几分钟到数小时之内，即可在骨表面出现双膦

酸盐沉积，未与骨组织结合的双膦酸盐则通过肾脏排泄出体外。双膦酸盐可以抑制骨吸收，被广泛运用于溶骨性疾病，如骨质疏松症，骨转移癌，Paget's 病等。

地舒单抗是靶向的 RANKL 抑制剂，可阻断 RANK 与 RANKL 的结合，能够抑制破骨细胞。此外，地舒单抗通过皮下注射给药，使用更加方便。

2. 术中用药：无。

3. 术后用药

【用药选择】

1. 预防性应用抗生素原则见术中抗生素使用原则。

2. 围手术期镇痛：参照《骨科常见疼痛的处理专家建议》，入院时对患者进行健康教育，以得到患者的配合，达到理想的疼痛治疗效果。对患者疼痛反复进行评估（数字评价量表或视觉模拟评分），及早开始镇痛，多模式镇痛，个体化镇痛。术后即可进食者可采用口服药物镇痛；术后禁食者可选择静脉点滴等其他给药方式。根据患者症状的轻中度疼痛首选非甾体类抗炎药，也可以弱阿片类药物与非甾体类抗炎药（NSAIDs）等联合使用。

【药学提示】

选用 NSAIDs 是需参阅药品说明书并评估 NSAIDs 的危险因素。如患者发生胃肠道不良反应的危险性较高，使用非选择性 NSAIDs 时加用 H_2 受体阻断剂、质子泵抑制剂和胃黏膜保护剂米索前列醇等胃肠道保护剂，或使用选择性 COX-2 抑制剂。应用 NSAIDs 时，对于心血管疾病高危患者，应权衡疗效和安全性因素。阿片类镇痛药最常见不良反应包括恶心、呕吐、便秘、嗜睡及过度镇静、呼吸抑制等。

六、恶性肿瘤骨转移患者护理规范

1. 术前护理：建立入院护理病历，卫生护理如剪指甲、沐浴和更换病号服，测量生命体征如体温、脉搏、呼吸、血压、身高、体重，进行抽血检查化验和心电图检查。完成术前准备内容：备皮、皮试、配血、发放药物、标记手术部位。

2. 密切观察患者生命体征变化。

3. 防止跌倒，避免病理骨折。

4. 术后骨科常规护理：保持患肢有效体位，留置引流管并记引流量和管路护理。遵医嘱应用抗菌、镇痛和术后抗凝药物。指导患者术后进食时机及饮食处置。监测生命体征，根据病情遵医嘱予以对症治疗和护理。

七、恶性肿瘤骨转移患者营养治疗规范

1. 术前营养支持：恶性肿瘤骨转移为恶性肿瘤，但准备入院手术患者术前一般情况良好，营养状态正常，无需特殊营养支持。如患者合并其他疾病，需评估患者营养状况并给予相应支持。

2. 术后营养支持：患者手术部位不涉及消化系统，一般术后第二日可以开始正常饮食，无需特殊营养支持。如患者合并其他疾病，或术后第二天胃肠道功能未恢复，可使用药物促进胃肠道功能恢复，评估患者营养状况并给予相应支持。

八、恶性肿瘤骨转移患者健康宣教

1. 住院环境及流程介绍：包括医疗组主管医师、护士，医疗查房及护理查房安排，病房区域设置，各项检查安排及地点，探视制度，安全制度，配膳安排等。

2. 疾病及治疗方式宣教：包括疾病的病因、诊断和治疗方式，与患者相关的个性化治疗选择方案，预后及可能出现的并发症情况等。

3. 术前准备宣教：包括签署手术知情同意书时间和地点，手术方案，预计手术时间，预计出血量，术前抗生素皮试时间，禁食水时间，术前服用特殊药物时间，导尿和/或灌肠时间

及注意事项等。

4. 术后康复宣教：包括术后早期麻醉恢复注意事项，饮食指导，早期功能锻炼意义及方法，疼痛管理，佩戴围腰及下床活动注意事项，静脉通路及引流管保护事项等。

5. 出院宣教：居家康复意义及方法，出院带药及服用方法，伤口换药时间、频率及注意事项，术后复查时间，围腰佩戴时间，如遇特殊情况如何与医疗部门联系等。

九、推荐表单

（一）医师表单

恶性肿瘤骨转移手术治疗临床路径医师表单

适用对象：第一诊断为恶性肿瘤骨转移（ICD-10：C79.5）

患者姓名：	性别：　　年龄：　　门诊号：	住院号：
住院日期：　　年　月　日	出院日期：　　年　月　日	标准住院日：≤16 天

时间	住院第 1 天	住院第 2 天	住院第 3 天
主要诊疗工作	□ 询问病史及体格检查 □ 完成病历书写 □ 上级医师查房与术前评估 □ 依据体检，进行相关的术前检查 □ 初步确定手术方式和日期	□ 完成相关科室会诊 □ 上级医师查房 □ 完成术前准备与术前评估	□ 术前讨论 □ 术前准备与评估 □ 完成术前小结、术前讨论记录 □ 向患者和家属交代围手术期注意事项，签署手术同意书、输血同意书、委托书
重点医嘱	**长期医嘱：** □ 一级护理 □ 饮食 **临时医嘱：** □ 血常规、血型、尿常规、肝功能、肾功能、血电解质、血糖、凝血功能、感染性疾病筛查 □ 心电图，胸部 CT □ 肿瘤部位 X 线片、CT、MRI 检查，包括强化或增强扫描 □ 全身核素骨扫描 □ 必要时查肺功能、超声心动图、血气分析、PET-CT 检查、病理学检查	**长期医嘱：** □ 一级护理 □ 饮食 **临时医嘱：** □ 激素及脱水药（酌情） □ 其他特殊医嘱	**长期医嘱：** □ 一级护理 □ 饮食 **临时医嘱：** □ 备皮（颈椎病变酌情剃头） □ 抗菌药物皮试 □ 术前禁食、禁水 □ 激素及脱水药（酌情） □ 其他特殊医嘱
病情变异记录	□ 无　□ 有，原因： 1. 2.	□ 无　□ 有，原因： 1. 2.	□ 无　□ 有，原因： 1. 2.
医师签名			

时间	住院第4天 (手术日)	住院第5天 (术后第1天)	住院第6天 (术后第2天)
主要诊疗工作	□ 麻醉下肿瘤切除及重建手术 □ 脊柱肿瘤，术中电生理监测 □ 术者完成手术记录 □ 完成术后病程记录 □ 上级医师查房 □ 向患者及家属交代手术情况，嘱咐注意事项 □ 观察术后病情变化	□ 上级医师查房，完成病程记录 □ 根据引流情况决定是否拔除引流 □ 注意体温、血象及生化指标变化（对症处理） □ 脊柱肿瘤神经学查体	□ 上级医师查房，注意病情变化 □ 完成病程记录 □ 根据引流情况决定是否拔除引流 □ 注意体温、血象及生化指标变化（对症处理） □ 注意有无意识障碍、呼吸、吞咽障碍、偏瘫、腹胀、大小便障碍、远端血运、感觉及运动情况
重点医嘱	**长期医嘱：** □ 一级护理 □ 禁食、禁水 □ 吸氧及生命体征监测 □ 保留导尿 □ 术中用抗菌药物 □ 补液治疗 □ 激素、脱水药、抑酸药 **临时医嘱：** □ 根据病情需要下达相应医嘱 □ 镇痛、止吐等 □ 血常规，肝功能、肾功能及血电解质，凝血功能、血气等	**长期医嘱：** □ 一级护理 □ 流质饮食 □ 激素、抗菌药物 **临时医嘱：** □ 镇痛 □ 补液（酌情） □ 拔除引流管（如术中置放）	**长期医嘱：** □ 一级护理 □ 流质饮食/半流质饮食 □ 激素、抗菌药物 **临时医嘱：** □ 镇痛 □ 补液（酌情） □ 拔除引流管（如术中置放）
病情变异记录	□ 无 □ 有，原因： 1. 2.	□ 无 □ 有，原因： 1. 2.	□ 无 □ 有，原因： 1. 2.
医师签名			

时间	住院第 7 天 （术后第 3 天）	住院第 8~15 天 （术后第 4~11 天）	住院第 16 天 （出院日）
主要诊疗工作	□ 上级医师查房，注意病情变化 □ 完成病程记录 □ 切口换药，注意有无皮下积液、切口渗液 □ 调整激素用量，逐渐减量 □ 根据情况停用抗菌药物	□ 注意病情变化 □ 完成病程记录 □ 激素减量或停药	□ 上级医师查房，进行手术及伤口评估，确定有无并发症和切口愈合不良情况，明确能否出院 □ 完成出院记录、病案首页、出院证明书等，向患者交代出院后的注意事项，如返院复诊的时间、地点，发生紧急情况时的处理等 □ 患者办理出院手续，出院
重点医嘱	**长期医嘱：** □ 一级护理 □ 半流质饮食/普通饮食 **临时医嘱：** □ 换药 □ 根据病情需要下达相应医嘱	**长期医嘱：** □ 一级护理 □ 普通饮食 **临时医嘱：** □ 根据病情需要下达相应医嘱	**出院医嘱：** □ 出院带药：神经营养药物、镇痛药、预约拆线时间 □ 出院指导：根据病理结果，告知相关注意事项 □ 告知随诊的意义 □ 告知出院流程
病情变异记录	□ 无　□ 有，原因： 1. 2.	□ 无　□ 有，原因： 1. 2.	□ 无　□ 有，原因： 1. 2.
医师签名			

（二）护士表单

恶性肿瘤骨转移手术治疗临床路径护士表单

适用对象：第一诊断为恶性肿瘤骨转移（ICD-10：C79.5）

患者姓名：	性别： 年龄： 门诊号：	住院号：
住院日期： 年 月 日	出院日期： 年 月 日	标准住院日：≤16 天

时间	住院第 1 天	住院第 2 天	住院第 3 天 （术前日）
健康宣教	入院宣教： □ 介绍主管医师、护士 □ 介绍环境、设施 □ 介绍住院注意事项 □ 介绍探视和陪伴制度 □ 介绍贵重物品制度	手术前宣教： □ 告知术前准备事项 □ 告知术后注意事项 □ 告知术后饮食 □ 告知患者如何配合医师	术前日宣教： □ 告知饮食、体位要求 □ 告知术前禁食时间 □ 给予患者及家属心理支持 □ 告知术后可能出现的情况及应对方式 □ 主管护士与患者沟通，消除患者紧张情绪
护理处置	□ 核对患者，佩戴腕带 □ 建立入院护理病历 □ 协助患者留取各种标本 □ 测量体重	□ 协助医师完成术前的相关化验 □ 在陪检护士指导下完成辅助检查	□ 术前准备 □ 禁食、禁水
基础护理	二级护理： □ 晨晚间护理 □ 患者安全管理	二级护理： □ 晨晚间护理 □ 患者安全管理	二级护理： □ 晨晚间护理 □ 患者安全管理
专科护理	□ 护理查体 □ 病情观察 □ 患肢症状观察及皮肤评估 □ 患肢保护 □ 需要时，请家属陪伴 □ 确定饮食种类 □ 心理护理	□ 护理等级评定 □ 药物过敏史 □ 既往病史 □ 定期巡视病房 □ 心理护理	□ 术前常规准备（腕带、对接单） □ 术区备皮 □ 术前皮试 □ 术前肠道准备 □ 心理护理
重点医嘱	□ 详见医嘱执行单	□ 详见医嘱执行单	□ 详见医嘱执行单
病情变异记录	□ 无 □ 有，原因： 1. 2.	□ 无 □ 有，原因： 1. 2.	□ 无 □ 有，原因： 1. 2.
护士签名			

时间	住院第 4 天 （手术日）	住院第 5 天 （术后第 1 天）	住院第 6 天 （术后第 2 天）
健康宣教	**术后宣教：** □ 药物作用及频率 □ 饮食、活动指导 □ 再次明确探视陪伴须知	**术后宣教：** □ 药物作用及频率 □ 饮食、活动指导	**术后宣教：** □ 药物作用及频率 □ 饮食、活动指导
护理处置	□ 送患者至手术室 □ 摘除患者义齿 □ 核对患者资料及带药 □ 接患者 □ 核对患者及资料	□ 引流护理：密切观察伤口敷料及供骨区敷料渗出情况。如有引流，保持引流管无受压、折曲，引流通畅	□ 引流护理：密切观察伤口敷料及供骨区敷料渗出情况。如有引流，保持引流管无受压、折曲，引流通畅
基础护理	**一级护理：** □ 根据麻醉方式做好口腔、拍背等基础护理 □ 患肢舒适卧位	**一级护理：** □ 晨晚间护理 □ 患者安全管理	**一级护理：** □ 晨晚间护理 □ 患者安全管理
专科护理	□ 护理查体 □ 病情观察 □ 患肢感觉、运动及血运观察 □ 皮肤评估 □ 疼痛护理：根据疼痛程度选择合理镇痛方法 □ 需要时，请家属陪伴 □ 确定饮食种类 □ 心理护理	□ 护理查体 □ 病情观察 □ 患肢感觉、运动及血运观察 □ 皮肤评估 □ 疼痛护理：根据疼痛程度选择合理镇痛方法 □ 需要时，请家属陪伴 □ 适时提供疾病信息	□ 护理查体 □ 病情观察 □ 患肢感觉、运动及血运观察 □ 皮肤评估 □ 疼痛护理：根据疼痛程度选择合理镇痛方法 □ 需要时，请家属陪伴 □ 心理护理
重点医嘱	□ 详见医嘱执行单	□ 详见医嘱执行单	□ 详见医嘱执行单
病情变异记录	□ 无　□ 有，原因： 1. 2.	□ 无　□ 有，原因： 1. 2.	□ 无　□ 有，原因： 1. 2.
护士签名			

时间	住院第7天 （术后第3天）	住院第8-15天 （出院前1天）	住院第16天 （出院日）
健康宣教	□ 术后宣教： □ 药物作用及频率 □ 饮食、活动指导	术后宣教： □ 药物作用及频率 □ 饮食、活动指导	出院宣教： □ 复查时间 □ 服药方法 □ 活动休息 □ 指导办理出院手续
护理处置	□ 引流护理：密切观察伤口敷料及供骨区敷料渗出情况。如有引流，保持引流管无受压、折曲，引流通畅	□ 遵医嘱完成相关检查 □ 引流护理：密切观察伤口敷料及供骨区敷料渗出情况。如有引流，保持引流管无受压、折曲，引流通畅	□ 办理出院手续 □ 书写出院小结
基础护理	一级护理： □ 晨晚间护理 □ 患者安全管理	二级护理： □ 晨晚间护理 □ 患者安全管理	二级护理： □ 晨晚间护理 □ 患者安全管理
专科护理	□ 护理查体 □ 病情观察 □ 患肢感觉、运动及血运观察 □ 皮肤评估 □ 疼痛护理：根据疼痛程度，选择合理镇痛方法 □ 需要时，请家属陪伴 □ 心理护理	□ 护理查体 □ 病情观察患肢感觉、运动及血运观察 □ 皮肤评估 □ 心理护理	□ 护理查体 □ 病情观察患肢感觉、运动及血运观察 □ 皮肤评估 □ 心理护理 □ 出院指导（复查影像和病理报告）
重点医嘱	□ 详见医嘱执行单	□ 详见医嘱执行单	□ 详见医嘱执行单
病情变异记录	□ 无 □ 有，原因： 1. 2.	□ 无 □ 有，原因： 1. 2.	□ 无 □ 有，原因： 1. 2.
护士签名			

（三）患者表单

恶性肿瘤骨转移手术治疗临床路径患者表单

适用对象：第一诊断为恶性肿瘤骨转移（ICD-10：C79.5）

患者姓名：	性别： 年龄： 门诊号：	住院号：
住院日期： 年 月 日	出院日期： 年 月 日	标准住院日：≤16 天

时间	入院	术前 1~3 天	手术日
医患配合	□ 配合询问病史、收集资料，请务必详细告知既往史、用药史、过敏史 □ 配合进行体格检查 □ 有任何不适请告知医师	□ 配合完善术前相关检查、化验，如采血、留尿、心电图、X 线胸片 □ 医师与患者及家属介绍病情及术前谈话、术前签字	□ 配合完善相关检查、化验， □ 如采血、留尿 □ 配合手术室接送
护患配合	□ 配合测量体温、脉搏、呼吸 3 次，血压、体重 1 次 □ 配合完成入院护理评估（简单询问病史、过敏史、用药史） □ 接受入院宣教（环境介绍、病室规定、订餐制度、贵重物品保管等） □ 配合执行探视和陪伴制度 □ 有任何不适请告知护士	□ 配合测量体温、脉搏、呼吸 2 次 □ 接受术前宣教 □ 接受饮食宣教 □ 接受药物宣教	□ 配合测量体温、脉搏、呼吸 2 次 □ 送手术室前，协助完成核对，带齐影像资料及用药 □ 返回病房后，配合接受生命体征的监测 □ 配合检查意识（全身麻醉者） □ 配合缓解疼痛 □ 接受术后宣教 □ 接受饮食宣教 □ 接受药物宣教 □ 有任何不适请告知护士
饮食	□ 遵医嘱饮食	□ 遵医嘱饮食 □ 术前晚禁食、禁水	□ 术前禁食、禁水 □ 术后根据医嘱逐步恢复饮食
排泄	□ 正常排尿便	□ 正常排尿便	□ 正常排尿便
活动	□ 正常活动 □ 必要时保护患肢	□ 正常活动 □ 必要时保护患肢	□ 患肢制动、抬高 □ 配合医护检查患肢活动、感觉及血运情况

时间	手术后	出院日
医患配合	□ 配合患肢检查 □ 配合定期伤口换药 □ 配合完善术后检查，如采血、留尿便等	□ 配合完善术后影像学检查 □ 接受出院前指导 □ 知道复查程序 □ 获取出院诊断书
护患配合	□ 配合定时监测生命体征 □ 配合检查患肢 □ 接受输液、服药等治疗 □ 接受进食、进水、排便等生活护理 □ 配合活动，预防皮肤压疮 □ 注意活动安全，保护患肢 □ 配合执行探视及陪伴	□ 接受出院宣教 □ 办理出院手续 □ 获取出院带药 □ 知道服药方法、作用、注意事项 □ 知道复印病历程序
饮食	□ 遵医嘱饮食	□ 遵医嘱饮食
排泄	□ 正常排尿便	□ 正常排尿便
活动	□ 遵医嘱活动并进行患肢功能锻炼 □ 配合医护检查患肢活动、感觉及血运情况	□ 遵医嘱活动并进行患肢功能锻炼

附：原表单（2016年版）

恶性肿瘤骨转移手术治疗临床路径表单

适用对象：第一诊断为骨继发恶性肿瘤（ICD-10：C79.500）

患者姓名：	性别：　　年龄：　　门诊号：	住院号：
住院日期：　　年　月　日	出院日期：　　年　月　日	标准住院日：≤16天

时间	住院第1天	住院第2天	住院第3天
主要诊疗工作	□ 询问病史及体格检查 □ 完成病历书写 □ 上级医师查房与术前评估 □ 依据体检，进行相关的术前检查 □ 初步确定手术方式和日期	□ 完成相关科室会诊 □ 上级医师查房 □ 完成术前准备与术前评估	□ 术前讨论 □ 术前准备与评估 □ 完成术前小结、术前讨论记录 □ 向患者和家属交代围手术期注意事项，签署手术同意书、输血同意书、委托书
重点医嘱	**长期医嘱：** □ 一级护理 □ 饮食 **临时医嘱：** □ 血常规、血型、尿常规、肝功能、肾功能、血电解质、血糖、凝血功能、感染性疾病筛查 □ 心电图、胸部CT □ 肿瘤部位X线片、CT、MRI检查，包括强化或增强扫描 □ 全身核素骨扫描 □ 必要时查肺功能、超声心动图、血气分析、PET-CT检查、病理学检查	**长期医嘱：** □ 一级护理 □ 饮食 **临时医嘱：** □ 激素及脱水药（酌情） □ 其他特殊医嘱	**长期医嘱：** □ 一级护理 □ 饮食 **临时医嘱：** □ 备皮（颈椎病变酌情剃头） □ 抗菌药物皮试 □ 术前禁食、禁水 □ 激素及脱水药（酌情） □ 其他特殊医嘱
主要护理工作	□ 入院评估，完成首次护理文件记录及护理安全告知书签字 □ 遵医嘱给药 □ 观察患者一般状况 □ 观察肿瘤相关状况 □ 协助完成手术前检查 □ 完成入院宣教及特殊检查前宣教工作	□ 观察患者一般状况 □ 观察肿瘤相关状况 □ 遵医嘱给药 □ 遵医嘱完成手术前化验标本留取 □ 协助完成手术前检查 □ 心理护理及基础护理	□ 观察患者一般状况 □ 观察肿瘤相关状况 □ 术前宣教 □ 完成术前准备 □ 遵医嘱给药并观察用药后反应 □ 协助完成手术前检查 □ 心理护理及基础护理 □ 完成护理记录
病情变异记录	□ 无　□ 有，原因： 1. 2.	□ 无　□ 有，原因： 1. 2.	□ 无　□ 有，原因： 1. 2.
护士签名			
医师签名			

时间	住院第___天（手术日）	住院第___天 （术后第1天）	住院第___天 （术后第2天）
主要诊疗工作	□ 麻醉下肿瘤切除及重建手术 □ 脊柱肿瘤，术中电生理监测 □ 术者完成手术记录 □ 完成术后病程记录 □ 上级医师查房 □ 向患者及家属交代手术情况，嘱咐注意事项 □ 观察术后病情变化	□ 上级医师查房，完成病程记录 □ 根据引流情况决定是否拔除引流 □ 注意体温、血象及生化指标变化（对症处理） □ 脊柱肿瘤神经学查体	□ 上级医师查房，注意病情变化 □ 完成病程记录 □ 根据引流情况决定是否拔除引流 □ 注意体温、血象及生化指标变化（对症处理） □ 注意有无意识障碍、呼吸、吞咽障碍、偏瘫、腹胀、大小便障碍、远端血运、感觉及运动情况
重点医嘱	**长期医嘱：** □ 一级护理 □ 禁食、禁水 □ 吸氧及生命体征监测 □ 保留导尿 □ 术中用抗菌药物 □ 补液治疗 □ 激素、脱水、抑酸药 **临时医嘱：** □ 根据病情需要下达相应医嘱 □ 镇痛、止吐等 □ 血常规、肝功能、肾功能及血电解质、凝血功能、血气等	**长期医嘱：** □ 一级护理 □ 流质饮食 □ 激素、抗菌药物 **临时医嘱：** □ 镇痛 □ 补液（酌情） □ 拔除引流管（如术中置放）	**长期医嘱：** □ 一级护理 □ 流质饮食/半流质饮食 □ 激素、抗菌药物 **临时医嘱：** □ 镇痛 □ 补液（酌情） □ 拔除引流管（如术中置放）
主要护理工作	□ 观察患者一般状况 □ 观察患者肿瘤相关功能恢复情况 □ 观察记录患者生命体征、手术切口敷料情况 □ 有引流者观察引流性质、引流量 □ 遵医嘱给药，并观察用药后反应 □ 遵医嘱完成化验检查 □ 预防并发症护理 □ 完成护理记录	□ 观察患者一般状况 □ 观察患者肿瘤相关功能恢复情况 □ 观察记录生命体征、切口敷料情况 □ 有引流者观察引流性质、引流量 □ 遵医嘱给药，并观察用药后反应 □ 遵医嘱完成化验检查 □ 预防并发症护理 □ 术后心理护理及基础护理 □ 完成护理记录	□ 观察患者一般状况 □ 观察患者肿瘤相关功能恢复情况 □ 观察记录患者生命体征、手术切口敷料情况 □ 遵医嘱给药，并观察用药后反应 □ 遵医嘱完成化验检查 □ 预防并发症护理 □ 术后心理护理及基础护理 □ 完成护理记录
病情变异记录	□ 无 □ 有，原因： 1. 2.	□ 无 □ 有，原因： 1. 2.	□ 无 □ 有，原因： 1. 2.
护士签名			
医师签名			

时间	住院第 7 天 （术后第 3 天）	住院第 8 天 （术后第 4 天）	住院第 9~16 天 （出院日）
主要诊疗工作	□ 上级医师查房，注意病情变化 □ 完成病程记录 □ 切口换药，注意有无皮下积液、切口渗液 □ 调整激素用量，逐渐减量 □ 根据情况停用抗菌药物	□ 注意病情变化 □ 完成病程记录 □ 激素减量或停药	□ 上级医师查房，进行手术及伤口评估，确定有无并发症和切口愈合不良情况，明确能否出院 □ 完成出院记录、病案首页、出院证明书等，向患者交代出院后的注意事项，如返院复诊的时间、地点，发生紧急情况时的处理等 □ 患者办理出院手续，出院
重点医嘱	**长期医嘱：** □ 一级护理 □ 半流质饮食/普通饮食 **临时医嘱：** □ 换药 □ 根据病情需要下达相应医嘱	**长期医嘱：** □ 一级护理 □ 普通饮食 **临时医嘱：** □ 根据病情需要下达相应医嘱	**出院医嘱：** □ 出院带药：神经营养药物、镇痛药、预约拆线时间 □ 出院指导：根据病理结果，告知相关注意事项 □ 告知随诊的意义 □ 告知出院流程
主要护理工作			
病情变异记录	□ 无　□ 有，原因： 1. 2.	□ 无　□ 有，原因： 1. 2.	□ 无　□ 有，原因： 1. 2.
护士签名			
医师签名			

第九十一章

股骨下端骨肉瘤人工假体置换临床路径释义

【医疗质量控制指标】

指标一、术前化疗效果全身情况评估。

指标二、围手术期预防性抗菌药物使用情况。

指标三、术前与术后实施预防深静脉血栓情况。

指标四、输血量。

指标五、术后并发症与再手术情况。

指标六、手术切口愈合情况。

指标七、手术后康复治疗情况。

指标八、患者对服务的体验与评价。

一、股骨下端骨肉瘤编码

疾病名称及编码：股骨下端骨肉瘤（ICD-10：C40.2，M9180/3）

手术操作名称及编码：肿瘤瘤段截除，肿瘤型膝关节置换术（ICD-9-CM-3：77.85-77.87 伴 81.5402）

二、临床路径检索方法

C40.2 M9180/3 伴 77.85、77.86、77.87

三、国家医疗保障疾病诊断相关分组（CHS-DRG）

MDCI　肌肉、骨骼疾病及功能障碍

IC2　髋、肩、膝、肘和踝关节置换术

四、股骨下端骨肉瘤人工假体置换临床路径标准住院流程

（一）适用对象

第一诊断为股骨下端骨肉瘤（ICD-10：C40.2，M9180/3），行肿瘤瘤段截除，肿瘤型膝关节置换术（ICD-9-CM-3：77.85-77.87 伴 81.5402）（已完成术前诊断及化疗，不包括术后化疗）。

释义

■ 骨肉瘤（osteosarcoma）分为经典型骨肉瘤及亚型（包括骨旁骨肉瘤、毛细血管扩张型骨肉瘤、髓内高分化骨肉瘤、继发性骨肉瘤等）。此路径适用对象为经典型骨肉瘤（conventional osteosarcoma）：是原发髓腔内高度恶性肿瘤，肿瘤细胞产生骨样组织，可能是极少量。(Conventional osteosarcoma is a primary intramedullary high grade malignant tumor in which the neoplastic cells produce osteoid, even if only in small amounts. 引自：《Pathology & Genetics-Tumours of Soft and tissue and Bone》 World Health Organization Classification of Tumors 2002)

■ 骨肉瘤需要临床、影像、病理三结合来确诊。明确诊断后，先进行新辅助化疗，全面评估化疗效果，有保肢条件，决定行瘤段截除、肿瘤型人工假体置换的患者，方可进入本路径。

（二）诊断依据

根据《外科学（下册）》（8年制和7年制临床医学专用教材，赵玉沛、陈孝平主编，人民卫生出版社，2015年，第3版），《骨与软组织肿瘤学》（徐万鹏、李佛保主编，人民卫生出版社，2008年），《中国临床肿瘤学会（CSCO）经典型骨肉瘤诊疗指南2018. V1》（人民卫生出版社，2018年）。

1. 病史：局部疼痛和/或肿胀。
2. 体征：患处皮温升高、浅静脉怒张、压痛、包块，膝关节活动受限。
3. X线片：股骨下端骨破坏、伴有成骨、Codman三角、日光射线现象，有软组织包块。
4. CT和MRI：显示骨皮质破坏情况和髓腔内肿瘤浸润范围，软组织受侵情况，肺CT早期发现有无肺转移。
5. 全身骨扫描（ECT）：股骨下端核素异常浓聚，同时排除多发骨肉瘤的可能。
6. 实验室检查：可有血清碱性磷酸酶（AKP）和乳酸脱氢酶（LDH）升高。
7. 病理检查可明确诊断。

释义

■ 骨肉瘤的诊断需要临床、影像、病理三结合。

■ 临床表现：骨肉瘤好发于青少年，大约75%的患者发病年龄在15~25岁。骨肉瘤的病史常为1~3个月，局部疼痛为早期症状，可发生在肿瘤出现以前，起初为间断性疼痛，渐转为持续性剧烈疼痛，尤以夜间为甚。骨端近关节处肿瘤大，硬度不一，有压痛，局部温度高，静脉扩张，有时可触及搏动，可有病理骨折。

■ 影像学检查：X线表现为骨皮质破坏、不规则新生骨。CT则可显示骨破坏状况、显示肿瘤内部矿物化程度、强化后可显示肿瘤在骨与软组织中的范围、肿瘤与血管的关系。MRI对软组织显示清楚、对术前计划非常有用、可显示肿瘤在软组织内侵及范围、骨内侵及范围、发现跳跃病灶。CT或MRI确定的肿瘤范围的精确性已被手术切除标本所证实，因此CT或MRI是骨肉瘤影像学检查的必要手段，CT可以较好地显示皮质破坏的界限以及三维的解剖情况。与CT相比，MRI在显示肿瘤的软组织侵犯方面更具优势，能精确显示肿瘤与邻近肌肉、皮下脂肪、关节以及主要神经血管束的关系。另外，MRI可以很好地显示病变远近端的髓腔情况以及发现有无跳跃灶。

骨肉瘤主要转移途径为血行转移，最常见转移部位为肺，其次为其他骨，所以胸部CT和全身骨扫描（ECT）是必需的检查。

■ 实验室检查：乳酸脱氢酶（LDH）、碱性磷酸酶（AKP）与骨肉瘤诊断及预后相关，但是这两项化验增高在骨肉瘤患者中约占30%，所以LDH、AKP动态变化更有意义。

■ 病理：组织学表现符合骨肉瘤定义，即原发于髓腔内的高度恶性肿瘤，肿瘤细胞可产生骨样组织，该定义说明两个问题，其一，肿瘤起源于髓腔，并且是恶性肿瘤；其二，肿瘤细胞能够产生骨样组织，不管量的多少。

当病变的临床和影像学表现都提示为比较典型的骨肉瘤时，常用穿刺活检确诊。外科治疗前一定要行活检术，一般来说，没有遵循适当的活检程序可能引致不良的治疗效果，活检位置选择对以后的保肢手术非常重要，穿刺点必须位于最终手术的切口线部位，以便于最终手术时能够切除穿刺道。因此建议在外科治疗单位由最终手术医师或其助手进行活检术。活检时注意避免骨折，推荐进行针吸活检（Core needle biopsy），针吸活检失败后可行切开活检，尽量避免切除活检，不推荐冰冻活检。细针活检（Fine needle biopsy）在某些骨肿瘤中心也作为常规的活检诊断方法，但需要有经验的病理科医师配合。在活检尽量获得较多的组织，以便病理科进行常规的病理检查，还可对新鲜标本进行分子生物学分析。

（三）选择治疗方案的依据

根据《外科学（下册）》（8年制和7年制临床医学专用教材，赵玉沛、陈孝平主编，人民卫生出版社，2015年，第3版），《骨与软组织肿瘤学》（徐万鹏、李佛保主编，人民卫生出版社，2008年），《中国临床肿瘤学会（CSCO）经典型骨肉瘤诊疗指南 2018. V1》（人民卫生出版社，2018年）。

保肢的适应证：

1. ⅡA期肿瘤。
2. 术前化疗有效的ⅡB期肿瘤。
3. 下肢重要血管神经未受侵。
4. 软组织条件好，术后可良好覆盖假体。
5. 预计保留肢体功能优于义肢。

释义

■ 骨肿瘤外科分期：目前临床上使用最为广泛的分期系统是Enneking提出的外科分期系统，此分期系统与肿瘤的预后有很好的相关性，后被国际骨骼肌肉系统肿瘤协会（Musculoskeletal Tumor Society，MSTS）采纳，又称MSTS外科分期。此系统根据肿瘤的组织学级别（低度恶性：Ⅰ期；高度恶性：Ⅱ期）和局部累及范围（A：间室内；B：间室外）对局限性恶性骨肿瘤进行分期，肿瘤的间室状态取决于肿瘤是否突破骨皮质，出现远隔转移的患者为Ⅲ期（表91-1）。

表91-1 Enneking外科分期

分期	分级	部位	转移
ⅠA	G_1	T_1	M_0
ⅠB	G_1	T_2	M_0
ⅡA	G_2	T_1	M_0
ⅡB	G_2	T_2	M_0
Ⅲ	$G_{1\sim2}$	$T_{1\sim2}$	M_1

■ 骨肉瘤的外科治疗方式通常分为截肢和保肢两种。

在20世纪70年代以前，由于缺乏有效的重建方法，临床上常采用截肢术，直到现在，截肢仍然是治疗骨肉瘤的重要手段之一，包括高位截肢和关节离断术。其优点在于能最大限度地切除原发病灶，手术操作简单，无需特别技术及设备，而且费用低廉，术后即可尽快施行化疗以及其他辅助治疗控制和杀灭原发病灶以外的转移。截肢的适应证包括患者要求截肢、化疗无效的ⅡB期肿瘤、重要血管神经束受侵、缺乏保肢后骨或软组织重建条件、预计义肢功能优于保肢。

目前，大约90%的患者可接受保肢治疗，保肢适应证为ⅡA期肿瘤、化疗有效的ⅡB期肿瘤、重要血管神经未受侵、软组织覆盖完好、预计保留肢体功能优于义肢。远隔转移不是保肢的禁忌证，因此对于Ⅲ期肿瘤，也可以进行保肢治疗，甚至可以行姑息性保肢治疗。但是需要引起重视的是，化疗反应好仍然是保肢治疗的前提。

保肢手术包括肿瘤切除和功能重建两个步骤。对应的就是骨肿瘤学所涵盖的两部分内容，即肿瘤学和骨科学。在对骨肉瘤的治疗上也要满足肿瘤学及骨科学两方面的要求，即完整地彻底切除肿瘤（细胞学意义上去除肿瘤）及重建因切除肿瘤所造成的运动系统功能病损（骨及软组织的重建）。普通骨科医师最常犯的错误是过分地重视肢体功能的保留及重建，而忽略了肿瘤的治疗，即以牺牲肿瘤治疗的外科边界为代价，保留维持良好功能所需的组织解剖结构。骨肉瘤的生物学行为是影响肢体及生命是否得以存留的主要因素，而运动系统功能的优劣则影响患者的生存质量。如果肿瘤复发，其后果不仅仅是影响患者的肢体功能、增加再截肢的风险，以及加重患者的痛苦和医疗费用负担，它还使得复发患者的肺转移率远远高于无复发患者，而绝大部分生命终结于恶性骨肿瘤的患者都是因为出现了肺转移。只有能够生存，才谈得到质量的好坏。生命已不存在，再完美的功能也只是空谈。

保肢手术的重建方法包括骨重建与软组织重建，骨重建修复支撑及关节功能，软组织重建修复动力和提供良好覆盖，按照重建的特点又可以分为生物重建和非生物重建。目前临床上可供选择的重建方法有：①人工假体，可以提供足够的稳定性和强度，允许早期负重行走，目前组配式假体功能良好，易于操作，但人工假体最主要的问题仍然是松动、感染和机械性损坏；②异体骨关节移植，在历史上特定的时期曾经起过重要的作用，即使是现在，如果掌握好适应证，仍然是比较好的重建方法。其最大优点是可以提供关节表面、韧带和肌腱附丽，但缺点是并发症的发生率高，有报道包括感染、骨折等在内的并发症发生率高达40%~50%；③人工假体-异体骨复合体（APC），一般认为可以结合人工假体和异体骨两者的特点，肢体功能恢复快，但同样也结合两种重建方式的缺点；④游离的带血管蒂腓骨或髂骨移植；⑤瘤段灭活再植入，该重建方式在历史上曾经广泛应用，在特定的历史时期起到了很大的作用，但由于肿瘤灭活不确切，复发率高，并且死骨引起的并发症高，目前已基本弃用；⑥可延长式人工假体，适宜儿童患者，须定期实行延长手术；⑦旋转成形术，适宜于儿童患者，但患者容易存在心理接受力差。

（四）标准住院日≤21 天

释义

■ 如果患者条件允许，住院时间可以低于上述住院天数。

（五）进入路径标准

1. 第一诊断必须符合 ICD-10：C40.2，M9180/3 股骨下端骨肉瘤疾病编码。
2. 当患者合并其他疾病，但住院期间不需要特殊处理也不影响第一诊断的临床路径流程实施时，可以进入路径。
3. 除外跳跃病灶及多发骨肉瘤。
4. 除外身体其他部位的感染病灶。

释义

■ 诊断是股骨下端骨肉瘤（经典骨肉瘤），骨肉瘤亚型均不适合进入临床路径。因为各亚型的诊断标准、治疗原则、预后均不相同。

■ 有跳跃灶或多发骨肉瘤为Ⅲ期骨肉瘤，预后差，如果患者一般情况好，手术方案仍为股骨下端瘤段截除、人工假体置换，可以进入此路径。但是有跳跃病灶时，对假体的选择有变化，不能用单纯的股骨下端假体，有时需要行全股骨置换，或者带胫骨上端的全膝关节置换，就不能用此路径。多发骨肉瘤要视病灶情况，确定手术方案。

（六）术前准备 3~6 天

1. 必需的检查项目

（1）血常规、血型、尿常规。
（2）凝血功能、肝功能、肾功能、碱性磷酸酶和乳酸脱氢酶。
（3）感染性疾病筛查（乙型肝炎、丙型肝炎、梅毒、艾滋病）。
（4）股骨中下段正侧位 X 线片。
（5）股骨下端 CT 和/或 MRI。
（6）胸部 CT、全身骨扫描。
（7）心电图。
（8）病灶取活检病理检查。

2. 根据患者病情可选择的检查项目

（1）有相关疾病者必要时请相关科室会诊。
（2）下肢血管彩超。
（3）腹股沟、髂窝淋巴结超声。

释义

■ 股骨下端增强 CT、MRI 和全身骨扫描是骨肉瘤的必需检查项目。增强 CT 可以清楚观察肿瘤和股动静脉的关系，可以代替血管造影。

■ 长期卧床的患者，应该做下肢血管彩超，判断是否有深静脉血栓形成，尤其对年龄偏大的患者，应该为必选。

■ 骨肉瘤淋巴结转移少见，只有在查体发现淋巴结肿大，或者可以淋巴结转移时，加做淋巴结彩超。

■ 术前计划：骨肿瘤的外科切除边界分为囊内切除、边缘切除、广泛切除和根治性切除 4 种，骨肉瘤要求达到广泛以上的外科边界。根据影像学的检查结果，判断肿瘤的具体位置、大小及其与重要解剖结构的关系，从而设计肿瘤切除所需要的外科边界，即所要切除的正常软组织及截骨长度（图 91-1，截骨处距肿瘤 3~5cm）。

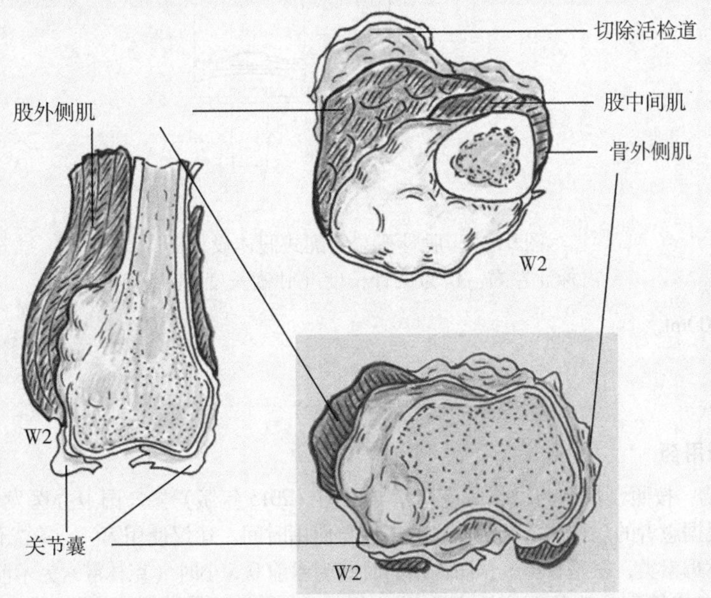

图 91-1　股骨下骨肉瘤，肿瘤软组织包块偏向内、后侧

■ 假体的定制：现在股骨下端人工假体多为组配式，术中可以根据切除的长度、患者骨质的大小组配相应的假体。但术前仍需绘制假体设计图（图 91-2）。

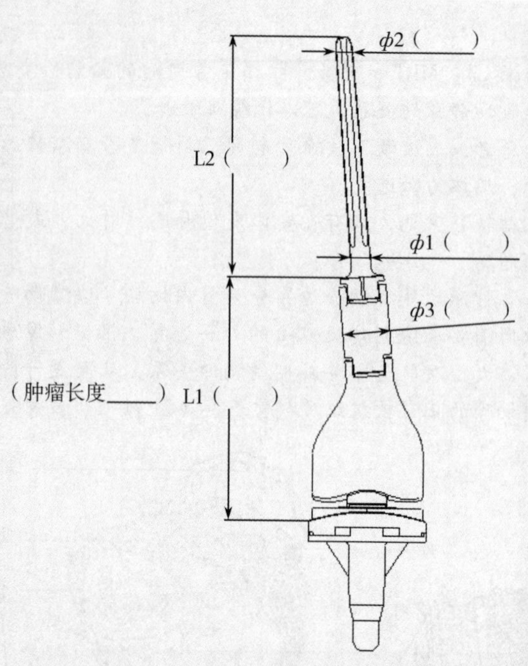

图 91-2　股骨下端组配式假体设计图

需标注左右。L_1为截骨长度（肿瘤长度+3~5cm）

■ 备血 800ml。

（七）选择用药

1. 抗菌药物：按照《抗菌药物临床应用指导原则（2015 年版）》（国卫办医发〔2015〕43 号）执行，并根据患者的病情决定抗菌药物的选择与使用时间。建议使用第一、第二代头孢类，青霉素类，克林霉素类，氨基苷类，预防性用药时间为术前 0.5 小时（克林霉素为术前 2 小时）。
2. 根据患者病情预防静脉血栓栓塞症，可参照《中国骨科大手术后静脉血栓栓塞症预防指南》[《中华骨科杂志》，2016，36（2）：65-71]。

释义

■ 预防使用抗菌药物时间为术前半小时，术后 24~48 小时。

■ 骨科大手术（人工髋关节置换术、人工膝关节置换术和髋部周围骨折手术）可造成静脉损伤、静脉血流停滞及血液高凝状态，如不采取有效的预防措施，术后患者容易发生静脉血栓栓塞症（venous thromboemlolism，VTE）。VTE 危险因素包括：手术、创伤、既往 VTE 病史、老年、瘫痪、制动、术中应用止血带、全身麻醉、恶性肿瘤、中心静脉插管、慢性静脉功能不全等，股骨下端骨肉瘤行人工假体置换术，包含以上多项危险因素，所以预防 VTE 是术后常规。

1. 基本预防措施：①手术操作轻巧、精细，避免损伤静脉内膜；②规范使用止血带；③术后抬高患肢，防止深静脉回流障碍；④对患者进行预防静脉血栓知识教育，鼓励患者勤翻身、早期功能锻炼、下床活动以及做深呼吸及咳嗽动作；⑤术中和术后适度补液，避免脱水而增加血液黏度。

2. 物理预防措施：足底静脉泵（VFP）、间歇充气加压装置（IPC）及梯度压力弹力袜（GCS），均利用机械性原理促使下肢静脉血流加速，避免血液滞留，降低术后下肢 DVT 发病率，与药物预防联合应用疗效更佳。单独使用物理预防适用于合并凝血异常疾病、有高危出血因素的患者。对于患侧肢无法或不宜采取物理预防的患者，可在对侧肢实施预防。建议应用前筛查禁忌。以下情况禁用物理预防措施：①充血性心力衰竭，肺水肿或腿部严重水肿；②下肢深静脉血栓症、血栓（性）静脉炎或肺栓塞；③间歇充气加压装置和梯度压力弹力袜不适用于腿部局部情况异常（如皮炎、坏疽、近期接受皮肤移植手术）、下肢血管严重的动脉硬化或其他缺血性血管病、腿部严重畸形。

3. 药物预防措施：有出血风险患者应权衡降低 VTE 的发生率与增加出血危险的关系。

（八）手术日为入院第 4~7 天（工作日）

1. 麻醉方式：椎管内麻醉或全身麻醉。
2. 手术方式：肿瘤瘤段截除，肿瘤型膝关节置换术。
3. 手术内植物：肿瘤型膝关节假体、骨水泥。
4. 输血：视围手术期出血情况而定。

释义

■ 手术切除肿瘤应该严格按术前设计执行。

■ 人工假体有水泥型和生物型，二者优劣尚无循证医学证据。

（九）术后住院恢复≤14 天

1. 必需复查的检查项目：血常规、肝功能、肾功能、股骨中下断正侧位 X 线片、双下肢全长片。
2. 术后处理
（1）抗菌药物：按照《抗菌药物临床应用指导原则（2015 年版）》（国卫办医发〔2015〕43 号）执行，并根据患者的病情决定抗菌药物的选择与使用时间。建议使用第一、第二代头孢菌素素，青霉素类，克林霉素类或氨基苷类。
（2）术后根据伤口引流量拔除引流管。
（3）术后根据病情预防静脉血栓栓塞症：可参照《中国骨科大手术后静脉血栓栓塞症预防指南》。
（4）术后镇痛：参照《骨科常见疼痛的处理专家建议》。
（5）术后康复：以主动锻炼为主，被动锻炼为辅。

释义

■ 骨肿瘤手术切除创面大，即使术中出血少、术后渗血较多，所以术后需要严密观察引流量，复查血常规，综合判断，有输血指标时及时输血。

■ 术后每日记录引流量，<20ml 可以拔除，引流管放置时间不要超过 1 周为宜。术后加压包扎可以有效减少渗血。

■ 预防使用抗菌药物时间为术前半小时、术后 24~48 小时。

■ 静脉血栓栓塞症的预防：基本预防措施、物理预防措施和药物预防措施。药物预防的具体使用方法：手术 12 小时前或术后 12~24 小时（硬膜外腔导管拔除后 2~4 小时）皮下给予常规剂量低分子肝素；或术后 4~6 小时给予常规剂量的一半，次日增加至常规剂量。持续时间不少于 7~10 天。

■ 术后常规拍片，包括股骨上段正侧位、股骨下段正侧位、膝关节正侧位片。双下肢全长正位片（测量双下肢长度）。

■ 功能锻炼：术后第 2 天开始股四头肌收缩练习，2 周后开始膝关节屈伸练习，以主动练习为主。

（十）出院标准

1. 体温正常，血常规无明显异常。
2. 伤口无明显异常征象（或可在门诊处理的伤口情况）。
3. 术后 X 线片证实假体位置良好。
4. 没有需要住院处理的并发症和/或合并症。

释义

■ 是否有需要住院处理的手术并发症，如感染、静脉血栓栓塞症等。

（十一）变异及原因分析

1. 围手术期并发症：膝关节积液、伤口不愈合/感染、假体周围感染、神经血管损伤、深静脉血栓形成、白细胞计数降低、贫血等造成住院日延长和费用增加。
2. 肿瘤型膝关节假体的选择：根据患者病情选择不同的关节假体类型，可能导致住院费用存在差异。

释义

■ 由于患者的个体差异，包括肿瘤大小、软组织受累情况的不同，手术切除范围、切除软组织多少的不同。患者全身情况的差异。导致围手术期并发症发生不一，影响住院时间和费用。常见并发症有：①膝关节积液：可以通过严格无菌操作下抽出，加压包扎治疗。②伤口不愈合或延迟愈合：需要经过换药或手术清创治疗。③假体周围感染：此为灾难性并发症，目前尚无有效的治疗方法，往往需要取出假体，或者截肢治疗。④静脉血栓栓塞症：即使积极预防，仍有可能发生，需要转血管外科治疗。⑤术中神经血管损伤：需要术中即刻行神经吻合，血管移植术，术中行神经营养药如弥可保等治疗，血管移植后行抗血栓形成药物治疗。⑥术后出血：肿瘤切除时多经肌肉，软组织损伤很大，术后渗血多，术后当日引流量为 500ml 左右。如果患者凝血机制差，或术中止血欠彻底，术后有大出血风险，所以患肢术后应加压包扎，密切观察引流量和肢体肿胀情况，若有大出血必要时急诊探查。

■ 人工假体的不同，价格差异很大，从而影响住院费用。

五、股骨下端骨肉瘤瘤段截除、人工假体置换术临床路径给药方案

【用药选择】

1. 抗菌药物：抗菌药物使用按照《抗菌药物临床应用指导原则（2015 年版）》（国卫办医发〔2015〕43 号）执行。建议使用第一、第二代头孢类，青霉素类，克林霉素类或氨基苷类。

2. 预防使用抗菌药物时间为术前半小时，术后持续 24~48 小时。如果 48 小时后患者仍有体温高，伤口肿胀，引流量多，血常规白细胞增高，血沉和 C 反应蛋白增高一倍以上，要考虑延长使用抗菌药物，此时为治疗使用抗菌药物。

3. 静脉血栓栓塞症的药物预防：手术 12 小时前或术后 12~24 小时（硬膜外腔导管拔除后2~4 小时）皮下给予常规剂量低分子肝素；或术后 4~6 小时给予常规剂量的一半，次日增加至常规剂量。持续时间不少于 7~10 天。

【药学提示】

静脉血栓栓塞症的药物预防禁忌证：

1. 绝对禁忌证：①大量出血：指能够改变患者治疗过程和治疗结果的出血，对于大量出血病例，如未开始抗凝，应推迟；如已经开始，应立即停止，同时停止康复训练，并予以制动。明确的活动性出血或多发创伤病情不稳定的患者是抗凝的禁忌证。②骨筋膜室综合征。③肝素诱发血小板减少症。④孕妇禁用华法林。⑤严重头颅外伤或急性脊髓损伤。

2. 相对禁忌证：①既往颅内出血；②既往胃肠道出血；③急性颅内损害/肿物；④血小板减少或凝血障碍；⑤类风湿视网膜病患者抗凝可能引起眼内出血。

【注意事项】

即使积极预防，仍不能完全排除静脉血栓栓塞症的发生。一旦发生，需要立即进行相应的诊断与治疗。

六、股骨下端骨肉瘤瘤段截除、人工假体置换术患者护理规范

1. 术前常规护理

（1）预防病理性骨折，患肢免负重，必要时绝对卧床。

（2）围手术期疼痛评估，规范患者镇痛药物使用方法，观察疗效及不良反应。

（3）监测体温，关注血常规变化，评估 PICC 导管或输液港功能及有无感染风险。

（4）皮肤准备，关注有无局灶性感染。

（5）皮试、配血、肠道准备。

2. 术后常规护理

（1）搬运：三人平托法。

（2）生命体征监测：心电监测。

（3）术后观察：①观察患肢末梢血运、皮温、颜色、足背动脉搏动、皮肤感觉及活动情况，关注肢体肿胀变化；②伤口敷料有无渗出，包扎过紧或松散脱落；③伤口引流：观察引流管通畅与否，引流液的量、颜色、性质，每 24 小时统计并记录；④关注患者血常规情况，及时发现有无低血容量性休克征兆；⑤观察伤口有无红、肿、热、痛等感染征象。

（4）体位管理：卧床，根据病情患肢保持伸膝位或抬高 15°~30°，保持中立位。

（5）皮肤管理：检查骨隆突部位皮肤无受压，采用泡沫辅料、液体辅料减压及保护。足跟悬空，间断抬臀。

（6）检测体温变化。

（7）预防下肢深静脉血栓：① 早期开始踝泵运动等功能锻炼；② 协助患者正确使用梯度压力弹力袜（GCS）及间歇充气加压装置（IPC）；③定时注射抗凝药物并观察有无不良反应。

（8）预防泌尿系感染：①早期拔除尿管；②鼓励患者多饮水促进排尿 。

（9）预防肺部感染：①鼓励并指导患者正确咳嗽、咳痰；②雾化吸入并协助患者拍背排痰。

（10）预防便秘：①增加膳食纤维摄入；②主动床上健肢活动及腹部按摩；③口服缓泻药，必要时灌肠。

七、股骨下端骨肉瘤瘤段截除、人工假体置换术患者营养治疗规范

1. 营养风险筛查：①NRS 2002 评分<3 分者，需 1 周后复筛。NRS 2002 评分≥3 分者，应进一步进行营养评估并给予积极的营养干预。②NRS 2002 评分< 3 分者，合理饮食，平衡膳食。如有内科合并症，应根据合并症的营养治疗原则给予相应治疗膳食，积极控制合并症。③NRS 2002评分≥3 分者，根据营养诊断，给予个体化营养干预。以适宜的热量、脂肪，充足的蛋白质、维生素和矿物质为原则。能量供给标准为 25~35kcal/kg 标准体重，建议根据患者年龄、性别、体重、身体活动水平个体化调整热量的摄入。供能比碳水化合物 50%~55%、脂肪 25%~30%、蛋白质 15%~20%；蛋白质摄入量宜在 1.5~2.0g/kg 标准体重，其中优质蛋白质不低于蛋白质总量的 1/3~1/2；适当提高膳食单不饱和脂肪酸及 ω-3 脂肪酸的摄入。如有内科合并症，营养素摄入应根据合并症的营养治疗原则进行调整。

2. 加速康复外科围手术期营养支持。术前予 12.5%碳水化合物饮品，术后早期恢复口服营养及补充蛋白质。推荐应用产品营养制剂以保证蛋白质摄入。术后饮食根据不同治疗时期选择饮食种类由流质饮食、半流质饮食逐步过渡至普通饮食等。饮食宜清淡，以温、热、软为佳，忌食生冷、肥甘、厚腻食物，限制刺激性食物、饮品及调味品。贫血患者患者注意补充含铁丰富的食物，瘦肉，动物肝脏，深绿色蔬菜。

3. 如经口进食量不足需要量的 50%~75%者，可提供（ONS）口服营养营养补充剂，必要时给与管饲肠内营养补充或肠外营养补充。

4. 肠内营养的评价 应该对肠内营养的疗效和不良反应进行定期评价，以便及时调整肠内营养的途径和方案。评价指标包包括：体重、血常规、电解质、肝功能、肾功能、炎症参数、白蛋白、前白蛋白、转铁蛋白等。

5. 术后家庭肠内营养 如患者因手术，化疗等原因造成经口摄入营养仍不足，则需要进行家庭营养。ONS 是家庭营养最主要的方式，是对患者经口摄入营养不足的重要补充。

八、股骨下端骨肉瘤瘤段截除、人工假体置换术患者健康宣教

1. 坚持功能锻炼

（1）术后卧床期间踝泵运动（即踝关节屈伸）练习：平卧，膝关节伸直绷紧，用力勾脚（即背伸），坚持 10 秒，放松 10 秒；尽力足下踩（即跖屈），坚持 10 秒，休息 10 秒；用力以大腿及小腿肌肉绷紧为宜，每日锻炼 90 次。

（2）直腿抬高练习：大腿前侧肌肉用力，膝关节伸直，足跟抬离床面 10 厘米，坚持 5~10 秒后，慢慢放下，休息 10 秒。每日锻炼 90 次。

（3）膝关节屈伸练习：坐床边，练习患侧膝关节弯曲（可用健侧腿辅助稍用力压患侧，注意应持续用力），每次弯曲后应用力伸直（以健侧膝关节完全伸直为标准达到患侧膝关节完全伸直）。

（4）行走练习：扶双拐练习三点步态法行走：两侧拐杖同时前移，患侧足前移，健侧足前

移。每日 3 次，每次 15 分钟左右。

2. 根据身高合理选择拐杖：身高-40cm。不以腋下支撑拐杖，干燥地面行走，防止滑倒。

3. 锻炼过程循序渐进，锻炼出现的疼痛强度应在可承受范围内。

4. 出现伤口红肿、下肢发烫肿胀、渗出、异响等异常情况及时来院复查。

5. 注意控制体重，避免关节承重增加。

6. 居家环境宜减少障碍物，物品便于取放，鞋底注意防滑，卫生间设置扶手，居室光线明亮。

7. 合理营养摄入，促进身体恢复。

九、推荐表单

（一）医师表单

股骨下端骨肉瘤人工假体置换临床路径医师表单

适用对象：第一诊断为股骨下端骨肉瘤（ICD-10：C40.2，M9180/3）

行肿瘤瘤段截除，肿瘤型膝关节置换术（ICD-9-CM-3：77.85-77.87 伴 81.5402）

患者姓名：	性别： 年龄： 门诊号：	住院号：
住院日期： 年 月 日	出院日期： 年 月 日	标准住院日：≤21 天

时间	住院第 1 天	住院第 2 天	住院第 3~6 天 （术前日）
主要诊疗工作	□ 询问病史及体格检查 □ 上级医师查房 □ 初步的诊断和治疗方案 □ 住院医师完成住院志、首次病程、上级医师查房等病历书写 □ 完善术前检查及医嘱	□ 上级医师查房与术前评估 □ 继续完成术前实验室检查 □ 完成必要的相关科室会诊	□ 上级医师查房，术前评估和决定手术方案 □ 完成上级医师查房记录等 □ 向患者和/或家属交代围手术期注意事项并签署手术知情同意书、输血同意书、委托书（患者本人不能签字时）、自费用品协议书 □ 麻醉医师查房并与患者和/或家属交代麻醉注意事项并签署麻醉知情同意书 □ 完成各项术前准备
重点医嘱	**长期医嘱：** □ 骨科护理常规 □ 一级护理 □ 饮食 **临时医嘱：** □ 血常规、尿常规、大便常规 □ 凝血功能、肝功能、肾功能、碱性磷酸酶、乳酸脱氢酶 □ 感染性疾病筛查 □ X 线胸片、心电图 □ 股骨下段正侧位片 □ 双下肢全长正位片 □ CT/MRI/ECT	**长期医嘱：** □ 骨科护理常规 □ 一级护理 □ 饮食 □ 患者既往内科基础疾病用药 **临时医嘱：** □ 根据会诊科室要求安排检查和化验单 □ 镇痛等对症处理	**长期医嘱：** 同前日 **临时医嘱：** □ 术前医嘱：准备明日在椎管内麻醉/全身麻醉下行肿瘤瘤段截除，肿瘤型膝关节置换术 □ 术前禁食、禁水 □ 术前用抗菌药物皮试 □ 术前留置导尿管 □ 术区备皮 □ 术前灌肠（全身麻醉） □ 配血 □ 其他特殊医嘱
病情变异记录	□ 无 □ 有，原因： 1. 2.	□ 无 □ 有，原因： 1. 2.	□ 无 □ 有，原因： 1. 2.
医师签名			

时间	住院第 4~7 天 (手术日)	住院第 5~8 天 (术后第 1 天)	住院第 6~9 天 (术后第 2 天)
主要诊疗工作	□ 手术 □ 向患者和/或家属交代手术过程概况及术后注意事项 □ 术者完成手术记录 □ 完成术后病程 □ 上级医师查房 □ 麻醉医师查房 □ 观察有无术后并发症并作出相应处理	□ 上级医师查房 □ 完成常规病程记录 □ 观察伤口、引流量、生命体征情况等并作出相应处理	□ 上级医师查房 □ 完成病程记录 □ 伤口换药 □ 指导患者功能锻炼
重点医嘱	**长期医嘱:** □ 骨科术后护理常规 □ 一级护理 □ 饮食 □ 患肢抬高 □ 留置引流管并记引流量 □ 抗菌药物 □ 术后抗凝 □ 其他特殊医嘱 **临时医嘱:** □ 今日在椎管内麻醉/全身麻醉下行肿瘤瘤段截除，肿瘤型膝关节置换术 □ 心电监测、吸氧（根据病情需要） □ 补液 □ 胃黏膜保护剂（酌情） □ 止吐、镇痛等对症处理 □ 急查血常规 □ 输血（根据病情需要）	**长期医嘱:** □ 骨科术后护理常规 □ 一级护理 □ 饮食 □ 患肢抬高 □ 留置引流管并记引流量 □ 抗菌药物 □ 术后抗凝 □ 其他特殊医嘱 **临时医嘱:** □ 复查血常规 □ 输血和/或补晶体、胶体液（根据病情需要） □ 换药 □ 镇痛等对症处理	**长期医嘱:** □ 骨科术后护理常规 □ 一级护理 □ 饮食 □ 患肢抬高 □ 留置引流管并记引流量 □ 抗菌药物 □ 术后抗凝 □ 其他特殊医嘱 **临时医嘱:** □ 复查血常规（必要时） □ 输血及或补晶体、胶体液（必要时） □ 换药 □ 镇痛等对症处理
病情变异记录	□ 无 □ 有，原因: 1. 2.	□ 无 □ 有，原因: 1. 2.	□ 无 □ 有，原因: 1. 2.
医师签名			

时间	住院第7~10天 （术后第3天）	住院第8~11天 （术后第4天）	住院第9~21天 （术后第5~14天）
主要诊疗工作	□ 上级医师查房 □ 住院医师完成病程记录 □ 拔除引流管，伤口换药（必要时） □ 指导患者功能锻炼	□ 上级医师查房 □ 住院医师完成病程记录 □ 伤口换药（必要时） □ 指导患者功能锻炼 □ 摄患侧股骨上段、股骨中下段和胫骨中上段正侧位片 □ 双下肢全长正位片	□ 上级医师查房，进行手术及伤口评估，确定有无手术并发症和切口愈合不良情况，如体温正常，伤口情况良好。明确是否出院 □ 完成出院志、病案首页、出院诊断证明书等病历 □ 向患者交代出院后的康复锻炼及注意事项，如继续术后化疗、复诊的时间、地点，发生紧急情况时的处理等
重点医嘱	**长期医嘱：** □ 骨科术后护理常规 □ 二级护理 □ 饮食 □ 抗菌药物 □ 术后抗凝 □ 其他特殊医嘱 □ 术后功能锻炼 **临时医嘱：** □ 复查血常规、尿常规、生化（必要时） □ 补液（必要时） □ 换药（必要时） □ 镇痛等对症处理	**长期医嘱：** □ 骨科术后护理常规 □ 二级护理 □ 饮食 □ 抗菌药物：如体温正常，伤口情况良好，无明显红肿时可以停止抗菌药物治疗 □ 术后抗凝 □ 其他特殊医嘱 □ 术后功能锻炼 **临时医嘱：** □ 复查血常规、尿常规、生化（必要时） □ 补液（必要时） □ 换药（必要时） □ 镇痛等对症处理	**出院医嘱：** □ 出院带药 □ 嘱____日后拆线换药（根据伤口愈合情况预约拆线时间） □ 1个月后门诊或康复科复查 □ 不适随诊
病情变异记录	□ 无　□ 有，原因： 1. 2.	□ 无　□ 有，原因： 1. 2.	□ 无　□ 有，原因： 1. 2.
医师签名			

（二）护士表单

股骨下端骨肉瘤人工假体置换临床路径护士表单

适用对象：第一诊断为股骨下端骨肉瘤（ICD-10：C40.2，M9180/3）
行肿瘤瘤段截除，肿瘤型膝关节置换术（ICD-9-CM-3：77.85-77.87 伴 81.5402）

患者姓名：	性别： 年龄： 门诊号：	住院号：
住院日期： 年 月 日	出院日期： 年 月 日	标准住院日：≤21 天

时间	住院第 1 天	住院第 2 天	住院第 3~6 天 （术前日）
健康宣教	□ 介绍主管医师、护士 □ 介绍环境、设施 □ 介绍住院规章制度及注意事项 □ 向患者进行安全宣教（防火、防盗） □ 向患者进行垃圾分类宣教	□ 主管护士与患者沟通，了解并指导心理应对 □ 宣教疾病知识、疼痛评估及用药知识 □ 告知各项检查前后注意事项及特殊检查操作流程 □ 宣教日常饮食、活动和陪、探视注意事项及应对方式 □ 宣教压疮、跌倒、病理骨折的预防	□ 向患者和/或家属讲解围手术期注意事项，通知手术费用 □ 介绍术前准备内容及配合方法 □ 告知护理用具准备内容及使用方法 □ 告知术前禁食、禁水及相关药物服用方法
护理处置	□ 核对患者、确定床位 □ 建立入院护理病历 □ 卫生处置：剪指甲、沐浴、更换病号服 □ 测量体温、脉搏、呼吸、血压、身高、体重 □ 进行抽血检查化验 □ 进行心电图检查	□ 观察患者病情变化 □ 完成生活护理，防止皮肤压疮护理 □ 协助医师完成各项检查、化验 □ 遵医嘱进行药物治疗	□ 病情观察：评估患者生命体征及疼痛情况 □ 完成术前准备内容（备皮、皮试、配血、发放药物、标记手术部位）
基础护理	□ 二级护理 □ 晨晚间护理 □ 患者安全管理	□ 二级护理 □ 晨晚间护理 □ 患者安全管理	□ 二级护理 □ 晨晚间护理 □ 患者安全管理
专科护理	□ 完成入院护理评估单（简单询问病史、过敏史、用药史） □ 评估患者活动情况及自理能力 □ 评估患者疼痛情况 □ 进行护理查体（皮肤、各种管路、病变部位、伤口、造口） □ 必要时留家属陪住	□ 指导、协助患者完成相关检查 □ 给予患者心理支持 □ 指导、协助患者合理应用镇痛药物并观察疗效 □ 指导、协助患者使用护理用具（轮椅、拐杖等） □ 给予患者管路维护（PICC 换药）	□ 进行术前心理护理 □ 指导护理用具的使用 □ 疼痛评估 □ 进行术前肠道准备 □ 指导术前用药（降压药） □ 评估患者皮肤情况

续 表

时间	住院第1天	住院第2天	住院第3~6天 （术前日）
重点医嘱	□ 详见医嘱执行单	□ 详见医嘱执行单	□ 详见医嘱执行单
病情变异记录	□ 无 □ 有，原因： 1. 2.	□ 无 □ 有，原因： 1. 2.	□ 无 □ 有，原因： 1. 2.
护士签名			

时间	住院第 4~7 天 （手术日）	住院第 5~8 天 （术后第 1 天）	住院第 6~9 天 （术后第 2 天）
健康宣教	□ 手术 □ 向患者和/或家属讲解术后注意事项 □ 完成护理记录 □ 术后饮食宣教	□ 讲解术后注意事项 □ 术后饮食宣教 □ 宣教功能锻炼的重要性 □ 血栓预防宣教	□ 讲解术后并发症及护理对策 □ 术后饮食宣教 □ 宣教功能锻炼的重要性 □ 血栓预防宣教 □ 术后用药指导
护理处置	□ 保持患肢有效体位 □ 留置引流管并记引流量 □ 遵医嘱应用抗菌药物 □ 遵医嘱应用术后抗凝药物 □ 指导患者术后进食时机及饮食处置 □ 监测生命体征（心电监测、吸氧） □ 根据病情遵医嘱予以对症治疗、护理（镇痛、止吐、降温等） □ 监测血常规变化 □ 输血（根据病情需要）	□ 患者体位管理 □ 术后饮食管理 □ 留置管路的管理 □ 遵医嘱进行药物治疗 □ 复查血常规 □ 输血和/或补晶体、胶体液（根据病情需要） □ 协助医师换药 □ 镇痛护理 □ 抗血栓护理	□ 患者体位管理 □ 术后饮食管理 □ 留置管路的管理 □ 遵医嘱进行药物治疗 □ 复查血常规 □ 输血和/或补晶体、胶体液（根据病情需要） □ 协助医师换药 □ 镇痛护理 □ 抗血栓护理
基础护理	□ 观察患者病情变化并及时报告医师 □ 术后心理与生活护理 □ 术后患者安全管理	□ 观察患者病情，并做好引流量等相关记录 □ 术后心理与生活护理 □ 术后患者安全管理	□ 观察患者病情变化 □ 术后心理与生活护理 □ 术后患者安全管理
专科护理	□ 监测生命体征，吸氧（必要时使用面罩） □ 进行各种管路护理，观察引流变化 □ 保持肢体功能位或遵医嘱摆放特殊体位 □ 观察患肢血运、感觉、活动情况及伤口情况观察 □ 遵医嘱查血，监测血象变化 □ 疼痛护理 □ 输血护理 □ 评估压疮风险，进行皮肤护理 □ 指导术后患者功能锻炼	□ 保持肢体功能位或遵医嘱摆放特殊体位 □ 进行各种管路护理，观察引流变化 □ 患肢护理（伤口、血运、感觉、运动情况等） □ 术后并发症的观察及护理 □ 输血护理 □ 疼痛护理 □ 血栓预防护理（抗血栓压力带、足底泵等） □ 皮肤评估及护理 □ 指导术后患者功能锻炼 □ 监测生命体征	□ 保持肢体功能位或遵医嘱摆放特殊体位 □ 进行各种管路护理，观察引流变化 □ 患肢护理（伤口、血运、感觉、运动情况等） □ 术后并发症的观察及护理 □ 输血护理 □ 疼痛护理 □ 血栓预防护理（抗血栓压力带、足底泵等） □ 皮肤评估及护理 □ 指导术后患者功能锻炼 □ 监测生命体征
病情变异记录	□ 无　□ 有，原因： 1. 2.	□ 无　□ 有，原因： 1. 2.	□ 无　□ 有，原因： 1. 2.
护士签名			

时间	住院第 7~10 天 （术后第 3 天）	住院第 8~11 天 （术后第 4 天）	住院第 9~21 天 （术后第 5~14 天）
健康宣教	□ 功能锻炼宣教 □ 血栓预防宣教 □ 术后用药指导 □ 术后抗感染宣教	□ 功能锻炼宣教 □ 血栓预防宣教 □ 术后用药指导 □ 术后抗感染宣教	□ 告知患者出院流程 □ 进行出院宣教（康复锻炼方法及注意事项、复诊的时间、地点，发生紧急情况时的处理等） □ 指导出院带药服用方法 □ 讲解饮食休息等注意事项 □ 讲解增强体质的方法，减少感染的机会
护理处置	□ 患者体位管理 □ 术后饮食管理 □ 留置管路的管理 □ 患肢护理 □ 药物治疗护理 □ 协助医师换药 □ 镇痛护理 □ 抗血栓护理	□ 患者体位管理 □ 术后饮食管理 □ 留置管路的管理 □ 患肢护理（伤口、运动、清洁等） □ 药物治疗护理 □ 协助医师换药 □ 镇痛护理 □ 抗血栓护理 □ 相关检查护理	□ 办理出院手续 □ 完成护理病例
基础护理	□ 观察患者病情变化 □ 术后心理与生活护理 □ 术后患者安全管理	□ 观察患者病情变化 □ 术后心理与生活护理 □ 术后患者安全管理	□ 指导患者办理出院手续 □ 出院宣教
专科护理	□ 保持肢体功能位或遵医嘱摆放特殊体位 □ 进行各种管路护理，观察引流变化 □ 患肢护理（伤口、运动、清洁等） □ 术后并发症的观察及护理 □ 输血护理 □ 疼痛护理 □ 血栓预防护理 □ 皮肤评估及护理 □ 指导术后患者功能锻炼 □ 监测生命体征	□ 保持肢体功能位或遵医嘱摆放特殊体位 □ 进行各种管路护理，观察引流变化 □ 患肢护理（伤口、运动、清洁等） □ 术后并发症的观察及护理 □ 输血护理 □ 疼痛护理 □ 血栓预防护理 □ 皮肤评估及护理 □ 指导术后患者功能锻炼 □ 监测生命体征	□ 完成护理病例及日常生活能力评估表，打印体温单 □ 协助患者办理出院手续 □ 给予留置 PICC 患者换药，讲解注意事项 □ 指导伤口护理方法 □ 指导患者继续进行功能锻炼 □ 指导护理用具的应用及维护方法 □ 发放诊断证明及出院带药，告知药物使用方法 □ 告知患者复印病历的时间及方法
病情变异记录	□ 无 □ 有，原因： 1. 2.	□ 无 □ 有，原因： 1. 2.	□ 无 □ 有，原因： 1. 2.
护士签名			

（三）患者表单

股骨下端骨肉瘤人工假体置换临床路径患者表单

适用对象：第一诊断为股骨下端骨肉瘤（ICD-10：C40.2，M9180/3）
行肿瘤瘤段截除，肿瘤型膝关节置换术（ICD-9-CM-3：77.85-77.87 伴 81.5402）

患者姓名：	性别：　　年龄：　　门诊号：	住院号：
住院日期：　　年　月　日	出院日期：　　年　月　日	标准住院日：≤21 天

时间	住院第 1 天	住院第 2 天	住院第 3~6 天 （术前日）
医患配合	□ 配合询问病史、收集资料，请务必详细告知既往史、用药史、过敏史 □ 配合进行体格检查 □ 有任何不适告知医师	□ 配合完善相关检查、化验，如采血、留尿、心电图、X 线、CT、MRI、ECT 等 □ 医师向患者及家属介绍病情，如有异常检查结果需进一步检查 □ 配合用药及治疗 □ 有任何不适告知医师	□ 医师向患者及家属交代手术方案 □ 医师向患者和/或家属交代围手术期注意事项，并签署手术知情同意书、输血同意书、委托书（患者本人不能签字时）、自费用品协议书 □ 麻醉医师与患者和/或家属交代麻醉注意事项，并签署麻醉知情同意书
护患配合	□ 配合测量体温、脉搏、呼吸、血压、血氧饱和度、体重 □ 配合完成入院护理评估单（简单询问病史、过敏史、用药史） □ 接受入院宣教（环境介绍、病室规定、订餐制度、贵重物品保管等） □ 有任何不适告知护士	□ 配合测量体温、脉搏、呼吸，询问每日排便次数 □ 接受相关化验检查宣教，正确留取标本，配合检查 □ 有任何不适告知护士	□ 交代术前注意事项 □ 术前禁食、禁水 □ 术前用抗菌药物皮试 □ 术前留置导尿管 □ 术区备皮 □ 术前灌肠（全身麻醉） □ 配血 □ 其他特殊注意事项
饮食	□ 普通饮食	□ 普通饮食	□ 普通饮食
排泄	□ 正常排尿便	□ 正常排尿便	□ 正常排尿便
活动	□ 卧床	□ 卧床	□ 卧床

时间	住院第 4~7 天 （手术日）	住院第 5~20 天 （术后第 1~13 天）	住院第 18~21 天 （出院日）
医患配合	□ 向家属交代手术概况 □ 交代术后注意事项 □ 有任何不适告知医师	□ 指导功能锻炼 □ 术后定期换药 □ 术后拍 X 线片 □ 有任何不适告知医师	□ 交代注意事项：拆线时间；术后化疗 □ 指导功能锻炼 □ 复查时间 □ 出院带药
护患配合	□ 交代术后注意事项 □ 有任何不适告知护士 □ 记引流量 □ 血压、脉搏、呼吸监测 □ 疼痛处理 □ 饮食	□ 指导饮食 □ 患肢抬高 □ 留置引流管并记引流量 □ 遵医嘱抽血化验 □ 完成 X 线检查 □ 指导功能锻炼	□ 接受出院宣教，交代注意事项 □ PICC 换药 □ 获取诊断证明书 □ 办理出院手续 □ 出院带药使用方法、注意事项 □ 知道复印病历方法
饮食	□ 麻醉清醒后给予流质饮食	□ 普通饮食	□ 普通饮食
排泄	□ 留置导尿 □ 正常排便	□ 拔除尿管 □ 正常排便	□ 正常排便
活动	□ 卧床	□ 股四头肌主动练习	□ 股四头肌主动练习

附：原表单（2019 年版）

股骨下端骨肉瘤人工假体置换临床路径表单

适用对象：第一诊断为股骨下端骨肉瘤（ICD-10：C40.2，M9180/3）
行肿瘤瘤段截除，肿瘤型膝关节置换术（ICD-9-CM-3：77.85-77.87 伴 81.5402）

患者姓名：	性别： 年龄： 门诊号：	住院号：
住院日期： 年 月 日	出院日期： 年 月 日	标准住院日：≤21 天

时间	住院第 1 天	住院第 2 天	住院第 3~6 天 （术前日）
主要诊疗工作	□ 询问病史及体格检查 □ 上级医师查房 □ 初步的诊断和治疗方案 □ 住院医师完成住院志、首次病程、上级医师查房等病历书写 □ 完善术前检查及医嘱	□ 上级医师查房与术前评估 □ 继续完成术前实验室检查 □ 完成必要的相关科室会诊	□ 上级医师查房，术前评估和决定手术方案 □ 完成上级医师查房记录等 □ 向患者和/或家属交代围手术期注意事项并签署手术知情同意书、输血同意书、委托书（患者本人不能签字时）、自费用品协议书 □ 麻醉医师查房并与患者和/或家属交代麻醉注意事项并签署麻醉知情同意书 □ 完成各项术前准备
重点医嘱	**长期医嘱：** □ 骨科护理常规 □ 一级护理 □ 饮食 **临时医嘱：** □ 血常规、尿常规、大便常规 □ 凝血功能、肝功能、肾功能、碱性磷酸酶、乳酸脱氢酶 □ 感染性疾病筛查 □ X 线胸片、心电图 □ 股骨下段正侧位片 □ 双下肢全长正位片 □ CT/MRI/ECT	**长期医嘱：** □ 骨科护理常规 □ 一级护理 □ 饮食 □ 患者既往内科基础疾病用药 **临时医嘱：** □ 根据会诊科室要求安排检查和化验单 □ 镇痛等对症处理	**长期医嘱：** 同前日 **临时医嘱：** □ 术前医嘱：准备明日在椎管内麻醉/全身麻醉下行肿瘤瘤段截除，肿瘤型膝关节置换术 □ 术前禁食、禁水 □ 术前用抗菌药物皮试 □ 术前留置导尿管 □ 术区备皮 □ 术前灌肠（全身麻醉） □ 配血 □ 其他特殊医嘱
主要护理工作	□ 介绍病房环境、设施设备 □ 入院护理评估 □ 防止皮肤压疮护理	□ 观察患者病情变化 □ 防止皮肤压疮护理 □ 心理和生活护理	□ 做好备皮等术前准备 □ 提醒患者术前禁食、禁水 □ 术前心理护理
病情变异记录	□ 无 □ 有，原因： 1. 2.	□ 无 □ 有，原因： 1. 2.	□ 无 □ 有，原因： 1. 2.
护士签名			
医师签名			

时间	住院第4~7天 （手术日）	住院第5~8天 （术后第1天）	住院第6~9天 （术后第2天）
主要诊疗工作	□ 手术 □ 向患者和/或家属交代手术过程概况及术后注意事项 □ 术者完成手术记录 □ 完成术后病程 □ 上级医师查房 □ 麻醉医师查房 □ 观察有无术后并发症并作出相应处理	□ 上级医师查房 □ 完成常规病程记录 □ 观察伤口、引流量、生命体征情况等并作出相应处理	□ 上级医师查房 □ 完成病程记录 □ 伤口换药 □ 指导患者功能锻炼
重点医嘱	**长期医嘱：** □ 骨科术后护理常规 □ 一级护理 □ 饮食 □ 患肢抬高 □ 留置引流管并记引流量 □ 抗菌药物 □ 术后抗凝 □ 其他特殊医嘱 **临时医嘱：** □ 今日在椎管内麻醉/全身麻醉下行肿瘤瘤段截除，肿瘤型膝关节置换术 □ 心电监测、吸氧（根据病情需要） □ 补液 □ 胃黏膜保护剂（酌情） □ 止吐、镇痛等对症处理 □ 急查血常规 □ 输血（根据病情需要）	**长期医嘱：** □ 骨科术后护理常规 □ 一级护理 □ 饮食 □ 患肢抬高 □ 留置引流管并记引流量 □ 抗菌药物 □ 术后抗凝 □ 其他特殊医嘱 **临时医嘱：** □ 复查血常规 □ 输血和/或补晶体、胶体液（根据病情需要） □ 换药 □ 镇痛等对症处理	**长期医嘱：** □ 骨科术后护理常规 □ 一级护理 □ 饮食 □ 患肢抬高 □ 留置引流管并记引流量 □ 抗菌药物 □ 术后抗凝 □ 其他特殊医嘱 **临时医嘱：** □ 复查血常规（必要时） □ 输血及或补晶体、胶体液（必要时） □ 换药 □ 镇痛等对症处理
主要护理工作	□ 观察患者病情变化并及时报告医师 □ 术后心理与生活护理 □ 指导术后患者功能锻炼	□ 观察患者病情并做好引流量等相关记录 □ 术后心理与生活护理 □ 指导术后患者功能锻炼	□ 观察患者病情变化 □ 术后心理与生活护理 □ 指导术后患者功能锻炼
病情变异记录	□ 无 □ 有，原因： 1. 2.	□ 无 □ 有，原因： 1. 2.	□ 无 □ 有，原因： 1. 2.
护士签名			
医师签名			

时间	住院第 7~10 天 （术后第 3 天）	住院第 8~11 天 （术后第 4 天）	住院第 9~21 天 （术后第 5~14 天）
主要诊疗工作	□ 上级医师查房 □ 住院医师完成病程记录 □ 拔除引流管，伤口换药（必要时） □ 指导患者功能锻炼	□ 上级医师查房 □ 住院医师完成病程记录 □ 伤口换药（必要时） □ 指导患者功能锻炼 □ 摄患侧股骨上段、股骨中下段和胫骨中上段正侧位片 □ 双下肢全长正位片	□ 上级医师查房，进行手术及伤口评估，确定有无手术并发症和切口愈合不良情况，如体温正常，伤口情况良好。明确是否出院 □ 完成出院志、病案首页、出院诊断证明书等病历 □ 向患者交代出院后的康复锻炼及注意事项，如继续术后化疗、复诊的时间、地点，发生紧急情况时的处理等
重点医嘱	**长期医嘱：** □ 骨科术后护理常规 □ 二级护理 □ 饮食 □ 抗菌药物 □ 术后抗凝 □ 其他特殊医嘱 □ 术后功能锻炼 **临时医嘱：** □ 复查血常规、尿常规、生化（必要时） □ 补液（必要时） □ 换药（必要时） □ 镇痛等对症处理	**长期医嘱：** □ 骨科术后护理常规 □ 二级护理 □ 饮食 □ 抗菌药物：如体温正常，伤口情况良好，无明显红肿时可以停止抗菌药物治疗 □ 术后抗凝 □ 其他特殊医嘱 □ 术后功能锻炼 **临时医嘱：** □ 复查血常规、尿常规、生化（必要时） □ 补液（必要时） □ 换药（必要时） □ 镇痛等对症处理	**出院医嘱：** □ 出院带药 □ 嘱____日后拆线换药（根据伤口愈合情况预约拆线时间） □ 1 个月后门诊或康复科复查 □ 不适随诊
主要护理工作	□ 观察患者病情变化 □ 术后心理与生活护理 □ 指导患者功能锻炼	□ 观察患者病情变化 □ 指导患者功能锻炼 □ 术后心理和生活护理	□ 指导患者办理出院手续 □ 出院宣教
病情变异记录	□ 无　□ 有，原因： 1. 2.	□ 无　□ 有，原因： 1. 2.	□ 无　□ 有，原因： 1. 2.
护士签名			
医师签名			

第九十二章

内生性软骨瘤临床路径释义

【医疗质量控制指标】

指标一、实施手术前的评估与术前准备。

指标二、预防性抗菌药物选择与应用时机。

指标三、预防手术后深静脉血栓形成。

指标四、术后康复治疗。

指标五、切口Ⅰ/甲愈合。

指标六、住院7天内出院。

指标七、患者住院天数与住院费用。

一、内生性软骨瘤编码

1. 原编码

疾病名称及编码：内生性软骨瘤（ICD-10：D16.-）

手术操作名称及编码：软骨瘤切除术（ICD-9-CM-3：80.902）

2. 修改编码

疾病名称及编码：内生性软骨瘤（ICD-10：D16　M9220/0）

手术操作名称及编码：软骨瘤切除术（ICD-9-CM-3：77.6）

二、临床路径检索方法

（D16 M9220/0）伴77.6

三、国家医疗保障疾病诊断相关分组（CHS-DRG）

MDCI　肌肉、骨骼疾病及功能障碍

IZ2　骨骼、肌肉、肌腱、结缔组织的其他疾患

四、内生性软骨瘤临床路径标准住院流程

（一）适用对象

第一诊断为内生性软骨瘤（ICD-10：D16.-），行软骨瘤切除术（ICD-9-CM-3：80.902）。

释义

■ 适用对象编码参见第一部分。

■ 本路径适用对象为临床诊断为手足单发内生性软骨瘤的患者。

■ 诊断为多发性内生性软骨瘤病（Ollier病）；Maffucci综合征（多发性内生性软骨瘤合并软组织多发性血管瘤）；或病变范围较大、破坏严重，需要行整段骨切除或整块骨移植者，需进入其他相应路径。

（二）诊断依据

根据《手外科学（第3版）》（王澍寰主编，人民卫生出版社，2011年），《手外科手术学（第2版）》（顾玉东、王澍寰、侍德主编，复旦大学出版社，2010年），《格林手外科手术学（第六版）》（北京积水潭医院译，人民军医出版社，2012年）。

1. 病史：局部肿胀或膨隆，无痛或轻痛，或病理性骨折。

2. 体格检查：局部肿块，表面光滑，质地坚硬，有时有压痛；有时出现肿胀、疼痛、活动受限、畸形，反常活动等病理性骨折征象。

3. 辅助检查：X线检查发现骨内有密度减低区，或呈磨砂玻璃状上有散在的砂粒样钙化点，较大的肿瘤，骨皮质可呈梭形膨大。有时骨皮质破裂，呈病理性骨折。必要时可做CT或MRI检查。

释义

■ 本路径的制订主要参考国内权威参考书籍和诊疗指南。

■ 单发性内生性软骨瘤病程缓慢，临床症状轻微，手足病变可表现为无痛性或轻度不适的肿块，手指、掌骨或足趾呈梭形膨大；由于骨皮质变薄可发生病理性骨折。影像学表现：通常为干骺端偏干中心生长，位于手、足短管状骨的病变可出现梭形膨胀，长骨皮质膨胀不明显，肿瘤周围可见薄层骨质增生硬化，透亮区内可出现散在的砂粒样钙化点；CT有助于显示骨内膜受侵、软骨样基质及微小骨折程度；MRI可呈分叶状T1低信号和T2高信号。

（三）治疗方案的选择及依据

根据《手外科学（第3版）》（王澍寰主编，人民卫生出版社，2011年），《手外科手术学（第2版）》（顾玉东、王澍寰、侍德主编，复旦大学出版社，2010年），《格林手外科手术学（第六版）》（北京积水潭医院译，人民军医出版社，2012年）。

1. 全身状况允许手术。

2. 根据情况选择单纯病灶刮除术、刮除植骨术或植骨内固定术。

释义

■ 本病的治疗视病情决定：对没有明显临床症状的长骨内生软骨瘤，可以定期观察而暂不手术治疗。对于合并临床症状、病变范围较大、有病理骨折风险的病变，可行病灶刮除术，并根据骨缺损范围和部位决定重建方式。

■ 刮除术是治疗良性骨肿瘤的标准术式，良性骨肿瘤刮除术的流程包括：完整显露肿瘤的外侧面；次全切除肿瘤的薄壁，充分显露肿瘤内侧面，能在直视下全部切除肿瘤实体，直径达正常的皮质骨和骨髓腔为止；瘤腔内凹凸不平的骨嵴要用高速磨钻磨平，彻底冲洗、清洗组织细屑；对侵袭性较强的病损，如复发或累及骨内膜的病变，还需采取局部辅助灭活包膜及组织反应区内的残留微小病灶，辅助灭活包括化学灭活（苯酚、无水乙醇等）和物理灭活（低温、氩气刀等），通常选取一种辅助灭活方式即可。

■ 刮除后的重建选择：儿童患者，范围较小的病变，选用自体骨或自体骨加异体骨填充为主，有利于骨的正常发育和手、足的功能恢复；也可选用异体骨或人工骨填充；范围较大的病变，残留骨质不坚固，为防止术后病理骨折，可应用预防性内固定，从而实现早期活动、早期负重，获得良好功能。

（四）标准住院日 8~12 天

释义

■ 诊断为内生性软骨瘤的患者入院后，第 1 天完善术前化验检查，第 2 天手术。住院日一般可以控制在 3~4 天。

（五）进入路径标准

1. 第一诊断必须符合 ICD-10：D16. - 内生性软骨瘤疾病编码。
2. 单发的指骨或掌骨内生性软骨瘤。
3. 除外多发性内生性软骨瘤病（Ollier 病）。
4. 除外病变范围较大、破坏严重，需要行整段骨切除或整块骨移植者。
5. 除外对手术治疗有较大影响的疾病（如心脑血管疾病、糖尿病等）。
6. 需要进行手术治疗。

释义

■ 进入本路径的患者为第一诊断为单发内生性软骨瘤，需除外多发性内生性软骨瘤病（Ollier 病）；Maffucci 综合征（多发性内生性软骨瘤合并软组织多发性血管瘤）等。对病变范围较大、破坏严重，需要行整段骨切除或整块骨移植者，因治疗方案有别，不应进入本路径。

■ 入院后常规检查发现有基础疾病，如高血压、冠状动脉粥样硬化性心脏病、糖尿病、肝功能不全、肾功能不全等，经系统评估后对疾病诊断治疗无特殊影响者，可进入路径。但可能增加医疗费用，延长住院时间。

■ 本病的治疗视病情决定：对没有明显临床症状的内生软骨瘤，可以定期观察而暂不手术治疗。对于合并临床症状、病变范围较大、有病理骨折风险的病变，可行病灶刮除术，并根据骨缺损范围和部位决定重建方式。

（六）术前准备（术前评估）1~3 天，所必需的检查项目

1. 血常规、血型、尿常规、肝功能、肾功能、血糖、电解质、凝血功能检查、感染性疾病筛查。
2. 胸部 X 线片、心电图。
3. 手部 X 线检查，必要时行 CT 或 MRI 检查。
4. 其他根据患者情况需要而定：如超声心动图、动态心电图等。

5. 有相关疾病者必要时请相应科室会诊。

释义

■ 血常规、尿常规是最基本的常规检查，进入路径的患者均需完成。肝功能、肾功能、电解质、血糖、凝血功能、心电图、X 线胸片可评估有无基础疾病，是否影响住院时间、费用及其治疗预后；超声心动图、动态心动图适用于手术需要全身麻醉且心电图提示异常或既往有冠心病史的患者。

■ 本病需与其他骨良性病变相鉴别，如非骨化性纤维瘤、动脉瘤样骨囊肿、以及低度恶性软骨肉瘤等。本病 X 线主要表现为：通常为干骺端偏干中心生长，位于手、足短管状骨的病变可出现梭形膨胀，肿瘤周围可见薄层骨质增生硬化，透亮区内可出现散在的砂粒样钙化点；CT 有助于显示骨内膜受侵、软骨样基质及微小骨折程度；MRI 可呈分叶状 T1 低信号和 T2 高信号。

（七）预防性抗菌药物选择与使用时机

1. 按照《抗菌药物临床应用指导原则（2015 年版）》（国卫办医发〔2015〕43 号）选择用药。
2. 预防性用药时间为术前 30 分钟。
3. 手术超时 3 小时加用 1 次。

释义

■ 外科手术预防用药目的：预防手术后切口感染，以及清洁-污染或污染手术后手术部位感染及术后可能发生的全身性感染。

■ 本路径入径患者应为清洁手术：手术野为人体无菌部位，局部无炎症、无损伤，也不涉及呼吸道、消化道、泌尿生殖道等人体与外界相通的器官。在下列情况时可考虑预防用药：①手术范围大、时间长、污染机会增加；②异物植入手术，如异体骨、人工骨植骨，内固定物植入术等；③高龄或免疫缺陷者等高危人群。

■ 外科预防用抗菌药物的选择及给药方法：抗菌药物的选择视预防目的而定。为预防术后切口感染，应针对金黄色葡萄球菌（以下简称金葡菌）选用药物。预防手术部位感染或全身性感染，则需依据手术野污染或可能的污染菌种类选用，选用的抗菌药物必须是疗效肯定、安全、使用方便及价格相对较低的品种。

■ 给药方法：接受清洁手术者，在术前 0.5~2 小时给药，或麻醉开始时给药，使手术切口暴露时局部组织中已达到足以杀灭手术过程中入侵切口细菌的药物浓度。

（八）手术日为入院第 3~4 天

1. 麻醉方式：局部麻醉、神经阻滞麻醉或全身麻醉。
2. 手术方式：单纯病灶刮除术、刮除植骨术或植骨内固定术。
3. 手术内植物：克氏针或钢板螺钉、各种植骨骨材料。
4. 术中用药：麻醉用药、抗菌药物。
5. 术后病理：所切除肿瘤组织送病理科做病理检查。

释义

■ 刮除术是治疗良性骨肿瘤的标准术式，良性骨肿瘤刮除术的流程包括：完整显露肿瘤的外侧面；次全切除肿瘤的薄壁，充分显露肿瘤内侧面，能在直视下全部切除肿瘤实体，直径达正常的皮质骨和骨髓腔为止；瘤腔内凹凸不平的骨嵴要用高速磨钻磨平，彻底冲洗、清洗组织细屑；对侵袭性较强的病损，如复发或累及骨内膜的病变，还需采取局部辅助灭活包膜及组织反应区内的残留微小病灶，辅助灭活包括化学灭活（如苯酚、无水乙醇等）和物理灭活（如低温、氩气刀等），通常选取一种辅助灭活方式即可。

■ 刮除后的重建选择：儿童患者，范围较小的病变，选用自体骨或自体骨加异体骨填充为主，有利于骨的正常发育和手、足的功能恢复；也可选用异体骨或人工骨填充；范围较大的病变，残留骨质不坚固，为防止术后病理骨折，可应用预防性内固定，从而实现早期活动、早期负重，获得良好功能。

■ 术中抗菌药物应用：接受清洁手术者，在术前 0.5~2 小时给药，或麻醉开始时给药，使手术切口暴露时局部组织中已达到足以杀灭手术过程中入侵切口细菌的药物浓度。

■ 病理表现：组织肉眼呈分叶状或结节状，灰白色，坚实或略呈黏液样变的透明软骨，可伴有钙化。镜下主要由软骨细胞和软骨基质构成，软骨细胞分化较成熟，多寡分布不均，有隐窝存在；软骨基质 HE 染色下为淡蓝色，透明质酸构成大小不等的小叶，小叶周围和中心可出现黏液样变和钙化。本病的诊断与发病部位相关，一般认为靠近肢体中轴骨的部位容易恶变，手、足的内生软骨瘤较长骨病变镜下细胞更丰富，细胞学特点不典型，但临床很少恶变，而发生于扁骨的病变则常诊断为软骨肉瘤。

（九）术后住院恢复 5~6 天

1. 必须复查的项目：手术部位 X 线检查。
2. 必要时复查的项目：血常规，肝功能、肾功能，血糖，血生化；手术部位 CT 检查。
3. 术后用药

（1）抗菌药物：按《抗菌药物临床应用指导原则（2015 年版）》（国卫办医发〔2015〕43 号）执行。

（2）其他对症药物：消肿、镇痛等。

4. 功能锻炼。

释义

■ 术后复查 X 线主要观察病变部位刮除是否彻底，植骨是否充分，内固定位置是否符合标准，判断手术效果，为术后康复及复查方案提供依据，同时为日后复查提供影像学依据。

■ 血常规、肝功能、肾功能，血糖，血生化等化验为评估术后失血、感染及基础疾病状况提供临床提示及依据。术后 CT 有助于显示骨内刮除及植骨范围的细节，在术后 X 线片显示不清或有可疑肿瘤残留部位时可选择检查。

■ 术后用药：接受清洁手术者，抗菌药物的有效覆盖时间应包括整个手术过程和手术结束后 4 小时，总的预防用药时间不超过 24 小时，个别情况可延长至 48 小时。手术时间较短（<2 小时）的清洁手术，术前用药一次即可。

（十）出院标准（根据一般情况、切口情况、第一诊断转归）

1. 体温正常、常规化验无明显异常。
2. X 线片证实复位固定符合标准。
3. 切口无异常。
4. 无与本病相关的其他并发症。
5. 病理回报符合内生性软骨瘤诊断。

释义

■ 患者出院前应完成所有必需检查项目且无明显异常，需要住院处理的手术并发症包括：感染、伤口愈合不良、局部神经血管损伤、血肿、植入物排斥反应、静脉血栓栓塞等。

（十一）有无变异及原因分析

1. 并发症：尽管严格掌握入选标准，但仍有一些患者因病理性骨折或手术带来的一些并发症而延期治疗，如局部神经血管损伤、血肿、感染、植入物排斥反应等情况。
2. 合并症：如患者自身有及较多合并症，如糖尿病、心脑血管疾病等，手术后这些疾病可能加重，需同时治疗，或需延期治疗。
3. 植入物选择：根据病灶大小及病理性骨折类型选择适当人工骨材料以及合适的内固定物，植入物材料费用可能会较高。
4. 病理情况：若病理回报结果与内生性软骨瘤不符合，则需要退出临床路径。

释义

■ 按标准治疗方案治疗后出现相关术后并发症如感染、伤口愈合不良、局部神经血管损伤、血肿、植入物排斥反应、静脉血栓栓塞等，需延长治疗时间，增加治疗费用，需转入相应路径。

■ 治疗过程中如患者自身有及较多合并症，如糖尿病、心脑血管疾病等，手术需同时治疗，增加治疗费用，医师需在表单中明确说明。如围手术期基础疾病进展，需调整治疗方案或继续其他基础疾病的治疗，则终止本路径。

■ 植入物选择：儿童患者，范围较小的病变，选用自体骨或自体骨加异体骨填充为主，有利于骨的正常发育和手、足的功能恢复；也可选用异体骨或人工骨填充；范围较大的病变，残留骨质不坚固，为防止术后病理骨折，可应用预防性内固定，从而实现早期活动、早期负重，获得良好功能。植入物的费用可能因病情选择而差异较大，医师需在表单中明确说明。

■ 认可的变异原因主要是指患者入选路径后，在检查及治疗过程中发现患者合并存在事前未预知的、对本路径治疗可能产生影响的情况，需要终止执行路径或延长治疗时间、增加治疗费用。医师需在表单中明确说明。

■ 因患者方面的主观原因导致执行路径出现变异，需医师在表单中予以说明。

五、内生性软骨瘤临床路径给药方案

【用药选择】

抗菌药物：按照《抗菌药物临床应用指导原则（2015年版）》（国卫办医发〔2015〕43号）选择用药。内生性软骨瘤术在下列情况时可考虑预防性使用抗菌药物：①手术范围大、时间长、污染机会增加；②异物植入手术，如异体骨、人工骨植骨，内固定物植入术等；③高龄或免疫缺陷者等高危人群。应用时间为术前30分钟，手术超过3小时可加用1次，建议使用第一、第二代头孢菌素类，头孢曲松等。对于术后明确感染患者，可根据药敏试验结果调整抗菌药物。

【药学提示】

头孢类抗菌药物使用相对安全，不良反应与治疗的剂量、疗程有关。局部反应有静脉炎，此外可有皮疹、皮炎、瘙痒、荨麻疹、水肿、发热、支气管痉挛和血清病等过敏反应，头痛或头晕，软便、腹泻、恶心、呕吐、口炎、腹痛、结肠炎、黄疸、胀气、味觉障碍和消化不良等消化道反应。

【注意事项】

术后不可长期使用抗菌药物，可引起菌群紊乱等问题。

六、内生性软骨瘤患者护理规范

1. 术前常规护理

（1）预防病理性骨折，患肢免负重。

（2）监测体温，关注血常规及炎症指标变化。

（3）皮肤准备，关注有无局灶性感染。

2. 术后常规护理

（1）术后观察：①观察患肢末梢血运、皮温、颜色、足背动脉搏动、皮肤感觉及活动情况，关注肢体肿胀变化；②伤口敷料有无渗出，包扎过紧或松散脱落；③观察伤口有无红、肿、热、痛等感染征象。

（2）皮肤管理：检查骨隆突部位皮肤无受压，采用泡沫辅料、液体辅料减压及保护。

（3）检测体温变化。

（4）围手术期疼痛评估，规范患者镇痛药物使用方法，观察疗效及不良反应。

（5）检测体温变化。

（6）上肢患者鼓励术后尽早下地，下肢患者术后注意预防下肢深静脉血栓：①早期开始踝泵运动等功能锻炼；②协助患者正确使用梯度压力弹力袜（GCS）及间歇充气加压装置（IPC）；③定时注射抗凝药物并观察有无不良反应。

七、内生性软骨瘤患者营养治疗规范

1. 营养风险筛查，NRS评分>3分者，给以营养评估。

2. 充足的热量、蛋白质，适量脂肪。NRS评分≤3分者，能量供给标准以25~30kcal/kg为佳；

营养不良者热量供给标准不低于 35kcal/kg。碳水化合物热量比不低于 50%，充足的蛋白质，不低于 1. 2~1. 5g/kg（标准体重），应以优质蛋白为主，不低于蛋白质总量的 1/3~1/2；脂肪热比以 25%~30%为宜，饱和脂肪酸、单不饱和脂肪酸、多不饱和脂肪酸间比例以 1∶1∶1 左右为宜，适当提高膳食 ω-3 脂肪酸的摄入，保证充足的维生素和矿物质，增加富含抗氧化类植物化合物的食物的选用如各种蔬菜、水果等。

3. 围手术期，根据不同治疗时期选择饮食形态如流质饮食、半流质饮食、软食或普通饮食等。饮食宜清淡，以温、热、软为佳，忌食生冷、肥甘、厚腻食物，限制刺激性食物、饮品及调味品。

4. 如经口进食低于需要量的 80%及高热者，应给予相应的肠内营养补充剂口服补充，必要时管饲肠内营养补充或肠外营养补充。

5. 如有糖代谢异常，应减少糖类的摄入量，适当增加脂肪供能比，但应考虑肝脏负荷及胃肠道功能状况。

八、内生性软骨瘤患者健康宣教

1. 术后伤口护理，按时换药及拆线，出现伤口红肿、渗出、异响等异常情况及时来院复查。

2. 保护性支具佩戴时间及注意事项。

3. 术后进行功能锻炼：主要是患肢关节主、被动屈伸功能锻炼，锻炼过程循序渐进，锻炼出现的疼痛强度应在可承受范围内。

4. 进行出院宣教（康复锻炼方法及注意事项、复诊的时间、地点，发生紧急情况时的处理等。

5. 告知患者出院流程。

6. 指导出院带药服用方法。

九、推荐表单

（一）医师表单

内生性软骨瘤临床路径医师表单

适用对象：第一诊断为内生性软骨瘤（ICD-10：D16，M9220/0）
行软骨瘤切除术（ICD-9-CM-3：77.6）

患者姓名：	性别：　　年龄：　　门诊号：	住院号：
住院日期：　　年　月　日	出院日期：　　年　月　日	标准住院日：8~12 天

时间	住院第 1 天	住院第 2 天	住院第 2 天 （术前日）
主要诊疗工作	□ 询问病史与体格检查 □ 完成首次病程记录 □ 完成大病历 □ 开具常规检查、化验单 □ 上级医师查房 □ 确定诊断	□ 上级医师查房与手术前评估 □ 确定手术方案和麻醉方式 □ 根据化验及相关检查结果对患者的手术风险进行评估，必要者请相关科室会诊 □ 完成必要的相关科室会诊	□ 完成术前小结、上级医师查房记录 □ 完成术前准备与术前评估 □ 签署手术知情同意书、自费用品协议书 □ 向患者及家属交代病情及围手术期的注意事项
重点医嘱	**长期医嘱：** □ 骨科常规护理 □ 二级护理 □ 饮食医嘱（普通饮食/流质饮食/糖尿病饮食） **临时医嘱：** □ 血常规、血型 □ 尿常规 □ 凝血功能 □ 肝功能、肾功能、血糖、离子 □ 感染性疾病筛查 □ 胸部 X 线检查 □ 心电图 □ 肢体拍片（必要时） □ MRI 检查（必要时）	**长期医嘱：** □ 骨科常规护理 □ 二级护理 □ 饮食医嘱（普通饮食/流质饮食/糖尿病饮食） **临时医嘱：** □ 请相关科室会诊	**长期医嘱：** □ 骨科常规护理 □ 二级护理 □ 饮食医嘱（普通饮食/流质饮食/糖尿病饮食） **临时医嘱：** □ 明日在局部麻醉、臂丛麻醉或全身麻醉下行软骨瘤切除或加植骨术 □ 术晨禁饮食 □ 术区备皮 □ 抗菌药物皮试（必要时）
病情变异记录	□ 无　□ 有，原因： 1. 2.	□ 无　□ 有，原因： 1. 2.	□ 无　□ 有，原因： 1. 2.
医师签名			

时间	住院第 3 天 （手术日）	住院第 4 天 （术后第 1 天）	住院第 5 天 （术后第 2 天）
主要诊疗工作	□ 实施手术 □ 切除肿物送检病理 □ 完成术后病程记录 □ 24 小时内完成手术记录 □ 上级医师查房 □ 向患者及家属交代手术过程概况及术后注意事项 □ 检查有无手术并发症及相应处理	□ 查看患者 □ 上级医师查房 □ 完成术后病程记录 □ 向患者及其家属交代手术后注意事项 □ 换药，观察切口情况，拔除引流（根据情况） □ 注意血运及肿胀情况 □ 注意有无发热 □ 复查血常规（必要时） □ 复查患肢 X 线片 □ 指导患肢功能锻炼	□ 查看患者 □ 上级医师查房 □ 完成术后病程记录 □ 换药，观察切口情况，拔除引流（根据情况） □ 注意石膏外固定、血运及肿胀情况 □ 注意有无发热 □ 复查血常规（必要时） □ 指导患肢功能锻炼 □ 向患者及家属交代病情变化
重点医嘱	**长期医嘱：** □ 术后常规护理 □ 特殊疾病护理 □ 普通饮食/流质饮食/糖尿病饮食（术后 6 小时后） □ 心电监测或生命体征监测 □ 吸氧 □ 留置导尿（必要时） □ 术后抗菌药物（根据情况） □ 术后营养神经药物应用（必要时） □ 中频理疗（必要时） **临时医嘱：** □ 补液（必要时） □ 术后止血药物（必要时） □ 术后镇痛药物（必要时）	**长期医嘱：** □ 术后常规护理 □ 一级护理 □ 饮食医嘱（普通饮食/流质饮食/糖尿病饮食） □ 术后抗菌药物（根据情况） □ 术后营养神经药物应用（必要时） □ 术后改善循环药物应用（必要时） □ 中频理疗（必要时） **临时医嘱：** □ 补液（必要时） □ 术后镇痛药物（必要时） □ 复查血常规（必要时） □ 复查患肢 X 线片	**长期医嘱：** □ 术后常规护理 □ 一级护理 □ 饮食医嘱（普通饮食/流质饮食/糖尿病饮食） □ 术后抗菌药物（根据情况） □ 术后营养神经药物应用（必要时） □ 术后改善循环药物应用（必要时） □ 中频理疗（必要时） **临时医嘱：** □ 术后镇痛药物（必要时） □ 复查血常规（必要时）
病情变异记录	□ 无　□ 有，原因： 1. 2.	□ 无　□ 有，原因： 1. 2.	□ 无　□ 有，原因： 1. 2.
医师签名			

时间	住院第 6~11 天 （出院前 1 天）	住院第 8~12 天 （出院日）
主要诊疗工作	□ 上级医师查房 □ 收回病理报告单，根据病理结果向患者及家属进一步交代病情 □ 切口换药，进行伤口评估，确定有无手术并发症和切口愈合不良情况，明确能否出院 □ 完成出院记录，病案首页，出院诊断书，病程记录等 □ 向患者交代出院后的注意事项，如：返院复诊的时间，地点，发生紧急情况时的处理等	□ 患者办理出院手续，出院
重点医嘱	**长期医嘱：** □ 二级护理 □ 饮食医嘱（普通饮食/流质饮食/糖尿病饮食） □ 术后营养神经药物应用（必要时） □ 术后改善循环药物应用（必要时） □ 中频理疗（必要时） **临时医嘱：** □ 术后镇痛药物（必要时）	**临时医嘱：** □ 今日出院
病情变异记录	□ 无 □ 有，原因： 1. 2.	□ 无 □ 有，原因： 1. 2.
医师签名		

（二）护士表单

内生性软骨瘤临床路径护士表单

适用对象：第一诊断为内生性软骨瘤（ICD-10：D16，M9220/0）
行软骨瘤切除术（ICD-9-CM-3：77.6）

患者姓名：	性别：　年龄：　门诊号：	住院号：
住院日期：　年　月　日	出院日期：　年　月　日	标准住院日：8~12 天

时间	住院第 1 天	住院第 2 天	住院第 2 天 （术前日）
健康宣教	入院宣教： □ 介绍主管医师、护士 □ 介绍环境、设施 □ 介绍住院注意事项 □ 介绍探视和陪伴制度 □ 介绍贵重物品制度	手术前宣教： □ 告知术前准备事项 □ 告知术后注意事项 □ 告知术后饮食 □ 告知患者如何配合医师	术前日宣教： □ 告知饮食、体位要求 □ 告知术前禁食时间 □ 给予患者及家属心理支持 □ 告知术后可能出现的情况及应对方式 □ 主管护士与患者沟通，消除患者紧张情绪
护理处置	□ 核对患者，佩戴腕带 □ 建立入院护理病历 □ 协助患者留取各种标本 □ 测量体重	□ 协助医师完成术前的相关化验 □ 在陪检护士指导下完成辅助检查	□ 术前准备 □ 禁食、禁水
基础护理	二级护理： □ 晨晚间护理 □ 患者安全管理	二级护理： □ 晨晚间护理 □ 患者安全管理	二级护理： □ 晨晚间护理 □ 患者安全管理
专科护理	□ 护理查体 □ 病情观察 □ 患肢症状观察及皮肤评估 □ 患肢保护 □ 需要时，请家属陪伴 □ 确定饮食种类 □ 心理护理	□ 护理等级评定 □ 药物过敏史 □ 既往病史 □ 定期巡视病房 □ 心理护理	□ 术前常规准备（腕带、对接单） □ 术区备皮 □ 术前皮试 □ 术前肠道准备 □ 心理护理
重点医嘱	□ 详见医嘱执行单	□ 详见医嘱执行单	□ 详见医嘱执行单
病情变异记录	□ 无　□ 有，原因： 1. 2.	□ 无　□ 有，原因： 1. 2.	□ 无　□ 有，原因： 1. 2.
护士签名			

时间	住院第3天 （手术日）	住院第4天 （术后第1天）	住院第5天 （术后第2天）
健康宣教	术后宣教： □ 药物作用及频率 □ 饮食、活动指导 □ 再次明确探视陪伴须知	术后宣教： □ 药物作用及频率 □ 饮食、活动指导	术后宣教： □ 药物作用及频率 □ 饮食、活动指导
护理处置	□ 送患者至手术室 □ 摘除患者义齿等 □ 核对患者资料及带药 □ 接患者 □ 核对患者及资料	□ 引流护理：密切观察伤口敷料及供骨区敷料渗出情况。如有引流，保持引流管无受压、折曲，引流通畅	□ 引流护理：密切观察伤口敷料及供骨区敷料渗出情况。如有引流，保持引流管无受压、折曲，引流通畅
基础护理	一级护理： □ 根据麻醉方式做好口腔、拍背等基础护理 □ 患肢舒适卧位	一级护理： □ 晨晚间护理 □ 患者安全管理	一级护理： □ 晨晚间护理 □ 患者安全管理
专科护理	□ 护理查体 □ 病情观察 □ 患肢感觉、运动及血运观察 □ 皮肤评估 □ 疼痛护理：根据疼痛程度，选择合理镇痛方法 □ 需要时，请家属陪伴 □ 确定饮食种类 □ 心理护理	□ 护理查体 □ 病情观察 □ 患肢感觉、运动及血运观察 □ 皮肤评估 □ 疼痛护理：根据疼痛程度，选择合理镇痛方法 □ 需要时，请家属陪伴 □ 适时提供疾病信息	□ 护理查体 □ 病情观察 □ 患肢感觉、运动及血运观察 □ 皮肤评估 □ 疼痛护理：根据疼痛程度，选择合理镇痛方法 □ 需要时，请家属陪伴 □ 心理护理
重点医嘱	□ 详见医嘱执行单	□ 详见医嘱执行单	□ 详见医嘱执行单
病情变异记录	□ 无　□ 有，原因： 1. 2.	□ 无　□ 有，原因： 1. 2.	□ 无　□ 有，原因： 1. 2.
护士签名			

时间	住院第 6~11 天 （出院前 1 天）	住院第 8~12 天 （出院日）
健康宣教	**术后宣教：** □ 药物作用及频率 □ 饮食、活动指导	**出院宣教：** □ 复查时间 □ 服药方法 □ 活动休息 □ 指导办理出院手续
护理处置	□ 遵医嘱完成相关检查 □ 引流护理：密切观察伤口敷料及供骨区敷料渗出情况。如有引流，保持引流管无受压、折曲，引流通畅	□ 办理出院手续 □ 书写出院小结
基础护理	**二级护理：** □ 晨晚间护理 □ 患者安全管理	**二级护理：** □ 晨晚间护理 □ 患者安全管理
专科护理	□ 护理查体 □ 病情观察 □ 患肢感觉、运动及血运观察 □ 皮肤评估 □ 心理护理	□ 护理查体 □ 病情观察 □ 患肢感觉、运动及血运观察 □ 皮肤评估 □ 心理护理 □ 出院指导（复查影像和病理回报）
重点医嘱	□ 详见医嘱执行单	□ 详见医嘱执行单
病情变异记录	□ 无　□ 有，原因： 1. 2.	□ 无　□ 有，原因： 1. 2.
护士签名		

（三）患者表单

内生性软骨瘤临床路径患者表单

适用对象：第一诊断为内生性软骨瘤（ICD-10：D16，M9220/0）
行软骨瘤切除术（ICD-9-CM-3：77.6）

患者姓名：	性别：　　年龄：　　门诊号：	住院号：
住院日期：　　年　月　日	出院日期：　　年　月　日	标准住院日：8~12 天

时间	入院	术前日	手术日
医患配合	□ 配合询问病史、收集资料，请务必详细告知既往史、用药史、过敏史 □ 配合进行体格检查 □ 有任何不适请告知医师	□ 配合完善术查前相关检查、化验，如采血、留尿、心电图、X 线胸片 □ 医师与患者及家属介绍病情及术前谈话、术前签字	□ 配合完善相关检查、化验 □ 如采血、留尿 □ 配合手术室接送
护患配合	□ 配合测量体温、脉搏、呼吸 3 次，血压、体重 1 次 □ 配合完成入院护理评估（简单询问病史、过敏史、用药史） □ 接受入院宣教（环境介绍、病室规定、订餐制度、贵重物品保管等） □ 配合执行探视和陪伴制度 □ 有任何不适请告知护士	□ 配合测量体温、脉搏、呼吸 2 次 □ 接受术前宣教 □ 接受饮食宣教 □ 接受药物宣教	□ 配合测量体温、脉搏、呼吸 2 次 □ 送手术室前，协助完成核对，带齐影像资料及用药 □ 返回病房后，配合接受生命体征的测量 □ 配合检查意识（全身麻醉者） □ 配合缓解疼痛 □ 接受术后宣教 □ 接受饮食宣教 □ 接受药物宣教 □ 有任何不适请告知护士
饮食	□ 遵医嘱饮食	□ 遵医嘱饮食 □ 术前晚禁食、禁水	□ 术前禁食、禁水 □ 术后根据医嘱逐步恢复饮食
排泄	□ 正常排尿便	□ 正常排尿便	□ 正常排尿便
活动	□ 正常活动 □ 必要时保护患肢	□ 正常活动 □ 必要时保护患肢	□ 患肢制动、抬高 □ 配合医护检查患肢活动、感觉及血运

时间	手术后	出院日
医患配合	□ 配合患肢检查 □ 配合定期伤口换药 □ 配合完善术后检查：如采血、留尿、便等	□ 配合完善术后影像学检查 □ 接受出院前指导 □ 知道复查程序 □ 获取出院诊断书
护患配合	□ 配合定时监测生命体征 □ 配合检查患肢 □ 接受输液、服药等治疗 □ 接受进食、进水、排便等生活护理 □ 配合活动，预防皮肤压疮 □ 注意活动安全，保护患肢 □ 配合执行探视及陪伴	□ 接受出院宣教 □ 办理出院手续 □ 获取出院带药 □ 知道服药方法、作用、注意事项 □ 知道复印病历程序
饮食	□ 遵医嘱饮食	□ 遵医嘱饮食
排泄	□ 正常排尿便	□ 正常排尿便
活动	□ 遵医嘱活动并进行患肢功能锻炼 □ 配合医护检查患肢活动、感觉及血运	□ 遵医嘱活动并进行患肢功能锻炼

附：原表单（2016年版）

内生性软骨瘤临床路径表单

适用对象：第一诊断为内生性软骨瘤的患者（ICD-10：D16）

患者姓名：	性别： 年龄： 门诊号：	住院号：
住院日期： 年 月 日	出院日期： 年 月 日	标准住院日：8~12天

时间	住院第1天	住院第2天	住院第3天 （术前日）
主要诊疗工作	□ 询问病史与体格检查 □ 完成首次病程记录 □ 完成大病历 □ 开具常规检查、化验单 □ 上级医师查房 □ 确定诊断	□ 上级医师查房与手术前评估 □ 确定手术方案和麻醉方式 □ 根据化验及相关检查结果对患者的手术风险进行评估，必要者请相关科室会诊 □ 完成必要的相关科室会诊	□ 完成术前小结、上级医师查房记录 □ 完成术前准备与术前评估 □ 签署手术知情同意书、自费用品协议书 □ 向患者及家属交代病情及围手术期的注意事项
重点医嘱	**长期医嘱：** □ 骨科常规护理 □ 二级护理 □ 饮食医嘱（普通饮食/流质饮食/糖尿病饮食） **临时医嘱：** □ 血常规、血型 □ 尿常规 □ 凝血功能 □ 肝功能、肾功能、血糖、离子 □ 感染性疾病筛查 □ 胸部X线检查 □ 心电图 □ 肢体拍片（必要时） □ MRI检查（必要时）	**长期医嘱：** □ 骨科常规护理 □ 二级护理 □ 饮食医嘱（普通饮食/流质饮食/糖尿病饮食） **临时医嘱：** □ 请相关科室会诊	**长期医嘱：** □ 骨科常规护理 □ 二级护理 □ 饮食医嘱（普通饮食/流质饮食/糖尿病饮食） **临时医嘱：** □ 明日在局部麻醉、臂丛麻醉或全身麻醉下行软骨瘤切除或加植骨术 □ 术晨禁饮食 □ 术区备皮 □ 抗菌药物皮试（必要时）
主要护理工作	□ 介绍病区环境、设施 □ 介绍患者主管医师和责任护士 □ 入院常规宣教 □ 患肢皮肤评估 □ 告知辅助检查的注意事项	□ 护理等级评定 □ 药物过敏史 □ 既往病史 □ 在陪检护士指导下完成辅助检查 □ 做好晨晚间护理 □ 定期巡视病房	□ 术前常规准备（腕带、对接单） □ 术区备皮 □ 术前宣教 □ 心理护理
病情变异记录	□ 无 □ 有，原因： 1. 2.	□ 无 □ 有，原因： 1. 2.	□ 无 □ 有，原因： 1. 2
护士签名			
医师签名			

日期	住院第 4 天 （手术日）	住院第 5 天 （术后第 1 天）	住院第 6 天 （术后第 2 天）
主要诊疗工作	□ 实施手术 □ 切除肿物送检病理 □ 完成术后病程记录 □ 24 小时内完成手术记录 □ 上级医师查房 □ 向患者及家属交代手术过程概况及术后注意事项 □ 检查有无手术并发症及相应处理	□ 查看患者 □ 上级医师查房 □ 完成术后病程记录 □ 向患者及其家属交待手术后注意事项 □ 换药，观察切口情况，拔除引流（根据情况） □ 注意血运及肿胀情况 □ 注意有无发热 □ 复查血常规（必要时） □ 复查患肢 X 片 □ 指导患肢功能锻炼	□ 查看患者 □ 上级医师查房 □ 完成术后病程记录 □ 换药，观察切口情况，拔除引流（根据情况） □ 注意石膏外固定、血运及肿胀情况 □ 注意有无发热 □ 复查血常规（必要时） □ 指导患肢功能锻炼 □ 向患者及家属交代病情变化
重点医嘱	**长期医嘱：** □ 术后常规护理 □ 特殊疾病护理 □ 普通饮食/流质饮食/糖尿病饮食（术后 6 小时后） □ 心电监测或生命体征监测 □ 吸氧 □ 留置导尿（必要时） □ 术后抗生素（根据情况） □ 术后营养神经药物应用（必要时） □ 中频理疗（必要时） **临时医嘱：** □ 补液（必要时） □ 术后止血药物（必要时） □ 术后镇痛药物（必要时）	**长期医嘱：** □ 术后常规护理 □ 一级护理 □ 饮食医嘱（普通饮食/流质饮食/糖尿病饮食） □ 术后抗生素（根据情况） □ 术后营养神经药物应用（必要时） □ 术后改善循环药物应用（必要时） □ 中频理疗（必要时） **临时医嘱：** □ 补液（必要时） □ 术后镇痛药物（必要时） □ 复查血常规（必要时） □ 复查患肢 X 片	**长期医嘱：** □ 术后常规护理 □ 一级护理 □ 饮食医嘱（普通饮食/流质饮食/糖尿病饮食） □ 术后抗生素（根据情况） □ 术后营养神经药物应用（必要时） □ 术后改善循环药物应用（必要时） □ 中频理疗（必要时） **临时医嘱：** □ 术后镇痛药物（必要时） □ 复查血常规（必要时）
主要护理工作	□ 基础护理：根据麻醉方式做好口腔、拍背等基础护理。患肢舒适卧位 □ 血运观察：观察患肢血运情况，植骨患者注意供骨区切口护理 □ 疼痛护理：根据疼痛程度，选择合理镇痛方法	□ 饮食指导：禁烟酒，忌生冷辛辣刺激性食物，给予适度补钙 □ 引流护理：密切观察伤口敷料及供骨区敷料渗出情况。如有引流，保持引流管无受压、折曲，引流通畅 □ 适时提供疾病信息 □ 心理护理	□ 饮食指导：禁烟酒，忌生冷辛辣刺激性食物，给予适度补钙 □ 引流护理：密切观察伤口敷料及供骨区敷料渗出情况。如有引流，保持引流管无受压、折曲，引流通畅 □ 适时提供疾病信息 □ 心理护理
病情变异记录	□ 无　□ 有，原因： 1. 2.	□ 无　□ 有，原因： 1. 2.	□ 无　□ 有，原因： 1. 2
护士签名			
医师签名			

日期	住院第 7~11 天 （出院前 1 天）	住院第 8~12 天 （出院日）
主要诊疗工作	□ 上级医师查房 □ 收回病理报告单，根据病理结果向患者及家属进一步交待病情 □ 切口换药，进行伤口评估，确定有无手术并发症和切口愈合不良情况，明确是否出院 □ 完成出院记录，病案首页，出院诊断书，病程记录等 □ 向患者交代出院后的注意事项，如返院复诊的时间，地点，发生紧急情况时的处理等	□ 患者办理出院手续，出院
重点医嘱	**长期医嘱：** □ 二级护理 □ 饮食医嘱（普通饮食/流质饮食/糖尿病饮食） □ 术后营养神经药物应用（必要时） □ 术后改善循环药物应用（必要时） □ 中频理疗（必要时） **临时医嘱：** □ 术后镇痛药物（必要时）	**临时医嘱：** □ 今日出院
主要护理工作	□ 饮食指导：禁烟酒，忌生冷辛辣刺激性食物，给予适度补钙 □ 引流护理：密切观察伤口敷料及供骨区敷料渗出情况。如有引流，保持引流管无受压、折曲，引流通畅 □ 适时提供疾病信息 □ 心理护理	**出院指导：** □ 根据病理结果，告知相关注意事项以及相关后续治疗。预防瘢痕以及软骨瘤复发 □ 告知随诊的意义 □ 告知出院流程
病情变异记录	□ 无 □ 有，原因： 1. 2.	□ 无 □ 有，原因： 1. 2.
护士签名		
医师签名		

第九十三章

肢体骨肉瘤保肢术临床路径释义

【医疗质量控制指标】

指标一、实施手术前的评估与术前准备。

指标二、预防性抗菌药物选择与应用时机。

指标三、预防手术后深静脉血栓形成。

指标四、术后康复治疗。

指标五、手术后并发症治疗。

指标六、为患者提供骨肉瘤保肢术的健康教育。

指标七、切口Ⅰ/甲愈合。

指标八、住院 21 天内出院。

指标九、患者住院天数与住院费用。

一、肢体骨肉瘤保肢术编码

疾病名称及编码：肢体骨肉瘤（ICD-10：C40，M91800/3）

手术操作名称及编码：肱骨瘤段骨切除（ICD-9-CM-3：77.62）

桡骨瘤段骨切除（ICD-9-CM-3：77.63）

尺骨瘤段骨切除（ICD-9-CM-3：77.63）

股骨瘤段骨切除（ICD-9-CM-3：77.65）

胫骨瘤段骨切除（ICD-9-CM-3：77.67）

腓骨瘤段骨切除（ICD-9-CM-3：77.67）

二、临床路径检索方法

（C40+M9180/3）伴（77.62 / 77.63 / 77.65 / 77.67）

三、国家医疗保障疾病诊断相关分组（CHS-DRG）

MDCI　肌肉、骨骼疾病及功能障碍

IU3　骨骼、肌肉、结缔组织恶性病损、病理性骨折

四、肢体骨肉瘤保肢术临床路径标准住院流程

（一）适用对象

第一诊断为肢体骨肉瘤，且拟行保肢术。

释义

■ 适用对象编码参见第一部分。

■ 本路径适用对象为临床诊断为肢体骨肉瘤且拟行保肢术的患者，如多中心骨肉瘤及合并肺转移的骨肉瘤患者，需进入其他相应路径。

（二）诊断依据

根据《NCCN骨肿瘤指南（2015）》及中国临床肿瘤学会（CSCO）骨肉瘤专家委员会，中国抗癌协会肉瘤专业委员会《经典型骨肉瘤临床诊疗专家共识》（2012年）等。

1. 症状：疼痛，局部肿胀。
2. 体征：可有患处皮温升高、浅静脉怒张、压痛、包块，有些出现关节活动受限。
3. X线片：骨质破坏，骨膜反应，不规则新生骨。
4. CT和MRI：可清晰显示骨皮质破坏情况和髓腔内肿瘤浸润范围。
5. ECT（全身骨扫描）：病变部位核素异常浓聚。
6. 穿刺活检病理确诊。
7. 实验室检查：可以有碱性磷酸酶（AKP）和乳酸脱氢酶（LDH）的升高。

释义

■ 本路径的制订主要参考国内权威参考书籍和诊疗指南。

■ 肢体骨肉瘤的诊断需要临床、影像及病理三结合。临床症状主要有疼痛、肿胀及功能障碍等。

影像学检查主要包括X线、CT、MRI及全身骨扫描：

（1）X线表现：骨质破坏、骨膜反应、不规则新生骨。

（2）CT表现：①显示骨破坏状况；②显示肿瘤内部矿化程度；③强化后可显示肿瘤的血运状态；④肿瘤与血管的关系；⑤肿瘤在骨与软组织中的范围。

（3）MRI表现：①对软组织显示清楚；②有助于术前计划；③可以显示肿瘤在软组织内侵及范围；④可显示骨内侵及范围；⑤发现跳跃病灶。

（4）骨扫描有助于发现其他部位病变。实验室检查可见AKP及LDH升高，但动态观察意义更大。肢体骨肉瘤的活检首先选穿刺活检，通过活检得到病理诊断。

（三）进入路径标准

1. 第一诊断必须符合肢体骨肉瘤。
2. 具有保肢手术指征。
3. 当患者合并其他疾病，但住院期间不需要特殊处理也不影响第一诊断的临床路径流程实施时，可以进入路径。

释义

■ 诊断是肢体骨肉瘤（经典骨肉瘤），骨肉瘤各亚型均不适合进入本路径。因为各亚型的诊断标准、治疗原则及预后均不相同。

■ 多发骨肉瘤和有肺转移的骨肉瘤预后差，不适合进入本路径，在手术方案及化疗方案的选择上有些区别。

■ 肢体骨肉瘤进行保肢手术的适应证包括：①ⅡA期肿瘤；②术前化疗有效的ⅡB期肿瘤；③重要血管神经未受侵；④软组织条件好，术后可良好覆盖假体；⑤预计保留肢体功能优于义肢。

（四）标准住院 10~14 日

释义

■ 根据伤口愈合情况可以进一步缩短住院日。

（五）住院期间的检查项目

1. 必需的检查项目

（1）发病部位 X 线检查，发病部位 CT 平扫+强化，发病部位 MRI 平扫+增强，胸部 CT 平扫，ECT（全身骨扫描），碱性磷酸酶及乳酸脱氢酶。

（2）病理检查，必要时行免疫组化（骨组织脱钙及免疫组化检查，可延长临床路径住院时间）。

（3）心电图。

（4）血常规、尿常规、血型、凝血功能、肝功能、肾功能、血电解质、血糖、感染性疾病筛查（乙型肝炎、丙型肝炎、梅毒、艾滋病等）。

2. 根据患者病情进行的检查项目：根据患者病情，行必要时行心、肺功能检查、血气分析、PET-CT 检查、血管造影、血管超声等检查。

释义

■ 增强 CT 及增强 MRI 和全身骨扫描是肢体骨肉瘤必需检查的项目，增强 CT 及增强 MRI 可以观察肿瘤的范围，指导手术切除。全身骨扫描可以发现多发的骨病变、骨转移灶等。

■ 肢体骨肉瘤患者应根据病情行其他检查，对于心肺功能差的患者需行心、肺功能检查、血气分析，怀疑有软组织及其他远隔转移的患者可行 PET-CT 检查，病变部位为 FDG 摄取增高。肿瘤与周围重要血管关系密切的患者可行血管造影、血管彩超等检查。

（六）选择保肢术方案

根据《NCCN 骨肿瘤指南（2015）》及中国临床肿瘤学会（CSCO）骨肉瘤专家委员会，中国抗癌协会肉瘤专业委员会《经典型骨肉瘤临床诊疗专家共识》（2012 年）等指南，结合患者分期、分型、疾病阶段、患者要求等决定手术方案，如定制或组配假体置换、异体骨移植、瘤骨灭活回植等。

释义

■肢体骨肉瘤符合保肢适应证的患者可进行保肢术式的选择。保肢手术包括肿瘤切除和功能重建两个步骤，对应的是骨肿瘤学所涵盖的两部分内容，即肿瘤学和骨科学。肢体骨肉瘤的切除需达到广泛的外科边界，术后标本需进行评估，确认达到了安全的边界。重建方法有人工假体置换（包括定制或组配式假体）、异体骨移植、瘤骨灭活回植等。人工假体置换优点在于可以提供足够的稳定性和强度，允许早期负重行走，目前组配式假体功能良好，易于操作，但人工假体最主要的问题仍然是松动、感染和机械性损坏。异体骨移植的优点在于这是生物重建，愈合之后患者可长期使用，但缺点在于愈合时间长，不能早期下地负重，感染和异体骨骨折风险仍很大。瘤骨灭活回植优点在于重建材料易于获得，生物重建可长期使用，但缺点在于仍有肿瘤复发及感染风险。保肢术后都应积极进行康复训练。

（七）术前准备需 3~7 天

1. 评估患者一般状况，排除手术禁忌。
2. 手术方案的制订
（1）肿瘤侵犯范围的判断，确定截骨长度。
（2）肢体重建物的准备，如定制假体、异体骨等。

释义

■肢体骨肉瘤保肢术是需要仔细准备的计划手术，需要排除患者的手术禁忌证。在术前化疗后根据影像学的检查结果，主要根据化疗后的 CT 及 MRI 判断肿瘤的具体位置、大小及其与重要解剖结构的关系，从而设计肿瘤切除所需要的外科边界，即所要切除的正常软组织及截骨长度。确定截骨长度时主要根据 MRI 检查确认肿瘤在髓内的范围，在肿瘤外 3~5cm 进行截骨。重建材料需在手术前准备齐全并在开台前再次确认，以保证手术的安全。

（八）预防性抗菌药物选择与使用时机

1. 按照《抗菌药物临床应用指导原则（2015 年版）》（国卫办医发〔2015〕43 号）选择用药。建议使用第一、第二代头孢菌素类，头孢曲松等；明确感染患者，可根据药敏试验结果调整抗菌药物。
2. 预防性用抗菌药物，时间为术前 30 分钟，手术超过 3 小时可加用 1 次。

释义

■肢体骨肉瘤保肢术一般为预防性使用抗菌药物，使用时间为术前 30 分钟，如果手术超过 3 小时加用 1 次，术后使用 24~48 小时。如果明确为感染患者需进行药敏试验，根据药敏结果选择抗菌药物。

（九）手术日

1. 麻醉方式：硬膜外麻醉或全身麻醉。
2. 保肢手术方式：瘤段骨切除、定制关节/骨干假体置换术；瘤段骨切除、组配假体置换术；瘤段骨切除、异体骨移植、内固定术；肿瘤骨灭活回植、内固定术；瘤段骨切除、可延长假体置换术等。
3. 术中用药：麻醉用药、抗菌药物。
4. 术后病理：所切除肿瘤组织送病理科做病理检查。

释义

■ 肢体骨肉瘤保肢术的麻醉方式根据患者情况而定，一般为硬膜外麻醉或全身麻醉，不推荐使用神经阻滞麻醉，因为神经阻滞麻醉不利于术后观察神经功能情况。保肢手术的术式根据术前设计进行，术前30分钟使用抗菌药物，如果手术时间超过3小时再加用抗菌药物。

■ 肢体骨肉瘤行保肢术后的标本需送至病理科进行病理检查。病理检查包括病名的诊断及术后外科边界和肿瘤坏死率的评价：①标本外科边界：标本各方向均达到广泛以上的外科边界。②肿瘤坏死率评估（Huvos方法）：Ⅰ级：几乎未见化疗所致的肿瘤坏死；Ⅱ级：化疗轻度有效，肿瘤组织坏死率＞50%，尚存有活的肿瘤组织；Ⅲ级：化疗部分有效，肿瘤组织坏死率＞90%，部分组织切片上可见残留的存活的肿瘤组织；Ⅳ级：所有组织切片未见活的肿瘤组织。Ⅲ级和Ⅳ级为化疗反应好，Ⅰ级和Ⅱ级为化疗反应差。

（十）术后恢复

1. 术后复查的检查项目：X线片、胸部CT、全身骨显像、血管超声、血常规、尿常规、肝功能、肾功能、电解质、血糖。
2. 术后用药：根据病情选用抗凝、镇痛、抗菌药物等。
3. 功能锻炼：根据手术部位与重建方式决定肢体功能锻炼方法。

释义

■ 肢体骨肉瘤保肢术后需复查X线片及肢体全长正位片（测量肢体长度）。骨肉瘤保肢术的手术创面大，术中出血及术后渗血较多，所以术后需要严密观察引流量，复查血常规，如果有输血指征需要进行输血。

■ 肢体骨肉瘤保肢术后预防性使用抗菌药物24~48小时，同时静脉输注镇痛药，常规皮下注射低分子肝素钠抗凝，同时可辅以抗血栓弹力袜及足底泵等进行抗凝，预防深静脉血栓形成。

■ 肢体骨肉瘤保肢术后需根据手术部位及重建方式的选择来决定功能锻炼，早期应练习肌肉收缩，以主动练习为主。如果是胫骨近段的骨肉瘤保肢术后需使用伸直位石膏或支具固定8~12周，以保护重建的髌韧带。

（十一）出院标准

1. 患者病情稳定，体温正常，手术切口愈合良好；生命体征平稳。

2. 没有需要住院处理的并发症和/或合并症。

释义

■ 肢体骨肉瘤保肢术后需病情稳定、伤口愈合良好才能出院，如果出现伤口感染、伤口愈合不良、深静脉血栓形成等并发症时需住院处理。

（十二）变异及原因分析

1. 术后切口感染、切口渗液、深静脉血栓等，导致住院时间延长与费用增加。
2. 术后继发其他内、外科疾病需进一步诊治，导致住院时间延长。
3. 植入物选择：根据病变的部位和范围，选择适当的内固定物，植入物材料准备时间和费用可能会较高。
4. 病理情况：若病理回报结果不符合，则需要退出本路径。

释义

■ 肢体骨肉瘤保肢术患者存在个体差异，包括肿瘤大小、软组织侵犯范围大小等，因此术后出现并发症的风险不同，如果出现需要住院治疗的并发症则会增加住院时间及费用。肿瘤切除后的重建方法多样，不同重建方法的费用不同，人工假体的费用较高，而异体骨或灭活骨重建需要使用钢板等内固定物，视内固定物使用多少而费用不同。

■ 肢体骨肉瘤保肢术后的标本需送至病理科进行病理分析，如果病理回报为其他肿瘤则后续的治疗方案及预后均不同，需退出本路径，术前已经有穿刺病理，与术后病理不符的情况应该不常见。

五、肢体骨肉瘤保肢术临床路径给药方案

【用药选择】

1. 抗菌药物：按照《抗菌药物临床应用指导原则（2015年版）》（国卫办医发〔2015〕43号）选择用药。肢体骨肉瘤保肢术需预防性使用抗菌药物，时间为术前30分钟，手术超过3小时可加用1次，建议使用第一、第二代头孢菌素类，头孢曲松等。对于术后明确感染患者，可根据药敏试验结果调整抗菌药物。
2. 抗凝药：肢体骨肉瘤保肢术后第2天起可皮下注射抗凝药，可使用低分子肝素钠注射液预防术后血栓形成。

【药学提示】

1. 头孢类抗菌药物使用相对安全，不良反应与治疗的剂量、疗程有关。局部反应有静脉炎，此外可有皮疹、皮炎、瘙痒、荨麻疹、水肿、发热、支气管痉挛和血清病等过敏反应，头痛或头晕，软便、腹泻、恶心、呕吐、口炎、腹痛、结肠炎、黄疸、胀气、味觉障碍和消化不良等消化道反应。
2. 低分子肝素钠的不良反应：包括出血，注射部位淤点、淤斑、轻度血肿和坏死，局部或全身过敏反应，血小板减少症等。

【注意事项】

1. 术后不可长期使用抗菌药物，可引起菌群紊乱等问题。

2. 抗凝药使用时需定期复查凝血功能，避免出现凝血功能紊乱。

六、肢体骨肉瘤保肢术患者护理规范

1. 手术患者术后伤口护理。
2. 心理疏导
3. 术后疼痛管理。
4. 指导使用支具的患者进行支具的调节。
5. 指导术后患者进行肢体功能锻炼。

七、肢体骨肉瘤保肢术患者营养治疗规范

1. NRS 2002 评分<3 分者，合理饮食，平衡膳食。如有内科合并症，应根据合并症的营养治疗原则给予相应治疗膳食，积极控制合并症。

2. NRS 2002 评分≥3 分者，能量供给标准为 25~35kcal/kg 标准体重，建议根据患者年龄、性别、体重、身体活动水平个体化调整热量的摄入。供能比碳水化合物 50%~55%、脂肪 25%~30%、蛋白质 15%~20%；蛋白质摄入量宜在 1.5~2.0g/kg 标准体重，其中优质蛋白质不低于蛋白质总量的 1/3~1/2；适当提高膳食单不饱和脂肪酸及 ω-3 脂肪酸的摄入。如有内科合并症，营养素摄入应根据合并症的营养治疗原则进行调整。

3. 加速康复外科围手术期营养支持。术前予 12.5%碳水化合物饮品，术后早期恢复口服营养及补充蛋白质。推荐应用产品营养制剂以保证蛋白质摄入。术后饮食根据不同治疗时期选择饮食种类由流质饮食、半流质饮食逐步过渡至普通饮食等。饮食宜清淡，以温、热、软为佳，忌食生冷、肥甘、厚腻食物，限制刺激性食物、饮品及调味品。贫血患者患者注意补充含铁丰富的食物，瘦肉，动物肝脏，深绿色蔬菜。

4. 如经口进食量不足需要量的 50%~75%者，可提供（ONS）口服营养营养补充剂，必要时给与管饲肠内营养补充或肠外营养补充。

5. 营养的评价：应该对肠内营养的疗效和不良反应进行定期评价，以便及时调整肠内营养的途径和方案。评价指标包括：体重、血常规、电解质、肝功能、肾功能、炎症参数、白蛋白、前白蛋白、转铁蛋白等。

6. 术后家庭肠内营养：如患者因手术，化疗等原因造成经口摄入营养仍不足，则需要进行家庭营养。ONS 是家庭营养最主要的方式，是对患者经口摄入营养不足的重要补充。

八、肢体骨肉瘤保肢术患者健康宣教

1. 术后伤口护理，按时换药及拆线。
2. 术后进行功能锻炼。
3. 进行出院宣教（康复锻炼方法及注意事项、复诊的时间、地点，发生紧急情况时的处理等）。
4. 告知患者出院流程。
5. 指导出院带药服用方法。
6. 指导患者出院后预防感染、控制活动强度等。

九、推荐表单

（一）医师表单

肢体骨肉瘤保肢术临床路径医师表单

适用对象：第一诊断为内生性软骨瘤（ICD-10：D16，M9220/0）

行肱骨瘤段骨切除（ICD-9-CM-3：77.62），桡骨瘤段骨切除（ICD-9-CM-3：77.63），尺骨瘤段骨切除（ICD-9-CM-3：77.63），股骨瘤段骨切除（ICD-9-CM-3：77.65），胫骨瘤段骨切除（ICD-9-CM-3：77.67），腓骨瘤段骨切除（ICD-9-CM-3：77.67）

患者姓名：	性别： 年龄： 门诊号：	住院号：
住院日期： 年 月 日	出院日期： 年 月 日	标准住院日：10~14 天

时间	住院第 1 天	住院第 2~3 天	住院第 3~7 天
主要诊疗工作	□ 询问病史和体格检查 □ 入院病历及首次病程记录书写 □ 拟定检查项目 □ 制订初步治疗方案 □ 对患者/家属进行有关骨肉瘤的宣教	□ 上级医师查房 □ 明确下一步诊疗计划 □ 完成上级医师查房记录 □ 向患者及家属交代病情 □ 完善各项手术前准备 □ 评估患者血常规、肝功能、肾功能、凝血功能、心电图等影响手术的指标 □ 评估肿瘤侵犯范围，确定保肢术指征	□ 上级医师查房 □ 术前讨论 □ 术前准备与评估 □ 确定保肢手术方案 □ 联系准备肢体重建物 □ 完成术前小结、术前讨论记录 □ 向患者交流保肢术方案 □ 签署手术知情同意书、输血治疗同意书院 □ 向患者和家属交代围手术期注意事项，签署手术同意书、输血同意书、委托书
重点医嘱	**长期医嘱：** □ 骨肿瘤科护理常规 □ 二级/一级护理 □ 普通饮食/糖尿病饮食/低盐低脂饮食 **临时医嘱：** □ 血常规、尿常规、大便常规，传染病、血型 □ 肝功能、肾功能、电解质、血糖、凝血功能、ALP、LDH、心电图 □ 必要时行 CT、MRI 以评估原发肿瘤变化。胸部 CT 平扫明确有无肺转移 □ 其他检查（酌情）	**长期医嘱：** □ 骨肿瘤科护理常规 □ 二级/一级护理 □ 普通饮食/糖尿病饮食/低盐低脂饮食 **临时医嘱：** □ 其他检查及治疗（酌情）	**长期医嘱：** □ 肿瘤科护理常规 □ 二级/一级护理 □ 普通饮食/糖尿病饮食/低盐低脂饮食 **临时医嘱：** □ 术前医嘱：常规准备明日在全身麻醉/硬膜外麻醉下行肿瘤切除、肢体重建术 □ 备皮 □ 抗菌药物皮试 □ 术前禁食、禁水 □ 术中带药 □ 其他特殊医嘱
病情变异记录	□ 无 □ 有，原因： 1. 2.	□ 无 □ 有，原因： 1. 2.	□ 无 □ 有，原因： 1. 2.
医师签名			

时间	住院第 4~8 天 （手术日）	住院第 4~12 天	住院第 9~12 天 （出院前 1 天）
主要诊疗工作	□ 行全身麻醉下肿瘤切除手术 □ 术者完成手术记录 □ 完成术后病程记录 □ 上级医师查房 □ 向患者及家属交代手术情况，嘱咐注意事项 □ 观察术后病情变化	□ 上级医师查房，完成病程记录 □ 根据引流情况决定是否拔除引流 □ 注意体温、血象及生化指标变化（对症处理） □ 指导患者功能锻炼 □ 换药，观察刀口愈合情况	□ 上级医师查房，进行手术及伤口评估，确定有无并发症和切口愈合不良情况，明确能否出院 □ 完成常规病历书写 □ 注意观察体温 □ 指导功能锻炼 □ 完成出院记录、病案首页、出院证明书等，向患者交代出院后的注意事项，如返院复诊的时间、地点，发生紧急情况时的处理等
重点医嘱	**长期医嘱：** □ 一级护理 □ 禁食、禁水 □ 吸氧及生命体征监测 □ 保留导尿 □ 抗菌药物 □ 补液治疗 □ 镇痛、抑酸药、抗凝 **临时医嘱：** □ 根据病情需要下达相应医嘱 □ 镇痛、止吐等 □ 血常规、肝功能、肾功能及血电解质、凝血功能、血气等	**长期医嘱：** □ 骨肿瘤科护理常规 □ 二级/一级护理 □ 普通饮食/糖尿病饮食/低盐低脂饮食 □ 补液治疗 □ 抗凝 □ 抗菌药物 □ 镇痛、抑酸药物 □ 保留导尿 **临时医嘱：** □ 换药 □ 拔除导尿管 □ 退热药物 □ 实验室化验 □ 输血	**长期医嘱：** □ 骨肿瘤科护理常规 □ 二级/一级护理 □ 普通饮食/糖尿病饮食/低盐低脂饮食 □ 补液治疗 □ 抗凝 □ 抗菌药物 □ 镇痛、抑酸药 **临时医嘱：** □ 换药 □ 实验室化验
病情变异记录	□ 无　□ 有，原因： 1. 2.	□ 无　□ 有，原因： 1. 2.	□ 无　□ 有，原因： 1. 2.
医师签名			

时间	住院第 9～12 天 （出院前 1 天）	住院第 10～14 天 （出院日）
主要诊疗工作	□ 上级医师查房，进行手术及伤口评估，确定有无并发症和切口愈合不良情况，明确能否出院 □ 完成常规病历书写 □ 注意观察体温 □ 指导功能锻炼 □ 完成出院记录、病案首页、出院证明书等，向患者交代出院后的注意事项，如返院复诊的时间、地点，发生紧急情况时的处理等	□ 上级医师查房，医嘱出院 □ 交付出院记录、诊断证明 □ 交代出院医嘱，预约换药、拆线、复查时间 □ 患者办理出院手续，出院
重点医嘱	**长期医嘱：** □ 骨肿瘤科护理常规 □ 二级/一级护理 □ 普通饮食/糖尿病饮食/低盐低脂饮食 □ 补液治疗 □ 抗凝 □ 抗菌药物 □ 镇痛、抑酸药 **临时医嘱：** □ 换药 □ 实验室化验	**出院医嘱：** □ 出院带药
病情变异记录	□ 无 □ 有，原因： 1. 2.	□ 无 □ 有，原因： 1. 2.
医师签名		

（二）护士表单

肢体骨肉瘤保肢术临床路径护士表单

适用对象：第一诊断为内生性软骨瘤（ICD-10：D16，M9220/0）
行肱骨瘤段骨切除（ICD-9-CM-3：77.62），桡骨瘤段骨切除（ICD-9-CM-3：77.63），尺骨瘤段骨切除（ICD-9-CM-3：77.63），股骨瘤段骨切除（ICD-9-CM-3：77.65），胫骨瘤段骨切除（ICD-9-CM-3：77.67），腓骨瘤段骨切除（ICD-9-CM-3：77.67）

患者姓名：	性别：　年龄：　门诊号：	住院号：
住院日期：　年　月　日	出院日期：　年　月　日	标准住院日：10~14 天

时间	住院第 1 天	住院第 2~3 天	住院第 3~7 天
健康宣教	□ 入院宣教 □ 介绍主管医师、护士 □ 介绍环境、设施 □ 介绍住院注意事项 □ 介绍探视和陪伴制度 □ 介绍贵重物品制度	□ 检查前宣教 □ 主管护士与患者沟通，消除患者紧张情绪 □ 告知检查后可能出现的情况及应对方式	□ 术前宣教
护理处置	□ 核对患者，佩戴腕带 □ 建立入院护理病历 □ 协助患者留取各种标本 □ 测量身高、体重、血压等	□ 监督患者血压、体温变化	□ 正确执行医嘱 □ 认真完成交接班 □ 观察患者一般状况
基础护理	二级护理： □ 晨晚间护理 □ 患者安全管理	二级护理： □ 晨晚间护理 □ 患者安全管理	二级护理： □ 晨晚间护理 □ 患者安全管理
专科护理	□ 护理查体 □ 病情观察 □ 需要时，请家属陪伴 □ 心理护理	□ 病情观察 □ 遵医嘱完成相关检查 □ 心理护理	□ 完成术前准备 □ 遵医嘱给药并观察用药后反应 □ 协助完成手术前检查 □ 完成护理记录
重点医嘱	□ 详见医嘱执行单	□ 详见医嘱执行单	□ 详见医嘱执行单
病情变异记录	□ 无　□ 有，原因： 1. 2.	□ 无　□ 有，原因： 1. 2.	□ 无　□ 有，原因： 1. 2.
护士签名			

时间	住院第4~8天 （手术日）	住院第4~12天
健康宣教	□ 术后注意事项宣教	□ 术后宣教
护理处置	□ 完成护理记录	□ 完成护理记录
基础护理	**一级护理：** □ 晨晚间护理 □ 患者安全管理	**二级护理：** □ 晨晚间护理 □ 患者安全管理
专科护理	□ 观察患者一般状况 □ 观察患者肢端感觉、血运情况 □ 观察记录患者生命体征、手术切口敷料情况 □ 有引流者观察引流性质、引流量 □ 遵医嘱给药并观察用药后反应 □ 遵医嘱完成化验检查 □ 预防并发症护理	□ 基本生活和心理护理 □ 正确执行医嘱 □ 认真完成交接班 □ 观察患者一般状况 □ 遵医嘱给药并观察用药后反应 □ 指导功能锻炼
重点医嘱	□ 详见医嘱执行单	□ 详见医嘱执行单
病情变异记录	□ 无 □ 有，原因： 1. 2.	□ 无 □ 有，原因： 1. 2.
护士签名		

时间	住院第 9~12 天 （出院前 1 天）	住院第 10~14 天 （出院日）
健康宣教	出院宣教：	出院宣教： □ 复查时间 □ 服药方法 □ 功能锻炼
护理处置	□ 告知出院流程 □ 完成护理记录	□ 办理出院手续 □ 书写出院小结
基础护理	二级护理： □ 晨晚间护理 □ 患者安全管理	二级护理： □ 患者安全管理
专科护理	□ 观察记录患者生命体征、手术切口敷料情况 □ 功能锻炼，预防并发症护理	□ 帮助患者办理出院手续、交费等事项
重点医嘱	□ 详见医嘱执行单	□ 详见医嘱执行单
病情变异记录	□ 无　□ 有，原因： 1. 2.	□ 无　□ 有，原因： 1. 2.
护士签名		

（三）患者表单

肢体骨肉瘤保肢术临床路径患者表单

适用对象：第一诊断为内生性软骨瘤（ICD-10：D16，M9220/0）
行肱骨瘤段骨切除（ICD-9-CM-3：77.62），桡骨瘤段骨切除（ICD-9-CM-3：77.63），尺骨瘤段骨切除（ICD-9-CM-3：77.63），股骨瘤段骨切除（ICD-9-CM-3：77.65），胫骨瘤段骨切除（ICD-9-CM-3：77.67），腓骨瘤段骨切除（ICD-9-CM-3：77.67）

患者姓名：	性别：　　年龄：　　门诊号：	住院号：
住院日期：　　年　月　日	出院日期：　　年　月　日	标准住院日：10~14 天

时间	入院	术前	手术日
医患配合	□ 配合询问病史、收集资料，请务必详细告知既往史、用药史、过敏史、手术史 □ 配合进行体格检查 □ 有任何不适请告知医师	□ 配合完善术前相关检查、化验，如采血、留尿、心电图、X 线片、CT、MRI 等 □ 医师及麻醉师分别与您及家属介绍病情及谈话、签字	□ 配合麻醉及手术医师摆好体位
护患配合	□ 配合测量体温、脉搏、呼吸 3 次，血压、体重 1 次 □ 配合完成入院护理评估（简单询问病史、过敏史、用药史、手术史 □ 接受入院宣教（环境介绍、病室规定、订餐制度、贵重物品保管等） □ 配合执行探视和陪伴制度 □ 有任何不适请告知护士	□ 接受术前宣教 □ 接受饮食宣教 □ 接受药物宣教	□ 配合手术室护士监测生命体征 □ 接受术前宣教 □ 有任何不适请告知护士
饮食	□ 遵医嘱饮食	□ 遵医嘱饮食	□ 术前禁食、禁水 □ 术后根据麻醉医师意见进行饮食
排泄	□ 正常排尿便	□ 正常排尿便	□ 正常排尿便
活动	□ 正常活动	□ 正常活动	□ 卧床

时间	术后	出院日
医患配合	□ 配合术后伤口换药	□ 接受出院前指导 □ 知道复查程序 □ 获取出院诊断书
护患配合	□ 配合定时监测生命体征 □ 接受输液、服药等治疗 □ 接受进食、进水、排便等生活护理 □ 配合活动，预防皮肤压力伤 □ 注意活动安全，避免坠床或跌倒 □ 配合执行探视及陪伴	□ 接受出院宣教 □ 办理出院手续 □ 获取出院带药 □ 知道服药方法、作用、注意事项 □ 知道复印病历程序
饮食	□ 遵医嘱饮食	□ 遵医嘱饮食
排泄	□ 正常排尿便	□ 正常排尿便
活动	□ 卧床，适当功能锻炼	□ 按医师指导进行活动及功能锻炼

附：原表单（2016年版）

肢体骨肉瘤保肢术临床路径表单

适用对象：第一诊断为肢体骨肉瘤，且拟行保肢术

患者姓名：	性别：　　年龄：　　门诊号：	住院号：
住院日期：　　年　月　日	出院日期：　　年　月　日	标准住院日：10~14天

时间	住院第1天	住院第2~3天
主要诊疗工作	□ 询问病史和体格检查 □ 入院病历及首次病程记录书写 □ 拟定检查项目 □ 制订初步治疗方案 □ 对患者/家属进行有关骨肉瘤的宣教	□ 上级医师查房 □ 明确下一步诊疗计划 □ 完成上级医师查房记录 □ 向患者及家属交代病情 □ 完善各项手术前准备 □ 评估患者血常规、肝功能、肾功能、凝血功能、心电图等影响手术的指标 □ 评估肿瘤侵犯范围，确定保肢术指征
重点医嘱	**长期医嘱：** □ 骨肿瘤科护理常规 □ 二级/一级护理 □ 普通饮食/糖尿病饮食/低盐低脂饮食 **临时医嘱：** □ 血常规、尿常规、大便常规，感染性疾病、血型 □ 肝功能、肾功能、电解质、血糖、凝血功能、ALP、LDH、心电图 □ 必要时行CT、MRI以评估原发肿瘤变化。胸部CT平扫明确有无肺转移 □ 其他检查（酌情）	**长期医嘱：** □ 骨肿瘤科护理常规 □ 二级/一级护理 □ 普通饮食/糖尿病饮食/低盐低脂饮食 **临时医嘱：** □ 其他检查及治疗（酌情）
主要护理工作	□ 入院宣教 □ 健康宣教：疾病相关知识 □ 根据医师医嘱指导患者完成相关检查 □ 完成护理记录 □ 记录入院时患者体重和血压等生命体征	□ 基本生活和心理护理 □ 监督患者血压、体温变化 □ 正确执行医嘱 □ 认真完成交接班
病情变化记录	□ 无　□ 有，原因： 1. 2.	□ 无　□ 有，原因： 1. 2.
护士签名		
医师签名		

时间	住院第 3~7 天	住院第 4~8 天 （手术日）
主要诊疗工作	□ 上级医师查房 □ 术前讨论 □ 术前准备与评估 □ 确定保肢手术方案 □ 联系准备肢体重建物 □ 完成术前小结、术前讨论记录 □ 向患者交流保肢术方案 □ 签署手术知情同意书、输血治疗同意书院 □ 向患者和家属交代围手术期注意事项，签署手术同意书、输血同意书、委托书	□ 行全身麻醉下肿瘤切除手术 □ 术者完成手术记录 □ 完成术后病程 □ 上级医师查房 □ 向患者及家属交代手术情况，嘱咐注意事项 □ 观察术后病情变化
重点医嘱	**长期医嘱：** □ 肿瘤科护理常规 □ 二级/一级护理 □ 普通饮食/糖尿病饮食/低盐低脂饮食 **临时医嘱：** □ 术前医嘱：常规准备明日在全身麻醉/硬膜外麻醉下下行肿瘤切除、肢体重建术 □ 备皮 □ 抗菌药物皮试 □ 术前禁食、禁水 □ 术中带药 □ 其他特殊医嘱	**长期医嘱：** □ 一级护理 □ 禁食、禁水 □ 吸氧及生命体征监测 □ 保留导尿 □ 抗菌药物 □ 补液治疗 □ 镇痛、抑酸药、抗凝 **临时医嘱：** □ 根据病情需要下达相应医嘱 □ 镇痛、止吐等 □ 血常规、肝功能、肾功能及血电解质、凝血功能、血气等
主要护理工作	□ 基本生活和心理护理 □ 正确执行医嘱 □ 认真完成交接班 □ 观察患者一般状况 □ 术前宣教 □ 完成术前准备 □ 遵医嘱给药并观察用药后反应 □ 协助完成手术前检查 □ 完成护理记录	□ 观察患者一般状况 □ 观察患者肢端感觉、血运情况 □ 观察记录患者生命体征、手术切口敷料情况 □ 有引流者观察引流性质、引流量 □ 遵医嘱给药并观察用药后反应 □ 遵医嘱完成化验检查 □ 预防并发症护理 □ 完成护理记录
病情变化记录	□ 无　□ 有，原因： 1. 2.	□ 无　□ 有，原因： 1. 2.
护士签名		
医师签名		

时间	住院第 4~12 天	住院第 9~12 天 （出院前 1 天）
主要诊疗工作	□ 上级医师查房，完成病程记录 □ 根据引流情况决定是否拔除引流 □ 注意体温、血象及生化指标变化（对症处理） □ 指导患者功能锻炼 □ 换药，观察刀口愈合情况	□ 上级医师查房，进行手术及伤口评估，确定有无并发症和切口愈合不良情况，明确能否出院 □ 完成常规病历书写 □ 注意观察体温 □ 指导功能锻炼 □ 完成出院记录、病案首页、出院证明书等，向患者交代出院后的注意事项，如返院复诊的时间、地点，发生紧急情况时的处理等
重点医嘱	**长期医嘱：** □ 骨肿瘤科护理常规 □ 二级或一级护理 □ 普通饮食/糖尿病饮食/低盐低脂饮食 □ 补液治疗 □ 抗凝 □ 抗菌药物 □ 镇痛、抑酸药物 □ 保留导尿 **临时医嘱：** □ 换药 □ 拔除导尿管 □ 退热药物 □ 实验室化验 □ 输血	**长期医嘱：** □ 骨肿瘤科护理常规 □ 二级或一级护理 □ 普通饮食/糖尿病饮食/低盐低脂饮食 □ 补液治疗 □ 抗凝 □ 抗菌药物 □ 镇痛、抑酸药 **临时医嘱：** □ 换药 □ 实验室化验
主要护理工作	□ 基本生活和心理护理 □ 正确执行医嘱 □ 认真完成交接班 □ 观察患者一般状况 □ 术后宣教 □ 遵医嘱给药并观察用药后反应 □ 指导功能锻炼 □ 完成护理记录	□ 观察患者一般状况 □ 观察患者肢端感觉血运情况 □ 观察记录患者生命体征、手术切口敷料情况 □ 遵医嘱给药并观察用药后反应 □ 遵医嘱完成化验检查 □ 功能锻炼，预防并发症护理 □ 告知出院流程 □ 完成护理记录
病情变化记录	□ 无 □ 有，原因： 1. 2.	□ 无 □ 有，原因： 1. 2.
护士签名		
医师签名		

时间	住院第 10~14 天 （出院日）
主要诊疗工作	□ 上级医师查房，医嘱出院 □ 交付出院记录、诊断证明 □ 交代出院医嘱，预约换药、拆线、复查时间 □ 患者办理出院手续，出院
重点医嘱	**出院医嘱：** □ 出院带药
主要护理工作	□ 帮助患者办理出院手续、交费等事项
病情变化记录	□ 无 □ 有，原因： 1. 2.
护士签名	
医师签名	

第九十四章

肢体骨肉瘤临床路径释义

【医疗质量控制指标】

指标一、实施手术前的评估与术前准备。

指标二、实施化疗前的评估。

指标三、化疗副反应的处理。

指标四、手术患者预防性抗菌药物选择与应用时机。

指标五、预防手术后深静脉血栓形成。

指标六、术后康复治疗。

指标七、手术后并发症治疗。

指标八、为患者提供骨肉瘤的健康教育。

指标九、手术患者切口Ⅰ/甲愈合，化疗患者无严重副反应。

指标十、手术 21 天内出院，化疗 7 天内出院。

指标十一、患者住院天数与住院费用。

一、肢体骨肉瘤编码

1. 原编码

疾病名称及编码：肢体骨肉瘤（ICD-10：C40）

2. 修改编码

疾病名称及编码：肢体骨肉瘤（ICD-10：C40，M91800/3）

二、临床路径检索方法

C40+M9180/3

三、国家医疗保障疾病诊断相关分组（CHS-DRG）

MDCI　肌肉、骨骼疾病及功能障碍

IU3　骨骼、肌肉、结缔组织恶性病损、病理性骨折

四、肢体骨肉瘤临床路径标准住院流程

（一）适用对象

第一诊断为肢体骨肉瘤（ICD-10：C40）。

释义

■ 适用对象编码参见第一部分。

■ 本路径适用对象为临床诊断为肢体骨肉瘤的患者，如多中心骨肉瘤及合并肺转移的骨肉瘤患者，需进入其他相应路径。

（二）诊断依据

根据《外科学（下册）》（8 年制和 7 年制临床医学专用教材，陈孝平主编，人民卫生出版社，2005 年），《骨与软组织肿瘤学》（徐万鹏主编，人民卫生出版社，2008 年）。

1. 病史：局部疼痛和/或软组织肿块。
2. 体征：可有患处皮温升高、浅静脉怒张、压痛、包块，有的出现相邻关节活动受限。
3. X 线片：肢体骨破坏、边界不清、溶骨或有成骨，常有软组织包块，可见 Codman 三角、日光射线征，有的出现病理性骨折。
4. CT 和 MRI：清晰显示骨皮质破坏情况和髓腔内肿瘤浸润范围，胸部 CT 早期发现有无肺转移。
5. ECT（全身骨扫描）：病灶处核素异常浓聚，同时排除多发骨肉瘤的可能。
6. 实验室检查：可有血清碱性磷酸酶（AKP）和乳酸脱氢酶（LDH）升高。
7. 病理检查可明确诊断。

释义

■ 骨肉瘤的诊断需要临床、影像及病理三结合，病史和临床症状是诊断肢体骨肉瘤的初步依据。骨肉瘤的病史短，往往只有数月，患者的临床症状较重且进展快，夜间痛较明显，肢体肿胀，关节活动受限。X 线片是骨肉瘤影像诊断的基础，X 线片上可见干骺端病变，成骨或溶骨，往往伴有骨膜反应和软组织肿块，CT 上可见更清楚地明确肿瘤内的成骨或溶骨，皮质破坏情况及软组织肿块，MRI 可见肿瘤在髓腔内的浸润及软组织侵犯范围。肢体骨肉瘤易发生肺转移，胸部 CT 是发现是否肺转移的重要手段。骨扫描能发现多中心病变，但对骨扫描异常的部位应行 X 线片及 CT 检查再次确认。肢体骨肉瘤患者可有血清碱性磷酸酶（AKP）和乳酸脱氢酶（LDH）升高，但动态观察意义更大，经过治疗后，例如化疗后 AKP 及 LDH 可降低。

■ 病理组织学表现符合经典型骨肉瘤定义。病理活检注意事项：①治疗前一定要进行活检术；②应在外科治疗单位进行活检术；③活检应在影像学检查完备后进行；④活检位置的选择对以后的保肢手术非常重要；⑤活检时应注意避免引起骨折；⑥骨肿瘤科、放射科及病理科联合诊断非常重要；⑦需要新鲜标本以行分子生物学研究；⑧不恰当的活检会造成对患者的不良后果；⑨推荐带芯针吸活检；⑩带芯针吸活检如果失败推荐进行切开活检；⑪不推荐冷冻活检，因为污染范围大，而且组织学检测不可靠；⑫避免切除活检。

■ PET-CT：为可选检查，病变部位处 FDG 摄取增高，同时可排除多发骨肉瘤及骨肉瘤远处转移的可能。

（三）治疗方案的选择

根据《外科学（下册）》（8 年制和 7 年制临床医学专用教材，陈孝平主编，人民卫生出版社，2005 年），《骨与软组织肿瘤学》（徐万鹏主编，人民卫生出版社，2008 年）。

1. 手术：应该行肿瘤广泛切除术，包括保肢和截肢。
2. 化疗：常用药物有顺铂、阿霉素、异环磷酰胺、大剂量甲氨蝶呤。

释义

■ 肢体骨肉瘤的手术原则：①应达到广泛或根治性外科边界切除；②对于个别病例，截肢更能达到肿瘤局部控制的作用；③如能预测术后功能良好，应行保肢术；④化疗反应好是保肢治疗的前提；⑤无论是截肢还是保肢，术后都应进行康复训练。肢体骨肉瘤保肢适应证：①ⅡA期肿瘤；②化疗有效的ⅡB期肿瘤；③重要血管神经束未受累；④软组织覆盖完好；⑤预计保留肢体功能优于义肢。远隔转移不是保肢的绝对禁忌证。肢体骨肉瘤截肢适应证：①患者要求截肢；②化疗无效的ⅡB期肿瘤；③重要血管神经束受累；④缺乏保肢后骨或软组织重建条件；⑤预计义肢功能优于保肢。Ⅲ期患者不是截肢手术的禁忌证。

■ 化疗分为术前化疗和术后化疗，常用药物常采用大剂量甲氨蝶呤（HD-MTX-CF）、异环磷酰胺（IFO）、多柔比星（阿霉素，ADM）和顺铂（DDP）等。给药方式：①序贯用药或联合用药；②选用两种以上药物；③动脉或静脉给药（MTX、IFO不适合动脉给药）。

（四）进入路径标准

1. 第一诊断必须符合肢体骨肉瘤疾病编码（ICD-10：C40）。
2. 应该排除多发骨肉瘤和有肺转移及其他内脏转移的骨肉瘤。
3. 当患者同时具有其他疾病诊断，但在住院期间不需要特殊处理也不影响第一诊断的临床路径流程实施时，可以进入路径。

释义

■ 诊断是肢体骨肉瘤（经典骨肉瘤），骨肉瘤各亚型均不适合进入本路径。因为各亚型的诊断标准、治疗原则及预后均不相同。

■ 多发骨肉瘤和有肺转移的骨肉瘤预后差，不适合进入本路径，在手术方案及化疗方案的选择上有些区别。

（五）住院期间的检查项目

1. 必需的检查项目
（1）血常规、尿常规。
（2）肝功能、肾功能、电解质、血型、血糖、凝血功能、感染性疾病筛查（乙型肝炎、丙型肝炎、梅毒、艾滋病等）。
（3）心电图。
（4）局部X线片、增强CT或MRI。
（5）胸部X线片或胸部CT、ECT。
（6）穿刺活检。

释义

■ 肢体骨肉瘤一般应进行胸部CT检查，而取代X线胸片。

■ 增强 CT 及增强 MRI 和全身骨扫描是肢体骨肉瘤必需检查的项目，增强 CT 可以观察肿瘤的血运及肿瘤与邻近重要血管的关系，增强 MRI 可以观察肿瘤的范围，指导手术切除。全身骨扫描可以发现多发的骨病变、骨转移灶等。PET-CT 可发现多发骨病变、骨转移灶、肺及其他内脏转移灶。

■ 肢体骨肉瘤推荐进行穿刺活检以取得病理诊断。骨肿瘤的诊断需要临床、影像及病理三结合，穿刺活检不是获得诊断的捷径，必须在详细的病史询问、查体及影像学检查之后进行，应该在最终进行手术的部位进行穿刺活检，因为穿刺活检的入点、操作流程对后续的手术有影响，在同一部位进行穿刺活检可以避免不利的影响。穿刺活检的病理需要经验丰富的骨病理医师进行分析，因为穿刺活检获得的标本量比手术获得的要少很多，因此，需要经验丰富的病理医师才能作出诊断。

（六）治疗方案与药物选择

1. 新辅助化疗（术前化疗）：采用单药序贯治疗，每 2~3 周为 1 个周期，共 4 个周期。常用药物及剂量：①顺铂 $100mg/m^2$；②多柔比星（阿霉素）$30mg/m^2$（连续 3 天）；③异环磷酰胺 $3g/m^2$（连续 5 天）；④大剂量甲氨蝶呤 $8\sim12g/m^2$。

2. 手术：应该行广泛切除术。手术方式：①截肢；②保肢。

保肢的条件：①ⅡA 期肿瘤；②术前化疗有效的ⅡB 期肿瘤；③下肢重要血管神经未受侵；④软组织条件好，术后可良好覆盖假体；⑤预计保留肢体功能优于义肢。

保肢的常用方法有：①人工假体置换；②肿瘤骨灭活再植。

3. 术后辅助化疗：药物及剂量同新辅助化疗，共 12 个周期。

释义

■ 新辅助化疗，有以下优点：①化疗期间有足够的时间进行保肢手术设计；②诱导肿瘤细胞凋亡，促使肿瘤边界清晰化，使得外科手术更易于进行；③有效的新辅助化疗可以有效地降低术后复发率，使得保肢手术可以更安全地进行。

■ 肢体骨肉瘤术前化疗推荐药物为大剂量甲氨蝶呤、异环磷酰胺、多柔比星（阿霉素）和顺铂，给药方式可考虑序贯用药或联合用药，每例患者选用两种以上药物，经动脉或静脉给药（MTX、IFO 不适合动脉给药）。推荐的药物剂量范围：甲氨蝶呤 $8\sim10g/m^2$（2w），异环磷酰胺 $15g/m^2$（3w），多柔比星 $90mg/m^2$（3w），顺铂 $120\sim140mg/m^2$（2w），用药时间达 4~6 周期（2~3 个月）。

■ 肢体骨肉瘤新辅助化疗后需要进行疗效评估，从临床表现、肢体周径变化可以获取化疗疗效好坏的初步判断，后续需通过影像学检查（X 线：肿瘤的表现及累及范围变化；CT：骨破坏程度变化；MRI：肿瘤局部累及范围、卫星灶、跳跃转移变化；骨扫描：范围及浓集度变化；PET-CT：肿瘤局部累及范围及骨外病灶变化）来进一步评估。术前化疗反应好表现为症状减轻、影像学上肿瘤界限变清晰、骨化更完全、肿块缩小和核素浓集减低。

■ 肢体骨肉瘤的手术包括保肢及截肢手术，都需要达到广泛的外科边界。目前大约90%的患者可接受保肢治疗。保肢适应证包括：①ⅡA期肿瘤；②术前化疗有效的ⅡB期肿瘤；③下肢重要血管神经未受侵；④软组织条件好，术后可良好覆盖假体；⑤预计保留肢体功能优于义肢。对于Ⅲ期肿瘤也可以进行保肢治疗，甚至可以行姑息性保肢治疗。但是需要引起重视的是化疗反应好仍然是保肢治疗的前提。

■ 保肢手术的重建方法包括骨重建与软组织重建。骨重建即重建支撑及关节功能；软组织重建则是为了修复动力、提供良好的软组织覆盖，按照重建的特点又可以分为生物重建和非生物重建。目前常用的重建方法有：①人工假体置换，可以提供足够的稳定性和强度，允许早期负重行走，目前组配式假体功能良好，易于操作，但人工假体最主要的问题仍然是松动、感染和机械性损坏；②肿瘤骨灭活再植术，肿瘤瘤段截除后可用液氮进行灭活，该重建方式属于生物重建，灭活骨与宿主骨愈合后可长期使用。

■ 术后化疗药物及剂量与术前新辅助化疗相同，共进行12个周期。

（七）出院标准

1. 手术后伤口愈合。
2. 化疗完成，化疗间歇期。

释义

■ 肢体骨肉瘤进行手术后需伤口愈合才能出院，如果出现伤口感染等并发症时需住院处理。化疗完成后可出院，在院外等待下次化疗周期时再入院。化疗间歇期应在门诊定期复查血常规、尿常规、肝功能、肾功能等。

（八）标准住院日

1. 手术21天。
2. 化疗3~5天。

释义

■ 肢体骨肉瘤进行手术时术前准备约7天，术后约14天可出院，总住院日21天，化疗患者3~5天即可完成化疗药物输入，住院日3~5天。

五、肢体骨肉瘤临床路径给药方案

【用药选择】

1. 化疗药：肢体骨肉瘤化疗使用的药物为顺铂100mg/m^2，多柔比星（阿霉素）30mg/m^2（连续3天），异环磷酰胺3g/m^2（连续5天），大剂量甲氨蝶呤8~12g/m^2。
2. 抗菌药物：按照《抗菌药物临床应用指导原则（2015年版）》（国卫办医发〔2015〕43号）选择用药。肢体骨肉瘤围手术期需预防性使用抗菌药物，时间为术前30分钟，手术超过 3 小时可加用 1 次，建议使用第一、第二代头孢菌素类，头孢曲松等。对于术后明确感染患者，可根据药敏试验结果调整抗菌药物。

3. 抗凝药：肢体骨肉瘤术后可使用低分子肝素钠注射液预防术后血栓形成。

【药学提示】

1. 化疗药物可发生较多不良反应，包括骨髓抑制、胃肠道反应、肝损伤、肾损伤、出血性膀胱炎、心肺毒性、神经毒性、过敏反应和静脉炎等。

2. 头孢类抗菌药物使用相对安全，不良反应与治疗的剂量、疗程有关。

3. 低分子肝素钠的不良反应：包括出血，注射部位瘀点、瘀斑、轻度血肿和坏死，局部或全身过敏反应，血小板减少症等。

【注意事项】

1. 化疗时可同时使用止吐药物，注意保护肝功能、肾功能，使用多柔比星（阿霉素）化疗时注意使用心脏功能保护剂。

2. 术后不可长期使用抗菌药物，可引起菌群紊乱等问题。

3. 抗凝药使用时需定期复查凝血功能，避免出现凝血功能紊乱。

六、肢体骨肉瘤患者护理规范

1. 化疗患者 PICC 管护理。
2. 患者心理疏导。
3. 为减少化疗副反应，常规给与止吐、保肝等药物。
4. 手术患者术后伤口护理。
5. 疼痛管理。
6. 指导术后患者进行肢体功能锻炼。

七、肢体骨肉瘤患者营养治疗规范

1. 所有患者入院后应常规进行营养筛查和营养状况评估和综合测定进行营养不良诊断。

2. 治疗过程中每周至少为患者评估 1 次，以便尽早发现患者出现营养风险并采取早期干预。

3. 营养治疗方式的选择：①为了降低感染风险，首选经口摄入；②根据胃肠功能状况尽早经口营养补充肠内营养制剂。如口服摄入不足目标量的 60%时，推荐管饲肠内营养。肠内营养不能达到目标量 60%时可选用肠外营养药物，以全合一的方式实施（应包含氨基酸、脂肪乳、葡萄糖、维生素、微量元素、电解质注射制剂等）。根据病情变化及营养耐受性选择或调整肠外肠内营养方案。

4. 患者的每日供给量推荐为每日 25~30kcal/kg，如患者合并严重消耗，每日供给量推荐为每日 30~35kcal/kg。

5. 患者可适当提高优质脂肪的供能比例；蛋白质供给量为每日 1.0~1.5g/kg。

八、肢体骨肉瘤患者健康宣教

1. 手术患者术后伤口护理，按时换药及拆线。
2. 术后进行功能锻炼。
3. 化疗患者定期复查化验，监测化疗副反应。
4. 进行出院宣教（康复锻炼方法及注意事项、复诊的时间、地点，发生紧急情况时的处理等）。
5. 告知患者出院流程。
6. 指导出院带药服用方法。
7. 指导患者出院后预防感染、控制活动强度等。

九、推荐表单

（一）医师表单

肢体骨肉瘤初次入院活组织检查临床路径医师表单

适用对象：第一诊断为肢体骨肉瘤（ICD-10：C40，M91800/3）

患者姓名：	性别： 年龄： 门诊号：	住院号：
住院日期： 年 月 日	出院日期： 年 月 日	标准住院日：7 天

时间	住院第 1 天	住院第 2~3 天	住院第 4~5 天	第 6~7 天
主要诊疗工作	□ 完成病史询问和体格检查 □ 初步评估病情 □ 疼痛评分 □ 患肢制动保护（必要时） □ 基础疾病的相关治疗	□ 上级医师查房，病情严重程度分期及分级 □ 评估辅助检查结果 □ 处理异常化验结果 □ 完成三级医师查房记录 □ 向患者及家属交代病情并准备活组织检查	□ 施行穿刺活检术 □ 术后交代制动、压迫及保护患肢等事项	□ 伤口换药，上级医师查房，评估病情，确定患者近期是否可以出院 **如可以出院：** □ 出院后注意事项指导 □ 等待病理结果回报 □ 完成出院小结 **如不可以出院：** □ 请在病程记录中说明原因及继续治疗的方案
重点医嘱	**长期医嘱：** □ 骨肿瘤科护理常规 □ 二级护理 □ 普通饮食 □ 疼痛治疗（必要时） **临时医嘱：** □ 检查血常规、血型、尿常规 □ 生化、凝血、感染性疾病筛查、红细胞沉降率、C 反应蛋白 □ 完善影像学检查：局部 X 线、CT、MRI，全身骨扫描，胸部 CT	**长期医嘱：** □ 骨肿瘤科护理常规 □ 二级护理 □ 普通饮食 □ 疼痛治疗（必要时） **临时医嘱：** □ 手术医嘱 □ 常规活检病理检查 □ 次日禁食	**长期医嘱：** □ 骨肿瘤科护理常规 □ 二级护理 □ 普通饮食 □ 疼痛治疗（必要时） **临时医嘱：** □ 术后补液（必要时），6 小时后可进食、进水 □ 对症处理相关临床症状	**长期医嘱：** □ 停长期医嘱 **临时医嘱：** □ 伤口换药 **出院医嘱：** □ 出院带药
病情变异记录	□ 无 □ 有，原因： 1. 2.	□ 无 □ 有，原因： 1. 2.	□ 无 □ 有，原因： 1. 2.	□ 无 □ 有，原因： 1. 2.
医师签名				

（二）护士表单

肢体骨肉瘤初次入院活组织检查临床路径护士表单

适用对象：第一诊断为肢体骨肉瘤（ICD-10：C40，M91800/3）

患者姓名：	性别：　　年龄：　　门诊号：	住院号：
住院日期：　　年　月　日	出院日期：　　年　月　日	标准住院日：7 天

时间	住院第 1 天	住院第 2~3 天	住院第 4~5 天	第 6~7 天
健康宣教	□ 介绍病房环境、设施和设备 □ 入院病情评估 □ 健康宣教、戒烟宣教 □ 疼痛评估 □ 饮食宣教及注意事项宣教 □ 肢体摆放位置宣教	□ 活组织检查前相关护理及宣教	□ 活组织检查后相关护理及宣教	□ 出院注意事项 □ 出院宣教
护理处置	□ 核对患者，佩戴腕带 □ 建立入院护理病历 □ 协助患者留取各种标本 □ 测量身高、体重、血压等	□ 监测血压等	□ 监测血压等	□ 协助办理出院
基础护理	二级护理： □ 晨晚间护理 □ 患者安全管理	二级护理： □ 晨晚间护理 □ 患者安全管理	二级护理： □ 晨晚间护理 □ 患者安全管理	二级护理： □ 患者安全管理
专科护理	□ 预防疾病相关不良事件发生	□ 观察病情变化 □ 用药指导，密切观察药物疗效及不良反应 □ 疼痛评估 □ 饮食宣教及注意事项宣教 □ 肢体摆放位置宣教	□ 观察病情变化 □ 用药指导 □ 疼痛评估 □ 饮食宣教及注意事项宣教 □ 肢体摆放位置宣教	□ 指导复诊计划、就医指南
重点医嘱	□ 详见医嘱执行单	□ 详见医嘱执行单	□ 详见医嘱执行单	□ 详见医嘱执行单
病情变异记录	□ 无　□ 有，原因： 1. 2.	□ 无　□ 有，原因： 1. 2.	□ 无　□ 有，原因： 1. 2.	□ 无　□ 有，原因： 1. 2.
护士签名				

（三）患者表单

肢体骨肉瘤初次入院活组织检查临床路径患者表单

适用对象：第一诊断为肢体骨肉瘤（ICD-10：C40，M91800/3）

患者姓名：	性别：　　年龄：　　门诊号：	住院号
住院日期：　　年　月　日	出院日期：　　年　月　日	标准住院日：7天

时间	入院	活检前	活检手术当天
医患配合	□ 配合询问病史、收集资料，请务必详细告知既往史、用药史、过敏史、手术史 □ 配合进行体格检查 □ 有任何不适请告知医师	□ 配合完善术前相关检查、化验，如采血、留尿、心电图、X线片、CT、MRI等 □ 医师及麻醉医师分别与患者及家属介绍病情及谈话、签字	□ 配合麻醉及手术医师摆好体位
护患配合	□ 配合测量体温、脉搏、呼吸3次，血压、体重1次 □ 配合完成入院护理评估（简单询问病史、过敏史、用药史、手术史 □ 接受入院宣教（环境介绍、病室规定、订餐制度、贵重物品保管等） □ 配合执行探视和陪伴制度 □ 有任何不适请告知护士	□ 接受术前宣教 □ 接受饮食宣教 □ 接受药物宣教	□ 配合手术室护士监测生命体征 □ 接受术前宣教 □ 有任何不适请告知护士
饮食	□ 遵医嘱饮食	□ 遵医嘱饮食	□ 术前禁食、禁水 □ 术后根据麻醉医师意见进行饮食
排泄	□ 正常排尿便	□ 正常排尿便	□ 正常排尿便
活动	□ 正常活动	□ 正常活动	□ 卧床

时间	活检后	出院日
医患配合	□ 配合术后伤口换药	□ 接受出院前指导 □ 知道复查程序 □ 获取出院诊断书
护患配合	□ 配合定时监测生命体征 □ 接受进食、进水、排便等生活护理 □ 配合活动，预防皮肤压力伤□ 注意活动安全，避免坠床或跌倒□ 配合执行探视及陪伴	□ 接受出院宣教 □ 办理出院手续
饮食	□ 遵医嘱饮食	□ 遵医嘱饮食
排泄	□ 正常排尿便	□ 正常排尿便
活动	□ 卧床，适当功能锻炼	□ 按医师指导进行活动及功能锻炼

附：原表单（2016年版）

包括初次入院活检表单、化疗表单、截肢表单和人工关节置换表单。

1. 肢体骨肉瘤初次入院活组织检查临床路径表单

适用对象：第一诊断为肢体骨肉瘤（ICD-10：C40）

患者姓名：	性别：　　年龄：　　门诊号：	住院号：
住院日期：　　年　月　日	出院日期：　　年　月　日	标准住院日：7天

时间	住院第1天	住院第2~3天	住院第4~5天	住院第6~7天
主要诊疗工作	□ 完成病史询问和体格检查 □ 初步评估病情 □ 疼痛评分 □ 患肢制动保护（必要时） □ 基础疾病的相关治疗	□ 上级医师查房，病情严重程度分期及分级 □ 评估辅助检查结果 □ 处理异常化验结果 □ 完成三级医师查房记录 □ 向患者及家属交代病情并准备活组织检查	□ 施行穿刺活检术 □ 术后交代制动、压迫及保护患肢等事项	□ 伤口换药，上级医师查房，评估病情，确定患者近期是否可以出院 **如可以出院：** □ 出院后注意事项指导 □ 等待病理结果回报 □ 完成出院小结 **如不可以出院：** □ 请在病程记录中说明原因及继续治疗的方案
重点医嘱	**长期医嘱：** □ 骨肿瘤科护理常规 □ 二级护理 □ 普通饮食 □ 疼痛治疗（必要时） **临时医嘱：** □ 检查血常规、血型、尿常规、生化、凝血、感染性疾病筛查、红细胞沉降率、C反应蛋白 □ 完善影像学检查：局部X线、CT、MRI，全身骨扫描，胸部CT	**长期医嘱：** □ 骨肿瘤科护理常规 □ 二级护理 □ 普通饮食 □ 疼痛治疗（必要时） **临时医嘱：** □ 手术医嘱 □ 常规活检病理检查 □ 次日禁食	**长期医嘱：** □ 骨肿瘤科护理常规 □ 二级护理 □ 普通饮食 □ 疼痛治疗（必要时） **临时医嘱：** □ 术后补液（必要时） □ 6小时后可进食、进水 □ 对症处理相关临床症状	**长期医嘱：** □ 停长期医嘱 **临时医嘱：** □ 伤口换药 **出院医嘱：** □ 出院带药

续　表

时间	住院第 1 天	住院第 2~3 天	住院第 4~5 天	住院第 6~7 天
主要护理工作	□ 介绍病房环境、设施和设备 □ 入院病情评估 □ 随时观察患者情况 □ 用药指导 □ 健康宣教、戒烟宣教 □ 疼痛评估 □ 饮食宣教及注意事项宣教 □ 肢体摆放位置宣教 □ 预防疾病相关不良事件发生	□ 观察病情变化 □ 用药指导，密切观察药物疗效及不良反应 □ 疼痛评估 □ 饮食宣教及注意事项宣教 □ 肢体摆放位置宣教 □ 活检前相关护理	□ 观察病情变化 □ 用药指导 □ 疼痛评估 □ 饮食宣教及注意事项宣教 □ 肢体摆放位置宣教 □ 活组织检查后相关护理	□ 出院注意事项 □ 出院宣教 □ 指导复诊计划、就医指南
病情变化记录	□ 无　□ 有，原因： 1. 2.	□ 无　□ 有，原因： 1. 2.	□ 无　□ 有，原因： 1. 2.	□ 无　□ 有，原因： 1. 2.
是否退出路径	□ 无　□ 有，原因： 1. 2.	□ 无　□ 有，原因： 1. 2.	□ 无　□ 有，原因： 1. 2.	□ 无　□ 有，原因： 1. 2.
医师签名				

2. 肢体骨肉瘤化疗临床路径表单

适用对象：第一诊断为肢体骨肉瘤（ICD-10：C40）

患者姓名：	性别：　　年龄：　　门诊号：	住院号：
住院日期：　　年　月　日	出院日期：　　年　月　日	标准住院日：≤7 天

时间	住院第 1 天	住院第 2~6 天	住院第 7 天
主要诊疗工作	□ 完成病史询问和体格检查 □ 初步评估病情（病理诊断、血常规、生化、心电图等），是否有化疗禁忌证 □ 确定化疗方案 □ 肢体功能锻炼指导（术后）	□ 上级医师查房 □ 评估辅助检查结果 □ 无化疗禁忌证者开始化疗	□ 上级医师查房：确定患者近期是否可以出院 **如可以出院：** □ 化疗出院后注意事项指导 □ 预约复诊时间及下周期化疗时间或手术时间 □ 指导门诊复查 □ 完成出院小结 **如不可以出院：** □ 在病程记录中说明原因及继续治疗的方案
重点医嘱	**长期医嘱：** □ 骨肿瘤科护理常规 □ 二级护理 □ 普通饮食 **临时医嘱：** □ 检查血常规、生化、尿常规、心电图 □ 超声心动图、心肌酶、感染性疾病筛查、凝血、双下肢深静脉多普勒超声（必要时） □ 基础疾病的相关治疗 □ 肢体功能锻炼指导（术后）	**长期医嘱：** □ 骨肿瘤科护理常规 □ 二级护理 □ 普通饮食 □ 出入量 **临时医嘱：** □ 根据化疗方案开具化疗医嘱	**长期医嘱：** □ 维持所开的长期医嘱 **临时医嘱：** □ 预约化疗后评价检查或术前检查 □ 血常规、肝功能、肾功能、尿常规 □ 重症不良反应的处理 □ 继续监测化疗不良反应 □ 肢体功能锻炼指导 **出院医嘱：** □ 出院带药 □ 升白细胞药物 □ 保肝药物 □ 其他内科疾病用药
主要护理工作	□ 介绍病房环境、设施和设备 □ 入院病情评估 □ 随时观察患者情况 □ 用药指导 □ 健康宣教、戒烟宣教 □ 疼痛评估 □ 化疗饮食宣教及注意事项宣教	□ 观察病情变化 □ 用药指导 □ 疼痛评估 □ 化疗饮食宣教及注意事项宣教 □ 肢体摆放位置宣教	□ 出院注意事项（戒烟、经外周静脉置入中心静脉导管换膜、加强营养、注意保暖） □ 指导复诊计划、就医指南
病情变化记录	□ 无　□ 有，原因： 1. 2.	□ 无　□ 有，原因： 1. 2.	□ 无　□ 有，原因： 1. 2.
是否退出路径	□ 无　□ 有，原因： 1. 2.	□ 无　□ 有，原因： 1. 2.	□ 无　□ 有，原因： 1. 2.
医师签名			

3. 肢体骨肉瘤截肢术临床路径表单

适用对象：第一诊断为骨肢体肉瘤（ICD-10：C40）

患者姓名：	性别： 年龄： 门诊号：	住院号：
住院日期： 年 月 日	出院日期： 年 月 日	准住院日：14 天

时间	住院第 1 天	住院第 2~3 天	住院第 4~6 天	住院第 7~14 天
主要诊疗工作	□ 完成病史询问和体格检查 □ 初步评估病情（病理诊断、血常规、尿常规、生化、凝血、心电图、下肢深静脉彩色多普勒超声等），是否有手术禁忌证 □ 影像学评估，是否具备截肢手术的适应证	□ 上级医师查房，病情严重程度分期及分级 □ 评估辅助检查结果 □ 全科查房确定是否具备截肢手术适应证 □ 术前如白细胞低给予 G-CSF 升白细胞；如肝氨基转移酶水平较高给予保肝治疗 □ 向患者及家属交代截肢手术的风险及并发症	□ 行截肢手术 □ 术后观察患者生命体征及引流量 □ 观察并处理伤口并发症 □ 指导患者进行术后功能锻炼	□ 上级医师查房：伤口愈合情况。确定患者近期是否可以出院 **如可以出院：** □ 出院后注意事项指导 □ 术后化疗事项 □ 预约复诊时间 □ 指导门诊复查 □ 完成出院小结 **如不可以出院：** □ 请在病程记录中说明原因及继续治疗的方案
重点医嘱	**长期医嘱：** □ 骨肿瘤科护理常规 □ 二级护理 □ 普通饮食 **临时医嘱：** □ 血常规、血生化、尿常规、心电图检查 □ 感染性疾病筛查、凝血、双下肢深静脉彩色多普勒超声（必要时） □ 基础疾病的相关治疗	**长期医嘱：** □ 骨肿瘤科护理常规 □ 二级护理 □ 普通饮食 **临时医嘱：** □ 手术医嘱	**长期医嘱：** □ 骨肿瘤科护理常规 □ 一级护理 □ 普通饮食 □ 抗菌药物 □ 低分子肝素（必要时） **临时医嘱：** □ 血常规 □ 床旁备止血带 □ 基础疾病的相关治疗	**长期医嘱：** □ 维持所开的长期医嘱 **临时医嘱：** □ 术后影像检查 □ 术后功能锻炼指导 □ 指导进行术后化疗 **出院医嘱：** □ 出院带药 □ 术后 2 周拆线
主要护理工作	□ 介绍病房环境、设施和设备 □ 入院病情评估 □ 随时观察患者情况 □ 用药指导 □ 健康宣教、戒烟宣教 □ 疼痛评估 □ 饮食宣教及注意事项宣教 □ 肢体摆放位置宣教	□ 观察病情变化 □ 用药指导 □ 疼痛评估 □ 饮食宣教及注意事项宣教 □ 肢体摆放位置宣教 □ 截肢术前心理护理	□ 观察病情变化 □ 用药指导 □ 疼痛评估 □ 饮食宣教及注意事项宣教 □ 肢体摆放位置宣教 □ 截肢术后心理和生活护理	□ 出院注意事项（伤口护理、术后化疗时间等） □ 指导复诊计划、就医指南

续 表

时间	住院第 1 天	住院第 2~3 天	住院第 4~6 天	住院第 7~14 天
病情变化记录	□无 □有，原因： 1. 2.	□无 □有，原因： 1. 2.	□无 □有，原因： 1. 2.	□无 □有，原因： 1. 2.
是否退出路径	□无 □有，原因： 1. 2.	□无 □有，原因： 1. 2.	□无 □有，原因： 1. 2.	□无 □有，原因： 1. 2.
医师签名				

4. 肢体骨肉瘤人工关节置换术临床路径表单

适用对象：第一诊断为肢体骨肉瘤（ICD-10：C40）

患者姓名：	性别： 年龄： 门诊号：	住院号：
住院日期： 年 月 日	出院日期： 年 月 日	标准住院日：18 天

时间	住院第 1 天	住院第 2~4 天	住院第 5~7 天	住院第 8~18 天
主要诊疗工作	□ 完成病史询问和体格检查 □ 初步评估病情（病理诊断、血常规、尿常规、生化、凝血、心电图、下肢深静脉彩色多普勒超声等），是否有手术禁忌 □ 影像学评估，是否具备关节置换手术的适应证	□ 上级医师查房，病情严重程度分期及分级 □ 评估辅助检查结果 □ 全科查房确定是否具备关节换手术适应证，明确关节置换类型，测量人工关节参数 □ 术前如白细胞低给予 G-CSF 升白；如肝转氨酶水平较高给予保肝治疗 □ 向患者及家属交代关节置换手术的风险及并发症	□ 施行关节置换手术 □ 必要时支具制动患肢（胫骨近端，肱骨近端） □ 术后观察患者生命体征及引流量变化 □ 监测血红蛋白变化，必要时输血纠正贫血 □ 抗菌药物预防感染	□ 继续观察患者生命体征及引流量，根据引流量拔除引流 □ 继续监测血常规 □ 定期伤口换药，观察并处理伤口并发症 □ 监测红细胞沉降率、C 反应蛋白及体温变化，必要时调整抗菌药物方案 □ 指导患者进行术后功能锻炼 □ 确定术后化疗方案
重点医嘱	**长期医嘱：** □ 骨肿瘤科护理常规 □ 二级护理 □ 普通饮食 **临时医嘱：** □ 血常规、生化、尿常规、心电图 □ 感染性疾病筛查、凝血、双下肢深静脉彩色多普勒超声（必要时） □ 基础疾病的相关治疗	**长期医嘱：** □ 骨肿瘤科护理常规 □ 二级护理 □ 普通饮食 **临时医嘱：** □ 手术医嘱 □ 备血 500ml	**长期医嘱：** □ 骨肿瘤科护理常规 □ 一级护理逐步改为二级护理 □ 禁食逐步改为普通饮食 □ 抗菌药物 □ 抗凝治疗：低分子肝素 **临时医嘱：** □ 血常规 □ 输血（必要时） □ 基础疾病的相关控制	**长期医嘱：** □ 骨肿瘤科护理常规 □ 二级护理 □ 普通饮食 □ 抗凝治疗：低分子肝素 **临时医嘱：** □ 伤口换药 □ 术后局部 X 线 □ 术后 2 周拆线 □ 定期复查血常规、C 反应蛋白、红细胞沉降率 □ 术后化疗 □ 术后功能锻炼指导

续 表

时间	住院第 1 天	住院第 2~4 天	住院第 5~7 天	住院第 8~18 天
主要护理工作	□ 介绍病房环境、设施和设备 □ 入院病情评估 □ 随时观察患者情况 □ 用药指导 □ 健康宣教、戒烟宣教 □ 疼痛评估 □ 饮食宣教及注意事项宣教 □ 肢体摆放位置宣教	□ 观察病情变化 □ 用药指导 □ 疼痛评估 □ 饮食宣教及注意事项宣教 □ 肢体摆放位置宣教 □ 术前心理指导	□ 观察病情变化 □ 用药指导 □ 疼痛评估 □ 饮食宣教及注意事项宣教 □ 肢体摆放位置宣教 □ 术后心理指导和生活护理	□ 观察病情变化 □ 用药指导 □ 疼痛评估 □ 饮食宣教及注意事项宣教 □ 肢体摆放位置宣教 □ 术后心理指导和生活护理
病情变化记录	□ 无 □ 有，原因： 1. 2.	□ 无 □ 有，原因： 1. 2.	□ 无 □ 有，原因： 1. 2.	□ 无 □ 有，原因： 1. 2.
是否退出路径	□ 无 □ 有，原因： 1. 2.	□ 无 □ 有，原因： 1. 2.	□ 无 □ 有，原因： 1. 2.	□ 无 □ 有，原因： 1. 2.
医师签名				

第九十五章

骨肉瘤化疗临床路径释义

【医疗质量控制指标】

指标一、骨肉瘤的诊断。

指标二、确诊骨肉瘤后的分期检查。

指标三、化疗前准备。

指标四、化疗相关不良反应的监测及处理。

指标五、术前化疗的疗效评估。

指标六、根据术前化疗评估，术后辅助化疗的选择。

指标七、出院后的随访和健康教育。

一、骨肉瘤化疗编码

疾病名称及编码：肢体骨肉瘤（ICD-10：M91800/3，M91800/6）

化疗（ICD-10：Z51.1）

二、临床路径检索方法

Z51.1 伴（M91800/3/M91800/6）

三、国家医疗保障疾病诊断相关分组（CHS-DRG）

MDCI　肌肉、骨骼疾病及功能障碍

IU3　骨骼、肌肉、结缔组织恶性病损、病理性骨折

四、骨肉瘤化疗临床路径标准住院流程

（一）适用对象

第一诊断为骨肉瘤，符合以下情形：

1. 术前新辅助化疗。
2. 保肢或截肢术后化疗。
3. 复发/转移的骨肉瘤患者。

释义

■ 本路径适用对象是确诊为骨肉瘤的患者，包括术前新辅助化疗或术后的辅助化疗，以及复发/转移的患者；入院手术的骨肉瘤患者，低度恶性骨肉瘤不需要化疗的患者无需进入此路径。

（二）诊断依据

根据《NCCN 骨肿瘤指南（2015）》及中国临床肿瘤学会（CSCO）骨肉瘤专家委员会，中国抗癌协会肉瘤专业委员会《经典型骨肉瘤临床诊疗专家共识》（2012 年）等。

1. 症状：疼痛，局部肿胀。

2. 体征：可有患处皮温升高、浅静脉怒张、压痛、包块，有些出现关节活动受限。
3. X 线片：骨质破坏，骨膜反应，不规则新生骨。
4. CT 和 MRI：可清晰显示骨皮质破坏情况和髓腔内肿瘤浸润范围。
5. ECT（全身骨扫描）：病变部位核素异常浓聚。
6. 穿刺活检病理确诊。
7. 实验室检查：可以有碱性磷酸酶（ALP）和乳酸脱氢酶（LDH）的升高。

释义

■ 本路径的制订主要参考国内权威参考书籍和诊疗指南。

■ 骨肉瘤（osteosarcoma）是最常见的骨原发恶性肿瘤，年发病为 2~3/100 万，占人类恶性肿瘤的 0.2%，占原发骨肿瘤的 11.7%。

■ 病史和临床症状是诊断骨肉瘤的初步依据。青少年患者，肢体出现肿胀、软组织包块，需要警惕骨肉瘤可能。骨肉瘤的病史常为 1~3 个月，多数患者的首发症状常为疼痛和肿胀，局部疼痛可发生在肿块出现以前，起初为间断性疼痛，渐转为持续性剧烈疼痛，尤以夜间为甚。体格检查可能发现局限肿块，硬度不一，有压痛，可伴有运动受限，局部发热和毛细血管扩张及听诊上的血管杂音。在病情进展期，常见到局部炎症表现和静脉曲张。病理性骨折发生在 5%~10%的患者中，多见于以溶骨性病变为主的骨肉瘤。

■ 影像学检查也是骨肉瘤诊断的重要依据。包括 X 线片、CT、MRI、ECT 等。

（1）X 线表现为骨皮质破坏、不规则新生骨。在长管状骨，多于干骺端发病。

（2）CT 则可显示骨破坏状况、显示肿瘤内部矿化程度、强化后可显示肿瘤的血运状况、肿瘤与血管的关系、在骨与软组织中的范围。

（3）MRI 对软组织显示清楚，对术前计划非常有用、可显示肿瘤在软组织内侵及范围、骨髓腔内侵及范围、发现跳跃病灶。与 CT 相比，MRI 在显示肿瘤的软组织侵犯方面更具优势，能精确显示肿瘤与邻近肌肉、皮下脂肪、关节以及主要神经血管束的关系。另外，MRI 可以很好地显示病变远近端的髓腔情况，以及发现有无跳跃病灶。

（4）骨肉瘤在放射性核素骨扫描上表现为放射性浓聚，浓聚范围往往大于实际病变。在骨肉瘤的定性或定位诊断方面，起到一定的参考作用，也对判断是否存在多发病变、有无跳跃灶、骨肉瘤术后骨转移的判断很有帮助。

■ 在实验室检查中，骨肉瘤患者可见到血浆碱性磷酸酶（AKP）和乳酸脱氢酶（LDH）中度至大幅度的升高。但 AKP 和 LDH 是非特异性指标，受年龄、肝功能、肾功能的影响，对于多中心骨肉瘤的监测意义更大些。

■ 病理学诊断是骨肉瘤诊断的金标准。所有疑似骨肉瘤患者标准诊断步骤应包括体检、原发病灶的影像学检查［X 线平片，局部磁共振成像（MRI）和/或增强 CT 扫描］、骨扫描、胸部影像学检查［胸部 CT 是首选的用于发现肺转移的影像学检查手段和实验室检查如乳酸脱氢酶（LDH）、碱性磷酸酶（ALP）］；然后进行活检获得组织学诊断。

（三）选择化疗方案

根据《NCCN 骨肿瘤指南（2015）》及中国临床肿瘤学会（CSCO）骨肉瘤专家委员会，中国抗癌协会肉瘤专业委员会《经典型骨肉瘤临床诊疗专家共识》（2012 年）等指南，结合患者分期、分型、疾病阶段，由临床医师进行判断。

释义

■ 本路径的制订主要参考国内权威参考书籍和诊疗指南。

■ 多中心骨肉瘤协作组（Multi-Institutional osteosarcoma study，MIOS）和加州大学洛杉矶医院（University of california，los angeles，UCLA）进行了前瞻性的随机对照研究才证实辅助化疗的确切疗效，辅助化疗组和单纯手术组的2年生存率分别为63%和12%（P＜0.01）。此后，众多数据均证明了辅助化疗能够显著提高患者生存率，其主要原因在于化疗能够杀灭肺微小转移灶或者延迟肺转移灶出现的时间。

■ 新辅助化疗并不能在辅助化疗的基础上提高生存率，但至少有以下优点：①化疗期间有足够的时间进行保肢手术设计；②化疗诱导肿瘤细胞死亡，促使肿瘤边界清晰化，使得外科手术更易于进行；③有效的新辅助化疗可以有效地降低术后复发率，使得保肢手术可以更安全地进行；④对手术后的标本进行坏死率评估，一方面进行预后评估，另一方面根据化疗反应进行辅助化疗方案的修订，即所谓挽救化疗（salvage chemotherapy）。

■ 多柔比星（阿霉素）、大剂量甲氨蝶呤、顺铂和异环磷酰胺是骨肉瘤化疗中最常用的药物，也就是所谓的"骨肉瘤化疗四大经典药物"，国内外各家中心具体化疗方案暂不统一，但经典药物的多药联合，保证足够的剂量强度及足够的新辅助及辅助化疗时间，已获共识。

（四）标准住院日≤23天

释义

■ 骨肉瘤患者入院后，化疗前需要评估诊断、分期、年龄、一般状况、辅助化疗/新辅助化疗，临床医师根据患者病情进行化疗设计、剂量计算、化疗实施、化疗后毒副反应预防、监测与处理。通常每次化疗方案周期为14~21天，每次化疗的总住院时间不超过23天符合本路径要求。一般采取化疗用药时间住院，化疗间歇期在院外。

（五）进入路径标准

1. 第一诊断必须符合骨肉瘤。
2. 术前新辅助化疗的骨肉瘤患者；保肢或截肢术后骨肉瘤患者；复发/转移骨肉瘤患者。
3. 当患者合并其他疾病，但住院期间不需要特殊处理也不影响第一诊断的临床路径流程实施时，可以进入路径。

释义

■ 本路径适用对象是确诊为骨肉瘤的患者，包括术前新辅助化疗或术后的辅助化疗以及复发/转移的患者；入院手术的骨肉瘤患者，以及低度恶性骨肉瘤不需要化疗、非骨肉瘤的患者无需进入本路径。

■入院后常规检查发现有基础疾病，如高血压、冠状动脉粥样硬化性心脏病、糖尿病、肝功能不全、肾功能不全等，经系统评估后无化疗禁忌者可进入路径。但此类患者化疗毒性可能较其他患者大，化疗风险高，可能增加医疗费用，延长住院时间。

■入院评估有化疗禁忌，如骨髓抑制未恢复、肝功能异常，经对症升白、纠正贫血、保肝治疗后恢复正常者可进入本路径，但会增加医疗费用，延长住院时间。

（六）化疗前准备需 1~3 天

1. 基线检查及疗效评价时检查的项目

（1）发病部位 X 线检查，发病部位 CT 平扫+增强，发病部位 MRI 平扫+增强，胸部 CT 平扫，ECT（全身骨扫描），碱性磷酸酶及乳酸脱氢酶。

（2）病理检查：必要时行免疫组化（骨组织脱钙及免疫组化检查，可延长临床路径住院时间）。

（3）留置 PICC 管，置入后复查胸部平片，确认导管位置。

2. 每次入院必需检查项目

（1）血常规、尿常规、大便常规、感染性疾病。

（2）肝功能、肾功能、电解质、凝血功能、血糖、碱性磷酸酶（ALP）、乳酸脱氢酶（LDH）。

（3）心电图。

3. 每周期化疗前必需检查项目：血常规、尿常规、大便常规、肝功能、肾功能、电解质。

4. 根据情况可选择的检查项目：应用甲氨蝶呤时需进行甲氨蝶呤血药浓度监测。

释义

■诊断（病理）及分期检查（原发部位 X 线/CT/MRI/ECT/肺 CT）进入本路径的患者均需完成，这是骨肉瘤患者的治疗基础。如有条件的医院可行 PET-CT 检查。

■化疗药物具有血管刺激性，且由于水化过程液体量多，为减少血管毒性反应及方便输液，所有化疗患者初次化疗前完成 PICC（有条件中心可行输液港置管），置管后行胸部正位片了解 PICC 管顶端位置，并记录 PICC 外留刻度值，PICC 管口定期护理以避免感染及脱出。

■血常规、尿常规、大便常规+隐血是最基本的三大常规检查，进入路径的患者均需完成。便潜血试验和血红蛋白检测可以进一步了解患者有无急性或慢性失血；肝功能、肾功能、电解质、血糖、凝血功能、心电图可评估有无基础疾病，是否影响住院时间、费用及其治疗预后。

■有乙型肝炎或丙型肝炎的患者，需要进一步评估病毒复制情况，如病毒有复制，将影响化疗，化疗前需要进行口服抗病毒药物治疗，以防止化疗期间乙型肝炎或丙型肝炎病毒性肝炎暴发。

■大剂量甲氨蝶呤（HD-MTX）是目前公认的最有效的骨肉瘤治疗药物，其疗效与用药剂量呈正相关关系，研究证明 MTX 的剂量强度是影响预后的主要因素，同时 MTX 延迟代谢会增加化疗的毒性反应，因此，需要进行甲氨蝶呤血药浓度监测。

■ 蒽环类药物是也骨和软组织肉瘤治疗的基线药物，但特异性心脏毒性是影响其临床进一步应用的因素，监测心脏毒性，把握好蒽环类药物的累积剂量，是每个骨肉瘤化疗患者需要注意的。蒽环类药物随着累积剂量的提高，每次化疗前需要评估临床症状，心脏超声和或 Holter，心肌酶；每 2~3 周期治疗后的影像学检查评估。

（七）化疗方案

一线方案（可用于初治、术前及术后辅助治疗及转移的骨肉瘤患者）：

大剂量甲氨蝶呤+顺铂+多柔比星+异环磷酰胺±人血管内皮抑制素。

大剂量甲氨蝶呤+顺铂。

多柔比星+异环磷酰胺。

顺铂+多柔比星±人血管内皮抑制素。

大剂量甲氨蝶呤+顺铂+多柔比星。

异环磷酰胺+顺铂+表柔比星。

二线方案（用于复发、难治或转移的骨肉瘤的治疗）：

多西他赛+吉西他滨±人血管内皮抑制素。

环磷酰胺+依托泊苷。

环磷酰胺+拓扑替康。

吉西他滨±人血管内皮抑制素。

异环磷酰胺+卡铂+依托泊苷。

大剂量甲氨蝶呤+依托泊苷+异环磷酰胺。

索拉非尼。

释义

■ 骨肉瘤辅助化疗推荐药物亦为大剂量甲氨蝶呤、多柔比星、顺铂、异环磷酰胺，给药方式可考虑序贯用药或联合用药。建议骨肉瘤患者术后化疗维持总的药物剂量强度，用药时间：6~10 个月。需要说明的是，国际上关于骨肉瘤的化疗方案众多，包括多个版本的 T 方案、不同历史时期的 COSS 方案和 Rizzoli 方案等等。尽管不同的治疗中心采用的具体方案各异，但由于使用的药物种类和剂量强度相似，其疗效是相似。中国地大物博，人口众多，研究中心遍布全国各地，很难实行统一化疗方案。因此，国内指南及临床应用并不强烈推荐某一具体化疗方案，但强调药物种类和剂量强度。

■ 自 20 世纪 70 年代术前化疗+手术+术后化疗应用于骨肉瘤治疗后，5 年生存率获得了显著提高，由原来的 10%~20%提高到 60%~80%，但近 30 年来进入了平台期，尚未发现证据级别较高的、能显著提高生存率的药物。在有限的证据内某些药物的使用可提高生存率，例如米伐木肽（MTP-PE），恩度。由于米伐木肽未在中国上市，因而在国内指南中未做推荐。抗血管生成治疗是近 10 年兴起的一种新的肿瘤治疗策略，其原理是通过阻断肿瘤新生血管生成，进而“饿死肿瘤”达到治疗肿瘤的目的。我国自主研发的抗血管生成药物重组人血管内皮抑制素（恩度）与 NP 联合在非小细胞肺癌治疗中获得了显著的疗效。由于抗血管生成治疗没有肿瘤特异性，将其借鉴用于治疗骨肉瘤，尤其是通过与传统化疗药物联合有可能降低骨肉瘤肺转移的发生。重组人血管内皮抑制素（recombinant human endostatin）在体外能够显著抑制内皮细胞增殖、迁移和管状结构形成，在体内能够抑制肿瘤的生长。动物实验的体内和体外的实验结果，重组人血管内皮抑制素单药对骨肉瘤具有抑瘤作用，与多柔比星联合用药具有协同作用，联合治疗的协同作用支持重组人血管内皮抑制素促使"肿瘤血管正常化"理论。有研究结果显示，围手术期给予重组人血管内皮抑制素治疗骨肉瘤能够5年总生存率，安全性好，有一定参考价值。

■ 转移性骨肉瘤的二线治疗是骨肉瘤化疗的难点。据Bacci报道，长期生存率不足20%，但到目前为止，国际上没有标准的骨肉瘤二线治疗方案。COSS协作组的研究显示：对于转移灶不能完整切除的病例，二线治疗方案有一定的疗效，但有限；对于转移灶能够完整切除的病例，尽管某些回顾性的研究中显示一定的疗效，但没有设计良好的随机对照研究能够证实某种二线治疗方案有显著的疗效。借鉴NCCN指南推荐，可用的二线方案有多西他赛+吉西他滨、环磷酰胺+依托泊苷、环磷酰胺+拓扑替康、索拉非尼等。

（八）化疗后必需复查的检查项目

1. 血常规，建议每周复查1~2次。根据具体化疗方案及血象变化，复查时间间隔可酌情增减。

2. 肝功能、肾功能：每周期复查1次，根据具体化疗方案及血象变化，复查时间间隔可酌情增减。

释义

■ 骨肉瘤的化疗为大剂量化疗，化疗后骨髓抑制最为常见，因此需要密切监测血常规了解白细胞/中性粒细胞、血红蛋白、血小板的情况，每周复查2~3次，如出现Ⅳ度骨髓抑制者，需要每天监测。出现粒细胞缺乏伴有发热患者，注意合理应用预防性抗生素。

■ MTX是通过肝脏代谢的，肝功能损伤是较常见的毒性反应，建议每周查1次，出现严重肝功能损伤者需要缩短复查时间间隔，用于指导保肝药的调整。

■ 骨肉瘤化疗中应用到多柔比星，多柔比星有特异性心脏毒性反应，需要监测心功能，如心电图、心肌酶、超声心动等。另外，与普通多柔比星相比，脂质体多柔比星的安全性已获得广泛认可，在骨肉瘤治疗中，已有文献报道脂质体多柔比星与普通多柔比星疗效相当，但仅为回顾性研究，有待前瞻性研究进一步证实。

（九）化疗中及化疗后治疗

化疗期间脏器功能损伤的相应防治：止吐、保肝、水化、碱化、抑酸剂、止泻剂、预防过敏、利尿、保护黏膜、维持电解质平衡、提高免疫、升白细胞、升血小板、纠正贫血治疗、神经毒性的预防和治疗、营养支持等。

释义

■ 骨肉瘤的化疗可出现恶心、呕吐、腹泻等消化道反应，肝功能损伤，肾功能损伤，电解质紊乱，白细胞计数减少、贫血、血小板减少等骨髓抑制反应，出血性膀胱炎、食欲减退等严重不良反应，化疗中需要预防治疗，化疗后监测患者一般情况和化验指标进行对症支持治疗。

（十）出院标准

1. 患者一般情况良好，无明显自觉症状，体温正常。
2. 白细胞≥2000×10^9/L，血小板≥70×10^9/L，无严重电解质紊乱。
3. 没有需要住院处理的并发症。

释义

■ 患者出院前应完成所有必需检查项目和治疗。

■ 化疗结束后患者一般情况良好，无需要住院处理的并发症。

■ 叮嘱患者出院后仍需要监测化疗毒性，不适随诊。

■ 出院时应安排好返院治疗计划和时间安排。

（十一）变异及原因分析

1. 围治疗期有感染、贫血、出血、白细胞低、血小板低及其他合并症者，需进行相关的诊断和治疗，可能延长住院时间并致费用增加。
2. 化疗后出现骨髓抑制，需要对症处理，导致治疗时间延长、费用增加。
3. 药物不良反应需特殊处理：如过敏反应、神经毒性、肝肾毒性、心脏毒性、皮肤黏膜反应等，导致治疗时间延长、费用增加。
4. 高龄患者及未成年患者根据个体化情况具体实施。
5. 医师认可的变异原因分析，如药物剂量调整、用药时间调整等。
6. 因病理检查，或必要时行免疫组化检查，可治疗时间延长、费用增加。
7. 其他患者方面的原因等。

释义

■ 围治疗期有食欲减退、恶心呕吐、腹泻、肝功能损害、肾功能损害、化疗药物相关特殊并发症、感染、出血及其他合并症者，需进行相关的诊断和治疗而终止化疗，则退出本路径。

■ 化疗后出现明显毒性，尤其是持续的Ⅳ度骨髓抑制，需要强化升白、预防感染、输血、输血小板；以及过敏反应、神经毒性、肝肾毒性、心脏毒性、皮肤黏膜反应，导致治疗时间延长、费用增加。

■ 老年人有高血压、糖尿病、冠心病，需要充分评估心血管情况和原有疾病对化疗的影响后方可化疗，化疗剂量和化疗时间间隔按具体情况实施，与常规路径稍有不同。

■ 患者化疗剂量调整，要根据体表面积变化情况、既往化疗毒性情况来调整此次用药剂量和时间间隔。

■ 病理是诊断金标准，也是化疗的依据，一般病理结果回报时间为 1 周，多数患者在门诊完成病理不影响住院化疗，少数患者住院后方活检或病理学显微镜下形态不典型需要进一步免疫组化/FISH 等辅助病理手段时，住院时间会延长、治疗费用会增加。

■ 因患者方面的主观原因导致执行路径出现变异，需医师在表单中予以说明。

■ 认可的变异原因主要是指患者入选路径后，在检查及治疗过程中发现患者合并存在事前未预知的、对本路径治疗可能产生影响的情况，需要终止执行路径或延长治疗时间、增加治疗费用。医师需在表单中明确说明。

五、骨肉瘤化疗临床路径给药方案

【用药选择】

1. 甲氨蝶呤（MTX）：是一种广泛用于临床的抗叶酸类抗肿瘤的药物，化学结构与叶酸相似，可与二氢叶酸还原酶（DHFR）形成不可逆性结合，阻止 DHFR 将体内的二氢叶酸（FH_2）还原为四氢叶酸（FH_4），使 DNA 和 RNA 的合成中断而产生细胞毒作用，从而阻止肿瘤细胞合成，对肿瘤细胞的生长与繁殖起到抑制作用。大剂量甲氨蝶呤（High-dose methotrexate，HD-MTX），一般是指每次使用比常规剂量大 100 倍（20mg/kg 或 1.0 克/次）以上的 MTX 静滴，一般点滴 4~6 小时，使一段时间内血液中药物浓度达到较高水平，促使 MTX 进入细胞内的数量增加，达到 0.1mmol/L 以上的有效浓度。根据国内外治疗经验，骨肉瘤大剂量 MTX 化疗推荐剂量为 8~12g/m^2。

2. 多柔比星（阿霉素）：是最早的运用于骨肉瘤化疗的药物，属于蒽环类药物的一种，是一种抗肿瘤抗菌药物，可抑制 RNA 和 DNA 的合成，抗瘤谱较广，对多种肿瘤均有作用，属周期非特异性药物，在骨肉瘤化疗中 ADM 常用剂量单用时为 90mg/m^2，与 DDP 合用时为 60~75mg/m^2。

3. 顺铂（DDP）：在体内先将氯解离，然后呈双叉矛状与双链 DNA 上的核碱形成链间或链内的交叉联接结，主要与鸟嘌呤、胞嘧啶和腺嘌呤结合，属于非细胞周期特异性药物，为广谱的抗肿瘤药物。顺铂的常规用量 40~60mg/m^2，大剂量为 100~120mg/m^2。Abe 等报道术前单独使用的临床反应率（包括临床、影像学评估）和组织学反应率分别为 56.8%和 47.6%。在骨肉瘤化疗中，目前 DDP 主要与 ADM 联合应用，二者的联合应用对骨肉瘤的有效率在 40%~65%。顺铂通常采用静脉滴注方式给药，但其对骨肉瘤有良好的局部治疗效果，是骨肉瘤动脉内给药的首选药物。大剂量顺铂化疗时常规给予水化和甘露醇、呋塞米利尿，使用方法：治疗前 12 小时开始给予 1000~2000ml 生理盐水，治疗前 6 小时开始给予甘露醇 12.5g 利尿，化疗开始后继续使用等渗盐水至 24 小时（总液量 3000ml 以上），治疗期间尿量 100~150ml/h 为宜。

4. 异环磷酰胺（IFO）：为环磷酰胺异构体，与环磷酰胺不同处是有一个氯乙基接在环内的 N 原子上，在体外无活性，静脉滴注进入血液，很快分布在各组织中，经肝微粒酶激活后，变成异环磷酰胺氮芥后起细胞毒作用。本品活化物和肿瘤细胞 DNA 发生交叉联结，阻止 DNA 复制、裂解 DNA，作用较强，属于细胞周期非特异性药物，作用优于环磷酰胺或相等。常见的用法用量：静脉滴注 每次 40~50mg/kg，溶于 0.9%氯化钠注射液或复方氯化钠 500~

1000ml 中，滴注 3~4 小时，每天 1 次，连续 5 天；或每天 1.2~2.8g，连续 4~5 天为 1 个疗程，3~4 周重复。为防止泌尿系统毒性，同时给予尿路保护剂美司钠，于同时及以后的 4、8、12 小时各静脉注射美司钠 1 次，每次剂量为本品的 20%，并需补充液体。在骨肉瘤中所使用的 IFO 为大剂量，可至 $15g/m^2$，每 21 天为一周期。

【药学提示】

1. 大剂量甲氨蝶呤应用时易诱发严重不良反应，如肾衰竭、严重骨髓抑制、肝损害、胃肠道反应、皮肤黏膜反应以及因此而引起的继发性感染、出血等，利用正常细胞与肿瘤细胞之间的差异，以叶酸解救 HD-MTX 对正常细胞的毒性。同时应注意，"第三空间"的问题，即胸腔积液、腹水。在这些地方 MTX 排泄缓慢，容易造成半衰期延长和加重毒性反应。
2. 多柔比星（阿霉素）较特异的毒性为心脏毒性作用，可表现为心律失常，如室上性心动过速、室性早搏、ST-T 改变，多出现在停药后的 1~6 个月，严重时可出现心力衰竭。
3. 顺铂是一种经典的广谱抗肿瘤药物，不良反应较大，最常见的有：①肾脏毒性：单次中、大剂量用药后，偶会出现轻微、可逆的肾功能障碍，可出现微量血尿。多次高剂量和短期内重复用药，会出现不可逆的肾功能障碍，严重时肾小管坏死，导致无尿和尿毒症。②消化系统：包括恶心、呕吐、食欲减低和腹泻等，反应常在给药后 1~6 小时内发生，最长不超过 24~48 小时。偶见肝功能障碍、血清转氨酶增加，停药后可恢复。③造血系统：表现为白细胞和/或血小板的减少，一般与用药剂量有关，骨髓抑制一般在 3 周左右达高峰，4~6 周恢复。④耳毒性：可出现耳鸣和高频听力减低，多为可逆性，不须特殊处理。⑤神经毒性：多见于总量超过 $300mg/m^2$ 的患者，周围神经损伤多见，表现为运动失调、肌痛、上下肢感觉异常等；少数患者可能出现大脑功能障碍，亦可出现癫痫、球后视神经炎等。
4. 异环磷酰胺的骨髓抑制毒性反应较严重，白细胞及血小板最低时间分别为第 14 日及第 8 日，恢复至正常时间需 1~2 周；血尿是异环磷酰胺的剂量限制毒性，当异环磷酰胺剂量超过 $2.2g/m^2$ 时更易发生。中枢神经系统发生率为 20%，典型症状为嗜睡、昏睡、定向力障碍及幻觉，个别可出现昏迷。

【注意事项】

1. 患者同时使用水杨酸类、苯妥英、巴比妥、磺胺类、皮质类固醇等药物时，会延长 MTX 的作用和毒性反应。因之在 MTX 点滴结束后必须采取解毒措施，使患者脱离险境。

HD-MTX 的解救措施主要包括亚叶酸钙（CF）解救、水化、碱化尿液等。

2. 多柔比星（阿霉素）的心肌毒性和给药累积量密切相关：总量达 $450 \sim 550mg/m^2$ 者，发生率 1%~4%，总量超过 $550mg/m^2$ 者发生率明显增加，可达 30%。心脏毒性可因联合应用其他药物加重，如 herceptin、PTX 等同样有心脏毒性的抗肿瘤药物；及早应用维生素 B_6 和辅酶 Q10、心脏保护剂等有可能减低其对心脏的毒性。
3. 顺铂使用的注意事项：①在运用较大剂量（$80 \sim 120mg/m^2$）时，必须同时进行水化和利尿；②为减轻不良反应，用药期间尚应多饮水；用药前宜选用各类止吐药。③本品可减少 BLM 的肾排泄而增加其肺毒性；与氨基苷类抗菌药物合用可发生致命的肾衰，并可能加重耳的损害；抗级别组胺药、吩噻嗪类等可能会掩盖 DDP 的耳毒性。
4. 异环磷酰胺：肝功能、肾功能不良者禁用，一侧肾切除、脑转移者应慎用。以往应用化疗曾引起骨髓明显抑制的病例应适当减量。

六、骨肉瘤化疗患者护理规范

1. 生命体征的监护。
2. 临床症状的观察。
3. 疼痛评估和药物调整管理。
4. 化疗患者 PICC 管或输液港的护理和宣教。

5. 化疗期间的护理：化疗药物一般经静脉给药，化疗药物对血管的刺激性较大，要注意保护血管，防止药液外渗。

6. 化疗后的观察和护理

（1）胃肠道反应：最常见，可在化疗前半小时给予止吐药物。

（2）骨髓抑制：定期检查血常规，注意白细胞/粒细胞、血色素、血小板等重要指标。

（3）皮肤及附件受损：化疗患者均有脱发，可在头部放置冰袋降温，预防脱发。

（4）心、肝、肾功能：定期检查肝、肾功能以及心电图。鼓励患者多饮水，尿量保持在每日3000ml 以上，预防泌尿系感染。

7. 心理护理：应了解患者的病情及心理状态，及时掌握患者的思想动态，耐心解释化疗可能发生的反应，消除患者的紧张感和不必要的顾虑，使患者对治疗充满信心。

七、骨肉瘤化疗患者营养治疗规范

1. 所有患者入院后应常规进行营养筛查和营养状况评估和综合测定进行营养不良诊断。

2. 治疗过程中每周至少为患者评估 1 次，以便尽早发现患者出现营养风险并采取早期干预。

3. 营养治疗方式的选择：①为了降低感染风险，首选经口摄入；②根据胃肠功能状况尽早经口营养补充肠内营养制剂。如口服摄入不足目标量的 60%时，推荐管饲肠内营养。肠内营养不能达到目标量 60%时可选用肠外营养药物，以全合一的方式实施（应包含氨基酸、脂肪乳、葡萄糖、维生素、微量元素、电解质注射制剂等）。根据病情变化及营养耐受性选择或调整肠外肠内营养方案。

4. 患者的每日供给量推荐为每日 25～30kcal/kg，如患者合并严重消耗，每日供给量推荐为每日 30～35kcal/kg。

5. 患者可适当提高优质脂肪的供能比例；蛋白质供给量为每日 1.0～1.5g/kg。

6. 化疗前：接受化疗前，只要饮食和消化功能正常，就应该积极做好营养支持。消化功能差或已经有消化不良的话，应该根据病情给予口服营养剂。

7. 化疗期间：化疗期间选择清淡食物，另外要补充足够水分，多喝汤类、粥、水果汁或菜汁等，能减轻化疗药物对消化道黏膜带来的刺激，帮助排除体内毒素。采取少量多餐原则，吃饭速度不能过快，以免出现胃食管反流。饭后及时漱口，保持口腔卫生。

8. 化疗后：在此阶段化疗反应会慢慢减轻，必须要加强营养，提供高热量、高维生素以及高蛋白质饮食，保持体重正常。

八、骨肉瘤化疗患者健康宣教

1. 住院环境及流程介绍。

2. 化疗患者 PICC 管道护理的宣教。

3. 化疗患者的化疗前宣教：包括签署化疗知情同意书，主要的化疗不良反应和处理预案，化疗用药及疗程。

4. 出院宣教：出院带药及服用方法，化疗不良反应监测注意事项，术后复查时间等。

5. 术后化疗的患者同时要进行康复锻炼宣教：不同阶段功能锻炼意义及方法等。

九、推荐表单

（一）医师表单

骨肉瘤化疗临床路径医师表单

适用对象：第一诊断为骨肉瘤（ICD-10：M91800/3，M91800/6）
　　　　　行肢体骨肉瘤化疗（ICD-10：Z51.1）

患者姓名：	性别：　　年龄：　　门诊号：	住院号：
住院日期：　　年　月　日	出院日期：　　年　月　日	标准住院日：23 天

时间	住院第 1 天	住院第 2~3 天
主要诊疗工作	□ 询问病史和体格检查 □ 入院病历及首次病程记录书写 □ 拟定检查项目 □ 制订初步治疗方案 □ 对患者/家属进行有关骨肉瘤的宣教	□ 上级医师查房 □ 明确下一步诊疗计划 □ 完成上级医师查房记录 □ 向患者及家属交代病情，并签署 PICC 及骨肉瘤化疗同意书 □ 完善 PICC 置入等各项化疗前准备 □ 评估患者 ECOG 评分、血常规、肝功能、肾功能、凝血功能、心电图等影响化疗的指标
重点医嘱	**长期医嘱：** □ 肿瘤内科/骨肿瘤科护理常规 □ 二级/一级护理 □ 普通饮食/糖尿病饮食/低盐低脂饮食 **临时医嘱：** □ 血常规、尿常规、大便常规、感染性疾病筛查 □ 肝功能、肾功能、电解质、血糖、凝血功能、ALP、LDH、心电图 □ 必要时行：CT、MRI 以评估原发肿瘤变化。胸部 CT 平扫明确有无肺转移 □ 其他检查（酌情）	**长期医嘱：** □ 肿瘤内科/骨肿瘤科护理常规 □ 二级/一级护理 □ 普通饮食/糖尿病饮食/低盐低脂饮食 **临时医嘱：** □ 评估 ECOG、血常规、肝功能、肾功能、凝血功能及肿瘤大小、远处转移等情况，选择全身化疗患者 □ 其他检查及治疗（酌情）
病情变化记录	□ 无　□ 有，原因： 1. 2.	□ 无　□ 有，原因： 1. 2.
医师签名		

时间	住院第 3~20 天	住院第 5~23 天
主要诊疗工作	□ 上级医师查房 □ 完成病历记录 □ 行骨肉瘤化疗方案 □ 根据所用药物不同提前进行水化、碱化、预防过敏、保护黏膜、维持电解质平衡、提高免疫等预处理 □ 对症处理化疗不良反应	□ 上级医师查房，确定患者可以出院 □ 完成上级医师查房记录、出院记录、出院证明书和病历首页的书写 □ 通知出院 □ 向患者交代出院注意事项及随诊时间 □ 若患者不能出院，在病程记录中说明原因和继续治疗的方案
重点医嘱	**长期医嘱：** □ 肿瘤内科/骨肿瘤科护理常规 □ 二级/一级护理 □ 普通饮食/糖尿病饮食/低盐低脂饮食 □ 保肝、护胃、预防呕吐、保护黏膜等治疗 □ 骨肉瘤化疗药物 □ 化疗结束 24 小时后开始根据病情选择升白、升血小板、纠正贫血治疗 **临时医嘱：** □ 监测血药浓度（必要时） □ 水化、碱化（应用需要水化及碱化药物时） □ 根据病情需要抗化疗副反应对症治疗 □ 化疗后每 2~3 天查血常规、肝功能、肾功能（必要时）	**出院医嘱：** □ 今日出院 □ 二级/一级护理 □ 普通饮食/糖尿病饮食/低盐低脂饮食 □ 嘱定期监测血常规、肝功能、肾功能 □ 继续治疗
病情变异记录	□ 无 □ 有，原因： 1. 2.	□ 无 □ 有，原因： 1. 2.
医师签名		

（二）护士表单

骨肉瘤化疗临床路径护士表单

适用对象：第一诊断为骨肉瘤（ICD-10：M91800/3，M91800/6）
行肢体骨肉瘤化疗（ICD-10：Z51.1）

患者姓名：	性别：　年龄：　门诊号：	住院号：
住院日期：　年　月　日	出院日期：　年　月　日	标准住院日：23 天

时间	住院第 1 天	住院第 2~3 天
健康宣教	**入院宣教：** □ 介绍主管医师、护士 □ 介绍环境、设施 □ 介绍住院注意事项 □ 介绍探视和陪伴制度 □ 介绍贵重物品制度 □ 给予患者及家属心理支持 □ 再次明确探视陪伴须知	**药物宣教：** □ 告知患者在检查中配合医师 □ 主管护士与患者沟通，消除患者紧张情绪 □ 告知检查后可能出现的情况及应对方式 **化疗宣教：** □ 肢体活动注意事项 □ PICC、输液港置管宣教
护理处置	□ 核对患者，佩戴腕带 □ 建立入院护理病历 □ 协助患者留取各种标本 □ 测量体重和升高 □ 记录入院时患者体重和血压等生命体征	□ 协助医师完成胃镜检查前的相关化验 □ PICC 输液港置管前准备 □ 化疗前准备 □ 基本生活和心理护理 □ 监督患者血压、体温变化 □ 正确执行医嘱 □ 认真完成交接班
基础护理	**三级护理：** □ 晨晚间护理 □ 患者安全管理	**三级护理：** □ 晨晚间护理 □ 患者安全管理
专科护理	□ 护理查体 □ 病情观察 □ 需要时，填写跌倒及压疮防范表 □ 需要时，请家属陪伴 □ 确定饮食种类	□ 病情观察 □ 遵医嘱完成相关检查 □ 心理护理
重点医嘱	□ 详见医嘱执行单	□ 详见医嘱执行单
病情变异记录	□ 无　□ 有，原因： 1. 2.	□ 无　□ 有，原因： 1. 2.
护士签名		

时间	住院第 3~20 天	住院第 5~23 天 （出院日）
健康宣教	**化疗后宣教：** □ 药物作用及频率 □ 饮食、活动指导	**出院宣教：** □ 复查时间 □ 服药方法 □ 活动休息 □ 指导饮食 □ 指导办理出院手续
护理处置	□ 遵医嘱完成相关检查	□ 办理出院手续 □ 书写出院小结
基础护理	**二级护理：** □ 晨晚间护理 □ 患者安全管理	**三级护理：** □ 晨晚间护理 □ 协助或指导进食、进水 □ 协助或指导活动 □ 患者安全管理
专科护理	□ 病情观察 □ 监测生命体征 □ 化疗等并发症的观察 □ 体温的观察 □ 尿量和尿 pH 的观察 □ 恶心、呕吐的观察 □ 皮肤反应的观察 □ 化验的监测 □ 心理护理 □ 基本生活和心理护理 □ 正确执行医嘱 □ 认真完成交接班	□ 病情观察 □ 监测生命体征 □ 化疗等并发症的观察 □ 体温的观察 □ 尿量和尿 pH 的观察 □ 恶心、呕吐的观察 □ 皮肤反应的观察 □ 化验的监测 □ 出院指导、帮助患者办理出院手续、交费等事宜 □ 心理护理
重点医嘱	□ 详见医嘱执行单	□ 详见医嘱执行单
病情变异记录	□ 无 □ 有，原因： 1. 2.	□ 无 □ 有，原因： 1. 2.
护士签名		

（三）患者表单

骨肉瘤化疗临床路径患者表单

适用对象：第一诊断为骨肉瘤（ICD-10：M91800/3，M91800/6）
　　　　　行肢体骨肉瘤化疗（ICD-10：Z51.1）

患者姓名：	性别：　　年龄：　　门诊号：	住院号：
住院日期：　　年　月　日	出院日期：　　年　月　日	标准住院日：23 天

时间	入院	化疗前
医患配合	□ 配合询问病史、收集资料，请务必详细告知既往史、用药史、过敏史 □ 配合进行体格检查 □ 有任何不适请告知医师	□ 配合完善化疗前相关检查、化验，如采血、留尿、心电图、X 线胸片 □ 医师与患者及家属介绍病情及化疗前、PICC 置管前签字及谈话
护患配合	□ 配合测量体温、脉搏、呼吸 3 次，血压、体重 1 次 □ 配合完成入院护理评估（简单询问病史、过敏史、用药史） □ 接受入院宣教（环境介绍、病室规定、订餐制度、贵重物品保管等） □ 配合执行探视和陪伴制度 □ 有任何不适请告知护士	□ 配合测量体温、脉搏、呼吸 3 次，询问大便次数 1 次 □ 接受化疗前及 PICC 置管前宣教 □ 接受饮食宣教 □ 接受药物宣教
饮食	□ 遵医嘱饮食	□ 遵医嘱饮食
排泄	□ 正常排尿便	□ 正常排尿便
活动	□ 正常活动	□ 正常活动

时间	化疗后	出院日
医患配合	□ 配合体格检查 □ 配合化疗后检查，如采血、留尿便等	□ 接受出院前指导 □ 知道复查程序 □ 获取出院诊断书
护患配合	□ 配合定时监测生命体征，每日询问大便次数 □ 配合体格检查 □ 接受输液、服药等治疗 □ 接受进食、进水、排便等生活护理 □ 配合活动，预防皮肤压力伤 □ 注意活动安全，避免坠床或跌倒 □ 配合执行探视及陪伴	□ 接受出院宣教 □ 办理出院手续 □ 获取出院带药 □ 知道服药方法、作用、注意事项 □ 知道复印病历程序
饮食	□ 遵医嘱饮食	□ 遵医嘱饮食
排泄	□ 正常排尿便	□ 正常排尿便
活动	□ 正常适度活动，避免疲劳	□ 正常适度活动，避免疲劳

附：原表单（2016 年版）

骨肉瘤全身化疗临床路径表单

适用对象：第一诊断为骨肉瘤患者
　　　　　行化疗

患者姓名：	性别：　　年龄：　　门诊号：	住院号：
住院日期：　　年　月　日	出院日期：　　年　月　日	标准住院日：23 天

时间	住院第 1 天	住院第 2~3 天
主要诊疗工作	□ 询问病史和体格检查 □ 入院病历及首次病程记录书写 □ 拟定检查项目 □ 制订初步治疗方案 □ 对患者/家属进行有关骨肉瘤的宣教	□ 上级医师查房 □ 明确下一步诊疗计划 □ 完成上级医师查房记录 □ 向患者及家属交代病情，并签署 PICC 及骨肉瘤化疗同意书 □ 完善 PICC 置入等各项化疗前准备 □ 评估患者 ECOG 评分、血常规、肝功能、肾功能、凝血功能、心电图等影响化疗的指标
重点医嘱	**长期医嘱：** □ 肿瘤内科/骨肿瘤科护理常规 □ 二级/一级护理 □ 普通饮食/糖尿病饮食/低盐低脂饮食 **临时医嘱：** □ 血常规、尿常规、大便常规、感染性疾病筛查 □ 肝功能、肾功能、电解质、血糖、凝血功能、ALP、LDH、心电图 □ 必要时行：CT、MRI 以评估原发肿瘤变化。胸部 CT 平扫明确有无肺转移 □ 其他检查（酌情）	**长期医嘱：** □ 肿瘤内科/骨肿瘤科护理常规 □ 二级/一级护理 □ 普通饮食/糖尿病饮食/低盐低脂饮食 **临时医嘱：** □ 评估 ECOG、血常规、肝功能、肾功能、凝血功能及肿瘤大小、远处转移等情况，选择全身化疗患者 □ 其他检查及治疗（酌情）
主要护理工作	□ 入院宣教 □ 健康宣教：疾病相关知识 □ 根据医师医嘱指导患者完成相关检查 □ 完成护理记录 □ 记录入院时患者体重和血压等生命体征	□ 基本生活和心理护理 □ 监督患者血压、体温变化 □ 正确执行医嘱 □ 认真完成交接班
病情变化记录	□ 无　□ 有，原因： 1. 2.	□ 无　□ 有，原因： 1. 2.
护士签名		
医师签名		

时间	住院第 3~20 天	住院第 5~23 天
主要诊疗工作	□ 上级医师查房 □ 完成病历记录 □ 行骨肉瘤化疗方案 □ 根据所用药物不同提前进行水化、碱化、预防过敏、保护黏膜、维持电解质平衡、提高免疫等预处理 □ 对症处理化疗不良反应	□ 上级医师查房，确定患者可以出院 □ 完成上级医师查房记录、出院记录、出院证明书和病历首页的书写 □ 通知出院 □ 向患者交代出院注意事项及随诊时间 □ 若患者不能出院，在病程记录中说明原因和继续治疗的方案
重点医嘱	**长期医嘱：** □ 肿瘤内科/骨肿瘤科护理常规 □ 二级/一级护理 □ 普通饮食/糖尿病饮食/低盐低脂饮食 □ 保肝、护胃、预防呕吐、保护黏膜等治疗 □ 骨肉瘤化疗药物 □ 化疗结束 24 小时后开始根据病情选择升白、升血小板、纠正贫血治疗 **临时医嘱：** □ 监测血药浓度（必要时） □ 水化、碱化（应用需要水化及碱化药物时） □ 根据病情需要抗化疗副反应对症治疗 □ 化疗后每 2~3 天查血常规、肝功能、肾功能（必要时）	**出院医嘱：** □ 今日出院 □ 二级/一级护理 □ 普通饮食/糖尿病饮食/低盐低脂饮食 □ 嘱定期监测血常规、肝功能、肾功能 □ 继续治疗
主要护理工作	□ 基本生活和心理护理 □ 密切观察患者生命体征，遵医嘱记录出入水量 □ 正确执行医嘱 □ 认真完成交接班	□ 帮助患者办理出院手续、交费等事宜 □ 出院指导
病情变异记录	□ 无 □ 有，原因： 1. 2.	□ 无 □ 有，原因： 1. 2.
护士签名		
医师签名		

参考文献

[1] 中华医学会 . 临床诊疗指南・骨科分册 . 北京：人民卫生出版社，2009.
[2] 赵玉沛，陈孝平 . 外科学（下册）. 北京：人民卫生出版社，2015.
[3] 中华医学会骨科学分会 . 骨科常见疼痛的处理专家建议 . 中华骨科杂志，2008，28（1）：78-81.
[4] 田伟，王满宜 . 骨折（第 2 版）. 北京：人民卫生出版社，2013.
[5] 荣国威，王承武 . 骨折（第 1 版）. 北京：人民卫生出版社，2004.
[6] Court-Brown CM，Heckman JD，McQueen MM，et al. Rockwood and Green's Frctures in Adult. 8th. ed Philadelphia . Wolters Kluwer Health. 2015.
[7] 王正义 . 足踝外科学 . 北京：人民卫生出版社，2006.
[8] Niu X，Zhang Q，Hao L，et al. Giant cell tumor of the extremity. J BoneJt Surg，2012，94（5）：461- 467.
[9] Tiwari A，Vaishya R，et al. Giant cell tumor of bones-An unsolved puzzle. Journal of clinicalorthopaedics and trauma，2019，10（6）：1013-1014.
[10] Montgomery C，Couch C，Emory C，et al. Giant cell tumor of bone：review of current literature，evaluation，and treatment options. The Journal of Knee Surgery，2019，32（4）：331-336.
[11] Yu F，Niu XH，Zhang Q，et al. Radiofrequency ablation under 3D intraoperative Iso-C C-arm navigation for the treatment of osteoid osteomas. Br J Radiol，2015，88（1056）：20140535
[12] 鱼锋，张清，赵海涛，等 . 计算机导航辅助经皮射频消融治疗骨样骨瘤 13 例报告 . 中国骨与关节杂志，2014，(2)：152-155.
[13] 王涛，张清，牛晓辉，等 . 计算机导航辅助骨样骨瘤的外科治疗 . 中华外科杂志，2011，49（9）：808-811.
[14] 徐万鹏 . 骨与软组织肿瘤 . 北京：北京大学医学出版社，2012.
[15] 田伟 . 实用骨科学（2 版）. 北京：人民卫生出版社，2016.
[16] 中国临床肿瘤学会指南工作委员会 . 中国临床肿瘤学会（CSCO）软组织肉瘤诊疗指南 2019. 北京：人民卫生出版社 ，2019.
[17] 中华医学会骨科学分会 . 骨科常见疼痛的处理专家建议 . 中华骨科杂志，2008，28（1）：78-81.
[18] Amin MB，Edge SB，Freene FL，et al. AJCC Cancer Staging Manual. 8th ed. Springer；2017. 1p.
[19] 中国医药协会药事管理专业委员会 . 临床药物治疗学外科疾病（第一版）. 北京：人民卫生出版社，2017 年 .
[20] 田伟 . 实用骨科学 . 北京：人民卫生出版社，2008.
[21] Amin MB，Edge SB，Freene FL，et al. AJCC Cancer Staging Manual. 8th ed. Springer；2017. 1p
[22] Organization，World & Cancer，International. WHO Classification of Tumours of Soft Tissue and Bone. Edition：4th ed ，2013.
[23] 陈仲强，刘忠军，党耕町 . 脊柱外科学 . 北京：人民卫生出版社，2013.
[24] 顾玉东，王澍寰，侍德 . 手外科学，第 3 版 . 北京：人民卫生出版社，2011.
[25] 美国骨科医师协会（AAOS）. 膝关节骨关节炎循证医学指南，第 2 版 . 2013.

[26] 牛晓辉，郝林．骨肿瘤标准化手术．北京：北京大学医学出版社，2013.
[27] 牛晓辉，王洁，孙燕，等．经典型骨肉瘤临床诊疗专家共识．临床肿瘤学杂志，2012，17（10）：931-933.
[28] 牛晓辉，徐海荣．2014 年骨肿瘤 NCCN 指南更新与解读．肿瘤防治研究，2014，41（10）：1156-1158.
[29] 邱贵兴．中国骨科大手术静脉血栓栓塞症预防指南．中华关节外科杂志（电子版），2009，3（03）：380-383.
[30] 田伟．积水潭骨科教程．北京大学医学出版社，2006.
[31] 田伟．积水潭实用骨科学．北京：人民卫生出版社，2016.
[32] 韦加宁．韦加宁手外科手术图谱．北京：人民卫生出版社，2003.
[33] 沃尔夫等原著，田光磊等主译．格林手外科手术学（第六版）．北京：人民军医出版社，2012.
[34] 吴启秋．脊柱结核的化学治疗．中国脊柱脊髓杂志，2004,(12)：58-60.
[35] 胥少汀，葛宝丰，徐印坎．实用骨科学．北京：人民军医出版社，2012.
[36] 徐万鹏，李佛保．骨与软组织肿瘤学．北京：人民卫生出版社，2008.
[37] 中华医学会．临床诊疗指南·风湿病分册．北京：人民卫生出版社，2005.
[38] 中华医学会骨科学分会．骨科常见疼痛的处理专家建议．中华骨科杂志，2008，28（1）：78-1.
[39] 中华医学会骨科学分会骨肿瘤学组．骨转移瘤外科治疗专家共识．中华骨科杂志，2009，29（12）：1177-1184.
[40] Abumi K, Takada T, Shono Y, et al. Posterior occipitocervical reconstruction using cervical pedicle screws and plate-rod systems. Spine, 1999, 24（14）：1425-1434.
[41] Peter O. Newton, Michael F. O' Brien, Harry L. Shufflebarger, et al. Idiopathic Scoliosis：The Harms Study Group Treatment Guide. New York. Thieme Medical Publishers, Inc. 2011.
[42] Robert F. Heary, Todd J. Albert. Spinal deformities ：the essentials. Second edition. New York. Thieme Medical Publishers, Inc. 2014.
[43] Skeletal trauma, 4th edition, Saunders, 2008, 197-217.
[44] Zhang X L, Yang J, Yang L, et al. Efficacy and Safety of Zhuanggu Joint Capsules inCombination with Celecoxib in Knee Osteoarthritis：AMulti-center, Randomized, Double-blind, Double-dummy, and-Parallel Controlled Trial. 中华医学杂志（英文版），2016，129（8）：891-897.
[45] 杨帆．《抗菌药物临床应用指导原则（2015 年版）》解读．中华临床感染病杂志，2016，9（5）：390-393.
[46] 中华医学会骨科学分会．中国骨科大手术静脉血栓栓塞症预防指南．中华骨科杂志，2016，(2)：65-71.
[47] 中华医学会骨科学分会．骨科常见疼痛的处理专家建议．中华骨科杂志，2008，28（1）：78-81.
[48] 中华医学会骨质疏松和骨矿盐疾病分会．原发性骨质疏松症诊疗指南（2017）．中国骨质疏松杂志，2019，25（3）：281-309.
[49] 中华医学会骨科学分会骨质疏松学组．骨质疏松性骨折诊疗指南．中华骨科杂志，2017，37（1）：1-10.
[50] 邱贵兴．骨科学高级教程．中华医学电子音像出版社，2016.
[51] 宋金兰，高小雁．实用骨科护理及技术．北京：科学出版社，2008.
[52] 陈仲强，刘忠军，党耕町．脊柱外科学．北京：人民卫生出版社，2013.
[53] 张秀华，吴越．脊柱外科围手术期护理技术．北京：人民卫生出版社，2011.
[54] 中国健康促进基金会骨病专项基金骨科康复专家委员会．骨科康复中国专家共识．中华医学杂志，2018，98（3）：164-170.

[55] 中国抗癌协会癌症康复与姑息治疗专业委员会，中国抗癌协会临床肿瘤学协作专业委员会．恶性肿瘤骨转移及骨相关疾病临床诊疗专家共识（2010）年版．北京：北京大学医学出版社，2010.

[56] 佚名．骨转移瘤外科治疗专家共识［J］．中华骨科杂志，2010，2（2）：65-73.

附录 1

肢体骨肉瘤化疗临床路径病案质量监控表单

1. 进入临床路径标准：

疾病诊断：肢体骨肉瘤（ICD-10：C40）

2. 病案质量监控表：

<table>
<tr><td colspan="2">监控重点
监控项目
住院时间</td><td colspan="2">评估要点</td><td>监控内容</td><td>分数</td><td>减分理由</td><td>备注</td></tr>
<tr><td colspan="2" rowspan="3">病案首页</td><td colspan="2">主要诊断名称及编码</td><td>肢体骨肉瘤（ICD-10：C40）</td><td rowspan="2">5□
4□
3□
1□
0□</td><td rowspan="3"></td><td rowspan="3"></td></tr>
<tr><td colspan="2">其他诊断名称及编码</td><td>无遗漏，编码准确</td></tr>
<tr><td colspan="2">其他项目</td><td>内容完整、准确、无遗漏</td><td>5□
4□
3□
1□
0□</td></tr>
<tr><td rowspan="2">住院第 1 天</td><td rowspan="2">入院记录</td><td rowspan="2">现病史</td><td>主诉</td><td>简明扼要的提炼主要症状和体征</td><td>5□
4□
3□
1□
0□</td><td></td><td></td></tr>
<tr><td>主要症状</td><td>是否记录本病最主要的症状，腰、腿痛、腰部活动受限，并重点描述：
1. 肢体疼痛：骨端近关节起初为间断性疼痛，渐转为持续性剧烈疼痛，尤以夜间为甚
2. 骨端近关节处肿瘤大，硬度不一，有压痛，局部温度高，静脉扩张，有时可摸出搏动，可有病理骨折
3. 可有避痛性跛行，关节活动受限和肌肉萎缩</td><td>5□
4□
3□
1□
0□</td><td></td><td>入院 24 小时内完成</td></tr>
</table>

续 表

住院时间	监控项目 \ 监控重点	评估要点		监控内容	分数	减分理由	备注
住院第1天	入院记录	现病史	病情演变过程	是否描述主要症状的演变过程 1. 疼痛加剧 2. 肢体肿物增大	5□ 4□ 3□ 1□ 0□		
			其他伴随症状	是否记录伴随症状，如： 发热、体重下降、贫血、关节活动受限、肌肉萎缩等	5□ 4□ 3□ 1□ 0□		
			院外诊疗过程	是否记录诊断、治疗情况，如： 1. 做过何种检查，结果是否正常 2. 诊断过何种疾病 3. 用过何种药物，用药时间、剂量、总量及效果如何	5□ 4□ 3□ 1□ 0□		
		既往史 个人史 家族史		是否按照病历书写规范记录，并重点记录： 1. 饮食习惯、环境因素、精神因素 2. 慢性疾病史和用药史 3. 家族中有无类似患者	5□ 4□ 3□ 1□ 0□		
		体格检查		是否按照病历书写规范记录，并记录重要体征，无遗漏，如局部可出现肿胀，在肢体疼痛部位触及肿块，肿块增长迅速者，可以从外观上发现肿块。肿块表面皮温增高和浅表静脉显露，伴有不同程度的压痛	5□ 4□ 3□ 1□ 0□		
		辅助检查		是否记录辅助检查结果，如： 1. 血常规、尿常规 2. 肝功能、肾功能、电解质、血型、血糖、凝血功能、感染性疾病筛查（乙肝、丙肝、梅毒、艾滋病等）；心电图 3. 局部X线片、增强CT或MRI、ECT 4. 穿刺活检病理	5□ 4□ 3□ 1□ 0□		
	首次病程记录	病例特点		是否简明扼要，重点突出，无遗漏： 1. 年龄、性别、职业、特殊的生活习惯等 2. 突出的症状和体征 3. 辅助检查结果 4. 其他疾病史	5□ 4□ 3□ 1□ 0□		

续　表

监控重点 监控项目 住院时间		评估要点	监控内容	分数	减分理由	备注
住院第 1 天	首次病程记录	初步诊断	第一诊断为：肢体骨肉瘤（ICD-10：C40）	5□ 4□ 3□ 1□ 0□		入院 8 小时内完成
		诊断依据	根据《NCCN 骨肿瘤指南（2015）》及中国临床肿瘤学会（CSCO）骨肉瘤专家委员会，中国抗癌协会肉瘤专业委员会《经典型骨肉瘤临床诊疗专家共识》（2012）等，是否充分、分析合理： 1. 症状：疼痛，局部肿胀 2. 体征：可有患处皮温升高、浅静脉怒张、压痛、包块，有些出现关节活动受限 3. X 线片：骨质破坏，骨膜反应，不规则新生骨 4. CT 和 MRI：可清晰显示骨皮质破坏情况和髓腔内肿瘤浸润范围 5. ECT（全身骨扫描）：病变部位核素异常浓聚 6. 穿刺活检病理确诊 7. 实验室检查：可以有碱性磷酸酶（ALP）和乳酸脱氢酶（LDH）的升高	5□ 4□ 3□ 1□ 0□		
		鉴别诊断	是否根据病例特点与下列疾病鉴别： 1. 骨转移癌 2. 纤维肉瘤 3. 骨纤维异常增殖症 4. 骨化性肌炎	5□ 4□ 3□ 1□ 0□		
		诊疗计划	是否全面并具有个性化： 1. 完成必需的检查项目 2. 根据患者病情选择：PET-CT，是否有转移 3. 完成化疗方案的制定 4. 对症支持治疗：化疗期间脏器功能损伤的相应防治：止吐、保肝、水化、碱化、抑酸剂、止泻剂、预防过敏、利尿、保护黏膜、维持电解质平衡、提高免疫、升白、升血小板、纠正贫血治疗、神经毒性的预防和治疗、营养支持等	5□ 4□ 3□ 1□ 0□		

续 表

住院时间 / 监控项目 / 监控重点		评估要点	监控内容	分数	减分理由	备注
住院第1天	病程记录	上级医师查房记录	是否有重点内容并结合本病例： 1. 补充病史和查体 2. 诊断、鉴别诊断分析 3. 提示需要观察和注意的内容 4. 治疗方案分析，提出诊疗意见 5. 提示需要观察和注意的内容 6. 查房医师的姓名、专业技术职务	5□ 4□ 3□ 1□ 0□		入院48小时内完成
		住院医师查房记录	是否记录、分析全面： 1. 完成病史询问和体格检查 2. 初步评估病情（病理诊断、血常规、生化、心电图等） 3. 确定化疗方案，是否有化疗禁忌证 4. 肢体功能锻炼指导（术后） 5. 上级医师查房意见的执行情况 6. 知情告知情况，签署相关知情同意书、病重或病危通知书（必要时）	5□ 4□ 3□ 1□ 0□		
住院第2~3天	病程记录	上级医师查房记录	是否有重点内容并结合本病例： 1. 病情严重程度分期及分级 2. 评估患者ECOG评分、血常规、肝功能、肾功能、凝血功能、心电图等影响化疗的指标 3. 明确下一步诊疗计划			
		住院医师查房记录	是否记录，分析全面： 1. 评估辅助检查结果 2. 无化疗禁忌证者，开始化疗 3. 上级医师查房意见的执行情况 4. 向患者及家属交代病情，并签署PICC及骨肉瘤化疗同意书			
住院第4-20天	病程记录	住院医师查房记录	是否记录、分析： 1. 化疗后患者症状体征，有无出现化疗反应 2. 对出现化疗反应的分析及处理意见	5□ 4□ 3□ 1□ 0□		
		上级医师查房记录	是否记录、分析： 1. 治疗疗效评估，预期目标完成情况 2. 根据其他检查结果进行鉴别诊断，判断是否合并其他疾病 3. 化疗期间脏器功能是否出现损伤以及相应防治措施	5□ 4□ 3□ 1□ 0□		

续 表

监控重点 监控项目 住院时间		评估要点	监控内容	分数	减分理由	备注
5~23 天	病程记录	住院医师查房记录	是否记录 1. 目前症状及体征的缓解情况 2. 目前治疗情况 3. 化验检查指标正常与否 4. 化疗出院后注意事项指导 5. 预约复诊时间及下周期化疗时间或手术时间	5□ 4□ 3□ 1□ 0□		
	出院记录		是否记录齐全，重要内容无遗漏，如： 1. 入院情况 2. 诊疗经过 3. 出院情况 4. 出院医嘱：出院带药需写明药物名称、用量、服用方法，需要调整的药物要注明调整的方法；需要复查的辅助检查；出院后患者需要注意的事项；门诊复查时间及项目等	5□ 4□ 3□ 1□ 0□		
	特殊检查、特殊治疗同意书等医学文书		内容包括自然项目（另页书写时）、特殊检查、特殊治疗项目名称、目的、可能出现的并发症及风险或替代治疗方案、患者或家属签署是否同意检查或治疗、患者签名、医师签名等	5□ 4□ 3□ 1□ 0□		
	病危（重）通知书		自然项目（另页书写时）、目前诊断、病情危重情况，患方签名、医师签名并填写日期	5□ 4□ 3□ 1□ 0□		
医嘱	长期医嘱	住院第 1 天	1. 肿瘤内科/骨肿瘤科护理常规 2. 二级/一级护理 3. 普通饮食/糖尿病饮食/低盐低脂饮食	5□ 4□ 3□ 1□ 0□		
		住院第 2~3 天	1. 肿瘤内科/骨肿瘤科护理常规 2. 二级/一级护理 3. 普通饮食/糖尿病饮食/低盐低脂饮食			

续 表

监控项目 \ 监控重点 \ 住院时间		评估要点	监控内容	分数	减分理由	备注
医嘱	长期医嘱	住院第4~20天	1. 肿瘤内科/骨肿瘤科护理常规 2. 二级/一级护理 3. 普通饮食/糖尿病饮食/低盐低脂饮食 4. 保肝、护胃、预防呕吐、保护黏膜等治疗 5. 骨肉瘤化疗药物 6. 化疗结束24小时后开始根据病情选择升白细胞，升血小板药物、纠正贫血治疗	5□ 4□ 3□ 1□ 0□		
		住院第5~23天	1. 二级/一级护理 2. 普通饮食/糖尿病饮食/低盐低脂饮食			
	临时医嘱	住院第1天	1. 血常规、尿常规、大便常规、感染性疾病筛查 2. 肝功能、肾功能、电解质、血糖、凝血功能、ALP、LDH、心电图 3. 必要时行：CT、MRI以评估原发肿瘤变化。胸部CT平扫明确有无肺转移 4. 其他检查（酌情）			
		住院第2~3天	1. 根据ECOG、血常规、肝功能、肾功能、凝血功能及肿瘤大小、远处转移等情况，选择全身化疗方案 2. 其他检查及治疗（酌情）			
		住院第4~20天	1. 监测血药浓度（必要时） 2. 水化，碱化（应用需要水化及碱化药物时） 3. 根据病情需要抗化疗反应对症治疗 4. 化疗后每2~3天查血常规，肝功能、肾功能（必要时） 5. 重症不良反应的处理 6. 肢体功能锻炼指导 7. 出院带药 （1）升白细胞药物 （2）保肝药物 （3）其他内科疾病用药			
		住院第5~23天	1. 今日出院 2. 医嘱定期监测血常规、肝功能、肾功能按时返 3. 继续治疗			

续 表

监控重点 监控项目 住院时间	评估要点	监控内容	分数	减分理由	备注
一般书写规范	各项内容	完整、准确、清晰、签字	5□ 4□ 3□ 1□ 0□		
变异情况	变异条件及原因	1. 围治疗期有感染、贫血、出血、白细胞低、血小板低及其他合并症者，需进行相关的诊断和治疗，可能延长住院时间并致费用增加 2. 化疗后出现骨髓抑制，需要对症处理，导致治疗时间延长、费用增加 3. 药物不良反应需特殊处理：如过敏反应、神经毒性、肝肾毒性、心脏毒性、皮肤黏膜反应等，导致治疗时间延长、费用增加 4. 高龄患者及未成年患者根据个体化情况具体实施 5. 医师认可的变异原因分析如药物剂量调整、用药时间调整等 6. 因病理检查，或必要时行免疫组化检查，可治疗时间延长、费用增加 7. 其他患者方面的原因等	5□ 4□ 3□ 1□ 0□		

附录 2

制定/修订《临床路径释义》的基本方法与程序

曾宪涛 蔡广研 陈香美 陈新石 葛立宏 高润霖 顾 晋 韩德民
贺大林 胡盛寿 黄晓军 霍 勇 李单青 林丽开 母义明 钱家鸣
任学群 申昆玲 石远凯 孙 琳 田 伟 王 杉 王行环 王宁利
王拥军 邢小平 徐英春 鱼 锋 张力伟 郑 捷 郎景和

中华人民共和国国家卫生和计划生育委员会采纳的临床路径（Clinical pathway）定义为针对某一疾病建立的一套标准化治疗模式与诊疗程序，以循证医学证据和指南为指导来促进治疗和疾病管理的方法，最终起到规范医疗行为，减少变异，降低成本，提高质量的作用。世界卫生组织（WHO）指出临床路径也应当是在循证医学方法指导下研发制定，其基本思路是结合诊疗实践的需求，提出关键问题，寻找每个关键问题的证据并给予评价，结合卫生经济学因素等，进行证据的整合，诊疗方案中的关键证据，通过专家委员会集体讨论，形成共识。可以看出，遵循循证医学是制定/修订临床路径的关键途径。

临床路径在我国已推行多年，但收效不甚理想。当前，在我国推广临床路径仍有一定难度，主要是因为缺少系统的方法论指导和医护人员循证医学理念薄弱[1]。此外，我国实施临床路径的医院数量少，地域分布不平衡，进入临床路径的病种数量相对较少，病种较单一；临床路径实施的持续时间较短[2]，各学科的临床路径实施情况也参差不齐。英国国家与卫生保健研究所（NICE）制定临床路径的循证方法学中明确指出要定期检索证据以确定是否有必要进行更新，要根据惯用流程和方法对临床路径进行更新。我国三级综合医院评审标准实施细则（2013 年版）中亦指出“根据卫生部《临床技术操作规范》《临床诊疗指南》《临床路径管理指导原则（试行）》和卫生部各病种临床路径，遵循循证医学原则，结合本院实际筛选病种，制定本院临床路径实施方案”。我国医疗资源、医疗领域人才分布不均衡[3]，并且临床路径存在修订不及时和篇幅限制的问题，因此依照国家卫生和计划生育委员会颁发的临床路径为蓝本，采用循证医学的思路与方法，进行临床路径的释义能够为有效推广普及临床路径、适时优化临床路径起到至关重要的作用。

基于上述实际情况，为规范《临床路径释义》制定/修订的基本方法与程序，本团队使用循证医学[4]的思路与方法，参考循证临床实践的制定/修订的方法[5]制定本共识。

一、总则

1. 使用对象：本《制定/修订<临床路径释义>的基本方法与程序》适用于临床路径释义制定/修订的领导者、临床路径的管理参加者、评审者、所有关注临床路径制定/修订者，以及实际制定临床路径实施方案的人员。

2. 临床路径释义的定义：临床路径释义应是以国家卫生和计划生育委员会颁发的临床路径为蓝本，克服其篇幅有限和不能及时更新的不足，结合最新的循证医学证据和更新的临床实践指南，对临床路径进行解读；同时在此基础上，制定出独立的医师表单、护士表单、患者表单、临床药师表单，从而达到推广和不断优化临床路径的目的。

3. 制定/修订必须采用的方法：制定/修订临床路径释义必须使用循证医学的原理及方法，更要结合我国的国情，注重应用我国本土的医学资料，整个过程避免偏倚，符合便于临床使用的需求。所有进入临床路径释义的内容均应基于对现有证据通过循证评价形成的证据以及对各种可选的干预方式进行利弊评价之后提出的最优指导意见。

4. 最终形成释义的要求：通过提供明晰的制定/修订程序，保证制定/修订临床路径释义的流程化、标准化，保证所有发布释义的规范性、时效性、可信性、可用性和可及性。

5. 临床路径释义的管理：所有临床路径的释义工作均由卫生和计划生育委员会相关部门统一管理，并委托相关学会、出版社进行制定/修订，涉及申报、备案、撰写、表决、发布、试用反馈、实施后评价等环节。

二、制定/修订的程序及方法

1. 启动与规划：临床路径释义制定/修订前应得到国家相关管理部门的授权。被授权单位应对已有资源进行评估，并明确制定/修订的目的、资金来源、使用者、受益者及时间安排等问题。应组建统一的指导委员会，并按照学科领域组建制定/修订指导专家委员会，确定首席专家及所属学科领域各病种的组长、编写秘书等。

2. 组建编写工作组：指导委员会应由国家相关管理部门的领导、临床路径所涉及的各个学科领域的专家、医学相关行业学会的领导、卫生经济学领域专家、循证医学领域专家、期刊编辑与传播领域专家、出版社领导、病案管理专家、信息部门专家、医院管理者等构成。按照学科组建编写工作小组，编写小组由首席专家、组长、编写秘书等人员组成，首席专家应由该学科领域具有权威性与号召力的专家担任，负责总体的设计和指导，并具体领导工作的开展。应为首席专家配备1~2名编写秘书，负责整个制定/修订过程的联络工作。按照领域疾病具体病种来遴选组长，再由组长遴选参与制定/修订的专家及秘书。例如，以消化系统疾病的临床路径释义为例，选定首席专家及编写秘书后，再分别确定肝硬化腹水临床路径释义、胆总管结石临床路径释义、胃十二指肠临床路径释义等的组长及组员。建议组员尽量是由具有丰富临床经验的年富力强的且具有较高编写水平及写作经验的一线临床专家组成。

3. 召开专题培训：制定/修订工作小组成立后，在开展释义制定/修订工作前，就流程及管理原则、意见征询反馈的流程、发布的注意事项、推广和实施后结局（效果）评价等方面，对工作小组全体成员进行专题培训。

4. 确定需要进行释义的位点：针对国家正式发布的临床路径，由各个专家组根据各级医疗机构的理解情况、需要进一步解释的知识点、当前相关临床研究及临床实践指南的进展进行讨论，确定需要进行释义的位点。

5. 证据的检索与重组：对于固定的知识点，如补充解释诊断的内容可以直接按照教科书、指南进行释义。诊断依据、治疗方案等内容，则需要检索行业指南、循证医学证据进行释义。与循证临床实践指南[5]类似，其证据检索是一个“从高到低”的逐级检索的过程。即从方法学质量高的证据向方法学质量低的证据的逐级检索。首先检索临床实践指南、系统评价/Meta分析、卫生技术评估、卫生经济学研究。如果有指南、系统评价/Meta分析则直接作为释义的证据。如果没有，则进一步检索是否有相关的随机对照试验（RCT），再通过RCT系统评价/Meta分析的方法形成证据体作为证据。除临床大数据研究或因客观原因不能设计为RCT和诊断准确性试验外，不建议选择非随机对照试验作为释义的证据。

6. 证据的评价：若有质量较高、权威性较好的临床实践指南，则直接使用指南的内容；指南未涵盖的使用系统评价/Meta分析、卫生技术评估及药物经济学研究证据作为补充。若无指南或指南未更新，则主要使用系统评价/Meta分析、卫生技术评估及药物经济学研究作为证据。此处需注意系统评价/Meta分析、卫生技术评估是否需要更新或重新制作，以及有无临床大数据研究的结果。需要采用AGREE Ⅱ工具[5]对临床实践指南的方法学质量进行评估，使用AMSTAR工具或ROBIS工具评价系统评价/Meta分析的方法学质量[6-7]，使用Cochrane风险偏倚评估工具评价RCT的方法学质量[7]，采用 QUADAS-2 工具评价诊断准确性试验的方法学质量[8]，采用 NICE 清单、SIGN 清单或 CASP 清单评价药物经济学研究的方法学质量[9]。

证据质量等级及推荐级别建议采用 GRADE 方法学体系或牛津大学循证医学中心（Oxford Centre for Evidence-Based Medicine，OCEBM）制定推出的证据评价和推荐强度体系[5]进行评价，亦可由临床路径释义编写工作组依据 OCEBM 标准结合实际情况进行修订并采用修订的标准。为确保整体工作的一致性和完整性，对于质量较高、权威性较好的临床实践指南，若其采用的证据质量等级及推荐级别与释义工作组相同，则直接使用；若不同，则重新进行评价。应优先选用基于我国人群的研究作为证据；若非基于我国人群的研究，在进行证据评价和推荐分级时，应由编写专家组制定适用性评价的标准，并依此进行证据的适用性评价。

7. 利益冲突说明：WHO 对利益冲突的定义为："任何可能或被认为会影响到专家提供给 WHO 建议的客观性和独立性的利益，会潜在地破坏或对 WHO 工作起负面作用的情况。"因此，其就是可能被认为会影响专家履行职责的任何利益。

因此，参考国际经验并结合国内情况，所有参与制定/修订的专家都必须声明与《临床路径释义》有关的利益关系。对利益冲突的声明，需要做到编写工作组全体成员被要求公开主要经济利益冲突（如收受资金以与相关产业协商）和主要学术利益冲突（如与推荐意见密切相关的原始资料的发表）。主要经济利益冲突的操作定义包括咨询服务、顾问委员会成员以及类似产业。主要学术利益冲突的操作定义包括与推荐意见直接相关的原始研究和同行评议基金的来源（政府、非营利组织）。工作小组的负责人应无重大的利益冲突。《临床路径释义》制定/修订过程中认为应对一些重大的冲突进行管理，相关措施包括对相关人员要求更为频繁的对公开信息进行更新，并且取消与冲突有关的各项活动。有重大利益冲突的相关人员，将不参与就推荐意见方向或强度进行制定的终审会议，亦不对存在利益冲突的推荐意见进行投票，但可参与讨论并就证据的解释提供他们的意见。

8. 研发相关表单：因临床路径表单主要针对医师，而整个临床路径的活动是由医师、护师、患者、药师和检验医师共同完成的。因此，需要由医师、护师和方法学家共同制定/修订医师表单、护士表单和患者表单，由医师、药师和方法学家共同制定/修订临床药师表单。

9. 形成初稿：在上述基础上，按照具体疾病的情况形成初稿，再汇总全部初稿形成总稿。初稿汇总后，进行相互审阅，并按照审阅意见进行修改。

10. 发布/出版：修改完成，形成最终的文稿，通过网站进行分享，或集结成专著出版发行。

11. 更新：修订《临床路径释义》可借鉴医院管理的 PDSA 循环原理［计划（plan），实施（do），学习（study）和处置（action）］对证据进行不断的评估和修订。因此，发布/出版后，各个编写小组应关注研究进展、读者反馈信息，适时的进行《临床路径释义》的更新。更新/修订包括对知识点的增删、框架的调改等。

三、编制说明

在制/修订临床路径释义的同时，应起草《编制说明》，其内容应包括工作简况和制定/修订原则两大部分。

1. 工作简况：包括任务来源、经费来源、协作单位、主要工作过程、主要起草人及其所做工作等。

2. 制定/修订原则：包括以下内容：①文献检索策略、信息资源、检索内容及检索结果；②文献纳入、排除标准，论文质量评价表；③专家共识会议法的实施过程；④初稿征求意见的处理过程和依据：通过信函形式、发布平台、专家会议进行意见征询；⑤制/修订小组应认真研究反馈意见，完成意见汇总，并对征询意见稿进行修改、完善，形成终稿；⑥上一版临床路径释义发布后试行的结果：对改变临床实践及临床路径执行的情况，患者层次、实施者层次和组织者层次的评价，以及药物经济学评价等。

参考文献

[1] 于秋红，白水平，栾玉杰，等．我国临床路径相关研究的文献回顾［J］．护理学杂志，2010，25（12）：85-87.

[2] 陶红兵，刘鹏珍，梁婧，等．实施临床路径的医院概况及其成因分析［J］．中国医院管理，2010，30（2）：28-30.

[3] 彭明强．临床路径的国内外研究进展［J］．中国循证医学杂志，2012，12（6）：626-630.

[4] 曾宪涛．再谈循证医学［J］．武警医学，2016，27（7）：649-654.

[5] 王行环．循证临床实践指南的研发与评价[M]．北京：中国协和医科大学出版社，2016：1-188.

[6] Whiting P，Savović J，Higgins JP，et al. ROBIS：A new tool to assess risk of bias in systematic reviews was developed［J］. J Clin Epidemiol，2016，69：225-234.

[7] 曾宪涛，任学群．应用 STATA 做 Meta 分析［M］．北京：中国协和医科大学出版社，2017：17-24.

[8] 邬兰，张永，曾宪涛．QUADAS-2 在诊断准确性研究的质量评价工具中的应用［J］．湖北医药学院学报，2013，32（3）：201-208.

[9] 桂裕亮，韩晟，曾宪涛，等．卫生经济学评价研究方法学治疗评价工具简介［J］．河南大学学报（医学版），2017，36（2）：129-132.

DOI：10.3760/cma.j.issn.0376-2491.2017.40.004

基金项目：国家重点研发计划专项基金（2016YFC0106300）

作者单位：430071 武汉大学中南医院泌尿外科循证与转化医学中心（曾宪涛、王行环）；解放军总医院肾内科（蔡广研、陈香美），内分泌科（母义明）；《中华医学杂志》编辑部（陈新石）；北京大学口腔医学院（葛立宏）；中国医学科学院阜外医院（高润霖、胡盛寿）；北京大学首钢医院（顾晋）；首都医科大学附属北京同仁医院耳鼻咽喉头颈外科（韩德民），眼科中心（王宁利）；西安交通大学第一附属医院泌尿外科（贺大林）；北京大学人民医院血液科（黄晓军），胃肠外科（王杉）；北京大学第一医院心血管内科（霍勇）；中国医学科学院北京协和医院胸外科（李单青），消化内科（钱家鸣），内分泌科（邢小平），检验科（徐英春），妇产科（郎景和）；中国协和医科大学出版社临床规范诊疗编辑部（林丽开）；河南大学淮河医院普通外科（任学群）；首都医科大学附属北京儿童医院（申昆玲、孙琳）；中国医学科学院肿瘤医院（石远凯）；北京积水潭医院脊柱外科（田伟、鱼锋）；首都医科大学附属北京天坛医院（王拥军、张力伟）；上海交通大学医学院附属瑞金医院皮肤科（郑捷）

通信作者：郎景和，Email：langjh@hotmil.com